健康大讲堂

《本草纲目》和《黄帝内经》中的养生秘方

《健康大讲堂》编委会 主编

黑龙江科学技术出版社

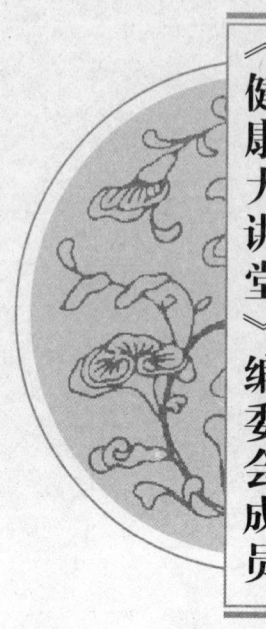

《健康大讲堂》编委会成员

陈志田 保健营养大师、中华名厨、国际烹饪大师

胡维勤 著名医学科学家、中央首长保健医师

臧俊岐 中国著名针灸学家、主任医师

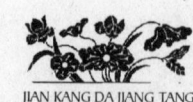

序 言
Preface

一手《本草纲目》、一手《黄帝内经》,养生与用药之道尽在掌握中
提供最适合中国人的健康方案,教会每一位中国人,祛病延年的大智慧

唯有中国才有如此智慧的养生宝典,唯有用中国式的养生智慧,才能从根本上解决中国人的健康问题。《黄帝内经》和《本草纲目》是我国中医文化史上极其重要的两部奠基之作,是我国古代医学的最高成就,是千百年来中国人取之不尽用之不竭的养生、治病的智慧宝库,且常用常新、永不会过时。

《黄帝内经》是部关于天地宇宙、生命现象的伟大著作,它奠定了中华医学理论体系的基础,阐释了中华医道和养生之道,并开宗明义地提出了"病因学说"、"病机学说"、"病证"、"诊法"、"养生学"等学说,是中医不可背离的立意之本,是医学,更是医道。数千年来,《黄帝内经》引导着人们学会顺应自然,领悟人体修炼和养生之妙法。《本草纲目》则是我国中医学史上最伟大的本草学巨著,它共收录了1892种药物的药性和主治、药物归经等药学知识,并收集了万余种古老的经方、偏方、秘方,它是护佑历代百姓延年活命的真经,是中国人的医药宝库,是"医学之渊海",是"格物之通典"。

《黄帝内经》与《本草纲目》二者性质不同,前者谈论的是医道,讲述的是病从何处来,病要怎样治,并教会人们通过"内求"的方法来调理脏腑、调养气血、调理经络以达到不药而愈的目的。《本草纲目》是药典,主要讲述的是各种本草的药性、功效和用法,阐述了中药用药原则,并介绍了数万种实用药剂,其侧重点在于告诉人们如何对症下药。

《黄帝内经》与《本草纲目》二者虽性质各异,却并不相悖,本书教读者将《黄帝内经》、《本草纲目》这两部中华医学经典完美融合在一起,教读者一手掌握《黄帝内经》,汲取医学经典中的养生智慧,学会调

摄养生、抵御病邪；一手掌握《本草纲目》，活用中华医药宝库中的治病良方，达到祛除疾病、活命延年的目的。

上篇《〈本草纲目〉中的本草养生秘方》浓缩了《本草纲目》的全部精华，完美诠释了中华医道和医理，再现古老的经方、偏方、秘方，真实呈现近300种本草的真实样貌，并按照药效精心分为十大类，逐一介绍每味药材的释名、来源、形态特征、药用部分、性味、功效等，让您一次读懂《本草纲目》，获得祛病养生的大智慧。

下篇《〈黄帝内经〉中的养生之道与治病秘方》，将《黄帝内经》原文中的深奥理论用通俗的语言进行阐释，精彩解读了藏象、经络运行、气血津液等知识，并阐释了疾病的病因、病机，确立了疾病的诊治之法和日常的养生之道。帮助读者透彻掌握《黄帝内经》中的医道和养生精髓，不仅使自己终生受益，且惠及全家、福泽四邻。

一本书，解读两部经典，承载千年养生智慧，从百姓日常的养生现象入手，论医理，将医和药共治一炉，谈未病，辨证治已病，将防与治双管齐下……将《黄帝内经》与《本草纲目》合二为一、融会贯通，将整个中医的养生精髓呈现于读者面前，帮助读者读懂中医，掌握中医养生原则与治病之道，让读者收获养生、治病的大智慧，防病治病双管齐下，固本培元、调治兼备、内养外疗，从此百病不侵，活到天年。

《健康大讲堂》编委会

上篇
《本草纲目》中的本草养生秘方

PART 1　集医药之大成，《本草纲目》中长盛不衰的治病养生之道

第一节　认识中国第一药典，走进《本草纲目》的神秘世界

1. 李时珍其人，《本草纲目》其书……022
2. 《本草纲目》说养生："治未病"才是健康大道……022
3. 药补不如食补：《本草纲目》中的健康箴言……024
4. 从《本草纲目》中提炼出养生的精华……025
5. 李时珍养生心法：四性五味，药食同源……026
6. 《本草纲目》中的食疗妙方摘录……029

第二节　弄懂《本草纲目》治病根基，才能治病养生

1. 气味阴阳是了解中药的第一步……030
2. 中药的五脏五味补泻方法……033
3. 中药有"君臣佐使"的轻重之分……033
4. 中药的分类及功效……035
5. 中药有升降浮沉的差别，用药须顺应四季……037
6. 不同体质的人应用不同性味的药……038
7. 鉴别、煎煮、服用中药小常识……039
8. 服用中药需遵守的禁忌准则……044

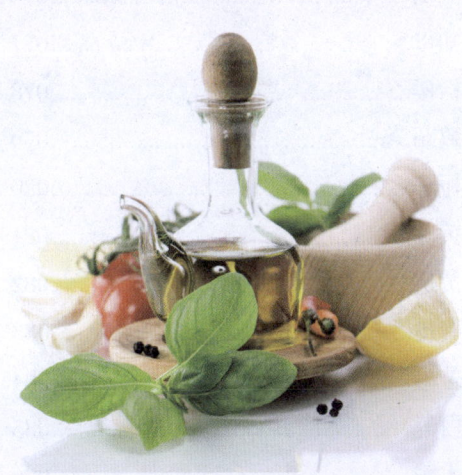

PART 2 家中有本草、健康无烦恼，图解《本草纲目》中的治病中草药

第一节 《本草纲目》中的解表中草药

防风	052	胡荽	062
紫苏	053	蝉蜕	063
辛夷	054	升麻	064
麻黄	055	蔓荆子	065
生姜	056	葛根	066
藁本	057	薄荷	067
荆芥	058	桑	068
香薷	059	菊花	069
苍耳	060	柴胡	070
葱	061	浮萍	071

第二节 《本草纲目》中的清热中草药

芦	072	紫草	088
李	073	玄参	089
柿	074	马兰	090
夏枯草	075	酢浆草	091
决明	076	水芹	092
知母	077	忍冬	093
栝楼	078		
鸭跖草	079		
栀子	080		
黄芩	081		
黄连	082		
秦皮	083		
苦参	084		
白鲜	085		
木贼	086		
牡丹	087		

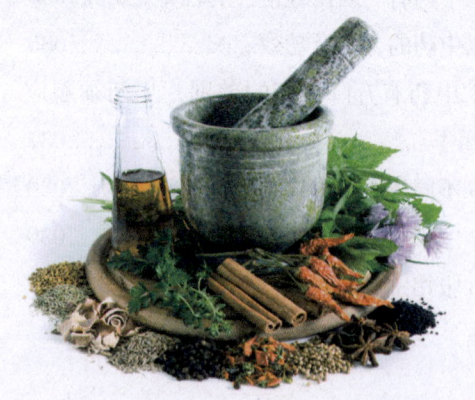

蒲公英	094	竹笋	102
白头翁	095	苋	103
紫花地丁	096	茗茶	104
大青	097	五敛子	105
连翘	098	贯众	106
射干	099	白薇	107
无花果	100	青蒿	108
橄榄	101	胡黄连	109

第三节 《本草纲目》中的祛风湿中草药

防己	110	木瓜	118
豨莶草	111	狗脊	119
络石	112	五加皮	120
秦艽	113	藿香	121
徐长卿	114	白豆蔻	122
青风藤	115	厚朴	123
威灵仙	116	豆蔻	124
独活	117	苍术	125

第四节 《本草纲目》中的利水渗湿中草药

茯苓	126	泽漆	139
薏米	127	冬瓜	140
苜蓿	128	萹蓄	141
泽泻	129		
猪苓	130		
半边莲	131		
土茯苓	132		
赤小豆	133		
黄花菜	134		
黄瓜	135		
大白菜	136		
鲤鱼	137		
鲫鱼	138		

灯芯草	142	石韦	147
萆薢	143	地肤子	148
车前子	144	海金沙	149
瞿麦	145	茵陈蒿	150
通草	146	虎杖	151

第五节 《本草纲目》中的温里理气、安神开窍中草药

附子	152	木香	163
花椒	153	香附子	164
吴茱萸	154	乌药	165
桂枝	155	薤白	166
干姜	156	沉香	167
高良姜	157	茉莉	168
丁香	158	刀豆	169
胡椒	159	橙皮	170
茴香	160	枇杷	171
荜拨	161	豌豆	172
枳实	162	琥珀	173

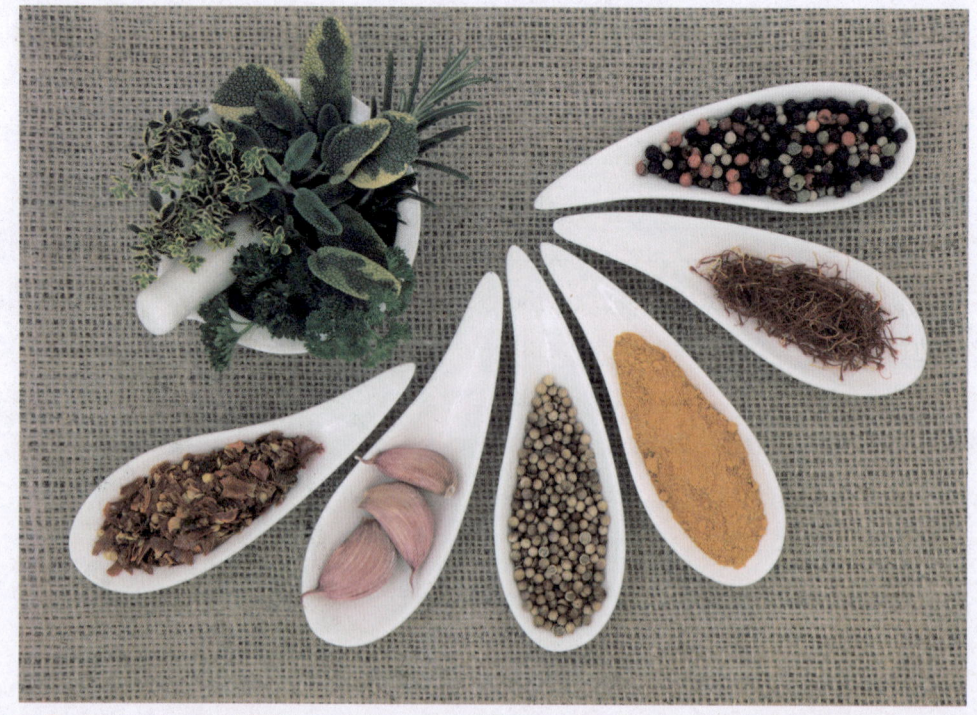

远志	174	灵芝	179
兰草	175	酸枣	180
檀香	176	合欢	181
菖蒲	177	小麦	182
苏合香	178	牡蛎	183

第六节 《本草纲目》中的消食、泻下中草药

山楂	184	牵牛花	192
荞麦	185	郁李	193
大麦	186	商陆	194
鸡内金	187	巴豆	195
麦芽	188	芫花	196
胡萝卜	189	松子	197
洋葱	190	大黄	198
甘遂	191	芦荟	199

第七节 《本草纲目》中的补虚中草药

人参	200	淫羊藿	216
黄芪	201	韭菜	217
甘草	202	菟丝子	218
红枣	203	补骨脂	219
蜂蜜	204	鹿茸	220
饴糖	205	益智仁	221
猪肉	206	仙茅	222
鸡肉	207	蛤蚧	223
鸭肉	208	虾	224
鹅肉	209	杜仲	225
牛肉	210	芍药	226
羊肉	211	何首乌	227
兔肉	212	当归	228
肉苁蓉	213	阿胶	229
锁阳	214	龙眼	230
巴戟天	215	荔枝	231

茼蒿	232	玉竹	240
菠菜	233	黑大豆	241
黄精	234	安石榴	242
桑寄生	235	沙参	243
女贞	236	石斛	244
葡萄	237	地黄	245
麦门冬	238	百合	246
天门冬	239	枸杞	247

第八节 《本草纲目》中的止血、活血中草药

白茅	248	月季花	270
侧柏叶	249	刘寄奴草	271
黑木耳	250	牛膝	272
蕹菜	251	王不留行	273
大蓟、小蓟	252	苏方	274
地榆	253	益母草	275
槐花	254	丹参	276
三七	255	蓬莪术	277
香蒲、蒲黄	256	荆三棱	278
白及	257	骨碎补	279
艾叶	258		
川芎	259		
延胡索	260		
郁金	261		
姜黄	262		
没药	263		
枫香脂	264		
茄	265		
丝瓜	266		
红花	267		
桃	268		
泽兰	269		

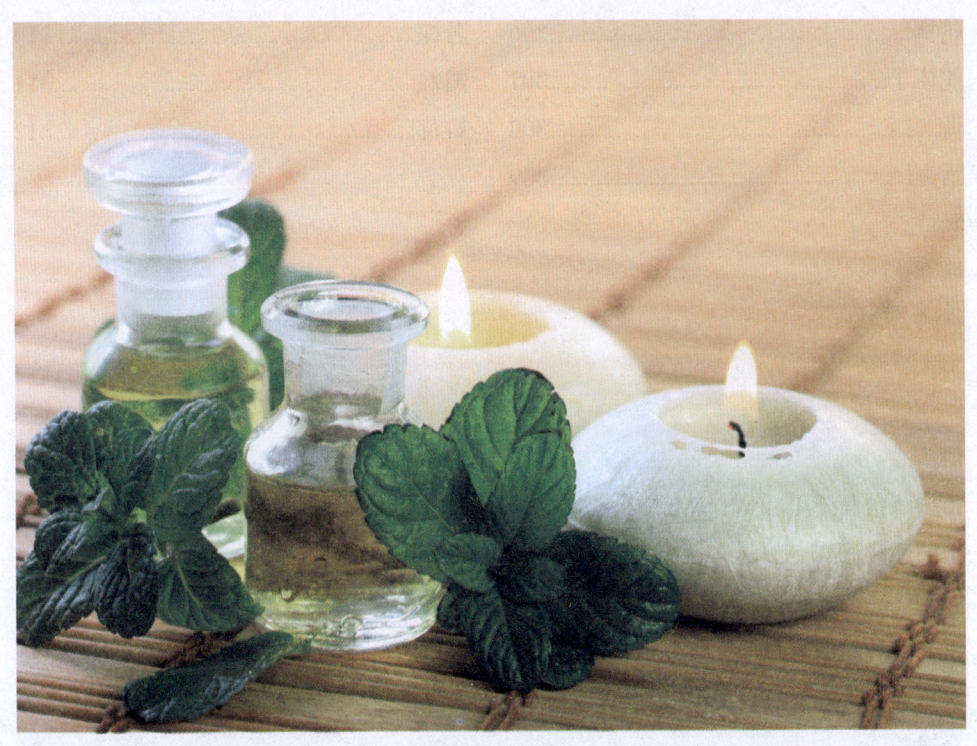

第九节《本草纲目》中的止咳、化痰中草药

半夏..................280	海带..................288
旋覆花..................281	紫菜..................289
天南星..................282	荸荠..................290
白前..................283	梨..................291
白芥..................284	百部..................292
桔梗..................285	紫菀..................293
贝母..................286	款冬花..................294
前胡..................287	杏..................295

第十节《本草纲目》中的收涩、驱虫中草药

五味子..................296	山茱萸..................301
五倍子..................297	椿樗..................302
肉豆蔻..................298	芡实..................303
乌梅..................299	桑螵蛸..................304
金樱子..................300	使君子..................305

槟榔......306	苦楝......310
蛇床子......307	蟾蜍......311
蒜......308	雄黄......312
雷丸......309	

PART 3　天然本草成就女人不老传说，图解《本草纲目》中的养颜中草药

山药......314	马齿苋......322
山药蜂蜜面膜......314	马齿苋杏仁瘦肉汤......322
山药酒酿面膜......314	马齿苋瘦肉汤......322
银杏......315	牡丹皮......323
银杏骨头汤......315	中草药美白面膜......323
银杏炖鹧鸪......315	牡丹皮活肤面膜......323
金银花......316	桑叶......324
薰衣草金银花木瓜面膜......316	桑叶清新茶......324
金银花橘子土豆面膜......316	桑叶五行糊......324
桃花......317	
桃花冬瓜籽面膜......317	
桃花蜂蜜面膜......317	
茉莉花......318	
茉莉洛神茶......318	
茉莉鲜茶......318	
白芷......319	
白芷清新面膜......319	
白芷鲜奶面膜......319	
女贞子......320	
女贞子鸭汤......320	
女贞子茶......320	
红花......321	
红花煮鸡蛋......321	
红花糯米粥......321	

小米 325	大米糙米浆 326
菠萝小米甘油面膜 325	豌豆 327
酸奶小米红豆面膜 325	豌豆煮鸡腿 327
大米 326	豌豆猪肝汤 327
养生十谷米浆 326	

下篇

《黄帝内经》中的养生之道与治病秘方

PART 1 打开《黄帝内经》健康之门,走进《黄帝内经》的神妙世界

第一节 认识中国人养生第一书:《黄帝内经》

1. 中国三大奇书之一:《黄帝内经》.330
2. 从前,有一个叫黄帝的人 332
3. 《黄帝内经》对后世中医影响深远.334
4. 健康人生,就在《黄帝内经》之"道".336
5. 以人为本——《黄帝内经》的养生特色 338
6. 《黄帝内经》有哪些基本内容........339
7. 《黄帝内经》如何反映人生各大阶段 339
8. 《黄帝内经》真为黄帝所著吗........340

第二节 寻医问药,不可不看医家之宗《黄帝内经》

1. 同病异治,异病同治——中医治疗原则 341
2. 不治已病治未病——中医养生的精髓 343
3. 人体内部的"中庸之道"——中医的平衡观 344
4. 求医问药之前先求自己——中医的自愈理念 345
5. 《黄帝内经》如何认识"五劳"和"七伤" 347
6. 由工人伐木想到的:正气存内,邪不可干 349

第三节 了解《黄帝内经》的养生精要,开启养生的"钻石之旅"

1. 法于阴阳,和于术数——健康长寿的根本..................351
2. 不拘一格,因人施养——《黄帝内经》的养生原则..................353
3. 真人、至人、圣人和贤人的长寿之道..................357
4. 饮食、起居作息当与自然相应..................358
5. 顺四时以适寒暑,避六淫各有主时 360
6. 为什么现代人动不动就生病,看看《黄帝内经》怎么说..................361

第四节 《黄帝内经》三大基本学说

1. 阴阳学说..................362
2. 五行学说..................364
3. 藏象学说..................370

第五节 《黄帝内经》对人体生命规律的探寻

1. 天年论..................373
2. 生命的能量..................377

PART 2　人体自有大药,《黄帝内经》中神奇的经络与穴位

第一节 何苦四处求医,经络与穴位就是治病大药

1. 人体经络系统的构成..................384
2. 《黄帝内经》是中医经络学的基础.385
3. 经络是养生的第一要义..................386
4. 利用经络调养身体..................387
5. 经络养生要遵循阴阳和时间..................389

第二节 十二正经,人人都可好好利用的人体大药

1. 手太阴肺经..................390
2. 手阳明大肠经..................391
3. 足阳明胃经..................392
4. 足太阴脾经..................393
5. 手少阴心经..................394
6. 手太阳小肠经..................395
7. 足太阳膀胱经..................396
8. 足少阴肾经..................397
9. 手厥阴心包经..................398
10. 手少阳三焦经..................399
11. 足少阳胆经..................400
12. 足厥阴肝经..................401

第三节 护好奇经八脉，就顾好了我们的"生命线"

1. 督脉 403
2. 任脉 404
3. 冲脉 404
4. 带脉 405
5. 阳跷脉 405
6. 阴跷脉 405
7. 阳维脉 406
8. 阴维脉 406

PART 3　求医不如自医，人体大药助你活到天年身体安康

第一节 治疗保养外科疾病的人体大药

1. 半身不遂，推拿人体大药效果最好 .408
2. 肩周炎，信手捏捏一身轻 409
3. 遇小腿抽筋，点压腿肚承山穴即刻缓解 410
4. 六味大药治颈肩痛，四味大药防治膝关节骨刺 411
5. 落枕，随手便可治愈的小病 412
6. 足癣可根治，胃、肾二经来帮忙 413
7. 治牙疼，人体大药比消炎药更管用 414
8. 颈椎病，按揉风府、手三里两味大药 416
9. 腰痛，有无原因均可下手 417

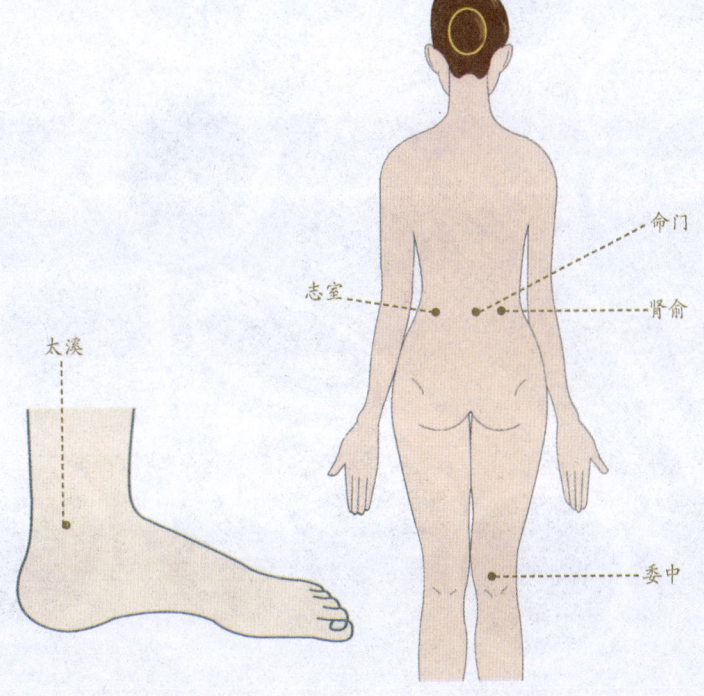

第二节 治疗保养消化系统的人体大药

1. 暴饮暴食胃难受，找到极泉便解决.418
2. 补脾气虚，只需脾俞、足三里两味药.419
3. 摩腹和天枢穴让便秘从此绝根.........421
4. 口臭敲胃经，经期腹泻按脾俞.........422
5. 妊娠呕吐，三味大药就解决............423

第三节 治疗保养呼吸系统的人体大药

1. 根除肺阴虚，每天按掐合谷3分钟...424
2. 这样按摩将感冒赶跑........................425
3. 各类咳嗽，都到肺经药房抓大药......426
4. 秋季护肺，找鱼际、曲池和迎春三宝穴..427
5. 家庭推拿法治好小儿咳嗽................428

第四节 治疗保养心血管系统的人体大药

1. 高血压——肝经和肾经两座大药房里全是降压药...................................430
2. 冠心病按内关，心肌炎按心俞穴.....432
3. 让肝不血虚，血海和足三里是首选大药.433
4. 治疗脑出血需要哪些大药................434
5. 治疗血管硬化需要哪些大药............435

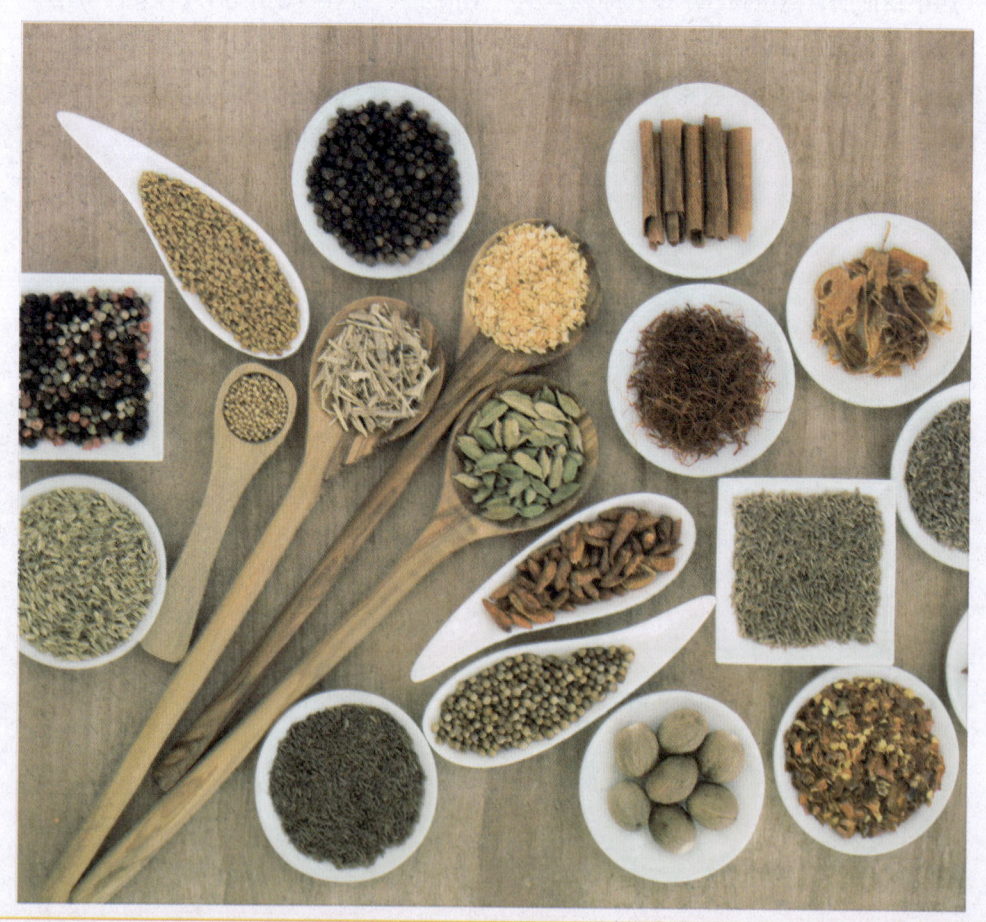

第五节 治疗保养肾系统的人体大药

1. 男人的最大尊严，必须靠大药来维护.436
2. 防治肾阳虚，人体有三大名穴........439
3. 解救肾阴虚，要靠涌泉、太溪和关元.440

PART 4 自愈有道、曙光在前，《黄帝内经》中的传统疗法大揭秘

第一节 银针立世，大医济世，中医针刺疗法显神奇

1. 毫针的结构................442
2. 针刺手技的练习............443
3. 针刺时患者的体位..........443
4. 针刺中的消毒..............444
5. 针刺的方向与深浅..........445
6. 进针的方法................446
7. 针刺的补和泻..............448
8. 留针、出针................448
9. 针刺疗法的注意事项及对异常情况的处理................449

第二节 艾出健康、灸除百病，中医灸疗法助你消百病

1. 艾灸法....................451
2. 非艾灸法..................459
3. 保健灸常用穴位及方法......462
4. 灸法补泻与注意事项........465

第三节 一家一人会，不花医药费，推拿为你排忧解难

1. 中式推拿的特点............467
2. 推拿基本手法..............468
3. 推拿可能出现的异常情况及处理.....471
4. 推拿按摩胸背法............472
5. 推拿按摩面部法............473
6. 推拿按摩腿足法............475
7. 腹部按摩法................477

第四节 拔罐，中医第一疗法助你远离疾病

1. 拔罐是最优秀的物理疗法....478
2. 拔罐疗法的罐法大全........479
3. 效果独到，拔罐疗法的常用体位...482
4. 家常拔罐的注意事项和禁忌证...483
5. 颈椎病的拔罐调治法........484
6. 腰椎间盘突出的拔罐调治法....485
7. 胃炎、肝炎、胆囊炎的拔罐调治法 486

PART 5　对症自疗、手到病除，《黄帝内经》中的百病对症治验

第一节 《黄帝内经》中的内科疾病治疗方

1.流行性感冒..........488	9.腹泻..........505
2.流行性腮腺炎..........490	10.便秘..........508
3.支气管炎..........493	11.高血压..........510
4.支气管哮喘..........495	12.冠心病..........512
5.胃炎..........497	13.肾炎..........514
6.胃下垂..........499	14.尿失禁..........515
7.胃及十二指肠溃疡..........502	15.更年期综合征..........516
8.急性肠胃炎..........504	16.风湿性关节炎..........518

第二节 《黄帝内经》中的外科疾病治疗方

1.落枕..........521	5.颈椎综合征..........527
2.急性乳腺炎..........523	6.痔疮..........529
3.腱鞘炎..........525	7.直肠脱垂..........531
4.腱鞘囊肿..........526	

第三节 《黄帝内经》中的皮肤科疾病治疗方

1.黄褐斑..........532	5.斑秃..........538
2.神经性皮炎..........533	6.白癜..........540
3.荨麻疹..........535	7.毛囊炎及疖肿..........541
4.扁平疣..........537	

第四节 《黄帝内经》中的妇产科疾病治疗方

1.痛经..........543	4.白带过多..........550
2.闭经..........545	5.不孕症..........551
3.月经不调..........548	6.妊娠呕吐..........552

第五节《黄帝内经》中的儿科疾病治疗方

- 1.小儿惊风 554
- 2.小儿夜啼症 555
- 3.小儿腹泻 556
- 4.小儿营养不良 558
- 5.小儿遗尿症 560

第六节《黄帝内经》中的神经科疾病治疗方

- 1.头痛 562
- 2.三叉神经痛 564
- 3.周围性面神经麻痹 566
- 4.面肌痉挛 568
- 5.腰椎间盘突出症 570
- 6.坐骨神经痛 571
- 7.眩晕 573
- 8.失眠症 575
- 9.癫痫 578

第七节《黄帝内经》中的五官科疾病治疗方

- 1.麦粒肿 581
- 2.急性结膜炎 583
- 3.近视 584
- 4.斜视 585
- 5.鼻炎 587
- 6.鼻窦炎 590
- 7.急性扁桃体炎 591
- 8.下颌关节功能紊乱综合征 592
- 9.牙痛 594
- 10.耳鸣、耳聋 596
- 11.内耳眩晕症 598

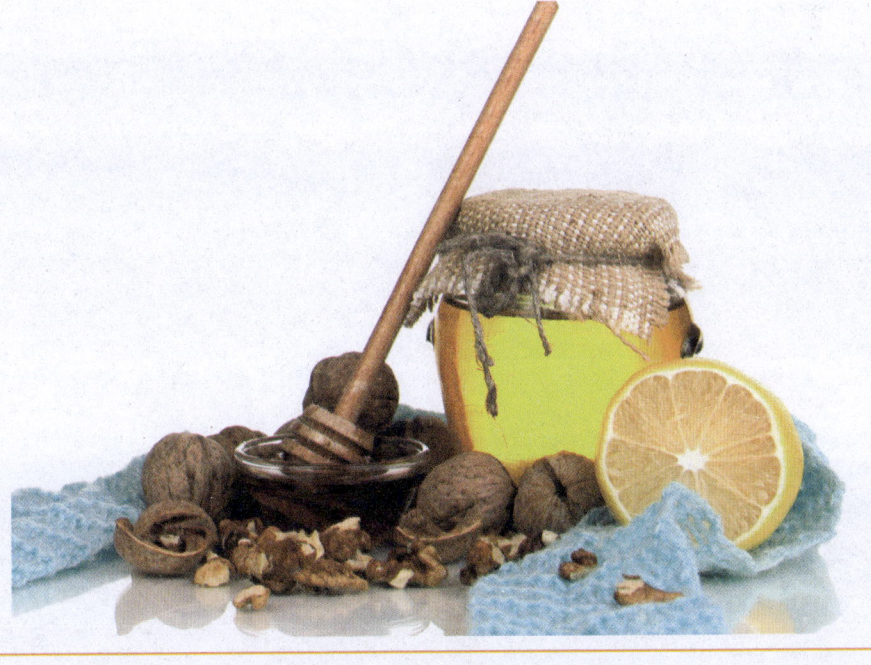

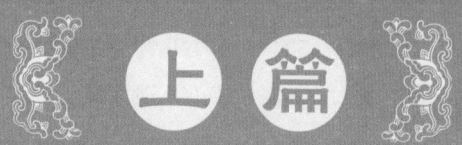

上篇

《本草纲目》中的本草养生秘方

《本草纲目》是护佑历代百姓延年活命的真经，一部《本草纲目》，就是一座几千年来中华民族取之不尽用之不竭的医药宝库，医家行医时识药用药，百姓日常食疗食养无不受益于此。

本篇浓缩了《本草纲目》的全部精华，不仅诠释中华医道和医理，再现古老的经方、偏方、秘方，而且更真实地呈现近300种本草的真实样貌，并按照药效精心将诸药分为十大类，逐一介绍每味药材的释名、来源、形态特征、药用部分、性味、功效等，让您真正一次读懂《本草纲目》，真正获得祛病养生的大智慧。

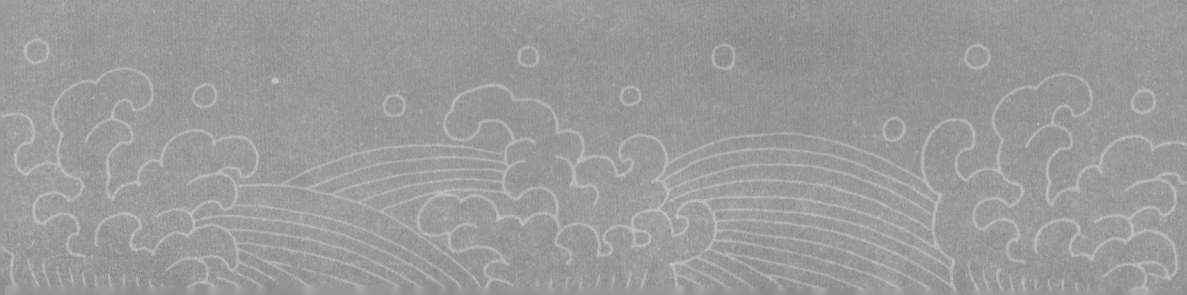

PART 1

集医药之大成，《本草纲目》中长盛不衰的治病养生之道

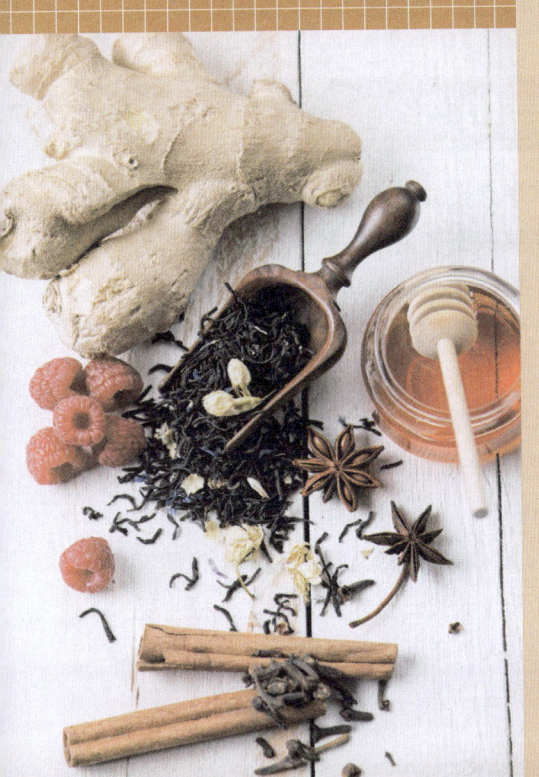

　　《本草纲目》是护佑历代百姓治病延年的宝典，是令世人瞩目的用药圣典，更是一部无与伦比的养生宝典。这部巨著成书至今已逾400年，已深深地根植在中国传统文化中，也渗透进国人的生活里。一部《本草纲目》博采诸家之所长，汇历代食治之法，包罗各类食疗之品，方剂之全、药物之多，令世人惊叹。且《本草纲目》所取之材皆为身边的一草一木、一粒籽、一朵花、一颗实，只要学会正确地配伍和对症使用，就能寻找到养生治病之法。

第一节 认识中国第一药典,走进《本草纲目》的神秘世界

集医药之大成,《本草纲目》中长盛不衰的治病养生之道>>

作为16世纪中国乃至世界上最系统、最完整的一部医药学著作,《本草纲目》广泛涉及医学、药物学、生物学、矿物学等诸多科学领域。正如李建元在《进本草纲目疏》中指出的:"上自坟典、下至传奇,凡有相关,靡不收采,虽命医书,实该物理。"

1. 李时珍其人,《本草纲目》其书

李时珍,字东璧,明代蕲州(今湖北省蕲春县)人,明代著名医药学家,著有药物学名著《本草纲目》。李时珍在阅读古典医籍和行医数十年的过程中,发现本草书中存在着不少错误,他决心重新编纂一部本草书籍。他自35岁起,便为之苦读博览,参考了大量医学专著。为了弄清许多药物的形状、性味、功效等,他"访采四方",足迹遍及大江南北。经过27年艰苦卓绝的努力和辛勤劳动,终于完成了这部闻名中外的药物学巨著《本草纲目》。《本草纲目》是一部集16世纪以前中国本草学之大成的著作,不仅为我国药物学的发展做出了重大贡献,而且对世界医药学、植物学、动物学、矿物学、化学的发展也产生了深远的影响。

英国著名生物学家达尔文也曾受益于《本草纲目》,称它为"中国古代百科全书"。1956年著名历史学家郭沫若为本书题词纪念,曰:"医中之圣,集中国药学之大成,本草纲目乃1892种药物说明,广罗博采,曾费三十年之殚精。造福生民,使多少人延年活命!伟哉夫子,将随民族生命永生。"

2.《本草纲目》说养生:"治未病"才是健康大道

自古以来,中医一直以"治未病"作为对抗疾病的最佳医术。从《黄帝内经》开始,中医治未病的指导思想就确立下来。《本草纲目》继承了这一思想,它除了列出各种病症的治疗方剂,还包含了大量的养生智慧,也就是"治未病"的思想。其中最重要的就是药食同源,以食养生。李时珍认为:"饮食者人之命脉也。"《本草纲目》除大量记载抗老延年医论及方药外,也注重收载其他强身疗疾之法,如食疗、粥疗、酒疗等。书中收载谷物73种、蔬菜105种、果品127种。所载444种动物中,很多可供食用,并把谷食、肉类、鱼类均列为本草,多达百余种。

我们一直在说"治未病",那么它到

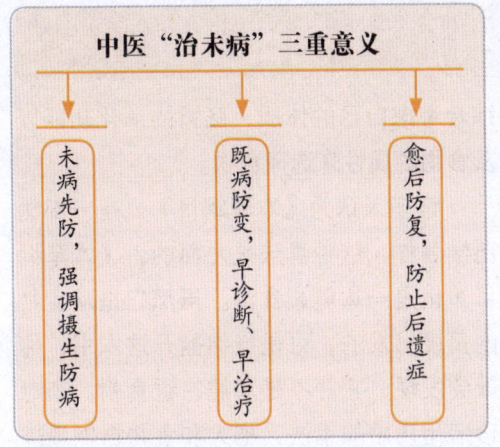

中医"治未病"三重意义
- 未病先防,强调摄生防病
- 既病防变,早诊断、早治疗
- 愈后防复,防止后遗症

底是一种怎样的防病、治病观念呢?

从字面上看,所谓"治未病",就是在疾病到来之前展开医治的工作。也许你会觉得奇怪,人没有生病,哪里需要治病呢?其实,这就是一种未雨绸缪的远见,如果能在生病之前就采取一系列的手段防止疾病的到来,我们就可以避免疾病带来的痛苦。这比起生了病再治病划算得多。

"不治已病治未病"是中医理论的精髓,其要义就是,不治已生病的脏器,而是要治没生病的这个脏器。举个例子,如果得了肝病,就暂时把肝放在一边不治,首先我们要弄清楚,肝病是由什么造成的。中医认为水生木,水是肾,木是肝,肝病很大程度上是由肾精不足造成的,所以我们要先把肾水固摄住,让肾精充足了,肝病自然就好了。还有一点就是木克土,如果患有肝病,可能还会伤及脾脏,因为脾是土,所以连带着也需要治脾。这就好比日常公司的管理,如果一个环节出了问题,我们除了要查明原因,还要关注下一个环节,这就是"治未病"的精髓所在。

中医之所以倡导"治未病",是因为当疾病袭来时,各种治疗手段只能算得上是补救措施。即使补救有效,也难以让本来健康无恙、充满生机活力的身体恢复到最好的状态了。所以预防比治疗更重要,将疾病消弭于无形之中,这才是中医所提倡的真正的高明医术。

其实,现代医学也开始意识到"防病"的重要性,对于亚健康状况的关注就表明了这一点。亚健康是现代医学名词,指经常感觉身体不舒服,但各项指标正常的状态。处于亚健康状态的人虽然没有明显的疾病症状,但时常会感到身体不舒服,主要表现为"一多三退",即疲劳多,活力、适应能力和反应能力减退,经常出现全身乏力、腰酸肢软、心悸气短、头晕耳鸣、动辄汗出、食欲不佳、失眠健忘、心烦意乱、皮肤瘙痒等一系列症状。

一部《本草纲目》里就有用之不竭的养生智慧。它们不是枯燥的医学理论,而是我们能掌握的简单方法,了解这些之后,你就会发现其实健康原来如此简单。

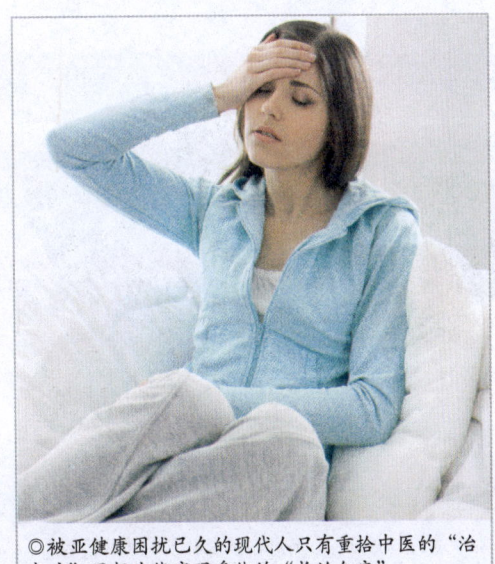

◎被亚健康困扰已久的现代人只有重拾中医的"治未病"思想才能实现身体的"长治久安"

3.药补不如食补:《本草纲目》中的健康箴言

"药补不如食补",这是我们经常听到的一句话,而人们也越来越认识到食补的重要。与其生病了再吃药,或者没病吃保健药,不如吃好一日三餐,因为只有食补才是增强人体抵抗力的关键。

俗话说,是药三分毒。和药补比起来,食补不仅经济实惠,更重要的是,食补所用材料都是我们常见的食物,对身体没有副作用。

李时珍在《本草纲目》中说:"药补不如食补。"他根据各类食物的药性、药理进行了细致的归类,为现代人的食补计划提供很好的参考和借鉴。

不管是在平时,还是在病后,食补对人的健康都有十分重要的意义。虽然病后体虚应该进补,但是可能出现虚不受补的情况。而如果能在未病的时候补养身体,无疑可增强体质,减少疾病的发生。当然,不管是平时进补还是病后食补,都要综合考虑自己的体质、肠胃的消化功能以及食物的属性来选择食物。

许多人认为《本草纲目》只是一部医药学著作,这种看法是片面的,《本草纲目》也是一本健康食谱。虽然它是从食物的角度出发的,可是当你翻开这本书,你就会发现,它并不是单纯在讲食物。李时珍运用巧妙的手法,把人和食物自然地连接在一起,告诉人们什么样的食物对什么人有用,哪些人应该多吃哪些食物等,让人们学会选择对自己有益的食物。这样也就在最广泛的意义上达到了食补的效果。

因此,可以说,学会运用《本草纲目》中的食疗方法,也就等于更好地把握了健康。

食补是比药补更安全、更有效的进补方式,但总的来说,所有的事情都必须遵照一定的法度,逾越它就无法达到原始的目的,民间谚语说:"进补如用兵,乱补会伤身"。就是说,进补一定要用得巧、用得准才能击溃"敌人",否则反而给对方可乘之机。下面我们就来明确一下日常进补中的几个误区,给大家提个醒。

误区一:胡乱进补。并不是每个人都需要进补,所以在决定进补前我们应该确认一下自己属于何种体质,到底需不需要进补,否则不仅浪费钱财,还会扰乱机体的平衡状态而导致疾病。

误区二:补药越贵越好。中医认为,药物只要运用得当,没有好坏贵贱之分,大黄也可以当补药,相反,若服药失准,人参也可以成为毒草。

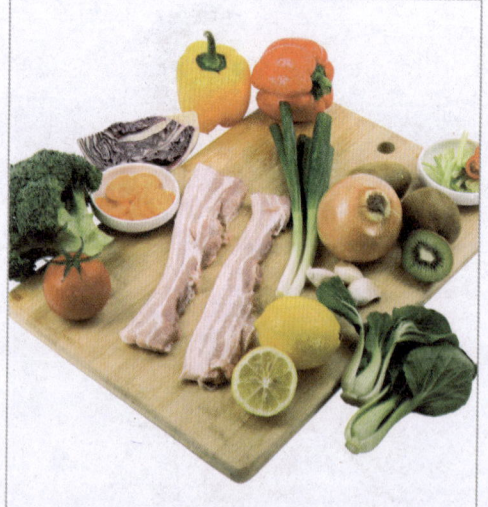

◎ "是药三分毒",药补不如食补,和药补比起来,食补更安全、更实惠

误区三：进补多多益善。其实不管吃多好的补药，只要服用过量就会成为毒药，如过量服用参茸类补品，可引起腹胀、不思饮食等症状。

误区四：过食滋腻厚味。食用过多肉类，就会在体内堆积过多的脂肪、胆固醇等，可能会诱发心血管疾病。

误区五：以药代食。对于营养不足而致虚损的人来说，不能完全以补药代替食物，应追根溯源，增加营养，平衡膳食与进补适当结合，才能达到恢复健康的目的。

误区六：盲目忌口。冬季吃滋补药时，一般会有一些食物禁忌，但是有的人在服用补药期间，为了怕犯忌，只吃白饭青菜，严格忌口，这是完全没有必要的。盲目忌口会使人体摄入的营养失衡，导致其他疾病的发生，反而起不到进补的作用。

4.从《本草纲目》中提炼出养生的精华

李时珍的足迹遍及大江南北，他毕生都在给人看病。他致力于医学和药学的研究，除了《本草纲目》外，他还著有《濒湖脉学》、《奇经八脉考》等书，不仅为祖国的本草学做出了巨大贡献，而且在人体生命科学方面也颇有建树。

李时珍在医家和道家的基础上，首次明确提出"脑为元神之府"的论断，就是说大脑是生命的枢机，主宰人体的生命活动。"元神"指人的精神意识活动。元神存则生命在，元神败则生命逝。得神则生，失神则死。他的这一"脑主神明"的见解，改变了长期以来"心主神明"的说法。他的这种观点一直不被医学界和世人认可和支持，直到清代王清任在人体解剖观察基础上提出"灵机记性在脑"的说法，才发展完善了李时珍的"脑为元神之府"的论断。这个学说发展到现代，成为判断死亡的标准，就是判断一个人的生命是否存活，是以他的大脑是否死亡为标准的，而非心脏是否停止跳动。

李时珍在《本草纲目》中提到多种适宜补脑的食物，如核桃仁、荔枝、大枣、芝麻、鸭肉、牛奶、鲜藕、乌骨鸡等。在生活中有意识地多吃这些食物，可以起到补脑益智、延年益寿的作用。

除此之外，李时珍还十分重视脾胃的作用，并在前人的基础上提出了"脾胃为元气之母"的观点。虽然非独创，却是对《内经》脾胃学说、李东垣"脾胃"理论的充实和发展。《本草纲目》中有大量这方面的论述。他强调脾胃与元气的密切关系，人体的元气有赖于脾胃之滋养，脾胃生理功能正常，则人体元气得其滋养而充实。脾胃为后天之本，整个机体有赖于脾胃摄取营养，为气血生化之源泉，故脾胃的运化功能正常，后天水谷之精充盈，则气血得养而充盛。

他还认为人体气机上下升降运动正常，有赖于脾胃的功能协调。脾胃枢纽若升降正常，则心肾相交，肺肝调和，阴阳平衡。若脾胃受伤则升降功能失常，则内伤元气，阴阳失调，严重者还会影响全身而致病。因此，调养脾胃对于养生延年来

《本草纲目》中的补脑食物	《本草纲目》中的补脾益胃食物
核桃仁　荔枝　大枣 芝麻　鸭肉	白扁豆　莲子　南瓜 野茼蒿　红薯　粳米

说是至关重要的。对于如何调养脾胃的问题，李时珍也给出了很好的食疗建议，例如在《本草纲目》中就记载了多种对脾胃有益的食物，如白扁豆、枣、莲子、南瓜、野茼蒿、红薯等，为脾胃虚弱的现代人提供了很好的参考和借鉴。

以上仅是就李时珍的养生观点举了两个例子，《本草纲目》中记载的每一种食物、药物，都说明了其温、热、寒、凉的性质，以及其主治的疾病或对人体有哪些调节作用。因此，在日常生活中，只要我们多阅读这本书，就能轻松地为自己和家人防治疾病，保持身体健康。

5.李时珍养生心法：四性五味，药食同源

李时珍在《本草纲目》中融入了自己的养生心法：四性五味，药食同源。李时珍认为食物和药物一样，有辛、甘、酸、苦、咸五味及寒、热、温、凉四性。选择食物与选择药物一样，要根据四性和五味。只有对症，才能温煦脏腑，增强人体的免疫能力。

如《本草纲目》附方中的羊肉汤是这样记载的："治寒劳虚羸，及产后心腹疝痛。用肥羊一斤，水一斗，煮汁八升，入当归五两，黄芪八两，生姜六两，煮取二升，分四服。"这是李时珍记录名医张仲景的药方，用来治疗疲劳虚弱以及产后

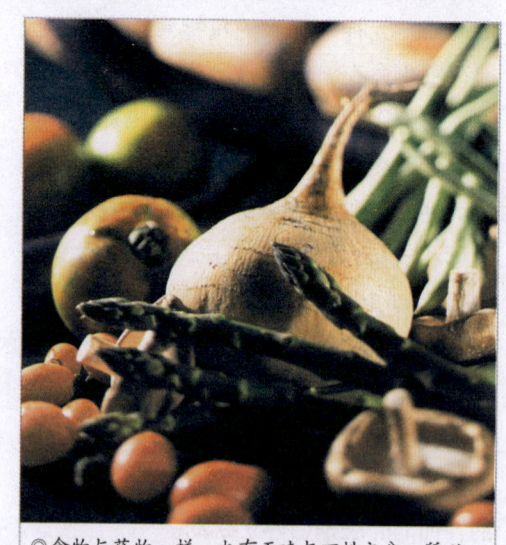

◎食物与药物一样，也有五味与四性之分，所以选择食物也要讲究四性、五味

疼痛等各种虚证。以这个方子为例，当归甘温补血止痛，所以是主药，生姜温中散寒，黄芪甘温健脾补气，羊肉温中补虚。这四味本草合在一起就能共起温中补血、祛寒止痛之功。这样一碗有浓浓药香的羊肉汤，最适合产后体弱和大病初愈的人。

传说有一次，有个病人大便干结，排不出，吃不下饭，很虚弱。李时珍仔细为其做了检查，确认是高热引起的便秘。当时如果患者便秘，一般是让病人服用泻火的药。但李时珍没有用药，而是把蜂蜜煎干捏成细细的长条，慢慢地塞进病人的肛门。煎干的蜂蜜进入肠道后，很快溶化，干结的大便被溶开，一会儿就排了下来。大便畅通，热邪排出体外，病人的病情立刻有了好转。

李时珍记载了不少药用食物，如蜂蜜、生姜、大枣、小麦、羊肉等，利用食物的四性五味辅助治疗疾病。李时珍指出："所食之味，有与病相宜，有与身为害。若得宜则益体，害则成疾。"意思是说，我们所吃的食物中，有的可以治病，有的却对身体有害，吃得对就会对身体有益，吃得不对反而会生病。因此，我们只有根据病症摄取食物，才能收到良好的效果。

此外，食性还要与四时气候相适应，寒冷季节要少吃寒凉性食品，炎热季节要少吃温热性食物，饮食宜忌要随四季气温而变化。

那么，食物的四性与五味到底是如何区分的呢？

四性

所谓"四性"，即指饮食具有寒、热、温、凉四种性质。另有不寒不热、不温不凉的饮食，属于平性。

凡适用于热性体质和病症的食物，就属于凉性或寒性食物。如适用于发热、口渴、烦躁等征象的西瓜；适用于咳嗽、胸痛、痰多等征象的梨等就属于寒凉性质的

食物的四性与功用

四性	功效	代表食物	疾病主治
温热	温补散寒、壮阳暖胃	羊肉、狗肉、雀肉、鹿肉、辣椒、生葱、生姜、韭菜、肉桂、胡椒、荔枝、桂圆、核桃仁、大蒜、南瓜、鲢鱼、鳝鱼、虾、海参	适宜寒证或阳气不足的人食用。因寒凉引起腹痛、泻下的病人，宜食生姜、大蒜、花椒，以缓解病人寒性。
寒凉	清热泻火、滋阴生津	绿豆、芹菜、菊花、木瓜、枸杞、柿子、梨、香蕉、甘蔗、芒果、枇杷、马蹄、菱角、冬瓜、南瓜、黄瓜、苦瓜、丝瓜、西瓜、白萝卜、金银花、胖大海、淡豆豉、鸭肉、海藻、螺蛳、螃蟹	适宜热证或阳气旺盛的人食用。有发热、口渴、尿黄等热性病症状的人宜吃西瓜、苦瓜、黄瓜、香蕉，能帮助减轻身体热性。
平性	具有保健补益作用	李子、葡萄、白果、花生、莲子、百合、榛子、洋葱、黄花菜、黑芝麻、扁豆、黄豆、马铃薯、豇豆、包菜、胡萝卜、大头菜、鲤鱼、黄鱼、海蜇、猪蹄、猪肉、牛肉、鹅肉、鹌鹑蛋、鸡蛋、鸽子蛋、蜂蜜、牛奶	适宜日常营养保健或者大病初愈后的营养补充。

食物。温性或热性与凉性或寒性相反，凡适用于寒性体质和病症的食物，就属于温性或热性食物。如适用于风寒感冒、发热、恶寒、流涕、头痛等征象的生姜、葱白、香菜；适用于腹痛、呕吐、喜热饮等征象的干姜、红茶；适用于肢冷、畏寒、风湿性关节痛等征象的辣椒、酒等都属于温热性质的食物。

平性食物的性质介于寒凉和温热性质之间，适合于一般体质，寒凉、热性病症的人都可选用。平性食物多为一般营养保健品。如米、面、黄豆、山芋、萝卜、苹果、牛奶等。从《本草纲目》所记载的常用食物分析，平性食物居多，温、热性次之，寒、凉性居后。一般来说，各种性质的食物除具有营养保健功效之外，寒凉性食物属于阴性，有清热、去火、凉血、解毒等功效；温热性食物属于阳性，有散寒、温经、通络、助阳等功效。

夏天我们主张多吃一点平、寒、凉的食物，如常见的豆类、木耳等。凉性食物中豆腐比较常见，还有冬瓜、丝瓜。寒性食物就是苦瓜、西红柿、西瓜等。

平性食物有：大米、黄豆、黑芝麻、花生、土豆、白菜、圆白菜、胡萝卜、洋葱、黑木耳、柠檬、猪肉、猪蹄、鸡蛋、鱼肉中的鲤鱼、鲫鱼、黄鱼、鲳鱼。另外，我们饮用的牛奶也属于平性食物。

凉性食物有：荞麦、玉米、白萝卜、冬瓜、蘑菇、芹菜、莴笋、油菜、橙子、苹果等等。

五味

所谓"五味"，即指饮食所含的酸、苦、甘、辛、咸五种味道。另外，有淡与涩两种味道，古人认为"淡味从甘，涩味从酸"，故未单独列出来，统以"五味"称之。饮食的味道不同，其作用自有区别。

酸味的食物。具有收敛、固涩、安蛔等作用。例如，碧桃干（桃或山桃未成熟的果实）能收敛止汗，可以治疗自汗、盗汗；石榴皮能涩肠止泻，可以治疗慢性泄泻；酸醋、乌梅有安蛔之功，可治疗胆管蛔虫症等。

食物五味的属性和功能

五味	脏腑归经	功效	代表食物	疾病主治
辛	肺、大肠	发散、行气、行血、健胃	生姜、香菜、陈皮、薤白、胡椒、辣椒	风寒感冒、胃痛、腹痛、痛经、风寒湿痹
甘	脾、胃	滋养、补脾、缓急、润燥	山药、大枣、粳米、鸡肉、饴糖、甘草	气虚、血虚、阴虚、阳虚、拘急腹痛
酸	肝、胆	收敛、固涩	乌梅、酸石榴、李子、金樱子	遗精、久泻、久咳、久喘、多汗、虚汗、尿频
苦	心、小肠	清热、泄降、燥湿、健胃	苦瓜、陈皮、鱼腥草、桔梗	热病烦渴、中暑、目赤、疮疡疔肿、气逆
咸	肾、膀胱	软坚、润下、补肾	海带、海蜇、鸭肉、乌贼鱼	瘰疬、痰咳、痞块、大便燥结、热病津伤、燥咳

苦味的食物。具有清热、去火等作用。例如，莲子心能清心去火、安神，可治心火旺引起的失眠、烦躁之症；茶叶味苦，能清心提神、消食止泻、解渴、利尿、轻身明目，为饮品中之佳品。

甘味的食物。具有调养滋补、缓解痉挛等作用。例如，大枣能补血、养心神，配合甘草、小麦为甘麦大枣汤，可治疗悲伤欲哭、脏燥之症；蜂蜜、饴糖均为滋补之品，前者尤擅润肺、润肠，后者尤擅建中气、解痉挛，临症宜分别选用。

辛味的食物。有发散风寒、行气止痛等作用。例如，葱、姜能散风寒、治感冒；芫荽能透发麻疹；胡椒能祛寒止痛；茴香能理气、治疝痛；金橘能疏肝、解郁等。

咸味的食物。具有软坚散结、滋阴潜降等作用。例如，海蜇能软坚化痰；海带、海藻能消瘰散结，常用对治甲状腺肿大有良好功效。早晨喝一碗淡盐水，对治疗习惯性便秘有润降之功。

食补也要根据人体阴阳偏盛、偏衰的情况，有针对性地进补，以调整脏腑功能的平衡。如热性体质、热性病者宜适当多食寒凉性食物；寒性体质、寒性病者就要适当多食温热性食物。只有这样的食补才能相宜，才能达到预期的效果。

6.《本草纲目》中的食疗妙方摘录

为了编撰《本草纲目》，李时珍不辞辛劳地在全国各地巡访，其间也遇到了不少崇尚养生且颇有智慧的长寿老人。每次采药回来之后，李时珍都要对这些收集到的食疗妙方仔细琢磨，研究其功效，然后分门别类记载下来。我们现在看到的《本草纲目》，对可供食疗的药物记载十分广博，而且还将食物也纳入本草中。在这些食物的条目下，李时珍都悉心标出了可以应用的食疗方案。这里从书中摘录一些药方，供大家参阅。

（1）肾虚腰痛。用茴香炒过，研细，切开猪肾，掺末入内，裹湿纸中煨熟，空心服，盐酒送下。

（2）脾胃虚冷，吃不下饭。将白干姜在浆水中煮透，取出焙干，捣为末，加陈米粥做成丸子，如梧子大。每服30~50丸，白开水送下。其效极验。

（3）补肝明目。用芜菁子淘过500克、黄精1千克，和匀，九蒸九晒，研为末。每服10克，空腹服，米汤送下，一天服两次。又方：芜菁子2升、决肯子1升，和匀，以酒5升煮干，晒为末。每服10克，温水调下，一天服两次。

（4）长年心痛。用小蒜煮成浓汁，勿蘸盐，饱食，有效。

（5）目生顽翳。用珍珠50克、地榆100克，加水二大碗煎干。取珍珠放醋中浸五日，热水淘去醋气，研为细末。每取少许点眼，至愈为止。

第二节 弄懂《本草纲目》治病根基，才能治病养生

集医药之大成，《本草纲目》中长生不衰的治病养生之道>>

《本草纲目》不仅是一部药物学巨著，也是一部当之无愧的百科全书。想要读懂《本草纲目》，就必须先对中药学的基本原理有所了解，并搞清楚到底何谓气味阴阳，知道如何鉴别中药的优劣。本节将对这些问题逐一进行细致的讲解。

1. 气味阴阳是了解中药的第一步

名医李杲说："药物有温、凉、寒、热之气，辛、甘、酸、苦、咸之味，升、降、沉、浮之性，及厚、薄、阴、阳之不同。"所谓的"气味阴阳"指的便是中药四气、五味、升降沉浮的阴阳属性，而四气即温、凉、寒、热，五味即辛、甘、酸、苦、咸。四气之中，热、温属阳，寒、凉属阴；五味之中，辛、甘属阳，酸、苦属阴；升降沉浮中升、浮属阳，沉、降属阴。

李杲又进一步补充，五味之中，味薄者属阳，味厚者属阴，四气之中，气薄者属阳，气厚者属阴，而味厚者能下泻，味薄者能通利，气薄者有发泄宣散的作用，气厚者有助阳发热的作用。

五味之中，有的主收涩，有的主发散，有的主润湿，有的主软坚，有的主散阴，所以，应根据其具体功能而选择使用，来调和机体功能，使其平衡。

《六节脏象论》说："天食人以五气，地食人以五味。五气入鼻，藏于心肺，上使五色修明，音声能彰。五味入口，藏于肠胃，味有所藏，以养五气，气和而生，津液相成，神乃自生。又曰：形不足者温之以气，精不足者补之以味。"

根据古书所述，五味乃是五脏精气之本，对五脏各有益处，上古名医岐伯说："木生酸，火生苦，土生甘，金生辛，水生咸。辛散，酸收，甘缓，苦坚，咸软。毒药攻邪，五谷为养，五果为助，五畜为益，五菜为充，气味合而服之，以补精益气。此五味各有所利，四时五脏，病随所宜也。又曰：阴之所生，本在五味。阴之五宫，伤在五味。骨正筋柔，气血以流，腠理以密，骨气以精，长有天命。又曰：圣人春夏养阳，秋冬养阴，以从其根，二气常存。"

岐伯又说："五味入胃，各归所喜。酸先入肝，苦先入心，甘先入脾，辛先入肺，咸先入肾。久而增气，物化之常。气增而久，天之由也。"

名医王冰说："入肝为温，入心为热，入肺为清，入肾为寒，入脾为至阴而四气兼之，皆为增其味而益其气。故各从本脏之气，久则从化。故久服黄连、苦参反热，从苦化也。余味仿此。气增不已，

则脏气偏胜，必有偏绝。脏有偏绝，必有暴夭。是以药不具五味，不备四气，而久服之，虽暂获胜，久必致夭。故绝粒服饵者不暴亡，无五味资助也。"

所以，《本草纲目》认为五味太过会损伤五脏精气，只有五味调和得当，才能使骨正筋柔、气血流畅、肌理致密、精养骨气，进而达到延年益寿的目的。古代圣人们推崇的养生方式是，春夏养阳、秋冬养阴，以遵循四季阴阳变化的规律，调和体内阴阳，如此阴阳二气便可常在。

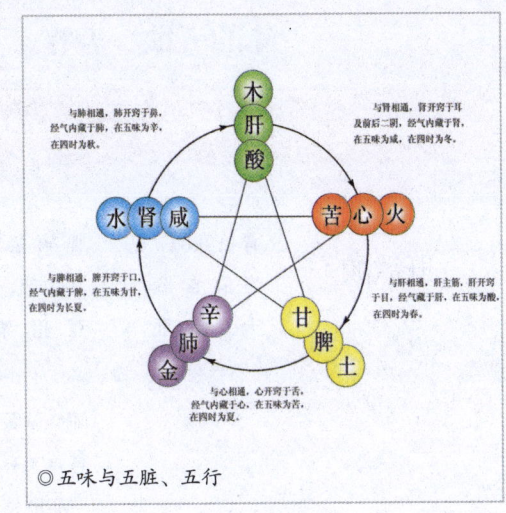

◎五味与五脏、五行

中药材的四气

名称	属性	作用	代表中药材
寒	阴	清热解毒、消除热证	黄连、大黄、生地黄、生石膏
热	阳	驱寒、消除寒证	肉桂
温	阳	驱寒补虚	大枣、黄芪、当归、川芎、桂圆肉
凉	阴	降火气、减轻热证	菊花、罗汉果、麦门冬

中药材的五味

名称	作用	对应器官	代表中药材
酸	能生津开胃、收敛止汗、帮助消化、改善腹泻等症状	肝	乌梅、五倍子、五味子、山楂、山茱萸
苦	清热泻火、降火气、解毒、除烦躁	心	黄连、白果、杏仁、大黄、枇杷叶、黄芩、栀子
甘	补虚止痛、缓和药性、调和脾胃	脾	人参、甘草、大枣、黄芪、薏米、熟地黄
辛	活血行气、发散风寒	肺	薄荷、木香、川芎、大小茴香、紫苏、白芷、肉桂
咸	泻下通便、软坚散寒、消肿	肾	芒硝、牡蛎、草决明

五味的五欲、五宜、五禁、五走、五伤、五过

五欲	五宜	五禁	五走、五伤	五过
肝欲酸	青色宜酸，病者宜食麻、犬、李、韭	脾病禁酸，宜食咸，如大豆、猪、栗、藿	酸走筋，过酸伤筋，筋病不宜多食酸，食酸过多导致排尿困难	味过于酸，肝气失去滋养，脾气乃绝，因此肉坚厚，皱缩且唇裂
心欲苦	赤色宜苦，心病宜食麦、羊、杏	肺病禁苦，宜食苦（意思是肺病的虚证不能用苦味治疗，但是实证要用苦味治疗），如麦、羊、杏、薤	苦走骨，过苦伤气，骨病不宜多食苦，吃多了会呕吐	味过于苦，脾气不能润泽，胃气便胀满留滞，因此皮肤枯槁而毛发脱落
脾欲甘	黄色宜甘，脾病宜食粳、牛、枣	肾病禁甘，宜食辛，如黄黍、鸡、桃	甘走肉，过甘伤肉，肉病不宜多食甘，多食令人心中烦闷	味过于甘，令人心气喘满，脸色黑，肾气不平，胃痛而毛发脱落
肺欲辛	白色宜辛，肺病宜食黄黍、鸡、桃	肝病禁辛，宜食甘，如粳、牛、枣	辛走气，辛伤皮毛，气病不宜多食辛，多食令人辣心	味过于辛，筋脉阻绝，则精神耗伤，筋急而手足枯干
肾欲咸	黑色宜咸，肾病宜食大豆、猪、栗	心病禁咸，宜食酸，如麻、犬、李	咸走血，过咸伤血，血病不宜多食咸，多食令人渴	味过于咸，大骨之气劳伤，肌肉瘦削，心气抑郁不舒，血脉凝涩而变色

2.中药的五脏五味补泻方法

中医素有"虚则补之,实则泻之,热者寒之,寒者热之"的说法,通俗地讲,就是不同的病症表现需用不同的药,其中的实代表"实证",虚则代表"虚证",同一脏器出现不同的虚实病症,就要用不同的治法。如肝木受心火出现实证,应先泻心火,若肝出现肝木虚证,则应先补生肝的肾。总的来说,治病应根据病症的标本、缓急而用相应的补泻方法。

五脏五味补泻方法

肝	心	脾	肺	肾
苦急,食甘缓和(甘草),以酸泻下(赤芍药)。欲散,以食辛发散(川芎),以辛补充(细辛),虚则补起母肾(地黄、黄檗)。	苦缓,以食酸收敛(五味子),以甘泻下(甘草、人参、黄芪),实则泻子脾(甘草)。欲软,食咸以软化(芒硝),以咸补充(泽泻),虚则补其母肝(生姜)。	苦湿,以食苦燥热(白术),以苦泻下(黄连),实则泻子肺(桑白皮)。欲缓,以食甘缓和(炙甘草),以甘补充(人参),虚则补其母心(炒盐)。	苦气上逆,以食苦泻下(诃子),以辛泻下(桑白皮),实则泻子肾(泽泻)。欲收,以食酸收敛(白芍药),以酸补充(五味子),虚则补母脾(五味子)。	苦燥,以食辛润和(黄檗、知母),以咸泻下(泽泻),实则泻子肝(芍药)。欲坚,以食苦坚硬之(知母),以苦补充(黄檗),虚则补其母肺(五味子)。

3.中药有"君臣佐使"的轻重之分

中医用来治病的药方就是方剂,一般说来方剂都是由几种药物组合而成的,用药分君、臣、佐、使,四者相互支持,又互相制约。通常适宜的配置是一味君药、两味臣药、三味佐药、五味使药,又或者配成一味君药、三味臣药、九味佐使药。

中医中上等药为君药,主要功效为调养性命与天相应和,没有毒,即使长期服用也不会有害处,如人参、枸杞、当归等皆是上等药。中等药为臣药,主养性以顺应人事,有的无毒,有的有毒,须斟酌服用,如百合、黄连、麻黄等皆是中等药。

下等药是佐使药，治病以顺土地，大多有毒，不能长期服用，如大戟、附子等。

药物间还有着阴阳属性结合匹配的原则，不同药物之间，药性不同，有单用的、相互促进的、相互配合的、相互畏惧的、相互厌恶的、相互冲突的、相互消除毒性的，用药的时候要充分考虑这七种关系，应该选择相互促进、相互配合的药物合用，避开将相互冲突与厌恶的药配在一起。

单行：指单味药物发挥药效，不需要其他药物辅助。如只用人参一味药就能治疗元气大脱证的独参汤。

相须：指药物共同使用能发挥最大功效，如石膏与知母配合，能明显增强清热泻火的治疗效果。

相使：指性能、功效方面有共性的药物配合使用，虽有一主一辅之分，但辅药能提高主药的疗效。

相畏：指一种药物的毒性被另一种药物的药性减少或消除，如生姜能消除生半夏的毒性。

相恶：指一种药物与另一种药物共同使用药效降低甚至消失，如萝卜能降低人参的药效。

相反：指两种药物合用形成毒物或是有害物质。

中药方剂中的"君臣佐使"

名称	种类	用量	代表药材
君药	是不可缺少的药物，针对主症起主要治疗作用的药物	药力在药方中居首位，用量较大	人参、枸杞、当归
臣药	一是辅佐君药以加强主症治疗效果的药物；二是对兼病或兼症起治疗作用的药物	药力比君药要小，用量也比君药小	百合、黄连、麻黄
佐药	一是佐助药，即协助君药和臣药加强治疗作用，或直接治疗兼症。二是佐制药，即用以消除或减缓君药或臣药的烈性或毒性。三是反佐药，能在治疗中起相成作用且与君药性味相反的药	药力比臣药更弱，一般用量较少	大黄、附子、夏枯草
使药	一类是引经药，能引导方剂中的各味药物到达身体病灶的药物。二是调和药，能够调和方剂中各味药的药物	药力最轻，用量也最少	

4.中药的分类及功效

中草药的种类很多，据初步统计，总数为8000种左右，常用中草药亦有700种左右。药物分类是根据人们对药物的认识而进行的，现代记载中草药的书籍中所采用的分类方法，主要有以下四种：

1. 按照药物的功效分类

如解毒药、清热药、理气药、活血化瘀药等。

2. 按照药用部分分类

如根类、叶类、花类、皮类等。

3. 按照有效成分分类

如含生物碱的中草药、含挥发油的中草药、含苷类的中草药等。

4. 按照自然属性和亲缘关系分类

先把中草药分为植物药、动物药和矿物药。动植物药材再根据其原植物、原动物的亲缘关系来分类和排列次序，如麻黄科、木兰科、毛茛科等。

上述分类方法各有优缺点，究竟采取哪种分类方法比较适宜，取决于我们的目的和要求，例如按照药物功效分类，有利于学习和研究中药材的作用和用途；按照药用部分分类，有利于学习和比较各类药材的外部形态和内部构造，从而有利于药材的性状鉴定和显微鉴定；按有效成分分类，有利于学习和研究中草药的有效成分及对其进行化学鉴定；采用按照药材的自然属性和亲缘关系分类的方法，不但便于学习和研究药材的共同特点，也便于比较药材的不同点，以揭示其规律性，这样，既有利于中草药的鉴定，也有利于从同科属动植物中寻找含有相同或类似部分的动植物，以扩大资源。

本书所采取的是按照药物功效来分类的分类方法，一般来说，现代中草药中常用的功效分类有以下18种：

常见中药材的功效

功效	类别	代表药材
解表药	辛温解表药	麻黄、桂枝、紫苏、生姜、荆芥、防风、羌活、白芷、香薷、苍耳、辛夷
	辛凉解表药	薄荷、牛蒡子、蝉蜕、桑叶、菊花、葛根、蔓荆子、升麻
清热药	清热泻火药	石膏、知母、天花粉、栀子、夏枯草、芦根、淡竹叶
	清热燥湿药	黄芩、黄连、龙胆草、苦参
	清热凉血药	生地黄、玄参、牡丹皮、赤芍、水牛角、紫草
	清热解毒药	金银花、连翘、蒲公英、大青叶、板蓝根、鱼腥草、射干、白头翁、败酱草、青黛、穿心莲、蚤休、山豆根、红藤、马齿苋、白花蛇舌草、紫花地丁、垂盆草、马勃
	清虚热药	青蒿、地骨皮、白薇、胡黄连、银柴胡
泻下药	攻下药	大黄、芒硝、芦荟、番泻叶
	润下药	火麻仁、郁李仁
	峻下逐水药	甘遂、巴豆、大戟、牵牛子

功效	类别	代表药材
续表		

功效	类别	代表药材
祛风湿药	祛风湿散寒药	独活、木瓜、蕲蛇、威灵仙、川乌
	祛风湿清热药	秦艽、防己、豨莶草、络石、雷公藤
	祛风湿强筋骨药	桑寄生、五加皮、狗脊
化湿药	芳香化湿药	苍术、厚朴、藿香、砂仁、白豆蔻、佩兰
利水渗湿药	利水消肿药	茯苓、泽泻、薏米、猪苓、香加皮
	利尿通淋药	车前子、滑石、木通、通草、瞿麦、地肤子、石韦、萆薢
	利湿退黄药	茵陈蒿、金钱草、虎杖
温里药		附子、干姜、肉桂、吴茱萸、细辛、花椒、丁香、高良姜、小茴香
理气药		橘皮、枳实、木香、香附、沉香、川楝子、薤白、青皮、佛手、乌药、荔核、青木香
消食药		山楂、神曲、麦芽、莱菔子、鸡内金
驱虫药		使君子、苦楝皮、槟榔、贯众、雷丸
止血药	凉血止血药	大蓟、小蓟、地榆、槐花、侧柏叶、白茅根
	化瘀止血药	三七、茜草、蒲黄
	收敛止血药	白及、仙鹤草、棕榈炭、血余炭
	温经止血药	艾叶、炮姜
活血化瘀药	活血止痛药	川芎、延胡索、郁金、姜黄、没药、五灵脂
	活血调经药	丹参、红花、桃仁、益母草、牛膝、鸡血
	活血疗伤药	土鳖虫、马钱子、自然铜、血竭
	破血消癥药	莪术、三棱、水蛭
化痰止咳平喘药	温化寒痰药	半夏、天南星、旋覆花、白芥子、白前
	清化热痰药	川贝母、瓜蒌、桔梗、竹茹、竹沥、天竺黄、前胡、海藻、昆布、黄药子、海蛤壳
	止咳平喘药	杏仁、紫苏子、百部、桑白皮、葶苈子、紫菀、款冬花、马兜铃、枇杷叶、白果
安神药	重镇安神药	磁石、龙骨、朱砂、琥珀
	养心安神药	酸枣仁、柏子仁、远志、合欢皮
平肝熄风药	平抑肝阳药	牡蛎、代赭石、石决明、珍珠母、刺蒺藜
	熄风止痉药	羚羊角、牛黄、钩藤、天麻、地龙、蜈蚣、僵蚕
开窍药		麝香、石菖蒲、冰片、苏合香
补虚药	补气药	人参、党参、黄芪、白术、甘草、西洋参、太子参、山药、白扁豆、蜂蜜
	补阳药	鹿茸、淫羊藿、杜仲、续断、菟丝子、巴戟天、冬虫夏草、紫河车、补骨脂
	补血药	当归、熟地黄、白芍、阿胶、何首乌、龙眼肉
	补阴药	北沙参、龟板、鳖甲、百合、天冬、石斛、玉竹、枸杞、黄精、女贞子
收涩药	固表止汗药	麻黄根、浮小麦
	固精缩尿止带药	山茱萸、桑螵蛸、海螵蛸、莲子、芡实、金樱子
	敛肺涩肠药	五味子、乌梅、诃子、肉豆蔻、赤石脂、五倍子

5.中药有升降浮沉的差别，用药须顺应四季

名医李杲说："药有升降浮沉化，生长收藏成，以配四时，春升夏浮，秋收冬藏，土居中化。是以味薄者升而生，气薄者降而收，气厚者浮而长，味厚者沉而藏，气味平者化而成。"

升降浮沉指的是药物作用于人体的四种不同的趋向，各种疾病在病机和证候方面，常常都会表现出向上（如呕吐、呃逆、喘息）、向下（如腹泻、脱肛、崩漏等）、向外（如阳气浮而发热、自汗、盗汗等）、向内（如表邪不解、疹毒内攻等），根据病势趋向需要使用具有不同趋向的药物来治疗，改善或消除这些症状，所以说药物的作用趋向同疾病的表现是密切相关的。

升是指药物具有上升、提升的作用；浮是指药物具有上浮外散的作用。凡升浮的药都主上行、向外，有发散等作用，适用于病势下陷，病位在上、在表的病症。降是指药物具有下降、降逆的作用；沉是指药物具有下沉、泄泻的作用。凡降、沉的药物都主下行而向内，有潜阳、收敛、清热、降逆、渗湿、泻下等作用，适用于病势上逆、病位在下、在里的病症。升与降、沉与浮是作用趋势相反的一对，而升与浮、沉与降是作用趋势相似的一对。

升浮药或沉降药的应用，应根据患者之病势与病位来决定。正常人体脏腑气化功能有升亦有降，相互协调，以维持生理上的平衡。如果升降功能失常，就会产生上逆或下陷的病症，因此，必须运用相应趋向的药物加以治疗。

李时珍在《本草纲目》中认为，治疗上升的病症，用气味咸寒的药物引之，就能使其沉下而直达肚脐以下的器官，包括肾、小肠、大肠、肝、膀胱等；反之，治疗沉降的病症，应该用酒引之，使其上浮到头顶。此外，有些药物可同时具备升降的特性，如根主升而梢主降，生主升而熟主降，升降虽为药物固然属性，但也会因为病症、使用部位、制作方法不同而不同。

运用药物的升降沉浮治疗疾病，应对症审慎用药，不可盲目用药，如脱肛症属于中气下陷的病，应选用提升、补气药，如升麻、党参、白术等，若选用沉降药，如苏子、枳实、大黄等治疗，不仅不能治病，还会加重病情。

此外，名医李杲认为药物的升、降、浮、沉、化可出现生、收、长、藏、成的反应，故服药应与四季相配合。而四季之中，春季主升，夏季主浮，长夏主化、秋季主降，冬季主沉。"故春月宜加辛温之药，薄荷、荆芥之类，以顺春升之气。夏月宜加辛热之药，香薷、生姜之类，以顺夏浮之气。长夏宜加甘苦辛温之药，人参、白术、苍术、黄檗之类，以顺化成之气。秋月宜加酸温之药，芍药、乌梅之类，以顺秋降之气。冬月宜加苦寒之药，黄芩、知母之类，以顺冬沉之气，所谓顺时气而养天和也。"

6. 不同体质的人应用不同性味的药

中医用药，除讲究药材四性、五味及对症之外，还指出要辨症施治，针对不同体质用不同的药。所谓体质，是指每个人受到先天遗传及后天环境的相互影响，而产生的不同阶段的如寒、热、虚、实等特性的身体体质。中医用药与养生特别重视个体的差异，包括个人体质或所患疾病的属性，在临床用药上各有不同。

中医所称的"辨证施治"简单地讲就是依据个人体质或病症在不同阶段的症状表现，通过望、闻、问、切四诊，对搜集到的各种诊查结果予以归纳、分类成各种症型。再按照证型属性，选择适合的中药来治疗，以对症下药，获得疗效。当你不了解自己是属于哪一种体质时，除了寻求医师为你诊断之外，也可以根据下列方式来分析和判断自己的体质。

根据自己的体质选择用药

体质类型	分类	体征表象	适宜性味/治疗原则	可用药材
寒		怕冷畏风，有疲倦感，脸色白或苍白，手足易冷，容易腹泻或软便，喜欢热饮	温热性药物	当归、肉桂、桂枝
热		怕热，易口干舌燥，烦躁动怒，易便秘，面色红赤，舌质红	寒凉性药物	栀子、玄参、决明子、金银花、绿豆、薄荷、菊花、桑叶、绿茶、白茅根
实		常觉燥热，便秘，口干口苦，易犯口臭，呼吸音粗，讲话声音洪亮，舌苔偏厚	寒凉性药物	山楂、决明子、金银花、绿豆、薄荷、菊花、桑叶、白茅根
虚	气虚	少气懒言，面色白，精神萎靡，易倦怠，便软，自汗，畏风，抵抗力差，易感冒	升阳益气	党参、人参、甘草、大枣、西洋参
	血虚	体力差，容易头晕目眩，唇、甲、眼睑色淡，面白无华，皮肤干燥	养血益气	当归、川芎、丹参、大枣、甘草、生姜、熟地黄、枸杞、阿胶
	阴虚	口干舌燥，手足心热，烦躁盗汗	宜用滋阴清热、凉润药物，有热象但不能单用寒性药物	麦门冬、玉竹、百合、西洋参
	阳虚	畏寒肢冷，腹泻便溏，小便清长，腹痛绵绵，喜暖喜按	温养热性药物	当归、肉桂、桂枝、人参、生姜、桂圆

7.鉴别、煎煮、服用中药小常识

一般说来，我们服用中药，方剂多由医生所开，药却由不同的途径购得，如果你没有鉴别中药材好坏的常识，就难保不会买到以次充好的药材，用这样的药材煎出来的药，不仅不能治病，也许还会危害身体。另一方面，药方虽由医生所开，服用药物却全在自己，要想取得好的疗效、早日康复，就一定要掌握鉴别、煎煮、服用中药材的小常识。

用眼鼻手口鉴别中药材优劣的方法

市面上的中药材质量良莠不齐，以次充好、以假乱真的现象时有发生，为了保证中药的药效、维护自己的生命健康，我们必须学会鉴别中药材的优劣，下面四种方法可作日常参考之用：

用眼

方法一：可观其表面。药材因用药部位不同而外形有所差异，如根类植物多是圆柱形与纺锤形，而皮类药材多为卷筒状。

方法二：可观其颜色，用颜色来分辨其品种、产地与质量好坏。

方法三：可观察断面。许多药材的断面特征明显，可透过其特征来辨别药材，如黄芪的折断面纹理呈现菊花心样。

方法四：可观察质地，即观察药材的软硬质地。

用鼻

方法一：可采用直接将草药拿来闻的方法鉴别气味，如薄荷是香的，阿魏是臭的。

方法二：可采用蒸汽鼻息法，具体方法是将药草放在热水中浸泡，通过闻蒸汽来鉴别气味，如犀牛角清香而不腥，水牛角却有腥味。

方法三：采用揉搓的鼻嗅法，这种方法适用于那些气味较弱的药材，具体方法是将药材揉搓之后再拿来闻。

用手

方法一：以手感受药材的软硬，例如盐附子摸上去是软的，而黑附子摸上去是硬的。

方法二：以手捏法感受药材的干湿、黏附性，例如天仙子捏上去有黏性，土茯苓捏上去有弹性。

方法三：以手掂法感受药材的轻重、疏密，例如荆三棱坚实且重，泡三棱则较轻。

用口

药材可用"味感"来鉴别，可直接放入口中稍稍尝其味道，也可咀嚼，还可以用水浸泡过后喝汁液的味道。一般来说，尝出来的味道可分为辛、甘、酸、苦、咸五种，如山楂是酸的，黄连是苦的，甘草是甜的，不过，有毒的食材不适合用此法。

中药材也有适用量

中药常用量，包括三方面的内容，即单位药物的成人一日量，方剂中各药物的相对量（一般非毒性的药物，用量可稍大，而在复方中用量可略小，主要药物的用量可稍大，辅助药物的用量可略小）和制剂的实际服用量。

中药剂量的大小与疗效有直接的关系，剂量过小达不到治疗目的，剂量过大则达不到预期疗效，甚至可能造成不良后果。在确定剂量的时候，要根据药物的性质、病情轻重、剂型种类、处方用药的多少，以及施药对象的年龄、体质的差别等具体情况作全面考虑。

根据病情的需要选定用量：一般情况下，在治疗病情严重的急性病或热性病时，用量常偏重。在治疗慢性病、热象不明显或病情较轻时，用药量常较轻。用药量的多少还应根据病情的变化随时调整。

根据病人的体质情况选定用药量：儿童、老人或体质较弱的病人，用药量应倾斜，特别是在给这些人食用清热、降火、泻下药时，用药量一定要轻，否则用药量偏重易损伤元气，对治疗不利。对一些体质健壮，且患有热证、实证的病人，用量宜适中，这样才能达到治疗的目的。

根据药物的性质选定用量：某些贵重药材，如人参、鹿茸、藏红花、海马、冬虫夏草用药不宜过重，应根据病情需要酌情使用，这样既可达到疗效，又不至于造成浪费。对一些具有特殊治疗作用的药物，如细辛、牛黄、麝香等用量不宜过重，一般在1克以内。而作用平常、价格便宜的中草药，如益母草、熟地黄、桑叶等可用到20～30克。

根据药物的质地选定用量：质地重的矿物类、植物的根茎、动物的贝壳、骨骼等药，用量常重些，如灵磁石、生石膏、何首乌、茯苓、龙骨等；质地较轻的花心类，如红花、菊花、旋覆花、灯芯草，以及昆虫动物的蜕壳如蝉衣、蝉蜕等用量宜轻些，介于二者之间的植物，如果实、根皮、茎叶、全草等类药的用量宜适中。除毒性药、峻性药和某些贵重药材，一般中药的常用内服剂量（即有效剂量）为5～10克，部分药物的常用量较大的为15～30克。

煎制中药材需要注意的问题

煎制中药时，有三个问题需要慎重对待：一是中药采集和制作过程中易混入杂质；二是某些中药可能含有铅、汞、硫等，有关部门曾对铅超标的茶叶进行试验，发现现冲泡的茶汁中没有铅，然而若浸泡超过1小时，铅则被浸出，茶汁中会含有超过饮用水标准的铅，这对煎中药也有借鉴作用；三是"千滚水"的把握问题。专家建议对传统的煎制中药的方法进行一些改进。首先，煎中药尽量采用纯净水，因为普通自来水中含有余氯，在水沸腾时，中药会与水中的有机物质产生反应，生成致癌物质，中药熬制的时间越长，生成的致癌物质越多。入锅前，需先用纯净水将中药淘洗几次，这样可清除不少表面的杂质。然后再用沸水煮，片刻后，表面会浮起一层泡沫状物质，此时应迅速用汤匙把这一层脏物清除掉，然后再改用小火煎熬稍长时间，倒出第一遍药汁，之后泡一会儿，再用沸水煎熬稍长一些时间，倒出第二遍药汁，备用，并倒掉药渣。用这样的方法煎制中药有几个好处：一是解决了"千滚水"的难题；二是可除掉很多杂质；三是可避免铅等重金属的危害；四是不会使中药中的有效部分流失，起到趋利避害的作用。

煎煮中药的五大实用窍门

最宜用砂锅

以砂锅来煎煮中药最佳，因为砂锅的材质稳定，与药物部分不易发生反应，这是铁锅、铜锅所做不到的。此外，陶瓷锅、不锈钢锅、玻璃容器都可以考虑。

勿用矿泉水

煎药用的水一定要注意水质，水质只要纯净就可以，不一定非要山泉水之类的。煎药前，水要放至盖过药物，然后再依药性来调整水量。此外，矿泉水不宜用来煎药，否则会降低中药的药性。

药性不同，煎煮的时间也不同

药性不同，所需要煎煮的时间也不同。一般说来，一般药物用小火煎30分钟即可，而感冒类的药物只需煎20分钟即可。有毒的药物，要先煎二三十分钟以降低毒性，矿物药煎时需先打碎。

一般煎两次

中草药汤剂一般煎两次，头次的叫"头汁"，第二次的为"二汁"，两次的药汁要去渣混合之后再均分，分次服用，这样能保障药的浓度一致，煎"头汁"时，水应浸没药材的2/3，煎"二汁"则可适量减少。

先大火再转小火

一般的中草药在煎煮前，需用冷水浸泡15分钟，让药性充分渗透。先以大火煮沸，再转成中火、小火熬，这样药物的药性便可得以保存，煎药时不可常常打开看，否则会致药效流失。

服药的时间、次数与冷热

口服中草药汤剂的效果不仅受剂型的影响，还受服药时间、次数及冷热所影响。

服药时间

适时服药是保证药效发挥的前提，具体服药时间应根据肠胃状况、病情及药物的特性来确定。

空腹服：清晨胃及十二指肠内均无食物，此时服药可避免药物与食物相混合，药物能迅速进入肠胃中充分发挥药效，故峻下逐水药、攻积导滞药、驱虫药均宜空腹服。

饭前服：饭前胃脘较空，有利于药物迅速进入小肠消化吸收，故多数药，特别是补虚药宜饭前服。

饭后服：饭后胃中存有较多食物，可减少药物对胃的刺激，故消食健胃或对肠胃有刺激的药物宜饭后服。

睡前服：为了顺应人体生理规律而充分发挥药效，有些药宜在睡前服用。如安神药用于安眠宜在睡前30~60分钟服用，以便安眠。涩精止遗的药宜在睡前服，以便治疗梦遗滑精。缓下剂宜睡前服，以便翌日清晨排便。

定时服：有些病定时而发，只在发病前某时服下才能见效，如截疟药应在疟发前2小时服，否则无效。

服药次数

一般疾病多采用每日一剂，每剂分二服或三服。病情急重者，可每隔4小时左右服药一次，昼夜不停，使药力持续减轻病情。病情缓解者，亦可间日服或煎汤代茶饮，以图缓治。服用发汗药、泻下药时，如药力较强，一般以汗发为止，不必尽剂，以免汗出太多，损伤正气。呕吐病人宜少量频服，以免因量大再致呕吐。

服药冷热

一般汤药多宜温服，如治寒证用热药，宜热服，特别是以辛温发表药治风寒实证，不仅宜热服，服后还需温覆取汗。至于热病用寒药，如热在肠胃，患者欲冷饮者可凉服，如热在脏腑，患者不欲冷饮者以温服为宜。此外，用从治法时，也有热药凉服，或凉药热服者。对于丸散等固体药剂，除特别规定外，一般宜用温开水送服。

是药三分毒，中药也不例外

中药有温和的一面也有药性猛烈的一面，那种认为中药无毒，多吃无害的想法绝对是失之偏颇的。至于一些广告中所标榜的纯中药制剂、无毒副作用更是不负责任的无稽之谈，切记，中药可治病亦可以致命，关键在于应用是否得当。下面将介绍四种常见的盲目服用中药所产生的不良反应，以提醒服用中药的诸位一定要特别注意。

过量反应：服用中药最为常见的反应，多因急病快治超服所致。如甘草，长期超量服用会出现低血钾、高血压、水肿等。木通过量服用则会损害肾脏。

过敏反应：多发生于特异性机体，如小青龙汤可使老年女性意识不清；六神丸可抑制心脏跳动，出现湿疹皮炎样损害。此外，可引起过敏反应的还有鱼腥草、麦门冬、当归、人参、板蓝根、大黄、金银花、五味子、乌贼骨、牛黄解毒丸、大柴胡汤等。

中毒反应：中毒反应后果十分严重，有些甚至会危及生命。在植物、动物、矿物三类中药里，均有强毒性药物存在，如植物类的川乌、生草乌、生附子、生半夏、生南星、生甘遂；动物药中的蜈蚣、斑蝥、红娘子；矿物药中的朱砂、雄黄、黄丹、白矾等。

妊娠服药反应：轻则动胎、重则堕胎。一般来说，凡属重镇、滑利、攻破、峻泻、辛香走窜、大毒、大热的药都应禁忌。

一般说来，药物的毒性与过敏反应都是相对的，只要在医师指导下服用就不会有太大问题。当需要用一些有毒性的中草药时，首先应谨慎，要严密观察，看剂量是否恰当；其次可与一些药物配伍，以减少毒性，如用于肝硬化腹水的十枣丸，就是配伍大枣来缓和甘遂、大戟、芫花这些强烈泻下作用的中草药，以起到减少毒性的作用。对于一些有毒性的中草药，常配伍甘草来缓和毒性，现已证明，甘草中所含的甘草酸在药理上确实有解毒作用，证实了《本草纲目》上记载甘草"解百药毒"的正确结论。

服用中药方剂的注意事项

中药加糖需谨慎

一般说来，中药特别是汤药都比较苦，服药时患者往往想要加点糖。其实，一些中药是不宜加糖后服用的。我们常吃的糖分为白糖和红糖。红糖性温，白糖性平，凉性的药可适当加一些白糖，热性的药物可加适量的红糖，这样都不会影响药效。另外，有些中药恰恰是利用苦味来达到药效的，因此就不能加糖。而且，中药的成分比较复杂，可能会与红糖中的铁、钙等发生作用而影响疗效。所以，服用中药时是否加糖最好先咨询医生，不能擅自做主。

中药汤剂不宜过夜

有些人煎煮中药，喜欢将药分成几次服用。当天服不完，留到次日，从医疗卫生的角度来看，这种做法是不对的。中药里含有淀粉、糖类、蛋白质、维生素、挥发油、氨基酸和各种酶、微量元素，煎药时这些部分大都溶解在汤药汁里，一般服法是趁温热时先服一半，4~6小时后再服一半，如果过夜或是存放太久，不但药效会降低，而且会因空气、温度、时间和细菌污染等因素的影响，使药液中的酶分解减效，细菌繁殖滋生，使维生素、氨基酸、淀粉、糖类等营养部分发酵水解，以致药液发馊变质，易产生副作用，服用后对人体不利。

九种药引让中成药更有效

人们在服用中成药时总习惯用白开水送服，其实有许多中成药用药引送服更为合适。药引有引药归经、增强疗效之功用，有的还兼有调和、顾护、制约、矫味等功效。与中成药适当配合，可收到相得益彰的效果，所以，服用中成药千万别"冷落"了药引。

淡盐水：凡治疗肾虚亏及下焦疾病的中成药，宜以淡盐水送服。盐味咸，性寒，能引药入肾，有强筋骨、软坚散结、清热凉血、解毒防腐的功效。一般用1~2克，加水融化即可。

蜂蜜水：凡治疗肺燥咳嗽、阴虚久咳、习惯性便秘等病症的中成药，以蜂蜜水送服为佳。蜂蜜有补益和中、润肺止咳、润肠通便的功效，一般以适量蜂蜜冲水送药即可。

米汤：凡具有补气健脾、养胃益肠、止渴利尿等功用的中成药，以米汤送服可起协调作用；药性苦寒的中成药，易损伤胃气，以米汤送服可起保护胃气的作用；含贝壳、矿石类部分的中成药，较难消化，以米汤送服可减少其对肠胃的刺激。一般用小米或大米汤送服即可。

红糖水：凡治疗内科血虚、血寒、产后恶露未净、乳汁稀少等疾患的中成药，宜以红糖水送服为好。红糖性温味甘，有补血散寒、祛瘀的作用。一般用15~30克，冲水服用。

生姜：有散风寒、暖肠胃、止呕逆的作用。治风寒感冒、阴寒胃痛、吐泻腹痛的药方中常以此为药引。一般用3~5片姜煎水取汤，此即为姜汤引。

醋：味酸，可散瘀止痛、解毒、矫味。常用于妇人赤白带下、血崩便血、腹痛等症。用时，取醋2汤匙左右，冲开水半杯，此即为醋引。

葱白：能通阳散寒。轻微感冒鼻塞者，常用葱白煎煮取汤，此即为葱引。

大枣：性温味甘，能补脾胃、益气生津、调和营养、和解药毒。大枣内含蛋白质、糖类、有机酸、黏液质、维生素A、维生素B_2、维生素C等多种物质，凡脾胃气虚、产后血虚、心悸怔忡等虚弱者,皆宜以此为药引,一般用5~10颗熬汤即可。

酒:性辛烈,能通血脉、御寒气、行药势,少量低浓度的乙醇能增强胃的吸收功能;中等量可扩张血管而致皮肤发红、温暖。故脾胃虚弱、血脉不利、寒气疼痛者,常以酒为药引。以酒作引,黄酒为佳,用20~25毫升,若用白酒,量应酌减。

8.服用中药需遵守的禁忌准则

中药讲究对症,且用量与搭配都有一定的标准,最忌讳随便改组方、使用量,这样不仅会影响药效,还可能会产生副作用,甚至会导致中毒。因此,在使用中药时,一定要注意其配伍禁忌、服法用量、饮食禁忌等几大方面。"相反为害,深于相恶",用相反的药组合在一起,甚至会有生命危险。

中药配伍禁忌

某些药物存在相反、相恶的关系,将其组方在一起,不仅会降低药效,还会产生毒副作用。《神农本草经·序例》指出:"勿用相恶、相反者。"某种程度上讲,相恶的两味药组合在一起会降低药效但并非不可利用,而"相反为害,深于相恶",说的是将相反的药物放在一起使用就会危害健康,甚至危及生命。

孕妇用药禁忌

按照对腹中胎儿的损害程度,一般将对孕妇有副作用的中草药分为慎用与禁用两大组。慎用药一般具有通经祛瘀、行气破滞及辛热滑利的作用,具体如桃仁、红花、牛膝、大黄、枳实、附子、肉桂、干姜、木通、冬葵子、瞿麦等;而禁用药毒性较强、药性凶猛,是孕妇绝对不能使用的药物,如巴豆、牵牛、大戟、商陆、麝香、三棱、莪术、水蛭、斑蝥、雄黄等。

服药期间的"发物"与"忌口"

服用中药时,饮食方面还要注意"发物"与"忌口"。中医食疗学认为,不同的食物在性能(偏性)上有差异,尽管都有其可食性和营养功能,但在患病服用中药期间,如果不了解"发物",不重视"忌口",饮食不当,则可能引起病变,产生不良反应和副作用,从而加重病情引

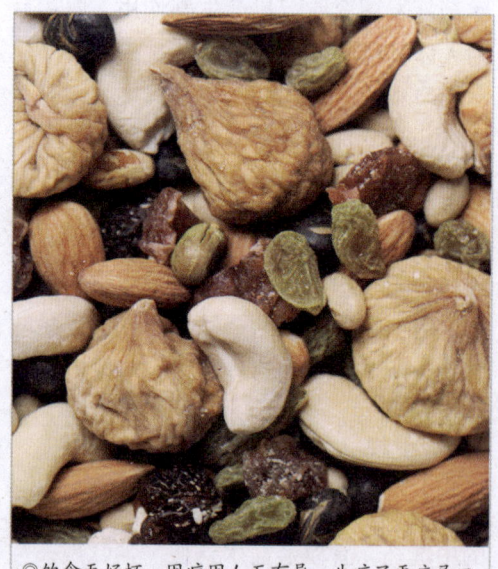

◎饮食无好坏,因病因人而有异,生病了更应忌口

起严重后果。

《金匮要略·禽兽鱼虫禁忌并治篇》中指出"所食之味，有与病相宜，有与身为害。若得宜则益体，害则成疾，以此致危，例皆难疗"。这充分说明了不相宜的食物与疾病的关系。

"发物"指患有某种疾病的人在患病期间不宜食用的和易诱发疾病的一些食物。按性能一般可分为六类：

一是发热之物，如薤、姜、花椒、羊肉、狗肉等；二是发风之物，如虾、蟹、椿芽；三是发湿之物，如饴糖、糯米、米酒等；四是发冷积之物，如梨、柿及各种生冷之品；五为发动血之物，如辣椒、胡椒等；六为发滞气之品，如土豆、莲子、芡实及各类豆制品。

"忌口"即在服用中药期间，为保证其药效，禁食某些能降低药物功效或发生副作用的食物，俗称为"食忌"或"忌口"。

"发物"致病与人体的体质、遗传、季节、年龄、食后受凉或发怒等多种因素有关。形体虚寒、大便溏薄、胃痛喜温、四肢发冷者当忌西瓜、雪梨、香蕉等凉性食物；面红目赤、发热口渴、失眠心烦、痔疮下血者当忌生姜、胡椒、白酒、大蒜等热性食物；患有荨麻疹、各种皮炎、湿疹、酒渣鼻、痤疮的人，一切具有刺激性的食物都可能成为"发物"，需忌口。有的哮喘病人，平时可以无顾忌地吃喝，而在哮喘发作期间，蛋、牛奶、鱼虾等高蛋白物质却会成为加重病情的"发物"，需要忌口。

一般来说，凡患有热性疾病服药时应禁用或少食酒类、辣味、鱼类、肉类等食物，因酒、辣味食物等性热，有生热、生痰的作用，食后助长病邪，使病情加重。当服用解表、透疹药时，宜少食生冷及酸味食物，因其有收敛的作用，能影响药物解表、透疹功效。服用温补药物时，应少饮茶、少食萝卜，因茶、萝卜性凉下气，能降低药物温补脾胃之功效。服用清热凉血及滋阴药物时，不宜吃辣味食物，因辣味食物性热，会增加热象而抵消清热凉血药物及滋阴药物的药效。服用人参时，不宜吃萝卜，因萝卜有消食化痰、通气的作用，而人参是滋补性药物，两者同用，补益的作用就降低了，无疑浪费了贵重药物人参。

患病期间服用中药，均不能用茶水送服。因茶汁中含有鞣酸，鞣酸会中和药物中的蛋白质、生物碱或重金属盐起化学作用而发生沉淀，影响药物疗效，甚至导致药物失效。茶叶中还含有咖啡碱、茶碱、可可碱等部分，具有强心、利尿、刺激胃酸分泌及兴奋高级神经中枢等作用，所以，贫血病人服用铁剂时，以及服镇静、催眠等药物的前后，都不宜喝茶，更不能用茶水送服这些药物。

《本草纲目》中相须、相使、相恶、相畏、相反诸药

甘草：术、苦参、干漆为之使。恶远志。忌猪肉。

黄芪：茯苓为之使。恶白鲜、龟甲。

人参：茯苓、马蔺为之使。恶卤咸、溲疏。畏五灵脂。

沙参：恶防己。

桔梗：节皮为之使。畏白及、龙胆、

桂圆。忌猪肉、伏砒。

黄精：忌梅实。

知母：得黄檗及酒良。伏蓬砂、盐。

术：防风、地榆为之使。忌桃、李、雀肉、菘菜、青鱼。

狗脊：草薢为之使。恶莎草、败酱。

贯众：萹茹、赤小豆为之使。伏石钟乳。

巴戟天：覆盆子为之使。恶雷丸、丹参、朝生。

远志：得茯苓、龙骨、冬葵子良。畏真珠、飞廉、藜芦、齐蛤。

淫羊藿：薯蓣、紫芝为之使。得酒良。

玄参：恶黄芪、干姜、大枣、山茱萸。

地榆：恶麦门冬。伏丹砂、雄黄、硫黄。

丹参：畏咸水。

紫参：畏辛夷。

白及：紫石英为之使。恶理石。畏杏仁、李核仁。

黄连：黄芩、龙骨、理石为之使。忌猪肉。畏牛膝、款冬。恶冷水、菊花、玄参、白僵蚕、白鲜、芫花。

胡黄连：恶菊花、玄参、白鲜。忌猪肉。

黄芩：龙骨、山茱萸为之使。恶葱实。畏丹砂、牡丹、藜芦。

秦艽：菖蒲为之使。畏牛乳。

柴胡：半夏为之使。恶皂荚。畏女菀、藜芦。

白鲜：恶桔梗、茯苓、萆薢、螵蛸。

龙胆：贯众、赤小豆为之使。恶地黄、防葵。

细辛：曾青、枣根为之使。忌生菜、狸肉。恶黄芪、狼毒、山茱萸。畏滑石、硝石。

当归：恶䓖茹、湿面。制雄黄。畏菖蒲、生姜、海藻、牡蒙。

芎：白芷为之使。畏黄连。伏雌黄。

藁本：畏青葙子。

白芷：当归为之使。恶旋覆花。制雄黄、硫黄。

牡丹皮：忌蒜、胡荽。伏砒。畏菟丝子、贝母、大黄。

芍药：须丸、乌药、没药为之使。恶石斛、芒硝。畏硝石、鳖甲、小蓟。

杜若：得辛夷、细辛良。恶柴胡、前胡。

补骨脂：得核桃、胡麻良。恶甘草。忌诸血、芸薹。

香附子：得芎、苍术、醋、童子小便良。

泽兰：防己为之使。

香薷：忌山白桃。

菊花：术、枸杞根、桑根白皮、青葙叶为之使。

艾叶：苦酒、香附为之使。

茺蔚：制三黄、砒石。

夏枯草：土瓜为之使。伏汞、砂。

红花：得酒良。

续断：地黄为之使。恶雷丸。

苍耳：忌猪肉、马肉、米泔。

芦笋：忌巴豆。

麻黄：厚朴、白薇为之使。恶辛夷、石韦。

地黄：得酒、麦门冬、姜汁、缩砂

良。恶贝母。畏芫荑。忌葱、蒜、萝卜、诸血。

牛膝：恶萤火、龟甲、陆英。畏白前。忌牛肉。

麦门冬：地黄、车前为之使。恶款冬、苦芺、苦瓠。畏苦参、青蘘、木耳。伏石钟乳。

决明子：蓍实为之使。恶大麻子。

瞿麦：牡丹、蘘草为之使。恶螵蛸。伏丹砂。

车前子：常山为之使。

大黄：黄芩为之使。恶干漆。忌冷水。

商陆：得大蒜良。忌狗肉。伏硇砂、砒石、雌黄。

大戟：小豆为之使。得枣良。恶薯蓣。畏菖蒲、芦苇。

泽漆：小豆为之使。恶薯蓣。

甘遂：瓜蒂为之使。恶远志。

藜芦：黄连为之使。恶大黄。畏葱白。

附子：地胆为之使。得蜀椒、食盐，下达命门。恶蜈蚣、豉汁。畏防风、甘草、人参、黄芪、绿豆、乌韭、犀角。

白附子：得火良。

半夏：射干、柴胡为之使。恶皂荚。忌海藻、饴糖、羊血。畏生姜、干姜、秦皮、龟甲、雄黄。

芫花：决明为之使。得醋良。

菟丝子：薯蓣、松脂为之使。得酒良。恶瞿菌。

五味子：苁蓉为之使。恶葳蕤。胜乌头。

牵牛子：得干姜、青木香良。

栝楼根：枸杞为之使。恶干姜。畏牛膝、干漆。

天门冬：地黄、贝母、垣衣为之使。忌鲤鱼。畏曾青、浮萍。制雄黄、硇砂。

何首乌：茯苓为之使。忌葱、蒜、萝卜、诸血、无鳞鱼。

土茯苓：忌茶。

白蔹：代赭为之使。

威灵仙：忌茶、面汤。

防己：殷蘖为之使。恶细辛。畏草薢、女菀、卤咸。杀雄黄、硝石毒。

泽泻：畏海蛤、文蛤。

石斛：陆英为之使。恶凝水石、巴豆。畏雷丸、僵蚕。

石韦：滑石、杏仁、射干为之使。得菖蒲良。制丹砂、矾石。

乌韭：垣衣为之使。

柏叶、柏实：瓜子、桂心、牡蛎为之使。畏菊花、羊蹄、诸石。

桂：得人参、甘草、麦门冬、大黄、黄芩，调中益气。得柴胡、紫石英、干地黄，疗吐逆。畏生葱、石脂。

辛夷：芎为之使。恶五石脂。畏菖蒲、黄连、蒲黄、石膏、黄环。

沉香、檀香：忌见火。

丁香：畏郁金。忌火。

厚朴：干姜为之使。恶泽泻、硝石、寒水石。忌豆。

杜仲：恶玄参、蛇蜕皮。

楝实：茴香为之使。

槐实：景天为之使。

秦皮：苦瓠、防葵、大戟为之使。恶吴茱萸。

皂荚：柏实为之使。恶麦门冬。畏人

参、苦参、空青。伏丹砂、粉霜、硫黄、硇砂。

巴豆：芫花为之使。得火良。恶蘘草、牵牛。畏大黄、藜芦、黄连、芦笋、酱、豉、豆汁、冷水。

桑根白皮：桂心、续断、麻子为之使。

酸枣：恶防己。

山茱萸：蓼实为之使。恶桔梗、防风、防己。

五加皮：远志为之使。畏玄参、蛇皮。

蔓荆子：恶乌头、石膏。

茯苓、茯神：马蔺为之使。得甘草、防风、芍药、麦门冬、紫石英，疗五脏。恶白蔹、米醋、酸物。畏地榆、秦艽、牡蒙、龟甲、雄黄。

雷丸：厚朴、芫花、蓄根、荔实为之使。恶葛根。

桑寄生：忌火。

杏仁：得火良。恶黄芩、黄芪、葛根。畏蘘草。

桃仁：香附为之使。

秦椒：恶栝楼、防葵。畏雌黄。

吴茱萸：蓼实为之使。恶丹参、硝石、白垩。畏紫石英。

食茱萸：畏紫石英。

荷叶：畏桐油。

麻仁：恶茯苓。畏牡蛎、白薇。

小麦面：畏汉椒、萝卜。

大麦：石蜜为之使。

罂粟壳：得醋、乌梅、橘皮良。

大豆：得前胡、杏仁、牡蛎、乌喙、诸胆汁良。恶五参、龙胆、猪肉。

大豆黄卷：得前胡、杏子、牡蛎、天雄、乌喙、鼠屎、石蜜良。恶海藻、龙胆。

生姜：秦椒为之使。恶黄芩、黄连、天鼠粪。杀半夏、南星、莨菪毒。

薯蓣：紫芝为之使。恶甘遂。

《本草纲目》中相反的诸药

甘草：反大戟、芫花、甘遂、海藻。

大戟：反芫花、海藻。

乌头：反贝母、栝楼、半夏、白蔹、白及。

藜芦：反人参、沙参、丹参、玄参、苦参、细辛、芍药、狸肉。

河豚：反荆芥、防风、菊花、桔梗、甘草、乌头、附子。

蜜：反生葱。

柿：反蟹。

服中药时的食物禁忌

甘草：忌猪肉、菘菜、海菜。

黄连、胡黄连：忌猪肉、冷水。

苍耳：忌猪肉、马肉、米泔。

桔梗、乌梅：忌猪肉。

仙茅：忌牛肉、牛乳。

半夏、菖蒲：忌羊肉、羊血、饴糖。

牛膝：忌牛肉。

商陆：忌狗肉。

吴茱萸：忌猪心、猪肉。

地黄、何首乌：忌一切血、葱、蒜、萝卜。

补骨脂：忌猪血、芸薹。

细辛、藜芦：忌狸肉、生菜。

荆芥：忌驴肉。反河豚、一切无鳞鱼、蟹。

紫苏、天门冬、丹砂、龙骨：忌鲤

鱼。

巴豆：忌野猪肉、菇笋、芦笋、酱、豉、冷水。

苍术、白术：忌雀肉、青鱼、菘菜、桃、李。

薄荷：忌鳖肉。

麦门冬：忌鲫鱼。

附子、乌头、天雄：忌豉汁、稷米。

牡丹：忌蒜、胡荽。

厚朴、蓖麻：忌炒豆。

鳖甲：忌苋菜。

威灵仙、土茯苓：忌面汤、茶。

当归：忌湿面。

丹参、茯苓、茯神：忌醋及一切酸。

凡服药，不可杂食肥猪狗肉、油腻羹鲐、腥臊陈臭诸物。亦不可多食生蒜、胡荽、生葱、诸果、诸滑滞之物。

《本草纲目》中的饮食禁忌

猪肉：忌生姜、荞麦、胡荽、梅子、牛肉、马肉、羊肝、麋鹿、龟、鳖、鹌鹑等。

猪心肺：忌饴、花菜、吴茱萸等。

羊心肝：忌梅、小豆、生椒、苦笋等。

白狗血：忌羊肉、鸡肉等。

羊肉：忌梅子、小豆、豆酱、荞麦、龟鲐、猪肉、醋、酪等。

猪肝：忌鹌鹑、鲤鱼肠子等。

狗肉：忌菱角、蒜、牛肠、鲤鱼、鳝鱼等。

驴肉：忌兔茈、荆芥末、猪肉等。

牛肉：忌黍米、韭薤、生姜、猪肉、狗肉、板栗等。

牛肝：忌鲇鱼。

牛乳：忌生鱼、酸物。

马肉：忌仓米、生姜、苍耳、粳米、猪肉、鹿肉等。

兔肉：忌生姜、橘皮、芥末、鸡肉、鹿肉、獭肉等。

獐肉：忌梅、李子、生菜、鹄、虾等。

麋鹿：忌生菜、菇蒲、鸡肉、鲍鱼、虾等。

鸡肉：忌胡蒜、芥末、生葱、糯米、李子、鱼汁、狗肉、鲤鱼、兔肉、獭肉、鳖肉、野鸡等。

野鸭：忌核桃、木耳。

鸭肉：忌李子、鳖肉。

鹌鹑：忌菌菇、木耳。

雀肉：忌李子、酱、猪肝。

鲤鱼：忌猪肝、葵菜、狗肉、鸡肉等。

鲫鱼：忌芥末、蒜、糖、猪肝、鸡肉、鹿肉等。

青鱼：忌豆藿。

黄鱼：忌荞麦。

鲈鱼：忌乳酪。

鲟鱼：忌干笋。

鳅鳝：忌狗肉以及桑柴煮。

鳖肉：忌苋菜、薄荷、芥菜、桃子、鸡肉、鸭肉、猪肉、兔肉等。

螃蟹：忌荆芥、柿子、橘子、软枣等。

虾肉：忌猪肉、鸡肉。

李子：忌蜜、浆水、鸭肉、雀肉、鸡肉等。

橙、橘：忌槟榔、獭肉。

桃子：忌鳖肉。

枣子：忌葱、鱼。
枇杷：忌热面。
杨梅：忌生葱。
白果：忌鳗鲡。
砂糖：忌鲫鱼、笋、葵菜。
荞麦：忌猪肉、羊肉、黄鱼等。
黍米：忌葵菜、蜜、牛肉。
绿豆：忌榧子、鲤鱼干。
炒豆：忌猪肉。
生葱：忌蜜、鸡肉、枣、狗肉、杨梅等。
韭薤：忌蜜、牛肉。
胡荽：忌猪肉。

胡蒜：忌鱼鲊、鲫鱼、狗肉、鸡肉等。
苋菜：忌蕨、鳖。
花菜：忌猪心肺。
梅子：忌猪肉、羊肉。
生姜：忌猪肉、牛肉、马肉、兔肉等。
芥末：忌鲫鱼、兔肉、鸡肉、鳖等。
干笋：忌砂糖、鲟鱼、羊心肝。
木耳：忌野鸭、鹌鹑。
核桃：忌野鸭。
板栗：忌牛肉。

中药十八反歌谣　　　　　十八反

本草明言十八反，
半蒌贝蔹及攻乌，（乌头包括川乌、草乌、附子与半夏、瓜蒌、川贝母、白蔹、白及相反）
藻戟遂芫俱战草，（甘草与海藻、大戟、甘遂、芫花相反）
诸参辛芍叛藜芦。（藜芦与人参、丹参、玄参、南沙参、党参、西洋参、苦参、细辛、芍药相反）

中药十九畏歌谣　　　　　十九畏

硫黄原是火中精，朴硝一见便相争。（硫黄畏朴硝）
水银莫与砒霜见，狼毒最怕密陀僧。（水银畏砒霜，狼毒畏密陀僧）
巴豆性烈最为上，偏与牵牛不顺情。（巴豆畏牵牛）
丁香莫与郁金见，牙硝难合京三棱。（丁香畏郁金，牙硝畏三棱）
川乌草乌不顺犀，人参最怕五灵脂。（川乌、草乌畏犀角，人参畏五灵脂）
官桂善能调冷气，若逢石脂便相欺。（官桂畏石脂）
大凡修合看顺逆，炮爁炙煿莫相依。

PART

2

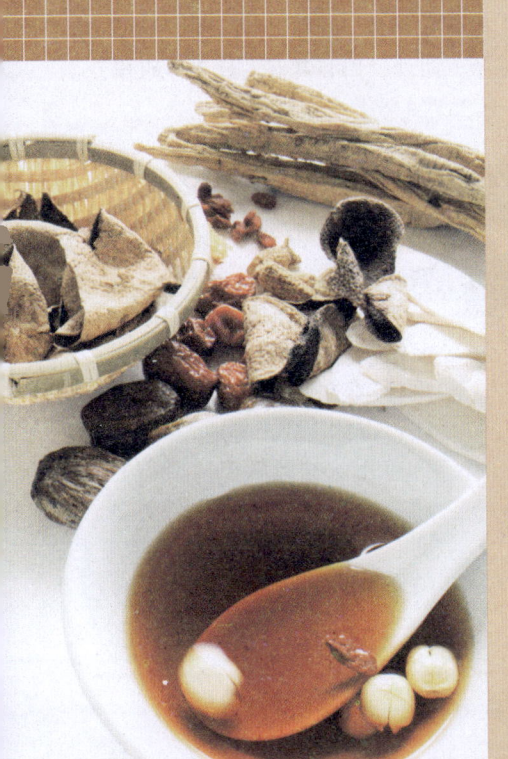

家中有本草、健康无烦恼，图解《本草纲目》中的治病中草药

本章浓缩了《本草纲目》的全部精华，再现了古老的治病偏方、秘方，更真实呈现了近300种本草的真实样貌，按照功效分为解表、清热、祛风化湿等十大类，每味中草药都详细介绍其应用、释名、来源、主要产地、形态特征、药用部分、性味、功效等，让您一次完全读懂《本草纲目》。全书共收集2000多个实用附方，让您真正掌握养生、防病、治病的真本事。

第一节 《本草纲目》中的解表中草药

家中有本草、健康无烦恼，图解《本草纲目》中的治病中草药>>

解表药是指能疏肌解表、促进发汗，从而发散表邪、解除表证的药物，又称为发表药。解表药多属辛散之品，归肺经、膀胱经，按照其药性与主治差异，又可分为辛温解表药与辛凉解表药。辛温解表药主治风寒表证，代表药物有麻黄、荆芥、防风等；辛凉解表药主治风热表证，代表药物有柴胡、薄荷、菊花等。此外，因其具有发散表邪的作用，部分解表药尚可用于水肿、麻疹、咳嗽、风疹、风湿痹痛等兼有表证者。

[草部 山草类] [辛温解表药]

防风

解百毒，调众药

[释名] 铜芸、茴芸、百蜚、茴草、屏风、百枝。
[来源] 防风为伞形科防风属植物防风的根。
[主要产地] 主产于黑龙江、吉林、辽宁等地。
[应用] 祛风解表、胜湿止痛、止痉定搐。用于外感表证、风疹瘙痒、风湿痹痛、破伤风。

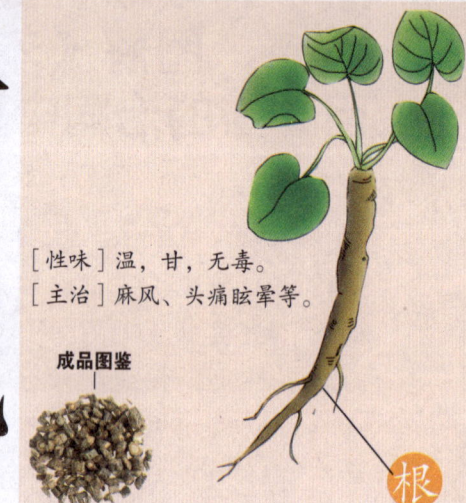

[性味] 温，甘，无毒。
[主治] 麻风、头痛眩晕等。

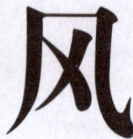
成品图鉴

根

形态特征

多年生草本，高30～80厘米，全体无毛。根粗壮，茎基密生褐色纤维状的叶柄残基。茎单生，2歧分枝。基生叶三角状卵形，长7～19厘米，2～3回羽状分裂，最终裂片条形至披针形，全缘；叶柄长2.0～6.5厘米；顶生叶简化，具扩展叶鞘。复伞形花序，顶生；伞梗5～9，不等长；总苞片缺如；小伞形花序有花4～9朵，小总苞片4～5，披针形；萼齿短三角形，较显著；花瓣5，白色，倒卵形，凹头，向内卷；子房下位，2室，花柱2，花柱基部圆锥形。双悬果卵形，幼嫩时具疣状突起，成熟时裂开成2分果，悬挂在二果柄的顶端，分果有棱。花期8～9月，果期9～10月。

药用部分

○根

性味：性温，味甘，无毒。

功效主治：具有补中安神、通利五脏、调理血脉、疏肝理气、祛湿等功效。主治麻风、头痛眩晕、风邪所致的视物不清、骨节疼痛、胁痛、破伤风、四肢挛急、虚劳、目赤肿痛、遇风流泪、瘫痪、盗汗、心烦身重等。还可用于一切上焦风邪和上部出血证。

紫苏

[草部 芳草类][辛温解表药]

治疗胃肠炎性感冒

[释名] 赤苏、桂荏。

[来源] 紫苏为唇形科植物皱紫苏、尖紫苏等的茎、叶及果实。

[主要产地] 主产于江苏、湖北、广东、广西、河南、河北、山东、山西、浙江、四川等地。

[应用] 发汗解表，理气宽中，解鱼蟹毒。用于风寒感冒，头痛，咳嗽，胸腹胀满，鱼蟹中毒。

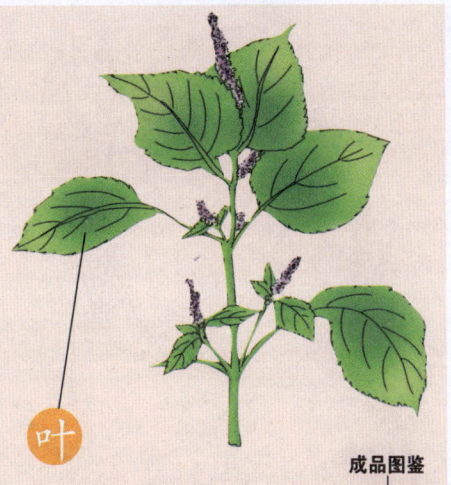

叶

成品图鉴

[性味] 温，辛，无毒。
[主治] 伤寒咳喘、风寒湿痹、脚气等症。

形态特征

高60~180厘米，有特异芳香。茎四棱形，紫色、绿紫色或绿色，有长柔毛，以茎节部较密。单叶对生；叶片宽卵形或圆卵形，长7~21厘米，宽4.5~16.0厘米，基部圆形或广楔形，先端渐尖或尾状尖，缘具粗锯齿，两面紫色，或面青背紫，或两面绿色，上面被疏柔毛，下面脉上被贴生柔毛；叶柄长2.5~12.0厘米，密被长柔毛。轮伞花序2花，组成顶生和腋生的假总状花序；每花有1苞片，苞片卵圆形，先端渐尖；花萼钟状，2唇形，具5裂，下部被长柔毛，果时萼膨大或长，内面喉部具疏柔毛；花冠紫红色或粉红色至白色，2唇形，上唇微凹，2强；子房4裂，柱头2裂。小坚果近球形，棕褐色或灰白色。

药用部分

○ 茎、叶

性味：性温，味辛，无毒。

功效主治：有补中益气、解肌发表、宣散风寒、消痰利肺、和血温中、开胃下食、安胎、定喘、通肠等功效。主治伤寒咳喘、风寒湿痹、脚气、蛇咬伤等症。

○ 子

性味：性温，味辛，无毒。

功效主治：有温中散寒、利膈宽肠等功效。主治咳逆上气、腰腿部风湿等症。

实用附方

①治外感寒邪咳喘：用紫苏叶90克，陈皮120克，酒800毫升，煮至300毫升，分2次服。②治伤寒气喘：用紫苏50克，水600毫升，煮至200毫升，缓慢饮服。③顺气利肠：用紫苏子、火麻仁等份研烂，水滤后取汁，拌米粥食用。④治风顺气、利肠宽中：取紫苏子50克（微炒），用生绢袋盛后放在600毫升清酒中浸泡3天，少量饮服。⑤治风寒湿痹、四肢挛急：用紫苏子60克，砸碎，以水600毫升研末取汁，煮粳米300克成粥，与葱、椒、姜、豉调和食用。⑥妊娠呕吐：紫苏茎叶15克，黄连3克，水煎服。

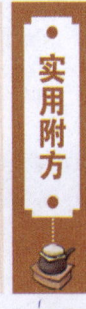

[草部 香木类][辛温解表药]

辛夷

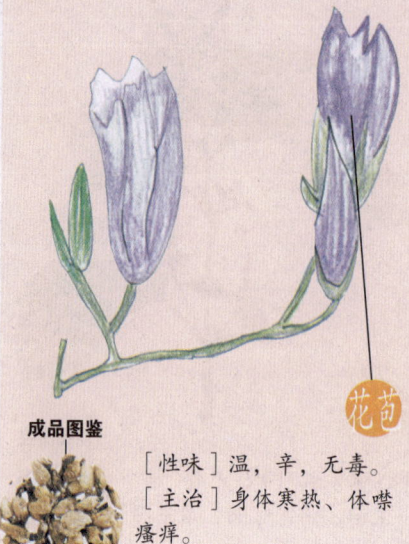

成品图鉴

[性味] 温,辛,无毒。
[主治] 身体寒热、体䘌瘙痒。

花苞

祛风通窍的解表药

[释名] 辛雉、侯桃、房木、木笔、迎春。
[来源] 辛夷为木兰科植物望春花、玉兰或武当玉兰的干燥花蕾。
[主要产地] 全国大部分地区有产,主要产于河南、四川、安徽、浙江、江西、湖北、陕西等地。
[应用] 轻身明目、温中解肌、祛风、通窍。治头痛、鼻渊、鼻塞不通、齿痛。

形态特征
落叶灌木,高3~4米。干皮灰白色;小枝紫褐色,平滑无毛,具纵阔椭圆形皮孔,浅白棕色;顶生冬芽卵形,长1.0~1.5厘米,被淡灰绿色绢毛,腋芽小,长2~3毫米。叶互生,具短柄,无毛,有时稍具短毛;叶片椭圆形或倒卵状椭圆形,长10~16厘米,宽5.0~8.5厘米,先端渐尖,基部圆形,或呈圆楔形,全缘,两面均光滑无毛,有时于叶缘处具极稀短毛,表面绿色,背面浅绿色,主脉凸出。花于叶前开放,或近同时开放,单一,生于小枝顶端;花萼3片,绿色,卵状披针形;花冠6片,外面紫红色,内面白色,倒卵形,长8厘米左右;花柱短小尖细。果实长椭圆形,有时稍弯曲。花期2~3月,果期6~7月。

药用部分

○花苞

性味: 性温,味辛,无毒。

功效主治: 辛夷具有温中解肌、利九窍、通鼻塞的功效,主治身体寒热、体䘌瘙痒、鼻渊鼻鼽、鼻窒鼻疮、面䵟、头痛、齿痛、眩晕等症。久服下气,轻身明目,延年益寿。其还能通关脉,加入面脂中,可润肤泽面。用于治鼻病,用时研成粉末状,加麝香少许,用葱白蘸药末点入鼻腔几次,效果很好。

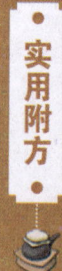

实用附方

①治感冒头晕欲呕(此属寒痰):用辛夷5克,制半夏、胆星、天麻、干姜、川芎各40克,研为末,用冷开水润湿制成小球形丸。每晚以白开水服15克。②治头、面肿痒如虫爬(此属风痰):辛夷30克,白附子、半夏、天花粉、白芷、僵蚕、玄参、赤芍各15克,薄荷24克。分作10剂服。③治牙齿作痛,或肿或牙龈溃烂:辛夷30克,蛇床子60克,青盐15克。共研末搽之。④治鼻内窒塞不通,不得喘息:辛夷、芎䓖各30克,细辛(去苗)22克,木通15克。研为细末。每用少许,以棉裹塞于鼻中。⑤治鼻炎:辛夷9克,鸡蛋3个,同煮。

麻黄

[草部 湿草类] [辛温解表药]

治疗风寒感冒的常用药

[释名] 龙沙、卑相、卑盐。

[来源] 麻黄为麻黄科植物草麻黄、中麻黄或木贼麻黄的干燥草质茎。

[主要产地] 主产于山西、河北、甘肃、辽宁、内蒙古、新疆、陕西、青海、吉林等地。

[应用] 发汗解表、利水消肿。用于风寒表实证、胸闷喘咳。

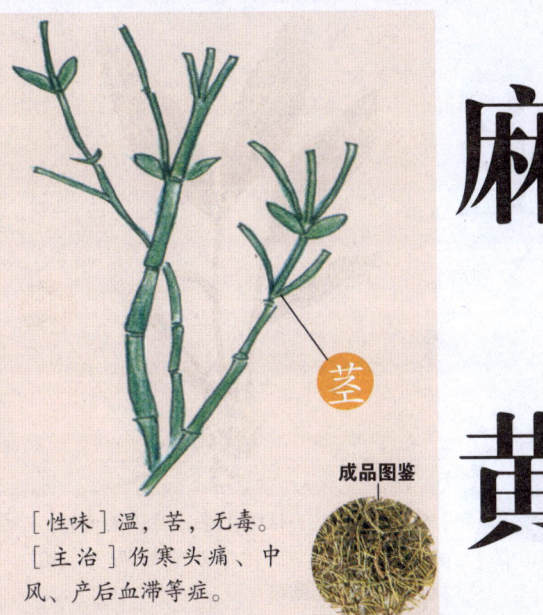

茎

[性味] 温，苦，无毒。
[主治] 伤寒头痛、中风、产后血滞等症。

成品图鉴

形态特征

草本状灌木，高20~40厘米，木质茎匍匐卧于土中，小枝直伸或微曲，绿色，长圆柱形，细纵槽纹不明显，梢上有黄花，成鳞球花序，通常雌雄异株。种子两枚，卵形。花期5~6月，种子成熟期7~8月。根紫赤色。

药用部分

○ 麻黄茎

性味：性温，味苦，无毒。

功效主治：具有发汗解表、去邪热气、除寒热、通腠理、调血脉、解肌等功效。主治伤寒头痛、中风、温疟、咳逆上气、五脏邪气缓急、风胁痛、赤黑斑毒、皮肉不仁、目赤肿痛、水肿风肿、产后血滞等症。本品不可多服，否则会令人虚弱。

保健运用

○ 麻黄雪梨瘦肉汤

功效：清热降火、润肺止咳。

材料：雪梨2个，麻黄8克（一般药店有售），杏仁12克，瘦肉200克，大枣5个，食盐、生姜各适量。

做法：雪梨洗净切成适当大小块状，药材洗净、浸泡，瘦肉洗净切块。将上述食材入锅，加入适量的清水，大火煲2个小时后改小火煲2个小时，加食盐调味即可。

实用附方

①天行热病，初起一二日者：麻黄（去节）30克，以水800毫升煎煮，去沫，取滓，再放入米50克及豉，煮成稀粥。先用热水洗浴后，再食粥，盖厚被取汗，就会痊愈。②伤寒黄疸，用麻黄醇酒汤：麻黄（去节棉裹）20克，酒1000毫升，煮取100毫升，顿服。若春季则用水煮。③风湿冷痹：用麻黄（去根）150克，桂心60克，共研成末，加酒400毫升，慢火煎成汤。每次服1匙，用热酒调下，至汗出为度。在治疗中应避风。④产后腹痛及血下不尽：用麻黄（去节）研为末，每次用酒冲服3克，每日3次，血下尽即停服。

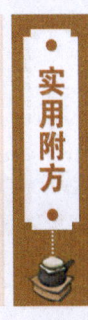

[菜部 荤菜类][辛温解表药]

生姜

解百毒，调众药

[释名] 姜皮、姜、姜根。
[来源] 生姜为姜属植物的块根茎。
[主要产地] 主产于四川、湖北、浙江、江西、广东、湖南等地。
[应用] 发散风寒、治咳温中。适用于外感风寒、头痛、痰饮、咳嗽、胃寒呕吐；在遭受冰雪、水湿、寒冷侵袭后，急以姜汤饮之，可增进血行，驱散寒邪。

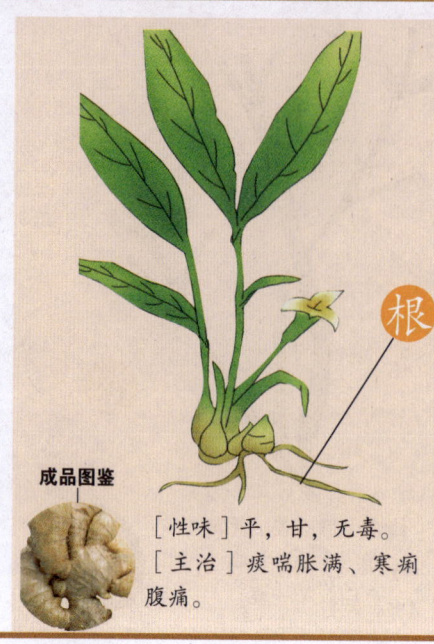

根

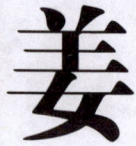
成品图鉴

[性味] 平，甘，无毒。
[主治] 痰喘胀满、寒痢腹痛。

形态特征

多年生宿根草本。根茎肉质，肥厚，扁平，有芳香和辛辣味。叶披针形至条状披针形，长15~30厘米，宽约2厘米，先端渐尖基部渐狭，平滑无毛，有抱茎的叶鞘；无柄。花茎直立；穗状花序卵形至椭圆形，长约5厘米，宽约2.5厘米；苞片卵形，淡绿色；花稠密，长约2.5厘米，先端锐尖；萼短筒状；花冠3裂，裂片披针形，黄色，唇瓣较短，长圆状倒卵形，呈淡紫色，有黄白色斑点，雄蕊1，挺出，子房下位；花柱丝状，淡紫色，柱头放射状。蒴果长圆形，长约2.5厘米。花期6~8月。

药用部分

○ 根

性味：性平，味甘，无毒。

功效主治：久服除臭气，通神明。治伤寒头痛鼻塞，咳嗽气逆，止呕吐，祛痰降气。和半夏治心下急痛。捣汁和杏仁煎服，治一切结气实滞，心胸冷热壅隔。捣汁和蜜服，治中热呕逆不能下食。散烦闷，开胃气。破血调中，驱寒气，姜汁可解药毒。治痰喘胀满、寒痢腹痛，去胸中臭气、狐臭，杀腹中蛔虫等。

实用附方

①痰辛风：生姜100克，附子（生用）50克，水1000毫升，煮取400毫升，分温再服。忌猪肉、冷水。②胃虚风热不能食：用姜汁半杯，生地黄汁少许，蜜1匙，水40毫升，和服之。③疟疾寒热，脾胃聚痰，发为寒热：生姜200克，捣自然汁1酒杯，露一夜。于发日五更面北立，饮即止。未止再服。④寒热痰嗽初起者：烧姜1块，含咽之。⑤咳嗽不止：生姜200克，饧100毫升，微火煎熟，食尽愈。段侍御用之有效。⑥久患咳噫：生姜汁半合，蜜1匙，煎熟，温呷3服愈。⑦小儿咳嗽：生姜200克，煎汤浴之。

藁本

[草部 芳草类][辛温解表药]

治风邪侵袭四肢的常见药

[释名] 鬼卿、地新、微茎、藁茇。

[来源] 藁本为伞形科植物藁本或辽藁本、火藁本的根茎及根。

[主要产地] 广布全国，主产于四川、河南、湖北、湖南等地。

[应用] 祛风、散寒、除湿、止痛。用于风寒感冒、巅顶疼痛、风湿肢节痹痛。

[性味] 温，辛，无毒。
[主治] 外感头痛、妇女疝瘕、跌打损伤。

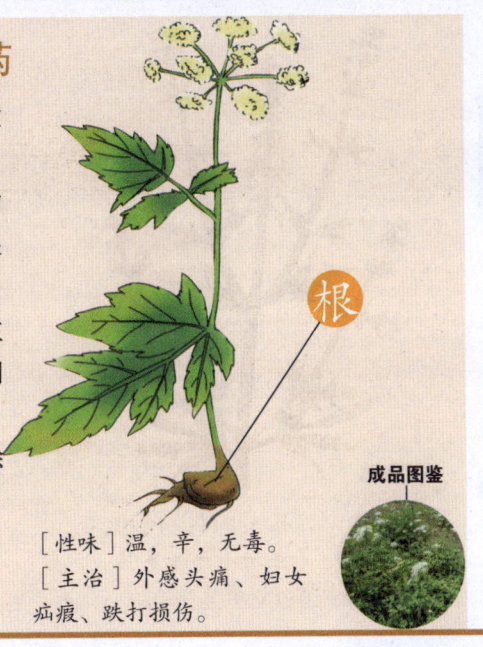

成品图鉴

形态特征

多年生草本。茎直立，中空，表面有纵直沟纹。叶互生；基生叶三角形，长8~15厘米，2回羽状全裂，最终裂片3~4对，卵形，上面叶脉上有乳头状突起，边缘具不整齐的羽状深裂，先端渐尖；叶柄长9~20厘米；茎上部的叶具扩展叶鞘。复伞形花序，顶生或腋生；总苞片羽状细裂；小伞形花序，有花多数，小伞梗纤细，长不超过1厘米；小总苞线形或狭披针形，较小伞梗为短；花小，无花萼；花瓣5，白色，椭圆形至倒卵形，中央有短尖突起，向内折卷。双悬果广卵形，无毛，分果具5条果棱，棱槽中各有3个油管，合生面有5个油管。花期7~8月，果期9~10月。

药用部分

○ 根

性味：性温，味辛，无毒。

功效主治：具有生肌长肉、除湿止痛、通血脉、利小便等功效。主治外感头痛、妇女疝瘕、阴部及腰部冷痛、腹痛、痈疽、风湿痹痛、跌打损伤等症，还可去头、面黑色疮疱，治皮肤色素沉着、粉刺、酒糟鼻及痢证。

实用附方

①治大实心痛：用藁本15克，苍术30克，水500毫升，煎至250毫升，分2次温服以祛毒邪。②治头皮屑：用藁本、白芷等份研末，晚上涂擦，白天梳理，头皮屑可自行脱落。③疗小儿疥癣：用藁本煎汤外洗患处，并洗涤衣物。④治胃痉挛、腹痛：藁本15克，苍术9克，以水煎服。⑤治鼻塞脑闷、伤寒及头风、遍身疮癣、手足麻痹：川芎、细辛、白芷、甘草、藁本各等份，研为末，每药120克，加入煅过的石膏末250克，水和为丸，每4克为1丸。每日服1丸。

荆芥

[草部 芳草类][辛温解表药]

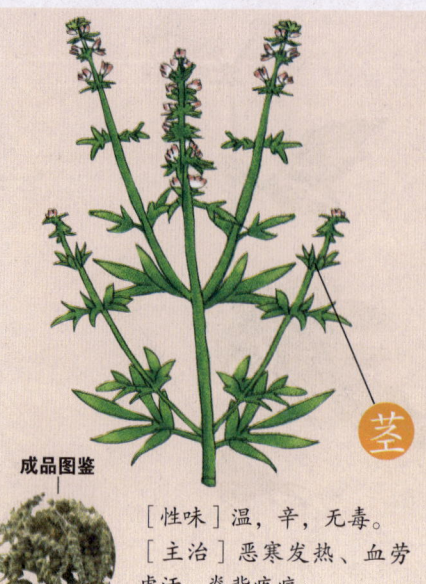

成品图鉴

流行感冒不用愁

[释名] 姜芥、假苏。

[来源] 荆芥为唇形科植物，入药用其裂叶荆芥和多裂叶荆芥的茎叶及花穗。

[主要产地] 全国大部分地区均有分布，主产于安徽、江苏、浙江、江西、湖北、河北等地。

[应用] 解表散风、透疹、消疮、止血。用于感冒、麻疹透发不畅、便血、崩漏、鼻衄。

[性味] 温，辛，无毒。
[主治] 恶寒发热、血劳虚汗、脊背疼痛。

形态特征

干燥的全草，茎呈方柱形，上部有分枝，长50～80厘米，直径0.2～0.4厘米。表面淡黄绿色或淡紫红色，被短柔毛。体轻，质脆，断面类白色。叶对生，多已脱落，叶3～5片，羽状分裂，裂片细长。穗状轮伞花序顶生，长2～9厘米，直径约7毫米。花冠多脱落，萼钟状，先端5齿裂，淡棕色或黄绿色，被短柔毛，小坚果棕黑色。气芳香，味微涩而辛凉。

药用部分

○茎叶与花穗

性味：性温，味辛，无毒。

功效主治

具有下瘀血、除湿痹、祛邪气、除劳渴、利五脏、散风热、清头目、利咽喉、消食下气、醒酒、益力填精、通利血脉、补五脏不足等功效。主治恶寒发热、瘰疬、痈肿、疝气、项强、眼花、吐衄及血痢崩漏、血劳虚汗、脊背疼痛、阴阳毒之伤寒头痛及眩晕等症，并能煮汁内服治汗出，捣烂醋调外敷疗疮肿疔毒。作为蔬菜生、熟食用均可。也能煎汤代茶饮。同豆豉汁煎服可发汗，治突然患伤寒。还是治妇女血虚生风及疥疮之要药。研末以酒调服可治产后中风、身体僵直。

实用附方

①治头项强痛：在8月份后取荆芥穗做枕头铺在床头下，立春之日取出。②治风热头痛：用荆芥穗、石膏等份研末，每次以茶水调服6克。③治小儿惊痫：用荆芥穗60克，明矾（半生半枯）30克，研末，调糊丸，每日2次。④治一切中风、口眼㖞斜：用青荆芥、青薄荷各250克，放于砂盆内捣烂，用生丝绢绞汁，在器皿中熬膏，滤去药渣1/3，将余下的晒干研末，用膏和成丸，如梧桐子大，每次用白开水送服30丸，早晚各1次。⑤治产后血虚眩晕：用荆芥穗捣筛研末服。或用40克荆芥，加桃仁（去皮尖）15克，共炒研末，每次用白开水送服9克。

香薷

[草部 芳草类] [辛温解表药]

夏天贪凉生病就用它

[释名] 香茸、香菜、蜜蜂草。

[来源] 香薷为唇形科植物海州香薷的带花全草。

[主要产地] 全国大部分地区都有分布，主产于河南、安徽、江西。

[应用] 发汗解暑、行水散湿、温胃调中。主治霍乱腹痛、吐泻呕逆。

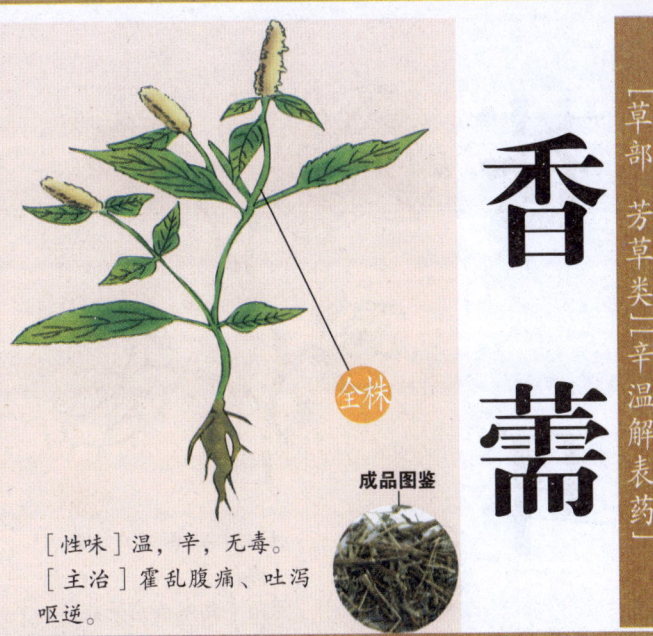

全株

成品图鉴

[性味] 温，辛，无毒。
[主治] 霍乱腹痛、吐泻呕逆。

形态特征

多年生草本，高30～40厘米。茎直立，呈棕红色，单一或有两个分枝，四棱形有灰白色卷曲柔毛。叶对生，叶片呈披针形，边缘有锯齿，上面黄绿色，被白色柔毛，下面颜色较淡，有腺点。花序密集成穗状，淡紫色，或少有白色。

药用部分

○ 全株

性味：性微温，味辛，无毒。

功效主治：具有除烦热、祛热风、消水肿等功效。主治霍乱腹痛、吐泻呕逆等症。煮汁顿服90克，可治肌肉拘挛；研末用水送服可止鼻衄；春季煎汤代茶饮用，可调中温胃，预防热病；含汁漱口可除口臭。

保健运用

○ 香薷饮

功效：解表清暑、健脾利湿。适用于防治暑湿感冒、空调病。

材料：香薷10克，厚朴5克，白扁豆5克，白糖适量。

做法：将香薷、厚朴剪碎，白扁豆炒黄捣碎，放入保温杯中，以沸水冲泡，盖严温浸1小时，加入白糖拌匀即可。

用法：代茶频饮。

实用附方

①治伤暑，用香薷饮：香薷250克，姜汁炒厚朴、扁豆各125克，锉末，每次取15克，水300毫升，酒150毫升，煎至150毫升，沉淀后服，连服2剂有效。②治一切水肿：取香薷叶250克，水2000毫升熬煮至烂，去滓，再熬成膏状，加白术末210克，和丸如梧桐子大，每次用米汤送服10丸，每天日服5次，夜服1次。③治四时伤寒：用水香薷研末，以热酒调服6克，取其发汗。④治疗心烦胁痛：用香薷捣汁200～400毫升饮服。⑤治舌上出血：用香薷煎汁内服，每次200毫升，日服3次。⑥治鼻衄不止：用香薷研末，白开水送服3克。

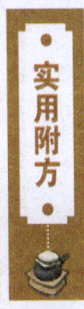

[草部 湿草药][辛温解表药]

苍耳

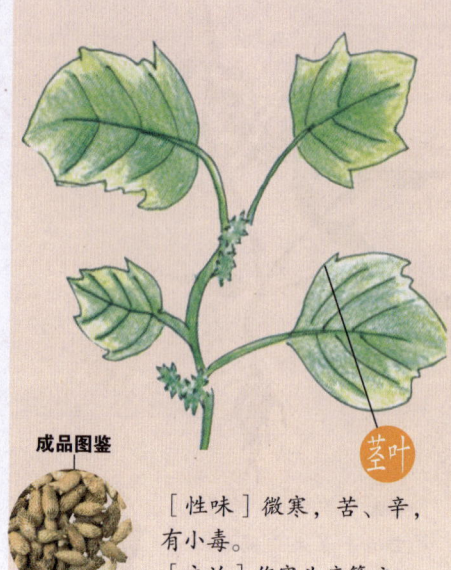

成品图鉴　茎叶

路边捡来的风寒头痛药

[释名] 卷耳、爵耳、猪耳、进贤菜、野茄、缣丝草。

[来源] 为菊科植物苍耳的带总苞的果实及茎叶。

[主要产地] 分布于全国各地。

[应用] 清热解毒、祛风杀虫、通窍止痛。用于中风、风寒头痛、风湿痹痛、四肢拘挛痛。

[性味] 微寒，苦、辛，有小毒。

[主治] 伤寒头痛等症。

形态特征

一年生草本，高可达1米。叶卵状三角形，长6~10厘米，宽5~10厘米，顶端尖，基部浅心形至阔楔形，边缘有不规则的锯齿或常呈不明显的3浅裂，两面有贴生糙伏毛；叶柄长3.5~10.0厘米，密被细毛。果实壶体状，无柄，长椭圆形或卵形，长10~18毫米，宽6~12毫米，表面具钩刺和密生细毛，钩刺长1.5~2.0毫米，顶端喙长1.5~2.0毫米。花期8~9月。

药用部分

○ 实

性味：性温，味甘，有小毒。

功效主治：具有益气、聪耳明目、强志轻身等功效。主治风寒头痛、风湿痹痛、四肢拘挛痛、肝热等症。炒香浸酒服，可去风补益。

○ 茎、叶

性味：性微寒，味苦、辛，有小毒。

功效主治：具有清热解毒、通窍止痛的功效。主治中风、伤寒头痛等症。夏月采晒后研为末，水服3毫升，冬月酒服。或为丸，每服20~30丸，一日3服。煮酒服，还可治狂犬咬伤之毒。

实用附方

①大腹水肿，小便不利：苍耳子灰、葶苈（末）等份，每服6克，水下，日2服。②风湿挛痹，一切风气：苍耳子90克炒后研末，以水300毫升，煎取140毫升，去滓呷之。③牙齿肿痛：苍耳子150克，水2000毫升，煮取1000毫升，热含之，冷即吐去，吐后复含。茎叶亦可，或加入少许盐。④牙疼喉痹：五月五日采苍耳根叶数担，洗净晒萎细锉，以大锅5口，入水煮烂，以筛滤去粗滓，布绢再滤，复入净锅，大火煎滚，小火煎稠，搅成膏，以新罐贮封。每以敷贴，即愈。牙疼即敷牙上，喉痹敷舌上或噙化，二三次即可见效，每日用酒服1匙。

[草部 荤菜类][辛温解表药]

葱

最常见的家庭药材

[释名] 芤、菜伯、和事草、鹿胎。
[来源] 多年生草本植物，全株均可入药。
[主要产地] 全国各省区广为栽培。
[应用] 发汗解表、散寒通阳、解毒散凝。主治风寒感冒轻症、痈肿疮毒、痢疾脉微、寒凝腹痛、小便不利等病症。

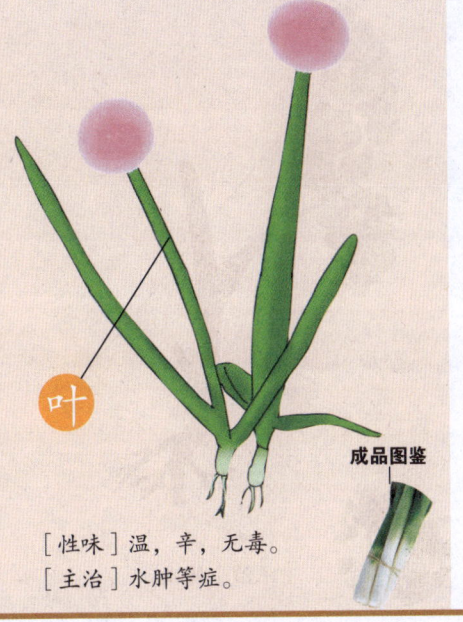

叶

成品图鉴

[性味] 温，辛，无毒。
[主治] 水肿等症。

形态特征

多年生草本，具强烈辛辣味。鳞茎卵状长圆形，肉质鳞叶白色。叶中空，叶片管状、绿色、圆柱形，长达50厘米，基部稍细，具白绿色霜粉，含黏液。夏季从叶丛中生出花茎，短而厚，中空，高达50厘米，顶端较细，茎盘周围密生弦线状根。花白色，多花密集成顶生球状伞形花序，初生时包以白色膜质囊状苞片；小花梗与花被近等长；花被近钟形，6片。子房球形，花柱超出花被，柱头小。蒴果球形。种子数多，为黑色。

药用部分

○ 茎白

性味：性平，味辛，无毒。

功效主治：具有除邪气、利五脏、杀百药毒及安胎等功效。主治伤寒骨肉碎痛、喉痹不通等症。

○ 叶

性味：性温，味辛，无毒。

功效主治：具有利五脏、发黄疸等功效，主治水病足肿等症。煨研，可治金疮、水入皲肿；盐研，可敷蛇、虫伤。

实用附方

①感冒风寒初起：用葱白12克，淡豆豉20克，泡汤服之，取汗。②伤寒头痛如破者：连须葱白90克，生姜60克，水煮温服。③时疾头痛，发热者：以连根葱白30克，和米煮粥，入醋少许，热食取汗即解。④水病足肿：葱茎叶煮汤渍之，每日三五次即可。⑤小便不通：葱白连叶捣烂，入蜜，合外肾上，即通。⑥治一切伤寒、风邪：白芷30克，生甘草15克，生姜3片，7厘米长葱白1根，大枣1枚，豆豉50粒，水2碗，煎服以发汗，无汗者可再服。若病至10多天无汗者，也可用本方。

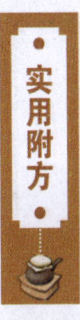

[菜部 荤菜类][辛温解表药]

胡荽

成品图鉴

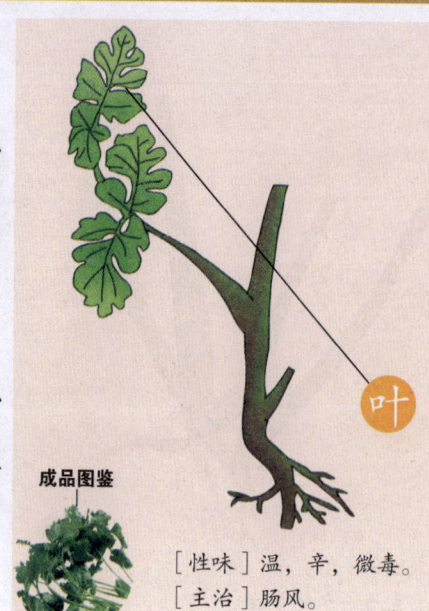

叶

排毒祛痘的良药

[释名] 香荽、胡菜。
[来源] 胡荽是伞形科植物芫荽的带根全草及果实。
[主要产地] 全国大部分地区均产，主产于山西、河北。
[应用] 发表透疹、开胃消食、利大小肠、通小腹气。治头疼齿病、解鱼蟹毒。

[性味] 温，辛，微毒。
[主治] 肠风。

形态特征
一年生或二年生草本，高30～100厘米。全株无毛，有强烈香气。根细长，有众多纤细的支根。茎直立，有分枝，有条纹。叶呈羽状，广卵形或扇形，边缘有锯齿。伞形花序顶生或与叶对生，花白色或带淡紫色，花瓣倒卵形。果实近球形，背面有棱。

药用部分

○根叶

性味：性温，味辛，微毒。

功效主治：具有补虚、利大小肠、通小腹气、散肢热、止头痛、疗痧疹、通心窍、补筋脉、助食欲、解虫毒及肉毒等功效。主治肠风，用热饼裹食，效果佳。

○子

性味：性平，味辛、酸，无毒。

功效主治：具有发痘疹、杀鱼腥、消谷等功效。煮汁冷服，可治蛊毒五痔、食肉中毒、吐下血；油煎可涂小儿秃疮。

保健运用

○胡荽冬笋汤

材料：胡荽100克，冬笋50克，香油5克，植物油25克，酱油25克。

做法：洗净胡荽，切成细屑，即加热油锅，将胡荽倒入，炒片刻，下冬笋片、清水和酱油等，再上盖煮透，即可盛起。

实用附方

①热气结滞，经年数发者：胡荽125克，五月五日采，阴干，加水1400毫升，煮取300毫升，去滓分服。春夏叶、秋冬根茎也可用。②面上黑斑：荽煎汤，日日洗之。③食诸肉毒，吐下血不止，面色萎黄者：胡荽子200毫升煮令发裂，取汁冷服100毫升，日夜各1服，即止。④痢疾泻血：胡荽子150克，炒捣末，每次服6克。赤痢，砂糖水服下；白痢，姜汤下；泻血，白汤下。每日2次。⑤痔漏脱肛：胡荽子50克，粟糠50克，乳香少许，以小口瓶烧烟熏之。

[虫部 化生虫][辛凉解表药]

蝉蜕

散风热、退目翳

[释名]蝉壳、蝉衣、知了皮。

[来源]该品为蝉科昆虫黑蚱的幼虫羽化时脱落的皮壳。

[主要产地]主产于山东、河南、河北、湖北、江苏、四川。

[应用]散风除热、利咽、透疹、退翳、解痉。用于风热感冒、咽痛、音哑、麻疹不透、风疹瘙痒。

[性味]寒,甘。
[主治]风热感冒、咽痛、音哑、破伤风。

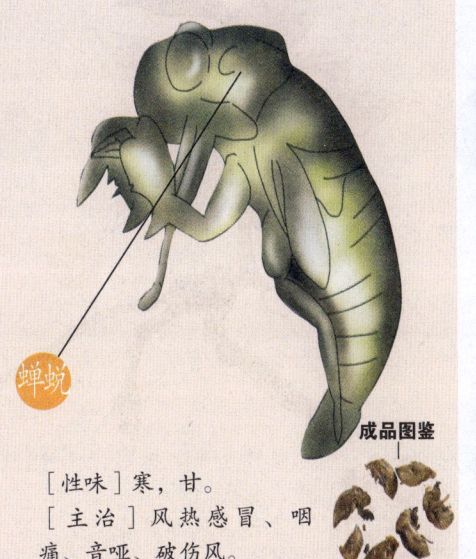

蝉蜕　成品图鉴

形态特征

该品略呈椭圆形而弯曲,长约3.5厘米,宽约2厘米。表面黄棕色,半透明,有光泽。头部有丝状触角1对,多已断落,复眼突出。额部先端突出,上唇宽短,下唇伸长呈管状。胸部背面呈十字形裂开,裂口向内卷曲,脊背两旁具小翅2对;腹面有足3对,被黄棕色细毛。腹部钝圆,共9节。体轻,中空,易碎。无臭,味淡。

药用部分

○皮壳

性味：性寒,味甘。

功效主治：具有散风除热、利咽、透疹、退翳、解痉等功效。主治风热感冒、咽痛、音哑、麻疹不透、风疹瘙痒、目赤翳障、惊风抽搐、破伤风等症。

保健运用

○冬瓜薏仁蝉蜕汤

功效：清热利水,生津除烦,适合于暑热烦恼、汗多尿黄、咽喉干热的患者。

材料：鲜冬瓜1000克,生薏仁50克,蝉蜕6克,灯芯草4扎。

做法：冬瓜洗净连皮切成块,生薏仁、蝉蜕用水浸泡片刻,灯芯草用清水洗净,然后用四种汤料一同放进砂锅内,加进适量水煲汤。煮开后用小火煲约1小时。

[实用附方]

①治风温初起、风热新感、冬温袭肺、咳嗽：薄荷4.5克,蝉蜕3克(去足、翅),前胡4.5克,淡豆豉12克,瓜蒌壳6克,牛蒡子4.5克。煎服。②治咳嗽、肺气不利：蝉壳(去土,微炒)、人参(去芦)、五味子各30克,陈皮、甘草(炙)各15克,共为细末。每次服1.5克,生姜汤下。③治感冒、咳嗽失音：蝉衣3克,牛蒡子9克,甘草3克,桔梗4.5克,煎汤服。④治痘出不快：紫草、蝉蜕、木通、芍药、甘草(炙)各等份。每服6克,水煎服。

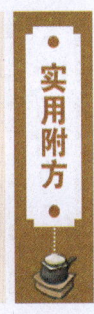

[草部 山草类][辛凉解表药]

升麻

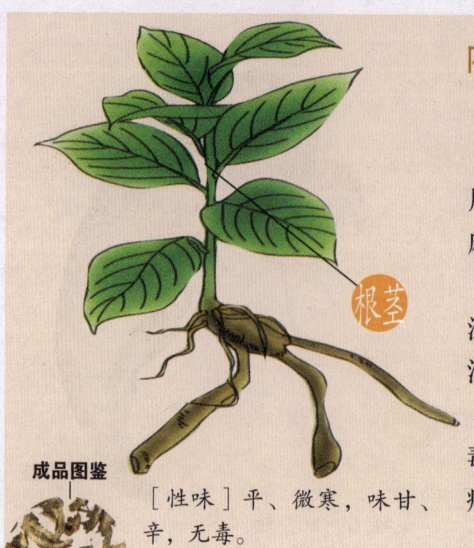

成品图鉴

内服治感冒，外用治疮疹

[释名] 周麻。
[来源] 升麻为毛茛科升麻属植物大三叶升麻及北升麻、升麻等的根茎。
[主要产地] 主产于黑龙江、吉林、辽宁、内蒙古、河北。
[应用] 发表透疹、清热解毒、升举阳气。用于风热头痛、齿痛等。

[性味] 平、微寒，味甘、辛，无毒。
[主治] 风邪肿毒、小儿惊痫等症。

形态特征 多年生草本，高1～2米。根茎粗壮，坚实，表面黑色。茎直立，上部有分枝，被短柔毛。叶为二至三回三出羽状复叶；叶柄长达15厘米；茎下部叶的顶生小叶具长柄，菱形，边缘有锯齿，侧生小叶具短柄或无柄，斜卵形，比顶生小叶略小，边缘有锯齿，上面无毛，下面沿脉被疏白色柔毛。复总状花序具分枝3～20，长达45厘米，下部的分枝长达15厘米；花序轴密被灰色或锈色腺毛及短柔毛；苞片钻形，比花梗短；花两性；萼片5，花瓣状，倒卵状圆形，白色或绿白色，长3～4毫米，早落；无花瓣；退化雄蕊宽椭圆形，长约3毫米，先端微凹或2浅裂；蓇葖果，长圆球，密被贴伏柔毛，果柄长2～3毫米，喙短。种子椭圆形，褐色，四周有膜质鳞翅。花期7～9月，果期8～10月。

药用部分

○ 根茎

性味：性平、微寒，味甘、辛，无毒。

功效主治：具有安神定志、祛风发汗、补脾胃、消斑疹、行瘀血、祛邪、解百毒及瘟疫瘴毒的功效。主治牙龈肿烂、口疮、咳吐脓血、太阳经鼻衄、蛊毒、痈毒、腹痛、头痛发热及咽痛、阳陷眩晕。

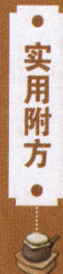

实用附方

①能养生治病：用升麻末90克（研炼），光明砂30克，蜜调做丸如梧桐子大，每天饭前服3丸。②治豌豆斑如火烧疮：此为恶毒之气所致，经常服蜜煎升麻，并水煮升麻外洗，又可用升麻醋调，频涂可治疗突发性肿毒。③清瘴明目：用升麻、犀角、黄芩、朴硝、栀子、大黄各30克，豆豉100克，微熬后捣末，蜜调做丸如梧桐子大服用。若四肢发热，大便困难即服30丸，取微利为度；若四肢小热，宜饭后服20丸。④治喉痹：升麻片含咽，或用15克煎服取吐。⑤治胃热牙痛：升麻煎汤趁热含漱解毒，或加生地黄。

蔓荆子

[木部 灌木类][辛凉解表药]

祛头痛、止头痛的常用药

[释名]蔓菁实、荆子、万荆子、蔓青子。

[来源]蔓荆子为马鞭草科植物单叶蔓荆或蔓荆的果实。叶或枝叶亦供药用。

[主要产地]生长于平原草地、河滩和荒地上。分布于沿海各省及云南、广西等地。

[应用]疏散风热、清利头目。用于风热感冒头痛、齿龈肿痛。

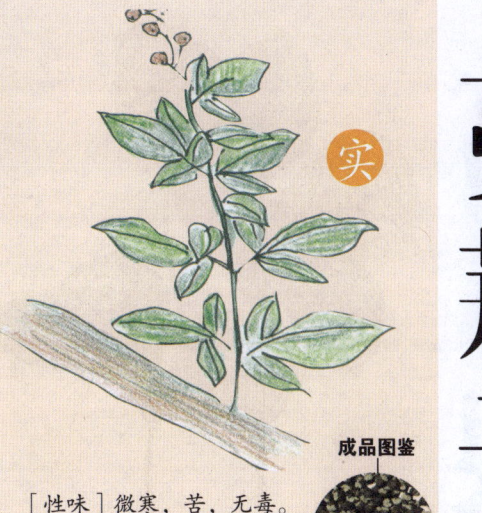

实

成品图鉴

[性味]微寒,苦,无毒。
[主治]头风痛、头昏闷、眼痛。

形态特征

落叶灌木,嫩枝四方形。掌状复叶,小叶3片,有时在同一枝条上部有单叶;小叶片卵形或长倒卵形,长2~9厘米,宽1~3厘米,全缘,上面绿色,有毛或近于无毛,下面密生灰白色柔毛。圆锥花序顶生;花萼钟状,顶端5齿裂;花冠淡紫色,顶端5裂,2唇形。果实球形,成熟后为黑色。果实入药,治风热感冒、神经性头痛、风湿骨痛;又可提取芳香油。

药用部分

○ 实

性味:性微寒,味苦,无毒。

功效主治:具有明目坚齿、疏肝熄风、利九窍、利关节、散风、凉血、驱虫等功效,主治筋骨间寒热、湿痹、拘挛、头风痛、头昏闷、眼痛等症。久服可健体,防衰老,令容颜焕发。

保健运用

○ 蔓荆子酒

功效:疏风清热、清头明目。用于治疗风热性头痛、头昏、偏头痛。

材料:蔓荆子120克,菊花60克,川芎40克,防风、薄荷各60克,黄酒1000毫升。

做法:将上药共捣碎,用酒浸于瓶中,隔日略加摇晃,7日后去渣,密封备用。

实用附方

①令发长黑:蔓荆子、熊脂各等份,醋调涂之。②头风作痛:蔓荆子50克,为末,绢袋盛,于2000毫升酒中浸泡7日。温饮60毫升,每日3次。③乳痈初起:蔓荆子(炒)研为末,酒服5~6克,渣敷之。④治风寒侵目、肿痛出泪、涩胀羞明:蔓荆子9克,荆芥、白蒺藜各6克,柴胡、防风各3克,甘草1.5克,水煎服。⑤治劳役饮食不节、内障眼病:黄芪、人参各30克,炙甘草24克,蔓荆子7.5克,黄柏9克(酒拌炒4遍),白芍药9克。上咀嚼,每服9~15克,水煎。

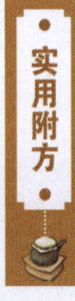

[草部 蔓草类] 辛凉解表药

葛根

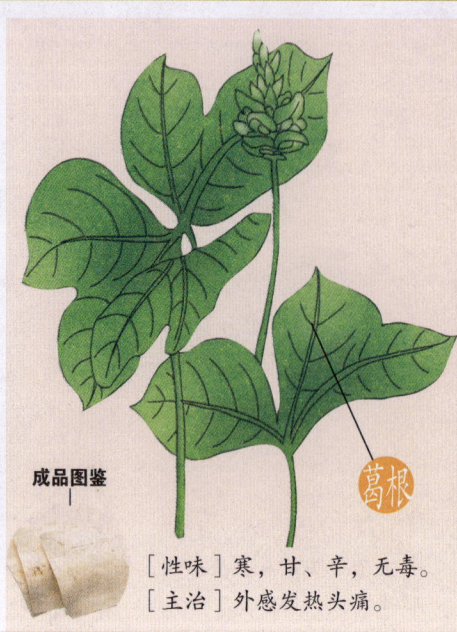

成品图鉴

"三高"人群的保健良药

[释名] 鸡齐、鹿藿、黄斤。

[来源] 葛根为豆科植物野葛或甘葛藤的干燥根。其花、叶、谷、粉、蔓也可入药用。

[主要产地] 主产于河南、湖南、浙江、四川等地。

[应用] 解表退热、生津、透疹、升阳止泻。用于外感发热头痛、高血压颈项强痛、口渴、消渴。

[性味] 寒，甘、辛，无毒。

[主治] 外感发热头痛。

形态特征

多年生藤本，长达10米，全株被黄褐色粗毛。块根肥厚。叶互生；具长柄；3出复叶，顶端小叶的柄较长，叶片菱状圆形，有时有3波状浅裂，长8～19厘米，宽6.5～18.0厘米，先端急尖，基部圆形，两面均被白色伏生短柔毛，下面较密；侧生小叶较小，偏椭圆形或偏菱状椭圆形，有时有2～3波状浅裂。总状花序腋生，总花梗密被黄白色绒毛；花密生；苞片狭线形，早落，小苞片线状披针形；蝶形花蓝紫色或紫色，长15～19厘米；花萼5齿裂，萼齿披针形；雄蕊10，子房线形，花柱弯曲。荚果线形，扁平，长6～9厘米，宽7～10毫米，密被黄褐色的长硬毛。种子卵圆形而扁，赤褐色，有光泽。花期4～8月，果期8～10月。

药用部分

○ 根

性味：性寒，味甘、辛，无毒。

功效主治：具有升阳、止血痢、通小肠、散郁火、排脓破血、解肌发表、开胃消食、解各种毒等功效。主治消渴、呕吐、各种痹痛、蛇虫咬伤、伤寒及中风头痛、胸膈烦热发狂、疮疡等症。生品能堕胎；蒸食能消酒毒；葛根粉能止渴、利大小便、解酒毒、消除烦热、祛丹石毒。

实用附方

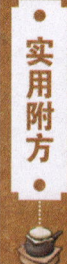

①各种伤寒：葛根120克，水400毫升，加入豆豉50克，煮取100毫升服，捣生葛根汁尤好。②烦躁热渴：葛粉120克，先用水浸30克粟米，一夜后滤出，拌匀，煮粥吃。③小儿热渴，久不止：葛根15克，水煎服。④干呕不止：葛根捣汁服200毫升，病即愈。⑤服药过量致烦闷：饮生葛根汁，或干品煎汁服。⑥诸菜中毒，发狂烦闷，吐下欲死：葛根煮汁服。⑦治热毒下血：生葛根1000克，捣取汁1000毫升，并藕汁1000毫升，相和服。⑧治温病呕哕，胃有伏热或胃中虚冷：茅根、葛根各240克切碎，水600毫升，煎至300毫升即可，每次温饮一盏。

薄荷

[草部 芳草类] 辛凉解表药

治疗风热感冒的清凉药

[释名] 蕃荷菜、南薄荷、金钱薄荷。

[来源] 薄荷为唇形科植物薄荷或家薄荷的全草或茎叶。

[主要产地] 全国大部分地区均产，主产于江苏、浙江、江西。

[应用] 疏风散热、辟秽解毒。用于伤寒、心腹胀满、食积不化、伤寒头痛、风疹瘙痒等症。

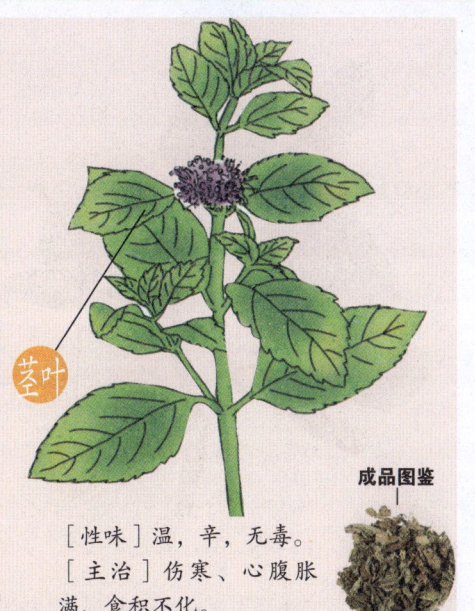

茎叶

成品图鉴

[性味] 温，辛，无毒。
[主治] 伤寒、心腹胀满、食积不化。

形态特征
干燥全草，茎方柱形，长15～35厘米，直径2～4毫米，黄褐色带紫或绿色，有节，节间长3～7厘米，上部有对生分枝，表面被白色绒毛，棱角处较密，质脆，易折断，断面类白色，中空。叶对生，叶片卷曲面皱缩，多破碎。上面深绿色，下面浅绿色。枝顶常有伞状花序，黄棕色，花冠多数存在。气香，味辛、凉。

药用部分

○ 茎叶

性味：性温，味辛，无毒。

功效主治：具有利关节、清头目、除风热、利咽喉、发汗、驱邪及破血止痢等功效。主治贼风伤寒、心腹胀满、食积不化及霍乱、伤风头风、阳毒、伤寒头痛、口齿诸病、瘰疬疥疮、风疹瘙痒等症。煮汁内服可发汗、解疲乏；做菜长期食用可补肾气、辟邪毒、除疲劳及使口腔清洁；煎汤熏洗可疗疮；砸烂取汁内服可祛心脏风热；捣汁含漱可去舌苔；摘叶塞鼻能止衄血；外用涂敷可治蜂螫蛇伤。

实用附方

①化痰利咽喉，治疗风热证：用薄荷末，炼蜜丸如芡子大，每次含服1丸，用白砂糖和丸也可。②治风疹皮肤瘙痒：用大薄荷、蝉蜕等份研末，每次用温酒调服3克。③治舌塞语涩、吐词不清：用天然薄荷汁，与蜂蜜、姜汁调匀涂搽。④治目赤肿痛及糜烂：取薄荷，用生姜汁浸泡一夜，晒干研末，每次用6克，以开水泡洗眼睛。⑤治疗瘰疬结核：用鲜薄荷100克取汁，皂荚60克，水浸泡后去皮捣汁一同放在银器中熬膏，另加连翘末15克，青皮、陈皮、黑牵牛（半生半炒）各30克，皂荚仁45克，共同捣烂和丸如梧桐子大，每次用连翘汤送服30丸。

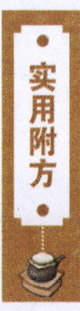

[木部 灌木类][辛凉解表药]

桑

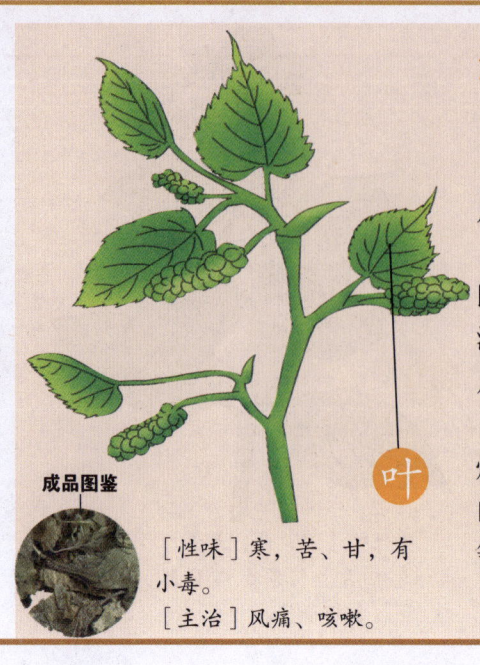

成品图鉴

清热明目、美肤消肿

[释 名] 霜桑叶。
[来 源] 桑科植物桑的根皮、叶。
[主要产地] 全国大部分地区均产，主产于江苏、浙江、安徽、湖南、河北、四川等地。
[应 用] 疏散风热、清肺润燥。用于风痛、出汗、虚劳内伤、肺气喘满、水肿腹满等症。

叶

[性味] 寒，苦、甘，有小毒。
[主治] 风痛、咳嗽。

形态特征
落叶灌木或小乔木，高3～5米。树皮灰白色，有条状浅裂。根皮黄棕色或红黄色，纤维性强。叶片卵形或宽卵形，边缘有粗锯齿。花单性，雌雄异株，穗状花序。果实多数密集成一卵圆形或长圆形的聚合果实，初时绿色，成熟后变肉质，黑紫色或红色。

药用部分

○皮
性味：性寒，味甘，无毒。
功效主治：具有补虚益气、调中下气、消痰止渴、开胃消食、泻肺热、利大小肠、降气散血、杀虫、止霍乱吐泻、内补五脏等功效。主治虚劳内伤、妇女崩漏脉细弱、肺气喘满、水肿腹满等症。将本品捣烂后，取汁液，还可治小儿高热惊风，外搽治疗鹅口疮效果佳。

○皮中白汁
功效主治：用桑白皮中的白汁涂搽患部可治疗小儿口腔溃烂、金刃刀伤，及蛇、蜈蚣等咬伤，有止痛止血的功效；将桑枝在火上烧烤，沥出的白汁可以治疗麻风疮疥，有生眉长发的作用。

○叶
性味：性寒，味苦、甘，有小毒。
功效主治：有疏散风热等功效，主治风痛、出汗、口渴、虚劳咳嗽等症。

实用附方

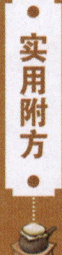

①咳嗽吐血，甚者殷鲜：桑根白皮250克，米泔浸3晚，刮去黄皮，锉细，入糯米120克，焙干为末。每服3克，米饮下。②消渴尿多：入地70厘米的桑根，剥取白皮，炙黄黑，锉细，以水煮浓汁，随意饮之。亦可加入少许米，勿用盐。③小儿唇肿：桑木汁涂之，即愈。④破伤风：桑汁、好酒，对和温服，以醉为度。醒服风散。⑤风眼下泪：以腊月不落之桑叶煎汤，日日温洗；或入芒硝。⑥赤眼涩痛：桑叶为末，纸卷烧烟熏鼻取效。⑦头发不长：桑叶、麻叶煮泔水沐之，7次可长数尺。

甘甜的明目解热佳品

[释名] 节华、女节、女华、女茎、日精、更生、傅延年、阴成、周盈。

[来源] 菊花为菊科植物菊的干燥头状花序，其根、叶、茎、实也作药用。

[主要产地] 我国东部、中部、西南部均广泛栽培。

[应用] 散风清热、平肝明目。

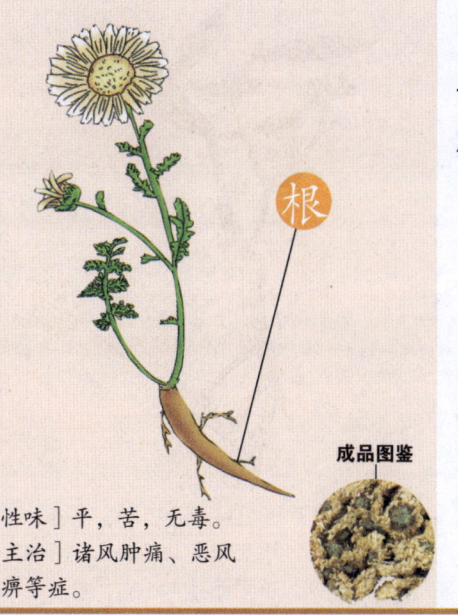

[性味] 平，苦，无毒。
[主治] 诸风肿痛、恶风湿痹等症。

成品图鉴

[草部 湿草类] [辛凉解表药]

菊花

形态特征

株高20～200厘米，通常为30～90厘米。茎色嫩绿或褐色，除悬崖菊外多为直立分枝，基部半木质化。单叶互生，卵圆至长圆形，边缘有缺刻和锯齿。头状花序顶生或腋生，一朵或数朵簇生。舌状花为雌花，筒状花为两性花。舌状花分为四类，色彩丰富，有红、黄、白、墨、紫、绿、橙、粉、棕、雪青、淡绿等。筒状花发展成为具各种色彩的"托桂瓣"，花色有红、黄、白、紫、绿、粉红、复色、间色等色系。花序大小和形状各有不同，有单瓣，有重瓣；有扁形，有球形；有长絮，有短絮；有平絮和卷絮；有空心和实心；有挺直的和下垂的，式样繁多，品种复杂。

药用部分

○根、叶、茎、花、实

性味：性平，味苦，无毒。

功效主治：具有安肠胃、除烦热、祛风邪、调四肢、养肝血、去翳膜、通利血脉等功效。主治诸风肿痛、脑骨疼痛、腰痛、眩晕、皮肤死肌、恶风湿痹等症。久服能使身体轻健，抗衰老。菊花枕可以明目，菊叶也能明目；菊花生、熟都可食用。

实用附方

①治膝风疼痛：用菊花、陈艾叶作护膝。②治风热头痛：取菊花、石膏、川芎各9克，研成细末。每次服4.5克，用茶水调和服下。③治病后目生翳膜：取白菊花、蝉蜕各等份，研细粉，每次用6～9克，加入少许蜜，水煎服。大人、小儿都适宜，都有效果。④治酒醉不醒：取九月九日菊花，研末，每次饮服5～6克。⑤治眼目昏花：用甘菊花250克，红椒（去籽）180克，研为末，用鲜地黄汁和丸如梧桐子大。每次服50丸。⑥目赤头眩，风热上攻：用白英子（焙）、甘草（炙）、菊花（焙）各30克，共同研为末，每次服6克，睡前用温水服下。

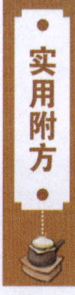

[草部 山草类][辛凉解表药]

柴胡

疏肝、去火、解郁的常用药

[释名] 茈胡、地熏、芸蒿、山菜、茹草。

[来源] 柴胡为伞形科柴胡属植物柴胡（北柴胡）、狭叶柴胡（南柴胡）的干燥根。

[主要产地] 原产中国东北、华北、西北、华东各地。

[应用] 和解少阳、疏肝解郁。主治口苦耳聋、头痛目眩、月经不调、寒热邪气、健忘等症。

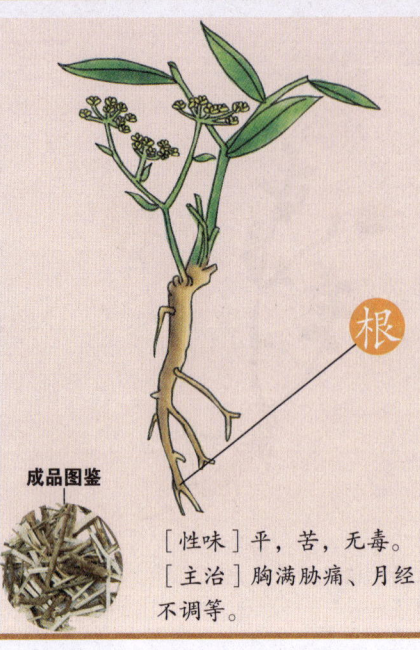

成品图鉴

[性味] 平，苦，无毒。
[主治] 胸满胁痛、月经不调等。

形态特征

多年生草本，高40～85厘米。主根较粗大，坚硬。茎单一或数茎丛生，上部多回分枝，微作"之"字形曲折。叶互生；基生叶倒披针形或椭圆形，先端渐尖，基部收缩成柄；茎生叶长圆状披针形，先端渐尖或急尖，有短芒尖头，基部收缩成叶鞘，抱茎，脉7～9，上面鲜绿色，下面淡绿色，常有白霜。复伞形花序多分枝，顶生或侧生，梗细，常水平伸出，形成疏松的圆锥状；总苞片2～3，或无，狭披针形；伞辐3～8，纤细，不等长，长1～3厘米；小总苞片5～7，披针形，先端尖锐，向叶背凸出；小伞形花序有花5～10，花柄长约1.2毫米；花瓣鲜黄色，上部内折，中肋隆起，小舌片半圆形，先端2浅裂；花柱基深黄色，宽于子房。双悬果椭圆形，棕色，两侧略扁。花期7～9月，果期9～11月。

药用部分

○ 根

性味：性平，味苦，无毒。

功效主治：具有下气消食、补五劳七伤、发汗解表、除烦止惊、宣畅血气、消痰止咳、润心肺、填精补髓、除虚劳烦热、解肌散热、去潮热等功效。主治胸满胁痛、口苦耳聋、头痛目眩、疟疾、脱肛、月经不调、子宫下垂、饮食积聚。

实用附方

①治伤寒后肌肤发热、身体消瘦等：用柴胡120克，甘草30克，每次取9克，加水300毫升，煎服。②治小儿骨蒸潮热、盗汗咳嗽：柴胡120克，朱砂90克，研末，用猪胆汁拌匀，饭上蒸熟后做丸如绿豆大，每次用桃仁、乌梅汤送服1丸，每日3次。③治虚劳发热：柴胡、人参各等份，每次9克，与姜、枣一同以水煎服。④治湿热黄疸：柴胡30克，甘草7.5克，水300毫升，白茅根20克，煎至200毫升，随时服用，一日服完。⑤治视物不清：柴胡6克，决明子18克，捣碎过筛，人乳调和外敷眼睛，长期用药后，病情可好转。

浮萍

[草部 水草类][辛凉解表药]

散风热、消肿毒

[释名] 水花、水白、水苏。

[来源] 浮萍为浮萍科植物紫背浮萍或青萍的干燥全草。

[主要产地] 广布全国。

[应用] 清热解毒。主治热痈、斑疹不透、风热瘾疹、皮肤瘙痒、水肿、经闭、疮癣、丹毒、烫伤。

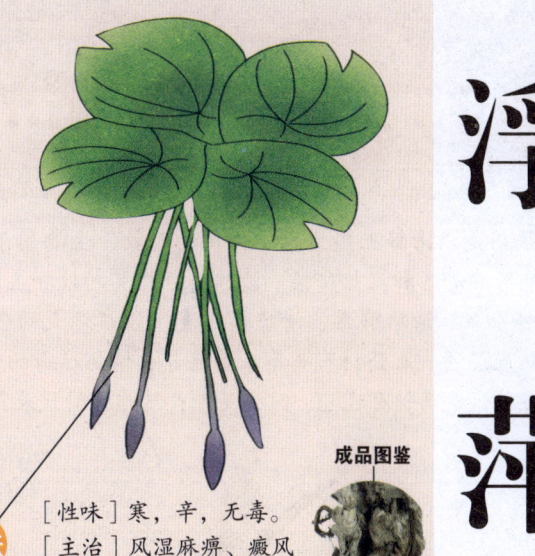

全株

[性味] 寒,辛,无毒。
[主治] 风湿麻痹、癜风丹毒、口舌生疮。

成品图鉴

形态特征

多年生细小草本,漂浮于水面。根5～11条束生,细长、纤维状,长3～5厘米。在根的着生处一侧产生新芽,新芽与母体分离之前由一细弱的柄相连结。叶状体扁平,单生或2～5簇生,阔倒卵形,长4～10毫米,宽4～6毫米,先端钝圆,上面稍向内凹,深绿色,下面呈紫色,有不明显的掌状脉5～11条。花序生于叶状体边缘的缺刻内。花单性,雌雄同株。

药用部分

○ 全株

性味:性寒,味辛,无毒。

功效主治:具有利水、止消渴、散风热、消肿毒等功效。主治风湿麻痹、癜风丹毒、口舌生疮、吐血衄血、跌打损伤、水火烫伤、脚气、风疹、目赤翳膜及突发高热伴身痒等症。捣汁服能消水肿、利小便;研末,以酒送服可治中毒;制膏敷面可消黑斑。

保健运用

○ 浮萍黑豆汤

功效:祛风,行水,清热,解毒。适用于小儿急性肾炎。

材料:鲜浮萍100克,黑豆50克。

做法:捞取新鲜浮萍100克,淘洗干净;把黑豆洗后用冷水浸泡1～2小时,再与浮萍同放入小锅内,加水适量,煎沸后去渣取汤。

用法:以上为1日量,分2次温热饮用,连用5～7天。

实用附方

①治消渴饮水:鲜浮萍捣汁服。或者用干浮萍、栝楼根等份,研末加入乳汁做丸如梧桐子大,空腹服20丸。②治中水毒病:浮萍晒干研末,每次服5～6克。③驱蚊:五月采浮萍阴干烧烟。④治水气水肿、小便不利:浮萍晒干研末,每次服5～6克,一日2次。⑤治少年面部疱疹:每天用搓碎浮萍敷患部并饮汁。⑥治面部粉刺、黑斑:浮萍研末每日敷贴。⑦治鼻出血不止:浮萍末吹入鼻中。⑧治夹惊伤寒:浮萍(焙干)3克,犀角屑1.5克,钩藤钩21个,共研末,每次1.5克,蜜水调服,连服3次,出汗为止。

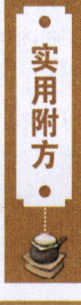

第二节 《本草纲目》中的清热中草药

家中有本草、健康无烦恼，图解《本草纲目》中的治病中草药>>

清热药是以清解里热为主要作用的药物，主要用于治疗热病高热、痢疾、痈肿疮毒、咽喉肿痛等各种里热征候。清热药根据其功效和主治，主要分为清热泻火、清热燥湿、清热凉血、清热解毒、清虚热五类。清热泻火的代表药材有夏枯草、知母、栝楼等；清热燥湿的代表药材有黄芩、黄连等；清热凉血的代表药材有生地黄、牡丹皮等；清热解毒的代表药材有连翘、蒲公英等；清虚热的代表药材有青蒿、胡黄连、白薇等。

[草部 湿草类][清热泻火药]

芦

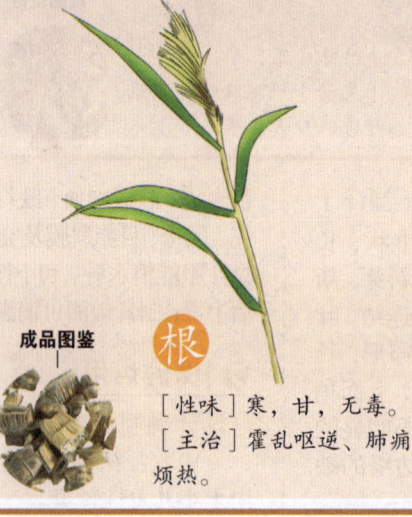

成品图鉴　根

[性味] 寒，甘，无毒。
[主治] 霍乱呕逆、肺痈烦热。

解大热、止小便

[释名] 苇、葭。
[来源] 本品为禾本科植物芦苇的新鲜茎、叶或干燥根茎。
[主要产地] 全国各地均有分布。
[应用] 消渴客热。主治膈间客热，可解河豚及诸鱼蟹毒。

形态特征

多年生高大草本，具有匍匐状地下茎，粗壮，横走，节间中空，每节上具芽。茎高2～5米，节下通常具白粉。鲜芦根呈长圆柱形或扁圆柱形，长短不一，直径约1.5厘米。表面黄白色，有光泽，先端尖，形似竹笋，绿色或黄绿色。全体有节，节间长10～17厘米，节上有残留的须根及芽痕。质轻而韧，不易折断。横切面黄白色，中空，周壁厚约1.5毫米，可见排列成环的细孔，外皮疏松，可以剥离。气无，味甘。干芦根呈压扁的长圆柱形，表面有光泽，黄白色，节部较硬，呈红黄色，节间有纵皱纹。质轻而柔韧，不易折断，味微甘。

药用部分

○ 根

性味：性寒，味微苦，无毒。

功效主治：具有止渴、利小便、解诸肉毒等功效。主治膈间客热，还可解河豚及诸鱼蟹毒。

○ 茎、叶

性味：性寒，味甘，无毒。

功效主治：具有除烦渴、消腹胀等功效。主治霍乱呕逆、肺痈烦热、痈疽、金疮等症。烧灰淋汁，煎膏，蚀恶肉。

[果部 五果类][清热泻火药]

李

果中佳品，肝病宜食药

[释名] 嘉庆子。
[来源] 为蔷薇科植物李的果实，其核仁、根白皮、花、叶也可作为药用。
[主要产地] 全国大部分地区都有分布。
[应用] 清肝散热、活血生津、利水消肿。可用于水肿、黑斑、齿痛、瘀血骨痛等症。

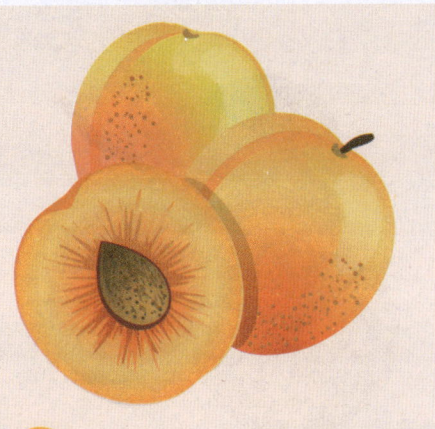

根

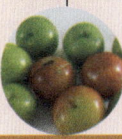

[性味] 微温，苦、酸，无毒。
[主治] 水肿、瘀血骨痛。

成品图鉴
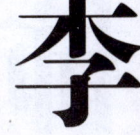

形态特征

落叶乔木，高达10米。叶通常椭圆状披针形，或椭圆状倒卵形，长6～10厘米，宽3～4厘米，先端急尖，基部渐狭至柄，边缘具密钝细复齿，上面中脉疏生长毛，下面脉腋间有束毛，余无毛；叶柄长1～2厘米，有数腺点。花常3朵簇生，白色，核果球状卵形，直径5～7厘米，先端稍尖，基部深陷，缝痕明显，被蜡粉，通常黄色、淡黄绿色或微红。

药用部分

○实

性味：性微温，味苦、酸，无毒。

功效主治：具有去痼热、调中、去骨节间劳热之功效。肝病宜食之。

○核仁

性味：性平，味苦，无毒。

功效主治：具有利小肠、下水气、除水肿之功效。主治僵仆踬折、瘀血骨痛，还可消黑斑，令人有好颜色。

○花

性味：性平，味苦，无毒。

功效主治：令人面泽，去粉滓。

○叶

性味：性平，味甘、酸，无毒。

功效主治：小儿壮热，疾惊痫，煎汤浴之，良。

实用附方

①女人面䵟：用李核仁去皮细研，以鸡子白和如稀饧涂之，至旦以浆水洗去，后涂胡粉，五六日后即可见效。忌见风。②蝎虿螫痛：苦李仁嚼涂之，良。③小儿丹毒，从两股走及阴头：用李根烧为末，以田中流水和涂之。④面黑粉滓：用李花、梨花、樱桃花、白蜀葵花、白莲花、红莲花、旋覆花、秦椒各180克，桃花、木瓜花、丁香、沉香、青木香、钟乳粉各90克，珍珠、玉屑各60克，蜀水花30克，大豆末1000克，为细末瓶收。每日盥，用洗手面，百日光洁如玉也。

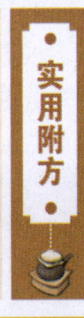

[果部 山果类][清热泻火药]

柿

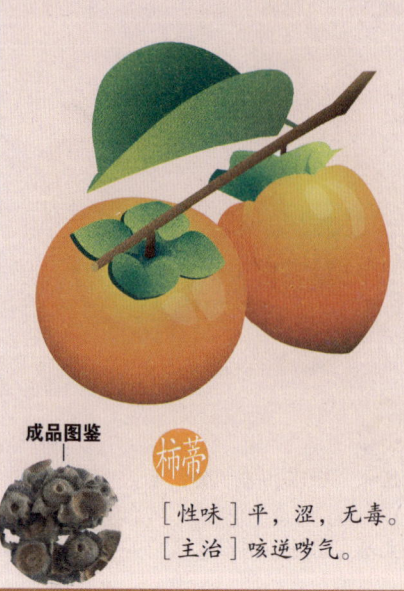

成品图鉴

柿蒂

[性味] 平,涩,无毒。
[主治] 咳逆哕气。

有益心脏的水果王

[释名] 李时珍曰:"亦名梯(音士),从佛(音滓),谐声,胡人称镇头迦。"
[来源] 柿为柿科植物柿的果实,其宿存花萼(柿蒂)亦为药用。
[主要产地] 主产于河北、山东一带。
[应用] 清热润肺、止渴生津、解酒降压。主治咽喉疾病。

形态特征
乔木,高4~9米;主干暗褐色,树皮鳞片状开裂,幼枝有绒毛。叶质肥厚,椭圆状卵形至长圆形或倒卵形,长6~18厘米,宽3~9厘米,表面深绿色,有光泽,背面淡绿柿子色,疏生褐色柔毛;叶柄长1.0~1.5厘米,有毛。花黄色,雌雄异株或同株;雄花每3朵集生或成短聚伞花序;雌花单生于叶腋;花萼4深裂,裂片三角形,无毛。浆果卵圆形或扁球形,直径3~8厘米,橘红色或橙黄色,有光泽。花期6月,果熟期9~10月。

药用部分

○ **烘柿**

性味:性寒,味甘、涩,无毒。

功效主治:通耳鼻气,治肠不足。解酒毒,压胃间热,止口干。续经脉气。

○ **白柿、柿霜**

性味:性平,味甘、涩,无毒。

功效主治:白柿具有补虚劳、消腹中宿血、健脾胃、开胃涩肠、消痰止渴、治吐血、润心肺、杀虫、温补之功效,主治肺痿心热咳嗽、反胃咯血、血淋肠、痔漏下血等症。柿霜有清上焦心肺热、生津止渴、化痰止咳之功效,主治咽喉疾病。

○ **乌柿(火熏干者)**

性味:性温,味甘,无毒。

功效主治:具有杀虫、生肉止痛等功效,可疗金疮、火疮、狗啮疮。服药口苦及呕逆者,食少许即止。

实用附方

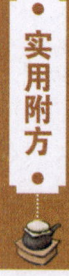

①治小便血淋:用干柿3枚(烧存性),研末,陈米饮服。又一方:用白柿、乌豆、盐花煎汤,入墨汁服之。②热淋涩痛:干柿、灯芯各等份,水煎日饮。③反胃吐食:干柿3枚,连蒂捣烂,酒服甚效。切勿以他药杂之。④咳逆不止:用柿蒂、丁香各6克,生姜5片,以水煎服。⑤产后咳逆、气乱心烦:用干柿切碎,水煮汁呷。⑥鼻息不通:干柿同粳米煮粥,日食。⑦耳聋鼻塞:干柿3枚切细,以粳米450克,豆豉少许煮粥,日日空腹食之。

夏枯草

[草部 湿草类] [清热泻火药]

降压清火的凉茶原料

[释名] 夕句、乃东、燕面、铁色草。

[来源] 夏枯草为唇形科植物夏枯草的干燥带花的果穗。

[主要产地] 主产于江苏、安徽、浙江、河南等地，其他各省亦产。

[应用] 清肝、散结、利尿。治瘰病、乳痈、目痛、黄疸、淋病、高血压等病症。

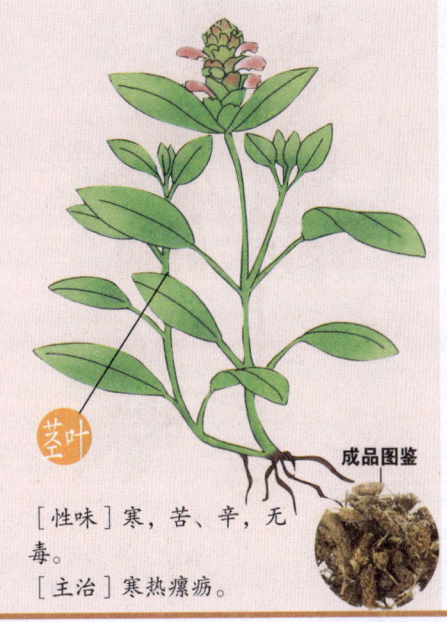

茎叶

成品图鉴

[性味] 寒，苦、辛，无毒。

[主治] 寒热瘰疬。

形态特征

多年生草本，高13～40厘米。茎直立，常带淡紫色，有细毛。叶卵形或椭圆状披针形，长1.5～5.0厘米，宽1.0～2.5厘米，全缘或疏生锯齿。轮伞花序顶生，呈穗状；苞片肾形，基部截形或略呈心脏形，前方有粗毛，后方光滑，上唇长椭圆形，3裂，两侧扩展成半披针形，下唇2裂，裂片三角形，先端渐尖；花冠紫色或白色，唇形，下部管状，上唇作风帽状，2裂，下唇平展，3裂；雄蕊4，2强，花丝顶端分叉，其中一端着生花药；子房4裂，花柱丝状。

药用部分

○ 茎、叶

性味：性寒，味苦、辛，无毒。

功效主治：主治寒热瘰疬、鼠瘘头疮、脚肿湿痹等症。

保健运用

○ 夏枯草玫瑰茶

功效：清肝泻火、舒肝解郁、消斑美肌、调经，是爱美女性不可或缺的伴侣，上班族饮用后可改善头痛眩晕等症状。

材料：夏枯草、玫瑰花各8克，冰糖10克。

做法：将洗净的夏枯草和玫瑰花放入杯子中，冲入沸水。根据个人口味放入适量的冰糖，加盖闷10分钟左右即可。

用法：代茶饮用。如将两药材煮一会儿则药性会渗透得更为彻底。

实用附方

①治肝虚眼痛，冷泪不止，怕见阳光，筋脉痛：用夏枯草15克，香附子30克，共研末，每次服3克，蜡茶汤调服。②治赤白带下：用夏枯草（花开时采收）阴干为末，每次服6克，饭前以米汤送服。③治血崩不止：夏枯草为末，每次用5～6克，米汤调服。④治汗斑白点：用夏枯草煎浓汁，每天洗浴。⑤产后血晕，心气欲绝：用夏枯草捣烂，绞汁服一碗，极效。⑥打伤、刀伤：把夏枯草在口中嚼碎后敷在伤处。

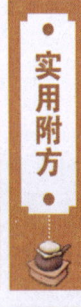

[草部 湿草类][清热泻火药]

决明

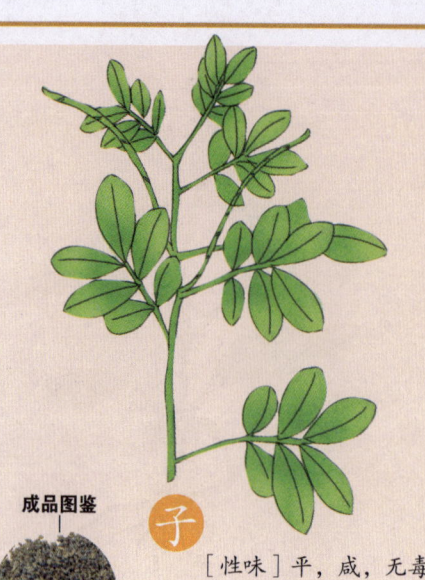

成品图鉴

子

清肝明目的好帮手

[释名] 又称草决明。
[来源] 为豆科植物决明的成熟种子。
[主要产地] 主产于安徽、广西、四川、浙江、广东。
[应用] 清肝明目、利水通便。

[性味] 平，咸，无毒。
[主治] 视物不清、眼睛发红、疼痛、流眼泪。

形态特征

一年生、直立、粗壮草本，高1~2米。偶数羽状复叶，长4~8厘米，叶柄上无腺体，叶轴上每对小叶间有棒状的腺体1枚，小叶3对，纸质，倒心形或倒卵状长椭圆形，长2~6厘米，宽1.5~2.5厘米，顶端钝而有小尖头，基部渐狭，偏斜，两面被柔毛，小叶柄长1.5~2.0毫米，托叶线形，被柔毛，早落。花秋末开放，腋生，通常2朵聚生，总梗长6~10毫米，花梗长1.0~1.5厘米，丝状，萼片5枚，膜质，下部合生成短管，外面被柔毛，长约8毫米，花瓣5，黄色，下面2片略长，发育雄蕊7枚，子房无柄，被白色柔毛。荚果纤细，近线形，有四直棱，两端渐尖，长达5厘米，宽3~4毫米，种子菱形，光亮。

药用部分

○子

性味：性平，味咸，无毒。

功效主治：具有扶助肝气、益精气、明目、减肥、益智、解蛇毒等功效。主治视物不清、眼睛发红、疼痛、流眼泪，久服使眼睛明亮、光润有神，还可治疗唇口青。研末用水调涂，可消除肿毒，敷太阳穴可治疗头痛，贴印堂可治鼻子流血。

实用附方

①治多年失明：决明子3000克研末，每次食后用粥送下5~6克。②补肝明目：决明子500克，蔓荆子200克，用酒1000毫升煮，晒干研末，每次服6克，温开水送下，每日2次。③目赤肿痛：决明子炒研，用茶调敷太阳穴，干了就重贴，一夜即愈。④治急性结膜炎：决明子、菊花、蝉蜕、青葙子各15克，水煎服。⑤治急性角膜炎：决明子15克，菊花、谷精草、荆芥各9克，黄连6克，木通12克，水煎服。⑥治习惯性便秘：决明子18克，郁李仁18克，沸水冲泡代茶。⑦治风热偏头痛：决明子、野菊花各9克，川芎、蔓荆子、全蝎各6克，水煎服。

知母

[草部 山草类][清热泻火药]

益气补虚、润肺清肺

[释名] 水参、苦心、儿草、女雷、女理、韭逢、东根、货母、地参。

[来源] 知母为百合科植物知母的根茎。

[主要产地] 主产于我国山西、河北、辽宁等省。

[应用] 清心除热、消痰止咳、利肠通便。主治咳嗽气喘、便秘。

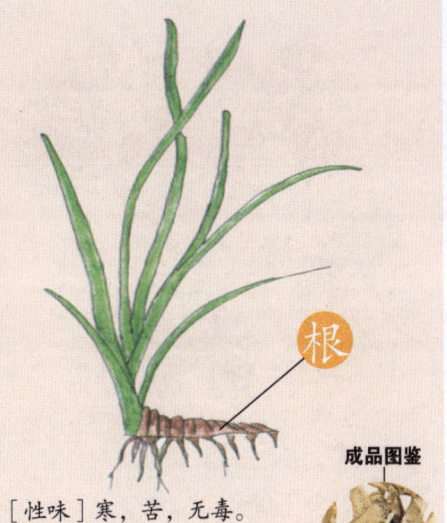

[性味] 寒，苦，无毒。
[主治] 消渴、水肿、产后发热、热厥头痛。

成品图鉴

|形态特征|

知母为多年生草本。全株高60～130厘米，叶由基部丛生，细长披针形，长33～66厘米。花茎自叶丛中长出，直立，圆柱形，总状花絮，花淡紫色。果实长椭圆形，内有多数黑色种子。根茎横生于地下，略呈扁圆形，上面密生金黄色长绒毛。

|药用部分|

○ 根

性味：性寒，味苦，无毒。

功效主治：具有益气补虚、清心除热、消痰止咳、除邪气、泻肺火、滋肾水、润心肺、安心神、止惊悸、通小肠、解水毒、安胎之功效。主治消渴、水肿、伤寒久疟烦热、妊娠心烦、恶风汗出、胸胁痞满、骨蒸潮热、产后发热、阳明热证、热厥头痛、咳痰腥臭等症。

|保健运用|

○ 桂枝芍药知母汤

功效：用于肢节疼痛，脚肿如脱，头眩短气，温温欲吐者。

材料：知母、桂枝、防风、麻黄各12克，芍药9克，甘草6克，生姜、白术各15克，附子10克（炮）。

做法：上述诸药，以水700毫升，煮取210毫升。

用法：每次温服70毫升，日3服。

实用附方

①治新久咳嗽：知母、贝母各30克研末，巴豆30枚去油研匀，每服1次，生姜3片蘸药末，细嚼咽下后就睡觉，第二天早晨必大便一次，则咳嗽立止。体质壮实者才用。另一方不用巴豆。②治久咳气急：知母15克去毛切片，隔纸炒，杏仁15克以姜水泡后去皮、尖焙干，水300毫升，煎取200毫升，饭后温服。再用萝卜子、杏仁等份研末，米饭调糊做丸，每次以姜汤送服50丸以绝病根。③治妊娠失眠：知母30克洗净焙干后研末，枣肉调和做丸如弹子大，每次以人参汤送服1丸。④治白癜风：醋泡知母外擦局部，每日3次。

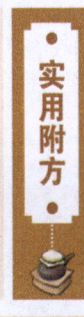

[草部 蔓草类][清热泻火药]

栝楼

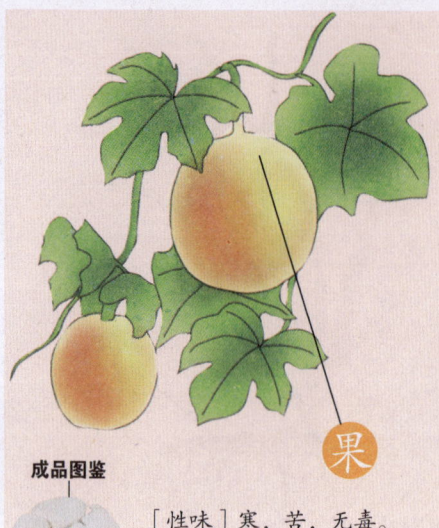

成品图鉴

果

[性味] 寒，苦，无毒。
[主治] 肺热燥咳、内热消渴。

让火气形影无踪

[释名] 瓜蒌、天瓜、黄瓜、泽姑、地楼。根名白药、天花粉。又名瑞雪。
[来源] 为葫芦科植物栝楼或日本栝楼的干燥根及栝楼仁。
[主要产地] 全国大部分地区有产，主产于河南、广西、山东等地。
[应用] 润肺、化痰、散结、润肠。用于热病烦渴、肺热燥咳。

形态特征

攀缘藤本植物，长可达10米。块根圆柱状，肥厚，富含淀粉。茎较粗，多分枝，具纵棱及槽，被白色伸展柔毛。卷须细长，顶端2~5裂；叶互生，轮廓近圆形或近心形，长宽均5~20厘米，浅裂至中裂，稀深裂或不分裂而仅有不等大粗齿，裂片菱状倒卵形或长圆形，先端钝、急尖，边缘常再浅裂，基部心形，弯缺深3~4厘米，表面深绿色、粗糙，背面淡绿色，两面沿脉被长柔毛状硬毛，基出掌状脉5条，细脉网状。果实近球形，成熟时金黄色。种子为扁长椭圆形。

药用部分

○ 果

性味：性寒，味苦，无毒。

功效主治：具有润肺燥、降火、祛除痰结、利咽喉、止消渴、利大肠、消痈肿疮毒等功效。主治胸痹、咳嗽，还能使人颜面皮肤润泽。栝楼子炒用，可补虚劳、治口干、润心肺、治吐血、肠风泻血、赤白痢、手面皮肤皱裂。

○ 栝楼根

性味：性寒，味苦，无毒。

功效主治：具有补虚安中、排脓生肌、通利小肠、消肿毒、止小便、通月经、治瘀血等功效。主治消渴、身热烦闷、跌打损伤、各种黄疸、唇干口燥。

实用附方

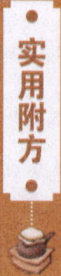

①痰咳不止：栝楼仁30克，文蛤2克，研末，用姜汁澄浓，做成如弹子大小的丸，含化。②热咳不止：用浓茶汤200毫升，蜜200毫升，大熟栝楼实1个，去皮，将瓤入茶蜜汤洗去籽，用碗装，在饭上蒸，至饭熟取出，时时挑三四匙咽下。③肺热痰咳、胸膈塞满：用栝楼仁、半夏汤泡7次，焙研，各取30克，以姜汁打面糊丸如梧桐子大，每次服50丸，饭后以姜汤送下。④小儿痰喘、咳嗽，胸膈有热久不愈：栝楼实1枚，去籽研末，用寒性食面和药做饼子，炙黄再研末，每次服3克，温水化开服，每日3次，效果达到就停服。

鸭跖草

[草部 湿草类] [清热泻火药]

清热利尿的"翠蝴蝶"

[释名] 鸡舌草、碧竹子、竹鸡草、竹叶菜、淡竹叶、耳环草、碧蝉花、蓝姑草。

[来源] 为鸭跖草科植物鸭跖草的全草。

[主要产地] 全国大部分地区均有分布。西藏地区使用的鸭跖草,为同属植物大苞鸭跖草的全草。

[应用] 清热解毒、利水消肿。治水肿、脚气、小便不利、感冒。

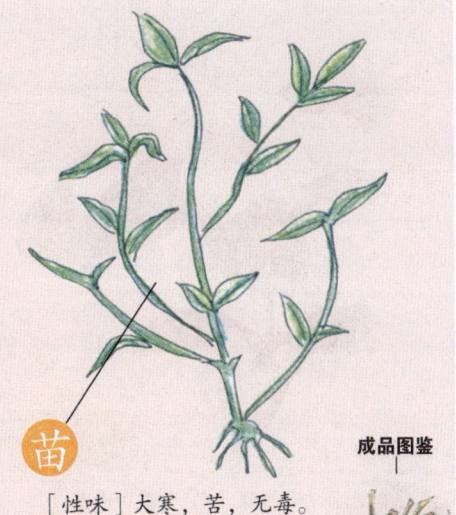

成品图鉴

[性味] 大寒,苦,无毒。
[主治] 水肿、脚气、小便不利。

形态特征

一年生草本,茎圆柱形,肉质,长30~60厘米,下部茎匍匐状,节常生根,节间较长,表面呈绿色或暗紫色,具纵细纹。叶互生,带肉质;卵状披针形,长4~8厘米,宽至2厘米,先端短尖,全缘,基部狭圆成膜质鞘,总状花序,花三四朵,深蓝色,着生于二叉状花序柄上的苞片内;苞片心状卵形,长约2厘米,折叠状,端渐尖,全缘,基部浑圆,绿色;花被6,2列,小形,萼片状,内列3片中的前1片白色,卵状披针形,基部有爪,后2片深蓝色,呈花瓣状,卵圆形,基部亦具爪;雄蕊6,后3枚退化,前3枚发育;蜂蕊1,柱头头状。蒴果椭圆形,压扁状,成熟时裂开。种子呈三棱状半圆形,暗褐色,有皱纹而具窝点,长2~3毫米。

药用部分

○ 苗

性味:性大寒,味苦,无毒。

功效主治:具有清热解毒、消肿散疾等功效。主治瘴疟寒热、痰饮、疔肿、小儿丹毒、发热狂乱、癫痫、大腹胀满不适、全身气肿、热性痢疾、毒蛇狂犬咬伤、痈疽等症。和赤小豆煮食,可通利水气、利小便、治湿痹,还可消除喉痹。

实用附方

①小便不通:鸭跖草30克,车前草30克,捣汁,入蜜少许,空腹服之。②五淋、小便刺痛:鲜鸭跖草枝端嫩叶120克,捣烂,加开水1杯,绞汁调蜜内服,每日3次。体质虚弱者,药量酌减。③治赤白下痢:鸭跖草煎汤日服之。④黄疸性肝炎:鸭跖草120克,猪瘦肉60克,水炖,服汤食肉,每日1剂。⑤高血压:鸭跖草30克,蚕豆花9克,水煎,当茶饮。⑥水肿、腹水:鲜鸭跖草60~90克,水煎服,连服数日。⑦吐血:鸭跖草捣汁内服。⑧关节肿痛、痈疽肿毒、疮疖脓疡:鲜鸭跖草捣烂,加烧酒少许敷患处,一日一换。

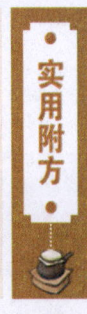

[木部 灌木类][清热泻火药]

栀子

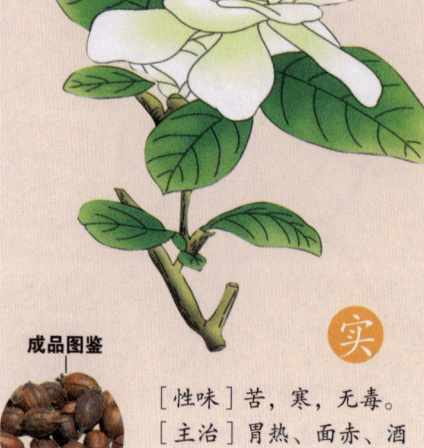

成品图鉴

实

药食两用的传统清热药

[释名] 木丹、越桃、鲜支、卮子。

[来源] 栀子为茜草科植物栀子的果实。

[主要产地] 分布于中南、西南及江苏、安徽、浙江、江西、福建、台湾等地。

[应用] 泻火除烦、清热利湿、凉血解毒，用于治疗热病心烦。

[性味] 苦，寒，无毒。
[主治] 胃热、面赤、酒渣鼻、白癜病、疮疡。

形态特征

常绿灌木，高0.5～2.0米。小枝绿色，幼时被毛，后近无毛。叶对生或三叶轮生，革质，长圆状披针形或卵状披针形，长7～14厘米，宽2～5厘米，两面光滑；有短柄；托叶膜质。花单生于枝端或叶腋，大形，白色，极香；花梗极短，有棱；萼管先端5～6裂，裂片线形，花冠旋卷，高脚杯状，管长约3毫米，裂片5或更多；雄蕊6，着生花冠喉部，花丝极短或缺；子房下位1室，花柱厚。果倒卵形或长椭圆形，有翅状纵棱5～8条，长2.5～4.5厘米，黄色，有5～9条翅状纵棱，先端有条状宿存之萼。种子多数，鲜黄色，扁椭圆形。

药用部分

○实

性味：苦，寒，无毒。

功效主治：能治胃热、面赤、酒渣鼻、白癜病、疮疡等，能疗目赤热痛、心胸烦闷、大小肠大热。能除热毒利小便，通五淋，疗消渴，治黄疸病，解蛊虫毒。能解热郁，行气，治心烦懊侬不得眠，泻三焦火，清胃脘血，治血滞而小便不利。能治吐血衄血、血痢便血、血淋及外伤瘀血等一切血症。还可治热厥头痛、疝气、水火烫伤等。

实用附方

①鼻中衄血：栀子烧灰吹之。屡用有效。②小便不通：栀子仁14个，独头蒜1个，沧盐少许，捣贴脐及囊，良久即通。③血淋涩痛：生栀子末、滑石等份，葱汤下。④下痢鲜血：栀子仁，烧灰，水服5克。⑤酒毒下血：老栀子仁，焙研，每新汲水服5克。⑥热毒血痢：栀子14枚，去皮捣末，炼蜜丸如梧桐子大，每服3丸，日3服，大效。亦可水煎服。⑦临产下痢：栀子，烧研，空心热酒服1匙。甚者不过5服。⑧妇人胎肿属湿热：栀子100克炒研，每服10~15克，米饮下。丸服亦可。⑨热水肿疾：栀子仁炒研，米饮服15克。若上焦热者，连壳用。

[草部 山草药][清热燥湿药]

黄芩

清心热、泻肺火之常用药

[释名] 腐肠、空肠、内虚、经芩、黄文、印关。

[来源] 本品为唇形科黄芩属植物黄芩的根。

[主要产地] 主产于河北、内蒙古、山西、山东、陕西等地。此外，辽宁、黑龙江亦产。

[应用] 降气、排脓、逐水。治燥热烦渴、肺热咳嗽、目赤肿痛。

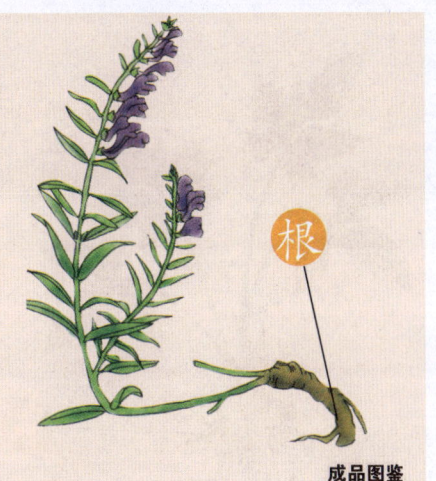

[性味] 平，苦，无毒。
[主治] 燥热烦渴、肺热咳嗽、目赤肿痛。

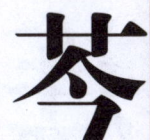
成品图鉴

|形态特征|

多年生草本。主根粗壮，略呈圆锥形，棕褐色。茎四棱形，基部多分枝。单叶对生；具短柄；叶片披针形，全线。总状花序顶生，花偏生于花序一边；花唇形，蓝紫色。茎无毛或被上曲至开展的微柔毛。叶具短柄，披针形至条状披针形，长1.5~4.5厘米，两面无毛或疏被微柔毛，下面密被下陷的腺点。花序顶生，总状，长7~15厘米，常再于茎顶聚成圆锥状；苞片下部者似叶，上部者较小，卵状披针形；花萼长4毫米，盾片高1.5毫米，果时增大；花冠紫色、紫红色至蓝紫色，长2.3~3厘米。小坚果近球形，黑褐色，包围于宿萼中。花期7~10月，果期8~10月。

|药用部分|

○ 根

性味：性平，味苦，无毒。

功效主治：具有降气、排脓、逐水、化瘀、清心热、泻肺火、利小肠、解热渴、补肾阳、安胎、养阴退热等功效。主治黄疸、泻痢、痰热证或胃热所致的消谷善饥、经闭崩漏及腹痛、热毒骨蒸、寒热往来、肠胃不利或五淋、关节烦疼、疔疮乳痈，及流行热病、肺热咳嗽、吐血衄血、目赤肿痛等上部实热证及瘀血症，还可治风热、湿热头痛、痰黄腥臭、肺痿或各种失血证。

实用附方

①治五劳七伤、消渴体瘦、带下及手足发热，用三黄丸：春三月，用黄芩、黄连各120克，大黄90克；夏三月，用黄芩180克，大黄30克，黄连210克；秋三月，用黄芩180克，大黄60克，黄连90克；冬三月，用黄芩90克，大黄150克，黄连60克。三味随时和在一起捣筛，炼蜜丸如黑豆大，每次以米汤送服5丸，日服3次。若病情不减，可增至7丸，服药一月病即愈，每用有效。服药期间忌食猪肉。②治上焦有积热，用三补丸：黄芩、黄檗各等份研末，蒸饼做丸如梧桐子大，每次以白开水送服20丸，以泻五脏之火。

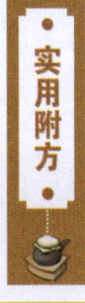

[草部 山草药][清热燥湿药]

黄连

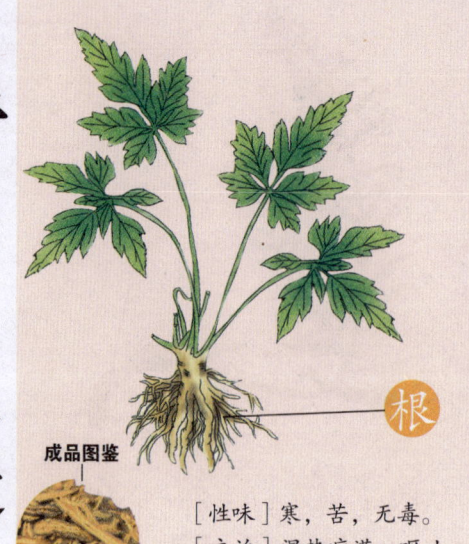

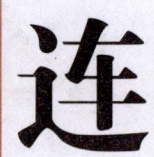
成品图鉴

清热的苦口良药

[释名] 王连、支连。

[来源] 黄连为毛茛科黄连属植物黄连、三角叶黄连及云南黄连的根茎。

[主要产地] 主产于四川、云南、湖北。

[应用] 泻火燥湿。用于目疾流泪、五劳七伤、心腹疼痛、烦躁惊悸、胸中郁热、盗汗、疥疮等症。

[性味] 寒，苦，无毒。
[主治] 湿热痞满、呕吐吞酸、泻痢。

形态特征

多年生草本植物，多分枝，常3～6枝成束，稍弯曲，形如鸡爪，长3～7厘米，单枝直径3～8毫米。外表黄褐色，栓皮剥落处呈红棕色。分枝上有间断横纹，结节膨大，形如连珠，着生多数坚硬的细须根及须根痕，有的表面无横纹而平滑如茎秆，习称过江枝或过桥杆。上部多有褐色鳞片残留，顶端有未去净的残茎或叶柄。质坚实而硬，断面不整齐，皮部暗棕色，木部金黄色，射线有裂隙，中央髓部红黄色，偶有空心。

药用部分

○根

性味：性寒，味苦，无毒。

功效主治：清热燥湿，泻火解毒，有止渴、明目、定惊、益气、润心肺、除水湿、利关节、调肠胃、止血生肌、增强记忆力等功效。主治湿热痞满，呕吐吞酸，泻痢，黄疸，高热神昏，心火亢盛，心烦不寐，血热吐衄，目赤，牙痛，消渴，痈肿疔疮；外治湿疹，湿疮，耳道流脓。用猪肚蒸后做丸，可杀虫除疳积，还可除心窍瘀血，解服药过量所致的烦闷，及巴豆、轻粉的毒性。

实用附方

①治心经实热，用泻心汤：黄连21克，水200～400毫升，煎至140～280毫升，饭前温服，小儿酌减。②治伏暑发热、口渴呕恶、赤白痢疾、消渴、泄泻等病，用黄龙丸：川黄连180克切片，好酒500毫升，煮后焙干研末，调糊做丸如梧桐子大，每次温开水送服50丸，每日3次。③治突然心痛：黄连24克，捣碎，水煎热服。④治眼睛痒痛：乳汁浸黄连，频繁点眼。⑤治肝火痛症：黄连、姜汁炒后研末，粥调糊做丸如梧桐子大，每次以开水送服30丸。或用左金丸：黄连180克，吴茱萸30克，同炒研末，神曲打糊为丸，每次以开水送服三四十丸。

秦皮

[木部 乔木类][清热燥湿药]

清热燥湿、润泽肌肤

[释名] 石檀、盆桂、苦树。

[来源] 秦皮为木樨科植物苦枥白蜡树、尖叶白蜡树或宿柱白蜡树的干燥枝皮或干皮。

[主要产地] 生于阳坡或阔叶林山坡。主产于吉林、辽宁、河北、河南等地。

[应用] 强身健体、清热燥湿、清肝明目、平喘止咳。用于热毒泻痢、目赤肿痛、目生翳障。

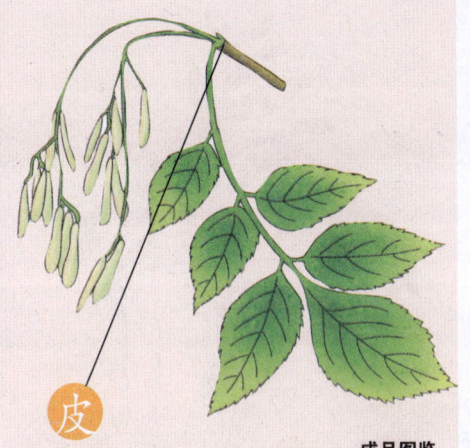

皮

[性味] 微寒,苦,无毒。

[主治] 热毒泻痢、目赤肿痛。

成品图鉴

形态特征

落叶乔木,高12~15米。树皮灰褐色,光滑,老时浅裂。单数羽状复叶,对生;叶轴光滑无毛;小叶通常5片,叶片卵形,顶端1片最大,边缘有浅粗锯齿,上面光滑,下面沿中脉下部之两侧有棕色柔毛。花与叶同时开放,圆锥花序生于当年小枝顶端或叶腋;花小,花萼4裂,无花冠,雄蕊2,雌蕊2,柱头2裂。翅果倒长披针形,窄或稍宽,略隆起,具宿存萼。

药用部分

○ 皮

性味:性微寒,味苦,无毒。

功效主治:具有除热、乌发、清热明目、强身健体等功效。主治风寒湿痹、男子少精、妇女带下、小儿惊痫、发热等症。煎汤长期服用能使皮肤光泽,强壮身体,治疗不育;煎汤洗眼,可治目赤肿痛、迎风流泪;煎煮取澄清液洗眼,治疗红眼病效果很好。

保健运用

○ 秦皮乌梅汤

功效:清热利湿、杀虫。

材料:秦皮12克,乌梅30克。

做法:将秦皮、乌梅洗净,加适量水煎煮,去渣取汁,临服用时加适量白糖调味即可。

实用附方

①赤眼生翳:秦皮30克,水300毫升,煮至140毫升,澄清。日日温洗。一方加滑石、黄连等份。②眼部肿痛:秦皮、黄连各30克,苦竹叶25克,水500毫升,煮取160毫升,饭后温服。③眼弦挑针:乃肝脾积热。锉秦皮,夹砂糖,水煎,调大黄末3克,服用即可改善。④血痢连年:秦皮、鼠尾草、蔷薇根各等份,以水煎取汁,铜器重釜煎成,和丸如梧桐子大,每服5~6丸,每日2服。亦可煎饮。⑤天蛇毒疮,似癞非癞:天蛇,乃草间黄花蜘蛛也。人被其螫,为露水所濡,乃成此疾。以秦皮煮汁2000毫升,饮之即愈。

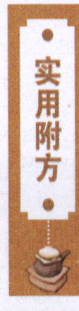

[草部 山草类][清热燥湿药]

苦参

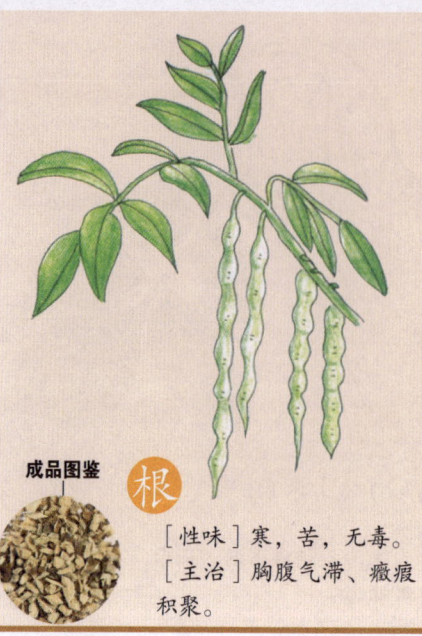

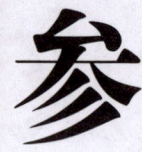
成品图鉴　根

[性味] 寒，苦，无毒。
[主治] 胸腹气滞、癥瘕积聚。

可治皮肤病的外用药

[释名] 水槐、地槐、菟槐、骄槐、白茎、芩茎、禄白、虎麻、苦骨、野槐。
[来源] 苦参为豆科槐属植物苦参的根。
[主要产地] 全国各地均产，主产于山西、湖北、河南、河北。
[应用] 清热、燥湿、杀虫、止皮肤瘙痒。用于热痢、便血、湿疹、湿疮、皮肤瘙痒。

形态特征
落叶半灌木，高1.5~3.0米。根圆柱状，外皮黄白色。茎直立，多分枝，具纵沟；幼枝被疏毛，后变无毛。奇数羽状复叶，长20~25厘米，互生；小叶15~29，叶片披针形至线状披针形，先端渐尖，基部圆，有短柄，全缘，背面密生平贴柔毛；托叶线形。总状花序顶生，长15~20厘米，被短毛，苞片线形；萼钟状，扁平；花冠蝶形，淡黄白色。荚果线形，先端具长喙，成熟时不开裂，长5~8厘米。种子间微缢缩，呈不明显的串珠状，疏生短柔毛。种子3~7颗，近球形，黑色。花期6~7月，果期7~9月。

药用部分

○ 根

性味：性寒，味苦，无毒。

功效主治：具有逐水、补中、消痈、安神、补肝胆、调五脏、降胃气、利九窍、疗恶疮、开胃轻身、清利湿热、醒酒止渴、明目止泪等功效。主治胸腹气滞、癥瘕积聚、热毒痈肿、麻风病、黄疸、淋症、阴部瘙痒等病症。本品放酒中泡饮，可杀虫治疥疮；炒灰存性用米汤送服可治疗便血及热痢。

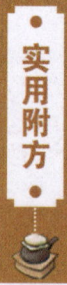

实用附方

①治热病发狂：苦参末炼蜜调丸如梧桐子大，每次以薄荷汤送服10丸，也可取末6克，以水煎服。②治伤寒结胸、闷痛高热：苦参30克，醋600毫升，煮至240毫升，饮服取吐即愈。服药后盖厚衣被发汗为好。③治小儿身热：苦参煎汤洗浴有效。④治恶心、胸痛：苦参90克，苦酒300毫升，煮取120毫升，分2次服。⑤治小腹热痛：苦参90克，苦酒300毫升，煎服取吐以解毒。⑥治血痢不止：苦参炒焦，研末，水调做丸如梧桐子大，每次以米汤送服15丸。⑦治肺热生疮布满全身者：苦参末、粟米汤调和做丸如梧桐子大，每次空腹时以米汤送服50丸。

[草部 山草药] [清热燥湿药]

白鲜

赶走一切热毒风

[释名] 白膻、白羊鲜、地羊鲜、金雀儿椒。

[来源] 白鲜皮为芸香科植物白鲜的根皮。

[主要产地] 主产于辽宁、河北、山东、江苏、山西、内蒙古、吉林、黑龙江等地。

[应用] 清热燥湿、泻火解毒、祛风止痒。主治小儿惊痫、恶风、头痛、眼疼等症。

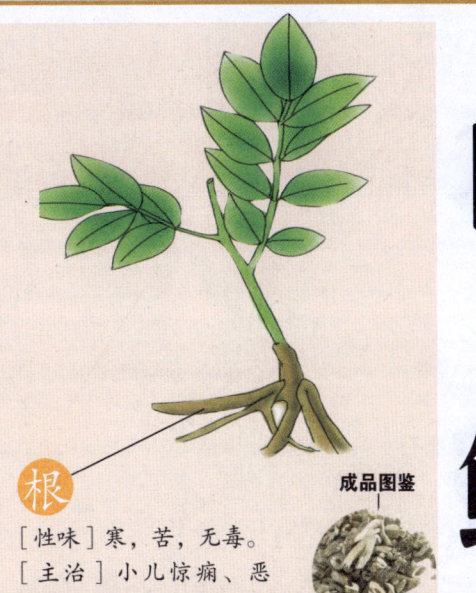

根

成品图鉴

[性味] 寒，苦，无毒。
[主治] 小儿惊痫、恶风、头痛。

形态特征

多年生草本，全株具香气。根数条丛生。茎直立，高50～65厘米。羽状复叶互生，小叶9～13片，卵形至椭圆形，长3～9厘米，宽1.5～4.0厘米，先端短尖，边缘具细锯齿，基部宽楔形，两面密布腺点；叶柄及叶轴两侧有狭翼。总状花序顶生，密被柔毛及腺点；花白色或淡红色，萼片5；花瓣5，雄蕊10；子房上位。蒴果5裂，表面散布棕黑色油腺和白色细柔毛。种子近球形，先端短尖，黑色，有光泽。花期4～5月，果期6月。

药用部分

○ 根皮

性味：性寒，味苦，无毒。

功效主治：有通关节、利九窍及血脉、通小肠水气，解热黄、酒黄、急黄、谷黄、劳黄等功效。主治头风黄疸、咳逆淋漓、女子阴中肿痛、湿痹死肌、四肢不利、小儿惊痫、妇人产后余痛，及一切热毒风、恶风、风疮疥癣赤烂、头痛、眼疼等病症。其花同功，并可治肺咳。

实用附方

①鼠瘘已破，出脓血者：白鲜皮煮汁，服200毫升，当吐若鼠子也。②产后中风，体虚不可服他药者：白鲜皮用新汲水600毫升，煮取200毫升药汁，温服。③治肺藏风热、毒气攻皮肤瘙痒、胸膈不利、时发烦躁：白鲜皮、防风（去叉）、人参、知母（焙）、沙参各30克，黄芩（去黑心）1克，捣为散，每服4克，水300毫升，煎至200毫升，温服，服后临卧。④治痫黄：白鲜皮、茵陈蒿各等份，水400毫升，煎服，日2服。⑤治痘：把黄芩6克，黄连6克，黄柏6克，白鲜皮6克，一起研磨成粉状，用清水调成糊状抹在痘痘上，30分钟后洗掉即可。

[草部 湿草类][清热凉血药]

木贼

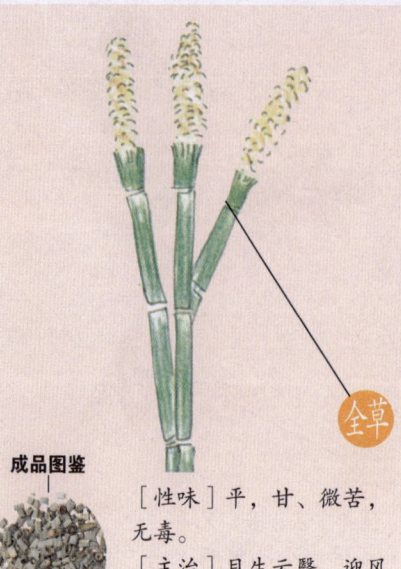

成品图鉴

全草

疏风解热的眼病良药

[释名] 木贼草、锉草、节骨草、无心草、节节草、擦草、擦桌草。

[来源] 为木贼科植物木贼的全草。

[主要产地] 主产于东北及陕西、湖北等地。

[应用] 疏风散热、解肌退翳。主治外感风热之目赤多泪，目生翳膜。

[性味] 平，甘、微苦，无毒。

[主治] 目生云翳、迎风流泪、喉痛、痈肿

形态特征

一年或多年生草本蕨类植物。根茎短，棕黑色，匍匐丛生；营养茎与孢子囊无区别，多不分枝，高达6厘米以上，直径4～10毫米，表面具纵棱18～30条，粗糙，灰绿色，有关节，节间中空，节部有实生的髓心。叶退化成鳞片状，基部连成筒状鞘，叶鞘基部和鞘齿部有暗褐色的圈，上部淡灰色，鞘片背上有两条棱脊，形成浅沟。孢子囊生于茎顶，长圆形，无柄，具小尖头。干燥全草，呈长管状，中空有节，不分枝。质脆，易折断，断面中空，内有薄瓤。

药用部分

○ 全草

性味：性平，味甘、微苦，无毒。

功效主治

有疏风散热、解肌退翳、益肝胆、祛风湿、止血等功效。主治目生云翳、迎风流泪、肠风下血、血痢、疟疾、脱肛、喉痛、痈肿等症。

保健运用

○ 目赤头痛饮

功效：凡身热目赤、目涩羞明、头晕涨痛、大便不畅、胸闷烦热者，服用此汤皆有效。

材料：苦瓜1个，苋菜2株，木贼草25克，盐少许。

做法：苦瓜洗净，去籽，切块；苋菜去根，整株洗净；木贼草洗净。三种材料放入锅中，加水1000毫升，煲煮至300毫升，加盐调味即可。

实用附方

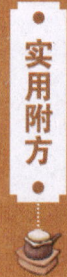

①目昏多泪：用木贼（去节）、苍术（泔浸）各等份，共研末，每次服6克，用茶水调下，或制成蜜丸服用也可以。②急性喉痹：用木贼（以牛粪火烧存性），每次用冷水服3克，血出就好了。③舌硬出血：用木贼煎水漱口。④肠痔下血，多年不止：用木贼、枳壳各60克，干姜30克，大黄7.5克，都放入铫内炒黑存性，共研末，每次服6克，用粟米饮调下，效果特别好。⑤脱肛：用木贼烧存性，研末搽上，按入就好了。⑥血痢不止：木贼15克，水煎温服，一日一服。⑦泻血不止：方同上，每日2服。

牡丹

[草部 芳草类][清热凉血药]

疗恶寒发热的常用药

[释名] 鼠姑、鹿韭、百两金、木芍药、花王。

[来源] 为毛茛科植物牡丹的根皮。

[主要产地] 主产于安徽、四川、甘肃、陕西、湖北、湖南、山东、贵州等地。此外，云南、浙江亦产。以四川、安徽产量最大。

[应用] 养血和肝、散郁祛瘀。

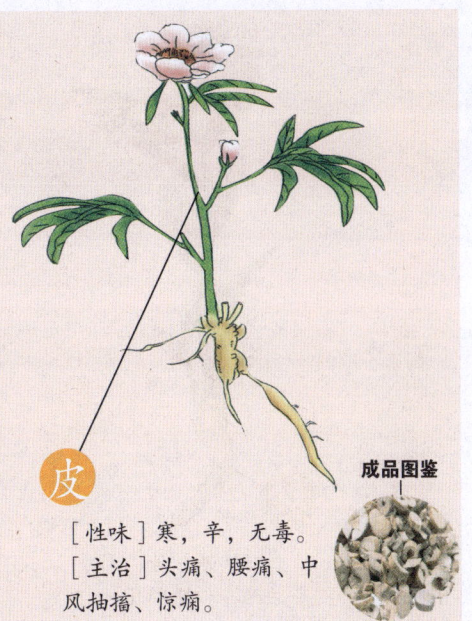

皮

成品图鉴

[性味] 寒，辛，无毒。
[主治] 头痛、腰痛、中风抽搐、惊痫。

形态特征

多年生落叶小灌木，生长缓慢，株型小，株高多在0.5～2.0米之间；根肉质，粗而长，中心木质化，长度一般在0.5～0.8米，极少数根长度可达2米；根皮和根肉的色泽因品种而异；枝干直立而脆，圆形，因从根茎处丛生数枝而呈灌木状，当年生枝光滑，黄褐色，常开裂而剥落；叶互生，叶片通常为二回三出复叶，枝上部常为单叶，小叶片有披针、卵圆、椭圆等形状，顶生小叶常为2～3裂，叶上面深绿色或黄绿色，下为灰绿色，光滑或有毛；总叶柄长8～20厘米，表面有凹槽；花单生于当年枝顶，两性，花大色艳，形美多姿，花径10～30厘米；花的颜色有白、黄、粉、红、紫红、紫、墨紫（黑）、雪青（粉蓝）、绿、复色十大色；种子类圆形，成熟时为黄色，老时变成黑褐色，成熟种子直径0.6～0.9厘米。

药用部分

○皮

性味：性寒，味辛，无毒。

功效主治：具有清热凉血、活血消瘀等功效。主治头痛、腰痛、中风抽搐、惊痫、吐衄、便血、骨蒸劳热、闭经、痈疮、跌打损伤等症。临床主要用于治疗肝郁火旺而致的发热、盗汗或自汗、头痛目涩、颊赤口干、月经不调等。

实用附方

①治疝气偏坠胀痛：牡丹皮、防风各等份研末，以酒送服6克，疗效好。②治外伤瘀血：牡丹皮60克，虻虫21枚，熬后共捣末，每日温酒送服5～6克。③治下部生疮溃烂：牡丹皮末以开水送服5～6克，每日3次。④解虫毒：牡丹皮捣烂研末，每次服3克，一日3次。⑤妇人白崩：扶桑皮240克，牡丹皮120克，升麻、牡蛎（煅）各30克，将上述药材混合后，每次用30克与酒400毫升，煎至200毫升即可，可于每次吃饭前饮用。

[草部 山草类][清热凉血药]

紫草

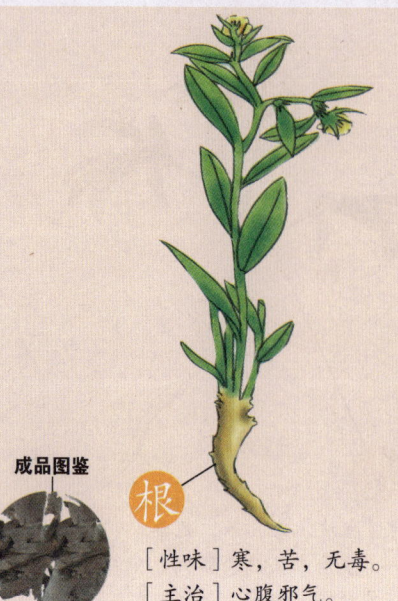

成品图鉴

根

[性味] 寒，苦，无毒。
[主治] 心腹邪气。

女性排毒养颜之佳品

[释名] 紫丹、茈草、地血、鸦衔草。

[来源] 为紫草科植物紫草、新藏假紫草或滇紫草的根。

[主要产地] 主产于我国山西、河北、河南、辽宁等省。

[应用] 补中益气、活血凉血。用于血热毒盛、斑疹紫黑、麻疹不透、水火烫伤等症。

形态特征

多年生草本植物，高50~90厘米。根粗大，肥厚，圆锥形，略弯曲，全株密被白色粗硬毛。单叶互生，叶片长圆状披针形至卵状披针形，两片均被糙伏毛。总状聚伞花序，顶生或腋生，花冠白色。小坚果卵球形，灰白色或淡黄褐色，平滑，有光泽。

药用部分

○根

性味：性寒，味苦，无毒。

功效主治：具有补中益气、活血凉血、利大肠、利九窍等功效。主治心腹邪气、五疸、腹肿胀满痛、恶疮癣、斑疹痘毒等症。

保健运用

○紫草猪骨汤

功效：凉血益肝。

材料：紫草30克，猪骨200克，鸡蛋4个，肉汤500克，酱油、盐、味精各少许。

做法：将猪骨砸开，洗净，与紫草同煎40分钟，去渣留汁。将肉汤与紫草猪骨汁混合后滚沸5分钟，将鸡蛋逐个打破（弃壳）后下入锅内，待鸡蛋熟后，加入酱油、盐、味精等调味即成。

用法：佐餐食用。

实用附方

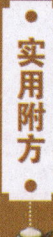

①消解痘毒：紫草3克，陈皮1.5克，葱白7厘米，以新汲水煎服。②婴童痘疹：紫草60克，以200毫升百沸汤泡茶，盖严勿使漏气，待温时服10毫升，则疮虽出亦轻。大便利者，勿用。煎服亦可。③痈疽便闭：紫草、栝楼仁各等份，以新水煎服。④小儿白秃：紫草煎汁涂之。⑤小便卒淋：紫草30克，为散，每餐前用井华水服6克。⑥产后淋漓不净：方同⑤。⑦恶虫咬人：紫草煎油涂之。

玄参

[草部 山草类][清热凉血药]

男女泌尿生殖系统疾病的首选药

[释名] 黑参、玄台、重台、鹿肠、正马、逐马、馥草、野脂麻、鬼藏。

[来源] 为双子叶植物玄参科玄参的干燥根。

[主要产地] 主产于浙江、四川、湖北。此外，贵州、湖南、江西等地亦产。以浙江产量大，质量好。

[应用] 用于温热病、津伤便秘。

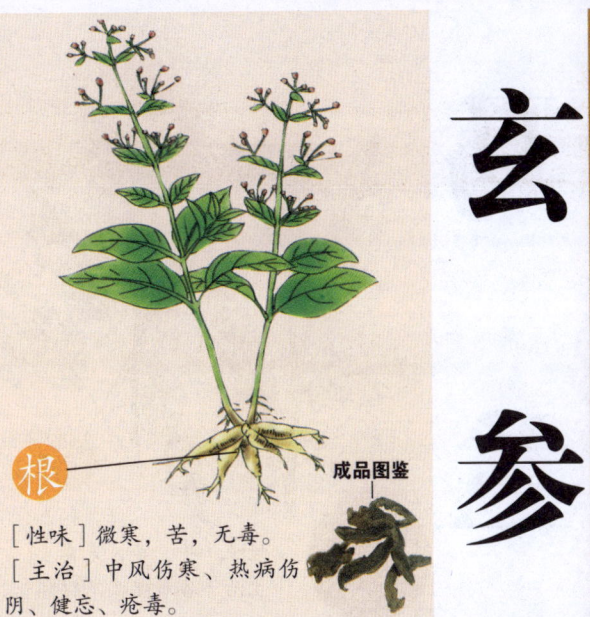

根 成品图鉴

[性味] 微寒，苦，无毒。
[主治] 中风伤寒、热病伤阴、健忘、疮毒。

形态特征

多年生草本。根长圆柱形或纺锤形。茎具四棱，有沟纹。下部叶对生，上部叶有的互生，叶卵形至披针形，长10～15厘米，边缘具细锯齿，齿缘反卷，骨质，并有突尖。聚伞圆锥花序大而疏散，轴上有腺毛；花萼5裂，裂片边缘膜片；花冠褐紫色，上唇长于下唇；退化雄蕊近圆形。蒴果卵形。花期7～8月，果期8～9月。

药用部分

○根

性味：性微寒，味苦，无毒。

功效主治：具有强阴益精、除烦解毒、补肾气、明目等功效。主治中风伤寒、心惊烦躁、骨蒸劳热、自汗盗汗、津伤便秘、吐血衄血、咽喉肿痛、心腹痛、痛肿、瘰疬、目赤、健忘、白喉、疮毒等病症。

保健运用

○玄参炖猪肝

功效：养肝明目。适用于肝阴不足之目干涩、昏花、夜盲、慢性肝病等症。

材料：玄参15克，猪肝500克，葱末、姜末、酱油、白糖、料酒、水淀粉各适量。

做法：将猪肝洗净，与玄参同放入铝锅内，加水适量，煮1小时，捞出猪肝，切成小片备用。锅内加菜油，放入葱末、姜末，稍炒一下，再放入猪肝片；取酱油、白糖、料酒少许，兑加原汤少许，以水淀粉勾芡收汁。将透明汤汁倒入猪肝片中，拌匀即成。

用法：佐餐食用。

实用附方

①颈部淋巴结核：玄参渍酒，日日饮之。②年久瘰疬：生玄参捣敷上，日二易之。③小肠疝气：玄参，炒，为丸，每服4.5克，空腹酒服，出汗即效。④发斑咽痛：用玄参、升麻、甘草各15克，水900毫升，煎至500毫升，温服。⑤三焦积热：玄参、黄连、大黄各30克，为末，炼蜜丸如梧桐子大。每服三四十九，白汤下，小丸粟米大。⑥鼻中生疮：玄参末涂之，或以水浸软，塞之。

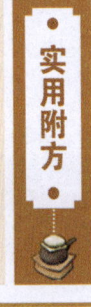

[草部 湿草类][清热凉血药]

马兰

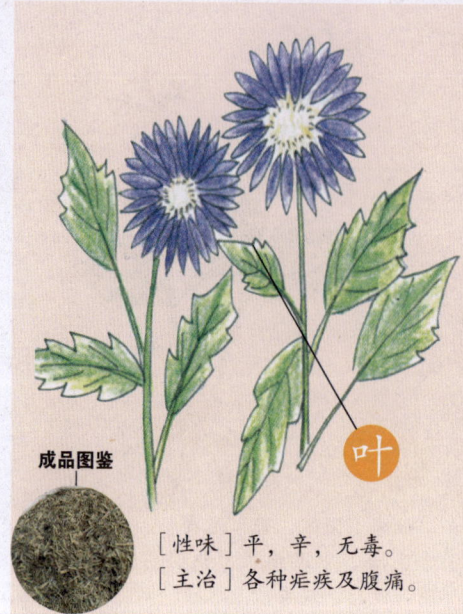

成品图鉴

摆脱痔疮的天然良药

[释名] 紫菊。
[来源] 马兰为菊科植物马兰的全草及根。
[主要产地] 中国南方各地有分布，中国北方也有分布，在山东东营等地大量种植。
[应用] 清热解毒、散瘀止血、利湿、消食、消积。用于感冒发烧、咳嗽、急性咽炎、扁桃体炎、流行性腮腺炎。

[性味] 平，辛，无毒。
[主治] 各种疟疾及腹痛。

形态特征

多年生草本，地下有细长根状茎，匍匐平卧，白色有节。初春仅有基生叶，茎不明显，初夏地上茎增高，基部绿带紫红色，光滑无毛。单叶互生近无柄，叶片倒卵形、椭圆形至披针形。秋末开花，头状花序。瘦果扁平倒卵状，冠毛较少，弱而易脱落。茎直立，高30～80厘米。茎生叶披针形、倒卵状长圆形，长3～7厘米，宽1.0～2.5厘米，边缘中部以上具2～4对浅齿，上部叶小，全缘。头状花序呈疏伞房状，总苞半球形，直径6～9毫米，总苞片2～4层。边花舌状，紫色；内花管状，黄色。嫩茎叶可作蔬菜；全草亦入药。

药用部分

○根、叶

性味：性平，味辛，无毒。

功效主治：有破瘀血、养新血、止吐衄、愈金疮、止血痢、解酒疸及治各种菌毒、虫毒之功效，主治各种疟疾及腹痛、痔疮等症。生品捣烂外敷可疗毒蛇咬伤。

实用附方

①治各种疟疾寒热往来：用赤脚马兰捣烂成汁加水少许，在发作之日的早晨服用，或加少许糖也可。②治肠扭转疼痛：用马兰根、叶细嚼咽汁可立即止痛。③治外伤出血：用马兰与旱莲草、松香、皂树叶共研细末擦伤口。④治疗丹毒：用马兰、甘草，以醋敲打后涂擦患处。⑤预防流行性感冒：马兰9克，紫金牛12克，大青木根、栀子根、金银藤各15克，水煎服，每日1～2次。上药为成人1日量。大多数人都可服用，可按人数加量煎服。于流行期间连服3～5日。⑥流行性腮腺炎：马兰根6克（鲜品9克），水煎分3次服，每日1剂。

酢浆草

[草部 石草类] 清热凉血药

通利二便的良草

[释名] 酸浆、赤孙施、三叶酸、三角酸、酸母、雀儿酸、雀林草。

[来源] 酢浆草为酢浆草科植物酢浆草的全草。

[主要产地] 全国各地均有分布。

[应用] 清热利湿、凉血散瘀、消肿解毒。治泄泻、咽喉肿痛、疥癣、痔疾、脱肛、跌打损伤。

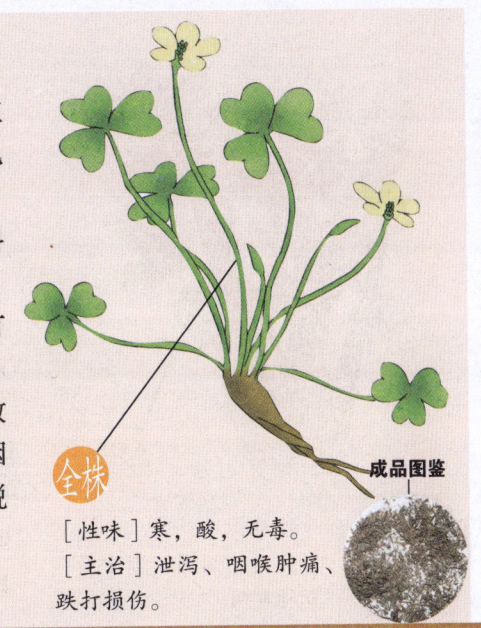

全株　成品图鉴

[性味] 寒，酸，无毒。
[主治] 泄泻、咽喉肿痛、跌打损伤。

|形态特征|

多年生草本，全体有疏柔毛，茎匍匐或斜升，多分枝。叶互生，掌状复叶有三小叶，倒心形，小叶无柄。花黄色，喜向阳、温暖、湿润的环境，夏季炎热地区宜遮半阴，抗旱能力较强，不耐寒，一般园土均可生长，但以腐殖质丰富的沙质壤土生长旺盛，夏季有短期的休眠。

|药用部分|

○ 全株

性味：性寒，味酸，无毒。

功效主治：具有清热止渴、杀虫等功效，主治五淋、赤白带下等症。捣烂外敷可治恶疮；煎汤熏洗可治痔痛脱肛，甚效。

|保健运用|

○ 酢浆草腹皮汤

功效：清热利湿、理气消滞。

材料：酢浆草、大腹皮各15克，火炭母30克，猪瘦肉150克，陈皮6克，生姜10克，大枣5枚。

做法：将猪瘦肉洗净，斩成小块，其他用料洗净（生姜拍烂），备用。全部用料放入锅内，加水适量，小火煮1.5～2小时，加盐调味即可。

实用附方

①治水泻：酢浆草9克冲泡，加红糖蒸服。②治痢疾：酢浆草研末，每服15克，以开水送服。③治湿热黄疸：酢浆草30～45克，水煎2次，分服。④治血淋、热淋：酢浆草取汁，入蜜同服。⑤治尿结、尿淋：酢浆草60克，甜酒60克，共同煎水服，日服3次。⑥治二便不通：酢浆草20克，车前草12克，捣汁入砂糖3克，调服200毫升。不通再服。⑦治小便不通、气满闷：酢浆草12克，研取自然汁，与醇酒和服；不饮酒，用甘草7厘米，生姜一枣大，锉，同研，用井华水100毫升，滤取汁和服亦可。

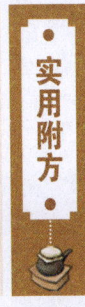

[菜部 荤菜类][清热解毒药]

水芹

去伏热、治烦渴

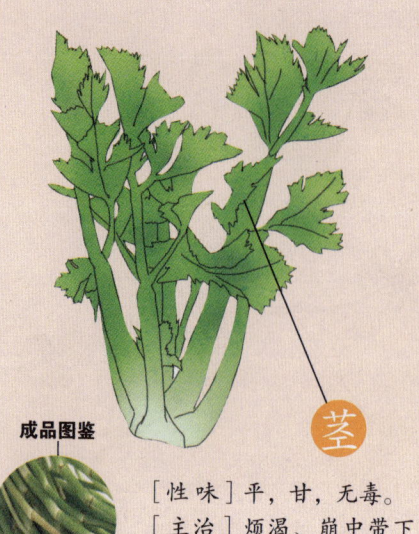

成品图鉴

茎

[释名] 芹菜、水英、楚葵。
[来源] 为伞形植物水芹的全草。
[主要产地] 喜生于低湿洼地或水沟中。分布于河南、江苏、浙江、安徽、江西、湖北、湖南、广东、广西等地。
[应用] 清热利湿、止血、降血压。用于感冒发热、呕吐腹泻、尿路感染、崩漏、白带、高血压。

[性味] 平，甘，无毒。
[主治] 烦渴、崩中带下、五种黄病。

形态特征

多年生湿生或水生草本，全体光滑无毛，具匍匐茎，茎圆柱形，中空，长可达1米，直立或由匍匐的基部向上伸直，上部多分枝，常伸出水面，下部每节略膨大，茎有纵条纹，表面绿色。复叶互生，具柄及叶鞘，鞘两边呈膜状；叶片1~2回羽状分裂；小叶或裂片卵圆形至菱状披针形，先端尖，边缘具大小不等的尖齿或圆齿状锯齿。

药用部分

○ 茎

性味：性平，味甘，无毒。

功效主治：具有止血养精、杀石药毒、保血脉、去伏热、利口齿、利大小肠、益气等功效，可治烦渴、崩中带下、五种黄病等病症。捣汁服，饮汁，可去小儿暴热、大人酒后热、鼻塞身热、头中风热。

○ 花

性味：性寒，味苦，无毒。

功效主治：脉溢。

实用附方

①小儿吐泻：水芹洗净，切细，煮汁饮之，不拘多少。②小便淋痛：水芹白根者，去叶捣汁，井水和服。③小便出血：水芹捣汁，日服120~140毫升。④治高血压、肝火头痛、头昏目赤：粳米100克，煮粥，将熟时加入洗净切碎的芹菜150克同煮，用冰糖（或白糖）调味食用。⑤治产后腹痛：干芹菜60克，水煎加红糖和米酒适量调匀，空腹徐徐饮服。⑥治血丝虫病：芹菜茎适量，水1碗煮沸，加适量白糖，每日早晚各服1次；或用芹菜茎同茶泡服，慢性患者可连服10~20天。⑦治糖尿病：鲜芹菜500克，洗净捣汁，每日分3次服，连服数日。

忍冬

[草部 蔓草类] [清热解毒药]

香气浓，能止痛

[释名] 金银藤、鸳鸯藤、鹭鸶藤、老翁须、左缠藤、金钗股、通灵草、蜜桶藤。

[来源] 为忍冬科植物忍冬的干燥茎枝和花。

[主要产地] 北起东北三省，南到广东、海南，东从山东，西到喜马拉雅山均有分布。

[应用] 止痛消肿、散热解毒。治寒热身肿，疗一切风湿气病。

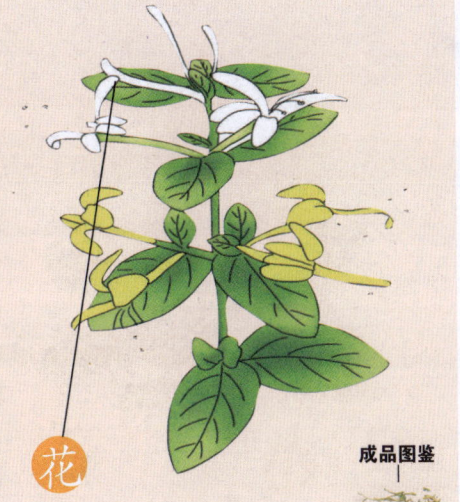

成品图鉴

[性味] 温，甘，无毒。

[主治] 寒热身肿、风湿气病。

形态特征

为忍冬科多年生半常绿缠绕木质藤本植物。其花初开为白色，后转为黄色呈棒状，上粗下细，略弯曲，长2~3厘米，上部直径3毫米，下部直径1.5毫米，表面黄白色或绿白色，密被短柔毛。偶见叶状苞片，花萼绿色、先端5裂，裂片有毛，长约2毫米，开放者花冠筒状，先端二唇形，雄蕊5，附于筒壁，黄色；雌蕊1，子房无毛，气清香，味淡微苦。

药用部分

○花

性味：性温，味甘，无毒。

功效主治：具有止痛消肿、散热解毒等功效。主治寒热身肿、腹部胀满、热毒血痢、风湿气病、肿毒、痈疽、疥癣、梅毒等。久服身体轻健，延年益寿。

保健运用

○薄荷忍冬茶

功效：清热解毒，治疗风热感冒所引起的头痛目赤、咽喉肿痛。

材料：忍冬、薄荷叶、绿茶各适量。

做法：将忍冬、薄荷叶、绿茶一起用开水冲泡后直接饮用。

用法：代茶饮用。

实用附方

①治一切肿毒：不管已溃未溃，或者初起发热，用忍冬采花连茎叶自然汁半碗，煎取3克服，用渣外敷。败毒托里、散气和血效果好，也可治疗疔疮便毒、喉痹乳蛾。②敷肿拔毒：忍冬藤大者烧灰存性，叶焙干研末各9克，大黄焙干，研末12克，凡是肿毒初发，用水酒调擦四周，留小孔让其泄气。

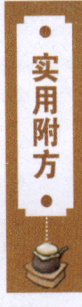

[菜部 柔滑类] [清热解毒药]

蒲公英

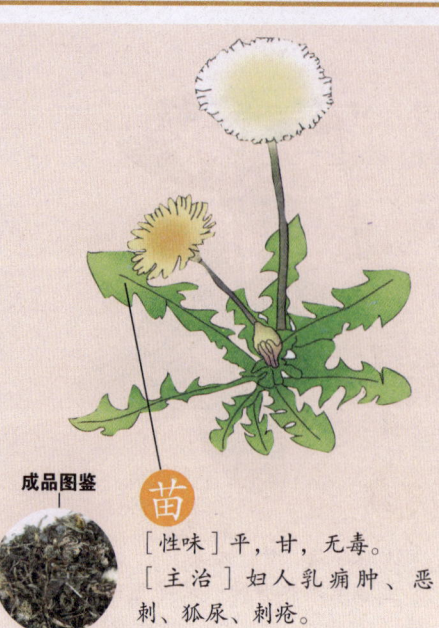

成品图鉴

苗

治女性乳房病的上等药

[释名] 構耨草、金簪草、黄花地丁。
[来源] 蒲公英为菊科蒲公英属植物蒲公英的全草。
[主要产地] 全国各地均有分布。
[应用] 用于上呼吸道感染、结膜炎、流行性腮腺炎、糖尿病、胃炎、痢疾等病证。

[性味] 平，甘，无毒。
[主治] 妇人乳痈肿、恶刺、狐尿、刺疮。

形态特征
多年生草本植物，高10~25厘米，含白色乳汁。根深长，单一或分枝，外皮黄棕色。叶根生，排成莲座状，狭倒披针形，大头羽裂，裂片三角形，全缘或有数齿，先端稍钝或尖，基部渐狭成柄，无毛藪，有蛛丝状细软毛。花茎比叶短或等长，结果时伸长，上部密被白色蛛丝状毛。头状花序单一，顶生，长约3.5厘米；总苞片草质，绿色，部分淡红色或紫红色，先端有或无小角，有白色蛛丝状毛。

药用部分
○苗

性味：性平，味甘，无毒。

功效主治
有解食毒、散滞气、化热毒、消恶肿、消结核、乌须发、壮筋骨等功效。治妇人乳痈肿，水煮汁饮及外敷即消。白汁涂。

保健运用
○蒲公英茶

功效：清热解毒。
材料：干燥蒲公英75克，水1000毫升。
做法：将蒲公英洗净，放入锅中，加水淹过蒲公英。大火煮沸后盖上锅盖，小火熬煮1小时。滤除茶渣，待凉后即可饮用。

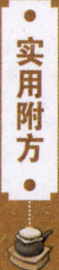

实用附方

①乳痈红肿：蒲公英30克，忍冬藤60克，捣烂，水600毫升，煎取300毫升，食前服。睡觉病即去矣。②疔疮疗毒：蒲公英捣烂覆之，别更捣汁，和酒煎服，取汗。③多年恶疮：蒲公英捣烂贴于患处。④急性结膜炎：蒲公英30克，菊花9克，薄荷6克（后下），车前子12克（布包），煎服。⑤急性黄疸型肝炎：蒲公英、茵陈蒿、土茯苓、白茅根、田基黄各25克，水煎服。⑥急性阑尾炎：蒲公英30克，地耳草、半边莲各15克，泽兰、青木香各9克，水煎服。⑦慢性胃炎：蒲公英30克，橘皮18克，砂仁9克。混合共研，每服0.6~0.9克。

[草部 山草类] 清热解毒药

白头翁

治温疟寒热，疗金疮

[释名] 野丈人、胡王使者、奈何草。

[来源] 入药的药材为毛茛科植物白头翁的干燥根，其茎叶、花也可作药用。

[主要产地] 华北、江苏、东北等地均有分布。多野生，亦可作花卉或药用植物栽培。

[应用] 主治热毒痢疾、鼻衄。

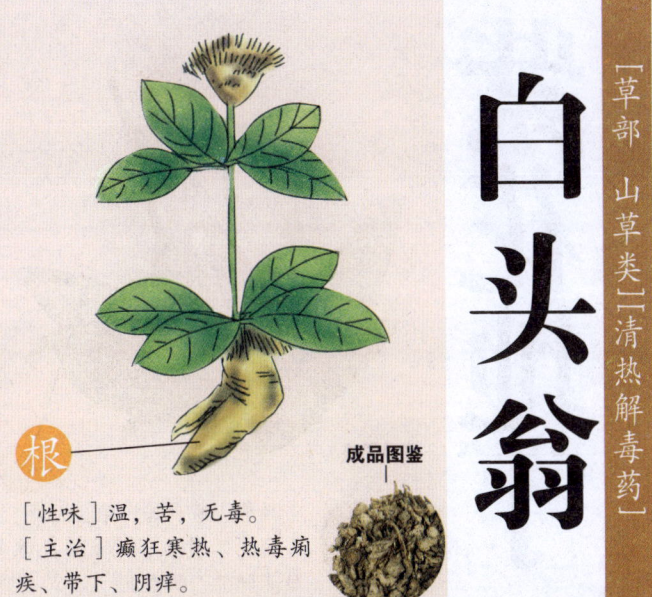

根　成品图鉴

[性味] 温，苦，无毒。
[主治] 癫狂寒热、热毒痢疾、带下、阴痒。

形态特征

多年生本草，高10～40厘米，全株密被白色长柔毛。主根较肥大。叶根出，丛生，复叶，小叶再分裂，裂片倒卵形或矩圆形。花先叶开放，单一，顶生，紫色，卵状长圆形或圆形，外被白色柔毛。果实较多，聚在一起，呈头状。

药用部分

○根

性味：性温，味苦，无毒。

功效主治：具有活血止痛、暖腰膝、明目、消赘等功效。主治癫狂寒热、癥瘕积聚、鼻衄、赤痢腹痛、齿痛、骨节疼痛、瘰疬瘿瘤及一切风邪所致的疾病。

○茎叶

性味：性寒，味苦。

功效主治：能暖腰膝、明目、消赘，可治一切风气。全草可治水肿及心脏病。

○花

性味：性微寒，味苦。

功效主治：治疟疾寒热、白秃头疮。

实用附方

①治热痢下重：白头翁60克，黄连、黄柏、秦皮各90克，以水1400毫升，煮取400毫升，去滓，温服200毫升，不愈更服。②治腹内冷痛：白头翁30克，黄丹60克（并白头翁入铁瓶内烧令通赤），干姜30克（炮裂，锉），芰苢子30克（以水淘去浮者，煮令芽出，曝干，炒令黄黑色），白矾60克（烧令汁尽）。上述药捣为末，以醋煮面糊和丸，如梧桐子大，以粥饮下10丸。③治冷劳泻痢：白头翁（去芦头）15克，艾叶60克（微炒），上二味为末，用米醋200毫升，入药一半，先熬成糊，入余药末，和丸如梧桐子大，每服30丸。

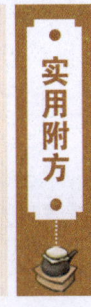

紫花地丁

[草部 湿草类][清热解毒药]

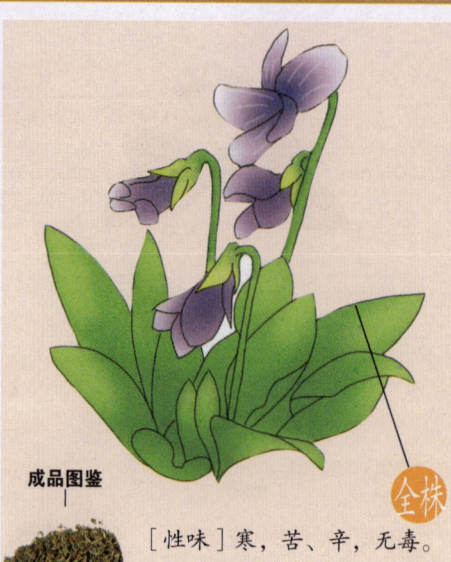

成品图鉴　全株

无名肿疮一扫而光

[释名]箭头草、独行虎。
[来源]干燥全草。
[主要产地]全国大部分地区均有产。
[应用]清热解毒，凉血消肿。主治目赤肿痛、咽炎；外敷治跌打损伤、痈肿、毒蛇咬伤。

[性味]寒，苦、辛，无毒。
[主治]黄疸、痢疾、乳腺炎、目赤肿痛、咽炎。

形态特征

多年生草本，高7～14厘米，无地上茎，地下茎很短，主根较粗。叶基生，狭披针形或卵状披针形，边缘具圆齿，叶柄具狭翅，托叶钻状三角形，萼片卵状披针形，花瓣紫堇色；花期4～5月，紫色小花，秋后茎叶仍青绿如初，花旁伴有针状小果。直至冬初，地上部分才枯萎，因此是极好的地被植物，也可栽于庭院，装饰花园或草坪。

药用部分

○ 全株

性味：性寒，味苦、辛，无毒。

功效主治：清热解毒，凉血消肿。主治黄疸、痢疾、乳腺炎、目赤肿痛、咽炎；外敷治跌打损伤、痈肿、毒蛇咬伤等。治一切痈疽发背、疔肿瘰疬、无名肿毒恶疮。

保健运用

○ 四圣消毒饮

功效：清热消肿、排出毒素，可治疗面部疮痘。

材料：金银花、菊花、紫花地丁、青天葵（合称为四圣）、蒲公英各适量。

做法：将所有药材清洗干净，水煮滚后将所有药材加入煎煮，滚后汤汁入味即可熄火。

实用附方

①黄疸内热：地丁末，酒服9克。②喉痹肿痛：紫花地丁叶，入酱少许，研膏，点入取吐。③痈疽恶疮：紫花地丁（连根）、苍耳叶等份，捣烂，酒200毫升，搅汁服。④痈疽发背，无名诸肿，贴之如神：紫花地丁草，三伏时收，以白面和成，盐、醋浸一夜贴之。⑤一切恶疮：紫花地丁根，晒干，以罐盛，烧烟对疮熏之，出黄水，取尽愈。⑥瘰疬疔疮、发背诸肿：紫花地丁根去粗皮，同白蒺藜为末，油和涂神效。⑦疔疮肿毒：用紫花地丁草捣汁服，虽极者亦效。

感冒退热有奇效

[释名] 大青叶、臭大青。

[来源] 为十字花科植物菘蓝的干燥叶。

[主要产地] 大青叶主产于江苏、安徽、河北、河南、浙江等地。

[应用] 清热解毒、凉血止血。用于外感热病、热盛烦渴、咽喉肿痛、外伤出血。

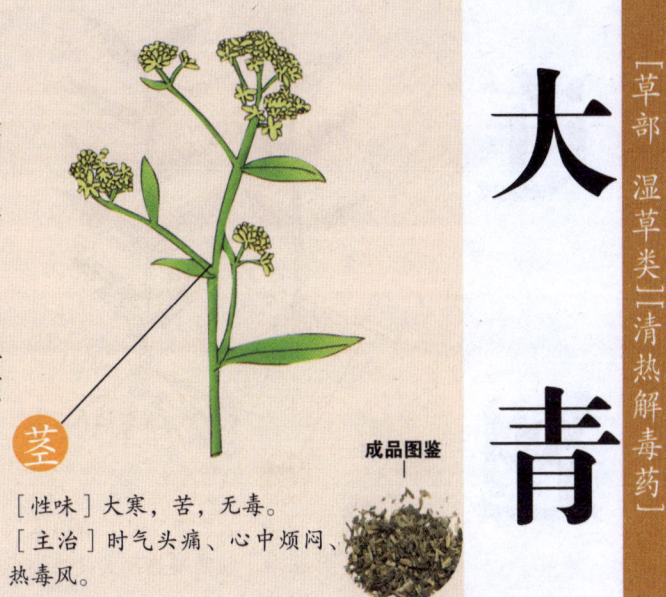

茎

成品图鉴

[性味] 大寒，苦，无毒。
[主治] 时气头痛、心中烦闷、热毒风。

[草部 湿草类][清热解毒药]

大青

形态特征

灌木或小乔木，高1～10米。幼枝黄褐色，被短柔毛，髓坚实，白色。单叶对生；叶柄长1.5～8.0厘米；叶片纸质，长圆状披针形、长圆形、卵状椭圆形或椭圆形，长6～20厘米，宽3～9厘米，先端渐尖或急尖，基部近圆形或宽楔形，全缘，两面无毛或沿叶脉疏生短柔毛，背面常有腺点；侧脉6～10对。伞房状聚伞花序顶生或腋生；花萼杯状，先端5裂，裂片三角状卵形，粉红色，外面被黄褐色短绒毛和不明显的腺点；花冠白色，花冠管细长，长约1厘米，先端5裂，裂片卵形，长约5毫米；雄蕊4，与花柱同伸出花冠外。果实球形或倒卵形，直径5～10毫米，绿色，成熟时蓝紫色，宿萼红色；花、果期6月至翌年2月。

药用部分

○茎、叶

性味：性大寒，味苦，无毒。

功效主治：清热解毒、凉血止血。主外感热病热盛烦渴、咽喉肿痛、大热口疮、黄疸、热毒痢、急性肠炎、痈疽肿毒、衄血、血淋、外伤出血。能治时气头痛、瘟疫寒热、热毒风、心中烦闷、口干口渴、小儿身热风疹、喉痹及丹毒，并解金石药毒，外敷可消肿毒。

实用附方

①预防乙脑、流脑：大青叶15克，黄豆30克，水煎服，每日1剂，连服7天。②治感冒发热、腮腺炎：大青叶15～30克，海金沙根30克，水煎服，每日2剂。③治时行壮热头痛，发疮如豌豆遍身：大青90克，栀子14枚（擘），犀角（屑）30克，豉750克。上4味，以水1000毫升，煮取400毫升，分3次服用，服之无所忌。④治麻疹色太红，或微紫，或出太甚者：大青、元参、生地黄、石膏、知母、木通、地骨皮、荆芥、甘草、淡竹叶，水煎热服。

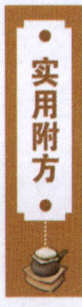

[草部 湿草药] [清热解毒药]

连翘

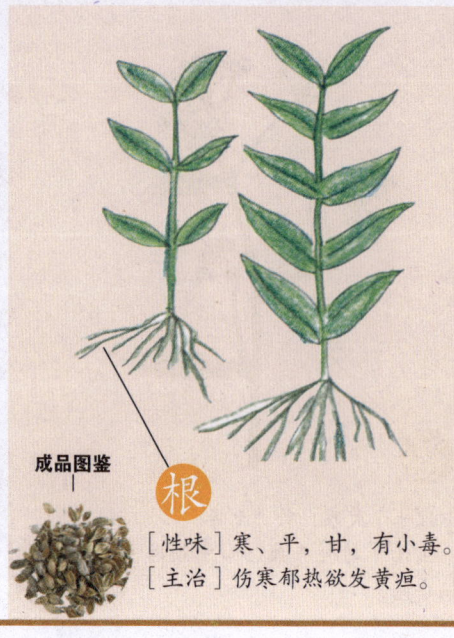

消肿解毒之"疮家圣药"

[释名] 异翘、旱莲子、兰华、三廉、折根。根叫连轺。

[来源] 连翘为木樨科植物连翘的果实、茎、叶和根。

[主要产地] 主产于山西、河南、陕西、山东。此外,湖北、河北、四川、甘肃亦产。

[应用] 清热解毒、消肿散结。主治热病初起、风热感冒、心烦、咽喉肿痛、急性肾炎等。

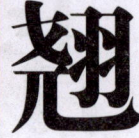
成品图鉴 根

[性味] 寒、平、甘,有小毒。
[主治] 伤寒郁热欲发黄疸。

形态特征

落叶灌木,高达3米;枝细长并开展呈拱形,节间中空,节部有个斑,皮孔多而显著。单叶或有时3出复叶,对生,叶片卵形或卵状椭圆形,长3~10厘米,缘有锯齿。花单生或数朵生于叶腋;花萼绿色,4裂,裂片矩圆形;花冠黄色,裂片4,倒卵状椭圆形,雄蕊2,雄蕊长于或短于雌蕊;3~4月叶前开放。

药用部分

○实

性味:性平,味苦,无毒。

功效主治:具有清热解毒、消肿散结、通利小肠、止痛、通月经、驱白虫、泻心火及除脾胃湿热等功效。常用于痈疽、恶疮、瘰疬、乳痈、风热感冒、高热烦渴、小便不通、耳聋、听音混浊不清等病症。

○茎、叶

功效主治:治心肺积热。

○根

性味:性寒、平,味甘,有小毒。

功效主治:下热气,益阴精,使人面色好,亦可明目,久服可减肥、抗衰老。主治伤寒郁热欲发黄疸。

实用附方

①治太阴风温、温热、瘟疫、冬温,初起但热不恶寒而渴者:连翘30克,银花30克,苦桔梗18克,薄荷18克,竹叶12克,生甘草15克,芥穗12克,淡豆豉15克,牛蒡子18克。上杵为散,每服18克,鲜苇根汤煎,香气大出,即取服,勿过煮。病重者,约2小时一服,日3服,夜1服;轻者3小时一服,日3服,夜1服;病不解者,作再服。②治小儿一切热:连翘、防风、甘草(炙)、山栀子各等份。上捣罗为末,每服6克,水200毫升,煎取140毫升,去滓温服。③治赤游瘑毒:连翘一味,煎汤饮之。

射干

[草部 毒草类][清热解毒药]

解毒利咽的凉药

[释名] 乌扇、乌蒲、乌吹、草姜、鬼扇、仙人掌、紫金牛、凤翼、扁竹、野萱花、黄远。

[来源] 射干为鸢尾科植物射干的干燥根茎。

[主要产地] 主产于湖北、江苏、湖南、浙江、贵州、云南等地。

[应用] 开胃消食、清肝明目。治咳嗽气上逆、咽痛、呼吸困难、唾液多、闭经等症。

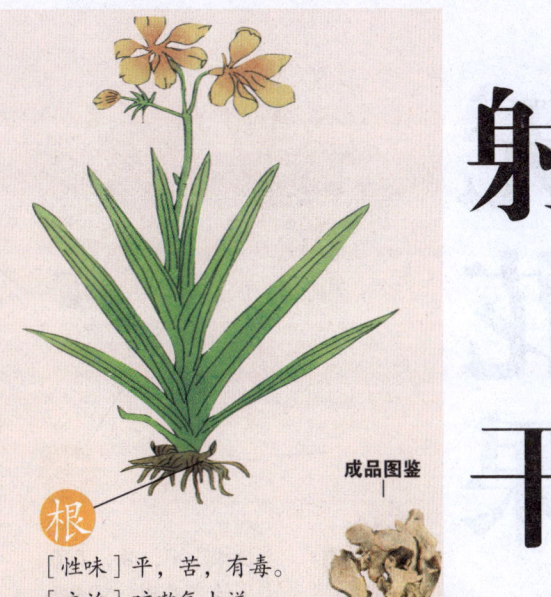

成品图鉴

根

[性味] 平、苦、有毒。
[主治] 咳嗽气上逆。

形态特征

射干是鸢尾科多年生草本，高50～120厘米，根茎鲜黄色，须根多数。茎直立。叶扁平，嵌叠状广剑形，绿色，常带白粉，先端渐尖。总状花序顶生，苞片卵形至卵状披针形。蒴果椭圆形，长2.5～3.5厘米，具3棱，成熟时3瓣裂。种子黑色，近球形。花期7～9月。果期8～10月。

药用部分

○根

性味：性平，味苦，有毒。

功效主治：具有消痰、破肿块、消瘀血、散结气、降实火、利大肠、开胃下食、镇肝明目、除胸膈腹胀、散胸中热气、去胃中痈疮等功效。主治咳嗽气上逆、喉中闭塞、肝脾肿大、咽痛、呼吸困难、心脾间积血、唾液多、气臭、闭经等症。

保健运用

○射干麻黄汤

材料：射干、款冬花各6克，麻黄、生姜各3克，细辛、五味子各1.5克，紫菀、半夏各9克，大枣4枚。

做法：将所有材料略用水清洗一下，然后放入煮锅中，加入适量的清水，大约没过所有的药材，开大火煮至水沸，然后再转小火续煮约30分钟。

用法：每日1～2次。

实用附方

①咽喉肿痛：射干、山豆根，阴干，研末，吹喉效果好。②伤寒、咽喉有堵塞感、肿痛：用生射干、猪脂各120克，合煎使微焦，去渣，每次含大枣大小取效。③二便不通，诸药不效：紫花射干根长水边的作用好，研末服，二便即通。④乳痈初肿：射干如僵蚕大小，同萱草根捣末，蜜调敷，作用非常好。⑤风牙宣露，发歇口气：鸡舌香、射干各30克，麝香0.3克，研为末，日揩。⑥治小儿夜盲症：仙灵脾根、晚蚕蛾各15克，炙甘草、射干各7.5克，研末；羊肝1副切开，掺药末6克，扎紧；黑豆150克，米泔水200毫升，共煮熟，分2次吃。

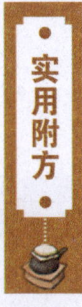

[果部 夷果类][清热解毒药]

无花果

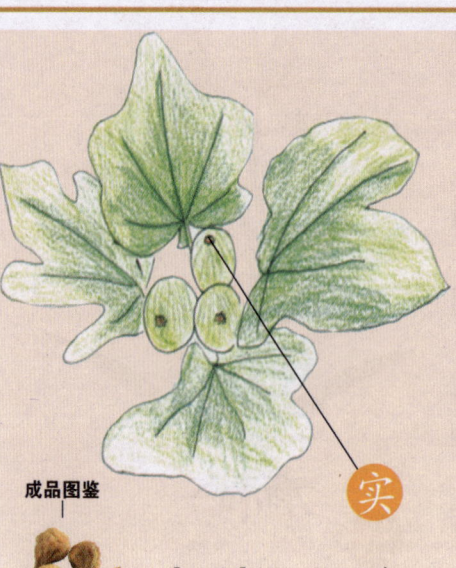

成品图鉴

[性味] 平，甘，无毒。
[主治] 五痔、咽喉痛。

树上结的甘甜点心

[释名] 映日果、优昙钵。
[来源] 为桑科植物无花果的干燥花托、果实及叶子。
[主要产地] 南方各地均产。
[应用] 健脾、止泻。用于食欲减退、腹泻、乳汁不足等症。

形态特征

落叶灌木或乔木，高达12米，有乳汁，干皮灰褐色，平滑或不规则纵裂。小枝粗壮，托叶包被幼芽，单叶互生，厚膜质，宽卵形或近球形，上面粗糙，下面有短毛。肉持花序托有短梗，单生于叶腋；雄花生于瘿花序托内面的上半部，雌花生于另一花序托内。聚花果梨形，熟时黑紫色，瘦果卵形，淡棕黄色。花期4~5月，自6月中旬至10月均可开花结果。

药用部分

○ 实
性味：性平，味甘，无毒。
功效主治：开胃、止泻痢。主治五痔、咽喉痛。

○ 叶
性味：性平，味甘、辛，有小毒。
功效主治：治五痔肿痛，煎汤频频熏洗，有效。

保健运用

○ 无花果鸡汤
材料：玉米1根，干百合10克，干无花果20克，鸡腿1只（去皮），盐5克。
做法：玉米洗净，切段，干百合、干无花果、鸡腿均洗净。把所有材料放入锅中，加水，大火烧开后改小火煮2~3小时。出锅前加盐调味即可饮用。

实用附方

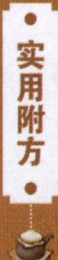

① 治痔疮、便秘：鲜无花果生吃，或干果10个，猪大肠一段，水煎服。② 治咽喉刺痛：无花果鲜果晒干，研末，吹喉。③ 疗肺热声嘶：无花果15克，水煎调冰糖服。④ 疗产后缺乳：无花果100克，与猪蹄炖服。⑤ 治风湿麻木、筋骨痛：无花果炖猪肉食。⑥ 治寻常疣：鲜无花果果柄处的乳白汁外涂寻常疣上，每天涂1次。起初疣变软，后层层脱落，直至皮肤恢复正常。⑦ 治颈部淋巴结核：鲜无花果根50克，水煎服。⑧ 治小儿吐泻：无花果叶5片，加水500毫升，水煎，先熏两脚心，待温时洗两脚，每次15分钟，每日1次。

橄榄

[果部 夷果类][清热解毒药]

能解一切鱼鳖之毒

[释名] 青果、忠果、谏果。

[来源] 橄榄为橄榄科植物橄榄的果实，本植物的果核、种仁均可入药。

[主要产地] 主产于广东、广西、福建、四川等地。

[应用] 止泻、解毒、生津液。用于咳嗽痰血、咽喉肿痛、暑热烦渴、醉酒、鱼鳖中毒。

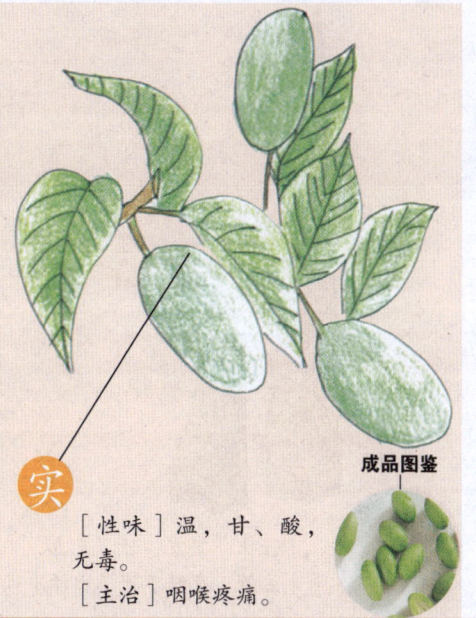

实

成品图鉴

[性味] 温，甘、酸，无毒。

[主治] 咽喉疼痛。

形态特征

木樨科常绿乔木。叶近革质，对生，窄卵状披针形或披针形，表面暗绿色，叶背密生灰白色鳞片，中脉在两面隆起，侧脉不甚明显。圆锥花序，花白色，芳香。核果近球形，黑色，光亮。鲜橄榄呈梭形，两端钝圆，或渐尖，长可达3～4厘米，粗1.5～2.0厘米。外表碧绿或黄绿色，存放较久者呈乌黄色，平滑，微带光泽。顶端有细小黑色的凸起，基部有果柄痕迹。果肉颇厚实，内面黄白而多汁液。果核呈梭形，棕褐色，具6条棱线；花期4～5月，果熟期10～12月。

药用部分

○实

性味：性温，味甘、酸，无毒。

功效主治：具有止泻、解毒、生津液、止烦渴、开胃下气等功效。主治咽喉疼痛等症。嚼汁咽下，可治鱼鲠；生食、煮饮均可消除酒毒，解除河豚毒；咀嚼咽汁，能解一切鱼、鳖之毒。

实用附方

①咽喉肿痛、声嘶音哑、口舌干燥、吞咽不利：橄榄20克，生地黄、玄参、麦门冬各10克，煎汤代茶饮，每日1剂，连服5～7天。②暑热伤津、口渴心烦：橄榄单味服食，或捣汁配入梨汁、甘蔗汁中饮用。③慢性萎缩性胃炎、胃阴不足、食欲不振、消化不良：橄榄20克，山楂15克，炒谷芽、炒麦芽各10克，每日1剂煎服。④孕妇胎动不安、口渴心烦：橄榄10～15枚，去核，置猪肚内炖熟，食肉喝汤，每周1～2次。⑤醉酒：去核橄榄10个，取肉，煎汤代茶饮。⑥鱼骨鲠喉：橄榄捣汁或煎浓汤含于口中，慢慢咽下，亦可细嚼咽汁。

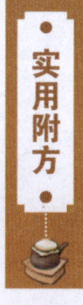

竹笋

[菜部 柔滑类][清热解毒药]

甘甜美味的"素食之王"

[释名] 竹萌、竹芽、竹胎、竹子。

[来源] 竹子的根状茎上发出的幼嫩的发育芽。

[主要产地] 主产于江西、福建、台湾。

[应用] 治消渴、利水道、益气。治夜睡不宁、出汗中风失音、小儿惊痫。

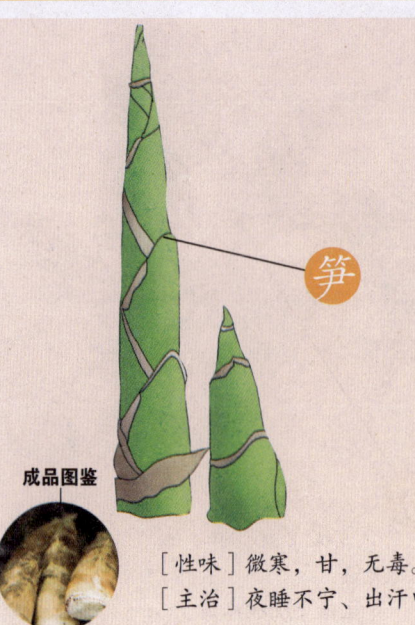

成品图鉴

[性味] 微寒,甘,无毒。
[主治] 夜睡不宁、出汗中风。

形态特征

竹为多年生常绿草本植物,食用部分为初生、嫩肥、短壮的芽。竹叶呈狭披针形,长7.5~16.0厘米,宽1~2厘米,先端渐尖,基部钝形,叶柄长约5毫米,边缘之一侧较平滑,另一侧具小锯齿而粗糙;平行脉,次脉6~8对,小横脉甚显著;叶面深绿色,无毛,背面色较淡,基部具微毛;质薄而较脆。竹笋长5~8厘米,成年竹通体碧绿,节数一般在10~15节之间。

药用部分

○诸竹笋

性味:性微寒,味甘,无毒。

功效主治:治消渴、利水道、益气、利膈下气、散热消痰、和胃,可久食。

○苦竹笋

性味:性寒,味苦、甘。

功效主治:止消渴、明目、解酒毒、除热、健身;治夜睡不宁、出汗中风失音;去面目及舌上热黄。

○淡竹笋

性味:性寒,味甘。

功效主治:有消痰、除热狂壮热、去头痛头风等功效,可治妊妇头旋、颠仆惊悸、瘟疫迷闷、小儿惊痫。

○冬笋、笋

性味:性寒,味甘。

功效主治:治小儿痘疹不出。煮粥食之,可解毒。

实用附方

①胃热烦渴:竹笋200克,加少许盐,煮烂食。每日2次。②肾炎、心脏病、肝脏病的水肿腹水:竹笋、陈蒲瓜各60克,或加冬瓜皮30克,水煎服。③治小儿麻疹、风疹或水痘初起:鲜竹笋200克,鲫鱼250克,同煮汤食。每日1次。④治小儿痰热惊痫、发热头痛:鲜竹笋150克切成薄片,放入开水中略煮片刻,捞起放入清水中浸泡,再用植物油爆炒,加适量食盐调味佐膳。⑤治肺热咳嗽:鲜竹笋250克,老鸭肉250克,同煮熟,调味佐膳。⑥治大便涩滞不畅:鲜竹笋200克,粳米100克,煮粥食用。每日2次。

[菜部 柔滑类][清热解毒药]

苋

补气除热，杀虫毒

[释名] 雁来红，老来少，三色苋。

[来源] 为苋科植物苋的幼苗及嫩叶茎。

[主要产地] 为栽培品。全国各地均有栽培。

[应用] 明目除邪、利大小便。治大小便不通，化虫去寒热，能通血脉，逐瘀血。

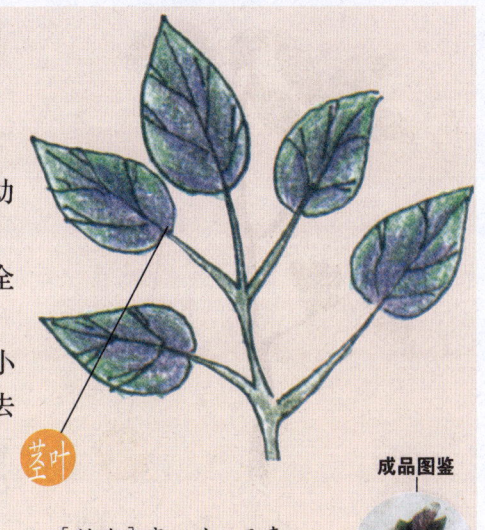

茎叶

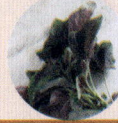

成品图鉴

[性味] 寒，甘，无毒。
[主治] 大小便不通。

形态特征

一年生草本，高60～90厘米。茎直立，多分枝，绿色或紫红色。单叶互生；叶柄长2～6厘米；叶片菱状广卵形或三角状广卵形，长4～12厘米，宽3～7厘米，钝头或微凹，基部广楔形，叶有绿色、红色、暗紫色或带紫斑等。夏季开花，花单性或杂性，密集成簇，花簇球形，腋生或密生或顶生下垂的穗状花序；上部呈稍断续的穗状花序，花黄绿色，单性，雌雄同株，苞片和小苞片干膜质，卵状披针形；花被3片，矩圆形，具芒尖；雄花的雄蕊3；雌花的花柱2～3。种子矩圆形，盖裂。种子黑色，两面凸，有光泽。

药用部分

○ 茎叶

性味：性寒，味甘，无毒。

功效主治：白苋——补气除热、通九窍；赤苋——主赤痢、射工、沙虱；紫苋——杀虫毒、治气痢。

○ 实

性味：性寒，味甘，无毒。

功效主治：去寒热、治白翳、杀蛔虫、益精。治肝风客热、翳目黑花。

○ 根

性味：性寒，味甘，无毒。

功效主治：阴下冷痛、疥疮、牙痛、跌打损伤、崩漏、带下。

实用附方

①产后下痢，赤白者：用紫苋菜12克切细煮汁，入粳米450克，煮粥，食之立瘥也。②小儿紧唇：赤苋，捣汁洗之，良。③漆疮瘙痒：苋菜，煎汤洗之。④蜈蚣螫伤：取灰苋叶擦之，即止。⑤蜂虿螫伤：野苋擦之。⑥诸蛇螫人：紫苋，捣汁饮200毫升，以滓涂之。⑦射工中人，状如伤寒，寒热，发疮偏在一处，有异于常者：取赤苋合茎、叶捣汁饮200毫升，一日服两次。⑧牙痛：苋根晒干，烧灰存性为末，揩之，再以红灯笼草根煎汤漱之。

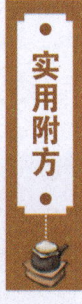

茗茶

[果部 味类][清热解毒药]

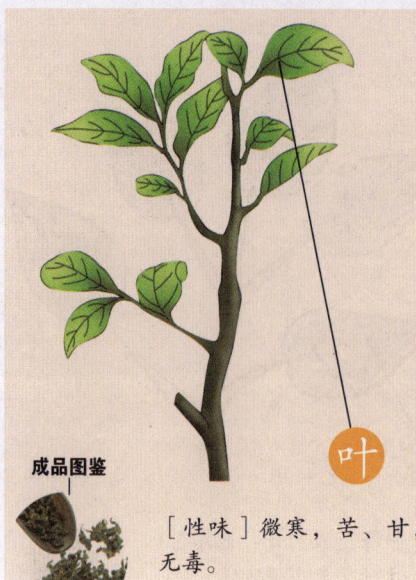

成品图鉴

备受推崇的普及型保健品

[释名] 茶，即古茶字。
[来源] 山茶科植物茶的叶及茶子。
[主要产地] 现江苏、安徽、浙江、江西、湖北、四川、贵州、云南、陕西等地均有栽培。
[应用] 下气消食、止渴、利小便。治头痛、除烦渴、化痰、消食、利尿、解毒。

[性味] 微寒，苦、甘，无毒。
[主治] 化痰、解毒。

形态特征

常绿灌木，有时呈乔木状，高1~6米。多分枝，嫩枝有细毛，老则脱落。单叶互生，长椭圆形或椭圆状披针形，或倒卵状披针形，先端渐尖，有时稍钝，基部楔形，边缘有锯齿，质厚，老则带革质，上面深绿色，有光泽，平滑无毛，下面淡绿色，羽状网脉，幼叶下面具短柔毛，叶柄短，略扁。

药用部分

○叶

性味：性微寒，味苦、甘，无毒。

功效主治：利小便、去痰热、止渴、令人少睡、下气消食、治伤暑。作饮，加茱萸，可清头目，治中风昏愦、多睡不醒；合醋，可治泻痢，甚效；炒煎饮，治热毒赤白痢；同芎、葱白煎饮，可止头痛。

○茶子

性味：性寒，味苦，有毒。

功效主治：治喘急咳嗽，去痰垢。捣仁洗衣，可除油腻。

实用附方

①气虚头痛：用上春茶末调成膏，置瓦盏内覆转，以巴豆40粒，作二次烧烟熏之，晒干擂细。每服0.4克，别入好茶末，食后煎服，立效。②热毒下痢、赤白下痢：以好茶180克，炙捣末，浓煎200~400毫升服。久患痢者，亦宜服之。又一方：用蜡茶6克，汤点2克，入麻油一蚬壳和服，须臾腹痛大下即止。少年用之有效。③喘咳，不拘大人、小儿：用糯米泔少许磨茶子，滴入鼻中，令吸入口服之。口咬竹筒，少顷涎出如线。不过二三次绝根，屡验。

五敛子

[果部 夷果类] [清热解毒药]

治风热、生津止渴

[释名] 五棱子、阳桃。
[来源] 为酢浆草科植物杨桃的果实。
[主要产地] 主产于我国福建、广东、广西、云南等地。
[应用] 止渴解烦、除热、利小便。适用于风热咳嗽、烦渴、口糜、牙痛、石淋等症。

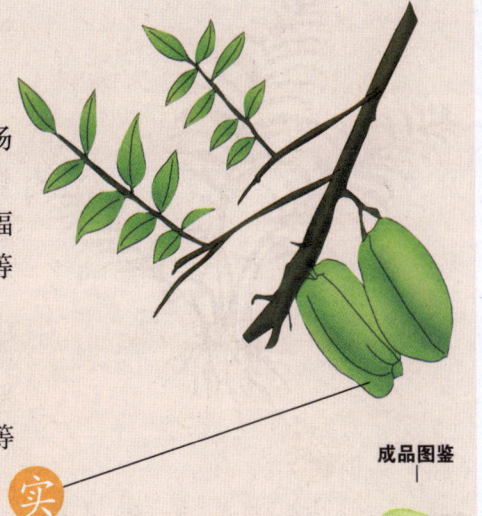

成品图鉴

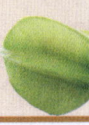

[性味] 平，酸、甘、涩，无毒。
[主治] 风热咳嗽、烦渴、牙痛。

形态特征

常绿小乔木或灌木，浆果一年四季交替互生，但品质以7月开花，秋分果熟的为最佳，产量也最高。中秋前后为杨桃的旺产期。果实形状特殊，外观五棱形，未熟时绿色或淡绿色，熟时黄绿色至鲜黄色，单果重80克左右。皮薄如膜，肉脆滑汁多，甜酸可口，芳香清甜。五敛子可食率达92%以上。

药用部分

○ 实

性味：性平、味酸、甘、涩，无毒。
功效主治：生津止渴。主治风热咳嗽、烦渴、牙痛等症。

保健运用

○ 五敛子美白茶

功效：补气滋阴、润肤美白，一般人皆可饮用。
材料：黄芪3克，果粒茶1大匙，柠檬1/4个，五敛子半个，冰糖适量。
做法：将柠檬及五敛子切片，与其余材料加500毫升的水，浸泡20分钟后，大火煮滚转为小火，加入冰糖，煮约10分钟，过滤后即可饮用。
用法：每日2次，早、晚各一次。

实用附方

①咳嗽：五敛子鲜食。②通石淋：五敛子3～5枚，和蜜煎汤服。③治疟母痞块：五敛子5～8枚，捣烂绞汁。每服1杯，日服2次。④腹泻：新鲜五敛子100克，白糖50克。用清水将五敛子洗净，后用水果刀将之切开，摆入盘中；将白糖均匀撒在鲜果上，腌30分钟后，慢慢嚼服。⑤消化不良、胸闷腹胀：新鲜五敛子1枚，红醋50毫升。将五敛子以清水洗净，后用水果刀一分为二；将鲜果放入杯中，加红醋浸10分钟后取出，慢慢嚼服。⑥治风热咳嗽：五敛子鲜食。

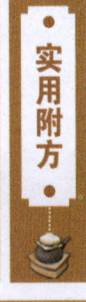

[草部 山草类] [清热解毒药]

贯众

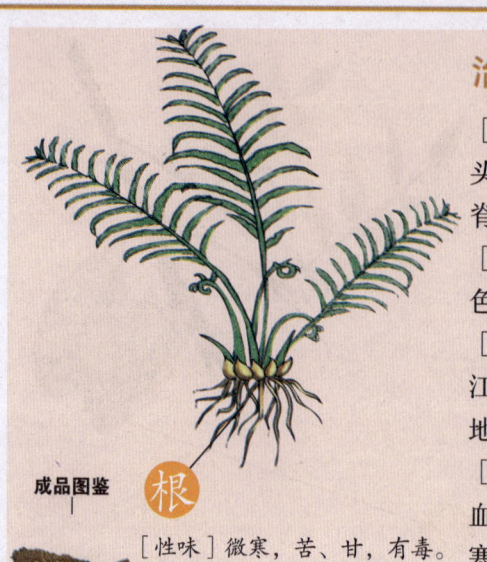

治疗风热感冒的良药

[释名] 贯节、贯渠、百头、草鸱头、凤尾草、黑狗脊、虎卷、扁苻。

[来源] 为鳞毛蕨科植物两色鳞毛蕨的根茎。

[主要产地] 分布于我国长江流域各省和陕西、甘肃等地。

[应用] 清热解毒、凉血止血、杀虫。用于发热重、恶寒轻、头痛。

成品图鉴

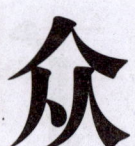
根

[性味] 微寒、苦、甘、有毒。

[主治] 发热重、恶寒轻、头痛、咽红、咽肿。

形态特征

根状茎直立，连同叶柄基部密生栗黑色的狭披针形鳞片。叶簇生；叶柄长20～25厘米，基部以上到叶轴疏生较小的鳞片，鳞片下部近圆形，棕色，向上长尾状渐尖，黑色；叶片卵状披针形，厚纸质，长和叶柄相近，宽10～20厘米，渐尖头，沿羽轴下面有棕色泡状鳞片（有黑色尾头），三至四回羽裂；中部以下羽片宽3～5厘米，基部下侧小羽片较大；末回裂片近全缘。侧脉羽状分枝。孢子囊群生于小脉近顶部；囊群盖圆肾形。

药用部分

○根

性味：性微寒，味苦，有毒。

功效主治：除腹中邪热气、疗诸毒、杀三虫、去寸白、破癥瘕、除头风、止金疮；还可治下血、崩中带下、产后血气胀痛、斑疹毒及骨鲠在喉。研末，用水送服3克，止鼻血有效。

保健运用

○贯众蛋

功效：清热解毒。

材料：贯众10克，鸡蛋1个。

做法：将贯众与鸡蛋同放锅中，加水300毫升，煮至蛋熟，去药渣。

用法：每日1次，饮汤吃蛋。

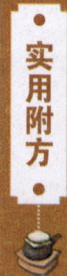
实用附方

① 治疗蛔虫攻心、吐如醋水、痛不能止：贯众30克，鹤虱30克（纸上微炒），狼牙30克，麝香3克（细研），芜荑仁30克，龙胆30克（去芦头）。上述药捣细为散，每于食前以淡醋汤调服6克。② 治疗一切热毒或中食毒、酒毒、药毒等：贯众、黄连、甘草各9克，骆驼峰15克，研为细末，每服9克，冷水调下。③ 治疗年深咳嗽、出脓血：贯众、苏方木各等份，每服9克，水150～300毫升，生姜3片，煎服，日2服。④ 治疗暴吐血、嗽血：贯众30克，黄连（去须）年老者15克，年少者1克，上二味捣罗为细散，每服4克，浓煎糯米饮调下。

白薇

[草药 山草类][清虚热药]

清血热的常用药

[释名] 薇草、白幕、春草、骨美。

[来源] 为萝藦科植物直立白薇或蔓生白薇的根。

[主要产地] 主产于山东、辽宁、安徽。

[应用] 清热利尿。用于热病邪入营血、身热不退、阴虚内热、产后虚热。

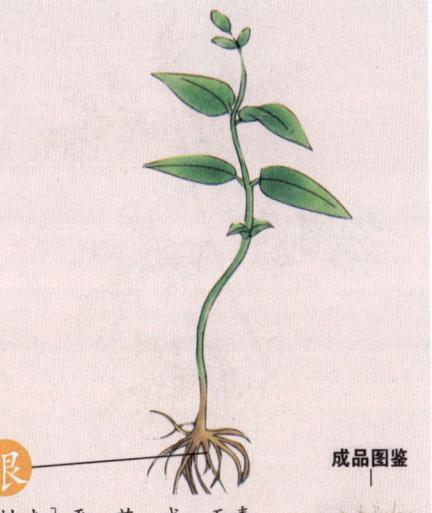

根　成品图鉴

[性味] 平、苦、咸、无毒。
[主治] 身热不退、阴虚内热、产后虚热。

形态特征

多年生草本，高40～70厘米，植物体具白色乳汁。根茎短，簇生多数细长的条状根。茎直立，通常不分枝，密被灰白色短柔毛。叶对生；具短柄；叶片卵状椭圆形至广卵形，先端短渐尖，基部圆形，全缘，上面绿色，被短柔毛，老时渐脱落，下面淡绿色。密被灰白色绒毛；叶脉在下面稍隆起。伞形花序腋生，小花梗短，下垂，密被细柔毛；花黑紫色，直径1.0～1.5厘米；花萼5深裂，裂片披针形，外侧密被细柔毛；花冠5深裂，裂片卵状长圆形，先端钝，外侧疏生黄褐色细柔毛；副花冠5裂，裂片椭圆形，上部围绕于蕊柱顶端，与蕊柱几等长，下部与花丝基部相连。种子多数，卵圆形，有狭翼，先端有白色长绵毛。花期5～7月，果期8～10月。

药用部分

○根

性味：性平，味苦、咸，无毒。

功效主治：具有解热、利尿的功效。用于热病邪入营血、身热经久不退、肺热咳嗽、阴虚内热、产后虚热、惊邪风狂病、寒热酸疼、风温灼热多眠，及热淋遗尿、金疮出血等症。

实用附方

①肺实鼻塞，不知香臭：白薇、川贝母、款冬花各30克，百部60克，为末，每服3克，米饮下。②妇人遗尿，不拘胎前产后：白薇、芍药各30克，为末，酒服2克，一日3服。③血淋、热淋：方同上。④妇人血厥，宜服白薇汤：用白薇、当归各30克，人参15克，甘草7.5克，每服15克，水400毫升，煎至200毫升，温服。⑤金疮血出：白薇为末，贴之。⑥治体虚低烧，夜眠出汗：白薇、地骨皮各12克，用水煎服。⑦治肺结核潮热：白薇9克，葎草果实9克，地骨皮12克，用水煎服。

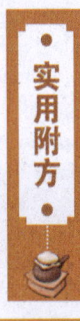

青蒿

[草部 湿草类] [清虚热药]

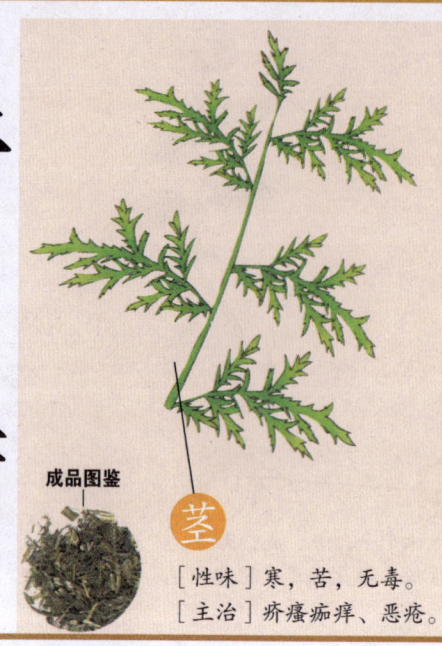

成品图鉴

茎

[性味] 寒，苦，无毒。
[主治] 疥瘙痂痒、恶疮。

酷暑必备泻暑药

[释名] 草蒿、方溃、香蒿。
[来源] 为菊科艾属植物黄花蒿的全草。
[主要产地] 全国大部分地区均产。
[特别提示] 青蒿虽可用全草，但主要靠其叶清透解肌。青蒿子无解热功能，但可治疗便秘。
[应用] 用于暑邪发热、阴虚发热、夜热早凉、骨蒸劳热。

形态特征

青蒿的干燥全草，长60～90厘米。茎圆柱形，表面黄绿色或绿褐色，有纵向的沟纹及棱线，全体无毛、质轻、易折断，断面呈纤维状，黄白色，中央有白色疏松的髓。叶片部分脱落，残存的叶皱缩卷曲，绿褐色，质脆易碎。气香，味微苦。

药用部分

○子

性味：性寒，味甘，无毒。

功效主治：明目开胃，炒用；治劳瘦，壮健人小便浸用之；治恶疮疥癣风疹，煎水洗之。功同叶。

○叶、茎、根

性味：性寒，味苦，无毒。

功效主治：具有补中益气、轻身补劳、明目、杀虱、杀风毒、驻颜色、长毛发等功效。治疥瘙痂痒、恶疮、疟疾寒热、妇人血气、腹内满，及冷热久痢。秋冬用子，春夏用苗，并捣汁服。亦曝干为末，小便入酒和服。心痛热黄，生捣汁服，并贴之；生捣敷金疮，可止血止痛；烧灰隔纸淋汁，和锻石煎，治恶疮息肉瘢。

实用附方

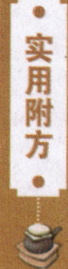

①男女劳瘦：青蒿细锉，水600毫升，童子小便1000毫升，同煎取500毫升，去滓入器中煎成膏，和丸如梧桐子大。每空腹及卧时，温酒吞下20丸。②虚劳寒热、肢体倦疼，不拘男女：八九月青蒿成实时采之，去枝梗，以童子小便浸3日，晒干为末，每服6克，乌梅1个，煎汤服。③骨蒸烦热：青蒿12克，猪胆汁1枚，杏仁40个（去皮、尖，炒），以童子小便300毫升，煎至250毫升，空腹温服。④虚劳盗汗、烦热口干：用青蒿250克（取汁熬膏），加入人参末、麦门冬末各30克，熬至可和丸，和丸如梧桐子大，每食后米饮服20丸，名青蒿丸。

治湿热泻痢的良药

[释名] 割孤露泽、胡连、西藏胡黄连。

[来源] 为玄参科植物西藏胡黄连和胡黄连的根茎。

[主要产地] 主产于喜马拉雅山和横断山脉地区。

[应用] 退虚热、除疳热、清热燥湿。

[草部 山草类][清虚热药]

胡黄连

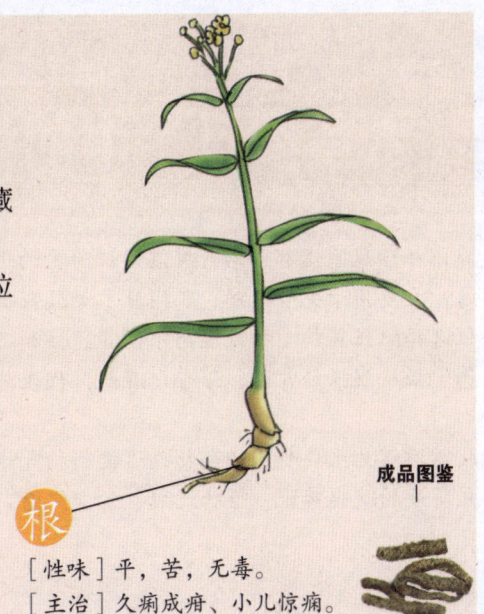

成品图鉴

根

[性味] 平，苦，无毒。
[主治] 久痢成疳、小儿惊痫。

形态特征

多年生草本，有毛。根茎圆柱形，稍带木质，长15～20厘米。叶近于根生，稍带革质；叶片匙形，长5～10厘米，先端尖，基部狭窄成有翅的具鞘叶柄，边缘有细锯齿。花茎长于叶；穗状花序长5～10厘米，下有少数苞片；苞片长圆形或披针形，与萼等长；萼片5，披针形，长约5毫米，有缘毛；花冠短于花萼，先端5相等的裂片，裂片卵形，具缘毛，内面具疏柔毛，外面无毛或近无毛；雄蕊4，花丝细长，伸出花冠，无毛；子房2室，花柱细长，柱头单一。蒴果长卵形，侧面稍有槽，主要室间开裂。种子长圆形，长1毫米。花期6月，果期7月。

药用部分

○ 根

性味：性平，味苦，无毒。

功效主治：有补肝胆、理腰肾、去阴汗、清虚热、明目之功效。治骨蒸劳热、三消、五心烦热、妇人胎蒸虚惊、冷热泻痢、五痔、久痢成疳、小儿惊痫、霍乱下痢、伤寒咳嗽等症。浸人乳汁，点目甚良。

实用附方

①伤寒劳复、身热、大小便赤如血色：用胡黄连30克，山栀子60克（去壳），入蜜15克，拌和，炒令微焦为末，用猪胆汁和丸如梧桐子大。每服10丸，用生姜2片，乌梅1个，童子小便60毫升，浸半日去滓，食后暖小便令温吞之，卧时再服，甚效。②小儿潮热、往来盗汗：用南番胡黄连、柴胡等份，为末，炼蜜丸如芡子大。每服1～5丸，安器中，以酒少许化开，更入水1500毫升，重汤煮二三十沸，和滓服。③小儿疳热：以胡黄连15克，灵脂30克，为末，雄猪胆汁和丸如绿豆大，米饮服，每服一二十九。

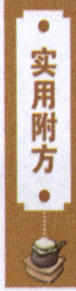

第三节 《本草纲目》中的祛风湿中草药

家中有本草、健康无烦恼，图解《本草纲目》中的治病中草药>>

祛风湿药是指以祛除风寒湿邪、治疗风湿痹证为主的中药，多属苦温辛，所以有祛风散寒除湿的功效，主要用于关节疼痛、肌肉麻木等风寒痹证。用于治病时应根据痹证性质、部位和病程选择配伍药物。祛风湿药根据其药性和功能的不同，分为祛风湿清热药、祛风湿散寒药、祛风湿强筋骨药、芳香化湿药，代表药材有独活、秦艽、木瓜、五加皮等。

化湿药指以化湿运脾为主要作用的药物，这类药物气味芳香，性偏温燥，因此主要用来治疗湿困中焦所致的脘腹痞胀、呕吐泛酸、食少便溏，代表药材有藿香、苍术、厚朴、白豆蔻等。

防己

[草部 蔓草类][祛风湿清热药]

治风湿，疗水肿

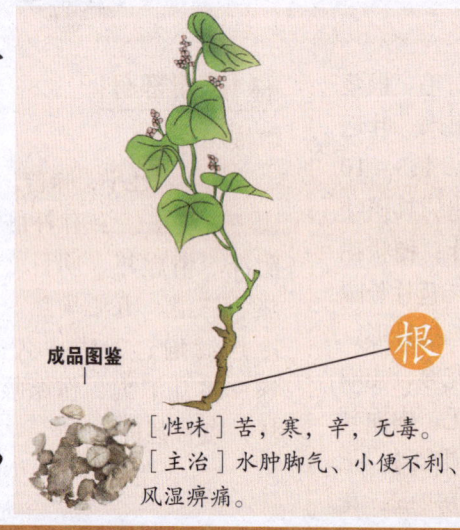

成品图鉴

[性味] 苦，寒，辛，无毒。
[主治] 水肿脚气、小便不利、风湿痹痛。

[释名] 解离、石解。
[来源] 为防己科植物粉防己的干燥根。
[主要产地] 主产于浙江、安徽、江西、福建、广东、广西等地。生于山野丘陵地、草丛或矮林边缘。
[应用] 用于水肿脚气、小便不利、湿疹疮毒、高血压等病症。

形态特征

多年生落叶缠绕藤本。根圆柱形。茎纤细，有略扭曲的纵条纹。叶互生，叶子角状卵形，长3.5~6.5厘米，宽5~7厘米，先端钝，具小突尖，基部截形或略呈心形，全缘，上面绿色，下面灰绿色至粉白色，两面被短柔毛，掌状脉5条；叶柄盾状着生，长5~6厘米。花小，单性，雌雄同株；雄花序为头状聚伞花序，花丝联合成柱状体，上部盘状，花药着生其上。

药用部分

○ 根

性味：性平，味辛，无毒。

功效主治：防己具有利水消肿、祛风止痛、利九窍、止泻、散痈肿恶结等功效。主治中风致手脚挛急、水肿脚气、风肿、小便不利、湿疹疮毒、风湿痹痛、肺气喘咳、高血压等病症。一般认为，汉防己利水消肿作用较强，木防己祛风止痛作用较好。

[草部 湿草类] 祛风湿清热药

豨莶草

祛风湿，利筋骨，降血压

[释名] 希仙、火草、猪膏莓、虎膏、狗膏、黏糊菜。

[来源] 为菊科植物腺梗豨莶、豨莶或毛梗豨莶的全草。

[主要产地] 主产于湖南、湖北、江苏。

[应用] 适用于四肢麻痹、筋骨疼痛、腰膝无力、高血压、疮肿毒、外伤出血等病症。

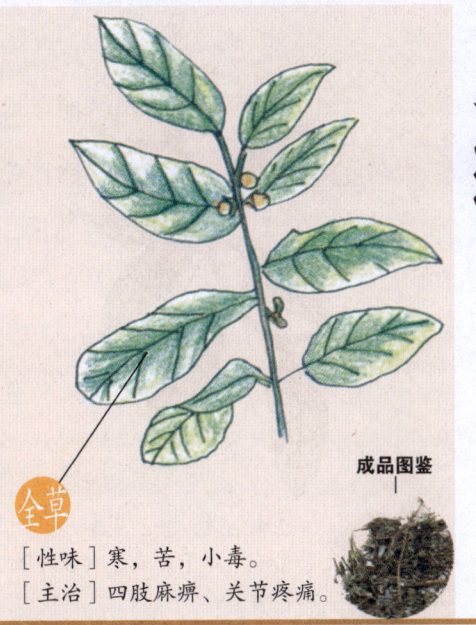

成品图鉴

全草

[性味] 寒，苦，小毒。
[主治] 四肢麻痹、关节疼痛。

形态特征

一年生草本，高50～100厘米。茎直立，常带紫色。枝上部密被灰白色长柔毛和紫褐色腺毛，叶对生，有柄；阔卵形或卵状三角形，长9～14厘米，宽4～9厘米，基部楔形，下延成翼柄，先端尖，叶缘有不规则的锯齿，两面均密被长柔毛；通常上部叶逐渐变小，长椭圆状披针形，头状花序顶生或腋生，排列成圆锥状；总花梗密被长柔毛和腺毛，分泌黏液；总苞片2层，外层苞片5枚，线状匙形，内层苞片10～12枚，倒卵形兜状，内外层苞片皆有腺毛。花杂性，黄色，边缘为舌状花，雌性，先端3浅裂，柱头2裂，中央为管状花，两性，先端5裂，雄蕊5，子房下位，柱头2裂。瘦果倒卵形，微弯，有4棱，黑色，无冠毛。花期8～10月，果期9～12月。

药用部分

○ 全草

性味：性寒，味苦，有小毒。

功效主治：具有祛风湿、利筋骨、消肿毒、降血压等功效。主治肝肾风气、四肢麻痹、骨痛膝弱、风湿诸疮、骨节疼痛、四肢麻木、肢弱无力。治热烦满不能食，生捣汁60毫升服，多则令人吐；治金疮止痛，断血生肉，除诸恶疮，消水肿，捣封之，汤渍散敷并良。

实用附方

①风寒泄泻，用火丸：豨莶草为末，醋糊和丸如梧桐子大，每服30丸，白开水服下。②痈疽肿毒、一切恶疮：豨莶草（端午采者）30克，乳香30克，白矾（烧）15克，为末，每服6克，热酒调下。毒重者连进3服，得汗妙。③发背疔疮：豨莶草、五叶草（即五爪龙）、野红花（即小蓟）、大蒜各等份，擂烂，入热酒200毫升，绞汁服，得汗立效。④治疠风脚弱豨莶草（五月取赤茎者，阴干，以净叶蜜酒九蒸九晒）60克，当归、芍药、熟地各30克，川乌（黑豆制净）18克，羌活、防风各30克，研为末，炼蜜丸每服6克，空腹温酒下。

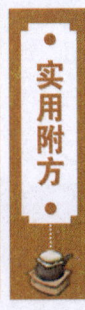

[草部 蔓草类] 祛风湿清热药

络石

祛风通络的常见药

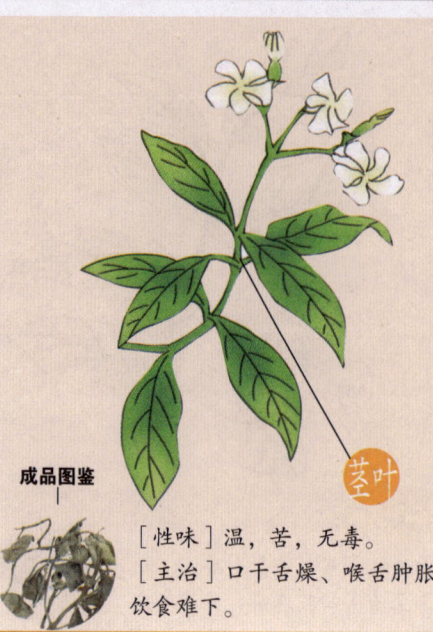
成品图鉴 茎叶

[释名] 石鲮、鲮石、云花、云英、云丹、云珠、石龙藤、悬石。

[来源] 络石为夹竹桃科植物络石的茎、叶。

[主要产地] 主产于江西、湖南。

[应用] 用于风湿热痹、筋脉拘挛、腰膝酸痛、喉痹、痈肿、跌打损伤等症。

[性味] 温，苦，无毒。

[主治] 口干舌燥、喉舌肿胀、饮食难下。

形态特征

常绿木质藤本，长达10米，具乳汁。茎褐色，多分枝，嫩枝被柔毛。叶对生，具短柄，幼时被灰褐色柔毛，后脱落；叶片卵状披针形或椭圆形，先端短尖或钝圆，基部宽楔形或圆形，全缘，表面深绿色，背面淡绿色，被细柔毛。聚伞花序腋生或顶生；花白色，高脚碟状，萼小，5深裂；花管外被细柔毛，筒中部膨大；花冠反卷，5裂，右向旋转排列，花冠外面和喉部也有柔毛；雄蕊5，着生在花冠筒中部，花药顶端不伸出花冠喉部外；花盘环状5裂，与子房等长；心皮2，胚珠多数。果长圆柱形，近于水平展开。种子线形而扁，褐色，顶端具种毛。花期4~5月，果熟期10月。

药用部分

○ 茎叶

性味：性温，味苦，无毒。

功效主治：具有祛除邪气、通利关节、润泽肌肤、坚筋骨、明目、养肾等功效。主治一切风病、腰髋部痛、口干舌燥、痈肿不消、喉舌肿胀闭塞、饮食难下等症。治疗蝮蛇疮毒、胸闷，服络石藤汁并外洗；治刀斧伤疮，外敷马上见效。

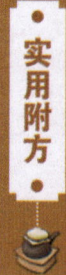

实用附方

①喉部肿塞、喘息不通：络石草30克，水200毫升，煎取150毫升，慢慢吞下，一会儿即通。②痈疽红肿疼痛，用灵宝散：在竹篱阴湿石岸间，络石生存得好，络木无效，其藤柔细，两叶相对，形成三角。用络石茎叶30克，洗晒，不要见火，皂荚刺30克，新瓦上炒黄，甘草节15克，大栝楼1个取仁炒香，乳香、没药各9克。每次服6克，水200毫升，酒100毫升，小火煎至200毫升，温服。③治外伤出血：络石藤适量，晒干研末，撒敷，外加包扎。④治关节炎：络石藤、五加根皮各30克，牛膝根15克，水煎服，白酒引。

秦艽

[草部 山草类][祛风湿清热药]

筋骨不痉挛，手脚更灵活

[释名]秦爪。

[来源]秦艽为龙胆科龙胆属植物秦艽、麻花秦艽、粗茎秦艽或小秦艽等的根。

[主要产地]鸡腿艽主产于甘肃、陕西、山西、内蒙古等地；萝卜艽主产于四川、云南、西藏。

[应用]用于风湿痹痛、筋脉拘挛、骨节酸痛、日晡潮热等症。

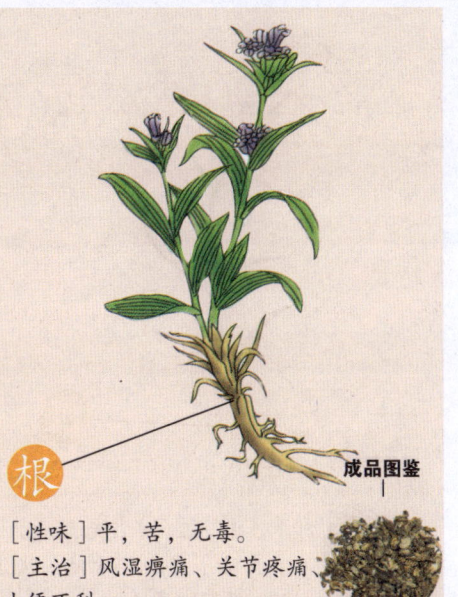

根　成品图鉴

[性味]平，苦，无毒。
[主治]风湿痹痛、关节疼痛、小便不利。

形态特征

多年生草本植物，高30～60厘米。直根粗壮，近圆锥形，多为独根，或有少数分叉者，微呈扭曲状，黄色棕色。茎单一，圆形，节明显，斜升或直立，光滑无毛。基生叶较大，披针形，先端尖，全缘，平滑无毛，茎生叶较小，对生，叶基联合，叶片平滑无毛，叶脉5出。聚伞花序由多数花簇生枝头或腋生作轮状，花冠先端5裂，蓝色或蓝紫色。蒴果长椭圆形。种子细小，矩圆形，棕色，表面细网状，有光泽。花果期7～10月。

药用部分

○根

性味：性平，味苦，无毒。

功效主治：是治疗风湿关节痛、结核病潮热、黄疸等病症的主药之一，具有祛风湿、通经络、清湿热、利水消肿、养血舒筋骨等功效。主治风湿痹痛、关节疼痛、筋脉拘挛、骨节酸痛、手足不遂、骨蒸潮热、妇人胎热、小儿疳积发热、湿热黄疸、日晡潮热、牙关紧闭、小便不利、肠风痔漏、便血等症。加牛奶冲服能通利二便，又可治黄疸，解酒毒，祛头风。

实用附方

①治暴泻口渴引饮：秦艽60克，炙甘草15克，每次9克，水煎服。②治小便困难或难产、腹满疼痛：秦艽30克，水200毫升，煎取140毫升，分2次服用。③治胎动不安：秦艽、炙甘草、炒鹿角胶各15克，研末，每次服9克，水300毫升，糯米50粒，煎服。又一方：用秦艽、艾叶等份，煎服，方法同上。④治伤寒烦热口渴：秦艽30克，牛乳300毫升，煎至180毫升，分2次服用。⑤治痢疽初起：秦艽、牛奶煎服，服药后泻痢三五次即可愈。⑥治疗一切疮口不愈：秦艽研末外搽局部有效。⑦恶疾风疮：野狼毒、秦艽等份，研为末，每次用温酒服用1克。

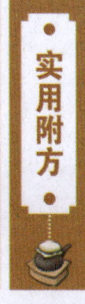

[草部 山草类][祛风湿散寒药]

徐长卿

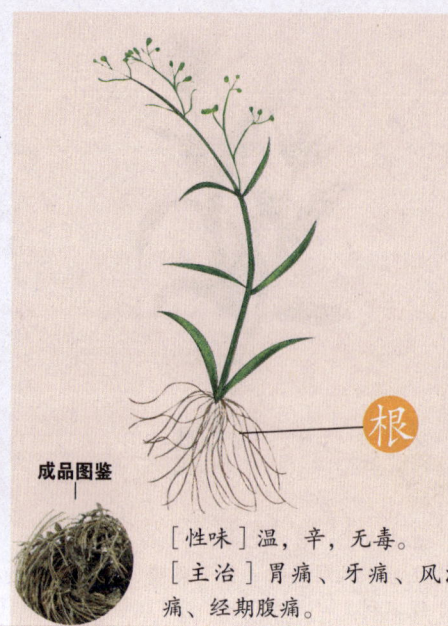

成品图鉴

杀百精蛊毒，久服轻身

[释名] 鬼督邮、别仙踪。
[来源] 为萝科白前属植物徐长卿的全草。
[主要产地] 主产于山东。
[应用] 适用于胃痛、牙痛、风湿疼痛、经期腹痛、水肿、跌打损伤、湿疹等症。

[性味] 温，辛，无毒。
[主治] 胃痛、牙痛、风湿疼痛、经期腹痛。

形态特征

多年生草本，高40~60厘米。生于草坡、多石砾山坡或灌丛中。根状茎短小，密生棕色长细根。叶对生；叶片线状披针形，长5~14厘米。夏季开花；复聚伞花序腋生；花黄绿色。荚果长角状。种子顶端有一簇白色长毛。徐长卿形状与柳叶白前相似，但徐长卿根状茎短小，叶表面疏生短毛，花序和叶等长或比叶长，分枝，花黄绿色；而柳叶白前的根状茎细长，叶无毛，花序比叶短，不分枝，花暗紫色。两者效用不同，应予区别。

药用部分

○根

性味：性温，味辛，无毒。

功效主治

徐长卿具有镇痛、止咳、利水消肿、活血解毒等功效。主治胃痛、牙痛、风湿疼痛、经期腹痛、慢性气管炎、腹水、水肿、痢疾、肠炎、跌打损伤、湿疹、荨麻疹、毒蛇咬伤等症。

保健运用

○徐长卿猪肉汤

功效：滋补肾阴、滋养肝血、润泽皮肤。

材料：徐长卿10克，猪瘦肉（切片）100克。

做法：将徐长卿煎沸后取汁，放入猪瘦肉，煮熟后调味。

用法：食肉喝汤，每日1剂。

实用附方

①治气癃关格不通、小便淋漓：用徐长卿、瞿麦各15克，茅根1克，木通、冬葵子各30克，滑石60克，槟榔0.3克，每服15克，水煎服，或加朴硝3克，温服，每日2次。②治晕车晕船：徐长卿、石长生、车前子、车下李根皮各等份，捣碎，用方囊装75克系在衣带及头上，可除此患。

[草部 蔓草类] [祛风湿散寒药]

青风藤

治风湿流注、麻痹瘙痒

[释名] 青藤、寻风藤。

[来源] 为青风藤科植物青风藤的茎叶或根。

[主要产地] 主产于江苏、安徽、浙江、福建、江西、广东、广西。

[应用] 治风湿痹痛、肌肉麻木初起、皮肤瘙痒及疮毒。

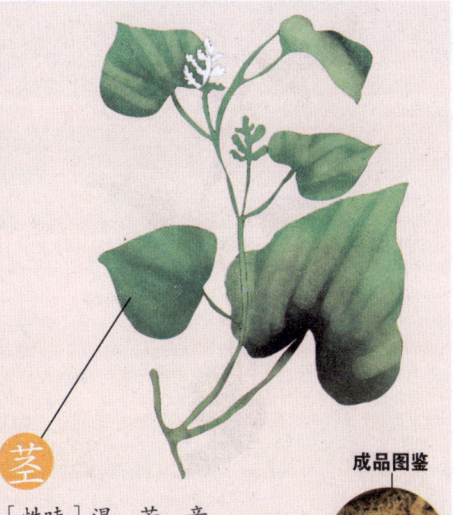

茎

成品图鉴

[性味] 温，苦，辛。
[主治] 风湿痹痛、关节肿胀、麻痹瘙痒。

形态特征

落叶攀缘木质藤本；嫩枝绿色，被细柔毛，老枝紫褐色，具白蜡层，常留有木质化呈单刺状或双刺状的叶柄基部。芽鳞阔卵形，具缘毛。叶近纸质，卵状椭圆形、卵形或阔卵形，长3.5~9.0厘米，宽2.0~4.5厘米，叶面深绿色，中脉有稀疏毛，叶背带白色，脉上被稀疏柔毛，侧脉每边5条；叶柄长2~5毫米，被柔毛。花先叶开放，单生于叶腋，基部有苞片4枚，苞片倒卵形，长2~4毫米；花梗长2~4毫米，结果时增长至2.0~2.5厘米。

药用部分

○ 茎

性味：性温，味苦、辛。

功效主治：具有祛风利湿、利小便之功效。用于风湿痹痛、关节肿胀、麻痹瘙痒。

○ 根

性味：性温，味苦、辛。

功效主治：祛风湿、通经络、活血解毒。主治风湿痹痛、肌肉麻木初起、鹤膝风、水肿、脚气、跌打肿痛、骨折、骨髓炎、化脓性关节炎、脊椎炎、疮疡肿毒、皮肤瘙痒、盗汗。治一切风痛风疮，以1250克锉，水6000毫升，煮汁1000毫升，熬膏，每酒服1匙，每日3服。

实用附方

①风湿痹痛：青风藤根90克，防己30克，咀，入酒一瓶煮饮。②一切诸风，用青风藤膏：用青风藤，出太平获港上者，二三月采之，不拘多少，入釜内，微火熬七日夜成膏，收入瓷器内。用时先备梳三五把，量人虚实，以酒服一茶匙毕，往患者身上拍一掌，其后遍身发痒，不可挡，急以梳梳之。痒止，即饮冷水一口便解，风病皆愈也。避风数日良。③治风湿痹痛：青风藤、寻骨风各9克，煎服。或青风藤、虎杖、松节各9克，煎服。④治偏瘫：青风藤、豨莶草各9克，煎服。⑤治皮肤瘙痒：青风藤茎煎水熏洗。

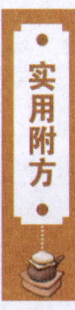

[草部 蔓草类] 祛风湿散寒药

威灵仙

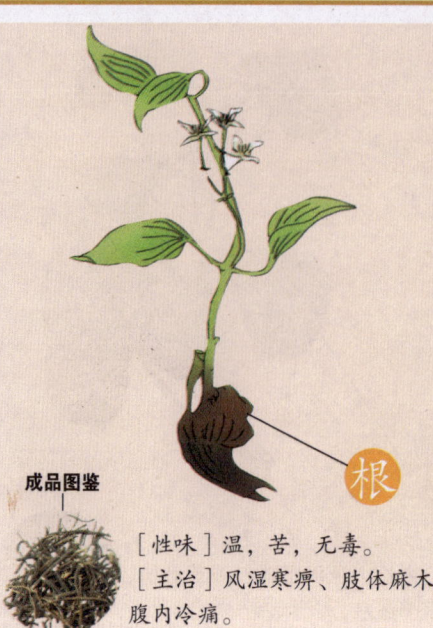

成品图鉴

[性味] 温，苦，无毒。
[主治] 风湿寒痹、肢体麻木、腹内冷痛。

治各种风病的良药

[释名] 百条根、老虎须、铁扇扫。
[来源] 威灵仙为毛茛科铁线莲属植物威灵仙的根和茎。
[主要产地] 主产于江苏、安徽、浙江等地。山东、四川、广东、福建等地亦产。
[应用] 主治痛风、顽痹、腰膝冷痛、脚气、疟疾、破伤风。

形态特征

藤本植物。新鲜茎光滑无毛，有明显的纵行纤维条纹。茎叶干后变黑色。羽状复叶对生，粉绿色，光滑；叶3~5，狭卵形至三角状卵形，长3~7厘米，宽1.5~3.6厘米，先端钝或渐尖，基部楔形或圆形，全缘，上面沿脉有毛；叶柄长4.5~6.5厘米。圆锥花序腋生或顶生；花白色，外面边缘密生白色短柔毛。瘦果狭卵形而扁，疏生柔毛。花期6~8月，果期9~10月。

药用部分

○ 根

性味：性温，味苦，无毒。

功效主治：具有宣通五脏、祛风散湿、通络止痛、消痰散积等功效，主治风寒湿痹、腰膝冷痛、肢体麻木、筋骨拘挛、脚气肿痛、腹内冷痛、诸骨鲠咽等病症。

保健运用

○ 威灵仙醋蜜汤

材料：威灵仙12克，陈醋、蜂蜜各100毫升。

做法：将威灵仙洗净，同陈醋、蜂蜜一起放入煮锅中，加入适量清水，大约没过所有药材，然后大火煮沸，再转小火续煮30分钟左右，滤取药汁饮用。

用法：酌情服用。

实用附方

①脚气入腹、胀闷喘急：用威灵仙末，每次服6克，酒送服。疼痛减轻一分，药也酌量减少。②腰、脚各种疼痛：用威灵仙研末，空腹温酒服3克，逐日以稍微利下为度。另一方：用威灵仙250克，洗净，好酒浸7天，研末，面糊和丸如梧桐子大，用浸药的酒，每次送服20丸。③手足麻痹，时发疼痛，或者跌打损伤，痛不可忍，或瘫痪等：威灵仙150克，生川乌、五灵脂各120克，研末，醋丸如梧桐子大，每次服7丸，用盐汤送下，忌茶。④腹中痞积：威灵仙、楂桃儿各30克，研末，每次温酒服9克，名化铁丸。

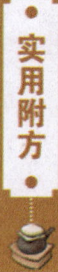

独活

[草部 山草药][祛风湿散寒药]

轻松治好颈椎病

[释名]羌青、护羌使者、独摇草、胡王使者、长生草。

[来源]为伞形科植物重齿毛当归的根。

[主要产地]主产于四川、湖北、安徽等地。

[应用]祛风胜湿、散寒止痛。用于风寒湿痹、腰膝疼痛、少阴伏风头痛、头痛齿痛。

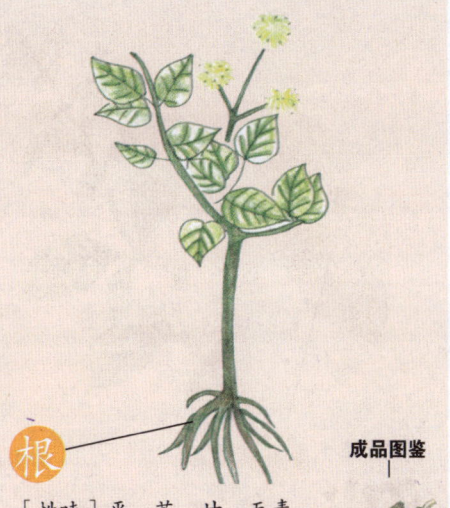

根

成品图鉴

[性味]平,苦,甘,无毒。

[主治]风寒湿痹、腰膝酸痛、手脚挛痛。

形态特征

根头及主根粗短,略呈圆柱形,下部分出数条弯曲的支根。表面灰棕色或黄棕色,有纵皱纹、横长皮孔及稍凸起的细根痕,主根有环纹,顶端平截,中央为凹陷的茎痕。质坚硬,断面皮部灰白色,有多数散状的棕色油室,木质部灰黄色至黄棕色。香气浓郁,味苦、辛、麻舌。

药用部分

○根

性味:性平、味苦、甘、无毒。

功效主治:独活具有祛风、胜湿、散寒、止痛等功效。主治一切风证、风寒湿痹、跌打损伤、关节酸痛麻木、皮肤瘙痒、手足拘挛疼痛、慢性气管炎、目赤眩晕头痛、五劳七伤、齿痛等症。

保健运用

○独活煮牛奶

功效:祛湿、散寒、止痛。适用于风寒湿痹、腰膝酸痛、手脚挛痛及慢性支气管炎、头痛、牙痛等症。

材料:独活10克,牛奶250毫升,白糖15克。

做法:将独活洗净,切片入锅,加100毫升水,小火熬煮25分钟,取汁备用;牛奶、药汁入炖杯,大火烧沸,加入白糖即成。

实用附方

①治中风口噤:独活120克,好酒200毫升,煎至100毫升饮服。②治中风失语:独活30克,酒400毫升,煎至200毫升,加大豆750克,炒有声时以药酒热投,温盖一段时间后温服60毫升,不愈可再服。③治产后虚风:独活、白鲜皮各90克,水600毫升,煮至200毫升,分3次服,耐酒者可与酒同煮服。④治历节风痛:独活、松节各等份,酒煮后每日空腹时饮一杯。⑤治风火牙肿痛:独活酒煮,热后漱口。又一方:用独活、地黄各90克,研末,每取9克,水200毫升,煎后和渣温服,睡前再服一次。

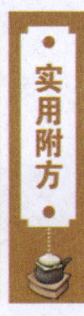

[果部 山果部] 祛风湿散寒药

木瓜

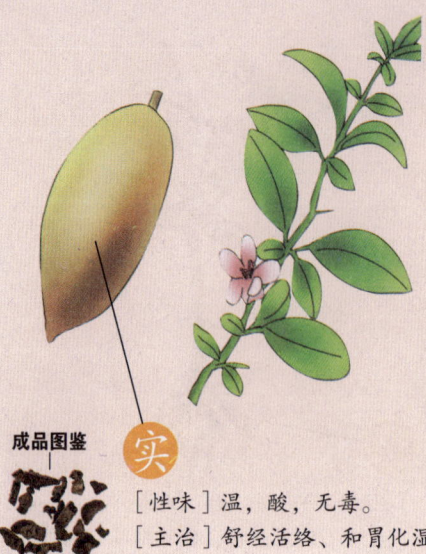

成品图鉴　实

[性味] 温，酸，无毒。
[主治] 舒经活络、和胃化湿、润肺止咳。

关节酸痛，一用就灵

[释名] 万寿果、乳瓜。
[来源] 木瓜为蔷薇科植物贴梗海棠的果实。其果核、树枝、叶、皮、根及花也可入药。
[主要产地] 主产于我国南方各地。
[应用] 舒经活络、和胃化湿、润肺止咳、助消化、治胃病。

形态特征

落叶灌木或小乔木。高5～10米，树皮灰色，片状剥落，新皮光滑、黄褐色。小枝紫红色，有棘刺状小枝。叶长圆状卵形，稀有倒卵形，有锯齿，嫩叶背面被绒毛，长5～10厘米，宽3.5～8.0厘米，先端急尖，边缘有刺芒状锐锯齿，齿尖有腺点。花单生于叶腋，红色或白色，花径2.5～3.0厘米，花与叶同时开放或稍晚，芳香。果实如瓜，长椭圆形，长10～15厘米，暗黄色，木质，芳香。

药用部分

○实

性味：性温，味酸，无毒。

功效主治：具有强筋骨、下冷气、止呕逆、去胸中痰浊、消食积、止利水后口渴不止等功效。治湿痹邪气及霍乱大吐大泻、转筋不止。

保健运用

○排骨木瓜汤

材料：排骨500克，木瓜半个，姜2片。

做法：木瓜洗净去籽切块，将排骨放进凉水里，烧开后去除血沫，冲洗干净待用；汤罐倒入凉水，将排骨、木瓜、姜片一块入罐，大火烧开，转小火熬制2个小时；关火10分钟前加入盐即可。

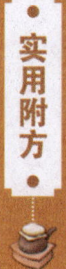

实用附方

①项强筋急，不可转侧：是因为肝、肾两脏受风所致，可用宣州木瓜2个，取盖去瓤，将没药60克、乳香7.5克纳入木瓜内，盖严，捆好，放饭上蒸三四次，熟后捣成膏。每次用9克，放入半小杯生地黄汁，加热溶化后温服。②脚筋挛痛：用木瓜数枚，加酒、水各半煮烂，捣成膏状，趁热贴于痛处，外用棉花包好，冷后即换，每天换药三五次。③脐下绞痛：木瓜3片，桑叶7片，大枣3枚，加水600毫升，煮至100毫升，取汁顿服，立刻痊愈。④小儿泻痢：可将木瓜捣烂取汁饮用。⑤霍乱腹痛：用木瓜15克，桑叶1片，枣肉1枚，水煎饮服。

[草部 山草类] 祛风湿强筋骨药

狗脊

治风湿痹痛的特效药

[释名] 强膂、扶筋、百枝、狗青。

[来源] 狗脊为乌毛蕨科植物金毛狗的根茎,整株均可入药。

[主要产地] 主产于四川、福建、浙江。

[应用] 有补肝肾、强筋骨之功效。主治腰脊强痛,不能俯仰,足膝软弱及风湿腰痛等症。

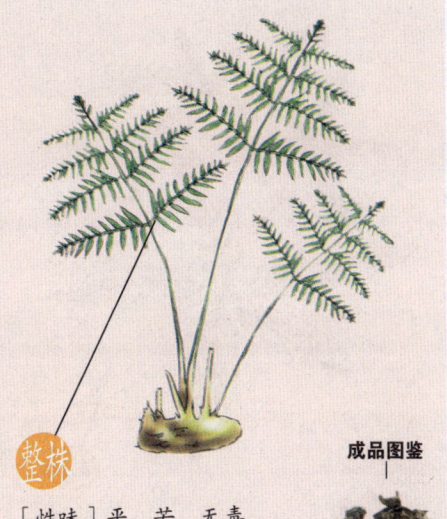

整株　成品图鉴

[性味] 平,苦,无毒。
[主治] 小便失禁、腰背强直、关节重。

形态特征

根茎呈不规则的长块状,长8~18厘米,直径3~7厘米。外附光亮的金黄色长柔毛,上部有几个棕红色木质的叶柄,中部及下部丛生多数棕黑色细根。质坚硬,难折断。气无、味淡、微涩。狗脊片呈不规则长形、圆形或长椭圆形。纵切片长6~20厘米,宽3~5厘米;横切片直径2.5~5.0厘米,厚2~5毫米,边缘均不整齐。生狗脊片表面有时有未除尽的金黄色柔毛;在近外皮3~5毫米处,有一圈凸出的明显内皮层(纵片之圈多不连贯),表面近于深棕色,平滑、细腻,内部则为浅棕色,较粗糙、有粉性。

药用部分

○ 整株

性味：性平,味苦,无毒。

功效主治：治风寒湿痹、腰背强直、关节屈伸不利。治小便失禁、男子腰痛、女子伤中、关节重,能续筋骨,补益男子,可疗肾气亏虚之症,有补肝肾、强筋骨的作用。

实用附方

①治五种腰痛：狗脊60克,萆薢60克(锉),菟丝子30克(酒浸3日,晒干别捣)。上述药捣为末,炼蜜和丸,如梧桐子大。每日空腹及晚饭前服30丸,以新萆薢渍酒14天,取此酒下药。②治男女一切风疾：金毛狗脊(盐泥固济,火煅红,去毛用肉,出火气,锉)、萆薢、苏木节、川乌头(生用)。上述药各等份,研为细末,米醋糊为丸,如梧桐子大,每服20丸,温酒或盐汤下。病在上,食后服;病在下,空腹服。③治腰膝无力：金毛狗脊根茎18克,香樟根、马鞭草各12克,杜仲、续断各15克,铁脚威灵仙9克,红牛膝6克。泡酒服。

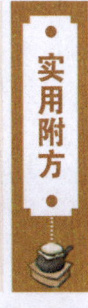

[木部 灌木类] 祛风湿强筋骨药

五加皮

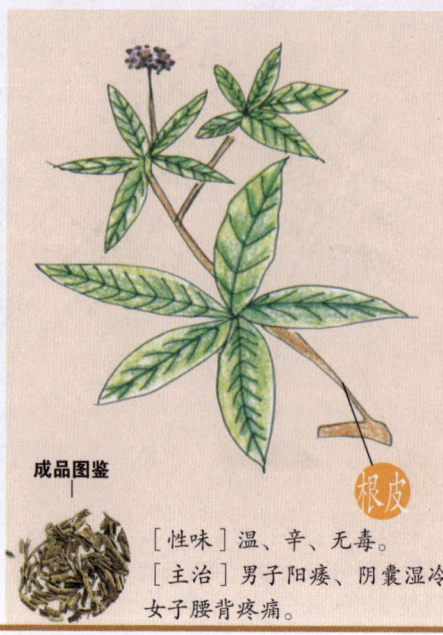

成品图鉴

祛风湿、壮筋骨的良药

[释名] 五佳、五花、白刺、追风使、木骨。

[来源] 五加皮为五加科植物五加或无梗五加、刺五加、糙叶五加、轮伞五加等的根皮。

[主要产地] 主产于山东、云南、广西等地。

[应用] 补中气、益精气、强健筋骨。主治风湿痹痛、筋骨挛急。

[性味] 温、辛、无毒。
[主治] 男子阳痿、阴囊湿冷、女子腰背疼痛。

形态特征

落叶灌木，高2~3米。有时蔓生状；枝无刺或在叶柄基部有刺。茎直立或攀缘，分枝无刺或有外曲刺，刺通常单生于叶柄的基部。叶互生或数叶簇生于短枝上；叶柄光滑或疏生有小刺；掌状复叶，小叶5枚，少有3或4枚，顶端1枝较大，两侧小叶渐次较小，倒卵形至卵状披针形或近菱形，长3~8厘米，宽1.5~4.0厘米，先端尖或渐尖，基部楔形，边缘有锯齿，两面光滑或沿脉上有锈色绒毛；小叶无柄。5~7月开黄绿色花，伞形花序单生于叶腋或短枝末梢；花多数，花柄柔细、光滑；花萼5齿裂，裂片三角形，直立或平展；花瓣5，着生于肉质花盘的周围；雄蕊5；子房下位，2室，花柱2枚，柱头圆头状。浆果状核果近球形，侧向压扁，熟时紫黑色。含种子2粒。

药用部分

○根皮（同茎）

性味：性温，味辛，无毒。

功效主治：可益气，治双足不能行走、小儿行迟、痈疽疮疡及阴部溃烂。能治男子阳痿、阴囊湿冷、小便淋漓不尽、女子阴痒及腰背疼痛、两脚疼痛、五缓（坐迟、行迟、发迟、齿迟、语迟）虚羸。能补中气，益精气，强健筋骨，使人意志坚强。长期服用，可使人身轻体健。

实用附方

①男女脚气：五加皮120克（酒浸），远志（去心）120克（酒浸，并春秋三日，夏二日，冬四日），晒干研为末，以浸酒为糊，和丸如梧桐子大，每服四五十九，空腹温酒下。②小儿行迟：五加皮15克，牛膝、木瓜各7.5克，为末，每服1.5克，米饮入酒二三点调服。③妇人血劳：憔悴困倦，喘满虚烦，少气，发热多汗，口干舌涩，不思饮食，名血风劳。油煎散：用五加皮、牡丹皮、赤芍药、当归各30克，研为末，每用3克，水200毫升，用青钱一文，蘸油入药，煎2克，温服。常服能肥妇人。

[草部 芳草类] 芳香化湿药

藿香

治夏令暑湿常用药

[释名] 兜娄婆香。

[来源] 藿香为唇形科植物广藿香或藿香的全草。

[主要产地] 主产于四川、江苏、浙江、湖南、广东等地。

[应用] 祛暑解表、化湿和胃。用于夏令感冒、寒热头痛、呕吐泄泻、妊娠呕吐、鼻渊、手足癣。

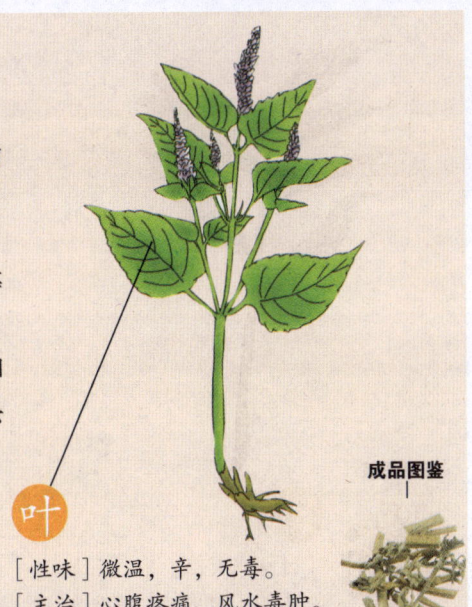

叶

成品图鉴

[性味] 微温，辛，无毒。
[主治] 心腹疼痛、风水毒肿。

形态特征

干燥全草长60～90厘米，茎呈四方柱形，四角有棱脊，直径3～10毫米，表面黄绿色或灰黄色，毛茸稀少，或近于无毛，质轻脆，断面中央有白色髓。老茎坚硬，木质化，断面中空。叶多已脱落，剩余的叶灰绿色，皱缩或破碎，两面微具毛，薄而脆。有时枝端有圆柱形的花序，土棕色，小花具短柄，花冠多脱落，小坚果藏于萼内。气清香，味淡。

药用部分

○ 枝、叶

性味：性微温，味辛，无毒。

功效主治：能祛邪气、止霍乱、治心腹疼痛及风水毒肿。本品为治脾胃吐逆要药，有助胃气、开胃及增进食欲作用。

保健运用

○ 藿香正气粥

材料：藿香10克，紫苏叶、白芷、茯苓、大腹皮各3克，白术、半夏曲、陈皮、姜厚朴、桔梗、炙甘草各6克，粳米10克，红糖适量。

做法：先将上述药材洗净，研细末，每次取10克，用布包煎煮，取汁去渣。再用粳米煮粥，待粥将煮熟时，加入药汁再煮1～2次滚沸即可。

用法：每日2～3次，温服。

实用附方

①升降诸气：用藿香30克，炒香附150克，研末，每次用白开水送服6克。②治霍乱吐泻欲死：用藿香叶、陈皮各15克，水400毫升，煎至200毫升，温服。③治夏季吐泻：用炒滑石60克，藿香7.5克，丁香1.5克，研末，每次用米泔水送服6克。④治胎动不安、呕吐酸水：用香附、藿香、甘草各6克，研末，每次加少量盐开水调服6克。⑤除口臭：用藿香煎水含漱。⑥治疮痈溃烂：用藿香叶、细茶叶末等份烧灰，油调后贴敷患处。⑦反胃呕哕：干枣叶30克，藿香15克，丁香0.6克，每次取用6克，再加姜3片，用水200毫升煎服。

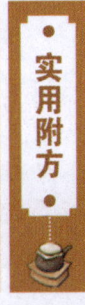

白豆蔻

[草部 芳草类][芳香化湿药]

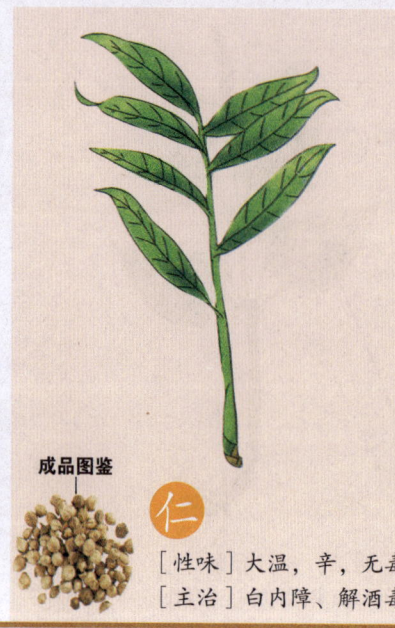

成品图鉴

仁

降逆、疗寒证的芳香果

[释名]多骨。

[来源]白豆蔻为姜科植物白豆蔻和爪哇白豆蔻的成熟果实。

[主要产地]主产于越南、泰国等地。

[应用]化湿行气、温中止呕。治气滞、食滞、胸闷、腹胀、噫气、嗳膈、吐逆、反胃、疟疾。

[性味]大温，辛，无毒。
[主治]白内障、解酒毒、除疟疾。

形态特征

多年生草本。根茎匍匐，粗大有节，近木质。茎直立，圆柱状，高2～3米。叶2列，无叶柄，叶片线状披针形、披针形或倒披针形，先端狭渐尖，基部狭，边缘近波状，两面光滑，叶舌长达7毫米，先端2裂，被长硬毛。穗状花序生于根茎上，花茎连花梗长达8厘米；有卵圆形的鳞片，鳞片先端急尖，基部被短密绢毛；苞片卵圆形，先端急尖，被纤毛，灰色，长达3厘米；小苞片管状，3齿裂，稍被绢毛，长15毫米；花萼管状，3裂，被长柔毛，裂片刷状；花冠透明黄色，管部狭，长2厘米，喉部被小柔毛。裂片钝，长约1厘米，唇瓣倒卵形，长1.6厘米，先端微呈3裂状，中间厚，被微柔毛，黄色或带赤色条纹。蒴果扁球形，灰白色。

药用部分

○仁

性味：性大温，味辛，无毒。

功效主治：能止吐逆反胃，降气消谷，并疗寒证；可散肺中滞气，宽胸消食，并治白内障。还有补益脾肺、行气、收敛的作用。能解酒毒，除疟疾寒热。

实用附方

①治胃寒作呕及作痛者：白豆蔻仁9克，为末，酒送下。②治胃气冷，吃饭即欲得吐：白豆蔻子3枚，捣，筛，研细，好酒200毫升，微温调服。③治脾胃不和，止泻痢：白豆蔻60克（用仁，一半生一半熟），枳壳125克（去瓤，以浆水煮软，麸炒令香止），肉桂60克（去皮），橘皮60克（去瓤，炒，切细），诃子60克（去核，半生半熟），当归60克（洗）。上六味，杵为末，每服3克，水200毫升，姜、枣同煎至140毫升，稍温服。如要丸，用好枣、浆水煮，去皮核，细研，为丸如梧桐子大，以姜擘破，炒令黑色，入水煎汤，下15丸。

[木部 乔木类] [芳香化湿药]

厚朴

下滞气、除胀满的有效药

[释名] 烈朴、赤朴、浓皮、重皮。

[来源] 厚朴为木兰科植物厚朴或凹叶厚朴的干燥干皮、根皮及枝皮。

[主要产地] 主产于广西、湖南、湖北、四川、贵州、云南、陕西、甘肃等地。凹叶厚朴主产于浙江、江西。

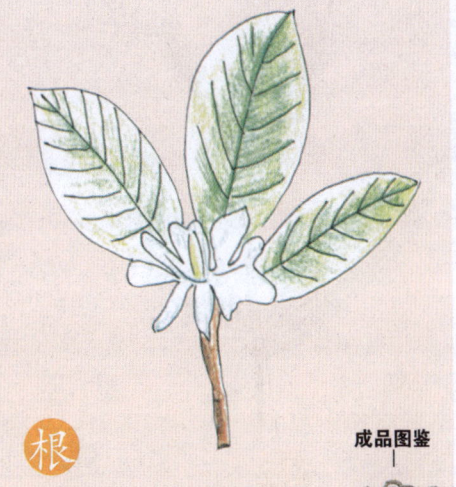

成品图鉴

[性味] 温，苦，无毒。
[主治] 食积气滞、腹胀便秘、脘痞吐泻。

形态特征

落叶乔木，高5～15米。树皮紫褐色。小枝粗壮，淡黄色或灰黄色。叶互生，椭圆状倒卵形，长35～45厘米，宽12～20厘米，先端圆而有短急尖头，稀钝，全缘，上面淡黄绿色，无毛，幼叶下面密生灰色毛，侧脉上密生长毛；叶柄长3～4厘米。花、叶同时开放，单生，杯状，白色，芳香；花梗短粗；萼片与花瓣共9～12，肉质，几乎等长，盛开时向外反卷，内两轮白色，倒卵状匙形；萼片淡绿白色，常带紫红色；花瓣匙形，白色；雄蕊多数，螺旋状排列；雌蕊心皮多数，分离。聚合果长椭圆状卵形，成熟时木质，顶端有弯尖头。种子三角状卵形，外种皮红色。

药用部分

○皮

性味：性温，味苦，无毒。

功效主治：厚朴具有温中益气、消痰下气、消除惊悸、除热解烦、调理肠胃、聪耳明目、燥湿、驱虫、健脾等功效。主治胸腹痞满、中风伤寒、头痛燥热、气滞血瘀、宿食不消、痰饮喘咳、寒湿泻痢、肌肤坏死、腹部胀痛、呕逆、反胃、霍乱、惊悸等症。常与苍术、陈皮等配合用于湿困脾胃、脘腹胀满等症。

实用附方

①痰壅呕逆，心胸满闷，不下饮食：厚朴30克，姜汁炙黄为末，非时米饮调下4克。②腹痛胀满，用厚朴七物汤：厚朴125克，甘草、大黄各90克，枣10枚，大枳实5枚，桂枝60克，生姜150克，以水2000毫升，煎取800毫升。温服160毫升，每日3次。呕者，加半夏750克。③气胀胸闷，饮食不下，冷热相攻，久患不愈：厚朴（姜汁炙焦黑）为末，以陈米饮调服4克，日3服。④霍乱腹痛，用厚朴汤：用厚朴（炙）120克，桂心60克，枳实5枚，生姜60克，水1200毫升，煎取400毫升，分3次服用。

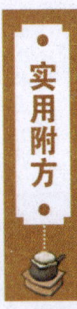

[草部 芳草类] 芳香化湿药

豆蔻

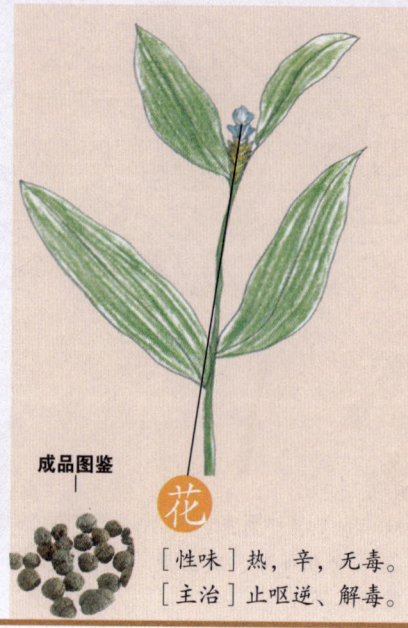

成品图鉴

花

[性味] 热，辛，无毒。
[主治] 止呕逆、解毒。

调胃消食，除一切寒气

[释名] 草豆蔻、漏蔻、草果。
[来源] 豆蔻为姜科植物草豆蔻的成熟种子团及花。
[主要产地] 生于山沟阴湿处，我国多栽培于树荫下。海南、云南、广西有栽培。原产于印度尼西亚。
[应用] 燥湿健脾、温胃止吐。用于寒湿内阻、脘腹胀满冷痛、嗳气呕逆、不思饮食。可治疗心腹痛及呕吐，兼除口臭。

形态特征

豆蔻，多年生草本，株高1.5～3.0米。叶柄长1.5～2.0厘米；叶片狭椭圆形或线状披针形，先端渐尖，基部渐狭，有缘毛，两面无毛或仅在下面被极疏的粗毛；叶舌圆形，外被粗毛。总状花序顶生，直立，长20～30厘米，花序轴密被粗毛，小花梗长约3米，小苞片乳白色，阔椭圆形，长约3.5厘米，先端钝圆，基部连合；花萼钟状，白色，长1.5～2.5厘米，先端有不规则3钝齿，1侧深裂，外被毛；花冠白色，花冠管长约8毫米，裂片3，长圆形，上方裂片较大，长约3.5厘米，宽约3.0厘米，先端2浅裂，边缘具缺刻，前部具红色或红黑色条纹，后部具淡紫红色斑点。蒴果近圆形，直径约3厘米，外被粗毛，熟时黄色。花期4～6月，果期6～8月。

药用部分

○仁

性味：性温，味辛，无毒。

功效主治：能温中，治疗心腹痛以及呕吐，兼除口臭。下气，止霍乱，解酒毒及除一切寒气。有健脾益胃，调中消食的功效，能治心胃痛。

○花

性味：性热，味辛，无毒。

功效主治：有降气、止呕逆、除霍乱、调中焦、补胃气、解毒的功效。

实用附方

①治心腹胀满短气：用豆蔻30克，去皮研末，木瓜生姜汤送服1.5克。②治胃虚呕逆，不能进食：用豆蔻仁3枚，高良姜15克，水200毫升，煮后滤汁，加姜汁10毫升，与白面调和后切碎，羊肉拌汁煮熟，空腹时食用。③治疟疾：用豆蔻仁、熟附子各等份，加生姜7片，大枣2枚，水400毫升，煎至200毫升，温服。④治口臭：用豆蔻、细辛研末含漱。⑤治赤白带下：取连皮豆蔻1枚，乳香1小块，面裹煨成焦黄色，研末，每次以米汤送服6克，每日2次。

[草部 山草类] [芳香化湿药]

苍术

从此摆脱筋骨无力之困扰

[释名] 赤术、山精、仙术、山蓟。

[来源] 苍术为菊科植物南苍术或北苍术的干燥根。苗也可入药。

[主要产地] 南苍术主产于江苏、湖北、河南;北苍术主产于内蒙古、河北、山西、辽宁、吉林。

[应用] 用于脘腹胀满、泄泻水肿、脚气痿躄、风湿痹痛等病症。

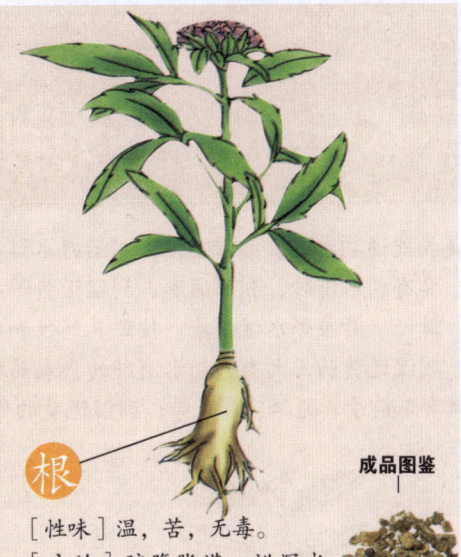

根

成品图鉴

[性味] 温,苦,无毒。
[主治] 脘腹胀满、泄泻水肿、风寒感冒。

形态特征

多年生草本。根状茎肥大呈结节状。茎高30~50厘米,不分枝或上部稍分枝。叶革质,无柄,倒卵形或长卵形,长4~7厘米,宽1.5~2.5厘米,不裂或3~5羽状浅裂,顶端短尖,基部楔形至圆形,边缘有不连续的刺状牙齿,上部叶披针形或狭长椭圆形。头状花序顶生,直径约1厘米,长约1.5厘米,基部的叶状苞片披针形,与头状花序几等长,羽状裂片刺状;总苞杯状;总苞片7~8层,有微毛,外层长卵形,中层矩圆形,内层矩圆状披针形;花筒状,白色。瘦果密生银白色柔毛;冠毛长6~7毫米。

药用部分

○根

性味:性温,味苦,无毒。

功效主治:治风寒湿痹及死肌等,久服可轻身延年。能消痰涎,除肌肤水湿,消心下痞满及助消化,并治头痛、霍乱吐泻之症。治麻风顽痹、胸腹胀满或水肿,又能除寒热,止呕逆泻痢。疗筋骨无力,癥瘕痞块、瘴疟。明目,助阳。除湿发汗,健胃安神,为治痿证要药。

○苗

性味:性温,味苦,无毒。

功效主治:作茶饮很香,能去水,也能止汗。

实用附方

①治时暑暴泻:神曲(炒)、苍术(米泔浸一宿,焙干)各等份研为末,面糊为丸如梧桐子大,每服30丸,不拘时,米饮吞下。②治疗飧泄:苍术60克,小椒30克(去籽,炒),研为极细末,醋糊为丸,如梧桐子大。每服20丸或30丸,食前温水服下。③治疗湿温多汗:知母180克,甘草(炙)、石膏各60克,苍术、粳米各90克,上锉如麻豆大,每服15克,水300毫升,煎至250毫升左右,去滓取150毫升清汁,温服。④治太阴脾经受湿:苍术100克,芍药50克,黄芩25克。上锉,每服50克,加淡味桂3克,水450毫升,煎至300毫升,温服。

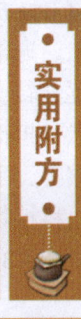

第四节 《本草纲目》中的利水渗湿中草药

家中有本草、健康无烦恼，图解《本草纲目》中的治病中草药>>

利水渗湿药是指能通利水道、渗泄水湿，以治疗水湿内停为主要功用的药物。此类药物药味多甘淡，具有利水消肿、利尿通淋、利湿退黄等功效，主要用于小便不利、水肿、痰饮、湿温、淋证、黄疸等水湿病症。按照其药性和功能的不同，可分为利水消肿药、利尿通淋药、利湿退黄药三大类。利水消肿的代表药材有茯苓、薏米、泽泻等；利尿通淋的代表药材有车前子、通草、瞿麦等；利湿退黄的代表药材有茵陈蒿、虎杖等。

茯苓

[木部 寓木类] 利水消肿药

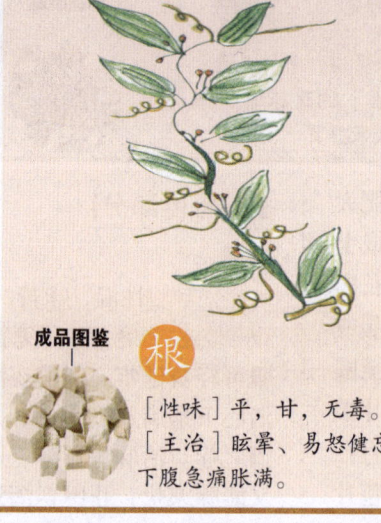

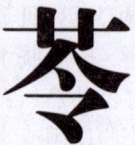
成品图鉴　根

[性味] 平，甘，无毒。
[主治] 眩晕、易怒健忘、下腹急痛胀满。

疗水肿、利小便的滋补药

[释名] 伏灵、伏菟、松腴、茯神。
[来源] 茯苓为多孔菌科真菌茯苓的干燥菌核，其根、皮均可入药。
[主要产地] 分布于山西、山东、浙江、广西、湖南、四川、云南等地。
[应用] 渗湿利水、健脾和胃、宁心安神。可治小便不利、水肿胀满、泄泻、遗精、惊悸、健忘等症。

形态特征

茯苓常见者为其菌核体。多为不规则的块状、球形、扁形、长圆形或长椭圆形等，大小不一，小者如拳，大者直径达20～30厘米，或更大。表皮淡灰棕色或黑褐色，呈瘤状皱缩，内部白色稍带粉红，由无数菌丝组成。子实体伞形，直径0.5～2.0毫米，口缘稍有齿；蜂窝状，通常附菌核的外皮而生，初白色，后逐渐转变为淡棕色，孔作多角形，担子棒状，担孢子椭圆形至圆柱形，稍屈曲，一端尖，平滑，无色。有特殊臭气。寄生于松科植物赤松或马尾松等树根上，深入地下20～30厘米。

药用部分

○根

性味：性平，味甘，无毒。

功效主治：本品具有和中益气、安魂养神、生津开胃、止呕逆、止泄泻、治五劳七伤、安胎等功效。可治疗心腹胀满、胸胁逆气、肺痿痰壅、膈中痰水、寒热烦满咳逆、水肿淋结等症。

○皮

性味：性平，味甘，无毒。

功效主治：本品有辟邪气、止惊悸、开心窍等功效，主治风邪所致眩晕等症。

[谷部 稷粟类][利水消肿药]

薏米

营养价值位列谷类之首

[释名] 解蠡、芑实、赣米、回回米、薏珠子。

[来源] 薏米为禾本科植物薏苡的干燥成熟种仁。

[主要产地] 全国各地广有栽培,南方各省区亦有野生。

[应用] 健脾益胃、补肺清热、祛风胜湿。用于脾虚腹泻、肌肉酸重、关节疼痛、水肿、脚气。

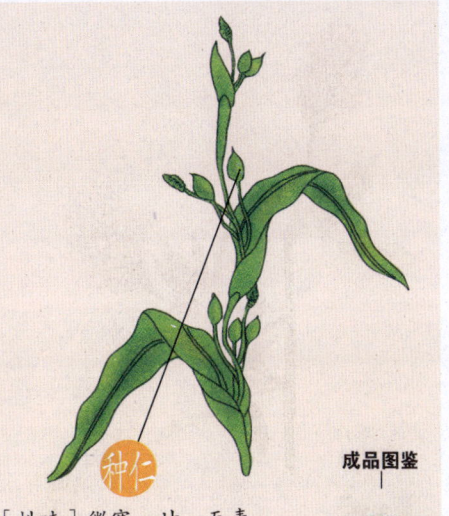

种仁　成品图鉴

[性味] 微寒,甘,无毒。
[主治] 风湿久痹、屈伸不利、水肿、脚气。

形态特征

一年生或多年生草本植物。杆直立粗壮,节间中空,丛生,多分枝,基部节上生根。叶互生,长披针形,先端渐尖,基部宽心形,鞘状抱茎,中脉粗厚而明显,两面光滑,边缘粗糙。秋季开花,总状花序从上部叶鞘内抽出一至数个成束。种仁卵形,背面为椭圆形,腹面中央有沟,内部胚和胚乳为白色,糯性。

药用部分

○种仁

性味：性微寒,味甘,无毒。

功效主治：具有补肺气、治肺痿、利肠胃、消水肿、消肿毒、驱蛔虫、健脾消食、清热利湿等功效。主要用于治疗风湿久痹、筋骨麻木、筋脉拘挛、屈伸不利、水肿、脚气、泄泻、肺痿、肺痈、肠痈、淋浊、白带等病症。煎饮,利小便,治热淋。

保健运用

○绿豆薏米粥

功效：利水消肿、淡化黑斑。

材料：大米15克,绿豆15克,薏米15克。

做法：将大米、绿豆、薏米洗净,加水熬粥。也可以加上绿豆粉一起做成豆沙,煮成绿豆薏米粥。

实用附方

①薏米饭,治冷气：用薏米舂熟,炊为饭食。气味欲如麦饭乃佳。或煮粥亦好。②薏米粥,治久风湿痹、补正气、利肠胃、消水肿、除胸中邪气、治筋脉拘挛：薏米为末,同粳米煮粥,日日食之,良。③风湿身疼,日晡剧者,服张仲景麻黄杏仁薏米汤：麻黄90克,杏仁20枚,甘草、薏米各30克,以水800毫升,煮取400毫升,分2次服用。④消渴饮水：薏米煮粥,食之。⑤大便秘结,小便短赤：薏米15克,冬瓜籽30克,桃仁10克,牡丹皮6克。加水煎服。

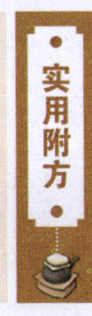

[菜部 柔滑类] 利水消肿药

苜蓿

通利大小肠的盘中美味

[释名] 木粟、光风草。

[来源] 苜蓿为豆科植物紫苜蓿或南苜蓿的全草。

[主要产地] 紫苜蓿生于旷野和田间。南苜蓿在我国长江下游有栽培。

[应用] 清脾胃、清湿热、利尿、消肿。用于胃热烦闷、不欲饮食；湿热所致的小便不利、石淋，或湿热发黄。

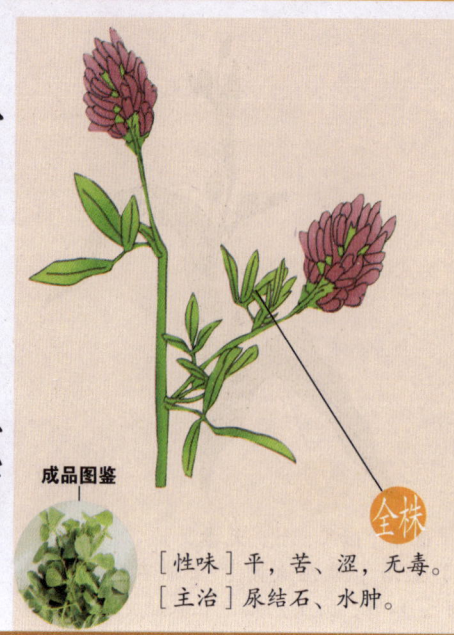
成品图鉴　全株

[性味] 平，苦，涩，无毒。
[主治] 尿结石、水肿。

形态特征

多年生草本；主根长，多分枝。茎通常直立，近无毛，高30～100厘米。复叶有3小叶，小叶倒卵形或倒披针形，长1～2厘米，宽约0.5厘米，顶端圆，中肋稍凸出，上半部叶有锯齿，基部狭楔形；托叶狭披针形，全缘。总状花序腋生，花8～25，紫色。荚果螺旋形，无刺；种子1～8颗。花果期5～6月。

药用部分

○ 全株

性味：性平，味苦，涩，无毒。

功效主治：具有利大小肠、清湿热、安中、和胃、利尿、消肿等功效。主治尿结石、膀胱结石、水肿、淋证等。

○ 根

性味：性寒，无毒。

功效主治：治疗热病烦闷、眼睛发黄、小便黄、酒疸。

保健运用

○ 苜蓿茵陈汤

功效：本方有除湿退黄的功效。用于湿热黄疸，或黄疸型肝炎。

材料：苜蓿50克，茵陈蒿15克。

做法：将上述两味药洗净，加水煮沸，煎汤服用。

用法：每日2次。

实用附方

①风湿筋骨痛、神经痛：野苜蓿15克，水煎，一日分2次服。②黄疸型肝炎：野苜蓿、茵陈蒿各15克，水煎，一日分2次服。③白血病：野苜蓿15克，水煎，一日分2次服。④毒蛇咬、蜈蚣及黄蜂蜇：苜蓿鲜草捣烂，涂敷伤口。⑤膀胱结石：鲜南苜蓿90～150克，捣汁服。⑥水肿：苜蓿叶15克（研末），豆腐1块，猪油90克。炖熟一次服下，连续服用。⑦产后下痢，赤白者：用苜蓿1把，切碎后煮汁，再加入粳米450克，煮粥，食之立瘥也。⑧小儿紧唇：苜蓿，捣汁洗之，可迅速见效。

利水渗湿的传统中药

[释名] 水泻、鹄泻、芒芋、及泻。

[来源] 泽泻为泽泻科植物泽泻的干燥块茎，其叶、根也可作为药用。

[主要产地] 主产于四川、江西、贵州。

[应用] 减肥消肿、祛湿化痰。用于小便不利、水肿胀满等症。

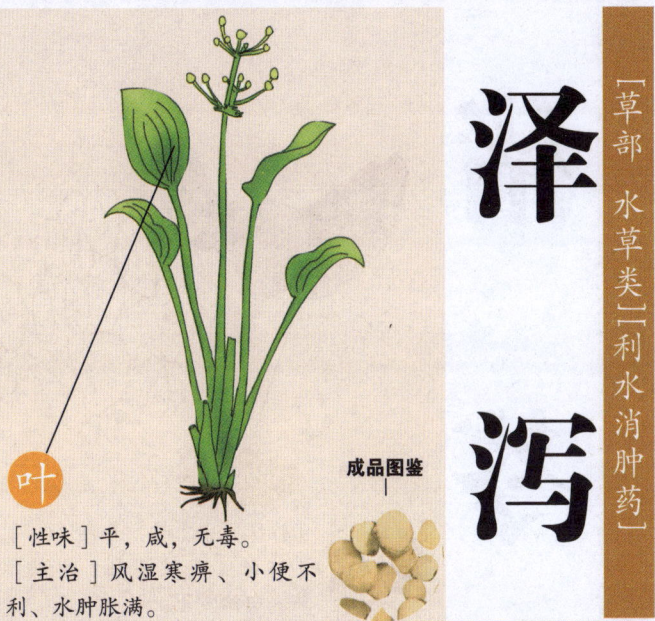

叶　成品图鉴

[性味] 平，咸，无毒。
[主治] 风湿寒痹、小便不利、水肿胀满。

泽泻

[草部　水草类][利水消肿药]

形态特征

多年生沼生植物，高50～100厘米。地下有块茎，球形，直径可达4.5厘米，外皮褐色，密生多数须根。叶根生；叶柄长达50厘米，基部扩延成中鞘状，宽5～20毫米；叶片宽椭圆形至卵形，长5～18厘米，宽2～10厘米，先端急尖或短尖，基部广楔形、圆形或稍心形，全缘，两面光滑；叶脉5～7条。花茎由叶丛中抽出，长10～100厘米，花序通常有3～5轮分枝，分枝下有披针形或线形苞片，轮生的分枝常再分枝，组成圆锥状复伞形花序，小花梗长短不等；小苞片披针形至线形，尖锐；萼片3，广卵形，绿色或稍带紫色，长2～3毫米，宿存；花瓣倒卵形，膜质，较萼片小，白色，脱落。瘦果多数，扁平，倒卵形，背部有两浅沟，褐色，花柱宿存。

药用部分

○ 叶

性味：性平，味咸，无毒。

功效主治：补肾气，益精血，除湿邪，治风痹消渴。

○ 根

性味：性寒，味甘，无毒。

功效主治：具有利水、渗湿、泻热、养五脏、益气力、化痰饮之功效。主治风寒湿痹、乳汁不通、小便不利、水肿胀满。

实用附方

①治水湿肿胀：白术、泽泻各30克，研末或做丸，以茯苓汤送下9克。②治冒暑霍乱、小便不利、头晕多饮，用三白散：泽泻、白术、茯苓各9克，水250毫升，姜5片，灯芯草10根，煎至200毫升，温服。③治支饮苦冒，用泽泻汤：泽泻150克，白术60克，水400毫升，煎至200毫升，分2次服。④伤寒口渴：邪在脏也，则用猪苓汤来食疗。用猪苓、茯苓、泽泻、滑石、阿胶各30克，以水800毫升，煮取400毫升。每次服用140毫升，日3服。对于呕吐而觉得口渴的病人，该汤亦能见效。

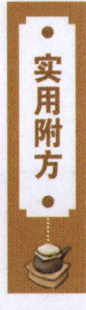

猪苓

[木部 寓木类] 利水消肿药

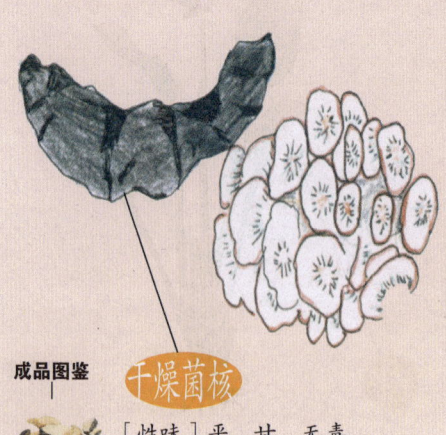

成品图鉴 干燥菌核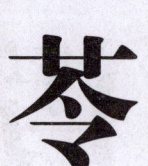

利尿、消水肿的良药

[释名] 豕橐、地乌桃。
[来源] 猪苓为多孔菌科真菌猪苓的干燥菌核。
[主要产地] 我国大部分地区均有分布。
[应用] 利尿渗湿，适用于白浊带下、妊娠水肿、小便不利等症。

[性味] 平，甘，无毒。
[主治] 小便不利、淋漓涩痛、白浊带下。

形态特征

菌核体呈块状或不规则形状，表面为棕黑色或黑褐色，有许多凹凸不平的瘤状凸起及皱纹。里面近白色或淡黄色，干燥后变硬，整个菌核体由多数白色菌丝交织而成；菌丝中空，直径约3毫米，极细而短。子实体生于菌核上，伞形或伞状半圆形，常多数合生，半木质化，直径5～15厘米或更大，表面深褐色，有细小鳞片，中部凹陷，有细纹，呈放射状，孔口微细，近圆形；孢子广卵圆形至卵圆形。

药用部分

○ 干燥菌核

性味：性平，味甘，无毒。

功效主治：猪苓具有利尿渗湿、开腠理的功效。主治伤寒瘟疫高热、胸中烦闷、小便不利、淋漓涩痛、白浊带下、妊娠水肿、脚气、泄泻等症。

保健运用

○ 猪苓汤

功效：利尿渗湿、止渴除烦。适用于水热互结，邪热伤阴所致的发热、渴欲引水，或下痢，咳而呕渴，心烦不得眠者。

材料：猪苓（去皮）、茯苓、泽泻、阿胶、滑石（碎）各9克。

做法：以水800毫升，先煮四味，取400毫升，去渣，入阿胶烊消，分2次温服。

实用附方

①小儿秘结：猪苓30克，以水少许，煮鸡屎白3克，调服，立通。②全身肿满、小便不利：猪苓150克，为末，熟水服1克，日3服。③妊娠肿渴：从脚至腹，小便不利，微渴引饮。方同上法。④妊娠子淋：方同上法，日三夜二，以通为度。⑤治疗肠胃寒湿，濡泻无度，嗜卧不食：猪苓（去黑皮）25克，肉豆蔻（去壳、炮）2枚，黄柏（去粗皮、炙）3克，上三味捣罗为末，米饮和丸，如绿豆大，每服10丸。

半边莲

[草部 湿草类] 利水消肿药

利尿消肿，凉血解毒

[释名] 急解索、半边花、细米草、瓜仁草、长虫草、蛇舌草。

[来源] 半边莲为桔梗科山梗菜属植物半边莲的干燥全草。

[主要产地] 主产于安徽、江苏、浙江。此外，广东、广西、江西、四川等地亦产。

[应用] 适用于大腹水肿、面足水肿、痈肿疔疮、蛇虫咬伤、晚期血吸虫病腹水等症。

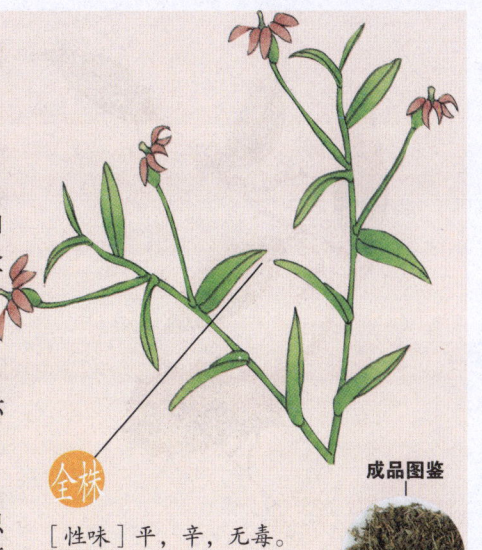

全株

成品图鉴

[性味] 平，辛，无毒。
[主治] 寒痰气喘。

形态特征

多年生矮小草本。茎细长，多匍匐地面，在节上生根，分枝直立，无毛，折断有白色乳液渗出。叶互生；无柄或近无柄；叶片狭披针形或条形，长8～25毫米，先端急尖，全缘或有波状疏浅锯齿，无毛。花两性，通常1朵，生分枝的上部叶腋，基部有长约1毫米的小苞片2枚、1枚或无，小苞片无毛；花萼筒倒长锥状，基部渐细与花梗无明显区分；花冠粉红色或白色，长10～15毫米，背面裂至基部，喉部以下具白色柔毛，裂片5，全部平展于下方，呈一个平面，2个侧裂片披针形，较长，中间3枚裂片椭圆状披针形，较短。蒴果倒锥状，长约6毫米。种子椭圆状，稍扁平，近肉色。花期5～8月，果期8～10月。

药用部分

○ 全株

性味：性平，味辛，无毒。

功效主治：治蛇伤，捣汁饮用，用渣外敷。又治寒痰气喘，以及疟疾恶寒发热，同雄黄各6克，捣成泥状，盖上碗，待色青，用饭做成梧桐子大小之丸，每次服9丸，空腹盐汤送下。

实用附方

①治寒痰气喘及疟疾寒热：半边莲、雄黄各6克。捣泥，碗内覆之，待青色，以饭做丸如梧桐子大。每服9丸，空腹盐汤下。②治毒蛇咬伤：半边莲浸烧酒搽之。③治疔疮，一切阳性肿毒：半边莲适量，加食盐数粒同捣烂，敷患处，有黄水渗出，渐愈。④治乳腺炎：半边莲适量，捣烂敷患处。⑤治无名肿毒：半边莲叶捣烂加酒敷患处。⑥治喉蛾：鲜半边莲如鸡蛋大一团，放在瓷碗内，加好烧酒45克，同擂至极烂，绞取药汁，分3次口含，每次含一二十分钟后吐出。⑦治黄疸：半边莲30克，白茅根30克。水煎，分2次用白糖调服。

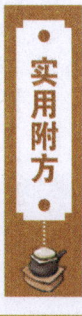

土茯苓

[草部 蔓草类] 利水消肿药

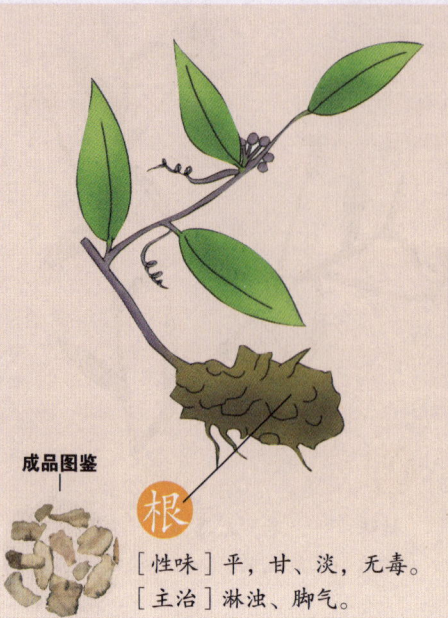

成品图鉴

根

[性味] 平，甘、淡，无毒。
[主治] 淋浊、脚气。

治疗慢性疮疡的良药

[释名] 山猪粪、仙遗粮、冷饭团、硬饭、山地栗、刺猪苓、草禹余粮。
[来源] 土茯苓为百合科植物土茯苓的根茎。
[主要产地] 主产于广东、湖南、湖北、浙江、四川、安徽等地。
[应用] 健运脾胃、强壮筋骨、祛除风湿。治淋浊、筋骨挛痛、脚气、疔疮、痈肿。

形态特征

土茯苓为攀缘灌木，长1～4毫米。茎光滑，无刺。根状茎粗厚、块状，常由匍匐茎相连接，粗2～5厘米。叶互生；叶柄具狭鞘，常有纤细的卷须2条，脱落点位于近顶端；叶片薄革质，狭椭圆状披针形至狭卵状披针形，先端渐尖，基部圆形或钝，下面通常淡绿色。伞形花序单生于叶腋，通常具10余朵花；雄花序总花梗长2～5毫米，通常明显短于叶柄，极少与叶柄近等长，在总花梗与叶柄之间有1芽；花序托膨大，连同多数宿存的小苞片呈莲座状，宽2～5毫米，花绿白色，六棱状球形，直径约3毫米；雄花外花被片近扁圆形，内花被片近圆形，宽约1毫米，边缘有不规则的齿；雌花外形与雄花相似，但内花被片边缘无齿。浆果直径6～8毫米，熟时黑色，具粉霜。花期5～11月，果期11月至次年4月。

药用部分

○ 根

性味：性平，味甘、淡，无毒。

功效主治：具有健运脾胃、强壮筋骨、通利关节、祛除风湿、止泄泻、解毒的功效，可用于治疗湿热淋浊、恶疮、痈肿、带下、瘰疬、疥癣、梅毒及汞中毒所致的肢体拘挛、筋骨疼痛等症。

实用附方

①杨梅毒疮：用土茯苓120克，皂角子7个，水煎代茶饮，病轻的14天，病重的28天见效。另一方：土茯苓30克，五加皮、皂角子、苦参各9克，金银花3克，用好酒煎，每日1次。②小儿杨梅疮，起于口内，蔓延至全身：用土茯苓研末，乳汁调服，月余自愈。③骨挛痛漏，服轻粉致伤脾胃气血、筋骨疼痛，久则溃烂成痈，连年不愈，以致终身残疾：用土茯苓30克，有热加黄芩、黄连，气虚加四君子（人参、茯苓、白术、甘草），血虚加四物汤（当归、白芍、熟地黄、川芎），水煎代茶，一月余即愈。

赤小豆

[谷部 菽豆类][利水消肿药]

亦食亦药，去湿消肿效果佳

[释名] 赤豆、红豆。

[来源] 赤小豆为豆科植物赤小豆或赤豆的干燥成熟种子。叶也可入药。

[主要产地] 主产于江西、广西、广东等省区。

[应用] 利水除湿、和血排脓、消肿解毒。治水肿、脚气、黄疸、泻痢、便血、痈肿。

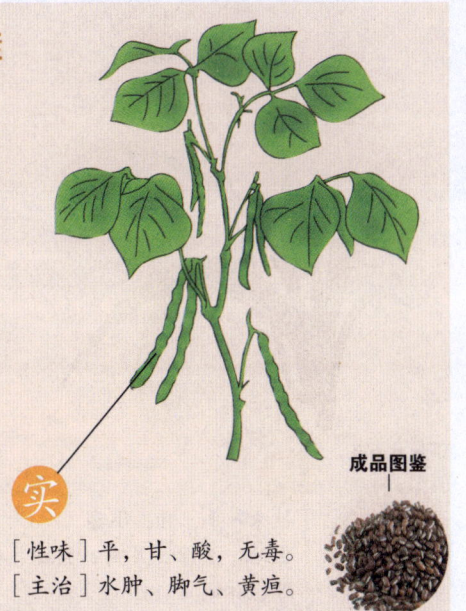

实

成品图鉴

[性味] 平，甘、酸，无毒。
[主治] 水肿、脚气、黄疸。

形态特征

一年生草本植物。主根不发达，侧根细长，株高80～100厘米，有直立丛生型、半蔓生型及蔓生缠绕型。叶为3小叶组成的复叶。小叶圆头形或剑头形。花梗自叶腋生出，梗的先端着生数花，为自花授粉作物，花小，开黄花或淡灰色花，龙骨瓣呈螺旋形，每花梗上结荚1～5个，荚长7～16厘米，果荚内包着4～18粒椭圆或长椭圆形种子。种子多为赤褐色，也有黑、灰、白、绿杂、浅黄色等。种子千粒重50～210克，大多在130克左右。荚果圆柱形，长5～8厘米。种子6～8粒。花期6～7月，果期7～8月。

药用部分

○叶

性味：性平，味甘、酸，无毒。

功效主治：去烦热，止小便数。煮食，明目。

○实

性味：性平，味甘、酸，无毒。

功效主治：赤小豆有利尿消肿、滋补强壮、健脾养胃、抗菌消炎、解除毒素、止泻痢、利小便、消热毒等功效，主治下腹胀满。捣末与鸡子白同用，可涂一切热毒痈肿；煮汁，洗小儿黄烂疮；和鲤鱼煮食，能治脚气；煮汁饮用，能解小麦热毒，解酒病。

实用附方

①水气肿胀：用赤小豆750克，大蒜1颗，生姜15克，商陆根1条，并碎破，同水煮烂，去药，空腹食豆，旋旋啜汁令尽，肿立消也。另一方：治水肿从脚起，赤小豆1500克，煮极烂，取汁1000毫升，温渍足膝。②水蛊腹大，动摇有声，皮肤黑者：用赤小豆180克，白茅根20克，水煮食豆，以消为度。③辟厌疾病：正月元旦，面东，以斋水吞赤小豆21枚，一年无诸疾。又七月立秋日，面西，以井华水吞赤小豆7枚，一秋不犯痢疾。④伤寒狐惑：赤小豆180克，水浸令芽出，当归90克，为末。浆水服1克，日3服。

[菜部 柔滑类][利水消肿药]

黄花菜

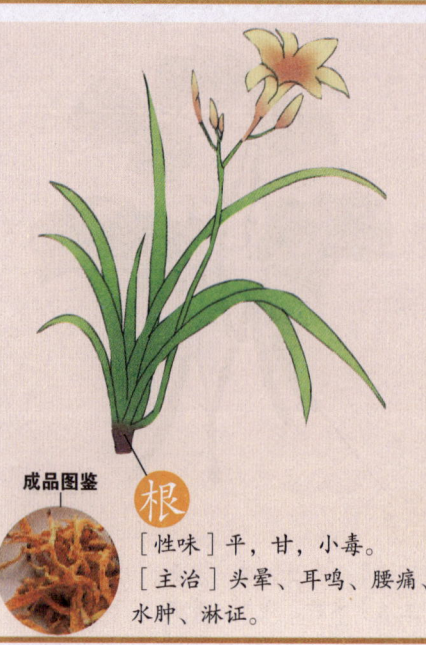

成品图鉴

根

[性味]平，甘，小毒。
[主治]头晕、耳鸣、腰痛、水肿、淋证。

美味的"健脑菜"

[释名]萱草、忘忧草、金针菜、萱草花、健脑菜、安神菜、绿葱、鹿葱花、萱萼。

[来源]为百合科植物折叶萱草的全草。

[主要产地]生于路旁、溪边、草丛中。分布于陕西、江苏、安徽、浙江、福建、台湾、江西、湖北、广东、四川、贵州、云南等省。

[应用]养血平肝、利尿消肿。治头晕、耳鸣、心悸、腰痛、水肿、淋病、咽痛等症。

形态特征

一年生或二年生草本，根细圆锥状，高15～80厘米，植物体有乳汁，须根肥嫩，白色。茎直立，由基部抽出一至数枝。基生叶丛生或呈莲座状，倒披针形，先端圆钝或尖锐，提琴状羽裂，顶端裂片较两端裂片稍大，或边缘为深波状齿裂，两侧裂片倒向下倾，无毛，或具有稀疏的细软毛；茎生叶互生，通常每茎具叶1～2片，少有3～5片的。春季开黄色花，头状花序小而窄，具长梗，排列长聚伞状圆锥花丛；总苞无毛，外层苞片5片，三角状或卵形，内层苞片8片，披针形，全为舌状花，花冠先端具5齿，具细短柔毛。瘦果棕红色，稍扁平，具细纵棱，两侧纵棱上部具刺状小凸起，冠毛白色，1层。

药用部分

○全草

性味：性微寒，味甘、微苦，无毒。

功效主治：通结气、利肠胃、散瘀消肿、祛风止痛、生肌疗疮。主治跌打肿痛、劳伤腰痛、病气疼痛、头痛、痢疾，及疮疡溃烂、耳流脓、眼红痒痛等症。

○根

性味：性平，味甘，有小毒。

功效主治：养血平肝、利尿消肿。主治头晕、耳鸣、心悸、腰痛、吐血、衄血、大肠下血、水肿、淋病、咽痛。

实用附方

①治腰痛、耳鸣、奶少：黄花菜蒸肉饼或煮猪腰吃。②治小便不利、水肿、黄疸、淋病、衄血、吐血：黄花菜根9～15克，水煎服。③治月经少、贫血、胎动不安、老年性头晕、耳鸣、营养不良性水肿：黄花菜根端膨大体30～60克，炖肉或鸡服。④治大肠下血：黄花菜根端膨大体10个，水煎服。⑤治肺热咳嗽、腮腺炎、咽喉肿痛：黄花菜根端膨大体15克，水煎服。⑥治乳痈肿痛、疮毒：黄花菜根捣敷。⑦治小儿痞积：黄花菜叶9克，水煎服。

黄瓜

[菜部 瓜菜类][利水消肿药]

清热解渴的盘中美味

[释名] 胡瓜、青瓜。

[来源] 黄瓜为葫芦科植物黄瓜的果实，本植物的叶、根、茎及果实的种子亦可入药。

[主要产地] 广泛分布于中国各地。

[应用] 清热利水、解毒消肿、生津止渴。主治身热烦渴、咽喉肿痛、风热眼疾、湿热黄疸、小便不利等病症。

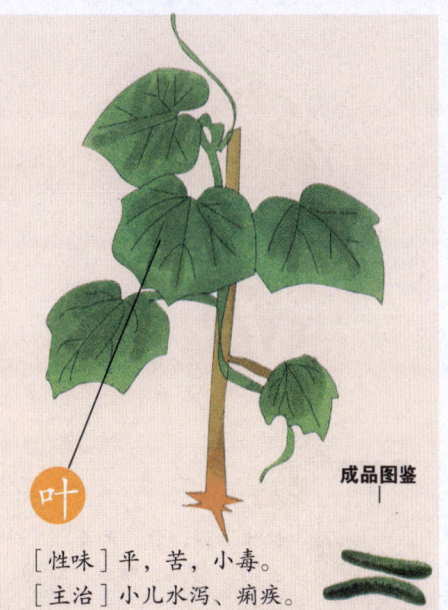

成品图鉴

[性味] 平，苦，小毒。
[主治] 小儿水泻、痢疾。

|形态特征|

一年生蔓生或攀缘草本植物。蔓生，四棱或五棱，中空，上具有刚毛，无限生长型，易折断，苗期节间短，直立。茎细长，具纵棱，被短刚毛，卷须不分枝。子叶长椭圆形，对生。真叶掌状浅裂、单叶互生，两面均有刺毛，叶片大而薄，蒸腾量大，需水多。多为单性花，雌雄同株，腋生。雄花早于雌花出现，常数个簇生，雌花多单生，子房下位，具有单性结实特性。瓠果，狭长圆形或圆柱形，嫩果绿色或深绿色，少数为淡黄色或白色，成熟后黄白色或棕褐色，果面平滑或具棱、瘤、刺，通常开花8～18天后成熟。花、果期5～9月。

|药用部分|

○ 瓜

性味：性寒，味甘，有小毒。

功效主治：清热利水，解毒消肿，生津止渴，利尿，除湿，滑肠，降脂，减肥。主治身热烦渴、咽喉肿痛、风热眼疾、湿热黄疸、小便不利等病症。

○ 叶

性味：性平，味苦，有小毒。

功效主治：治小儿水泻，消食积，治痢疾。

实用附方

①小儿热痢：嫩黄瓜同蜜食十余枚，良。②水病肚胀、四肢水肿：取黄瓜一个，破开，连籽以醋煮一半，水煮一半至烂，空腹俱食之，须臾下水也。③治小儿风热腹泻，湿热下痢：黄瓜根、六合草，水煎加白糖服。④治小儿风热腹泻，湿热痢疾：黄瓜叶一大把，搓汁，兑开水加白糖服。⑤治疮肿：六月六日，取黄瓜入瓷瓶中，水浸之。每以水扫于疮上，立效。⑥火眼赤痛：五月取老黄瓜一条，上开小孔，去瓤，入芒硝令满，悬阴处，待硝透出刮下，留点眼甚效。⑦汤火伤灼：五月五日，掐黄瓜入瓶内封，挂檐下，取水刷之，良。

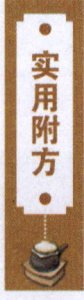

[菜部 荤菜类][利水消肿药]

大白菜

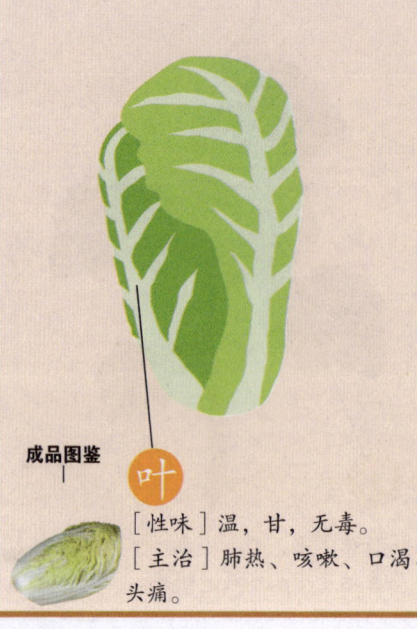

成品图鉴

叶

[性味]温,甘,无毒。
[主治]肺热、咳嗽、口渴、头痛。

清热除烦,通利肠胃

[释名]胶菜、绍菜、镶菜、白菘。
[来源]大白菜是十字花科植物青菜的幼株及十字花科植物白菜的叶球。
[主要产地]全国各地均有分布。
[应用]养胃生津、除烦解渴、利尿通便、清热解毒。治小便不利、烦热口渴、消化不良。

形态特征

浅根性,须根发达;叶圆、卵圆、倒卵圆或椭圆形等,全缘、波状或有锯齿,浅绿、绿或深绿色;叶面光滑或有皱缩,少数具茸毛;叶柄肥厚,横切面呈现扁平、半圆或偏圆形,一般无叶翼,白、绿白、浅绿或绿色;叶序为2/5或3/8,单株叶一般十几片。花茎叶一般无柄,抱茎或半抱茎。复总状花序,完全花,花冠黄色,花瓣4,十字形排列;雄蕊6,花丝4长2短;雌蕊1;位于花的中央。异花授粉,虫媒花。长角果,内有种子10~20粒;成熟的角果易开裂,需及时收获。种子近圆形,红褐或黄褐色,千粒重1.5~2.2克。

药用部分

○茎叶

性味:性温,味甘,无毒。

功效主治:通利肠胃、除胸中烦、解酒渴、消食下气、治瘴气、止热气咳嗽、和中、利大小便。主治肺热、咳嗽、咽干、口渴、头痛、大便干结、丹毒、痔疮出血等病症。

○子

性味:性平,味甘,无毒。

功效主治:榨油,涂于头上,可令秀发黑亮。主治醉酒。

实用附方

①外感风寒之邪引起的恶寒、发热、头痛、无汗、恶心等症:白菜根300克,生姜3片,红糖60克;将菜根洗净与姜、糖同煮,热饮。②漆毒生疮:大白菜捣烂涂之。③飞丝入目:大白菜揉烂以帕包住,滴汁两三点入目,即出。④酒醉不醒:大白菜籽300克细研,以井华水300毫升调,为2服。⑤肺热咳嗽:白菜心1个,用筷子扎数个小孔,装入冰糖,在砂锅中蒸熟,吃后盖被保暖,一觉后咳嗽即见好。⑥便秘:白菜帮洗净切薄片,用油炒至八成熟,倒入用酱油、糖、醋、淀粉调成的汁,炒拌均匀后食用。

鲤鱼 [鳞部 鱼类][利水消肿药]

营养位居"家鱼之首"

[释名] 鲤拐子、鲤子。
[来源] 鲤科动物鲤鱼的肉或全体。
[主要产地] 全国各地水域常年均有产。
[应用] 补脾健胃、利水消肿、通乳、清热解毒、止嗽下气，用于水肿、水肿、腹胀、少尿、黄疸、乳汁不通等症。

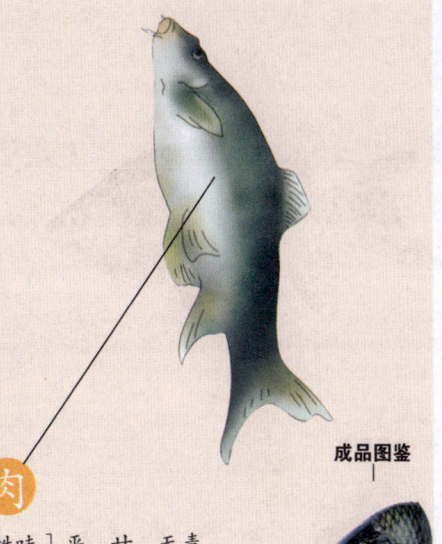

成品图鉴

○肉

[性味] 平，甘，无毒。
[主治] 水肿、腹胀、乳汁不通。

形态特征

鱼体呈梭形而略扁，背部灰黑，腹部浅白或淡灰，体侧扁，背部隆起。头较小，眼中等大，口下位或亚下位，呈马蹄形。须2对，吻须长约为颌须长的一半。鳃耙短，呈三角形。下咽齿发达，主行第一枚齿圆锥形，余下的呈白齿状，第二枚齿的齿冠上2～3道沟纹。背鳍和臀鳍不分枝，鳍条都骨化成硬刺，最后1根刺后缘呈锯齿状。鳔2室，腹膜白色。体色随生活水体不同而有较大变异，通常背部暗黑，体侧暗黄，腹部灰白色，尾鳍下叶呈橘红色，胸、腹臀鳍为金黄色，但不及尾鳍下叶鲜艳。鲤的体色有青黄、红色和褐色，鲤鱼的性状容易受外界各种因素或人为饲养的条件影响而改变。鳞片较大。个体较大，常见的有0.5～2.5千克，最大可达15千克以上。

药用部分

○胆

性味：性寒，味苦，无毒。
功效主治：有明目、益志气等功效。主治目热赤痛、青盲。

○肉

性味：性平，味甘，无毒。
功效主治：煮食鲤鱼肉有温补、止咳、下水气、去冷气、利小便等功效，能辅助治疗咳逆上气、怀孕身肿、胎气不安。

实用附方

①治耳聋：竹筒盛鲤鱼脑，炊饭处蒸之，令烊，注耳中。②治耳聋有脓，不瘥，有虫：捣桂和鲤鱼脑，（棉球裹）纳耳中，不过三四度。③治脾胃虚弱：赤尾鲤鱼500克，以白矾15克研末，装入鱼腹内，用草纸包裹，外以黄泥封固，放火灰中煨熟。去纸和泥，淡食。分2次服食。④治产后气血虚亏，乳汁不足：大鲤鱼1尾，当归15克，黄芪50克，煎汤服。⑤利尿消肿，治妊娠水肿：鲤鱼500克，赤小豆50克。将赤小豆用水煮沸后，放入鲤鱼，一同煮熟，不加任何调料食。每日1~2次。⑥治鼻衄：鲤鱼鳞炒成灰，研为末，冷水调下5克。

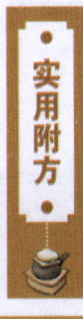

[鳞部 鱼类][利水消肿药]

鲫鱼

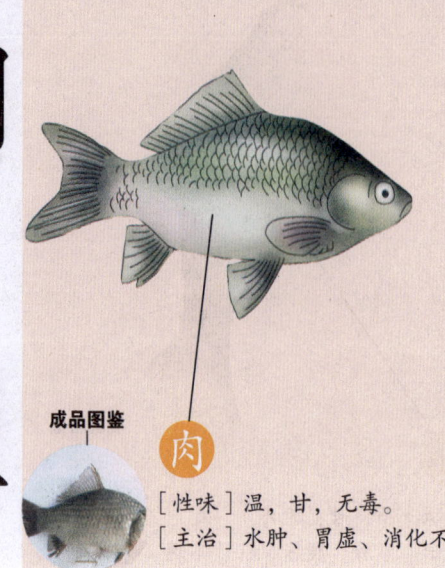

健脾利湿，盘中珍馐

[释名] 鲋鱼、鲫瓜子、鲫皮子、肚米鱼。

[来源] 鲤科动物鲫鱼的肉或全体。

[主要产地] 全国各地水域常年均有产。

[应用] 补气健胃、温中下气。用于脾胃虚弱、呕吐、腹泻、脾虚水肿、小便不利、气血虚弱等证。

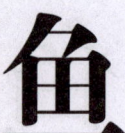
成品图鉴 肉

[性味] 温，甘，无毒。
[主治] 水肿、胃虚、消化不良。

形态特征
体长15~20厘米。呈流线型，体侧扁而高，体较厚，腹部圆。头短小，吻钝。无须，鳃耙长，鳃丝细长。下咽齿一行，扁片形。鳞片大，侧线微弯，背鳍长，外缘较平直。背鳍、臀鳍第3根硬刺较强，后缘有锯齿。胸鳍末端可达腹鳍起点。腹部是白黑的，背部是黑的。尾鳍深叉形。一般体背面灰黑色，腹面银灰色，各鳍条灰白色。因生长水域不同，体色深浅有差异。

药用部分

○肉

性味：性温，味甘，无毒。

功效主治：鲫鱼有健脾利湿、和中开胃、活血通络、温中下气之功效，对脾胃虚弱、水肿、溃疡、气管炎、哮喘、糖尿病等症有很好的滋补食疗作用。产后妇女炖食鲫鱼汤，可补虚通乳；同莼菜一起做羹，可以调中益五脏、利水消肿，可治胃虚、消化不良。

○头

性味：性温，味甘，无毒。

功效主治：主治小儿头疮、口疮、重舌目翳。烧研饮服，疗咳嗽、治下痢；酒服，治脱肛及女人阴脱；以酱汁和，涂于小儿面上可治黄水疮。

实用附方

①治产后气血不足，乳汁减少：鲫鱼250克，猪脂100克，切块，漏芦30克，钟乳石15克。用水和米酒各半共煮至烂熟，去渣取汁，时时饮服。②治脾胃虚弱不欲食，食后不化：大活鲫鱼1条，紫菀3粒，研末，放入鱼肚内，再加生姜、陈皮、胡椒等煮熟食用。③治反胃：大鲫鱼1条，去肠留胆，纳绿矾末，填满缝口，以炭火煅令黄干，研为末。每服3克，陈米饮调下，日3服。④治膈气吐食：大鲫鱼去肠留鳞，以大蒜片填满，纸包十重，泥封，晒半干，炭火煨熟，取肉，和平胃散末30克，杵丸如梧桐子大，蜜收。每服30丸，米饮服。

[草部 毒草类][利水消肿药]

泽漆

主治四肢及面目水肿

[释名] 五朵云、猫儿眼草、奶浆草。

[来源] 泽漆为大戟科植物泽漆的全草。

[主要产地] 分布于除新疆、西藏以外的全国各省区。

[应用] 利尿消肿、明目减肥、化痰散结、杀虫止痒。用于腹水、水肿、肺结核、颈淋巴结核、痰多喘咳、癣疮。

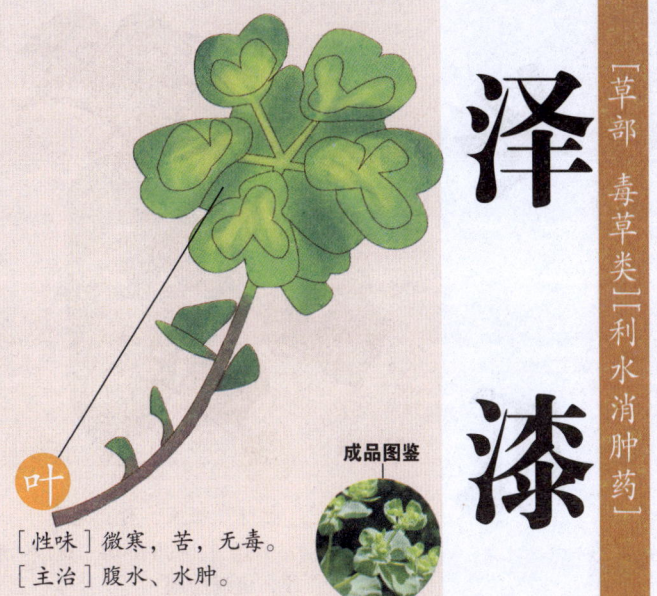

成品图鉴

[性味] 微寒，苦，无毒。
[主治] 腹水、水肿。

形态特征

一年生或两年生草本，高10~30厘米，全株含乳汁。茎基部分枝，茎丛生，基部斜升，无毛或仅分枝略具疏毛，基部紫红色，上部淡绿色。叶互生；叶片倒卵形或匙形，长1~3厘米，宽0.7~1.0厘米，先端微凹，边缘中部以上有细锯齿，无柄。基部楔形，两面深绿色或灰绿色，被疏长毛，下部叶小，开花后渐脱落。杯状聚伞花序顶生，伞梗5。茎顶有5片轮生的叶状苞；总花序多歧聚伞状，顶生，有5伞梗，每伞梗生3个小伞梗，每小伞梗又第3回分为2叉；杯状聚伞花序钟形，总苞顶端4裂，裂间腺体4，肾形；子房3室，花柱3。蒴果无毛。种子卵形，表面有凸起的网纹。花期4~5月，果期6~7月。

药用部分

○叶

性味：性微寒，味苦，无毒。

功效主治：具有利大小肠、明目减肥、利尿消肿、化痰散结、杀虫止痒、止疟疾等功效。主治皮肤热、腹水、四肢及面目水肿、男子阴气不足、水肿、肺结核、颈淋巴结核、痰多喘咳、癣疮等症。

实用附方

①肺气上逆咳嗽，脉沉，用泽漆汤：泽漆750克，用东流水10升，煮取3000毫升，去渣，加入半夏50克，紫参、白前、生姜各150克，甘草、黄芩、人参、桂心各90克，煎取1000毫升，每次服100毫升，每日3次。②胃脘肿块，不能吃饭：泽漆120克，大黄、葶苈各90克熬，捣烂，筛，以蜜为丸，每次服2丸，每日3次。③咳嗽上气，脉沉：泽漆50克，加水5000毫升，煮取1500毫升，去渣，汁中再加半夏5克，紫参、白前、生姜各25克，甘草、黄芩、人参、桂心各15克，煎成药汁1000毫升。每服100毫升，一天服3次。

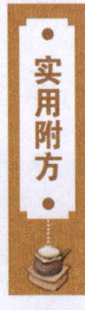

[菜部 瓜菜类][利水消肿药]

冬瓜

消渴解闷，解毒清热

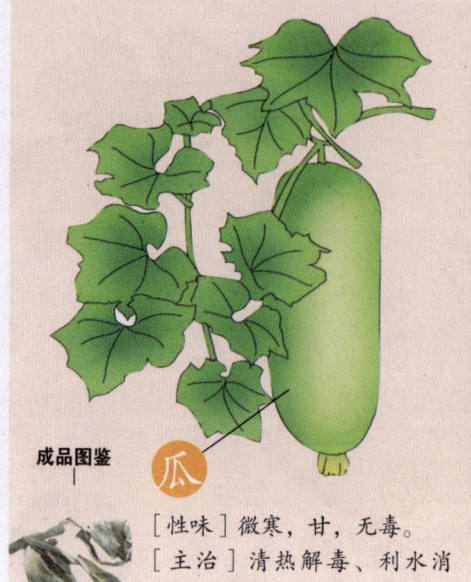

成品图鉴 瓜

[释名] 白瓜、水芝、地芝。

[来源] 冬瓜为葫芦科植物冬瓜的果实。其种子、叶、果皮、茎、果肉均可入药。

[主要产地] 我国各地均有栽培。

[应用] 益气延年，除心胸满闷，止烦躁热渴。用于心胸烦热、小便不利、高血压等病症。

[性味] 微寒，甘，无毒。

[主治] 清热解毒、利水消肿、消渴除烦。

形态特征

冬瓜属葫芦科，一年生草本。原产我国南部及印度，我国南北各地均有栽培，主要供应季节为夏秋季。冬瓜，果呈圆形、扁圆形或长圆形，大小因果种不同而异，小的重数千克，大的重数十千克；皮绿色，多数品种的成熟果实表面有白粉；果肉厚，白色，疏松多汁，味淡，嫩瓜或老瓜均可食用。

药用部分

○ 果实

性味：性微寒，味甘，无毒。

功效主治：具有清热解毒、利水消肿、减肥美容、除心胸满闷的功效，是减肥的佳品。可用于辅助治疗小腹胀、消渴烦闷、热毒痈肿等症。切片摩擦对治痱子有效。

○ 瓜练

性味：性平，味甘，无毒。

功效主治：绞汁服，能止烦躁热渴，利小肠，治五淋，压丹石毒。用于洗澡、洗脸，可令皮肤润泽白皙。

○ 叶

功效主治：治肿毒，杀蜂，疗蜂叮。主消渴，疟疾寒热。又焙研，敷多年恶疮。

○ 藤

功效主治：捣汁服，解木耳毒。

实用附方

①积热消渴：冬瓜去皮，每食后吃60～90克，五七度良。②消渴不止：冬瓜1个，削皮，埋湿地中，一月后取出，破开取清水日饮之。或烧熟绞汁饮之。③消渴骨蒸：大冬瓜1枚去个，入黄连末填满，安瓮内，待瓜消尽，同研，做丸如梧桐子大。每服三四十九，煎冬瓜汤下。④产后痢渴，久病津液枯竭，四肢水肿，口舌干燥：用冬瓜1个，厚度约为12厘米的黄土泥，煨熟绞汁饮。亦可治伤寒痢渴。⑤消渴不止，小便多：用干冬瓜籽、麦门冬、黄连各100克，水煎饮之。冬瓜苗叶俱治消渴，不拘新干。

萹蓄

[草部 湿草类][利尿通淋药]

利尿通淋、杀虫止痒

[释名]扁竹、扁辨、扁蔓、粉节草、道生草。

[来源]为蓼科一年生草本植物萹蓄的干燥地上部分。

[主要产地]产于全国大部分地区。

[应用]利小便,治五淋白浊、热淋、瘀精涩闭关窍,并治妇人气郁、胃中湿热,或白带之证。

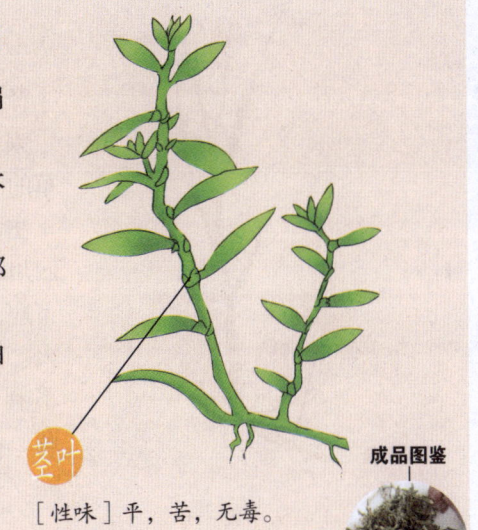

茎叶　成品图鉴

[性味]平,苦,无毒。
[主治]膀胱热淋、小便短赤、皮肤湿疹。

形态特征

一年生草本,高10～40厘米,常有白粉;茎丛生,匍匐或斜升,绿色,有沟纹,叶径生,叶片线形至披针形,长1～4厘米,宽6～10厘米,顶端钝或急尖,基部楔形,近无柄;托叶鞘膜质,下部褐色,上部白色透明,有明显脉纹。花1～5朵簇生叶腋,露出托叶鞘外,花梗短,基部有关节;花被5深裂,裂片椭圆形,暗绿色,边缘白色或淡红色;雄蕊8;花柱3裂。瘦果卵形,长2毫米以上,表面有棱,褐色或黑色,有不明显的小点。花果期5～10月。

药用部分

○茎叶

性味:性平,味苦,无毒。

功效主治:萹蓄具有利尿通淋、杀虫、止痒等功效。用于膀胱热淋、小便短赤、淋漓涩痛、皮肤湿疹、阴痒带下等症。该品可煎汤外洗,用于皮肤湿疹、阴痒等症。治胆管蛔虫症,可用萹蓄和醋,加水煎服。

实用附方

①热淋涩痛:萹蓄煎汤频饮。②热黄疸疾:萹蓄捣汁,顿服200毫升。多年者,日再服之。③霍乱吐痢:萹蓄入豉汁中,下五味,煮羹食。④丹石冲眼,服丹石人毒发,冲眼肿痛:萹蓄根12克,洗,捣汁服之。⑤治小儿蛔咬心痛、面青、口中沫出:取萹蓄2500克(锉),以水20升,煎至2000毫升,去滓煎如饧。隔宿勿食,空腹服200毫升,虫即下也。仍常煮汁作饭食。⑥虫食下部,虫状如蜗牛,食下部作痒:取萹蓄1把,水400毫升,煮熟。五岁儿,空腹服60～100毫升。⑦恶疮痂痒作痛:萹蓄捣封,痂落即瘥。

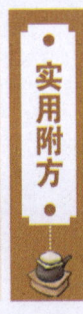

[草部 湿草类][利尿通淋药]

灯芯草

清心火、利湿之常备良药

[释名]虎须草、碧玉草。
[来源]灯芯草科植物灯芯草的干燥花茎髓。
[主要产地]主产于江苏、四川、云南、贵州等地。
[应用]利水通淋、清心降火。用于淋病、水肿、小便不利、尿少涩痛、心烦不寐、小儿夜啼、口舌生疮等症。

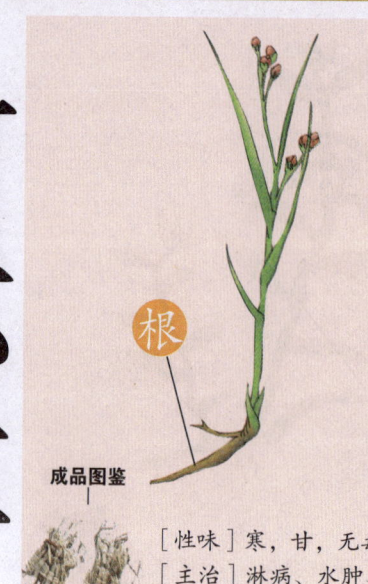

成品图鉴

[性味]寒,甘,无毒。
[主治]淋病、水肿、小便不利、湿热黄疸。

形态特征

灯芯草,多年生草本,高40~100厘米。根茎横走,密生须根。茎簇生,直立,细柱形,直径1.5~4毫米,内部充满乳白色髓,占茎的大部分。叶鞘红褐色或淡黄色,长者达15厘米;叶片退化呈刺芒状。花序假侧生,聚伞状,多花,密集或疏散;与茎贯连的苞片长5~20厘米;花淡绿色,具短柄,长2.0~2.5毫米;花被片6,条状披针形,排列为2轮,外轮稍长,边缘膜质,背面被柔毛;雄蕊3或极少为6,长约为花被的2/3,花药稍短于花丝;雌蕊1,子房上位,3室,花柱很短,柱头3。蒴果长圆状,先端钝或微凹,约与花被等长或稍长,内有3个完整的隔膜。种子多数,卵状长圆形,褐色,长约0.4毫米。花期6~7月,果期7~10月。

药用部分

○茎、根

性味: 性寒,味甘,无毒。

功效主治: 具有清心降火、利尿通淋、止血通气、散肿止渴等功效。主治淋病、水肿、小便不利、湿热黄疸、心烦不寐、小儿夜啼、喉痹、创伤等症。

实用附方

①治水肿:灯芯草120克,水煎服。②治热淋:鲜灯芯草、车前草、凤尾草各30克,以淘米水煎服。③治膀胱炎、尿道炎、肾炎水肿:鲜灯芯草30~60克,鲜车前草60克,薏米30克,海金沙30克,以水煎服。④治肾炎水肿:鲜灯芯草30~60克,鲜车前草30克,鲜地胆草30克,以水煎服。⑤治失眠、心烦:灯芯草18克,煎汤代茶常服。⑥治小儿热惊:灯芯草3~6克,车前草3株,酌冲开水顿服。⑦治小儿心烦夜啼:灯芯草15克,煎2次,分2次服。⑧治黄疸:灯芯草、天胡荽各30克,水煎,加甜酒少许调服。

[草部 湿草类] [利尿通淋药]

萆薢

利湿去浊，祛风除痹

[释名] 赤节、百枝。

[来源] 为薯蓣科植物粉背薯蓣的根茎。

[主要产地] 主产于河南、安徽、浙江、江西、福建、台湾、湖北、湖南、广东、广西等地。

[应用] 利湿去浊、祛风通痹。用于膏淋、白浊、白带过多、风湿痹痛、关节不利、腰膝疼痛。

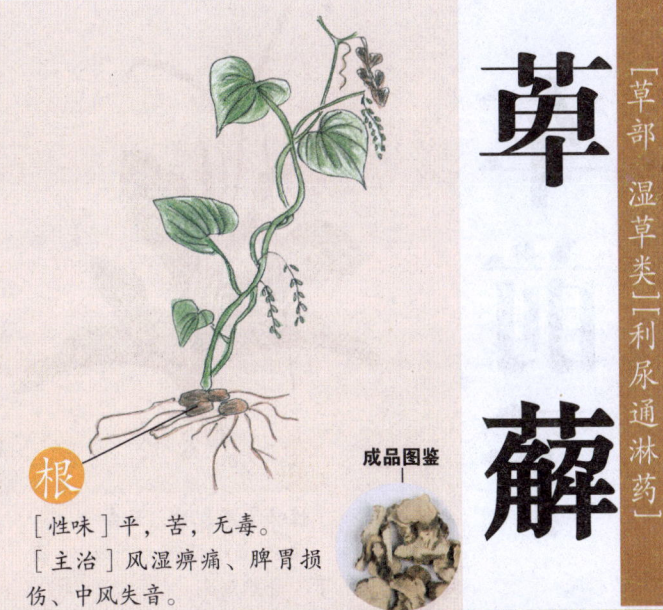

根

成品图鉴

[性味] 平，苦，无毒。

[主治] 风湿痹痛、脾胃损伤、中风失音。

形态特征

多年生缠绕藤本。根茎横生，近于地面，竹节状。叶互生，三角状心形，或卵状披针形，顶端渐尖，边缘波状，叶片干后近乎黑色，下面常盖有白色粉状物。花单性，雌雄异株，雄花序穗状，单生成2～3枝簇生于叶腋，花序基部的花通常2～3朵集在一起，至花序的顶端通常单生；雄花雄蕊3，开放后药隔变宽，退化雄蕊3，有时存在，常与发育3雄蕊互生；雌花序穗状，单生，很少双生，雌花花被6，子房下位，退化雄蕊呈花丝状，柱头3裂。蒴果成熟后反曲下垂，翅宽超过长度或近于等长，表面栗褐色，成熟后顶端开裂。种子四周围以薄膜状的翅，通常两两叠生，着生于每室的中央。花期5～8月，果期6～10月。

药用部分

○ 根

性味：性平，味苦，无毒。

功效主治：具有利湿去浊、祛风通痹、补肾脏、补肝虚、壮筋骨、益精明目等功效。主治腰背强痛、风湿痹痛、恶疮不愈、脾胃损伤、尿失禁、老人五缓、关节不利、腰膝疼痛、手足抽动、中风失音、男子臀腰痛、阳痿、久冷、肾间膀胱有积水、眩晕、白浊、痔瘘等症。

实用附方

①腰脚痹软，步履不稳：萆薢7克，杜仲2.5克，捣筛，每天清晨温酒服6克，禁食牛肉。②白浊频繁，结于上面如油，澄下如膏，是真元不足、下焦虚寒，用萆薢分清饮：萆薢、石菖蒲、益智仁、乌药各等份，每次12克，水300毫升，加入盐3克，煎剩200毫升，食前温服，每日1次，有效就停服。③治腰痛、脚气：补骨脂（生）、续断、木瓜干、牛膝（酒浸）、杜仲（去皮锉，姜制炒断丝）各50克，萆薢100克。上研为末，炼蜜丸如梧桐子大。每服50丸，盐汤、盐酒任下。

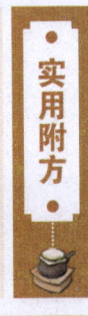

车前子

[草部 湿草类] 利尿通淋药

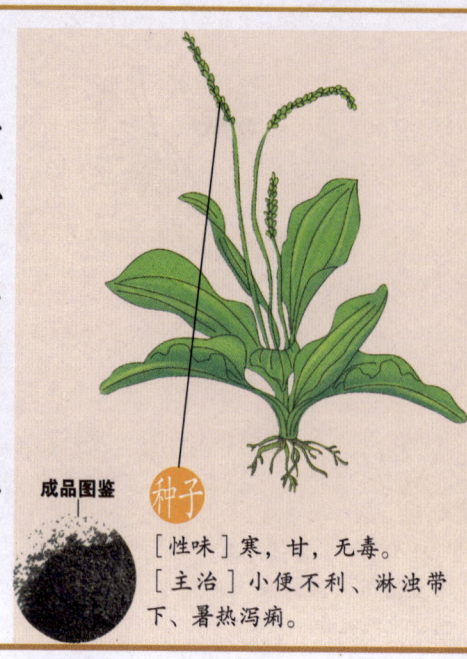

成品图鉴　种子

[性味] 寒，甘，无毒。
[主治] 小便不利、淋浊带下、暑热泻痢。

治泌尿疾病的灵丹妙药

[释名] 当道、蛤蟆衣、牛舌草、车轮菜、地衣。
[来源] 为车前草科植物车前及平车前的全株。其种子称为车前子。
[主要产地] 主产于江西、河南。
[应用] 清热利尿、渗湿止泻、明目、祛痰。治小便不利、淋浊带下、水肿胀满、暑湿泻痢、目赤障翳、痰热咳喘。

形态特征

多年生草本，连花茎高达50厘米，具须根。叶根生，具长柄，几与叶片等长或长于叶片，基部扩大；叶片卵形或椭圆形，长4~12厘米，宽2~7厘米，先端尖或钝，基部狭窄呈长柄，全缘或呈不规则波状浅齿，通常有5~7条弧形脉。花茎数个，高12~50厘米，具棱角，有疏毛；穗状花序；花淡绿色；花萼4，基部稍合生，椭圆形或卵圆形，宿存；花冠小，胶质，花冠管卵形，先端4裂，裂片三角形，向外反卷。蒴果卵状圆锥形，成熟后约在下方2/5处周裂，下方2/5宿存。种子4~8枚或9枚，近椭圆形，黑褐色。花期6~9月，果期7~10月。

药用部分

○种子

性味：性寒，味甘，无毒。

功效主治：车前子具有利小便、除湿痹、祛风毒、解丹石毒、止暑湿泻痢、清热、明目、祛痰、壮阳益精等功效。主要用于治疗小便不利、淋浊带下、血淋尿血、水肿膨胀、孕妇难产、暑湿泻痢。

实用附方

①小便血淋作痛：车前子晒干研末，每次服6克，以车前子叶煎汤送服。②尿道结石作痛：车前子100克，用绢袋包，水1600毫升，煮取600毫升，内服，不久结石便可排下。③老人小便淋漓不尽，身体发热：车前子750克，以绸包裹煮汁，加入青粱米600克，煮粥食，常服还可明目。④孕妇小便淋涩，有热感，疼痛：车前子150克，葵根60克切碎，用水1000毫升，煎服300毫升，分3次服，以小便通利为度。⑤滑胎易产：车前子研末，酒送服1克，不饮酒的人，用水调服。⑥阴部痒痛：车前子煮汁频繁外洗。

瞿麦

[草部 湿草类][利尿通淋药]

清心热，利小便，养肾气

[释名] 蘧麦、巨句麦、石竹、南天竺草。

[来源] 为石竹科植物瞿麦和石竹的干燥地上部分。

[主要产地] 主产于河北、河南、辽宁、湖北、江苏。

[应用] 利尿通淋、破血通经。用于热淋、血淋、石淋、小便不通、淋沥涩痛。

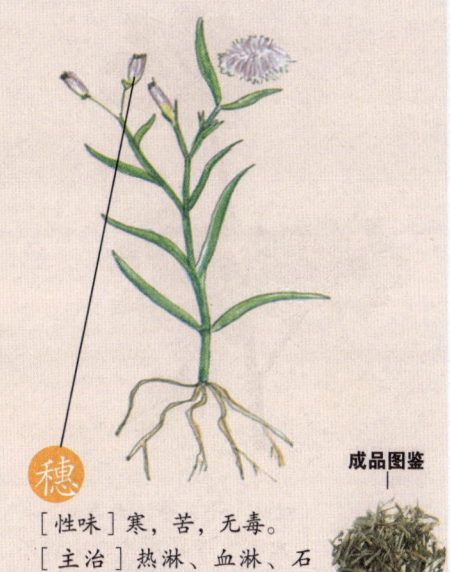

穗

成品图鉴

[性味] 寒，苦，无毒。
[主治] 热淋、血淋、石淋、小便不通。

形态特征

瞿麦为植物瞿麦的干燥全草，长30多厘米，茎直立，淡绿至黄绿色，光滑无毛，节部稍膨大。花全长3～4厘米，有淡黄色膜质的宿萼，萼筒长约为全花的3/4；萼下小苞片淡黄色，约为萼筒的1/4。花冠先端深裂成细线条，淡红或淡紫色。气微，味微甜；石竹瞿麦为植物石竹的干燥全草。与瞿麦相似，花全长约3厘米，萼筒长约为全花的1/2，萼下小苞片约为萼筒的1/2，花冠先端浅裂呈锯齿状，棕紫色或棕黄色。

药用部分

○穗

性味：性寒，味苦，无毒。

功效主治：消痈肿、明目去翳、养肾气、排脓。治各种淋证及月经、小便不通。

○叶

功效主治：痔漏并泻血，作汤粥食。又治小儿蛔虫及丹石药发。眼目肿痛及肿毒，捣敷。治浸淫疮及妇人阴疮。

保健运用

○滑石瞿麦粥

材料：滑石30克，瞿麦10克，粳米100克。

做法：先把滑石用布包扎，然后与瞿麦同入砂锅煎汁去渣，入粳米煮为稀薄粥。

用法：每日3餐，连续服用。

实用附方

①小便石淋，宜破血：瞿麦子捣为末，酒服5～6克，日3服，三日当下石。②小便不利有水气，栝楼瞿麦丸治之：瞿麦7.5克，栝楼根60克，大附子1个，茯苓、山芋各90克，研为末，蜜和丸梧桐子大，一服3丸，一日3次。③下焦结热，小便淋闭，或有血出，或大小便出血：瞿麦穗30克，甘草（炙）22.5克，山栀子仁（炒）15克，为末，每服21克，连须葱头7个，灯芯草50茎，生姜5片，水300毫升，煎至200毫升，时时温服。④九窍出血，服药不止者：瞿麦20克，山栀子仁30个，生姜1块，甘草（炙）15克，灯芯草10克，大枣5枚，水煎服。

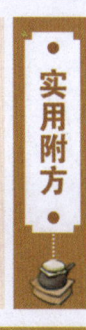

[草部 蔓草类][利尿通淋药]

通草

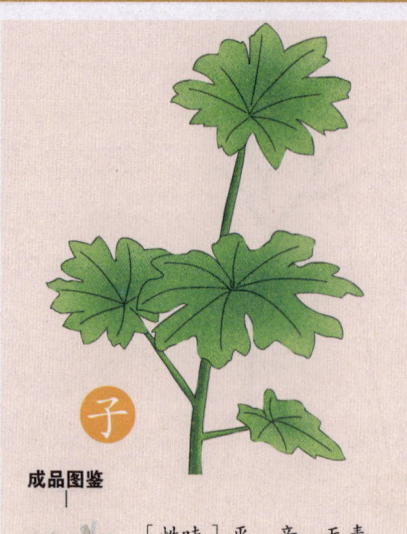

子
成品图鉴

治疗产妇乳少的常用药

[释名]大木通、附支。
[来源]本品为五加科植物通脱木的干燥茎髓。
[主要产地]主产于贵州、云南、台湾、广西、四川等地。
[应用]清热利尿、通气下乳、通经利窍。用于湿温尿赤、淋病涩痛、水肿尿少、乳汁不下。

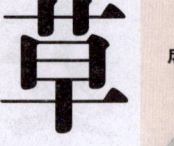

[性味]平,辛,无毒。
[主治]脾胃寒热、小便不利、水肿。

|形态特征：灌木或小乔木；幼枝、叶背及花序被白或褐色星状毛；髓大，白色，纸质。叶大，聚生茎顶，直径50~70厘米，5~11掌状分裂，裂片又2~3裂，基部心形，全缘或有粗齿，叶柄粗长；托叶膜质，锥形，基部合生。多数球状伞形花序集成大型复圆锥花序；花小，花萼不显；花瓣4，白色，雄蕊4；子房下位，2室，花柱2，离生。核果状浆果扁球形，紫黑色。花期10~12月。

|药用部分

○根、子

性味：性平，味辛，无毒。

功效主治：具有安心除烦、止渴退热、通经利窍、明耳目、利小便、下乳汁等功效。主治淋证涩痛、脾胃寒热、小便不利、水肿、产后乳少、闭经、带下、黄疸。

|保健运用

○三鲜通草汤

材料：猪手1只，鸡腿2只，墨鱼干50克，通草3克，盐5克，香菜头10克，胡椒粉少许。

做法：猪手、鸡腿洗净，斩件，用沸水余去血水，装入炖盅中，加入盐。墨鱼干洗净，放入炖盅中，加入香菜头、通草和适量沸水，隔水炖约90分钟，至烂即成。

实用附方

①治心热尿赤：用通草、生地黄、炙甘草各等份，为末。每服9克，入竹叶7片，水煎服。②金疮折：通草煮汁酿酒，日饮。③鼠瘘不消：方同上。④产后无乳，乳汁不通：猪蹄1~2个，通草3~5克，漏芦10~15克，粳米100克，葱白2茎。先把猪蹄煎取浓汤，再煎通草、漏芦取汁，然后用猪蹄汤和药汁同粳米煮粥，待粥将熟时，放入葱白稍煮即可。每日2次，温热食。⑤治产后乳汁不足：花生米50克，通草8克，王不留行14克，大米50克。先将通草、王不留行另熬水，去渣留汁，再将花生米捣烂，与大米及药汁共煮粥。

石韦

[草部 食草类] 利尿通淋药

补五脏，益精气

[释名] 石皮、石兰。

[来源] 石韦为水龙骨科植物庐山石韦、石韦或有柄石韦的干燥叶。

[主要产地] 主产于安徽、江苏、浙江、福建、台湾、广东、广西。

[应用] 利水通淋、清肺泄热。治淋痛、尿血、尿路结石、肾炎、崩漏、痢疾、肺热咳嗽、慢性气管炎、金疮、痈疽。

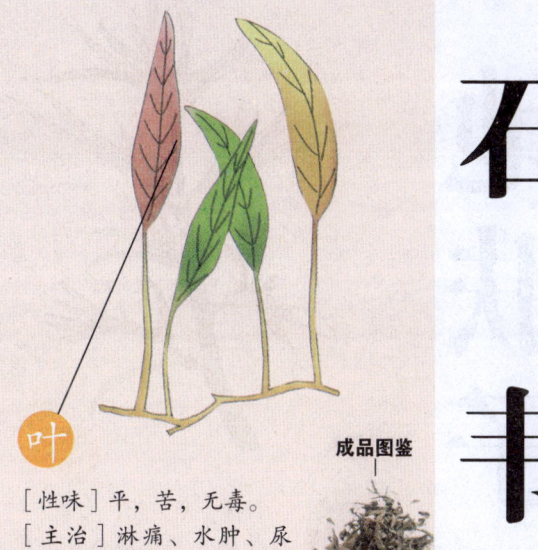

[性味] 平，苦，无毒。
[主治] 淋痛、水肿、尿血、肺热咳嗽。

成品图鉴

形态特征

多年生草本，高13～30厘米。根茎细长，横走，密被深褐色披针形的鳞片；根须状，深褐色，密生鳞毛。叶疏生；叶柄长6～15厘米，略呈四棱形，基部有关节，被星状毛；叶片披针形、线状披针形或长圆状披针形，长7～20厘米，宽1.5～3.0厘米，先端渐尖，基部渐狭，略下延，全缘，革质，上面绿色，有细点，疏被星状毛或无毛，下面密被淡褐色星芒状毛，主脉明显，侧脉略可见，细脉不明显。孢子囊群椭圆形，散生在叶下面的全部或上部，淡褐色。

药用部分

○叶

性味：性平，味苦，无毒。

功效主治

利尿通淋、清肺泻热、止咳。主要用于治疗淋痛、水肿、尿血、尿路结石、肾炎、崩漏、痢疾、肺热咳嗽、慢性气管炎、金疮、痈疽、外伤出血等病症。

保健运用

○石韦大枣汤

功效：养血、利尿除热。

材料：石韦30克，大枣10克。

做法：石韦先用清水淋洗干净，大枣掰开。加水浸没后，先大火后小火，慢慢煮沸，20分钟左右即可过滤，饮汤并吃大枣。

用法：每天早、晚各饮1碗。

实用附方

①治小便淋痛：石韦、滑石等份研末，每次服0.2克，见效快。②治血淋：石韦、当归、蒲黄、芍药各等份。上四味研下筛，酒服5克，每日3服。③治淋浊尿血：石韦、猪鬃草、连钱草各15克，煨水服。④治石淋：石韦（去毛）、滑石各1克。上二味，捣筛为散，用米汁兑蜜服0.2次，日2服。⑤治尿路结石：石韦、车前草各30克，生栀子15克，甘草9克。水煎2次，早、晚各服1次。⑥治气热咳嗽：用石韦、槟榔各等份研为末，每服6克，姜汤送下。⑦治崩中漏下：石韦研为末，每服9克，温酒服。

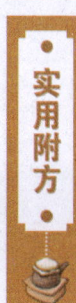

地肤子

[草部 湿草类][利尿通淋药]

利小便，清湿热

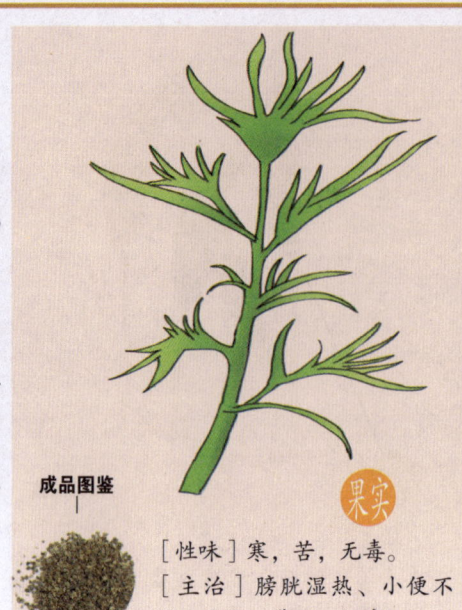

[释名] 地葵、地麦、落帚、独帚、鸭舌草。

[来源] 本品为藜科植物地肤的果实。

[主要产地] 主产于江苏、山东、河南、河北。

[应用] 清热利湿、祛风止痒。用于小便涩痛、阴痒带下、风疹、湿疹、皮肤瘙痒。

[性味] 寒，苦，无毒。

[主治] 膀胱湿热、小便不利、淋浊、带下、湿疹。

形态特征

一年生草本，高50～150厘米。茎直立，多分枝，绿色，秋季常变为红色，幼枝有白柔毛。叶互生，无柄；狭披针形至线状披针形，长1～7厘米，宽1～7毫米，先端渐尖，基部楔形，全缘，上面绿色，无毛，下面淡绿色，无毛或有短柔毛；幼叶边缘有白色长柔毛，其后逐渐脱落。花1朵或数朵生于叶腋，成穗状花序；花小，黄绿色；花被筒状，先端5齿裂，裂片三角形，向内弯曲，包裹子房，中肋凸起似龙骨状，裂片背部有一绿色凸起物；雄蕊5，伸出于花被之外；子房上位，扁圆形，花柱极短，柱头2。胞果扁圆形，基部有宿存花被，展开成横生的翅。种子1枚，扁球形，黑色。花期7～9月，果期8～10月。

药用部分

○ 果实

性味：性寒，味苦，无毒。

功效主治：具有清热利湿、祛风止痒、补中益脾胃、益精气、散恶疮等功效。主治膀胱湿热、小便不利、邪热丹毒肿胀、子宫脱垂、淋浊、带下、血痢、风疹、湿疹、疥癣、皮肤瘙痒、疮毒等症。

实用附方

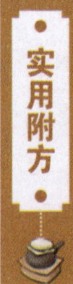

①风热眼睛发红：地肤子（焙）1500克，研末，生地黄125克，取汁将二味做饼，每次9克，空腹服下。②血痢不止：地肤子150克，地榆、黄芩各30克，研末，每服5克，温水调下。③胁下疼痛：地肤子研末，用酒送服5克。④治妊娠患淋，小便数，去少，忽热痛酸索，手足疼烦：地肤子360克，初以水800毫升，煎取500毫升，分温3服。⑤治久血痢，日夜不止：地肤子30克，地榆1克（锉），黄芩1克。上药捣细为散，每服，不计时候，以粥饮调下6克。⑥小便不通：用地肤草榨汁服，或用地肤草一把，加水煎服。

清热解毒，利尿除湿

[释名] 竹园荽。

[来源] 海金沙为海金沙科植物海金沙的成熟孢子。

[主要产地] 主产于广东、浙江、江苏、江西、湖南、湖北。

[应用] 治湿热肿满、小便热淋、膏淋、血淋、石淋，解热毒气。

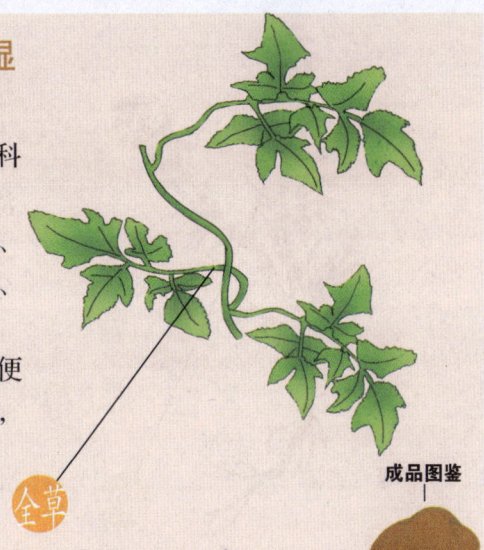

全草

成品图鉴

海金沙 [草部 湿草类][利尿通淋药]

[性味] 寒，甘，无毒。

[主治] 湿热肿满、小便热淋。

形态特征

海金沙为攀缘植物，长1~4米。叶轴能无限生长，细长而缠绕；羽片多数，对生于叶轴上的短枝上，二回羽状，羽片柄长约1.5厘米，有狭翅，被短柔毛。不育羽片三角形，长宽均10~12厘米，一回小羽片2~4对，互生，卵圆形，长4~8厘米；二回小羽片2~3对，掌状3裂，裂片短而阔，边缘有不规则的圆齿。能育羽片卵状三角形，长宽均10~20厘米，一回小羽片4~5对，长圆状披针形，二回小羽片卵状三角形，羽状深裂，边缘生有流苏状、黑褐色的孢子囊穗，其长2~4毫米，由两行并生的孢子囊组成。孢子囊藏于叶边的一个反折小瓣内，梨形，横生短柄上。孢子有疣状突点。

药用部分

○ 全草

性味：性寒，味甘，无毒。

功效主治：能通利小便。治湿热肿满、小便热淋、膏淋、血淋、石淋、小便痛，解热毒气。配栀子、马牙消、硼砂，做丸或散剂，能治疗寒热发狂。

实用附方

①热淋急痛：海金沙阴干研末，煎生甘草汤调服6克，也可加滑石。②小便不通，脐下满闷：海金沙30克，建茶15克，捣碎，每次服9克，用生姜甘草汤送服，每日两次，也可研末服。③膏淋如油：海金沙、滑石各30克，甘草7.5克，研末，每次服6克，用麦门冬汤送服，每日两次。④血淋痛涩：海金沙末，用刚汲上来的井水或砂糖水服3克。⑤脾湿肿满，腹胀如鼓，喘息不能平卧，用海金沙散：海金沙9克，白术120克，甘草15克，牵牛子末45克，研末，每次服3克，以倒流水的水调下，以小便通利为好。

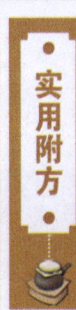

茵陈蒿

[草部 湿草类] [利湿退黄药]

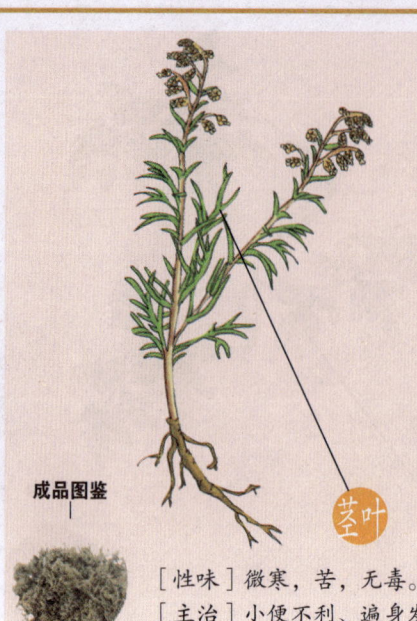

成品图鉴

利尿、清热、退黄疸

[释名] 茵陈。
[来源] 茵陈蒿为菊科植物滨蒿或茵陈蒿的干燥幼苗。
[主要产地] 全国各地均有分布。
[应用] 清热利湿。治湿热黄疸、小便不利、风痒疮疥等症。

茎叶

[性味] 微寒，苦，无毒。
[主治] 小便不利、遍身发黄、湿疮瘙痒。

形态特征

多年生草本，高40～100厘米。茎直立，木质化，表面有纵条纹，紫色，多分枝，老枝光滑，幼嫩枝被有灰白色细柔毛。营养枝上的叶，叶柄长约1.5厘米，叶片2～3回羽状裂或掌状裂，小裂片线形或卵形，密被白色绢毛；花枝上的叶无柄，羽状全裂，裂片呈线形或毛管状，基部抱茎，绿色，无毛。头状花序多数，密集成圆锥状；总苞球形，苞片3～4层，光滑，外层小，卵圆形，内层椭圆形，背部中央绿色，边缘膜质；花杂性，淡紫色，均为管状花；雄蕊5枚，聚药，先端尖尾状，基部具短尖，雌蕊1枚，柱头头状，不分裂。瘦果长圆形，无毛。花期9～10月，果期11～12月。

药用部分

○茎、叶

性味：性微寒，味苦，无毒。

功效主治：具有清湿热、退黄疸、通关节等功效。主治小便不利、遍身发黄、湿疮瘙痒、传染性黄疸型肝炎等症。

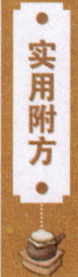

实用附方

①除大热黄疸：用茵陈蒿切细，煮羹食用。生食也可以。②治遍身风痒、生疮疥：用茵陈蒿浓煎，外洗，很快就好。③治风病挛急：用茵陈蒿250克，秫米15千克，神曲750克，调和均匀，如常法酿酒服用。④治遍身黄疸：用茵陈蒿20克，生姜1块，捣烂，每天擦胸前与四肢。⑤治男子酒疸：用茵陈蒿4根，栀子7个，大田螺1个，连壳捣烂，以煮沸的白酒100毫升，冲汁饮用。⑥眼热红肿：用茵陈蒿、车前子等份，煎汤，以细茶调服数次。⑦治胆囊感染：茵陈30克，蒲公英12克，忍冬藤12克，川军（四川产大黄）10克，用水煎服。

[草部 湿草类][利湿退黄药]

虎杖

清热解毒、清凉解暑

[释名] 苦杖、大虫杖、斑杖、酸杖。

[来源] 虎杖为蓼科蓼属植物的根及根茎。

[主要产地] 主产于江苏、浙江、江西、福建。

[应用] 健胃消食、祛风毒结气。主治疮疖痈毒、跌打损伤瘀血等症。

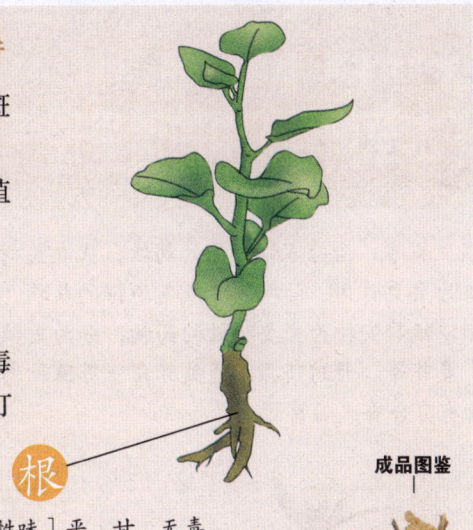

成品图鉴

[性味] 平，甘，无毒。
[主治] 风湿筋骨疼痛、淋浊带下、跌打损伤。

形态特征

多年生灌木状草本，高达1米以上。根茎横卧地下，木质、黄褐色，节明显。茎直立，丛生，无毛，中空，散生紫红色斑点。叶互生；叶柄短；托叶鞘膜质，褐色，早落；叶片宽卵形或卵状椭圆形，长6～12厘米，宽5～9厘米，先端急尖，基部圆形或楔形，全缘，无毛。花单性，雌雄异株，呈腋生的圆锥花序；花梗细长，中部有关节，上部有翅；花被5深裂，裂片2轮，外轮3片在果时增大，背部生翅；雄花雄蕊8；雌花花柱3，柱头头状。瘦果椭圆形，有3棱，黑褐色。花期6～8月，果期9～10月。

药用部分

○ 根

性味：性平，味甘，无毒。

功效主治：具有祛风利湿、破瘀通经的功效。可用于治疗风湿筋骨疼痛、湿热黄疸、淋浊带下、妇女经闭、产后恶露不下、痔漏下血、跌打损伤、烫伤、恶疮癣疾等症。渍酒服，可治突发腹部肿块；煮汁作酒服，能活血祛瘀，治疗风在骨节的病症；焙研末，炼蜜做丸，陈米饮服，可治疗肠痔下血；研末酒送服，能治产后瘀血痛，以及跌打损伤后昏闷。

实用附方

① 小便五淋：虎杖研末，每次服6克，用米汤送服。② 月经不通：虎杖90克，凌霄花、没药各30克，研末，热酒送服，每次3克。另一方治疗月经不通，腹大如瓮，气短欲死：用虎杖250克，去头晒干，切片，土瓜根汁、牛膝汁100升，水一斛，浸虎杖一夜，煎取20升，加入，一起煎如饴，每次用酒送服20毫升，每日两次，夜一次。③ 消渴引饮：虎杖烧过，与海浮石、乌贼骨、朱砂各等份，研末，渴时用麦门冬煎汤送服6克，每日3次。其间忌酒、色，及鱼、面、蚱、酱、生冷食物。

第五节 《本草纲目》中的温里理气、安神开窍中草药

家中有本草、健康无烦恼，图解《本草纲目》中的治病中草药>>

温里药指以温里驱寒、治疗寒证为主的药物，代表药材如附子、干姜、吴茱萸等。理气药指以理气机为主要作用，治疗气滞或气逆证的药物，代表药材如木香、香附子、乌药等。安神药指以镇静安神为主要功效的药物，分为重镇安神和养心安神两大类，常用安神药有牡蛎、灵芝等。开窍药指以通关开窍、苏醒神志为主要作用的药物，多属辛香，常用开窍药物有苏合香、石菖蒲。

[草部 毒草类][温里药]
附子

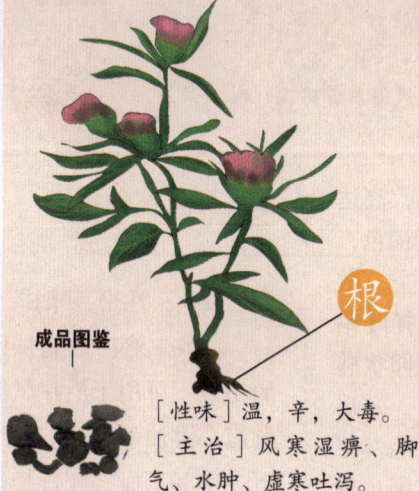

成品图鉴

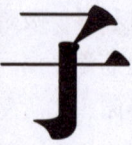

[性味] 温，辛，大毒。
[主治] 风寒湿痹、脚气、水肿、虚寒吐泻。

回阳救逆第一良药

[释名] 泥附子。
[来源] 本品为毛茛科植物乌头的子根加工品。
[主要产地] 分布于长江中下游，北至秦岭和山东省东部，南至广西省北部。
[应用] 补火助阳、散寒止痛。用于吐泻厥逆、心腹冷痛、脚气水肿、风寒湿痹、阳痿、宫冷等症。

形态特征

多年生草本，高0.6～1.5米。块根常两个并连，纺锤形或倒卵形，外皮黑褐色。栽培品侧根甚肥大，径达5厘米。茎直立或稍倾斜，圆柱形，表面青绿色，上部为短茸毛或散生少数贴伏柔毛，下部老茎多带紫色，茎下部光滑无毛。叶互生，革质，五角形，长6～11厘米，宽9～15厘米，掌状3全裂，中央裂片菱状楔形，急尖，近羽状分裂，侧裂片不等2裂，各裂片边缘有粗齿或缺刻。总状花序狭长，密生反曲柔毛，萼片5，宽约2厘米，蓝紫色，上萼片高盔形，高2～2.6厘米，侧萼片长1.5～2.0厘米。花瓣2，无毛，有长爪，距长1.0～2.5毫米，雄蕊多数，心皮3～5，离生。花期9～10月，果期10～11月。

药用部分

○ 根

性味：性温，味辛，有大毒。

功效主治：有温暖脾胃、除脾湿肾寒、补下焦之阳虚、温中、强阴、坚肌骨、补虚散壅、堕胎的功效，还能除脏腑沉寒、三阳厥逆、湿淫腹痛、胃寒蛔动。治风寒咳逆邪气、寒湿、拘挛膝痛、不能行步、腰脊风寒、脚疼冷弱、心腹冷痛。

花椒

[果部][味类][温里药]

治遍身恶风，疗水肿湿气

[释名] 秦椒、大椒、檓（音毁）花椒。

[来源] 花椒为芸香科植物花椒的叶子和果实。

[主要产地] 华中、华南、华北均有分布。

[应用] 温中止痛、杀虫止痒。用于脘腹冷痛、呕吐泄泻、虫积腹痛、蛔虫症；外治湿疹瘙痒。

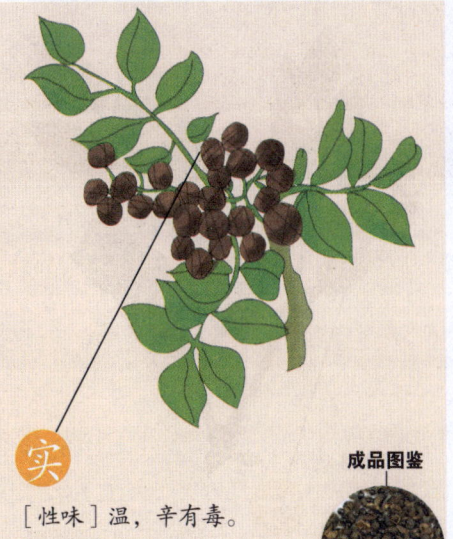

实

成品图鉴

[性味] 温，辛有毒。
[主治] 脘腹疼痛、四肢挛痹、妇女闭经。

形态特征

高3~7米，茎秆通常有增大皮刺。枝灰色或褐灰色，有细小的皮孔及略斜向上生的皮刺，当年生小枝被短柔毛。奇数羽状复叶，叶轴边缘有狭翅，小叶5~11个，纸质，卵形或卵状长圆形，无柄或近无柄，长1.5~7.0厘米，宽1~3厘米，先端尖或微凹，基部近圆形，边缘有细锯齿，表面中脉基部两侧常被一簇褐色长柔毛，无针刺。聚伞圆锥花序顶生，花色大多为白色或者淡黄色，花被片4~8，雄花雄蕊5~7个，雌花心皮3~4个，稀6~7个，子房无柄。果球形，通常2~3个，果球颜色大多为青色、红色、紫红色或者紫黑色，密生疣状凸起的油点。花期3~5月，果期6~9月。

药用部分

○椒实

性味：性温，味辛，有毒。

功效主治：有发汗、利五脏、去老血、除风邪气、温中、去寒痹、坚齿发、明目、生毛发、灭瘢的功效，久服，轻身健体，使人好颜色，耐老延年通神。可疗喉痹、吐逆、疝瘕、产后余疾腹痛、上气咳嗽、风湿痹证、遍身恶风、四肢挛痹、口齿水肿摇动、妇女经闭、产后恶血痢、多年久痢、疗腹中冷痛、水肿湿气。

实用附方

①老人衰弱，病后脾肾阳虚，腰冷脚弱，齿牙浮动：椒红、小茴香等份，微炒后研细末，炼蜜为丸，每服3~6克，一日2次。②肋节风痹，关节肿病，肌肉瘦削，四肢不遂：椒红500克，炒研末，嫩松叶、嫩柏枝各250克，微炒后研末，酒泛为丸，食后服，每服3克，一日2~3次。③治秃顶：适量的花椒浸泡在高度白酒中，1周后使用，用干净的软布蘸此浸液搽抹头皮，每天数次，若再配以姜汁洗头，效果更好。④治痔疮：花椒1把，装入小布袋中，扎口，用开水沏于盆中，患者先是用热气熏洗患处，待水温降到不烫，再行坐浴。

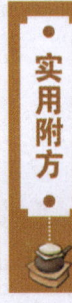

吴茱萸

[果部 味类][温里药]

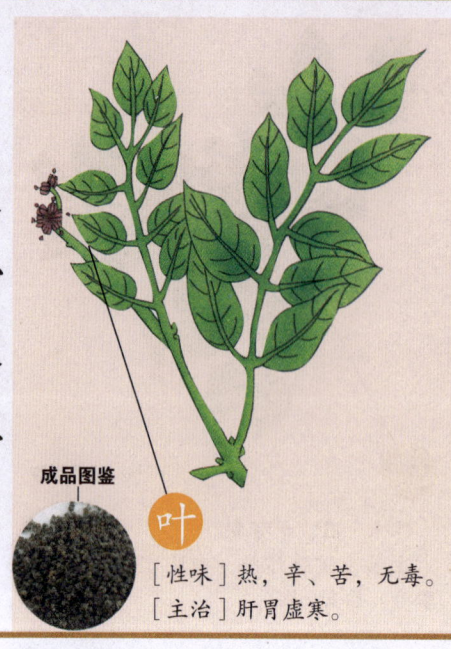

成品图鉴

叶

温中下气，利五脏

[释名] 吴萸、茶辣、漆辣子、臭辣子树、米辣子。

[来源] 为芸香科植物吴茱萸或石虎、疏毛吴茱萸等的干燥将近成熟果实，其叶也可入药。

[主要产地] 产于浙江、河南、安徽、陕西、山西、四川等地。

[应用] 散热止痛。用于治疗肝胃虚寒、阴浊上逆所致的头痛或胃脘疼痛等症。

[性味] 热、辛、苦、无毒。
[主治] 肝胃虚寒。

形态特征

灌木或小乔木，高2.5～8.0米。幼枝、叶轴、叶柄及花序均被黄褐色长柔毛。羽状复叶对生；小叶5～11，长椭圆形或卵状椭圆形，长5～14厘米，宽2～6厘米，上面疏生毛，下面密被白色长柔毛，有透明腺点。花单性异株，密集成顶生的圆锥花序。蓇葖果紫红色，有粗大腺点，每果含种子1粒。花期6～8月，果期9～10月。

药用部分

○叶

性味：性热，味辛、苦，无毒。

功效主治：取盐腌吴茱萸叶外敷，治霍乱下气、心腹痛冷气、小腹及睾丸抽搐疼痛，药干即换。

保健运用

○吴茱萸牛肉汤

材料：牛肉250克，龙眼肉10克，黄芪15克，吴茱萸10克，绿豆苗少许，酒、盐适量。

做法：先将牛肉洗净，切片，用水煮成清汤，去除泡沫和浮油，再放入洗净的黄芪、吴茱萸、龙眼肉煮至水减半即可。最后入酒、盐调味，再配入洗净的豆苗，煮熟供食。

用法：食肉喝汤。

实用附方

①治风顽痒痹：用吴茱萸50克，酒1000毫升，煮取300毫升，待温洗患部，立刻可止。②治贼风口偏，不能说话：取吴茱萸50克，姜豉150克，清酒1000毫升，同煎沸5次，待冷，服用100毫升，每日服3次，微微汗出即愈。③治脚气冲心：将吴茱萸、生姜捣烂取汁饮服，效果很好。④治牙齿疼痛：可将吴茱萸煎酒，含于口中漱洗。⑤治骨在肉中不出者：将吴茱萸嚼烂后敷于患部，骨自当腐软而出。⑥治鱼骨入腹，刺痛不能出者：将吴茱萸煎煮，取汁150毫升，温服，鱼骨必然酥软排出。未出可再服。

桂枝

[木部 香木部][温里药]

治头痛，消阴寒

[释名] 桂轮、金桂。

[来源] 桂枝为樟科植物肉桂的干燥嫩枝，桂心亦可入药。

[主要产地] 分布于海南、广东、广西、福建、台湾、云南等省区。

[应用] 发汗解肌、温通经脉、助阳化气、平冲降气。用于风寒感冒、脘腹冷痛、血寒经闭、关节痹痛、痰饮、水肿、心悸。

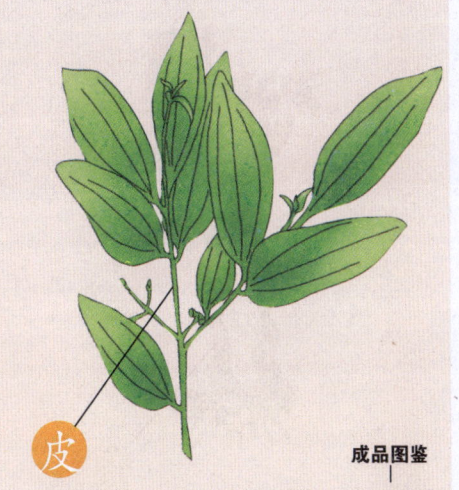

皮

成品图鉴

[性味] 温，苦，辛，无毒。
[主治] 风寒感冒、关节痹痛、水肿。

形态特征

常绿乔木，叶互生或近对生，长8～16厘米，宽4.0～5.5厘米，长椭圆形至近披针形。先端稍急尖，边内卷，革质，下面疏被黄色短绒毛，离基三出脉。圆锥花序腋生或近顶生，三级分枝末端为3花，聚伞花序，花被内外两面密被黄褐色绒毛，能育雄蕊9，花丝被柔毛，子房无毛。浆果状核果椭圆形，熟后黑紫色，光滑无毛。花期5～7月，果期至次年2～3月。

药用部分

○ 皮

性味：性温，味辛，无毒。

功效主治：有续筋骨、生肌肉、消瘀血、破痃癖癥瘕、补五劳七伤、通九窍、利关节、益精明目、暖腰膝、止下痢、杀三虫、通利月闭、破血的功效，能引血化汗、化脓、解蛇蝮毒。可治九种心痛、腹内冷气痛不可忍、咳逆结气壅痹、脚痹不仁、一切风气、风痹骨节挛缩、风痹失音、喉痹、阳虚失血。

○ 干燥嫩枝

性味：性温，味辛，无毒。

功效主治：有利关节、补中益气、去冷风疼痛、去伤风头痛、解表发汗。治心痛、胁痛、胁风、上气咳逆结气。

实用附方

①解烦渴，益气消痰：桂枝末50克，白蜜100毫升，以水4000毫升，先煎取2000毫升。待冷，入新瓷瓶中，乃下二物，搅二三百转。先以油纸一重覆之，加七重封之。每日去纸一重，七日开之，气香味美，格韵绝高，今人亦多作，故并着其法。②足筋急：桂枝末、白酒和涂之，一日一上。③中风口：面目相引，偏僻颊急，舌不可转，桂心酒煮取汁，故布蘸拓病上，正即止。左右，右左。常用大效。④中风逆冷：吐清水，宛转啼呼，桂枝30克，水30毫升，煎100毫升，冷服。⑤中风失音，喉痹不语：桂着舌下，咽汁。

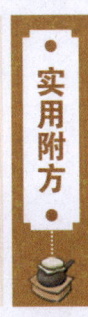

干姜

[菜部 荤菜类][温里药]

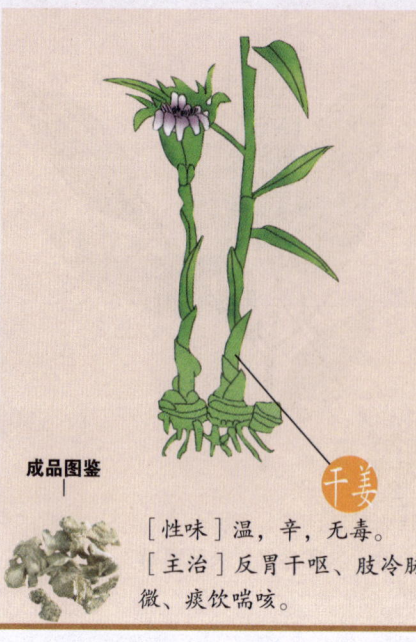

成品图鉴

开五脏六腑，回阳通脉

[释名] 白姜。

[来源] 本品为姜科植物姜的干燥根茎。

[主要产地] 我国大部分地区均有栽培。

[应用] 温中散寒、回阳通脉、燥湿消痰、温肺化饮。用于脘腹冷痛、呕吐、泄泻、亡阳厥逆、寒饮喘咳、寒湿痹痛。

[性味] 温，辛，无毒。
[主治] 反胃干呕、肢冷脉微、痰饮喘咳。

形态特征

多年生草本，高40~100厘米。叶2列，线状披针形，长15~30厘米，宽约2厘米，光滑无毛。花茎自根茎生出，高约20厘米；穗状花序卵形至椭圆形；苞片淡绿色，卵圆形；花冠黄绿色，裂片披针形；唇瓣中央裂片长圆状倒卵形，较花冠裂片短，有淡紫色条纹及淡黄色斑点；雄蕊微紫色。本品栽培时很少开花。

下气、逐风湿痹、止唾血、破血去风、通四肢关节、开五脏六腑、宣诸络脉、去风毒冷痹、解冷热毒、开胃、消宿食的功效。主入脾胃而长于温中散寒、健运脾阳。可用于寒冷腹痛、中恶霍乱胀满、肠下痢、风邪诸毒、皮肤间结气、胸满咳逆上气。可治腰肾中疼冷、夜多小便、转筋吐泻、腹脏冷、反胃干呕、瘀血扑损、肢冷脉微、痰饮喘咳。

药用部分

○干姜

性味：性温，味辛，无毒。

功效主治：有温中止血、出汗、消痰

实用附方

①脾胃虚冷，不下食，积久羸弱成瘵者：用温州白干姜，浆水煮透，取出焙干捣末，陈廪米煮粥饮丸梧桐子大。每服三五十丸，白汤下，其效如神。②脾胃虚弱，饮食减少，易伤难化，无力肌瘦：用干姜频研120克，以白饧切块，水浴过，入铁铫溶化，和丸梧桐子大，每空腹米汤饮下30丸。③头晕吐逆，胃冷生痰：用川干姜（炮）8克，甘草（炒）3克，水200毫升，煎减半服。累用有效。④心脾冷痛，暖胃消痰：用干姜、高良姜等份，炮研末，糊丸梧桐子大。每食后，猪皮汤下30丸。⑤心气卒痛：干姜末，米汤饮服3克。

高良姜

[草部 芳草类][温里药]

散寒止痛、温中止呕

[释名] 蛮姜、红豆蔻。

[来源] 高良姜为姜科植物高良姜的根茎。

[主要产地] 主产于广东、广西、台湾。

[应用] 温胃散寒、消食止痛。用于脘腹冷痛、胃寒呕吐、嗳气吞酸。

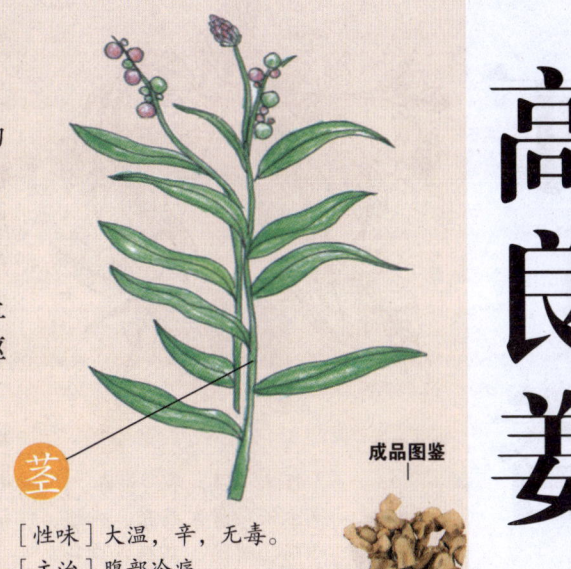

茎

成品图鉴

[性味] 大温，辛，无毒。
[主治] 腹部冷痛。

形态特征

多年生草本植物，植株高40～150厘米。根茎圆柱形，棕红色，横生，具节，节上长有膜质环状鳞片，直径1.0～1.5厘米。叶片线形，革质，先端尾状渐尖，基部渐狭，两面无毛，无柄或近无柄，叶舌披针状线形，薄膜质，先端渐尖。花排列成总状花序，顶生，直立或略弯，被短柔毛；花序轴被绒毛；小苞片卵形，细小，迟落，长不及1毫米；小花梗长1～2毫米；花萼管状，被短柔毛，先端具不明显的3齿裂，一侧开裂至中部，长8～14毫米；花冠白色，冠管比萼管为短，长约1厘米；子房3室，密被绒毛；花柱细长，柱头2唇裂。果为蒴果，圆球形，表面不具纵纹，成熟时红色，直径1.0～1.2厘米；种子多数，纯棱角，棕色，具假种皮。

药用部分

○ 根茎

性味：性大温，味辛，无毒。

功效主治：有健脾胃、宽噎膈、破冷癖、除瘴疟、下气利咽、润肤、除风湿痹痛、消食、解酒毒的功效，煮服又可止泻痢。主治腹部冷痛、力弱、暴冷、胃脘冷痛、呕逆、霍乱、腹痛、泻痢转筋、反胃呕吐。口含服能利咽生津，可治恶心及呕吐清水。若口臭，宜与草豆蔻配用，研末或水煎服。

实用附方

①治霍乱吐泻：用炙高良姜150克，酒200毫升，煮沸三四次后顿服。②治霍乱腹痛：用本品30克研碎，水450毫升，煎至300毫升，去渣后加粳米50克，煮粥饮服则痛止。③治霍乱呕吐不止，用冰壶汤：高良姜6克研细末，加大枣1枚，水煎冷服可马上止呕。④治脚气欲吐：用高良姜30克，水600毫升，煮至200毫升，顿服。若无本品可用母姜30克代之，清酒煎服，疗效比高良姜次。⑤治心腹冷痛：用高良姜9克，五灵脂18克，研末，每次9克醋汤送服。⑥治目赤肿痛：取高良姜末，竹管吹入鼻内取嚏，若流鼻血则红肿消散。

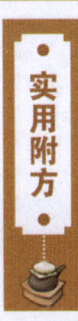

丁香

[木部 香木类][温里药]

温中散寒治呕逆

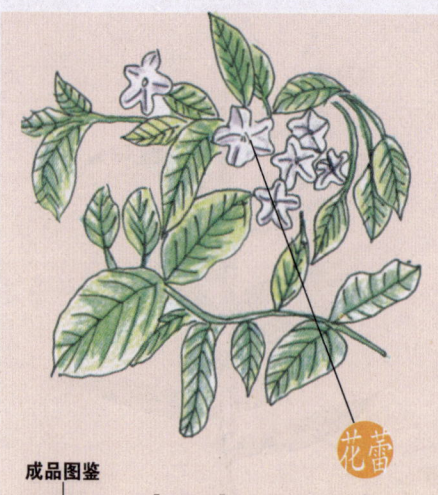

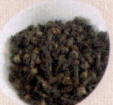
成品图鉴

[释名] 丁子香、鸡舌。
[来源] 丁香为桃金娘科植物丁香的干燥花蕾，根、皮、枝均可入药。
[主要产地] 原产于马鲁古群岛，现在我国云南等地区也有种植。
[应用] 散寒止痛、温中降逆、温肾助阳。治胃寒痛胀、呃逆、吐泻、痹痛、疝痛、口臭、牙痛。

[性味] 温，辛，无毒。
[主治] 胃寒痛胀、呃逆、吐泻、痹痛、疝痛、口臭、牙痛。

形态特征
落叶灌木或小乔木。叶对生，叶柄细长；小枝圆，髓心实。叶片长方倒卵形或椭圆形，先端渐尖，全缘。秋季开花，花有浓香，聚伞圆锥花序顶生，花萼肥厚，绿色后转紫红色，管状，先端4浅裂。花冠白色稍带紫色，先端具4裂片，雄蕊多数，子房下位。浆果红棕色，长方椭圆形，光滑或有疣，有淡淡的香气。气强烈、芳香、味辛。

药用部分

○花蕾

性味：性温，味辛，无毒。
功效主治：能温脾胃，止霍乱腹胀、风毒痈肿、牙齿朽烂，能发诸香。还能治疗风疳、蛀蚀引起的骨槽腐臭，能够杀虫，除恶邪，治奶头花，止热毒痢，消除痔疮。能治口出冷气、受寒或劳累所致的反胃、结核等传染病，解酒毒，消除疱块，治奔豚气及阴部、腹部疼痛，能补肾壮阳，温暖腰膝。能治呕逆，效果很好。能去胃寒，理气，但气血壅盛者不宜服。

○皮

性味：性温，味辛，无毒。
功效主治：可治齿痛、心腹冷气诸病。

实用附方

①小儿吐泻：丁香、橘红等份，炼蜜丸黄豆大，米汤化下。②小儿呕吐不止：丁香、生半夏各3克，用姜汁浸一夜，晒干研末，姜汁打面糊丸黍米大。量大小，用姜汤下。③婴儿吐乳：小儿百日内吐乳，或粪青色。用年少妇人乳汁200毫升，入丁香10枚，陈皮（去白）3克，石器煎十至二十沸，细细与服。④妇人难产：母丁香36粒，滴乳香10克，研末，同活兔胆和杵千下，丸作36丸。每服1丸，好酒化下，立验。名"如意丹"。⑤妇人阴冷：母丁香末，纱囊盛如指大，纳入阴中，病即已。

胡椒

[果部 味类][温里药]

温中下气，善解食物毒

[释名] 昧履支。

[来源] 胡椒为胡椒科植物胡椒的果实。

[主要产地] 国内产于广东、广西及云南等地。

[应用] 温中、下气、消痰、解毒。治寒痰食积、脘腹冷痛、反胃、呕吐清水、泄泻、冷痢。并解食物毒。

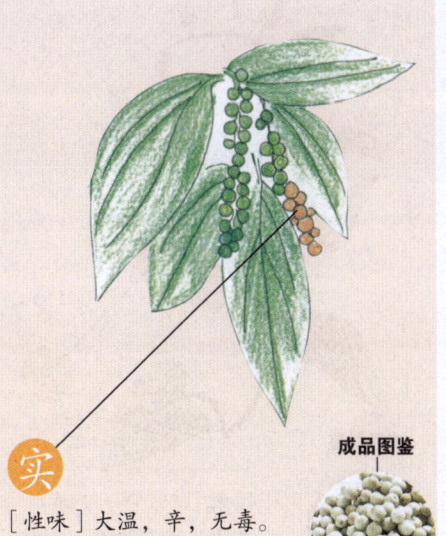

实

成品图鉴

[性味] 大温，辛，无毒。
[主治] 反胃虚胀。

形态特征

多年生常绿攀缘藤本植物，系浅根性作物，蔓近圆形，主蔓上有顶芽和腋芽。主蔓上抽生的分枝和由其抽生的各分枝和分枝上抽生的结果枝构成枝序。叶为椭圆形、卵形或心脏形，全缘、单叶互生，叶面深绿色。花穗着生于枝条节上叶片的对侧，栽培品种多为雌雄同花，少数雌雄异花。果为球形、无柄、单核浆果，成熟时为黄绿色、红色。

药用部分

○ 实

性味：性大温，味辛，无毒。

功效主治：能暖肠胃、除寒湿、下气、温中、去痰、除脏腑风冷、去胃口虚冷气，可调五脏、治冷痢，杀一切鱼、肉、鳖、蕈之毒。治反胃虚胀、冷积阴毒、牙齿浮热作痛、宿食不消、霍乱气逆、心腹卒痛、冷气上冲。

保健运用

○ 胡椒猪肚汤

材料：胡椒12克，猪肚1个（约600克），蜜枣5枚，盐适量。

做法：猪肚用生粉、盐擦洗内外，反复清洗。胡椒放入猪肚内，用线缝合，与蜜枣一起入锅，加清水适量，大火煮沸后，小火煲3小时，加盐调味即可。

实用附方

①治五脏风冷，冷气心腹痛，吐清水：胡椒酒服之，亦宜汤服。②治心下大痛：胡椒49粒，乳香3克。研匀，男用生姜、女用当归，酒下。③治胃痛：大大枣（去核）7枚，每枚内入白胡椒7粒，线扎好，饭锅上蒸7次，共捣为丸，如绿豆大。每服7丸，温滚水下，壮实者用10丸。服后痛止，而胃中作热作饥，以粥饭压之即安。此方寒食痰饮皆治。④治反胃呕哕吐食，数日不定：胡椒1克（末），生姜30克（微煨切）。上两味药，以水400毫升，煎取200毫升，去滓，分温三服。

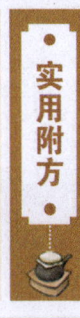

[菜部 荤菜类][温里药]

茴香

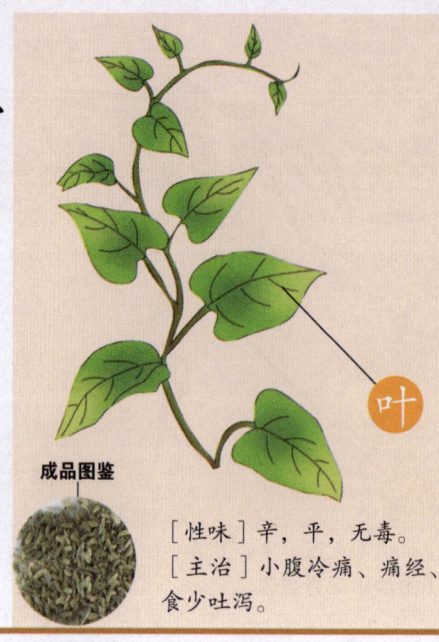

叶

成品图鉴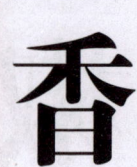

[性味]辛，平，无毒。
[主治]小腹冷痛、痛经、食少吐泻。

理气止痛的香料

[释名]八角珠。
[来源]茴香为伞形科植物茴香的果实，茎、叶也可入药。
[主要产地]主产于内蒙古、山西、黑龙江等省区。
[应用]散寒止痛、理气和胃。用于寒疝腹痛、痛经、小腹冷痛、脘腹胀痛、食少吐泻、睾丸鞘膜积液。

形态特征

多年生草本，作一二年生栽培。全株具特殊香辛味，表面有白粉。叶羽状分裂，裂片线形。夏季开黄色花，复伞形花序。果椭圆形，黄绿色。性喜温暖，适于沙壤土生长，忌在黏土及过湿之地栽种。果实为双悬果，呈圆柱形，有的稍弯曲，两端略尖，长4～8毫米，直径1.5～2.5毫米。表面黄绿或淡黄色，顶端残留有黄棕色突起的柱基，基部有时有细小的果梗。分果呈长椭圆形，背面有纵棱5条，接合面平坦而较宽。横切面略呈五边形，背面的4边约等长。

药用部分

○子

性味：辛，平，无毒。

功效主治：有开胃下食、调中、止痛、止呕吐的功效，还可补命门不足、暖丹田。治干湿脚气、肾劳癫疝、阴疼诸瘘、霍乱及蛇伤，还可治膀胱、胃间寒气及盲肠气。

○叶

性味：辛，平，无毒。

功效主治：煮食，治卒恶心，腹中不安。治小肠气，卒肾气冲胁，如刀刺痛，喘息不得，生捣汁20毫升，投热酒20毫升，和服。

实用附方

①开胃进食：茴香60克，生姜120克，同捣匀，入净器内，湿纸盖一宿。次以银石器中，大小火炒黄焦为末，酒糊丸如梧桐子大。每服10～25丸，温酒下。②瘴疟发热，连背项者：茴香子，捣汁服之。③大小便闭，鼓胀气促：八角茴香7个，大麻仁15克。为末。生葱白21根，同研煎汤，调五苓散末服之，日1服。④小便频数：茴香不以多少，淘净，入盐少许，炒研为末，炙糯米糕蘸食之。⑤伤寒脱阳，小便不通：将茴香末以生姜自然汁调敷腹上。外用茴香末，入益元散服之。

荜拨

[草部 芳草类][温里药]

辛香的温里药

[释名] 荜芨。

[来源] 为胡椒科多年生草质藤本植物荜拨的未成熟干燥果穗。

[主要产地] 原产印度尼西亚的苏门答腊以及菲律宾、越南，国内云南、海南岛有栽培。

[应用] 温中下气。治心腹冷痛、呕吐吞酸、肠鸣泄泻、头痛、齿痛。

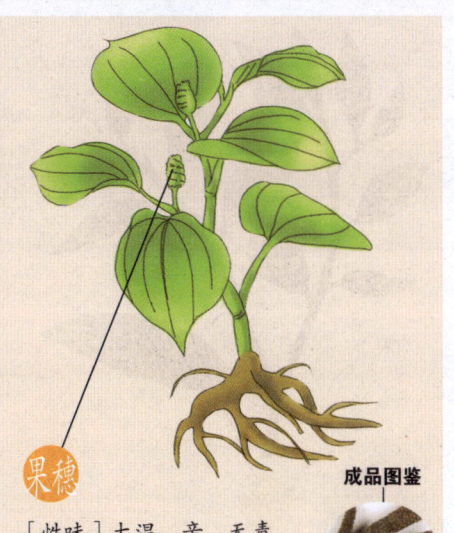

果穗

成品图鉴

[性味] 大温，辛，无毒。
[主治] 水泻虚痢、头痛、牙痛。

|形态特征|

多年生草质藤本。根状茎直立，多分枝。茎下部匍匐，枝横卧，质柔软，有纵棱和沟槽，幼时被粉状短柔毛。叶互生，下部的叶卵圆形，具较长的柄，向上的叶渐成为卵状圆形，柄较短，顶端叶无柄，基部抱茎，下面脉上被短柔毛。药材呈圆柱形，稍弯曲，长2~4厘米，直径0.5~0.8厘米，总果柄多已脱落。表面黑褐色，由多数细小未成熟的小果聚集而成，排列紧密整齐，形成交错的小突起。小果球形，直径约0.1厘米。

|药用部分|

○未成熟的干燥果穗

性味：性大温，味辛，无毒。

功效主治：有温中下气、补腰脚、杀腥气、消食、除胃冷、治阴疝的功效，还能止霍乱冷气、心痛血气。能治水泻虚痢、呕逆吞酸、产后泄痢、头痛、鼻渊、牙痛。得诃子、人参、桂心、干姜，治脏腑虚冷肠鸣泄痢，神效。

实用附方

①冷痰恶心：荜拨30克，为末，食前用米汤服15克。②暴泄身冷自汗，甚则欲呕，小便清，脉微弱：荜拨、肉桂各8克，高良姜、干姜各10克，研为末，糊丸梧桐子大。每服30丸，姜汤下。③胃冷口酸流清水，心下连脐痛：用荜拨15克，浓朴（姜汁浸炙）30克，为末，入热鲫鱼肉，和丸绿豆大。每米汤饮下20丸，立效。④癖气成块，在腹不散：用荜拨30克，大黄30克，并研为末，入麝香少许，炼蜜丸梧桐子大，每冷酒服30丸。⑤偏头风痛：荜拨为末，令患者口含温水，随左右痛，以左右鼻吸一次，有效。

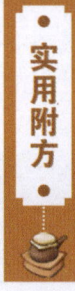

枳实

[木部 灌木类][理气药]

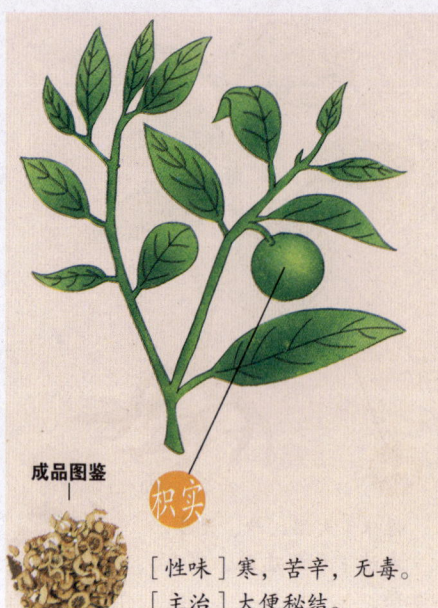

成品图鉴

消食破气，通利关节

[释名] 鹅眼枳实。
[来源] 枳实为芸香科植物酸橙及栽培变种或甜橙的干燥幼果。
[主要产地] 我国四川、江西、福建、江苏等地。
[应用] 利五脏，治气逆，化痰除痞。用于积滞内停，痞满胀痛，大便秘结，泻痢后重，脱肛。

[性味] 寒，苦辛，无毒。
[主治] 大便秘结。

形态特征

枳实为芸香科植物酸橙及其栽培变种或甜橙的干燥幼果。该品呈半球形，少数为球形，直径0.5～2.5厘米。外果皮黑绿色或暗棕绿色，具颗粒状突起和皱纹，有明显的花柱残迹或果梗痕。其植物枳为一年缠绕草质藤本，长约数米，属落叶灌木或小乔木，茎无毛，小枝呈扁压状，复叶互生，夏季开淡红色或淡紫色蝶形花，总状花序腋生，柑果球形，直径2～5厘米，熟时橙黄色，密被短柔毛，具很多油腺，芳香，柄粗短，宿存于枝上。枳实制法为：5～6月间采摘或采集自落的果实，自中部横切为两半，晒干或低温干燥。用时洗净、闷透，切薄片，干燥。

药用部分

○干燥幼果

性味：性寒，苦辛、辛，无毒。
功效主治：破气除痞，化痰消积。

保健运用

○枳实粥

功效：行气消痰，散结消痞。
材料：枳实10克，大米100克。
做法：将枳实择净，放入锅中，加清水适量，浸泡5～10分钟后，水煎取汁，加大米煮为稀粥即成。
用法：每日1剂，连用2～3天。

实用附方

①治痞，消食，强胃：白术60克，枳实（麸炒黄色，去穰）30克。上同为极细末，荷叶炒裹烧饭为丸，如梧桐子大。每服50丸，多用白汤下，无时。②治胸痹心中痞气，气结在胸，胸满胁下逆抢心：枳实4枚，厚朴120克，薤白50克，桂枝30克，栝楼实1枚（捣）。上五味，以水1000毫升，先煮枳实、厚朴，取400毫升，去滓，纳诸药，煮数沸，待温分三服。③治伤寒后，辛胸膈闭痛：枳实一味，锉，麸炒黄为末。服6克，米汤饮调下，一日二服。④治卒患胸痹痛：枳实捣（末），宜服2克，日三夜一服。

常用的理气药材

木香 [草部 芳草类][理气药]

[释名]蜜香、青木香、五木香、南木香。

[来源]木香为菊科植物云木香、越西木香、川木香的根。

[主要产地]主产于云南、四川、湖北、湖南、广东、广西等地。

[应用]调气和胃，行肝气。用于止泻、霍乱、痢疾、安胎、健脾消食。

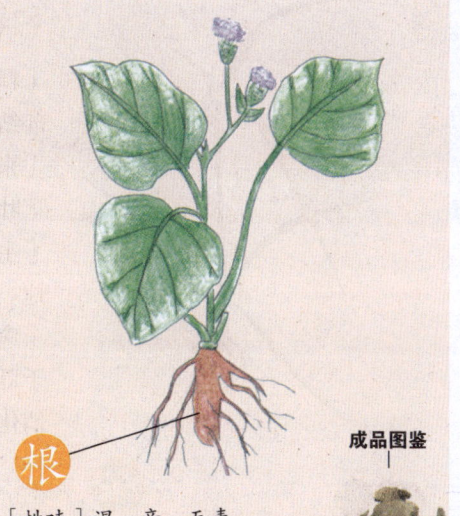

根

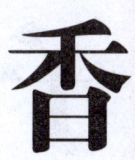

成品图鉴

[性味]温，辛，无毒。
[主治]恶露淋沥、小便不利。

形态特征

多年生高大草本，高1.5～2.0米。主根粗壮，圆形，直径可达5厘米，表面黄褐色，有稀疏侧根。茎直立，被有稀疏短柔毛。基生叶大型，具长柄；叶片三角状卵形或长三角形，基部心形或阔楔形，叶缘呈不规则浅裂或波状，疏生短刺，上面深绿色，被短毛，下面淡绿带褐色，被短毛；茎生叶较小，叶基翼状，下延抱茎。头状花序顶生及腋生，通常2～3个丛生于花茎顶端，几无总花梗，腋生者单一，有长的总花梗；总苞片约10层，三角状披针形或长披针形，长9～25毫米，外层较短，先端长锐尖如刺，疏被微柔毛；花全部管状，暗紫色，花冠管长1.5厘米，先端5裂。瘦果线形，长端有2层黄色直立的羽状冠毛，果熟时多脱落。花期5～8月，果期9～10月。

药用部分

○根

性味：辛，温，无毒。

功效主治：有行气、调气、和胃气、泄肺气、行肝气、健脾消食、安胎的作用，煨用可实大肠。辟邪毒及疫疠邪气，可治恶露淋沥、冲脉为病、泻痢后重及小便不利等，久服能安神。能消除疫疠、温疟、虫毒，治疗气虚及肌肤寒冷、心腹气滞、膀胱冷痛、呕逆反胃、霍乱泻痢。

实用附方

①治中气不足，闭目不语如中风状：用南木香研末，冬瓜籽煎汤灌服9克，痰多者可加竹沥、姜汁。②治腹胀懒食：昆仑青木香、诃子皮各600克，捣筛后与糖和丸如梧桐子大，每次空腹酒送下30丸。热盛者用牛奶送服，寒盛者用酒送服。③治气滞腰痛：青木香、乳香各6克，酒泡蒸熟，再用酒送服。④治胸腹刺痛：用青木香、炙皂角各30克，研末，调糊做丸如梧桐子大，每次白开水送服50丸，效果很好。⑤治腹痛：用木香、乳香、没药各2克，水煎服。⑥治疝气：用青木香120克，酒1500毫升，煎煮，每日服3次。

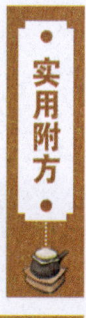

[草部 芳草类][理气药]

香附子

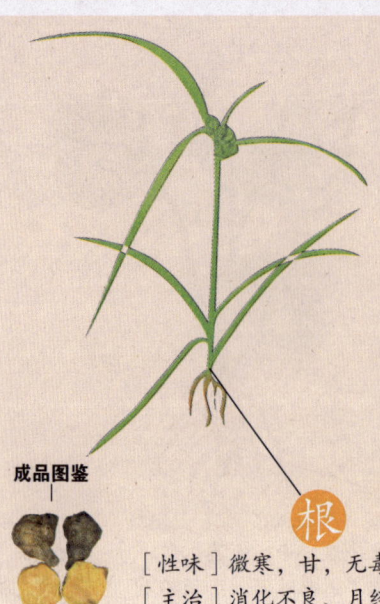

成品图鉴

根

妇科痛证、月经不调

[释名] 雀头香、草附子、水莎、莎结、续根草、地薐根、地毛。
[来源] 本品为莎草科植物莎草的茎叶，莎草的根及花也可入药。
[主要产地] 主产于四川、陕西等地。
[应用] 理气解郁、调经止痛。用于肝郁气滞，胸、胁、脘腹胀痛，消化不良，月经不调，经闭痛经。

[性味] 微寒，甘，无毒。
[主治] 消化不良、月经不调、闭经、痛经。

形态特征

多年生草本。匍匐根状茎细长，部分肥厚呈纺锤形，有时数个相连。茎直立，三棱形。叶丛生于茎基部，叶鞘闭合包于上，叶片窄线形，长20~60厘米，宽2~5毫米，先端尖，全缘，具平行脉，主脉于背面隆起，质硬；花序复穗状，3~6个在茎顶排成伞状，基部有叶片状的总苞2~4片，与花序几等长或长于花序；小穗宽线形，略扁平，长1~3厘米，宽约1.5毫米；颖2列，排列紧密，卵形至长圆卵形，长约3毫米，膜质，两侧紫红色，有数脉；每棵着生1花，雄蕊3，药线形；柱头3，呈丝状。小坚果长圆倒卵形，三棱状。花期6~8月，果期7~11月。

药用部分

○ 根

性味：性微寒，味甘，无毒。
功效主治：能散疫毒、解六郁、利三焦、消饮食积聚、除胸中积热、濡润肌肤，久服可补气、长须眉。治忧郁易怒、心悸怔忡、霍乱吐泻腹痛、膀胱虚冷、痰饮痞满、水肿腹胀、脚气、胸腹、肢体及头面五官各种痛证。

○ 苗及花

性味：性微寒，味甘，无毒。
功效主治：治男子心肺两虚、风热，膀胱、胁下气机不畅及皮肤瘙痒、风疹。

实用附方

①治男子心烦闷，膀胱、胁下气机不畅，忧郁不乐兼心悸：用香附子根100克，捣烂焙焦，以生绢丝袋装，贮藏在30升无灰清酒中浸泡，春三月后浸泡一天可服用。②治心血不足、火不下降和肾气疲惫，及水不上升所致的精耗神衰、惊悸遗精、痞满纳差，用交感丹：香附子500克，新水浸泡一夜，在石臼上擦去毛，炒黄，茯神去皮木，120克研末，蜜调做丸如弹子大，每次细嚼1丸，用降气汤送下。③治一切气病、痞胀烦闷、呕酸喘哮等：香附子500克，砂仁240克，炙甘草200克，研末，每次服时加少量盐，用白开水送服3克可降诸气。

乌药 [木部 香木类] [理气药]

治疗下腹胀痛特效药

[释名] 旁其、蒡舭、矮樟。

[来源] 乌药为樟科植物乌药的干燥块根，其嫩叶和子也可入药。

[主要产地] 分布于我国江苏、江西、福建、台湾、湖南、广东等地。

[应用] 温肾散寒、气血不调。用于行气止痛、温肾散寒。

[性味] 温，辛，无毒。

[主治] 恶心腹痛、气血不调。

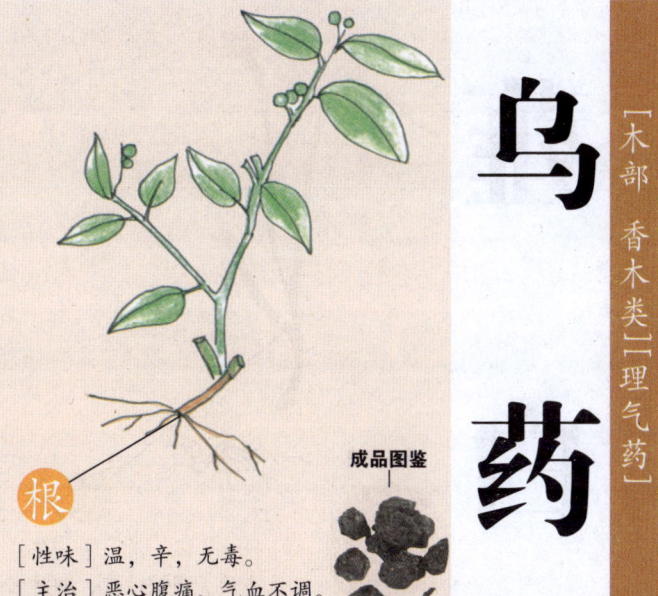

成品图鉴

形态特征

常绿灌木或小乔木，高可达5米，胸径4厘米；树皮灰褐色，根有纺锤状或结节状膨胀，外面棕黄色至棕黑色，表面有细皱纹；幼枝青绿色，具纵向细条纹，密被金黄色绢毛，后渐脱落；顶芽长椭圆形；叶互生，卵形、椭圆形至近圆形，先端长渐尖或尾尖，基部圆形，革质或有时近革质，上面绿色，有光泽，下面苍白色，幼时密被棕褐色柔毛，后渐脱落，偶见残存斑块状黑褐色毛片；花期3～4月，果期5～11月。

药用部分

○ 根

性味：性温，味辛，无毒。

功效主治：有驱虫、散寒气、驱邪毒、温肾散寒、消食积、解冷热的功能。能治恶心腹痛、传染病、妇人气血不调、霍乱、反胃吐食、泻痢、痈疖、疥疮、脚气、疝气、气厥头痛、肿胀喘气、小便频数及白浊。

○ 叶

性味：性温，味辛，无毒。

功效主治：炙碾煎饮代茗，可补中益气、止小便滑数。

○ 子

性味：性温，味辛，无毒。

功效主治：阴毒伤寒，腹痛欲死。取150克炒起黑烟，投水中，煎三至五沸，服200毫升，汗出阳回即愈。

实用附方

①补五脏，调中壮阳，暖腰膝，去邪气：用天台乌药3千克，沉香1.5千克，人参90克，甘草120克，为末。每服1.5克，姜盐汤空腹服。②一切气痛：不拘男女，冷气、血气、肥气、息贲气、伏梁气、奔豚气、抢心切痛、冷汗、喘息欲绝：天台乌药（小者，酒浸一夜，炒）、茴香（炒）、青橘皮（去白，炒）、良姜（炒）等份，为末。温酒调下。③小肠疝气：乌药30克，升麻24克，水200毫升，煎100毫升，露一宿，空腹热服。④咽喉闭痛：生乌药（即矮樟根）200毫升，先噙后咽，吐出痰涎为愈。

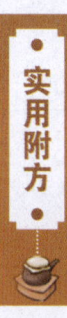

[菜部 荤菜类][理气药]

薤白

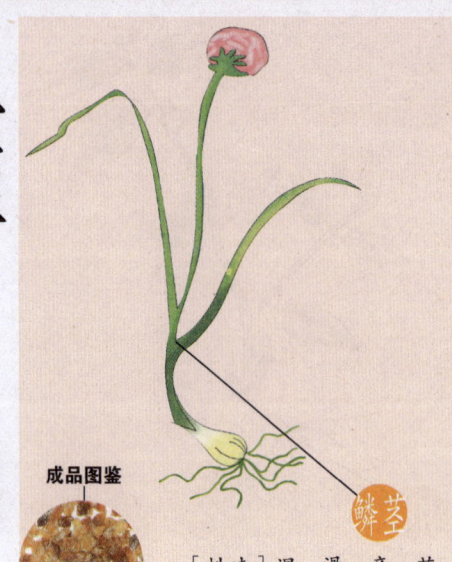

成品图鉴　鳞茎

除寒热、去水气、疗胸痹

[释名] 薤、薤莜子、火葱、菜芝、鸿荟。
[来源] 薤白是百合科植物小根蒜或薤的鳞茎。
[主要产地] 除新疆和青海以外的全国各地。
[应用] 补虚解毒，温补助阳。治少阴病厥逆泻痢，及胸痹刺痛，下气散血，安胎。

[性味] 温，滑，辛、苦，无毒。
[主治] 泻痢后重、胸痹刺痛。

|形态特征|

鳞茎呈不规则卵圆形，长0.5～2.0厘米，直径0.7～1.8厘米。表面黄白色或淡黄棕色，皱缩，半透明，有纵沟及皱纹或有类白色膜质鳞片包被，顶端有残存茎基，基部有突起的鳞茎盘。质坚硬，角质样，不易破碎，断面黄白色。微有蒜气，味微辣。

|药用部分|

○鳞茎

性味：性温、滑、味辛、苦、无毒。

功效主治：防胖、防老、除寒热、去水气、温中散结、下气散血、安胎、补虚解毒。治泻痢后重，能泻下焦气滞。下重者，气滞也，四逆散加薤白以泻气滞。做羹食，治少阴病厥逆泄泻、胸痹刺痛、妇人带下赤白。骨鲠在咽不去，食之则下。白者补益，赤者疗金疮及风病，生肌肉。与蜜同捣，涂汤火伤效速。打烂外敷，治各种疮疖。

|保健运用|

○薤白粥

材料：粳米100克，薤白15克。

做法：将薤白与淘洗干净的粳米一同入锅，加水1000毫升，先用旺火烧开，再转用文火熬煮成稀粥。

用法：每日早晚温热服食。

·实用附方·

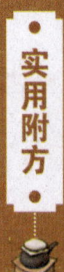

①胸痹刺痛：用栝楼实1枚，薤白50克，白酒1400毫升，煮400毫升。②卒中恶死：卒死或先病，或平居寝卧奄忽而死，皆是中恶。以薤汁灌入鼻中，便省。③霍乱干呕不止者：薤白30克，以水600毫升，煮取150毫升，顿服。④奔豚气痛：薤白捣汁饮之。⑤赤白痢下：薤白15克，同米煮粥，日食之。⑥小儿疳痢：薤白生捣如泥，以粳米粉和蜜作饼，炙熟与食。不过两三服。⑦产后诸痢：多煮薤白食，仍以羊肾脂同炒食之。⑧妊娠胎动，腹内冷痛：薤白100克，当归120克。水1000毫升，煮400毫升，分三服。

沉香

[木部 乔木类][理气药]

行气止痛、温中止呕

[释名] 伽南香、奇南香。

[来源] 沉香是瑞香科，植物沉香或白木香的含有树脂的木材。

[主要产地] 主产于广东、广西、台湾。

[应用] 能治风水肿、毒肿，去恶气。治气逆喘息，呕吐呃逆，脘腹胀痛，腰膝虚冷，小便气淋，男子精冷。

[性味] 微温，辛，无毒。
[主治] 冷风麻痹。

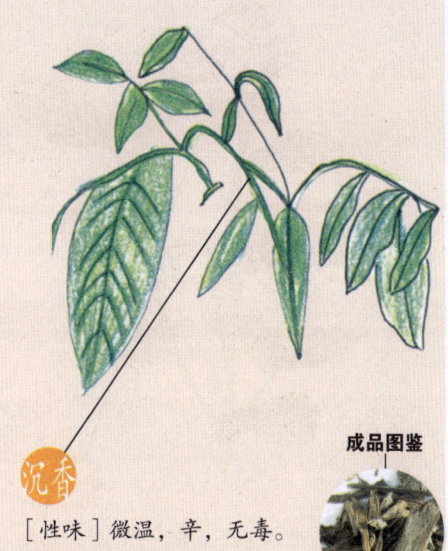

沉香

成品图鉴

形态特征

常绿乔木，高达30米。幼枝被绢状毛。叶互生，稍带革质，具短柄，长约3毫米。叶片椭圆状披针形、披针形或倒披针形，先端渐尖，全缘，下面叶脉有时被绢状毛。伞形花序，无梗，或有短的总花梗，被绢状毛。花白色，与小花梗等长或较短，花被钟形，花冠管与花被裂片略等长，花柱极短，柱头扁球形。蒴果倒卵形，木质，长4.6～5.2厘米，密被灰白色绒毛，基部有略为木质的宿存花被。种子通常1颗，卵圆形，基部具有角状附属物。花期3～4月，果期5～6月。

药用部分

○沉香

性味：性温，味辛，无毒。

功效主治：治肝郁，降肝气，和脾胃，消湿气，利水开窍。能补肾、补脾胃、益气和神、调中焦、补五脏、益精壮阳、温暖腰膝、清宁心神、破除疮块、泻痢。用酒煮后服，能治心腹痛、霍乱中恶。加入药膏中，治疗各种疮肿。治疗冷风麻痹、骨节麻木、风湿所致之皮肤瘙痒、转筋、吐泻、上热下寒之气逆喘急、体虚便秘、小便淋涩、男性冷精。

实用附方

①诸虚寒热，冷痰虚热：用沉香、附子（炮）等份，水300毫升，煎150毫升，露一夜，空腹温服。②胃冷久呃：沉香、紫苏、白豆蔻仁各3克，研为末，每柿蒂汤服1.5～2.0克。③心神不足，火不降，水不升，健忘惊悸：用沉香15克，茯神60克，为末，炼蜜和丸小豆大，每食后人参汤服30丸，日二服。④肾虚目黑，暖水脏：用沉香30克，蜀椒（去目，炒出汗）120克，为末，酒糊丸梧桐子大，每服30丸，空腹盐汤下。⑤大肠虚闭：沉香30克，肉苁蓉（酒浸焙）60克，各研末，以麻仁研汁作糊，和丸梧桐子大，每服100丸，蜜汤下。

[草部 芳草类][理气药]

茉莉

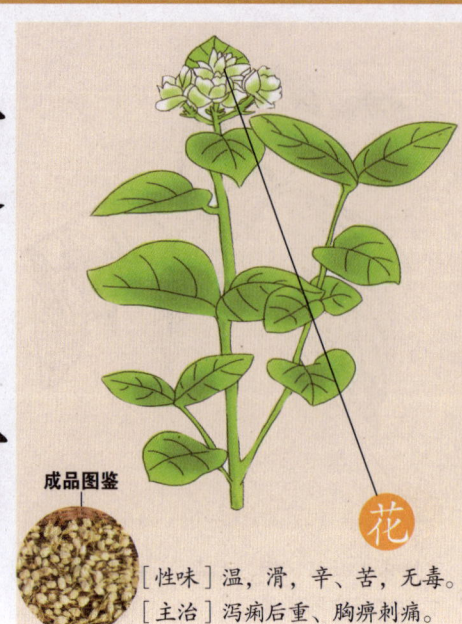

芳香解郁，缓解胸腹胀满

[释名] 奈花。
[来源] 木樨科灌木植物茉莉的花，茉莉的根也可入药。
[主要产地] 主产于中国江南地区以及西部地区。
[应用] 清热解表、理气和中、利湿、缓解精神紧张。主治下痢腹痛、目赤肿痛、疮疡肿毒等病症。

成品图鉴

[性味] 温、滑、辛、苦，无毒。
[主治] 泻痢后重、胸膈刺痛。

形态特征

常绿小灌木或藤本状灌木，高可达1米。枝条细长，小枝有棱角，有时有毛，略呈藤本状。单叶对生，光亮，宽卵形或椭圆形，叶脉明显，叶面微皱，叶柄短而向上弯曲，有短柔毛。初夏由叶腋抽出新梢，聚伞花序，顶生或腋生，有花3～9朵，通常3～4朵，花冠白色，极芳香。大多数品种的花期6～10月，由初夏至晚秋开花不绝，落叶型的冬天开花，花期11月到第二年3月。

药用部分

○ 花

性味：性温、滑，味辛、苦，无毒。

功效主治：蒸油取液，作面脂头泽，长发，润燥香肌，也可入茶中饮用。

○ 根

性味：性热，有毒。

功效主治：以酒磨一寸服，则昏迷一日乃醒，二寸二日，三寸三日。凡跌损骨节脱臼，接骨者用此，则不知痛也。

实用附方

①夏季感冒暑湿，发热头涨，脘闷少食，小便短少：茉莉花、青花各3克，藿香6克，荷叶10克（切丝）。以沸水浸泡，时时饮服。②腹胀腹痛，痢疾等病症：茉莉花5克，金橘饼10克，粳米100克。将茉莉花研为细末，金橘饼切成丁状。粳米淘洗干净，加水煮成稀粥，再入金橘饼煮二三沸，于粥中调入茉莉花末即可食用。③肝气郁结、妇女痛经：茉莉花10克，玫瑰花5朵，粳米100克，冰糖适量。将茉莉花、玫瑰花、粳米分别去杂洗净，粳米放入盛有适量水的锅内，煮沸后加入茉莉花、玫瑰花、冰糖，改为文火煮成粥即可食用。

刀豆

[谷部 菽豆类][理气药]

温中下气、通利小便

[释名]挟剑豆。

[来源]刀豆为豆科植物刀豆的种子，刀豆的果壳、根也可入药。

[主要产地]我国热带地区有栽培或野生，长江以南也间有栽培。

[应用]肾气虚损、肠胃不和，利肠胃，止呕吐，益肾补元气。

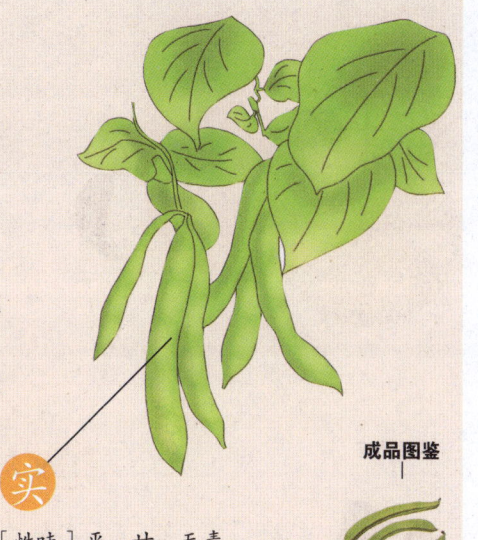

成品图鉴

[性味]平，甘，无毒。
[主治]虚寒呃逆、肾虚、腰痛。

形态特征

一年生缠绕草质藤本，长数米。三出复叶互生，叶柄长8～20厘米，小叶阔卵形或卵状长椭圆形，柄长约1厘米。小叶长8～20厘米，宽5～16厘米，先端渐尖，基部近圆形，两面无毛，侧生三叶偏斜。夏季开淡红色或淡紫色蝶形花，总状花序腋生，生疏，生于花序轴隆起的节上，萼2唇裂，下唇3齿，卵形，旗瓣近圆形，大于其他瓣，雄蕊10，2体，子房有疏长硬毛。荚果极长，窄长方形，略弯曲，先端有钩状短喙，边缘有隆脊。种子肾形，红色或褐色，种脐和种子等长。

药用部分

○ 果壳

功效主治：通经活血、止泻，用于腰痛、久痢、闭经。

○ 根

功效主治：散瘀止痛，用于跌打损伤、腰痛。

○ 实

性味：性平，味甘，无毒。

功效主治：温中下气、利肠胃、止呃逆、益肾补元、温中降逆、补肾，可用于虚寒呃逆、肾虚、腰痛、胃痛。

实用附方

①治气滞呃逆，膈闷不舒：刀豆取老而绽者，每服6～9克，开水下。②治肾虚腰痛：刀豆籽2粒，包于猪腰子内，外裹叶，烧熟食。③治百日咳：刀豆籽10粒（打碎），甘草3克。加冰糖适量，水一杯半，煎至一杯，去渣，频服。④治鼻渊：老刀豆，文火焙干研为末，酒服9克。⑤治小儿疝气：刀豆籽研粉，每次5克，开水冲服。⑥久痢、久泻，饮食减少：嫩刀豆120克，蒸熟，蘸白糖细细嚼食。⑦肾虚腰痛，或妊娠期腰痛：猪肾1个，剖开，将刀豆籽10克研为细末，放入其中，外用白菜、荷叶之类包裹，置火灰中煨熟。除去包裹物，切碎嚼食。

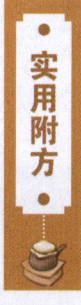

橙皮

[果部 山果类][理气药]

开胃消食，生津止渴

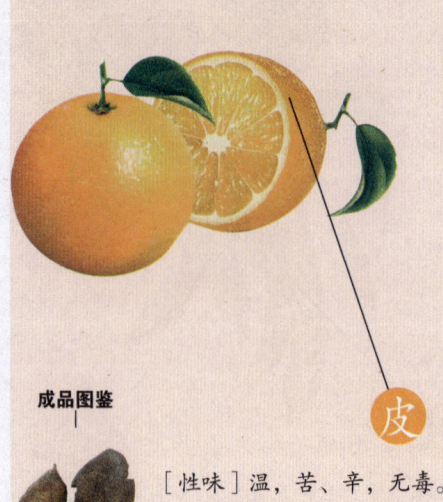

成品图鉴

[释名] 金球、鹄壳。
[来源] 橙子为芸香科植物香橙的果实。本植物的果皮、果核亦可供药用。
[主要产地] 主产于江苏、浙江、湖南、湖北、四川、贵州。
[应用] 和中开胃、宽胸理气。用于感冒咳嗽、食欲不振、胸腹胀痛、肠鸣便泻、乳痈。

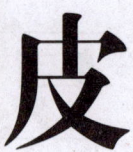

[性味] 温、苦、辛，无毒。
[主治] 感冒咳嗽、胸腹胀痛。

形态特征

芸香科柑橘属常绿乔木，双子叶植物。是最具有代表性的柑橘类果树。包括甜橙和酸橙两个基本种。枝条具刺。叶长椭圆形，叶柄长，翼叶发达。花单生、丛生或呈总状花序，白色，具反卷性。种子长椭圆形或卵圆形，表面具棱纹。通常所说的橙子是指甜橙，橙子的果实为圆或长圆形，颜色为橙红或橙黄色，果皮较厚，不易剥离，吃的时候需要用水果刀沿着果心轴分割切瓣，撕皮取肉，或从中间切开四瓣取肉，这是橙与柑橘的最大区别。

药用部分

○实

性味：酸、寒，无毒。

功效主治：橙子可行风气、治瘿气、发瘰疬，解鱼、蟹毒。洗去酸汁，切碎与盐、蜜煎制腌贮食用，可止恶心，去胃中浮风恶气。

○皮

性味：苦、辛、温，无毒。

功效主治：做酱、醋香美，可散肠胃恶气，消食下气，去胃中浮风恶气。用盐腌贮食用，可止恶心，解醉酒。用糖渍腌做橙丁，味甘美，可消痰下气、利膈宽中。

实用附方

①痔疮肿痛：来年风干橙子，桶内烧烟熏之。②治闪挫腰疼不能屈伸：橙子核炒干为细末9克，以白酒调服。③面黯粉刺：橙子湿研，夜上涂之。④醒酒：橙子1500克，生姜250克，炙甘草末10克，檀香末25克。橙子洗净后，用刀划破，挤去核，连皮切成片；生姜洗净去皮，切成片；两者皆放入干净砂钵内捣烂如泥，再加入甘草末、檀香末，揉和捏作饼子，焙干研为细末，每服3～5克，入盐少许，沸汤点服。⑤感冒咳嗽有痰：橙皮、法半夏、茯苓、木香、紫菀、前胡各等份，水煎服。

枇杷

[果部 山果类][理气药]

润肺、止咳、下气佳果

[释名]芦橘，又名金丸、芦枝。

[来源]枇杷为蔷薇科植物枇杷的果实，枇杷叶、枇杷核、枇杷花也可入药。

[主要产地]全国各地都有栽培。

[应用]止渴下气、清热解暑。治肺痿咳嗽吐血，衄血，燥渴，呕逆。

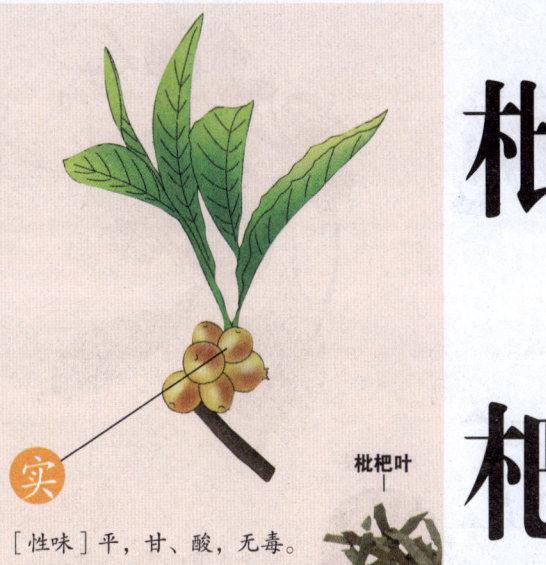

实

枇杷叶

[性味]平，甘、酸，无毒。
[主治]烦躁、咳逆。

形态特征

常绿小乔木，高可达10米，小枝密生锈色或灰棕色绒毛。叶片革质，披针形、长倒卵形或长椭圆形，长10～30厘米，宽3～10厘米，顶端急尖或渐尖，基部楔形或渐狭成叶柄，边缘有疏锯齿，表面皱，背面及叶柄密生锈色绒毛。圆锥花序花多而紧密，花序梗、花柄密生锈色绒毛。花白色，芳香，直径1.2～2.0厘米，花瓣内面有绒毛，基部有爪。梨果近球形或长圆形，黄色或橘黄色，外有锈色柔毛，后脱落，果实大小、形状因品种不同而异。花期10～12月，果期第二年5～6月。

药用部分

○ 实

性味：性平，味甘、酸，无毒。

功效主治：止渴下气，利肺气，止吐逆，主清上焦热，润五脏。

○ 叶

性味：性平，味苦，无毒。

功效主治：有和胃降气、清热解暑毒的功效。煮汁饮服，治突然呃逆或干呕不止，下气。若无时间煎煮，仅嚼汁咽下，也可治愈。治呕哕不止，妇人产后口干。煮汁饮用，可治渴疾、脚气、肺气热嗽、肺风疮，胸、面上疮。

实用附方

①治咳嗽：枇杷核，晒干、捣碎，约18克，煎汤，煮沸十多分钟，临服时加少量白糖或冰糖，一日两次服用。②治瘰疬：枇杷干种子为末，调热酒敷患处。③治支气管炎：野枇杷叶（去毛）、桑叶、野菊花叶各9克。水煎服，每日一剂。④治烫伤：野枇杷根或叶适量，研末，麻油调搽或水煎外洗。⑤治头风，鼻流清涕：枇杷花、辛夷等份，研末，酒服6克，日二服。⑥治枯痨咳嗽，痰中带黑血：枇杷花6克，鲜地棕根120克，珍珠60克，石竹根60克，淫羊藿60克，炖肉服。

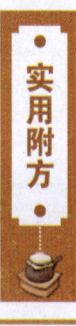

[谷部 菽豆类][理气药]

豌豆

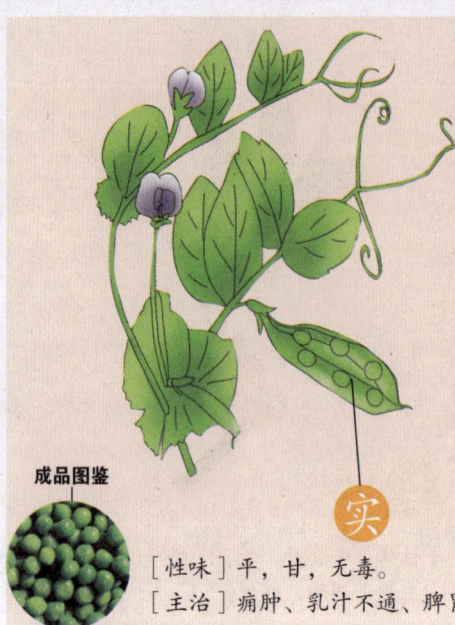

和中下气，通利小便

[释名] 戎菽、回鹘豆、毕豆、青小豆、青斑豆、麻累。

[来源] 为豆科植物豌豆的种子。

[主要产地] 主产于四川、河北、湖北、江苏。

[应用] 益中气、利小便、消痈肿。多用于除吐逆，止泻痢下，疗胸腹胀满。

成品图鉴

实

[性味] 平，甘，无毒。
[主治] 痈肿、乳汁不通、脾胃不适。

形态特征

一年生攀缘草本，秃净而有粉霜，全体无毛，高1~2米。羽状复叶，互生，叶轴末端有羽状分枝的卷须。托叶卵形，叶状，常大于小叶，基部耳状，包围叶柄或茎，边缘下部有细牙齿。小叶2~6枚，阔椭圆形或矩形，长2~5厘米，宽1.0~2.5厘米，全缘。4~5月开花，花柄自叶腋抽出，较叶柄为短；花1~3朵，白色或紫色；萼钟形，5裂，裂片披针形；花冠蝶形，白色或紫红色，旗瓣圆形，翼瓣与龙骨瓣贴生；雄蕊10，2体；花柱扁平，顶端扩大，内侧具髯毛。荚果长椭圆形，长5~10厘米，种子2~10粒，球形。青绿色，干后变为黄色。

药用部分

○ 实

性味：性平，味甘，无毒。

功效主治：调营卫，益中气，消渴，淡煮食之，良。多用于除吐逆，止泻痢下、利小便、疗腹胀满。煮食，下乳汁。煮饮，解乳石毒发。研末，涂痈肿痘疮。作澡豆，令人面光泽。

实用附方

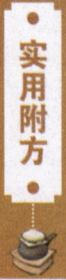

①辅助治疗高血压、冠心病：将豌豆苗洗净捣烂，榨取汁液，每次饮50毫升，一日两次。②治小儿痘中有疔，或紫黑而大，或黑坏而臭，或中有黑线，此症十死八九，唯牛都御史得秘传此方点之最妙：用豌豆49粒（烧存性），头发灰1克，珍珠14粒炒研为末，以油燕脂同杵成膏。先以簪挑疔破，咂去恶血，以少许点之，即时变红活色。③服石毒发：豌豆50克捣研，以水160毫升绞汁饮之，即愈。④霍乱吐利：豌豆450克，香附90克，为末，水600毫升，煎200毫升，分二服。

琥珀

[木部 寓木类] [养心安神药]

镇静安神，利尿，活血

[释名] 江珠。

[来源] 琥珀是古代松科植物的树脂埋藏地下经久凝结而成的碳氢化合物。

[主要产地] 主产于辽宁、河南、广西、贵州、云南。

[应用] 安五脏、消瘀血。用于惊风、癫痫、心悸、失眠、小便不利、尿痛、尿血、闭经。

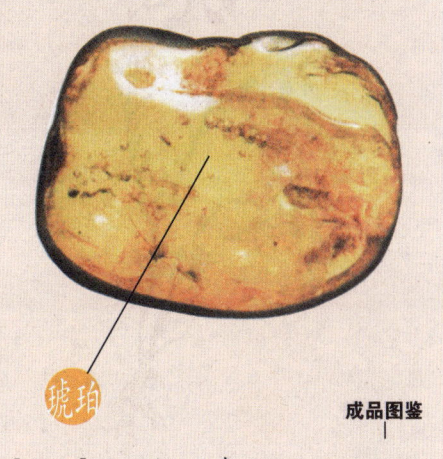

成品图鉴

[性味] 平，甘，无毒。
[主治] 惊悸失眠、惊风癫痫、小便不利。

形态特征

不规则块状、颗粒状或多角形，大小不一。血红色、黄棕色或暗棕色，近于透明。质松脆，断面平滑，具玻璃样光泽，捻之即成粉末。无臭，味淡，嚼之易碎无沙感。不溶于水，燃烧易熔，并爆炸有声、冒白烟，微有松香气。

药用部分

○琥珀

性味：性平，味甘，无毒。

功效主治：本品具有安五脏、定魂魄、驱邪气、消瘀血、强心神、清肺、利尿通淋、明目除翳、止血生肌的功效，可用于惊悸失眠、惊风癫痫、血淋血尿、血滞经闭、心悸、失眠、小便不利、尿痛、尿血、闭经、产后瘀滞腹痛、癥瘕积聚心痛、癫痫、蛊毒、刀疮、痈肿疮毒等病症。

保健运用

○大黄半夏琥珀茶

功效：清利湿热，适用于前列腺炎。

材料：熟大黄、制半夏各10克，琥珀5克。

做法：琥珀研末，熟大黄、制半夏加150毫升水煎煮至100毫升。取汁冲服琥珀。

实用附方

①止血生肌，镇心明目，破癥瘕气块、产后血晕闷绝、小儿枕痛：琥珀、鳖甲、京三棱各30克，延胡索15克，没药15克，大黄1克，熬捣为散。空腹酒服6克，日再服。产后即减大黄。②小儿胎惊：琥珀、防风各3克，朱砂15克，为末，猪油调一字，入口中，最妙。③小儿胎痫：琥珀、朱砂各少许，全蝎1枚，为末，麦门冬汤调一字服。④小便转胞：真琥珀30克，为末，用水800毫升，葱白10茎，煮汁600毫升，入琥珀末6克，温服。沙石诸淋，三服皆效。⑤小便淋沥：琥珀为末6克，麝香少许，白汤服之，或萱草煎汤服。老人、虚人，以人参汤下。

[草部 山草类] 养心安神药

远志

成品图鉴

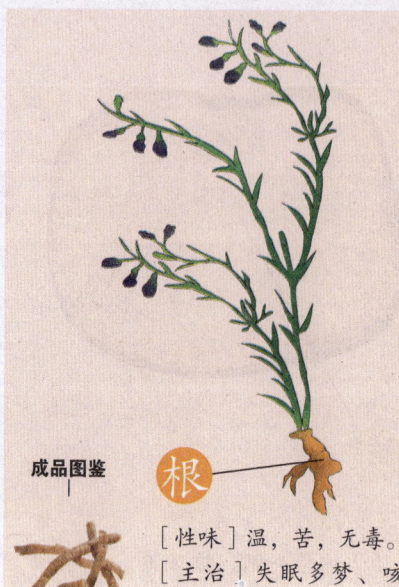

根

益智安神、祛痰止渴

[释名] 小草、细草、棘菀、蔓绕。

[来源] 远志为远志科植物卵叶远志的干燥根。

[主要产地] 秦岭南北坡均产，生于海拔400~1000米的山坡草地或路旁。

[应用] 安神益精、耳聪目明。用于心肾不交引起的失眠多梦。

[性味] 温，苦，无毒。

[主治] 失眠多梦、咳痰不爽、乳房肿痛。

形态特征

多年生草本，高20~40厘米。根圆柱形，长达40厘米，肥厚，淡黄白色，具少数侧根。茎直立或斜上，丛生，上部多分枝。叶互生，狭线形或线状披针形，先端渐尖，基部渐窄，全缘，无柄或近无柄。总状花序长2~14厘米，偏侧生于小枝顶端，细弱，通常稍弯曲；花淡蓝紫色；花梗细弱，极小，易脱落；萼片的外轮3片比较小，线状披针形，长约2毫米，内轮2片呈花瓣状，成稍弯些的长圆状倒卵形；花瓣的2侧瓣倒卵形，长约4毫米，中央花瓣较大，呈龙骨瓣状，背面顶端有撕裂成条的鸡冠状附属物。蒴果扁平，卵圆形，边有狭翅，长宽均4~5毫米，绿色，光滑。种子卵形，微扁，棕黑色，密被白色细绒毛，上端有发达的种阜。花期5~7月，果期7~9月。

药用部分

○根

性味：性温，味苦，无毒。

功效主治：能补虚，除邪气，利九窍，益智慧，聪耳明目，增强记忆力，久服可轻身健体，延年益寿，还有安神益精、补肾壮阳、止惊悸、退黄、安魂魄、使人头脑清醒、强筋骨、生肌等作用。主治健忘，并治气逆咳嗽、妇人血瘀所致口噤失音、奔豚气、一切痈疽。

实用附方

①治喉痹：远志肉研末吹喉，直到涎出为止。②治吹乳肿痛：远志焙后研末，用酒送服6克，药渣可外敷。③治一切痈疽：远志不限量，米泔水浸洗，去心研末，每次9克，温酒200毫升调匀，沉淀后饮上面清澈部分，药渣外敷患处。④治小便色赤混浊：远志250克，用甘草水煮，茯神、益智仁各60克，研末，酒调糊做丸如梧桐子大，每次空腹枣汤送下50丸。⑤治小便赤浊：远志250克（甘草水煮，去心），茯神（去木）、益智仁各100克。上为细末，酒煮面糊为丸，如梧桐子大。每服50丸，临卧枣汤送下。

兰草

[草部 芳草类] [理气药]

调气生血、久服轻身

[释名] 香水兰、燕尾香、女兰、香草、省头草、孩儿菊、大泽兰。

[来源] 为兰科植物兰草的茎叶，其根也可入药。

[主要产地] 主产于我国长江流域各省山区。

[应用] 生津止渴、调气生血、滋润肌肤。用于月经不调、黄疸等症。

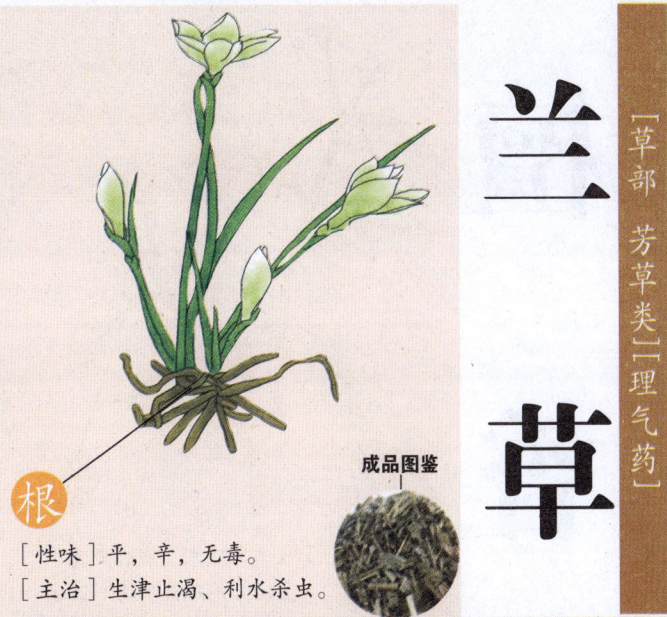

根

成品图鉴

[性味] 平，辛，无毒。
[主治] 生津止渴、利水杀虫。

形态特征

兰花，属兰科，单子叶植物，为多年生草本。高20～40厘米，根长筒状。叶自茎部簇生，线状披针形，稍具革质，2～3片成一束。其叶终年常绿，多而不乱，仰俯自如，姿态端秀、别具神韵。总状花序，花被2轮，肉质状，内轮3瓣中，2瓣向上直立，下方一瓣唇形，向外反卷，上具紫红色斑或无，雄蕊和花柱合生成合蕊柱，花色由黄褐至浅黄，以不具褐色的纯颜色者为贵异。蒴果三角形，种极小。

药用部分

○根、叶

性味：性平，味辛，无毒。

功效主治

可除胸中痰饮，有调气生血、荣养营卫、利水杀虫、辟秽邪的功效。久服可益气，轻身防老。兰草气味清香，能生津止渴，滋润肌肤，可治疗消渴与黄疸。煎水外洗可疗风病。

保健运用

○兰草汤

功效：化湿调气，用于口甘，中满。

材料：兰草30克。

做法：兰草洗净入锅，加水450毫升煎至225毫升，去渣即可。

用法：分3次温服。

实用附方

①解食牛、马肉中毒：用兰草根、叶一起煎服，可解毒。②神经衰弱：兰花根50克，美人蕉头20克，徐长卿20克，水煎服，日1剂，连服10～15天。③跌打损伤，皮下出血，肌肉肿瘤：用鲜兰草根50～100克，洗净，捣烂敷患处。④尿路感染：兰草根50克，茅根30克，冬瓜皮30克，水煎服，连服6～10天。⑤治肺结核轻、中度咯血的患者：建兰花鲜根50～100克，捣烂榨汁或水煎服，日2次，4～6天显效。⑥干咳不止：采用兰花蕊30～50朵，水煎，放冰糖，日2次，服3～5天显奇效。

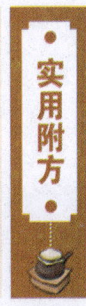

檀香

[木部 香木类][理气药]

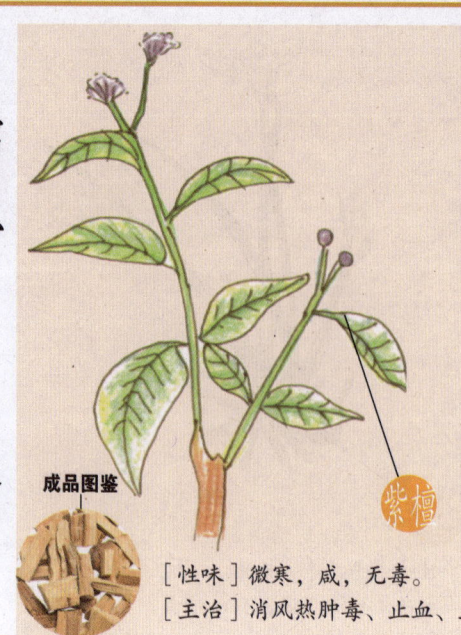

成品图鉴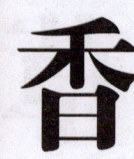

紫檀

行气止痛的佛门圣品

[释名] 旃檀、真檀。
[来源] 檀香为檀科植物檀香的心材。
[主要产地] 分布在印度、马来西亚、澳大利亚及印度尼西亚等地，我国台湾亦有栽培。
[应用] 消肿，止血，定痛。主治胸腹冷痛、胃脘寒痛、呕吐食少。

[性味] 微寒，咸，无毒。
[主治] 消风热肿毒、止血、止痛。

形态特征

常绿小乔木。单叶对生，树皮褐色，粗糙或纵裂。叶片革质，椭圆状卵形或卵状披针形，全缘，上面绿色，下面苍白色。三歧或聚伞状，圆锥花丛生顶部；花梗约与花被管等长；初为淡黄色，后变为深锈紫色；花被钟形，先端4裂，雄蕊4个。核果球形，大小似樱桃核，成熟时黑色，肉质多汁。种子圆形，光滑，有光泽。

药用部分

○ 白旃檀

性味：性温，味辛，无毒。
功效主治：能驱散冷气、善理脾胃、增进食欲、消风热肿毒、杀虫，还能治感染、污秽邪气、噎膈吐食。用水煎煮后，内服，能止心腹痛、霍乱、肾气痛。加水磨汁，涂于腰部能治腰肾痛。磨汁涂面（每夜先用浆水洗面，并擦拭至红赤）治疗面部黑斑，效果很好。

○ 紫檀

性味：性微寒，味咸，无毒。
功效主治：磨汁外涂能除恶毒风毒。将其刮末外敷金疮处，有止血、止痛之功，还能治疗淋证。加醋磨汁外敷，能治一切肿毒。

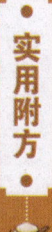

实用附方

①胃脘寒痛、呕吐食少：檀香研末，用干姜泡服。②治心腹诸痛，属半虚半实者：丹参30克，白檀香、砂仁各5克。水煎服。③治心腹冷痛：白檀香9克（为极细末），干姜15克，泡汤调下。④治噎膈饮食不入：白檀香4克，茯苓、橘红各6克，俱为极细末，人参汤调下。⑤治阴寒霍乱：白檀香、藿香梗、木香、肉桂各4.5克，为极细末，每用3克，炮姜15克，泡汤调下。⑥解恶毒风肿：白檀香、沉香各1块，槟榔1枚。上三味各于砂盆中以水300毫升细磨取尽，滤去滓，银石铫内煎沸，候温，分作三服。

菖蒲

[草部 水草类][开窍药]

补五脏、开九窍，醒神益脑

[释名]昌阳、尧韭、水剑草。

[来源]菖蒲为天南星科植物菖蒲的干燥根茎，菖蒲叶也可入药。

[主要产地]分布于我国南北各地。

[应用]开窍、化痰、健胃。治癫狂、惊痫、痰厥昏迷、风寒湿痹、噤口毒痢、外敷痈疽疥癣。

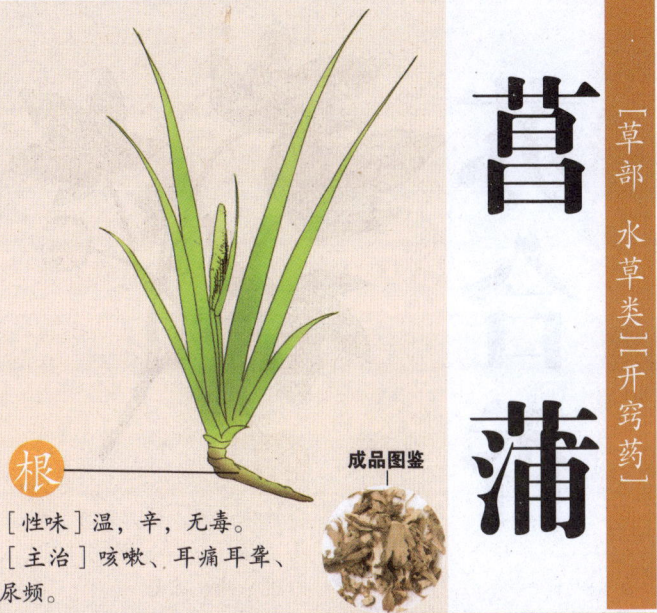

成品图鉴

[性味]温，辛，无毒。
[主治]咳嗽、耳痛耳聋、尿频。

形态特征

多年水生草本植物。有香气，根状茎横走，粗状，稍扁，直径0.5～2.0厘米，有多数不定根（须根）。叶基生，叶片剑状线形，叶基部呈鞘状，中部以下渐尖，两侧均隆起，每侧有3～5条平行脉；叶基部有膜质叶鞘，后脱落。花茎基生出，扁三棱形，长20～50厘米，叶状佛焰苞长20～40厘米。肉穗花序直立或斜向上生长，圆柱形，黄绿色，长4～9毫米，直径6～12厘米；花两性，密集生长，花被片6，条形；雄蕊6，稍长于花被，花丝扁平，花药淡黄色。浆果红色，长圆形，有种子1～4粒。花期6～9月，果期8～10月。

药用部分

○根

性味：性温，味辛，无毒。

功效主治：有除风寒湿痹、安胎、散痈肿、开心窍、除烦闷、补五脏、明耳目、止心腹痛、温肠胃、益心智的功效。可治咳嗽、耳聋、霍乱转筋、耳痛痈疮、尿频，痰蒙清窍所致昏迷、癫痫。

○叶

性味：性温，味辛，无毒。

功效主治：煎水外洗，治疥疮、大风疮。

实用附方

①聪耳明目，增强记忆力：九节菖蒲阴干研末，每次酒送服2克，一日3次。②治胎动不安或欲半产：菖蒲根捣汁200毫升内服。③治产后下血不止：菖蒲45克，酒300毫升煎至150毫升，去渣分3次饭前温服。④治风癣有虫：菖蒲末1千克，用2000毫升酒渍后蒸至味出，先禁酒一日，每次服50克或100克。⑤治痰蒙清窍，昏迷：鲜菖蒲根捣汁灌下立愈。⑥治耳突然聋闭：用生菖蒲约3.3厘米，去心巴豆1粒，同捣做7丸，棉裹1丸，塞耳，一日一换。⑦治赤白带下：菖蒲、补骨脂等份，炒后研末，每次服6克。

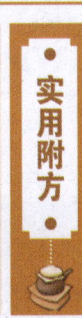

苏合香

[木部 香木类][开窍药]

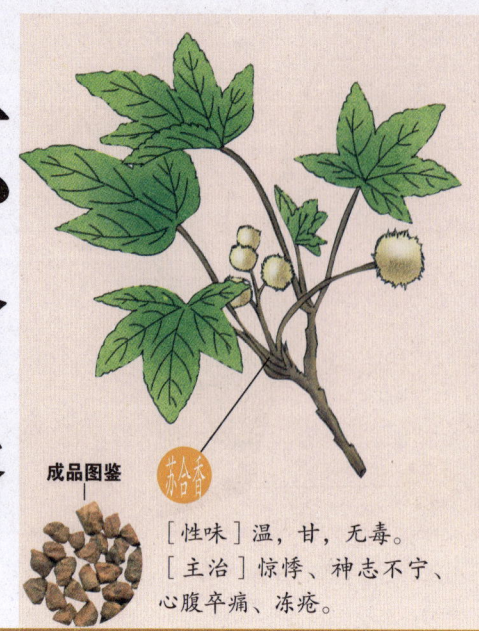

成品图鉴　苏合香

通窍醒脑，令人无梦魇

[释名] 帝膏、苏合油、苏合香油、帝油流。
[来源] 金缕梅科植物苏合香树所分泌的树脂。
[主要产地] 喜生于湿润肥沃的土壤，原产小亚细亚南部，我国广西有栽培。
[应用] 开窍辟秽、行气止痛。用于中风痰厥、猝然昏倒。

[性味] 温，甘，无毒。
[主治] 惊悸、神志不宁、心腹卒痛、冻疮。

形态特征

乔木，高10~15厘米。叶互生，具长柄；托叶小，早落；叶片掌状5裂，偶为3或7裂，裂片卵形或长卵形，先端急尖，基部心形，边缘有锯齿。花小，单性，雌雄同株，多数成圆头花序单生。果序圆球形，聚生多数蒴果，有宿存刺状花柱，蒴果先端喙状，成熟时顶端开裂。种子1~2枚，狭长圆形，扁平，顶端有翅。

药用部分

○苏合香

性味：性温，味甘，无毒。
功效主治：辟恶，治温疟、蛊毒、痫痉、去三虫、除邪、令人无梦魇，久服，轻身长年。治五脏六腑气窍不通、五种痫症、惊悸、神志不宁、心胆之气虚乏、多患梦魇魂迷之症、心腹卒痛、霍乱吐利、冻疮、温疟寒热。

保健运用

○苏合香米酒

功效：散寒通窍，温经通脉。
材料：苏合香丸50克（医院或药店有售），米酒1000克。
做法：将苏合香丸放入米酒中，用文火稍煮，使药丸完全溶化后备用。

实用附方

①水气水肿：苏合香、白粉、水银等份，捣匀，蜜丸小豆大。每服2丸，白水下，当下水出。②治肺痿，卒心痛，霍乱吐利，赤白暴痢，瘀血月闭，痃癖疔肿，小儿惊痫，大人中风、中气等病：用苏合油30克，安息香末60克，以无灰酒熬成膏，入苏合油内。白术、香附子、青木香、白檀香、沉香、丁香、麝香、荜拨、诃梨勒（煨，去核）、朱砂、乌犀角各60克，龙脑、熏陆香各30克，为末，以香膏加炼蜜和成剂，蜡纸包收。每服丸梧桐子大，早朝取井华水，温冷任意，化服4丸。老人、小儿1丸。

灵芝

[菜部 芝耳类][安心养神药]

久食益色，明目益精

[释名] 石耳、神芝、芝草、仙草、瑞草。

[来源] 为多孔菌科真菌赤芝或紫芝的干燥子实体。

[主要产地] 全国大部分地区有栽培，以安徽霍山和南方庐山最为出名。

[应用] 补气安神、耳聪目明。主治虚劳、咳嗽、气喘、失眠、消化不良、恶性肿瘤等。

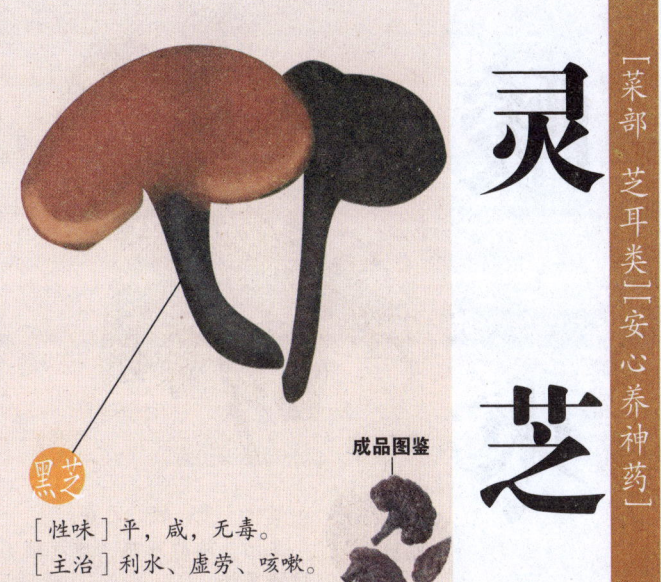

成品图鉴

黑芝

[性味] 平，咸，无毒。
[主治] 利水、虚劳、咳嗽。

形态特征

菌盖肾形、半圆形或近圆形，直径10~18厘米，厚1~2厘米。菌盖的皮壳坚硬，有紫黑色、黄褐色以及红褐色等色，有光泽，具环状棱纹和辐射状皱纹，边缘薄而平截，常稍内卷；菌肉白色至淡棕色；孢子细小，黄褐色；菌柄呈圆柱形，侧生，少偏生，长7~15厘米，直径1.0~3.5厘米，红褐色至紫褐色，光亮。气微香，味苦涩。

药用部分

○ 青芝

性味：性平，味酸，无毒。

功效主治：主明目，补肝气，安精魂，久服轻身不老。

○ 赤芝

性味：性平，味苦，无毒。

功效主治：主胸中郁结，益心气，补中，长智慧，增记性。

○ 黄芝

性味：性平，味甘，无毒。

功效主治：主心腹五邪，益脾气，久食，令人轻身不老。

○ 黑芝

性味：性平，味咸，无毒。

功效主治：治尿闭，能利水道，益肾气，通九窍，使人耳聪目明。

实用附方

①神经衰弱（神经症）：将人工培育灵芝或野生灵芝制片（每片含生药1克），每次3片，每日3次，10天至2个月为一疗程。②冠心病：灵芝糖浆，每次6毫升，每日2次。③各种肿瘤：灵芝多糖粉，每次2~3克，每日3次，口服。对消化道癌症手术后复发也有一定预防效果。④慢性气管炎：用灵芝糖浆，每次10毫升，每日2~3次；或灵芝片，每次4~6片，每日3次。本法尤其对喘息型和虚寒型患者效果较好。⑤阳痿：灵芝（以紫芝为佳）6克，切片文火久煎，取浓汁，晨起空腹或午饭前服，每日1剂。

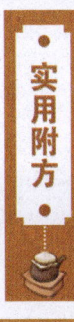

[木部 灌木类][安心养神药]

酸枣

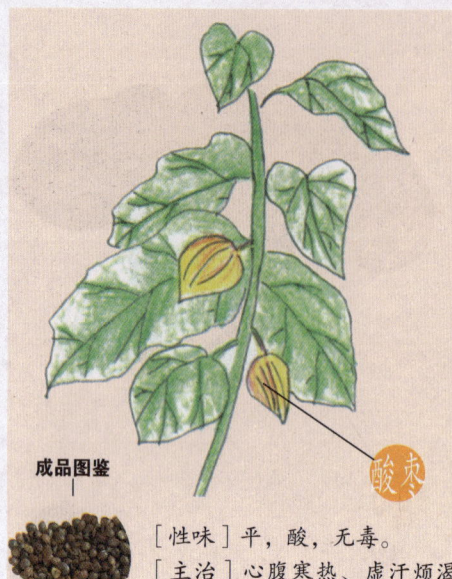

成品图鉴

安五脏，治心烦不眠

[释名] 山枣。
[来源] 酸枣仁为鼠李科植物酸枣的种子。
[主要产地] 分布于辽宁、内蒙古、河北、河南、山东、山西、陕西、甘肃、安徽、江苏等省区。
[应用] 补血养颜、补中益气。多用于神经衰弱、失眠、多梦、盗汗的治疗。

[性味] 平，酸，无毒。
[主治] 心腹寒热、虚汗烦渴、惊悸多梦。

形态特征

落叶灌木或小乔木，一般高1～3米。老枝褐色，幼枝绿色，托叶刺有2种，一种直伸，长达3厘米，另一种常弯曲。枝上有两种刺，一为针形刺，长约2厘米，一为反曲刺，长约5毫米。叶互生，叶柄极短，托叶细长，针状，叶片椭圆形至卵状披针形，长2.5～5.0厘米，宽1.2～3.0厘米，先端短尖而钝，边缘有细锯齿，主脉3条。花2～3朵簇生叶腋，小型，黄绿色，花梗极短，萼片5，花瓣小，5片，雄蕊5，比花瓣稍长，花盘10浅裂，子房椭圆形，2室，花柱短，柱头2裂。核果小，近球形，直径1.0～1.4厘米，先端钝，熟时暗红色，有酸味，核两端钝。

药用部分

○酸枣

性味：性平，味酸，无毒。

功效主治：主治心腹寒热、邪结气聚、四肢酸痛湿痹、心烦不得眠、脐上下痛、虚汗烦渴，久服安五脏、轻身延年、补中、益肝气、助阴气，能令人健美，用于虚烦不眠、惊悸多梦、体虚多汗、津伤口渴、腹疼久泻等。

实用附方

①胆风沉睡：胆风毒气，虚实不调，昏沉多睡。用酸枣仁30克（生用），蜡茶60克（以生姜汁涂，炙微焦），为散，每服6克，水500毫升，煎200毫升，温服。②胆虚不眠，心多惊悸：用酸枣仁30克炒香，捣为散，每服6克，竹叶汤调下。又方：加人参30克，辰砂15克，乳香8克，炼蜜丸服。又方：用酸枣仁100克，茯苓、白术、人参、甘草各60克，生姜180克，水1600毫升，煮600毫升，分服。③虚烦不眠：用酸枣仁100克，干姜、茯苓、川芎各60克，甘草（炙）30克，以水2000毫升，先煮枣仁，加水1400毫升，乃同煮至600毫升，分服。

[草部 乔木类][安心养神药]

合欢

神经衰弱患者最宜服用

[释名] 合昏、夜合、青裳、萌葛、乌赖树。

[来源] 合欢为豆科植物。本植物的树皮、花和花蕾均供药用。

[主要产地] 分布于华南、西南、华东、东北、河北、河南、湖北等地。

[应用] 助眠安神、活血消肿。治疗咳嗽、心气躁急、失眠及筋挛等症。

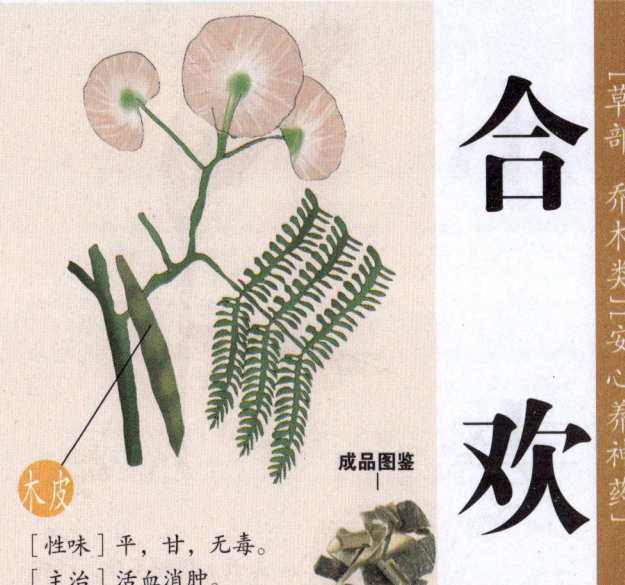

木皮

成品图鉴

[性味] 平，甘，无毒。
[主治] 活血消肿。

形态特征

落叶乔木，树干灰黑色。二回双数羽状复叶，互生；羽片5～15对；小叶11～30对，无柄，小叶片镰状长方形，全缘，有缘毛。头状花序皱缩成团，生于枝端；花淡红色；气微香，味淡。萼筒先端5裂；雄蕊多数，花丝细长，上部淡红色，长约为花冠管的3倍以上；子房上位。荚果扁平，黄褐色，通常不开裂。种子椭圆形而扁，褐色。幼时有毛。

药用部分

○ 木皮

性味：性平，味甘，无毒。

功效主治：能活血消肿、调和五脏、舒畅情志，长期服用能强健身体、增强视力。制成药膏能治痈肿、跌打损伤。捣成细末，加墨汁、生油调和，外敷能治蜘蛛咬伤。

保健运用

○ 山楂合欢粥

材料：生山楂15克，合欢花30克（鲜品50克），粳米60克，白糖适量。

做法：将山楂、合欢花一起入锅水煎，留汁去渣，放入淘洗净的粳米煮粥，粥熟加糖，再稍煮片刻即可。

用法：可当主食食用。

实用附方

①肺痈唾浊，心胸甲错：取合欢树皮一掌大，水600毫升，煮取300毫升，分二服。②扑损折骨：合欢树皮（去粗皮，炒黑色）120克，芥菜籽（炒）30克，为末，每服6克，温酒卧时服，以滓敷之，接骨甚妙。③中风挛缩：合欢枝、柏枝、槐枝、桑枝、石榴枝各150克（并生锉），糯米250克，黑豆250克，羌活60克，防风15克，细曲3.5千克。先以水50升煎五枝，煎至25升，浸米、豆蒸熟，入细曲与防风、羌活如常酿酒法，封三七日，压汁。每饮100毫升，勿过醉致吐，常令有酒气也。

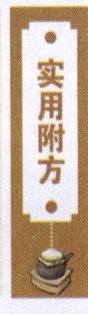

[谷部 麻麦稻类] 安心养神药

小麦

补心养气的杂粮

[释名] 麸麦、浮麦、浮小麦、空空麦、麦子软。
[来源] 小麦为栽培品种，禾本科植物小麦的种子或其面粉，麦麸也可入药。
[主要产地] 全国各地均有栽培。
[应用] 调中去热、补心养肝。治心神不宁、失眠、妇女脏躁、烦躁不安、精神抑郁。

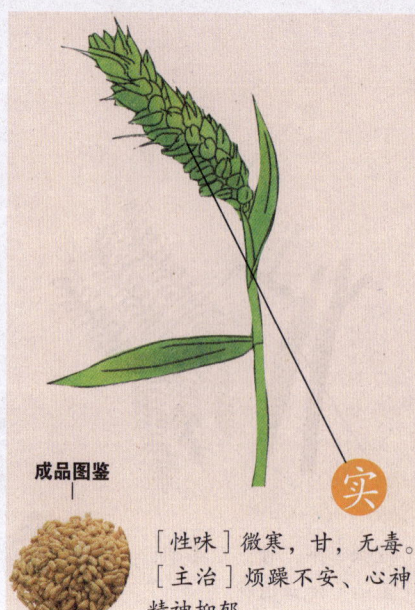

成品图鉴

实

[性味] 微寒，甘，无毒。
[主治] 烦躁不安、心神不宁、精神抑郁。

形态特征：一年生或二年生草本，高60～100厘米。杆直立，通常有6～9节。叶鞘光滑；叶舌膜质，短小；叶片扁平，长披针形。穗状花序直立；小穗两侧扁平，在穗轴上平行排列，每小穗具3～9花；颖短，革质；外稃膜质，微裂呈3齿状，中央的齿常延伸成芒，背面5～9脉，雄蕊3，花药长1.5～2.0毫米，丁字着生，花丝细长，子房卵形。颖果矩圆形或近卵形，浅褐色，腹面具深纵沟，不与稃片黏合而易脱落。

药用部分

○实

性味：性微寒，味甘，无毒。

功效主治：能解外感发热，止烦渴咽燥，养肝气，利小便，治崩漏吐血，还有利于妇女受孕。能养心气，患心脏病的人宜常吃。煎汤服可治突发淋证。熬糊吃能杀肠中蛔虫。陈麦煎汤饮服治虚汗。烧灰存性，油调涂能治疮疡及水火烫伤。

○麸

性味：性寒，味甘、咸，无毒。

功效主治：醋炒贴之，能治时疾热疮、汤火疮烂、扑损伤折瘀血。和面做饼，止泄痢，调中去热，健人。以醋拌蒸热，袋盛，包熨人马腰脚伤折处，止痛散血。醋蒸，熨手足风湿痹痛，寒湿脚气。

实用附方

①消渴心烦：用小麦做饭及粥食。②老人五淋，身热腹满：小麦150克，通草60克，水600毫升，煮至200毫升，饮之即愈。③项下瘿气：用小麦150克，醋200毫升，渍之，晒干为末。以海藻洗，研末180克，和匀。每以酒服2克，日3次。④眉炼头疮：用小麦烧存性，为末。油调敷。⑤白癜风癣：用小麦摊石上，烧铁物压出油，搽之甚效。⑥汤火伤灼，未成疮者：用小麦炒黑，研入腻粉，油调涂。勿犯冷水，必致烂。⑦热渴心闷：温水200毫升，调面60克，饮之。

牡蛎

[介部 蛤蚌类] 重镇安神药

潜阳敛阴的圣药

[释名] 生蚝、左壳、海蛎子、蛎黄。

[来源] 本品为牡蛎科动物长牡蛎、大连湾牡蛎或近江牡蛎的贝壳，为牡蛎科动物近江牡蛎等的肉。

[主要产地] 主产于辽宁、福建、广东。

[应用] 重镇安神、收敛固涩。止盗汗，去烦热，治伤寒热痰。

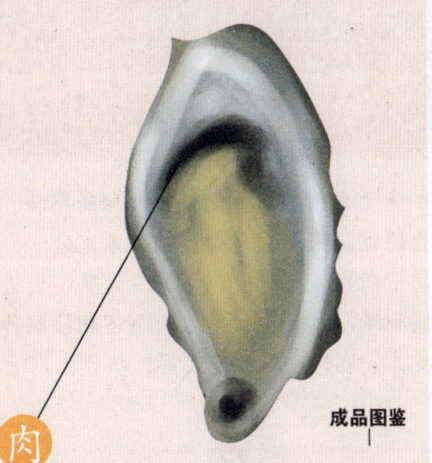

成品图鉴

[性味] 平、微寒，咸，无毒。
[主治] 咽喉肿痛。

形态特征

长牡蛎呈长片状，背腹缘几平行，长10～50厘米，高4～15厘米。右壳较小，鳞片坚厚，层状或层纹状排列，壳外面平坦或具数个凹陷，淡紫色、灰白色或黄褐色，内面瓷白色，壳顶二侧无小齿。左壳凹下很深，鳞片较右壳粗大，壳顶附着面小。质硬，断面层状，洁白，无臭，味微咸。

药用部分

○肉

性味：性平、微寒，味咸，无毒。

功效主治：能消除筋脉拘挛迟缓，祛除滞于经络、关节及营卫的邪热，有止汗止渴、涩肠止泻、缩尿止遗、逐瘀血、止痛以及补肾、安神等功效。能治疗伤寒、寒热往来、温疟寒战、惊恐忿怒、妇女赤白带下、崩漏下血、男子虚劳、胸中气结、心下痞热、烦满疼痛、咽喉肿痛、咳嗽、下痢便脓血、男子白浊、瘰疬痰核以及一切疮肿等症。研粉擦身能止盗汗，与麻黄根、蛇床子、干姜同研末，可以治阴虚盗汗。牡蛎软坚散结，能清热化痰除湿，还能止心腹疼痛。

实用附方

①治眩晕：牡蛎18克，龙骨18克，菊花9克，枸杞12克，何首乌12克。水煎服。②治百合病，渴不愈者：栝楼根、牡蛎（熬）等份，为细末，饮服2克，日三服。③治一切渴：大牡蛎不计多少，黄泥裹煅通赤，放冷为末，用活鲫鱼煎汤调下2克，小儿服1克。④治诸虚不足及新病暴虚，津液不固，体常自汗，夜卧即甚，久而不止，羸瘠枯瘦，心忪惊惕，短气烦倦：麻黄根（洗）、黄芪、牡蛎（米泔浸，烧赤）各30克。共为粗末，每服9克，水300毫升，小麦百余粒，同煎至200毫升，去滓热服，日二服，不拘时候。

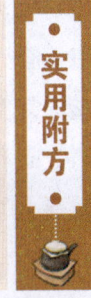

第六节 《本草纲目》中的消食、泻下中草药

家中有本草、健康无烦恼,图解《本草纲目》中的治病中草药>>

凡以消化食积为主要作用,主治饮食积滞的药物,即为消食药,这些药物主要适用于食物积滞所产生的脘腹胀满、恶心呕吐、不思饮食、消化不良等症状,常见药材有山楂、鸡内金等;泻下药指能引起腹泻或润滑大肠、促进排便的药物,这类药物主要适用于大便秘结、胃肠积滞、水肿停饮等症,泻下药按照作用强弱可分为攻下药、润下药、峻下逐水药三大类,常见代表药材有大黄、松子、芫花、甘遂等。

山楂

[果部 山果类][消食药]

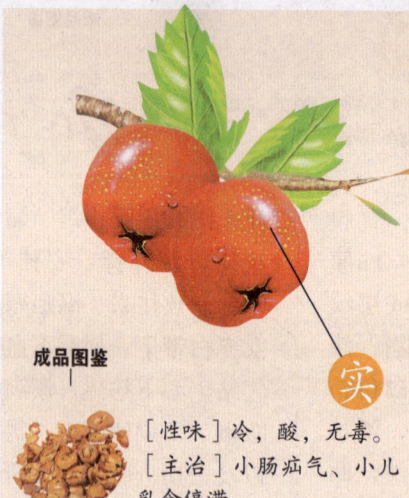

成品图鉴

健胃消食的"灵丹妙药"

[释名] 赤爪子、羊梾、鼠楂、猴楂、茅楂。
[来源] 为蔷薇科植物山楂和野山楂的干燥成熟果实。
[主要产地] 主产于山东、河北、辽宁、江苏、浙江、云南、四川等地。
[应用] 用于肉积痰饮、痞满吞酸、泻痢肠风、腰痛疝气、产后儿枕痛、恶露不尽、小儿乳食停滞等病症。

实

[性味] 冷,酸,无毒。
[主治] 小肠疝气、小儿乳食停滞。

🟫 形态特征

北山楂为植物山楂的果实,呈球形或梨形,表面深红色,有光泽,满布灰白色细斑点;顶端有宿存花萼,基部有果柄残痕。商品常为3~5毫米厚的横切片,多卷缩不平,果肉深黄色至浅棕色,切面可见5~6粒淡黄色种子,气微清香,味酸,微甜。南山楂为植物野山楂的果实,呈类圆球形,直径0.8~1.4厘米,间有压扁呈饼状,表面灰红色,有细纹及小斑点,气微,味酸,微涩。

🟫 药用部分

○ 实

性味:性冷,味酸,无毒。
功效主治:山楂能消食积,补脾,治小肠疝气,透发小儿疮疹。其可化血块气块,有活血之功。煮汁服,可治疗泻痢;煎汁洗头洗澡,可治疮疹瘙痒。山楂煎汁洗漆疮,多能痊愈。山楂可治妇女产后儿枕痛、恶露不尽。将其煎汁后加砂糖饮用,马上见效。

○ 核

功效主治:山楂内服,可化食疗积,治疗癫疝。

荞麦

[谷部 麻麦稻类][消食药]

消积滞、增强胃肠动力

[释名] 麦、乌麦、花荞。
[来源] 荞麦为蓼科植物荞麦的种子或茎叶。
[主要产地] 我国各地均有栽培。
[应用] 健胃、收敛,用于止虚汗。炒香研末,外用收敛止汗、消炎。

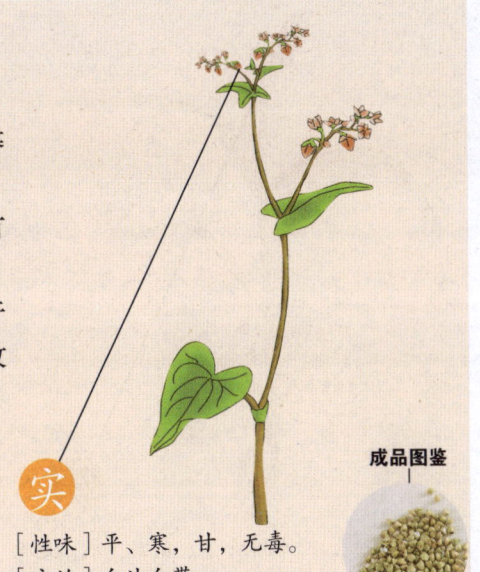
成品图鉴

[性味] 平、寒,甘,无毒。
[主治] 白浊白带。

形态特征

一年生草本,高40~100厘米。直根,茎直立,叶互生,下部叶有长柄,上部叶近无柄;叶片三角形或卵状三角形,先端渐尖,基部心形或戟形,全缘,两面无毛或仅叶脉有毛;托叶鞘短筒状。瘦果卵形,革质,有三棱,顶端渐尖,褐色而有黑色条纹或全黑。种子1,形状有三角形、长卵圆形等,果皮光滑或粗糙,先端渐尖,有丰富的白色粉质胚乳。

药用部分

○实

性味:性平、寒,味甘,无毒。
功效主治:有降气宽肠,消积滞,除热肿作用,能补益气力,增强肠胃功能并能消积。做饭食能压丹石毒不发。用醋调粉,涂治小儿丹毒红肿热疮。治白浊白带,脾积泄泻。用砂糖水调炒面6克,内服能治痢疾。炒焦热水冲服,治绞肠痧。

○叶

功效主治:作茹食,下气,利耳目。多食即微泄。

○秸

功效主治:烧灰淋汁取碱熬干,同石灰等份,蜜收。能烂痈疽,蚀恶肉,去靥痣。

实用附方

①治咳嗽上气:荞麦粉120克,茶末6克,生蜜60克,水一碗,搅匀。饮之,良久下气不止,即愈。②治十水肿喘:生大戟3克,荞麦面6克,水和做饼,炙熟为末。空腹茶服,以大小便利为度。③治头风风眼:荞麦做钱大饼,贴眼四角,以米大艾炷灸之,即效如神。④治绞肠痧痛:荞麦面5克,炒黄,水烹服。⑤治小肠疝气:荞麦仁炒去尖、胡卢巴酒浸,晒干,各120克,茴香炒30克。为末,酒糊丸梧桐子大。每空腹盐酒下50丸。两月大便出白脓,去根。⑥治脚鸡眼:以荸荠汁同荞麦调敷脚鸡眼。三日,鸡眼疔即拔出。

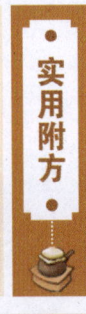

[谷部 麻麦稻类][消食药]

大麦

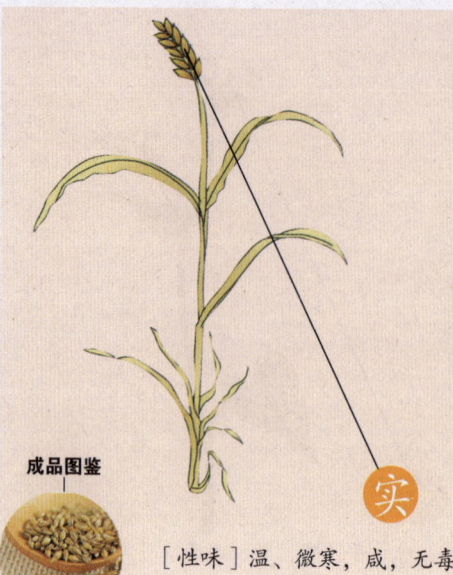

成品图鉴

化谷食、消食祛腹胀

[释名] 牟麦。
[来源] 大麦为栽培品，为禾本科植物大麦的果实。
[主要产地] 全国各地均有栽培。
[应用] 和胃、宽肠、利水。治食滞泄泻、小便淋痛、水肿、汤火伤。

实

[性味] 温、微寒，咸，无毒。
[主治] 平胃止渴。

形态特征

一年生草本，高60~100厘米。杆光滑直立，叶鞘无毛，基生叶的叶鞘偶疏生柔毛，弯曲钩状的叶耳生在叶鞘先端两侧；叶舌小，膜质；叶片扁平，长披针形，上面粗糙，下面较光滑。穗状花序，分为若干节，每节着生3枚完全发育的小穗，小穗长约2厘米，通常无柄，每小穗有花1，内外颖均为线形或线状披针形；雄蕊3；子房1，花柱2。颖果与内外稃愈合，颖果背面有沟。

药用部分

○ 实

性味：性温、微寒，味咸，无毒。

功效主治：能调中益气、除热消渴、补虚补血、实五脏、宽肠胃、化谷食、润肤色、止泄泻。久服使人长胖变白，润滑肌肤。能平胃止渴，消食祛腹胀。

保健运用

○ 大麦粉糊

材料：羊肉500克，草果5个，豌豆100克，大麦粉1500克，大豆粉500克，生姜汁、香菜、盐、醋各适量。

做法：先取羊肉、草果、豌豆同煮熬汤，去渣取汁。再入大麦粉、豆粉和做成粉团。食时打击煮熟，放姜汁、醋、盐及香菜即成。

实用附方

①食饱烦胀，但欲卧者：大麦面熬微香，每白汤服3毫升。②治膜外水气：大麦面、甘遂末各15克，水和作饼，炙熟食，取利。③小儿伤乳，腹胀烦闷欲睡：大麦面生用，水调3克服。④治蠼螋尿疮：大麦嚼敷之，日三上。⑤治肿毒已破：青大麦去须炒，暴花为末，敷之。成疮，揭去又敷。数次即愈。⑥治麦芒入目：大麦煮汁洗之，即出。⑦治汤火伤灼：大麦炒黑，研末，油调搽之。⑧治被伤肠出：以大麦粥汁洗肠推入，但饮米糜，百日乃可。⑨治卒患淋痛：大麦150克煎汤，入姜汁、蜂蜜，代茶饮。

鸡内金

[禽部] [原禽类] [消食药]

消食滞、健脾胃、止遗尿

[释名] 鸡肫皮、鸡黄皮、鸡肫、鸡胗。

[来源] 为脊索动物门雉科动物家鸡的干燥砂囊内壁。

[主要产地] 全国各地均有养殖。

[应用] 消化不良、遗精盗汗。

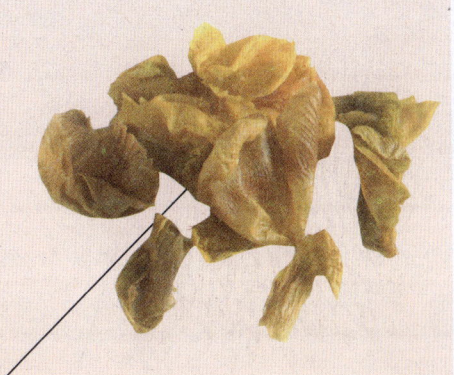

砂囊内壁

成品图鉴

[性味] 寒，甘。

[主治] 清热除烦、小便频数、遗精、血尿。

形态特征

家鸡，家禽。嘴短而坚，略呈圆锥状，上嘴稍弯曲。鼻孔裂状，被有鳞状瓣。眼有瞬膜。头上有肉冠，喉部两侧有肉垂，通常呈褐红色；肉冠以雄者为高大，雌者低小；肉垂亦以雄者为大。翼短；羽色雌、雄不同，雄者羽色较美，有长而鲜丽的尾羽；雌者尾羽甚短。足健壮，跗、跖及趾均被有鳞板；趾4，前3趾，后1趾，后趾短小，位略高，雄者跗跖部后方有距。

药用部分

○砂囊内壁

性味：性寒，味甘。

功效主治

可清热除烦，能治泄泻痢疾、小便频数、遗精、血尿、崩漏带下、肠风下血、小儿疟疾、止反胃、去酒积，对口腔溃疡及牙龈红肿疼痛有效。

保健运用

○鸡内金菠菜根粥

功效：利五脏，止渴润肠。

材料：鲜菠菜根250克，鸡内金10克，大米适量。

做法：菠菜根洗净，切碎，与鸡内金加水适量煎煮半小时，再加入淘净的大米，煮烂成粥。

实用附方

①治食积腹满：鸡内金研末，乳服。②治消肾，小便滑数白浊，令人羸瘦：鸡内金30克（微炙），黄芪15克，五味子15克。上药，粗捣，以水600毫升，煎至300毫升，去滓，食前分温三服。③治反胃，食即吐出，上气：鸡内金烧灰，酒服。④治脾胃湿寒、饮食减少、长作泄泻、完谷不化：白术120克，干姜60克，鸡内金60克，熟枣肉250克。上药四味，白术、鸡内金各自轧细焙熟；再将干姜轧细，共和枣肉，同捣如泥，做小饼，木炭火上炙干。空腹时，当点心，细嚼咽之。⑤治噤口痢疾：鸡内金焙研，乳汁服之。

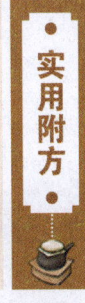

麦芽

[见谷部 造酿类][消食药]

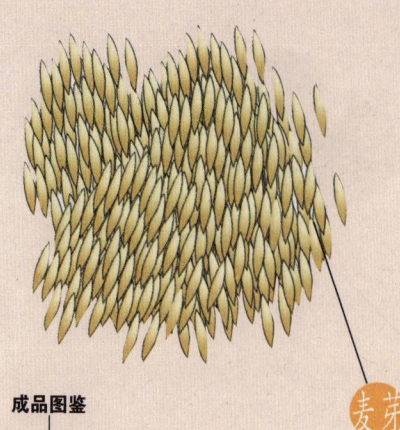

成品图鉴

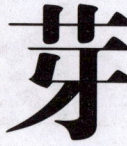

麦芽

消食、和中、下气

[释名] 麦蘖。
[来源] 麦芽为禾本科植物大麦的成熟果实经发芽干燥而得。
[主要产地] 我国各地普遍栽培。
[应用] 食积不消、腹满泄泻、恶心呕吐、食欲不振、乳汁淤积、乳房胀痛。

[性味] 温、咸、无毒。
[主治] 食积不消、脘腹胀痛、脾虚食少。

形态特征

呈梭形，长8～12毫米，直径3～4毫米。表面淡黄色，背面为外稃包围，具5脉，先端长芒已断落，腹面为内稃包围。除去内外稃后，腹面有1条纵沟；基部胚根处生出幼芽及须根，幼芽长披针状条形，长约0.5厘米。须根数条，纤细而弯曲。质硬，断面白色，粉性。

药用部分

○麦芽

性味：性温，味咸，无毒。

功效主治：主温中下气、开胃健脾、催生下胎、化宿食、除胀满、止吐逆、破症、消痰痞。生麦芽健脾和胃通乳，用于脾虚食少，乳汁淤积。炒麦芽行气消食回乳，用于食积不消，妇女断乳，焦麦芽消食化滞。用于脘腹胀痛。

保健运用

○麦芽粥

材料：粳米150克，生麦芽、炒麦芽各50克，红糖适量。

做法：将麦芽放入锅内，加适量清水煎煮，去渣。锅置火上，放入麦芽汁、粳米煮粥，等粥熟时，加入红糖即可。

用法：顿服，每日1次。

实用附方

①快膈进食：麦芽120克，神曲60克，白术、橘皮各30克，为末，蒸饼做丸梧桐子大。每人参汤下三五十丸，效。②谷劳嗜卧，饱食便卧，得谷劳病，令人四肢烦重，嘿嘿欲卧，食毕辄甚：用大麦200克，椒30克（并炒），干姜30克，捣末。每服3毫升，白汤下。③腹中虚冷，食辄不消，羸瘦弱乏，因生百疾：大麦250克，小麦面125克，豉五合，杏仁100克，皆熬黄香，捣筛糊丸弹子大。每服1丸，白汤下。④产后腹胀不通，转气急，坐卧不安：以麦一合，为末。和酒服，良久通转，神验。

胡萝卜 [菜部 荤菜类][消食药]

健胃消食的盘中美味

[释名]时珍曰："元时始自胡地来,气味微似萝卜,故名。"

[来源]为伞形科植物胡萝卜的根。

[主要产地]全国各地均有栽培。

[应用]健脾消食、补肝明目、清热解毒、透疹、降气止咳。

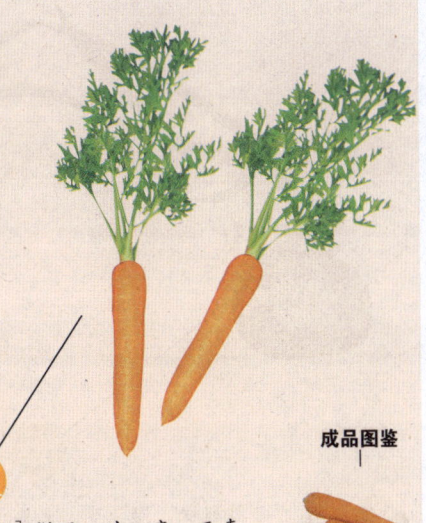

成品图鉴

根

[性味]微温,甘,辛,无毒。

[主治]清热解毒。

形态特征

一年生或二年生草本,根粗壮,圆锥形,肉质,红色或黄色,被刺毛。茎直立,高60~90厘米,多分枝。叶具长柄,为2~3回羽状复叶,裂片狭披针形或近线形;叶柄基部扩大。春季开小白色或淡黄色花,为复伞形花序,生于长枝的顶端;总苞片叶状,细深裂;小伞形花序多数,球形,其外缘的花有较大而相等的花瓣。果矩圆形,长约3毫米,多少背向压扁,沿背棱上有刺。

药用部分

○根

性味:性微温,味甘、辛,无毒。

功效主治:下气补中、利胸膈肠胃、安五脏、令人健食、有益无损。

○子

功效主治:久痢。

保健运用

○大米胡萝卜粥

功效:宽中下气、消积导滞。适用于小儿积滞、消化不良等。

材料:胡萝卜250克,大米50克。

做法:将胡萝卜洗净、切片,大米淘洗干净,两者放入锅中一起煮为粥。

用法:每日两次,空腹食用。

实用附方

①治麻疹:胡萝卜250克,马蹄250克,香菜100克,加水适量煎汤代茶饮。日分3次服完。②治脾胃虚弱、食欲不振、高血压、夜盲症:胡萝卜250克,洗净切片,粳米100克,同放锅内共煮粥,调味。③治百日咳:胡萝卜500克,挤汁,加适量冰糖蒸开温服,每日2次。④治小儿营养不良:胡萝卜300克,每日饭后生吃,连服数日。⑤治泻泄:胡萝卜500克,对切开,切成小块加水煮烂,把渣过滤。加水1000毫升,加糖烧开即可。⑥治水痘:胡萝卜120克,麦门冬90克,马蹄60克,煎服。

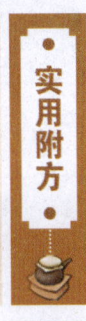

[菜部 荤菜类][消食药]

洋葱

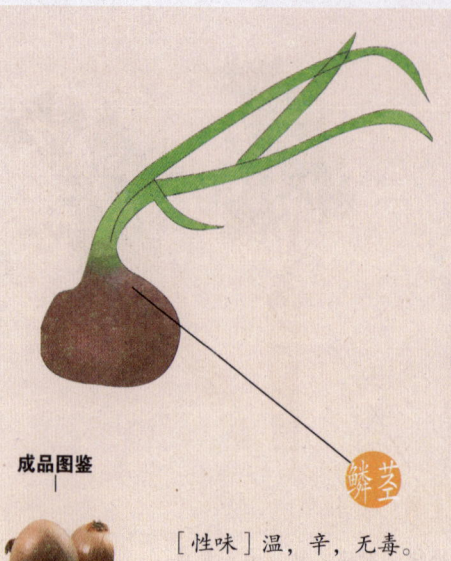

成品图鉴

糖尿病患者良友

[释名] 蒜葱、回回葱。
[来源] 为百合科植物洋葱的鳞茎。
[主要产地] 我国各地均有栽培。
[应用] 主治外感风寒无汗、鼻塞、食积纳呆、宿食不消、高血压、高脂血症、痢疾等症。

鳞茎

[性味] 温,辛,无毒。
[主治] 腹中冷痛、宿食不消。

|形态特征|

多年生草本,有强烈香气。鳞茎呈球形或扁球形,较大,外包赤红色皮膜。叶中空,呈圆柱形,中部以下最粗,绿色,有白色粉末。夏季开花,花萼高达1米,伞形花序,球形,外包2~3片反卷的苞片;粉红色或近白色,花被片倒卵状披针形,先端尖;雄蕊6,花丝基部宽阔;雌蕊1,子房上位,三棱状,3室,花柱顶端小,丝状。蒴果,室背裂开,含有多数种子,种子呈黑色扁形。

|药用部分|

○鳞茎

性味:性温,味辛,无毒。

功效主治:杀虫除湿、温中消食、化肉消谷、提神健体、降血压、消血脂,主治腹中冷痛、宿食不消、高血压、高脂血症、糖尿病等。

|保健运用|

○素炒洋葱丝

材料:洋葱300克,香醋、盐、味精、植物油、酱油各适量。

做法:把洋葱洗净,切成细丝。锅放在火上,放入植物油用大火烧至八成熟,放入洋葱丝翻炒,添加酱油、香醋、盐、味精,拌炒均匀即可。

实用附方

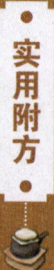

①治身面水肿、小便不利、喘急:用洋葱500克,赤小豆450克,消石30克,以水1升,煮葱、豆至熟,候水干,入消石,同捣成膏,每空腹温酒服半匙。②肠炎、便秘、痔疮:将洋葱加工成洋葱汁,每日三餐饭前服用一汤匙。③止咳:葱头50克,蜂蜜50克,砂糖400克,加入1升水用文火煮3小时,倒入瓶中封口冷却,咳得厉害时每小时服用1汤匙。④治细菌性痢疾:洋葱榨汁,加入等量食醋,煮沸后喝汤。⑤治感冒:洋葱切碎使其汁液蒸发,每隔10分钟吸入1次。⑥治高脂血症:洋葱30克,菠菜50克,食盐、味精适量,炒熟佐餐食用。

甘遂

[草部 毒草类] [峻下逐水药]

性味苦寒的泻下圣药

[释名] 甘藁、陵泽、重泽、陵藁、甘泽、苦泽、白泽、鬼丑、主田。

[来源] 甘遂为大戟科植物甘遂的干燥块根。

[主要产地] 主产于甘肃、山西、陕西、宁夏、河南。

[应用] 用于水肿胀满、胸腹积水、痰饮积聚、气逆喘咳、二便不利、消肿散结。外用可治痈肿。

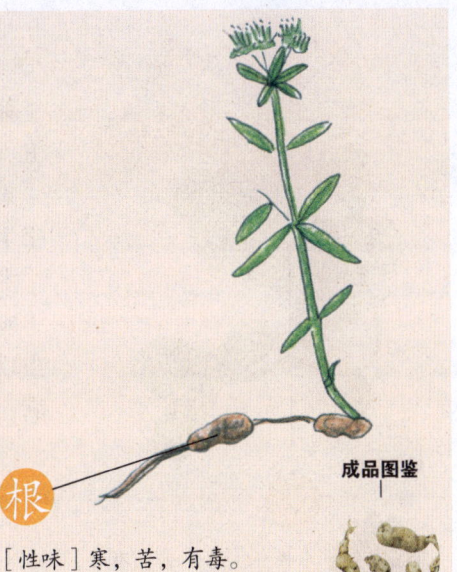

成品图鉴

[性味] 寒，苦，有毒。
[主治] 水肿胀满、胸腹积水。

形态特征

多年生草本，高25~40厘米，有白色乳汁。根细长，稍弯曲，部分呈连珠状，亦有呈长椭圆形，外皮棕褐色，其上生有少数细长的侧根及须根。茎直立，下部稍木质化，淡红紫色，上部淡绿色。叶互生，线状披针形或披针形，长3.5~9.0厘米，宽4~10毫米，先端钝，基部楔形，全缘。总状花序顶生，有5~9伞梗，每伞梗再二叉状分枝；苞片三角状宽卵形；杯状聚伞花序总苞钟状，先端4裂，生于裂片之间的外缘，呈新月形；雄花多数，长短不等；雌花1朵，位于总苞中央，子房3室，花柱短，顶端3裂，柱头头状，微2裂。蒴果近球形。

药用部分

○根

性味：性寒，味苦，有毒。

功效主治：消多种水，散膀胱积热、皮中痞满、热气肿满。能泻多种水病，去痰水。主治大腹疝瘕、腹胀满、面目水肿、饮邪停留、宿食，破肿块，通利大便。泻肾经中水湿、脚气、阴囊肿坠、痰迷癫痫、噎膈痞塞。

实用附方

①治水肿腹满：甘遂（炒）7克，黑牵牛子45克，研末，水煎，时时含呷。②治痞证发热、盗汗、胸背疼痛：甘遂用面包，浆水煮开十沸，去面，用细糠火炒黄为末，成人9克，小儿3克，用冷蜜睡时服下，其间忌食油腻鱼肉。③治皮下膜外水气：甘遂末、大麦面各15克，水调和做饼，烧熟吃，取通利。④治水蛊喘胀：甘遂、大戟各30克，小火炙研，每次服1克，水150毫升，煎开三、五次后服，不过十服即愈。⑤治身面重度水肿：甘遂9克，生研成末，用公猪肾1个，分成相邻的7小块，将甘遂末入内，湿纸包好煨，让病人熟食，每日1次。

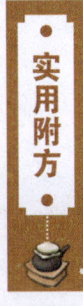

[草部 蔓草类][峻下逐水药]

牵牛花

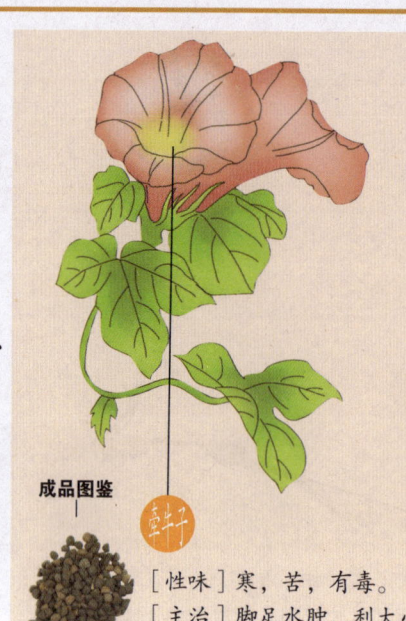

成品图鉴

泻下驱虫的肠胃清洁工

[释名] 盆甑草、黑丑、白丑、二丑、喇叭花。

[来源] 牵牛子为旋花科植物裂叶牵牛或圆叶牵牛的干燥成熟种子。

[主要产地] 全国各地均有分布。

[应用] 泻水通便、消痰涤饮、杀虫攻积。适用于痰饮咳嗽、水肿胀满、二便不通、气逆喘咳。

[性味] 寒，苦，有毒。
[主治] 脚足水肿、利大小便、退虚肿。

形态特征

一年生缠绕草本，全株密被白色长毛。叶互生，阔心形，全缘；叶柄与总花梗近等长。花序有花1～3朵；萼片5，深裂，裂片卵状披针形，长约1厘米，先端尾尖；花冠白色、蓝紫色或紫红色，漏斗状，长5～8厘米；雄蕊5；子房3室。蒴果球形。种子5～6粒，卵形，黑色或淡黄白色。花期6～9月，果期7～10月。种子似橘瓣状，长4～8毫米，宽3～5毫米。表面灰黑色（黑丑）或淡黄白色（白丑）。质硬，浸水中作龟裂状胀破，内有浅黄色子叶2片，紧密重叠而皱曲。

药用部分

○ 牵牛子

性味：性寒，味苦，有毒。

功效主治：具驱逐痰涎、消除饮邪，通大肠气滞及气虚、风邪犯肺致大便秘结，杀虫，药效可达命门。下气，治疗脚足水肿，除风毒。治腹部肿块气结，利大小便，退虚肿，下胎。治腰痛，祛寒性脓液，以及一切气机壅滞的病变。配山茱萸服，去水肿病。

实用附方

①搜风通滞，风气所攻，脏腑积滞：用牵牛子以童尿浸一宿，长流水上洗半日，生绢袋盛，挂当风处令干。每日盐汤下30粒，极能搜风，亦消虚肿，久服令人体清瘦。②治三焦壅塞：用牵牛子120克（半生半炒），不蛀皂荚（酥炙）60克，为末，生姜自然汁煮糊，丸梧桐子大。每服20丸，荆芥汤下。③男妇五积，五般积气成聚：用黑牵牛250克，生捣末240克，余滓以新瓦炒香，再捣取120克，炼蜜丸梧桐子大。至重者三五十丸，陈橘皮、生姜煎汤，卧时服。半夜未动，再服30丸，当下积聚之物。寻常行气，每服10丸甚妙。

消水肿、清宿食

[释名] 郁李、车下李、爵李、雀梅、常棣。

[来源] 郁李仁为蔷薇科植物郁李欧李或长梗郁李的种子。

[主要产地] 生于山野路旁、草丛林缘。分布于华北、华东和中南等地区。

[应用] 润燥、滑肠、下气、利水。治大肠气滞、燥涩不通、小便不利、大腹水肿、四肢水肿。

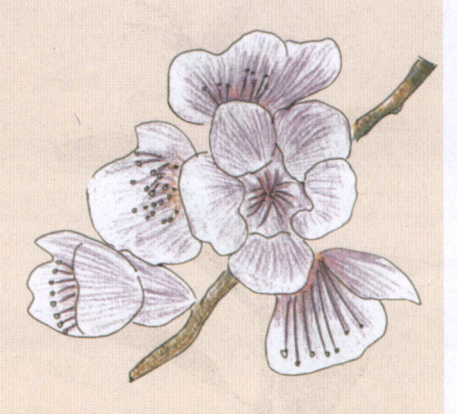

成品图鉴

根

[性味] 凉，酸，无毒。
[主治] 风牙肿痛、小儿身热。

郁李 [木部 灌木类] 润下药

形态特征

落叶灌木，高约1.5米。树皮灰褐色，有不规则的纵条纹；幼枝黄棕色，光滑。单叶互生，具短柄；叶片长卵形或卵圆形，长3～7厘米，宽2～3厘米，先端尖，基部浑圆，边缘有细密的重锯齿。春季先叶开花或花、叶同放，2～3朵簇生枝上；花冠浅红色或近白色，直径约1.5厘米，花瓣5，宽倒卵形；雄蕊多数。雌蕊1，子房长圆形，1室，花柱被柔毛。核果球形，深红色，光滑而有光泽，果核1，卵圆形，外面浅红棕色。

药用部分

○仁

性味：性平，味酸，无毒。

功效主治：通利五脏，利尿，解膀胱急痛，宣腰胯冷脓，下气消宿食。破癖气，去四肢水肿。利小便，治疗大腹水肿，面目四肢水肿。行肠中结气，疗关格不通。用酒冲服49粒，能行气散结、破血润燥，专治大肠气滞、燥涩不通。取郁李仁研末与龙脑调和，外用点眼，治疗赤眼病。

○根

性味：性凉，味酸，无毒。

功效主治：能行气散结，破积聚。能坚固牙齿，治疗齿龈肿痛以及龋齿。能杀白虫，治疗风虫牙痛，宜浓煎含漱。煎汤外洗可治小儿身热。

---

①治小儿多热：熟汤研郁李仁如杏酪，一日服二合。②小儿闭结，襁褓小儿，大小便不通，并惊热痰实，欲得溏动者：大黄（酒浸，炒）、郁李仁（去皮，研）各3克，滑石末30克，捣和丸黍米大。二岁小儿三丸，量人加减，白汤下。③肿满气急不得卧：用郁李仁150克，捣末，和面做饼。吃入口即大便通，泄气便愈。④脚气水肿，心腹满，大小便不通，气急喘息者：郁李仁4克（捣烂，水研绞汁），薏米（捣如粟大）450克，同煮粥食之。⑤治卒心痛刺：郁李仁三至七枚嚼烂，以新汲水或温汤下。须臾痛止，却热呷薄盐汤。

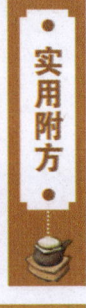

实用附方

[草部 毒草类][峻下逐水药]

商陆

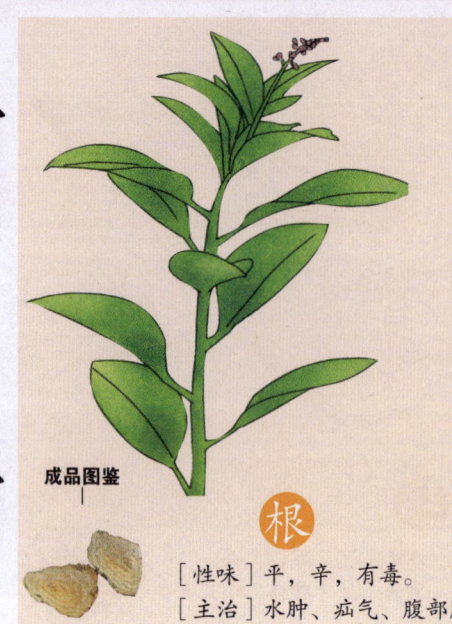
成品图鉴

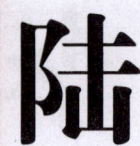
根

通利二便、消肿毒

[释名]当陆、白昌、章柳、马尾、夜呼。
[来源]商陆为商陆科植物商陆或垂序商陆的干燥根。
[主要产地]主产于河南、安徽、湖北。
[应用]通二便、泻水、散结。治水肿、胀满、脚气、喉痹、痈肿、恶疮。

[性味]平,辛,有毒。
[主治]水肿、疝气、腹部胀满。

形态特征

多年生草本,高70~100厘米,全株无毛,根粗壮,肉质,圆锥形,外皮淡黄色。茎直立,多分枝,绿色或紫红色,具纵沟。叶互生,椭圆形或卵状椭圆形,长12~25厘米,宽5~10厘米,先端急尖,基部楔形而下延,全缘,侧脉羽状,主脉粗壮;叶柄长1.5~3.0厘米,上面具槽,下面半圆形。总状花序顶生或侧生;花两性,径约8毫米,具小梗,小梗基部有苞片1及小苞片2;浆果扁球形,通常由8个分果组成,熟时紫黑色。种子肾圆形,扁平。花期6~8月,果期8~10月。

药用部分

○根

性味：性平,味辛,有毒。

功效主治：通利大小便、泻出蛊毒、消肿毒、敷恶疮、疏通五脏、消散水气。治胸中邪气、水肿、疝气、瘘证、痹证、腹部胀满肿大鼓出。外贴消痈肿。喉部阻塞不通,切薄用醋炒,涂喉部外面,效果好。

实用附方

①治水气肿满:白商陆根去皮,切如豆大,取150克,用水600毫升,煮剩200毫升,再以小米150克,同煮成粥,每日空腹服下,取微利,不要与其他食物一起吃。另一方:用白商陆180克,取汁75克,和酒100克,根据个人体质服,当利下水邪,获得效果。再一方:用白商陆100克,羊肉180克,水2升,煮取1.2升,去渣,和葱、豆豉作羹吃。②腹中突然出现肿物,硬如石,刺痛难忍,不治,百日即死:多取商陆根捣汁或蒸,用布垫腹上,放药,以衣物覆盖,药冷即换药,昼夜不停。

健脾的"泻药之王"

[释名] 巴菽、刚子、老阳子。

[来源] 巴豆为大戟科植物巴豆的干燥成熟果实。

[主要产地] 主产于浙江、福建、广西、湖南、湖北、台湾。

[应用] 泻寒积、通关窍、逐痰、行水、杀虫。治冷积凝滞、胸腹胀满急痛、血瘕、痰癖、泻痢、水肿。

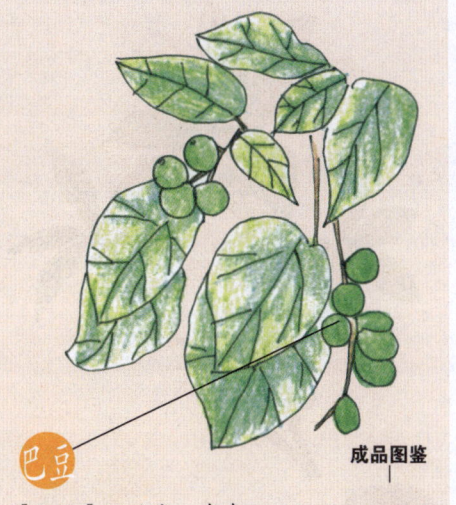

成品图鉴

[性味] 温,辛,有毒。
[主治] 冷积凝滞、闭经、惊痫、牙痛。

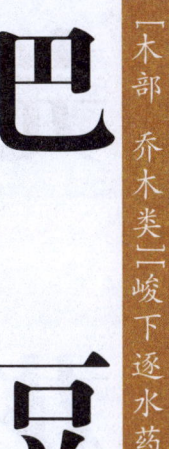

巴豆

[木部 乔木类] [峻下逐水药]

形态特征

常绿灌木或乔木,高2~10米。幼枝绿色,被稀疏星状毛,老枝无毛。单叶互生,具柄;叶片卵形,先端长尖,边缘有浅疏锯齿,初时两面疏被星状毛。夏季开绿色花,总状花序顶生,花单性,雌雄同株,雌花在下,雄花在上,萼片5,被星状毛;雌花无花瓣。蒴果倒卵形或长圆状,近无毛或被稀疏星状毛,有3个钝角,3室,每室含种子1粒,即药材巴豆,淡黄褐色,椭圆形或卵形,稍扁。

功效主治

能导气消积,驱脏腑中寒邪,荡涤五脏六腑,开通闭塞,通利大肠,腐蚀死肉,消除病邪,杀虫。治伤寒温疟,破癥瘕积聚,消痰饮内停、大腹水胀。治妇女月经闭止、金疮流脓血,解斑蝥、蛇毒,能治痢疾、惊痫心腹疼痛、疝气、口眼斜、耳聋、喉痹、牙痛,能利关窍。经炼制后服用能补益血脉,使人的颜色变好。

药用部分

○巴豆

性味:性温,味辛,有毒。

实用附方

①治一切积滞:巴豆30克,蛤粉60克,黄檗90克,为末,水和丸绿豆大。每水下5丸。②治大便闭塞:巴豆仁50克,清酒1升,煮三日三夜,研熟,合酒微火煎令可,和丸如豌豆大。每服1丸,水下。欲吐者,2丸。③水蛊大腹,动摇水声,皮肤色黑:巴豆90枚(去心、皮,熬黄),杏仁60枚(去皮、尖,熬黄),捣丸小豆大。水下1丸,以利为度。勿饮酒。④治食疟积疟:巴豆(去皮、心)6克,皂荚(去皮、籽)18克,捣丸绿豆大。一服1丸,冷汤下。⑤气痢赤白:巴豆30克,去皮、心,熬研,以熟猪肝和丸绿豆大,空腹米饮下三四丸,量人用。

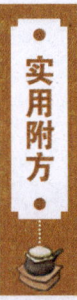

[草部 毒草类] 峻下逐水药

芫花

既能泻水，又可行气

[释名] 杜芫、赤芫、去水、毒鱼、头痛花。

[来源] 该品为瑞香科植物芫花的干燥花蕾，其根白皮（二层皮）也供药用。

[主要产地] 主产于山东、河南、陕西。

[应用] 通利血脉。用于水肿胀满、胸腹积水、痰饮积聚、气逆喘咳、二便不利。

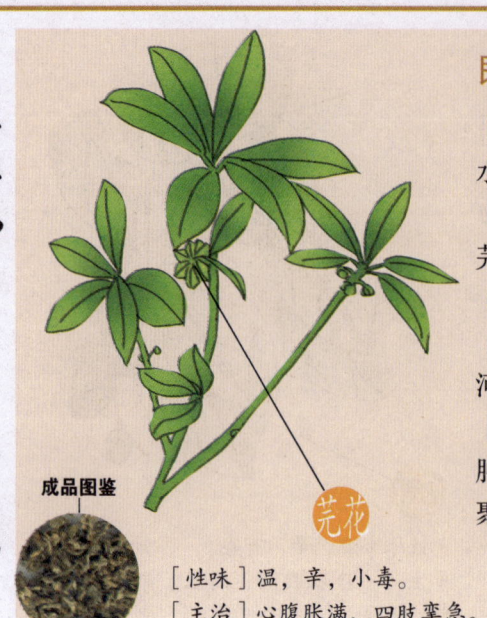

成品图鉴

芫花

[性味] 温，辛，小毒。

[主治] 心腹胀满、四肢挛急。

形态特征

落叶灌木，高达1米；茎多分枝，幼枝有淡黄色绢状柔毛，老枝褐色或带紫红色，无毛或有疏柔毛。叶对生，很少互生，长椭圆形或椭圆形，长3.0～4.5厘米，宽0.9～1.5厘米，背面有长绢状柔毛，叶脉上尤密；先叶开花，紫色或粉红色，3～5朵，簇生于叶腋；花萼外面有白色绒毛，花瓣状；雄蕊8，排成2轮；子房有白色柔毛；柱头红色。核果长圆形，肉质，白色。花期为3～5月，果期为6～7月。

药用部分

○ 芫花

性味：性温，味辛，有小毒。

功效主治：去水气寒痰、涕唾如胶，通利血脉，消胸中痰水、喜唾、水肿、五水在五脏皮肤及腰痛，下寒毒肉毒。治咳逆上气、喉鸣喘、咽肿短气、蛊毒鬼疟、疝瘕痈肿。根疗疥疮。治心腹胀满，治恶疮风湿痹、四肢挛急、不能行步。疗咳嗽瘴疟，治水痰饮，胁下痛。

保健运用

○ 芫花煮鸡蛋

材料：芫花6克，鸡蛋3只。

做法：将鸡蛋和芫花加水同煮，鸡蛋熟后，剥去外壳，刺数个小洞，放入再煮，至鸡蛋发黑为度。

实用附方

①卒得咳嗽：芫花100克，水600毫升，煮至200毫升，以枣14枚，煮至干。日食5枚，必愈。②卒嗽有痰：芫花30克（炒），水200毫升，煮四沸，去滓，白糖入125克，每服枣许。勿食酸咸物。③干呕胁痛，伤寒有时头痛，心下痞满，痛引两胁，干呕短气，汗出不恶寒者：芫花（熬）、甘遂、大戟各等份，为散，以大枣10枚，水300毫升，煮取160毫升，去滓纳药。强人服3克，羸人1.5克，平旦服之，当下病除。如不除，明旦更服。

松子

[木部 香木部] [泻下药]

润五脏的长寿果

[释名] 罗松子、海松子。

[来源] 松子为松科植物红松、白皮松、华山松等多种松树的种子。

[主要产地] 主产于东北地区。

[应用] 滋润皮肤、扶正补虚、润肠通便。主治燥咳、吐血、便秘等病。

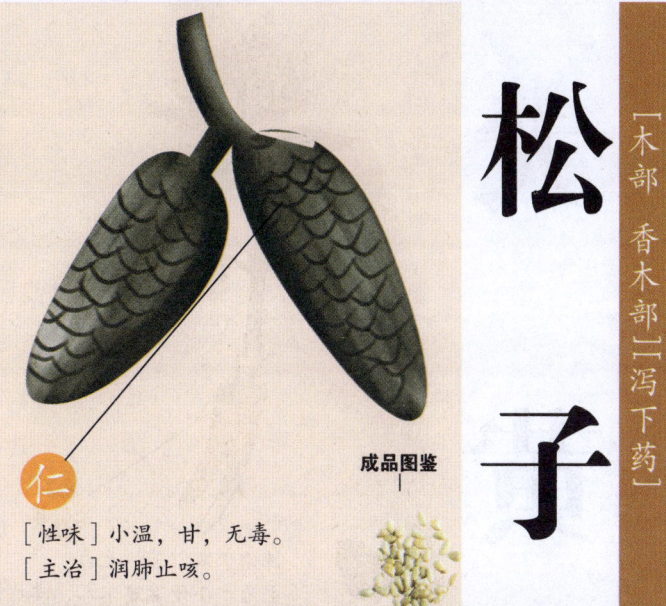

成品图鉴 | 仁

[性味] 小温,甘,无毒。
[主治] 润肺止咳。

形态特征

为常绿大乔木,树皮灰褐色,鳞片开裂。小枝暗褐色,密生锈褐色茸毛。叶针形,5针一束,粗硬,长8~12厘米。雄花序圆球状,密集成穗状,呈红黄色;雌花序有长柄。球果大,卵状长圆形,长9~14厘米,直径6~8厘米。种子卵状三角形,红褐色,长1.2~1.8厘米,宽0.9~1.6厘米。花期5周,果期为10~11月。

药用部分

○ 仁

性味:性小温,味甘,无毒。

功效主治:能治骨节风、头眩,去死肌,散水气,润五脏,使人不饥。逐风痹寒气,虚羸少气,补不足,润皮肤,肥五脏。久服,轻身延年不老。具有补肾益气、养血润肠、滑肠通便、润肺止咳等功效。

保健运用

○ 松子仁粥

材料:松子仁50克,粳米50克,蜂蜜适量。

做法:将大米和松子仁洗净,放入锅中用武火熬煮至沸后,改用文火煮至黏稠,待凉后即可食用。

实用附方

①服松子法:七月取松实,去木皮,捣如膏收之。每服鸡子大,酒调下,日三服。②治肺燥咳嗽:用松子仁30克,核桃仁60克,研膏,和熟蜜15克收之。每服6克,食后沸汤点服。③小儿寒嗽或作壅喘:用松子仁5个,百部(炒)、麻黄各1克,杏仁40个,去皮尖,以少水略煮三五沸,化白砂糖丸芡子大。每食后含化10丸,大妙。④治大便虚秘:松子仁、柏子仁、麻子仁等份,研泥,溶白蜡和丸梧桐子大。每服50丸,黄汤下。

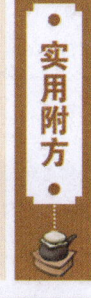

大黄

[草部 毒草类][攻下药]

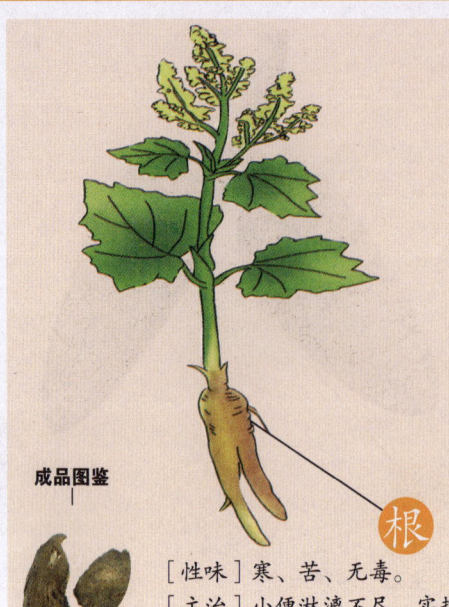

成品图鉴

调中消食，泻下有奇功

[释名] 黄良、将军、火参、肤如。

[来源] 大黄为蓼科植物掌叶大黄、唐古特大黄或药用大黄的根茎。

[主要产地] 主产于甘肃、青海、云南、山西、西藏。

[应用] 攻积滞、清湿热、凉血、解毒。主治实热便秘、热结胸痞。

[性味] 寒、苦、无毒。

[主治] 小便淋漓不尽、实热燥结、消宿食。

形态特征

大黄是多年生高大草本。生于山地林缘或草坡，野生或栽培，根茎粗壮。茎直立，高2米左右，中空，光滑无毛。基生叶大，有粗壮的肉质长柄，约与叶片等长；叶片宽心形或近圆形；茎生叶较小，有短柄；托叶鞘筒状，密生短柔毛。花序大圆锥状，顶生；花梗纤细，中下部有关节。花紫红色或带红紫色；花被片6，长约1.5毫米，成2轮；雄蕊9；花柱3。瘦果有3棱，沿棱生翅，顶端微凹陷，基部近心形，暗褐色。花期为6～7月，果期为7～8月。

药用部分

○根

性味：性寒，味苦，无毒。

功效主治：下瘀血，除寒热，破肿块，祛留饮宿食，荡涤肠胃，排出肠道积滞，通利大便，调中消食，安和五脏。平胃下气，除痰，消肠间结热、心腹胀满、女子血寒经闭、小腹胀痛、各种陈久性瘀血留结。利水肿，通导大小肠。调血脉，通利关节，通泄壅滞水气、疟疾发热。泻各种实热不通，除下焦实热，消宿食，除上脘痞满。治下痢赤白、里急腹痛、小便淋漓不尽、实热燥结、潮热谵语、黄疸、各种火疮。

实用附方

①治心气不足、吐血衄血：大黄60克，黄连、黄芩各30克，水600毫升，趁热服效更佳。②治吐血刺痛：大黄30克，研末，每次3克，用生地黄汁20毫升，水100毫升，煎三至五沸，不定时服。③治痰引起的多种疾病：大黄240克（酒浸），蒸熟切晒，生黄芩240克，沉香15克，青礞石60克，用焰消60克，同入砂罐密封，煅红研末60克，各取末，用水和丸如梧桐子大。常服一二九，小病五六十九，慢性病七八十九，急病一百二十九。温水吞下，服后就睡下休息，等候药物驱逐上焦痰滞。第二日大便先下糟粕，接着下痰涎，未下再服。

芦荟 [木部 香木类][攻下药]

帮助消炎的祛癣良药

[释名] 奴会、讷会、象胆。

[来源] 为百合科植物库拉索芦荟、好望角芦荟或斑纹芦荟叶中的液汁浓缩的干燥品。

[主要产地] 主产于广西、云南、四川等省。

[应用] 消炎抗菌、润泽皮肤、热结便秘。主治热风烦闷、胸膈间热气、小儿癫痫惊风、解巴豆毒。

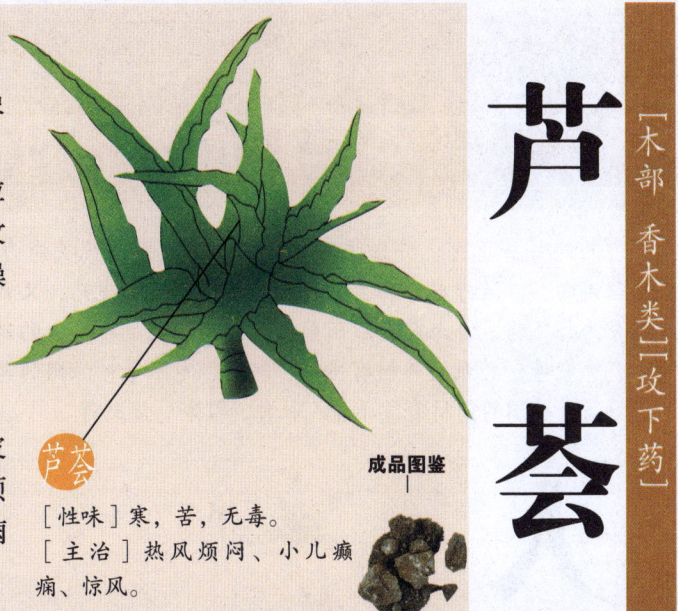

芦荟

[性味] 寒,苦,无毒。

[主治] 热风烦闷、小儿癫痫、惊风。

成品图鉴

形态特征

常绿、多肉质的草本植物。叶簇生,叶大而肥厚,基出,簇生,狭长披针形,呈座状或生于茎顶,常披针形或叶短宽,边缘有尖齿状刺。花序为伞形、总状、穗状、圆锥形等,色呈红、黄或具赤色斑点,花瓣六片,雌蕊6。花被基部多连合呈筒状。

药用部分

○芦荟

性味:性寒,味苦,无毒。

功效主治:能治热风烦闷,消胸膈间热气,能明目镇心,治小儿癫痫、惊风、痔积,能杀虫,治痔瘘,解巴豆毒。单独使用能驱蛔虫。吹入鼻中能治脑疳,止鼻痒。将其研成细末,治龋齿作用很好,并能治湿癣。

保健运用

○芦荟木瓜煲鸡汤

材料:鸡1只,木瓜1个,鲜芦荟1片,姜2片,水500毫升。

做法:芦荟削去边刺和外皮,洗净,用开水稍微焯一下,切成片;木瓜削皮去核,切块;光鸡洗净,斩大件,汆水捞起;煮沸清水,放入鸡块、木瓜和姜片,大火煮开,转小火煲1个小时;再下芦荟煲半小时,下盐调味即可食用。

实用附方

①治小儿脾疳:芦荟、使君子等份,为末。每米饮服3~6克。②治烧烫伤:新鲜芦荟叶1片(可根据伤面大小酌情加减),以冷开水洗净,挤汁遍涂伤部,每日敷2~3次。③治外伤出血:芦荟50克,研成细粉,撒于伤口处。④治蜂螫伤:鲜芦荟叶适量,捣烂敷于患处。⑤治高血压:芦荟叶去刺洗净,切成细丝,每次15克,每日4次,温开水冲服,一般服用2~3日可见效。⑥治便秘:芦荟叶切细捣烂,每日3次,每次饭前15克温开水冲服。或每晚睡前取芦荟鲜叶5克,蜂蜜30克,开水冲服,对便秘有很好的治疗作用。

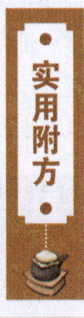

第七节 《本草纲目》中的补虚中草药

家中有本草、健康无烦恼，图解《本草纲目》中的治病中草药>>

凡能补益正气、补虚扶弱、增强体质、提高抗病能力，纠正人体气血阴阳虚弱的病理偏向，以治疗虚证为主的药物，都被称为补虚药，又称为补养药或补益药。补虚药可分为补气药、补血药、滋阴药、补阳药四大类。补气的药材有人参、黄芪、甘草、大枣、蜂蜜等；补血的药材有当归、阿胶、龙眼等；滋阴的药材有沙参、百合、麦门冬、石斛等；补阳的药材有淫羊藿、杜仲、续断、海马等。

人参

[草部 山草类][补气药]

大补元气的"草中之王"

[释名] 人衔、鬼盖、黄参、血参、神草、土精、地精、海腴、皱面还丹。
[来源] 人参为五加科植物人参的干燥根。
[主要产地] 主产于黑龙江、吉林、辽宁。
[应用] 大补元气、补脾益肺。劳伤虚损、食少、倦怠、眩晕头痛、尿频等一切气血津液不足之症。

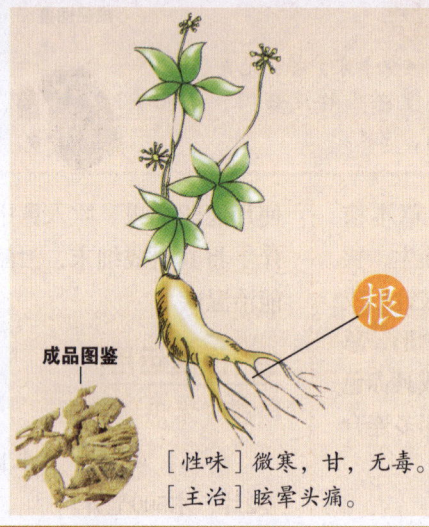

成品图鉴

根

[性味] 微寒，甘，无毒。
[主治] 眩晕头痛。

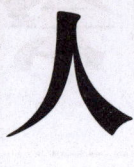

形态特征：主根呈纺锤形或圆柱形，长3～15厘米，直径1～2厘米。表面灰黄色，上部或全体有疏浅断续的粗横纹及明显的纵皱，下部有支根2～3条，并生着多数细长的须根，须根上常有不明显的细小疣状突起。根茎长1～4厘米，直径0.3～1.5厘米，多拘挛而弯曲，具不定根和稀疏的凹窝状茎痕。质较硬，断面淡黄白色，呈粉性，形成层环纹棕黄色，皮部有黄棕色的点状树脂道及放射状裂隙。香气特异，味微苦、甘。

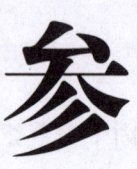

药用部分

○根

性味：性微寒，味甘，无毒。

功效主治：能补五脏，安神定惊，除邪气，明目益智，久服可轻身长寿。可调中焦，止消渴，通血脉，破症积，治胃肠虚冷、心腹胀痛、胸胁逆满、霍乱呕吐，并能增强记忆力。有补益脏腑、调中止呕、安神及消痰作用。治疗劳伤虚损、肺痿、癫痫、呕逆、纳差等病，凡体虚多梦均宜加用人参。有除烦之功。消食调中开胃，并杀金石药毒。补中缓急，泻心、肺、脾、胃之火，又生津止渴。治疗肺气虚的气短喘促和肺胃阳气不足之症。治发热自汗、劳倦内伤。

黄芪

[草部 山草类][补气药]

五脏全补的补气圣品

[释名] 戴糁、戴椹、独椹、芰草、蜀脂、百本、王孙。

[来源] 黄芪为豆科植物蒙古黄芪或膜荚黄芪的干燥根。

[主要产地] 主产于内蒙古、山西、黑龙江。

[应用] 补气固表、利尿托毒、排脓、敛疮生肌。用于气虚乏力、久泻脱肛、便血崩漏、表虚自汗、血虚萎黄。

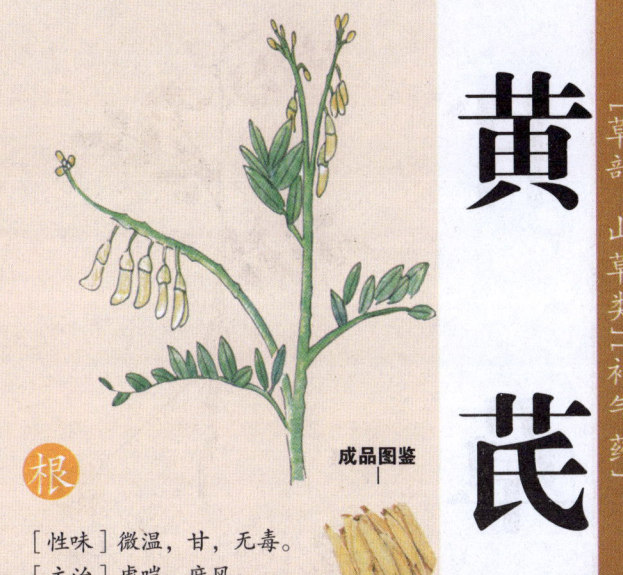

成品图鉴

[性味] 微温，甘，无毒。
[主治] 虚喘、麻风。

形态特征

根圆柱形，有的有分枝，上端较粗，略扭曲，长30～90厘米，直径0.7～3.5厘米。表面淡棕黄色至淡棕褐色，有不规则纵皱纹及横长皮孔，栓皮易剥落而露出黄白色皮部，有的可见网状纤维束。气微、味微甜，有豆腥味。

药用部分

○ 根

性味：性微温，味甘，无毒。

功效主治：能补虚、排脓止痛，治疗痈疽败疮日久、麻风、痔疮、瘰疬和小儿百病。可益气，补男女虚损，祛五脏瘀血，止渴，利阴气，疗妇人宫冷、五劳消瘦、腹痛泻痢。治虚喘、肾虚耳聋，并内补托毒，疗痈疽发背。有益气壮筋骨、生肌补血、破癥瘕之功，用于瘰疬瘿瘤、肠风血崩、赤白下痢、月经不调、带下等一切胎前产后疾病。补肺气，固卫表，养胃气，泻心、肺之火，治虚劳自汗，并祛肌肤发热及诸经疼痛。主治太阴病、阳维脉的寒热病、督脉的气逆里急病。

实用附方

①治小便不通：绵黄芪6克，水400毫升，煎至200毫升，温服，小儿减半。②治酒后黄疸、心痛、足胫肿胀：黄芪60克，木兰30克，研末，温酒送服3毫升，每日三次。③治气虚小便混浊：盐炒黄芪15克，茯苓30克，研末，每次白开水送服3克。④治各种虚损所致的烦悸焦渴、面色萎黄等：去芦绵黄芪180克，一半生焙、一半盐水润湿，饭上蒸三次后焙干锉细，粉甘草一半生用，一半炒黄研末。每次6克白开水送服，早晨、中午各服一次，也可煎汤，名叫黄芪六一汤。经常服用此方，可平补气血、安和脏腑，终身可免患痈疽之疾。

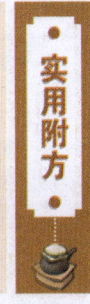

甘草

[草部 山草类][补气药]

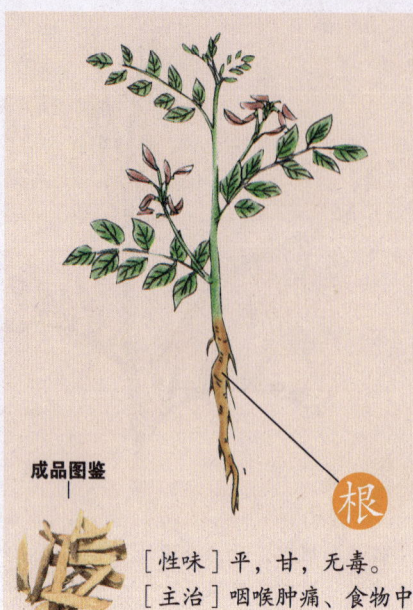

解百毒的"药中之王"

[释名] 蜜甘、蜜草、美草、国老、灵通。

[来源] 甘草为豆科植物甘草、胀果甘草或光果甘草的干燥根及根茎。

[主要产地] 主产于内蒙古、甘肃。

[应用] 补脾益气、止咳润肺、缓急解毒、调和百药。主治咽喉肿痛、痈疽疮疡、胃肠道溃疡等症。

成品图鉴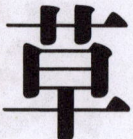

[性味] 平，甘，无毒。
[主治] 咽喉肿痛、食物中毒。

形态特征

甘草为多年生草本，高30~70厘米，主根长、粗大，外皮呈红褐色至暗褐色。茎直立，被白色短毛。叶片呈卵圆形、卵状椭圆形，有些也近似于圆形。花冠呈淡紫堇色，荚果呈线状长圆形、镰刀状或弯曲呈环状。种子扁圆形或肾形，黑色有光泽。

药用部分

○根

性味：性平，味甘，无毒。

功效主治：治五脏六腑寒热邪气，强筋骨，补气，生肌，解毒，疗痈肿。久服可轻身延年益寿。有温中下气作用，用于烦满气短、咳嗽，并能止渴，调气血，通经脉，解百药毒，可调和七十二种矿石药及一千二百种草药。有补五脏之功，可治疗肾气不足的阳痿及脘腹胀满、冷痛、惊痫、妇人血淋腰痛。体虚有热者均宜加用本品。能补各种劳伤、虚损，可强筋健骨，安神定志，通九窍，利血脉，治疗惊悸烦闷及健忘等。甘草生用泻火热，炙用散表寒，除热邪，养阴血，扶正气，补脾胃，润肺，疗咽痛。用于肺痿咳吐脓血及各种疮肿痈疽。能解小儿胎毒，降火止痛，并治惊痫。

实用附方

①伤寒心悸脉结代：用甘草60克，水400毫升，煮至200毫升，服140毫升，每日1次。②治肺热咽痛：用炒甘草60克，桔梗30克（水浸一夜），每次15克，水300毫升，加阿胶125克，煎服。③治肺痿多涎：用炙甘草120克，炮姜60克，水600毫升，煮取300毫升，分次服用。④治小儿热咳：取甘草60克，猪胆汁浸泡五夜，炙后研末，蜜调做丸如绿豆大，每次饭后薄荷汤送服10丸。⑤治新生儿便闭：用甘草、枳壳各3克，水100毫升煎服。⑥新生儿解毒：用甘草炙碎、煎水，用棉蘸点入小儿口中，可给一砚壳，会让新生儿吐出胸中恶汁。

[果部 五果类][补气药]

红枣

"天然维生素丸"

[释名] 生枣、干枣、美枣、良枣。

[来源] 鼠李科落叶灌木或小乔木植物枣树的成熟果实。

[主要产地] 南北各地均有分布。

[应用] 平胃气、通九窍、和百药，用于治疗脾胃虚弱、气虚不足、贫血萎黄、肺虚咳嗽、失眠、倦怠乏力等症。

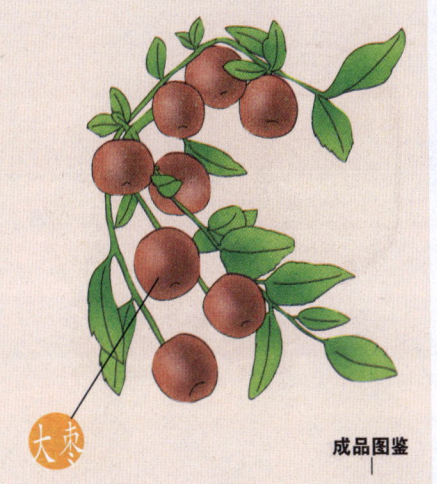

大枣

成品图鉴

[性味] 平，甘，无毒。
[主治] 贫血、失眠、乏力、润肺止咳。

形态特征

枣树为落叶乔木，叶卵形至卵状长椭圆形，先端微尖或钝，基部歪斜。花期为5~6月，果期为9~10月。叶互生，卵形至卵状披针形，锯齿缘，基出3脉；托叶成刺，长刺直伸，短刺钩曲。腋生聚伞花序；花小，黄绿色；萼片5，较大；花瓣5，条形；雄蕊5，和花瓣对生。核果长圆形，果核两端尖，通常仅1枚种子发育。

药用部分

○大枣

性味：性平，味甘，无毒。

功效主治：安中，养脾气，通九窍，补少气、身中不足，和百药。久服轻身延年。煮取肉，和脾胃药甚佳。补中益气，疗心下悬。润心肺，止嗽，补五脏，除肠胃癖气。小儿患秋痢，与蛀枣食之良。

保健运用

○大枣乌鸡汤

材料：乌鸡1/2只，绿茶10克，香菜20克，盐和香油各适量。

做法：大枣泡软，鸡洗净、剁块，绿茶用布袋装好备用。乌鸡块、茶包、枸杞、大枣入锅，并加水至盖过乌鸡块为止。以武火煮沸后转入文火慢熬1小时，放盐调味即可。

用法：可每日服。

实用附方

①调和胃气：以干枣去核，缓火逼燥为末。量多少入少生姜末，白汤点服。调和胃气甚良。②治反胃吐食：大枣1枚去核，用斑蝥1枚去头翅，入在内，煨熟去蝥，空腹食之，白汤下良。③治小肠气痛：大枣1枚去核，用斑蝥1枚去头、足、翅，入枣内，纸包煨熟，去蝥食枣，以桂心、荜澄茄汤下。④伤寒热病后，口干咽痛，喜唾：大枣20枚，乌梅10枚，捣蜜丸。含如杏核大，咽汁甚效。⑤治大便燥塞：大枣1枚去核，入轻粉1.5克缚定，煨熟食之，仍以枣汤送下。

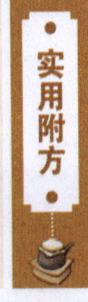

[虫部 卵生类][补气药]

蜂蜜

营养丰富的滋补上品

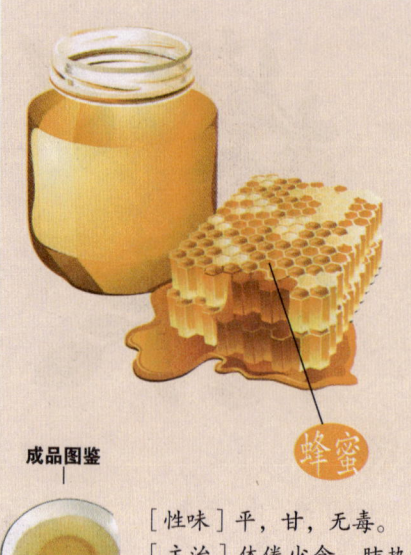

成品图鉴

[性味]平，甘，无毒。
[主治]体倦少食、肺热咳嗽。

[释名]蜂糖、石蜜、石饴、岩蜜。
[来源]为蜜蜂科昆虫中华蜜蜂或意大利蜜蜂所酿的蜜糖。
[主要产地]全国各地均有。
[应用]补中、润肺、止痛。用于脾胃虚弱、体倦少食、肺燥咳嗽、肠燥津枯、大便秘结。

形态特征

为稠厚的液体，白色至淡黄色（白蜜），或橘黄色至琥珀色（黄蜜）。夏季如清油状，半透明，有光泽。冬季则易变成不透明，并有葡萄糖的结晶析出，状如鱼子，气芳香，味极甜。

药用部分

○蜂蜜

性味：性平，味甘，无毒。

功效主治：蜂蜜可祛除心腹间的邪气，治疗惊风、痫症、痉挛，使五脏安定，补其不足，并能益气补中、止痛解毒，除多种疾病，调和百药。久服可坚强意志，轻身健体，使人不觉饥饿，益寿延年，可调养脾气，除心烦，治疗饮食不下，能重耳明目。蜂蜜可治疗牙疳齿䘌、唇口生疮、眼睑赤烂，能治疗突然心痛及赤白痢疾，用水调蜜为浆，顿服1碗即止，或用姜汁同蜜各20毫升，用水调和后顿服，经常服用，可使面色红润如花。

保健运用

○柠檬蜜茶

材料：蜂蜜100克，柠檬1个。
做法：将柠檬榨汁，溶解在800毫升沸水中，与100克蜂蜜混合，作为1天的用量。
用法：分次服用，一日多次。

实用附方

①治大便不通：用蜜40毫升，微为煎至饴糖状，乘热做成挺，长1寸，一端尖细。待冷变硬后，塞入肛门中，不久即可通便。②治产后口渴：用炼蜜适量，熟水调服即止。③治隐疹作痒：用蜂蜜适量，好酒调服。④治五色丹毒：用蜂蜜调干姜末敷涂。⑤治疔肿恶毒：用生蜜与隔年葱研成膏。把疔刺破涂上，半小时后，以热醋洗去。⑥治误吞水蛭（蚂蟥）：蜂蜜100克，用开水冲服。⑦治干咳、痢疾、习惯性便秘和老年便秘：蜂蜜50克，用开水冲服，早晚各一次。⑧治一切水火烫伤和疮疡：蜂蜜搽患处，或加生葱白共捣烂外敷患处。

补虚乏、益气力

[释名] 饧、胶饴。

[来源] 为大米、大麦、小麦、小米或玉米等粮食经发酵糖化制成的糖类制品。

[主要产地] 全国各地均产。

[应用] 补虚乏、止渴去血，用于脾胃虚弱、里急腹痛、肺燥咳嗽、咽痛。

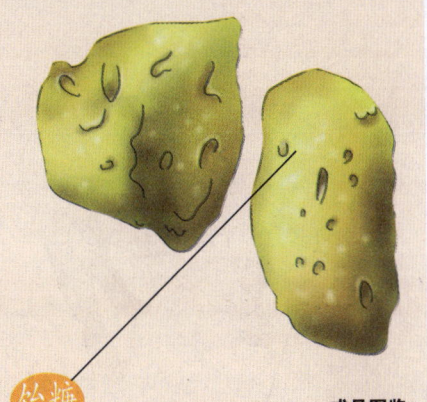

饴糖

[性味] 大温，甘，无毒。
[主治] 脾胃虚弱、咽痛。

成品图鉴

[谷部 造酿类][补气药]

饴糖

形态特征

以大米、大麦、小麦、小米或玉米等粮食经发酵糖化制成的糖类食品。有软、硬之分，软者为黄褐色黏稠液体；硬者系软饴糖经搅拌，混入空气后凝固而成，为多孔之黄白色糖块。药用以软饴糖为好。

药用部分

○饴糖

性味：性大温，味甘，无毒。

功效主治：补虚冷，益气力，止肠鸣咽痛，治唾血，消痰润肺止嗽。健脾胃，补中，治吐血。打损瘀血者，熬焦酒服，能下恶血。又伤寒大毒嗽，于蔓菁、薤汁中煮一沸，顿服之，良。脾弱不思食人少用，能和胃气。补虚乏，止渴去血。亦用和药。

保健运用

○饴糖大米粥

功效：健脾和中止痛。

材料：饴糖30克，大米50克。

做法：以大米煮粥，粥熟入饴糖，调匀。

用法：空腹食用。

实用附方

①治老人烦渴：寒食大麦400克，水1.4升，煎1升，入赤饧40克，渴即饮之。②治鱼脐疔疮：寒食饧涂之，良。干者烧灰。③治瘭疽毒疮：腊月饴糖，昼夜涂之，数日则愈。④误吞稻芒：白饧频食。⑤治鱼骨咽，不能出：用饴糖丸如鸡子黄大吞之。不下再吞。⑥治虚劳里急，悸衄，腹中痛，梦失精，四肢酸疼，手足烦热，咽干口燥：桂枝90克（去皮），甘草60克（炙），大枣12枚，芍药180克，生姜90克，胶饴200毫升，将上述五味药，以水1400毫升，煮沸后取600毫升，去滓，加入胶饴，用微火再稍稍煮下即可，每次温服200毫升，每日3次。

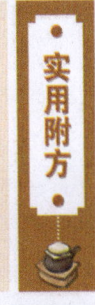

猪肉

[兽部 畜类][补气药]

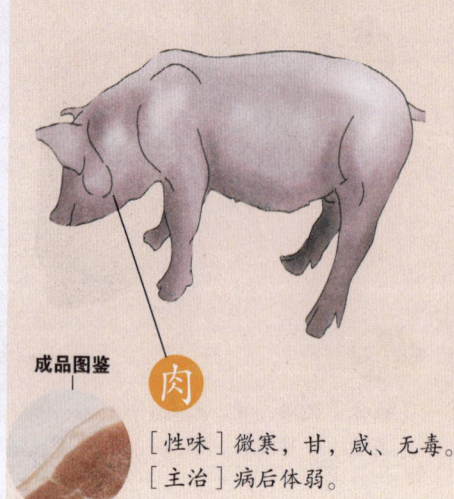

成品图鉴

补虚强身、滋阴润燥

[释名] 豚肉。
[来源] 猪肉为猪科动物猪的生肉。
[主要产地] 全国各地均有养殖。
[应用] 有补虚强身、滋阴润燥、丰肌泽肤的作用。凡病后体弱、产后血虚、面黄羸瘦者，皆可用之作营养滋补之品。

[性味] 微寒，甘，咸、无毒。
[主治] 病后体弱。

营养成分

猪肉含有丰富的维生素B_1。食用猪肉后可以补充体内不足的维生素B_1，可以使身体更有力气。猪肉为人类提供优质蛋白质和必需的脂肪酸。猪肉还可提供血红素和促进铁吸收的半胱氨酸，能改善缺铁性贫血。一般人都可食用。

药用部分

○肉

性味：性微寒，味甘、咸，无毒。
功效主治：滋养脏腑，滑润肌肤，补中益气。

○蹄

性味：性平，味甘、咸。
功效主治：有补血、通乳、托疮的作用，可用于产后乳少、痈疽、疮毒等症。

○皮

性味：性凉，味甘。
功效主治：含有胶质成分，能营养肌肤，将猪皮煮熟成冻食之，能使人皮肤光洁细腻。

○肺

性味：甘，微寒，无毒。
功效主治：补肺，疗肺虚咳嗽，可用猪肺一个，切片，用麻油炒熟，与粥同食。

实用附方

①治贫血或血虚所致的头昏眼花、疲倦乏力以及产妇缺乳：猪瘦肉500克，切块，当归30克。加水适量，小火煎煮。可稍加食盐调味，除去药渣，饮汤吃肉。可分作2~3次服。②治温热病火热已衰，津液不能回：猪肉（半肥瘦）500克，切小块，急火煮汤。除净浮油，随意饮用。③治上气咳嗽，烦满气喘：用猪肉切作子，猪脂煎熟食之。④治妇人无乳：用母猪蹄1具，水20升，煮至五六升，饮之，或加通草2克。

鸡肉

[禽部 原禽类][补气药]

滋补养生的养颜肉

[释名]《本草纲目》记载："鸡，又称为烛夜。"
[来源] 鸡肉为脊索动物门雉科动物家鸡的生肉。
[主要产地] 全国各地均有养殖。
[应用] 温中补脾、滋补血液、补肾益精，对营养不良、畏寒怕冷、乏力疲劳、月经不调、贫血、虚弱等有良效。

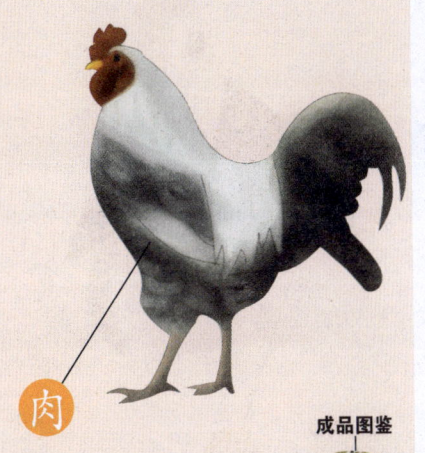

[性味] 温，甘。
[主治] 呕吐泄泻、疲乏无力。

成品图鉴

|营养成分|

鸡肉中含有蛋白质、脂肪、维生素、胆固醇、钙、磷、铁等多种成分。鸡肉含有对人体生长发育有重要作用的磷脂类，是中国人膳食结构中脂肪和磷脂的重要来源之一。鸡肉对营养不良、畏寒怕冷、乏力疲劳、月经不调、贫血、虚弱等有很好的食疗作用。中医学认为，鸡肉有温中益气、补虚填精、健脾胃、活血脉、强筋骨的功效。

|药用部分|

○肉

性味：性温，味甘。

功效主治：有温中益气、养血补肝、养心安神、滋阴润肤、补虚填精、强筋骨的功效。主治脾胃阳气虚弱、饮食减少、脘部隐痛、呕吐泄泻、疲乏无力、肝脾血虚、头晕目暗、面色萎黄、产后缺乳。

|保健运用|

○人参蒸嫩鸡

材料：人参3克，小公鸡1只，姜1克，味精、料酒、清汤、胡椒粉各适量。

做法：鸡洗净切成块，姜切片。人参用温水洗净。鸡块入沸水中去血水后和人参一起放入碗中，加清汤及调料上笼蒸1小时即可。

●实用附方

①治老人肝虚、视力减退：用雄鸡肝1具切碎，再加豆豉和匀，做成羹粥食用。
②治气血不足、头晕：乌骨鸡1只，黄芪60克，生姜、料酒、盐各适量。将乌骨鸡宰杀，剖洗干净，黄芪洗净，切片，装入纱布袋内，扎紧袋口，塞入鸡腹中，用白线缝合。将鸡放入砂锅内，加入清水，高出鸡身，酌加生姜和料酒。先用大火煮沸15分钟，再用小火炖熬3小时，注意经常加水，将成时加入适量盐，待鸡肉熟烂后停火。分5～6次食用，吃鸡肉喝汤。

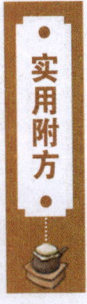

[禽部 水禽类][补气药]

鸭肉

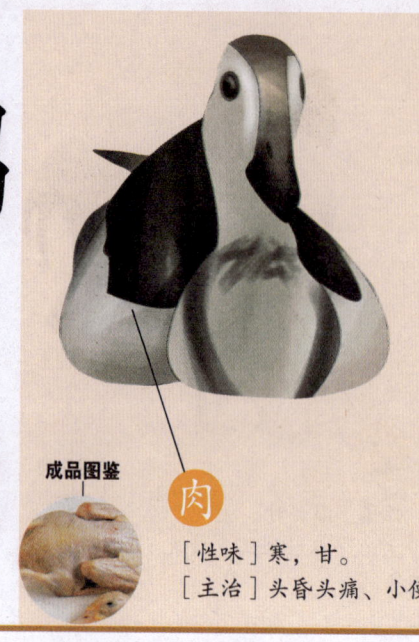

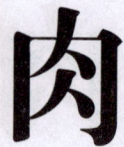
成品图鉴　肉

大补虚劳的"圣药"

[释名] 鹜、舒凫、家凫。
[来源] 鸭肉为鸭科动物家鸭的生肉。
[主要产地] 全国各地均有养殖。
[应用] 有滋补、养胃、补肾、除痨热骨蒸、消水肿的功效，用于治疗虚劳发热、咳嗽痰少、头晕头痛、水肿等病症。

[性味] 寒，甘。
[主治] 头昏头痛、小便不利。

|营养成分|

鸭肉营养丰富，含有蛋白质、脂肪、钙、磷、铁、维生素等多种营养成分。其中，蛋白质的含量要明显高于其他畜肉类，且脂肪、碳水化合物含量适中，饱和脂肪酸、单不饱和脂肪酸、多不饱和脂肪酸的比例更接近理想值，更容易被人体吸收，还能降低胆固醇，预防心脑血管疾病。

|药用部分|

○肉

性味：性寒，味甘。

功效主治：大补虚劳、滋五脏之阴、清虚劳之热、补血行水、养胃生津、止咳止惊、消螺蛳积、清热健脾。治身体虚弱、病后体虚、营养不良性水肿。用于虚劳骨蒸发热、咳嗽痰少、咽喉干燥、血虚或阴虚阳亢、头晕头痛、水肿、小便不利等症。

|保健运用|

○虫草枸杞鸭汤

材料：冬虫夏草15克，枸杞10克，鸭肉300克，盐1小匙。

做法：鸭肉洗净切块，入沸水中汆烫去掉血水。冬虫夏草、枸杞洗净，放入纱布包中，将所有材料放入锅中，加水至盖过所有材料即可，以武火煮沸，再转文火继续煮炖30分钟左右即可，煮至快熟烂时加入盐调味即可。

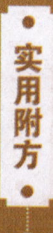

实用附方

①治虚劳发热、咳嗽咯血而脾胃虚弱，少食羸瘦：活白鸭1只，大枣肉120克，参苓平胃散60克（纱布包定），黄酒500克，先用适量黄酒烫温，将鸭颈割开，使血滴酒中，搅匀饮用。再拔去鸭毛，于肋边开孔，取去肠杂，拭干，然后将大枣、参苓平胃散填入鸭腹，用线扎定，置砂锅内，加水和酒适量（酒分3次添入），以小火煨炖至烂熟，除去中药，饮汤，食鸭和大枣。②治产后失血过多，眩晕心悸：老鸭1只，母鸡1只（或各半），取肉切块，加水适量，以小火炖至烂熟，加盐少许调味服食。

鹅肉

[禽部 水禽类][补气药]

全价蛋白的低脂肉

[释名] 家雁、舒雁。

[来源] 鸟纲雁形目鸭科动物家鹅的肉。

[主要产地] 全国各地均有养殖。

[应用] 具有益气补虚、和胃止渴、止咳化痰，解铅毒等作用，对治疗感冒和急慢性支气管炎、慢性肾炎、肺气肿有良效。

肉

[性味] 平，甘。

[主治] 感冒、急慢性支气管炎。

成品图鉴

营养成分

鹅肉是高蛋白、低脂肪的食物，其脂肪含量仅比鸡肉高一点。鹅肉含有多种人体所必需的氨基酸成分，其组成接近人体所需的氨基酸比例。另外，鹅肉中还含蛋白质、脂肪、糖、维生素、钙、镁、铁等多种营养元素。鹅肉中不饱和脂肪酸的含量高，特别是亚麻酸含量均超过其他肉类，对人体健康极为有利。

药用部分

○肉

性味：性平，味甘。

功效主治：鹅肉具有益气补虚、和胃止渴、止咳化痰、解铅毒、通利五脏等作用。煮汤汁能止消渴。对治疗感冒和急慢性支气管炎、慢性肾炎、老年水肿、肺气肿、哮喘痰壅有良效。

保健运用

○北国东山老鹅

材料：鹅肉600克，盐、味精、醋、酱油、姜、干红椒、葱各适量。

做法：鹅肉洗净，切块，姜洗净切末，干红椒洗净，葱洗净切段。锅内注油烧热，下干红椒、姜末炒香，放入鹅肉翻炒至发白时，注水焖煮。加入盐、醋、酱油煮至熟烂，加入味精，起锅装盘，撒上葱段即可。

实用附方

①治脾胃虚弱、中气不足、倦怠乏力、少食消瘦：鹅1只，黄芪、党参、山药、大枣各30克。将上四味药材装入鹅腹，以线缝合，用小火煨炖，略加食盐调味。煮熟后，将鹅捞起，取出药物，饮汤吃肉。②治脾阴不足、口干思饮、少食不饥：鹅肉250克，北沙参、玉竹各15克，山药30克。加水适量煮熟，稍加食盐调味服食。③脾胃虚弱，中气不足，倦怠乏力，少食消瘦：鹅1只，黄芪、党参、山药、大枣各30克。将上四味药装入鹅腹，以线缝合，用小火煨炖，略加食盐调味。煮熟后，将鹅捞起，取出药物，饮汤吃肉。

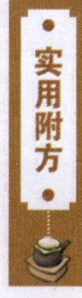

牛肉

[兽部 畜类][补气药]

味道鲜美的"肉中骄子"

[释名]《本草纲目》记载:"牛,件也。牛为大牲,可以件事分理也。"

[来源]为牛科动物黄牛或水牛的肉。

[主要产地]主产于河南、四川、内蒙古、辽宁、安徽、甘肃等地。

[应用]补中益气、滋养脾胃、强健筋骨、化痰息风、止渴止涎。

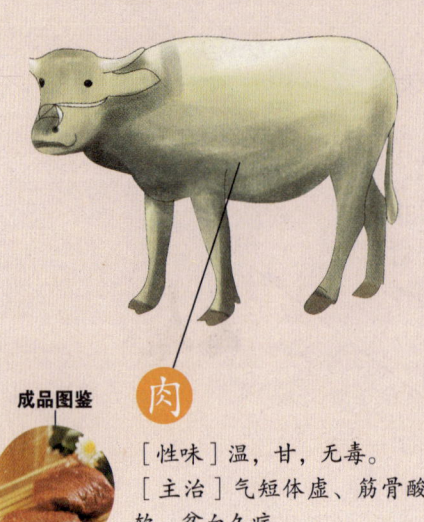

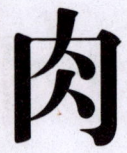

成品图鉴 肉

[性味]温,甘,无毒。
[主治]气短体虚、筋骨酸软、贫血久病。

营养成分

牛肉营养丰富,蛋白质含量比猪肉要高一倍多,且蛋白质中的氨基酸组成比猪肉更接近人体的需要,而脂肪含量却比猪肉要低得多。另外,牛肉中还含有丰富的胆固醇、B族维生素以及钙、磷、铁等成分,具有很高的营养价值。

药用部分

○肉

性味:性温,味甘,无毒。

功效主治:牛肉有安中益气、滋养脾胃、补虚壮健、强健筋骨、消水肿、除湿气、化痰息风、止渴止涎的功效。适于中气下陷、气短体虚、筋骨酸软、贫血久病及面黄目眩之人食用。

保健运用

○杜仲牛肉

材料:杜仲20克,枸杞15克,瘦牛腿肉500克,姜片适量,鸡汤2大碗,盐适量。

做法:牛肉洗净,放在热水中稍微烫一下,去掉血水。杜仲、枸杞用水冲洗干净,与牛肉一同放入锅中,加水用武火煮沸后,转文火煮至牛肉烂熟,起锅拣去杜仲、姜片,调味即可。

用法:温服,每日数次。

实用附方

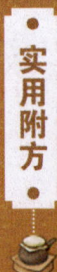

①治牛皮癣:每五更炙牛肉1片食,以酒调轻粉敷之。②治水肿尿涩:牛肉500克蒸熟,以姜、醋空腹食之。③补诸虚百损:黄犍牛肉(去筋膜,切片,水洗数遍,浸一夜,次日再洗三遍,水清为度,用无灰好酒同入坛内,重泥封固,桑柴小火煮一昼夜,取出如黄沙为佳,焦黑无用,焙干为末);山药(盐炒过),莲肉(去心,盐炒过,并去盐)、白茯苓、茴香(炒)各120克,为末。每牛肉250克,入药末125克,以大枣蒸熟去皮,和捣丸,如梧桐子大。每空腹酒下50丸,日3服。

最受欢迎的冬令补品

[释名] 羝肉、羯肉。

[来源] 羊肉为牛科动物山羊或绵羊的肉。

[主要产地] 多生活于高原山地，其分布中心是亚洲腹地。

[应用] 对一般风寒咳嗽、肾亏阳痿、体虚怕冷等一切虚证均有治疗和补益效果。

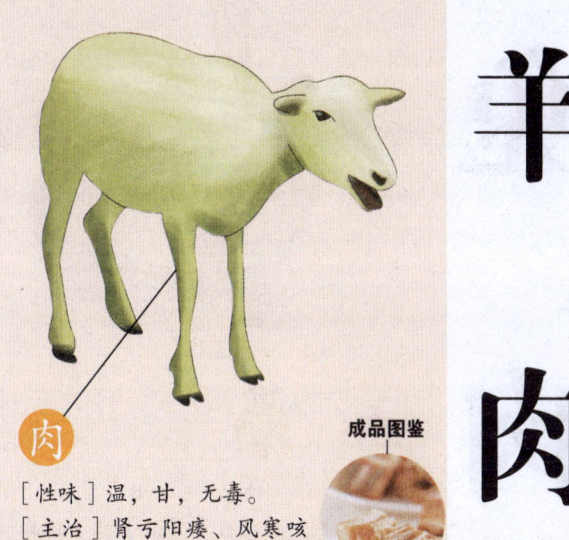

成品图鉴

肉

[性味] 温，甘，无毒。
[主治] 肾亏阳痿、风寒咳嗽。

羊肉 [兽部 畜类][补气药]

营养成分

羊肉中含有丰富的脂肪、维生素、钙、磷、铁等人体所需的营养物质。其中，羊肉中所含的钙、铁等元素均高于猪肉、牛肉，常食用对人体健康极为有益。

药用部分

○肉

性味：性温，味甘，无毒。

功效主治：缓中，治乳余疾，及头脑大风汗出，虚劳寒冷，补中益气，安心止惊。止痛，利产妇。治风眩瘦病，丈夫五劳七伤，小儿惊痫。开胃健力。温补气血；益肾气，补形衰，助元阳，益精血。

保健运用

○当归羊肉汤

功效：本药膳是产后补益的圣品，能发挥补血温中、驱寒保暖、镇静止痛作用。

材料：当归15克，羊肉500克，姜、米酒、盐各适量。

做法：羊肉放入沸水中汆烫去腥、捞起、冲净沥水备用，生姜冲净，以刀背拍裂、切段，当归洗净备用。将羊肉、姜、当归一道盛锅，加水至盖过材料，烧沸转小火续炖40分钟。起锅前加盐、米酒调味即可享用。

实用附方

①壮胃健脾：羊肉750克切末，粳米400克同煮，下五味做粥食。②壮阳益肾：用白羊肉250克切生，以蒜、薤食之。三日一度，甚妙。③治五劳七伤虚冷：用肥羊肉一腿，密盖煮烂，绞取汁服，并食肉。④补益虚寒：用精羊肉500克，碎白石英90克，以肉包之，外用荷叶裹定，于一石米下蒸熟，取出去石英，和葱、姜做小馄饨子，每日空腹，以冷水吞服100枚，甚补益。⑤治骨蒸久冷：羊肉500克，山药500克，各烂煮研如泥，下米煮粥食之。⑥治脾虚吐食：羊肉250克作生，以蒜、薤、酱、豉、五味和拌，空腹食之。

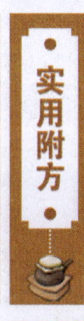

[兽部 善类][补气药]

兔肉

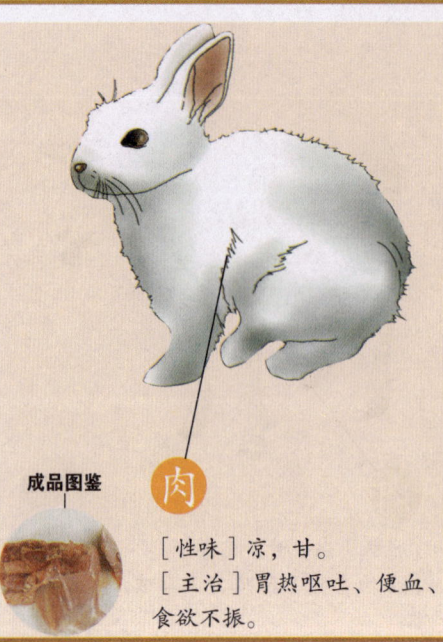

成品图鉴

肉

[性味]凉,甘。
[主治]胃热呕吐、便血、食欲不振。

高营养的"荤中之素"

[释名]《本草纲目》记载:"兔,又被称为明视。"
[来源]为兔科动物蒙古兔、东北兔、高原兔、华南兔、家兔等的肉。
[主要产地]全国大部分地区均有分布。
[应用]补中益气、凉血解毒、清热止渴。治消渴羸瘦、胃热呕吐。

营养成分

兔肉含有8种人体无法合成却又必需的氨基酸成分,是完全蛋白质,可维持人体健康并促进人体生长。兔肉中的矿物质含量丰富,尤其是钙的含量。另外,兔肉中还含有丰富的蛋白质、脂肪、糖类、无机盐、维生素A、维生素B_1、维生素B_2等成分。

药用部分

○肉

性味:性凉,味甘。

功效主治:补中益气,治热气湿痹,止渴健脾。去小儿痘疮,凉血解热毒,利大肠。可治脾胃气虚、食欲不振、气短自汗、头晕心悸、面色萎黄、紫癜暗淡。

保健运用

○桂圆兔肉汤

材料:兔肉200克,桂圆50克,山药、枸杞各30克,盐、鸡精、料酒、姜各适量。

做法:将兔肉洗净切成块,姜切片,山药切块,枸杞用温水泡好;锅中倒入水,先放入兔肉、桂圆煮沸,然后放入姜片、山药用文火煮熟烂,再加入枸杞、料酒、鸡精调味稍炖即可食用。

用法:温服每日数次。

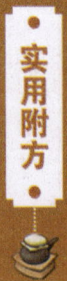

实用附方

①治消渴羸瘦,小便不禁:兔1只,剥去皮爪五脏等,以水2升煮使烂,骨肉相离,漉出骨肉,斟酌1升汁,便澄滤,令冷,渴即服之。②治久病体虚,气短乏力:用兔肉加淮山、黄芪、枸杞浓煎,服之。③补气益血,适用于气血不足或营养不良,身体瘦弱,疲倦乏力,饮食减少:兔肉200克,切块,党参、山药、大枣各30克,枸杞15克。加水共煮至肉熟透。饮汤食肉。④治消渴:兔肉500克,切块,山药60克,天花粉60克。加水煎煮,至兔肉烂熟,取浓汁服,口渴即饮。

肉苁蓉

[草部 山草类][补阳药]

壮阳的"沙漠人参"

[释名]肉松容、黑司令。

[来源]肉苁蓉为列当科植物肉苁蓉的干燥带鳞片的肉质茎。

[主要产地]主产于内蒙古、甘肃、新疆、青海。

[应用]补中益气。用于肾虚阳痿、遗精早泄及腰膝冷痛、筋骨痿弱。治肾虚阳痿、遗精、早泄等症。

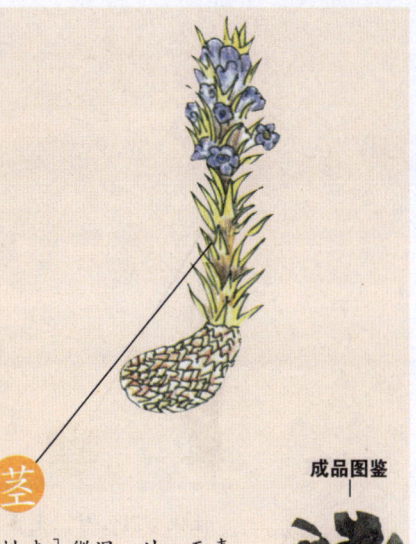

 茎

成品图鉴

[性味]微温,甘,无毒。
[主治]肾虚阳痿。

形态特征

甜苁蓉呈圆柱状而稍扁,一端略细,稍弯曲,长10～30厘米,直径2～6厘米;表面灰棕色或褐色,密被肥厚的肉质鳞片,呈覆瓦状排列;质坚实、微有韧性、肉质而带油性、不易折断、断面棕色、有花白点或裂隙,气微弱、味微甜。盐苁蓉形状较不整齐,黑褐色,质较软,外面带有盐霜,断面黑色,气微、味咸。

药用部分

○茎

性味:性微温,味甘,无毒。

功效主治:有补中、助阳、养五脏、益精气的作用,用于五劳七伤。能止痢,除膀胱邪气及腰痛。有壮阳、益髓、延年益寿及使面色红润之功,并疗崩漏。

保健运用

○山萸苁蓉酒

材料:肉苁蓉60克,山茱萸25克,五味子35克,炒杜仲40克,川牛膝、菟丝子、白茯苓、泽泻、熟地、巴戟天、远志各30克,醇酒2000克。

做法:将以上药材加工捣碎,用绢袋或细纱布包裹之,放入净瓷坛或瓦罐内,倒入醇酒浸泡,封口。春夏5日,秋冬7日,即可开封,取去药袋,过滤澄清即成。

实用附方

①能补益,治劳伤:用肉苁蓉120克,水煮烂后切薄片研末,分成四份,下五味子,与米煮粥空腹食用。②治肾虚小便混浊:肉苁蓉、鹿茸、山药、茯苓等份研末,米糊调和做丸如梧桐子大,每次枣汤送服30丸。③治汗多便秘:肉苁蓉60克酒浸焙干,沉香30克研末,麻仁汁打糊做丸如梧桐子大,每次白开水送服70丸。年老体虚者皆宜。④治消渴善饥:肉苁蓉、山茱萸、五味子研末,蜜调做丸如梧桐子大,每次盐酒汤送服20丸。⑤治破伤风口噤身强:肉苁蓉切片晒干,用一小盏烧烟在疮面上熏,屡用有效。

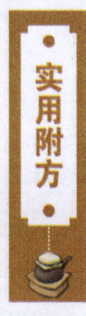

[草部 山草类][补阳药]

锁阳

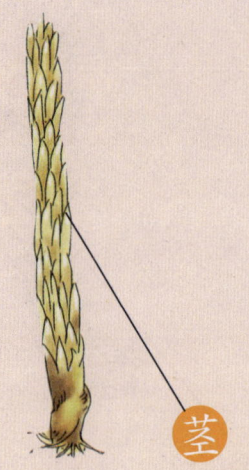

成品图鉴

茎

补阳益阴的上品

[释名] 锈铁锤、地毛球、锁燕。

[来源] 该品为锁阳科植物锁阳的干燥肉质茎。

[主要产地] 主产于甘肃、新疆、内蒙古。

[应用] 益精兴阳、润燥养筋。用于肾阳不足、精血虚亏、阳痿、不孕、腰膝酸软、肠燥便秘。

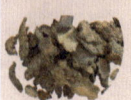

[性味] 温，甘，无毒。
[主治] 阳痿、不孕、肠燥便秘。

形态特征

锁阳多年生肉质寄生草本。地下茎粗短，具有多数瘤突吸收根。茎圆柱形，暗紫红色，高20～100厘米，直径3～6厘米，大部埋于沙中，基部粗壮，具鳞片状叶。鳞片状叶卵圆形、三角形或三角状卵形，长0.5～1.0厘米，宽不及1厘米，先端尖。穗状花序顶生，棒状矩圆形，生密集的花和鳞状苞片，花杂性，暗紫色，有香气。坚果，球形，有深色硬壳状果皮。生长于干燥多沙地带，多寄生于白刺的根上。

药用部分

○ 茎

性味： 性温，味甘，无毒。

功效主治

大补阴气，益精血，利大便。虚人大便燥结者，啖之可代苁蓉，煮粥弥佳。不燥结者勿用。润燥养筋，治痿弱。

保健运用

○ 锁阳壮阳粥

材料： 锁阳10克，精羊肉100克，大米100克。

做法： 将羊肉洗净细切，先煎锁阳，去渣，后入羊肉与米同煮为粥。

用法： 空腹食用。大便溏泻及早泄者慎用。

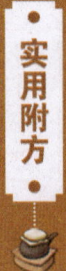

实用附方

①治阳痿：黄柏250克（酒炒），龟板120克（酒炙），知母60克（酒炒），熟地黄、陈皮、白芍各60克，琐阳40克，虎骨30克（炙），干姜15克。上研为末，酒糊丸，或粥丸。②治阳弱精虚、阴衰血竭、大肠燥涸、便秘不运：锁阳1000克，清水5升，煎浓汁二次总和，以砂锅内熬膏，炼蜜240克收成，入磁瓶内收贮，每早、午、晚各食前服十余茶匙，热酒化服。③治肾虚遗精、阳痿：锁阳、龙骨、苁蓉、桑螵蛸、茯苓各等份。共研末，炼蜜为丸，每服9克，早晚各一次。④治阳痿、早泄：锁阳15克，党参、山药各12克，覆盆子9克。水煎服。

巴戟天

[草部 山草类][补阳药]

呵护男性健康良药

[释名] 不凋草、三蔓草。

[来源] 巴戟天为茜科植物巴戟天的干燥根。

[主要产地] 主产于广东、广西、福建。

[应用] 补肾助阳、祛风除湿。主治阳痿遗精、宫冷不孕、月经不调、少腹冷痛、风湿痹痛、筋骨痿软。

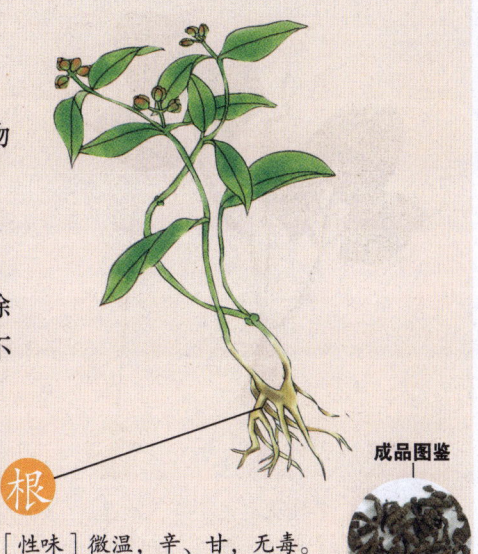

根

成品图鉴

[性味] 微温，辛、甘，无毒。
[主治] 阳痿遗精、月经不调。

形态特征

巴戟天藤状灌木。根肉质肥厚，圆柱形，不规则地断续膨大，呈念珠状。茎有细纵条棱，幼时被褐色粗毛。叶对生，叶片长椭圆形，上面深绿色。花序头状，有花2～10朵，生于小枝的顶端呈伞形花序。核果近球形，直径6～11毫米，熟时红色。小核内有种子4颗，近卵形或倒卵形，背部隆起，侧面平坦，被白短柔毛。

药用部分

○根

性味：性微温，味辛、甘，无毒。

功效主治：能补中益气，强筋骨，安五脏及增志，主治麻风病、阳痿。有补五劳、益精、助阳的作用，治头面游风、少腹、阴部疼痛。有壮阳之功，用于梦遗滑精，并疗麻风。治一切风证及水肿。用本品疗脚气，又祛风邪，补肝。

保健运用

○巴戟天煲鸡肠

材料：巴戟天15克，鸡肠2～3副。

做法：鸡肠剪开洗净，加入巴戟天，加清水两碗煎至一碗，用食盐少许调味即可。

用法：可每日服，饮汤食鸡肠。

实用附方

①治虚羸阳道不举，五劳七伤百病：巴戟天、生牛膝各1500克。以酒10升浸之，去滓温服，常令酒气相及，勿至醉吐。②治小便不禁：益智仁、巴戟天（去心，二味以青盐、酒煮），桑螵蛸、菟丝子（酒蒸）各等份。为细末，酒煮糊为丸，如梧桐子大。每服20丸，食前用盐酒或盐汤送下。③治老人衰弱，足膝痿软，步履困难：巴戟天、熟地黄各10克，人参4克（或党参10克），菟丝子6克，补骨脂6克，小茴香2克。水煎服，每日1剂。可收补肾壮腰之效。

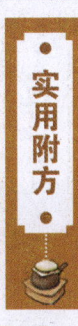

[草部 山草类][补阳药]

淫羊藿

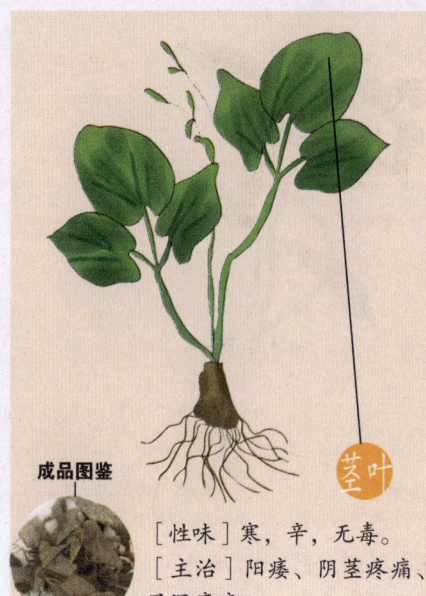

成品图鉴

[性味]寒,辛,无毒。
[主治]阳痿、阴茎疼痛、风湿痹痛。

补肾阳、壮筋骨的上品

[释名]放杖草、弃杖草、千两金、黄连祖。

[来源]为小檗科植物淫羊藿、箭叶淫羊藿、柔毛淫羊藿或巫山淫羊藿的干燥地上部分。

[主要产地]主产于黑龙江、辽宁、江苏、甘肃。

[应用]补肾阳、强筋骨、祛风湿。用于阳痿遗精、筋骨痿软。

|形态特征|

淫羊藿:茎细圆柱形,表面黄绿色或淡黄色,具光泽,叶片近革质,无臭,味微苦;箭叶淫羊藿:一回三出复叶,小叶片长卵形至卵状披针形,叶片革质;柔毛淫羊藿:叶下表面及叶柄密被绒毛状柔毛;巫山淫羊藿:小叶片披针形至狭披针形,下表面被绵毛或秃净。

|药用部分|

○茎叶

性味:性寒,味辛,无毒。

功效主治:能补气力,利小便,主治阳痿、阴茎疼痛。可强筋骨,消瘰疬、痈肿,外洗杀虫疗阴部溃烂,久服会让男人有子。治男子亡阳不育、女子亡阴不孕、老人昏乱、中年健忘及一切风寒湿气的筋骨挛急、四肢麻木,并能补心,强腰膝。

|保健运用|

○二金淫羊藿酒

材料:淫羊藿60克,金樱子、金毛狗脊各30克,白酒500毫升。

做法:将淫羊藿、金樱子、金毛狗脊洗净、沥干,装入纱布袋内扎紧,放入酒罐内浸泡7日即成。

用法:每日早、晚各温服1次,每次10~15毫升。

实用附方

①治疗阳痿膝冷痛:用淫羊藿500克,酒500毫升浸药3天,每天饮用。②治半身不遂:用淫羊藿500克,锉细装绢袋中,放在容器里,用无灰酒4升浸泡,封口,春夏季泡3天,秋冬季则泡5天,每日温饮使人有醉意,但不能大醉,没有不效验的。③治三焦咳嗽,腹满不能饮食:用淫羊藿、覆盆子、五味子各30克炒,研末,炼蜜调和做丸如梧桐子大,每次姜茶送下20丸。④治目昏生翳:淫羊藿、生王瓜等份研末,每次茶水送服3克,日服2次。⑤治病后青盲,病程短的可治:用淫羊藿30克,淡豆豉100粒,水一碗半,煎至一碗,一次服用有效。

韭菜

[草部 荤菜类][补阳药]

有"助阳草"的美誉

[释名] 草钟乳、起阳草。

[来源] 韭菜和韭子分别为百合科植物韭的叶和种子。

[主要产地] 全国各地均有栽培。

[应用] 补虚益阳、调和脏腑，有健胃、提神、温暖的作用，根、叶捣汁有消炎止血、止痛之功。

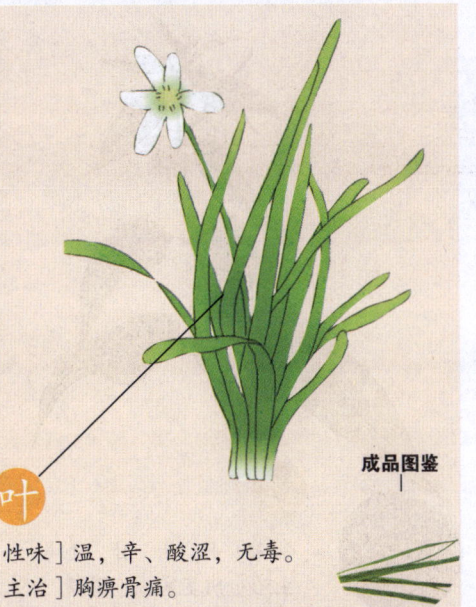

成品图鉴

○叶

[性味] 温，辛、酸涩，无毒。

[主治] 胸痹骨痛。

形态特征

多年生草本。鳞茎圆柱状，有类葱、蒜香气，生于根状茎上，1~3个聚生，灰色纤维状鳞被。叶基生，扁平，窄条形，长15~30厘米，4~5片1束。夏季开白色花，从叶腋间生出花葶，基部具少数叶；伞形花序顶生，有花20~40朵，苞片1~2片，花梗较花长，花被基部稍合生，裂片6。蒴果有3钝圆形状浅裂，倒心形，基部有下反、凋零的宿存花被。种子呈扁平状，略呈半卵圆形，黑色，边缘有棱，表面有不规则网状皱纹，基部有突起，有灰棕色的种脐。

药用部分

○叶

性味：性温，味辛、酸涩，无毒。

功效主治：归心经，安五脏，除胃中热，利病人，可久食。叶煮鲫鱼同食，止下痢。根可入生发膏用。根、叶煮食，温中下气，令人能食，止泻脓血，治腹中冷痛。生捣汁服，主治胸痹骨痛，又解药毒、狂犬毒，外涂治诸蛇、虫毒。煮食，补肺气，除心腹久冷、腹内肿块。捣汁服治胖人中风失音。煮食归肾壮阳，止泄精。炸熟，以盐、醋空腹食十顿，治胸膈噎气。捣汁服，治吐血唾血、衄血尿血，妇人经脉逆行，打扑伤损及噎膈病。捣汁澄清和童尿饮，能消散胃脘瘀血。饮生汁治上气喘息，解腐肉毒。煮汁饮，止消渴盗汗。

实用附方

①治胸痹急痛：胸痹痛如锥刺，不得俯仰，白汗出，或痛彻背上，不治或至死。可取生韭或根2.5千克，洗捣汁，服之。②治卒然中恶：捣韭汁，灌鼻中，便苏。③治喉肿难食：韭一把，捣熬敷之。冷即易。④治风忤邪恶：韭根1把，乌梅14个，吴茱萸（炒）25克，水2升煮之。仍以病患栉内入，煮三沸。煮至600毫升，分三服。⑤治喘息欲绝：韭汁饮200毫升，效。⑥治夜出盗汗：韭根49根，水400毫升，煮200毫升，顿服。⑦消渴引饮：韭苗日用120克，或炒或作羹，勿入盐，入酱无妨。吃至2500克即住，极效。过清明勿吃。

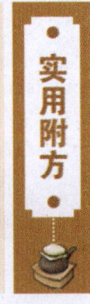

[草部 蔓草类][补阳药]

菟丝子

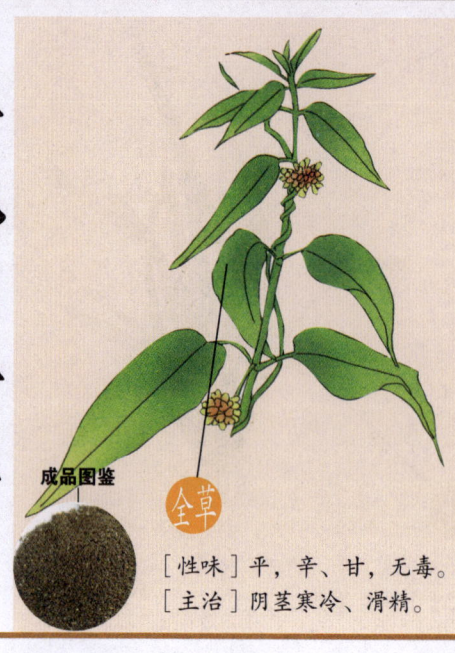

成品图鉴 全草

壮阳、增加气力

[释名] 菟芦、玉女、火焰草、野狐丝、金钱草。
[来源] 为旋花科植物菟丝子的干燥成熟种子；菟丝子苗为旋花科植物菟丝子或大菟丝子的全草。
[主要产地] 主产于陕西、贵州、云南、四川。
[应用] 补益虚损、强筋健骨。具有补肾益精、养肝明目、固胎止泄之功效。

[性味] 平，辛、甘，无毒。
[主治] 阴茎寒冷、滑精。

形态特征

一年生全寄生草本。茎丝线状，橙黄色。叶退化成鳞片。花簇生，外有膜质苞片；花萼杯状，5裂；花冠白色，顶端5裂，裂片常向外反曲；雄蕊5，花丝短，与花冠裂片互生；鳞片5，近长圆形。子房2室，每室有胚珠2颗，花柱2。蒴果近球形，成熟时被花冠全部包围；种子淡褐色。花果期7～10月。

药用部分

○ 全草

性味：性平，味辛、甘，无毒。

功效主治：能接筋续伤，增加气力，使人肥健。能滋养肌肉，壮阳，主治阴茎寒冷、滑精、小便后余沥不尽、口苦干燥而渴、血寒瘀积，久服明目，轻身有力，延年益寿。治疗男女虚冷，补益精髓，祛除腰痛膝冷，消渴内热，久服去面部黑，使皮肤润泽。补益各种劳伤。

保健运用

○ 菟丝子炖狗肉

材料：菟丝子30克，附片5克，狗肉500克，料酒、葱、姜、味精、食盐各适量。

做法：狗肉、姜、料酒同炒后，放入砂锅内，加入用纱布包裹的菟丝子、附片及葱、盐、水适量，用文火炖至肉熟，再放入味精。

实用附方

①消渴不止：菟丝子煎汁，随意饮用，以止为度。②阳气虚损：用菟丝子、熟地黄等份，研末，酒糊丸如梧桐子大，每次服50丸，气虚者用人参汤送服，气上逆用沉香汤送服。另一方：用菟丝子60克，酒浸10日，水淘洗，杜仲（焙研，蜜炙）30克，用山药末酒蒸糊丸如梧桐子大，每次空腹酒送下50丸。③白浊遗精：菟丝子150克，白茯苓90克，石莲肉60克，研末，酒糊丸如梧桐子大。每次服三五十丸，空腹盐汤送服。④心肾不足，口干烦热，头晕怔忡：菟丝子、麦门冬等份，研末，和蜜丸如梧桐子大，盐汤送服，每次下70丸。

[草部 芳草类][补阳药]

补骨脂

益肾止血的温补药

[释名] 补骨脂、婆固脂、胡韭子。

[来源] 补骨脂为豆科植物补骨脂的果实。

[主要产地] 主产于河南、安徽、广东、陕西、山西、江西、四川、云南、贵州。

[应用] 补肾助阳、纳气平喘、温脾止泻。主治肾阳不足、腰膝冷痛、阳痿遗精、尿频、遗尿等病。

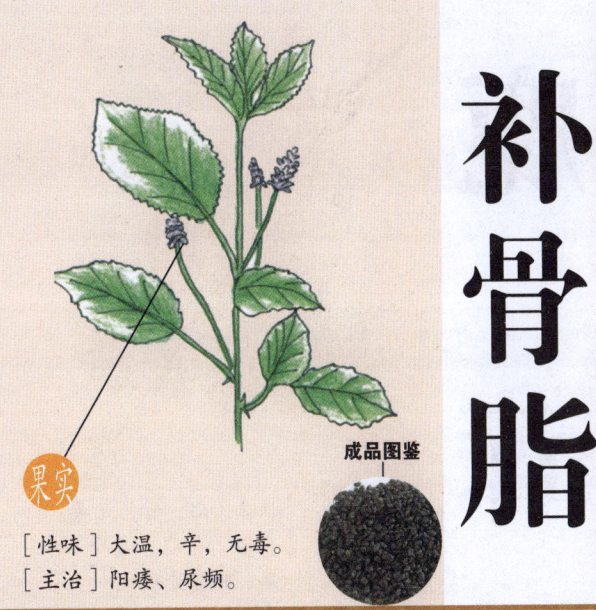

果实

[性味] 大温，辛，无毒。
[主治] 阳痿、尿频。

成品图鉴

|形态特征| 一年生草本，高60～150厘米。枝坚硬，具纵棱；全株被白色柔毛和黑褐色腺点。单叶互生；叶柄长2～4厘米，被白色绒毛；托叶成对，三角状披针形，长约1厘米，膜质；叶片阔卵形，先端钝或圆，基部心形或圆形，边缘具粗锯齿，两面均具显著黑色腺点。花多数密集呈穗状的总状花序，腋生。荚果椭圆形，长约5毫米，不开裂，果皮黑色，与种子粘贴。种子1颗，有香气。

|药用部分|

○ 果实

性味：性大温，味辛，无毒。

功效主治：治五劳七伤、肾虚滑精等。能逐寒湿，治疗腰膝冷痛、风湿顽痹，并缩尿，祛腹中寒气。助阳，明目，有通命门、暖丹田、敛精神作用，并治泄泻。

|保健运用|

○ 补脾降压粥

材料：补骨脂10克，干山药片60克，吴茱萸3克，粳米60克。

做法：以上三味药用温水略洗，和洗净的粳米一同入锅，加清水熬煮成粥即可。

用法：随意食用。

实用附方

①治下元虚冷，用补骨脂方：炒补骨脂、酒蒸菟丝子各120克，核桃仁30克去皮，没药、乳香、沉香各7克，研末，蜜调做丸如梧桐子大，每次空腹以盐汤或温酒送服二三十丸，从夏至服到冬至止，每天一剂，以壮筋骨，益元气。②治男女虚劳及一切风病等：用补骨脂250克，酒浸一夜，晒干，再用乌油麻1000克拌炒，待麻子不发出声响后去麻子，取补骨脂研末，醋煮，调糊做丸如梧桐子大，每次空腹时温酒或盐汤送下二三十丸。③治肾虚腰痛：用补骨脂30克，炒后研末，每次温酒送服9克，效果神妙，或加木香3克。

[兽部 善类][补阳药]

鹿茸

珍贵的补肾良药

[释名] 斑龙珠。
[来源] 雄鹿的嫩角没有长成硬骨时，带茸毛，含血液，叫做鹿茸。
[主要产地] 主产于黑龙江、吉林、新疆。
[应用] 主治肾虚、头晕、耳聋、目暗、阳痿、滑精、宫冷不孕、羸瘦、神疲、畏寒、腰脊冷痛、筋骨痿软等症。

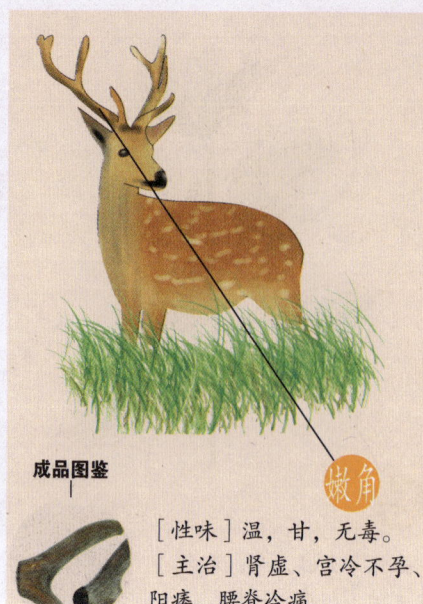

成品图鉴

嫩角

[性味] 温，甘，无毒。
[主治] 肾虚、宫冷不孕、阳痿、腰脊冷痛。

形态特征

多为砍茸，少有锯茸。分枝亦较多，侧枝1个（单门）、2个（莲花）、3个（三岔）、4个（四岔）或更多，其中以莲花、三岔、四岔为主。东马茸长15～33厘米，皮灰黑色，毛青灰色或灰黄色；锯口面外围有骨质；分岔愈多则质愈老；毛粗而疏，稍有腥气，味微咸。西马茸长可达90厘米，表面多有棱，多抽缩干瘪，侧枝较长且弯曲，毛灰色或黑灰色而粗长。

药用部分

○嫩角

性味：性温，味甘，无毒。
功效主治：治肾虚、头晕、耳聋、目暗、阳痿、滑精、宫冷不孕、畏寒、腰脊冷痛、筋骨痿软、崩漏带下、阴疽不敛及久病虚损等症。治虚劳羸瘦、子宫虚冷。

保健运用

○鹿茸枸杞蒸虾

材料：大虾500克，米酒50毫升，鹿茸10克，枸杞10克。

做法：大虾剪去须脚，在虾背上划开，挑去肠泥，用清水清洗干净。鹿茸去绒毛，与枸杞子一起用米酒泡20分钟左右。将备好的大虾放入盘中，浇上鹿茸、枸杞和米酒。将盘子放在沸水锅中，隔水蒸8分钟即成。

实用附方

①治精血耗竭、面色暗黑、耳聋目昏、口干多渴、腰痛脚弱、小便白浊、上燥下寒、不受峻补：鹿茸（酒浸）、当归（酒浸）等份。研末，煮乌梅膏子为丸，如梧桐子大。每服50丸，空腹用米饮送下。②治精血俱虚、营卫耗损、潮热自汗、怔忡惊悸、肢体倦乏、一切虚弱之症：鹿茸（酒蒸）、附子（炮）各30克。上细切，分作4服，水6克，生姜10片，煎至八分，去渣，食前温服。③治眩晕之甚，抬头则屋转，眼常黑花，观见常如有物飞动，或见物为二：鹿茸，每服15克，用无灰酒600毫升，煎至200毫升，去滓，入麝香少许服。

[草部 芳草类][补阳药]

益智仁

温脾暖肾、固气涩精

[释名] 脾主智。

[来源] 益智仁为姜科植物益智的果实。

[主要产地] 主产于广东、海南、广西、云南、福建。

[应用] 温脾、暖肾、固气、涩精。治冷气腹痛、中寒吐泻、多唾、遗精、小便余沥、夜多小便。

[性味] 温，辛，无毒。

[主治] 冷气腹痛、遗精、小便赤浊。

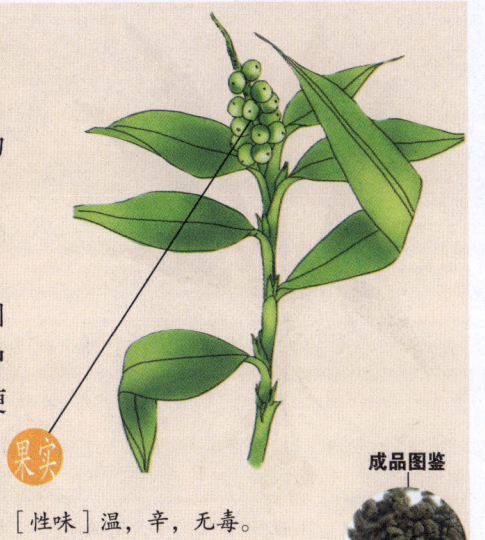

形态特征

植株高1~2米。茎丛生，直立。叶2列，狭披针形，长25~35厘米，宽3~6厘米，先端尖，基部阔楔形，边缘具脱落性小刚毛；叶舌膜状，有毛。总状花序长10~15厘米；花萼筒状，外被柔毛；花冠管长8~10毫米，唇瓣倒卵形，粉白色，具红色脉纹；子房卵圆形，密被绒毛。蒴果椭圆形至纺锤形，被疏毛。花期为3~5月，果期为4~6月。

药用部分

○果实

性味：性温，味辛，无毒。

功效主治：能补虚调气、益气安神、通利三焦，治疗肾虚遗精、小便淋漓及崩漏。若夜尿多，可用本品24枚研碎，加盐煎服效果好。有补气和中的作用，并治寒邪犯胃的多涎证。能益脾胃、补肾虚，治疗滑精、小便赤浊。治梦遗、吐血及崩漏等。

保健运用

○**益智仁粥**

材料：粳米50克，益智仁5克。

做法：将益智仁研为细末。将粳米淘洗后放入砂锅内，加入清水，先用武火煮沸，再用文火熬成稀粥。调入益智仁末和少量精盐，稍煮片刻，待粥稠停火即可。

实用附方

①治小便频数，用缩泉丸：盐炒益智子、乌药等份研末，酒煮药粉为糊做丸如梧桐子大，每次空腹盐开水送下70丸。②治男女白浊：用盐水炒益智仁、姜汁炒厚朴等份，生姜3片，大枣1枚，煎服。③治崩漏：益智子炒后研末，米汤中加盐送服3克。④治胎漏下血：用益智仁15克，砂仁30克，研末，每次9克以空腹白开水送下，每天2次。⑤心虚尿滑，及赤白二浊：益智子仁、白茯苓、白术等份，共同研为末。每次服用9克，用白汤调下。⑥腹胀忽泻日夜不止，诸药不效：用益智子仁60克，用水煎，取浓汁饮下，立愈。

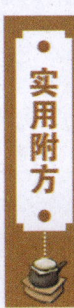

仙茅

[草部 山草类][补阳药]

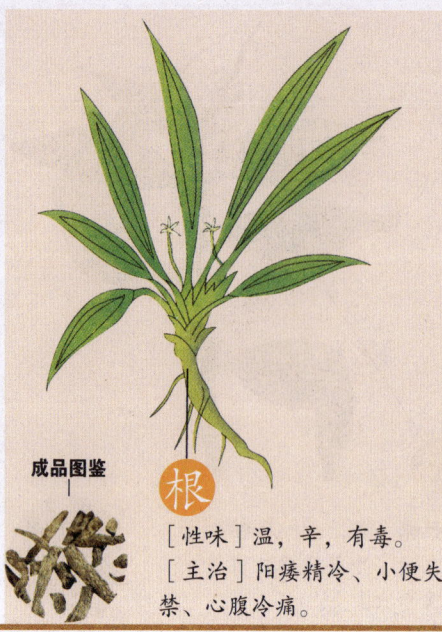

成品图鉴

补阳温肾专用药材

[释名] 独茅、茅爪子、婆罗门参。

[来源] 为石蒜科植物仙茅的根茎。

[主要产地] 主产于江苏、福建、台湾、广东、四川、云南。

[应用] 温肾阳，壮筋骨。治阳痿精冷、小便失禁、崩漏、心腹冷痛、腰脚冷痹、痈疽、瘰疬等症。

[性味] 温，辛，有毒。

[主治] 阳痿精冷、小便失禁、心腹冷痛。

形态特征

干燥根茎为圆柱形，略弯曲，两端平，长3～10厘米，直径3～8毫米。表面棕褐色或黑褐色，粗糙，皱缩不平，有细密而不连续的横纹，并散布有不太明显的细小圆点状皮孔。未去须根者，在根茎的一端常丛生两端细、中间粗的须根，长3～6厘米，有极密的环状横纹，质轻而疏松，柔软而不易折断。根茎质坚脆、易折断，微带颗粒性，皮部浅灰棕色或因糊化而呈红棕色，靠近中心处色较深。气辛香，味微苦、辛。

药用部分

○ 根

性味：性温，味辛，有毒。

功效主治

久服通神强记，助筋骨，益肌肤，长精神。治一切风气，补暖腰脚，清安五脏。久服轻身，益颜色。明耳目，填骨髓，开胃消食下气，益房事。治心腹冷气不能食、腰脚风冷挛痹不能行。

保健运用

○ 仙茅猪肉汤

功效：补肾阳、强筋骨、祛寒湿。

材料：仙茅15克，金樱子15克，猪瘦肉200克，葱、生姜、食盐各适量。

做法：猪肉洗净切小块。仙茅、金樱子先煎，去渣取汁，放入猪肉，加葱、生姜、清水，用文火炖汤，熟时调入食盐即可。

用法：分1～2次服用，食肉喝汤。

实用附方

①用仙茅丸，壮筋骨，益精神，明目，黑髭须：仙茅500克，糯米泔浸五日，去赤水，夏月浸三日，铜刀刮锉阴干，取250克；苍术500克，米泔浸五日，刮皮焙干，取250克；枸杞250克，车前子300克，白茯苓（去皮）、茴香（炒）、柏子仁（去壳）各240克，生地黄（焙）、熟地黄（焙）各120克，为末，酒煮糊丸如梧子大。每服50丸，食前温酒下，日二服。②定喘下气，补心肾，用神秘散：用白仙茅15克（米泔浸三宿，晒炒），团参7克，阿胶40克（炒），鸡膍胵30克（烧），为末，每服6克，糯米饮空腹下，日二服。

蛤蚧

[鳞部 龙类][补阳药]

常用的助阳保健品

[释名] 大壁虎、仙蟾。

[来源] 为壁虎科动物蛤蚧的干燥全体。

[主要产地] 主要分布于亚洲北回归线附近的亚热带地区，包括中国、越南、泰国和老挝，多栖息在悬岩峭壁的洞缝。

[应用] 主治肺虚咳嗽、肾虚作喘、虚劳喘咳。本品长于补肺气、助肾阳、定喘咳。

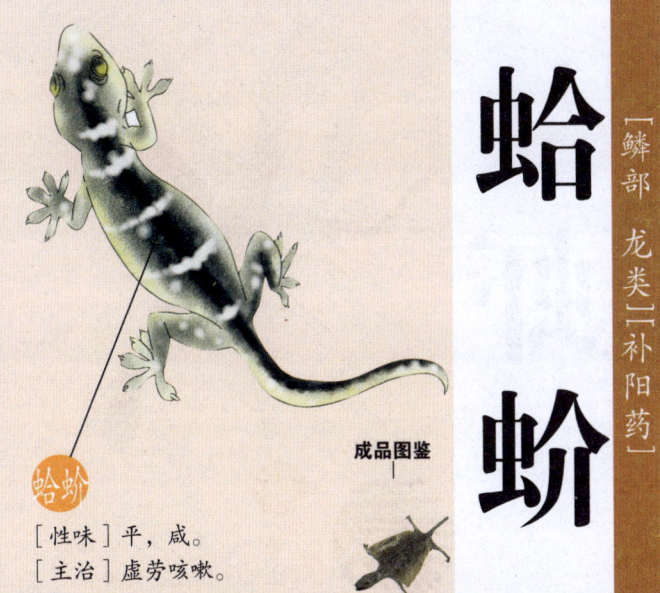

成品图鉴

蛤蚧

[性味] 平，咸。
[主治] 虚劳咳嗽。

形态特征

陆栖爬行动物，全长34厘米。体尾等长。头呈三角形，长大于宽，吻端凸圆。鼻孔近吻端，耳孔椭圆形，其直径为眼径之半。头及背面鳞细小，呈多角形，尾鳞不甚规则，近于长方形，排成环状；大而突起的鳞片成行地镶嵌在小鳞片中，行距间约有三排小鳞，分布在躯干部的有10~12纵行左右；在尾部的有6行。

药用部分

○ 蛤蚧

性味：性平，味咸。

功效主治：本品兼入肺肾二经，长于补肺气、助肾阳、定喘咳，为治多种虚证喘咳之佳品。常与贝母、紫菀、杏仁等同出，治虚劳咳嗽，如蛤蚧丸。

保健运用

○ 蛤蚧粥

材料：蛤蚧1只，党参30克，糯米50克，白酒、蜂蜜、蜡各少许。

做法：先用白酒和蜂蜜涂蛤蚧身上炙熟，研末；党参研末，化蜡，与蛤蚧末和匀成饼；煮糯米成粥，加入蛤蚧饼搅化即成。

实用附方

治虚劳咳嗽及肺痈上气：蛤蚧一对（头尾全者，涂酥炙令黄），贝母30克（煨微黄），紫菀30克（去苗、土），杏仁30克（汤浸，去皮、尖、双仁，麸炒微黄），鳖甲60克（涂醋炙令黄，去裙），皂荚仁30克（炒令焦黄）。桑根白皮30克（锉）。上药捣罗为末，炼蜜和捣三、二百杵，做丸如梧桐子大。每服以枣汤下20丸，日三四服。忌苋菜。

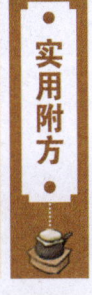

[鳞部 无鳞类][补阳药]

虾

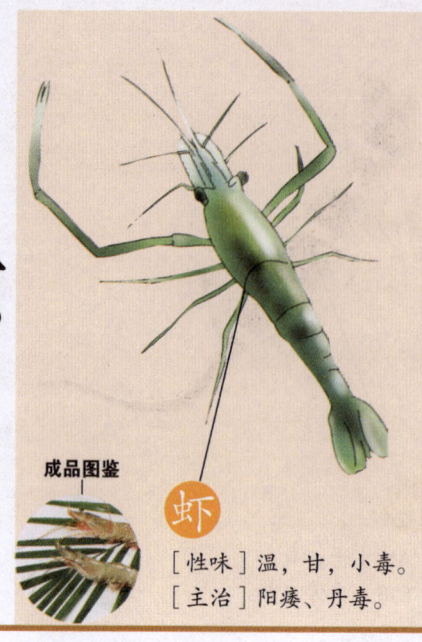

成品图鉴

虾

[性味] 温，甘，小毒。
[主治] 阳痿、丹毒。

滋补壮阳之妙品

[释名] 河虾、小龙虾、对虾、明虾、基围虾、琵琶虾、龙虾。
[来源] 为长臂虾科动物青虾等多种淡水虾的全体或肉。
[主要产地] 全国各地均有分布。
[应用] 补肾壮阳、通乳、托毒。治阳痿、乳汁不下、丹毒、痈疽、臁疮。

营养成分
虾味道鲜美，营养丰富，据分析，每百克鲜虾肉中含蛋白质20.6克，脂肪0.7克，钙35毫克，磷150毫克，铁0.1毫克，还含有丰富的维生素A、维生素B₁、维生素B₂、维生素E等。虾皮的营养价值更高，每百克含蛋白质39.3克，钙2000毫克，磷1005毫克，铁5.6毫克，其中钙的含量为各种动植物食品之冠。虾特别适宜老年人和儿童食用。

药用部分
○全体或肉

性味：性温，味甘，有小毒。
功效主治：主治小儿赤白游肿疼痛，捣碎敷患处。做羹治疗鳖症，托痘疮，下乳汁。法制壮阳道，煮汁可以吐风痰。可补肾壮阳，治阳痿、丹毒、痈疽、臁疮。

保健运用
○枸杞韭菜炒虾仁

材料：虾200克，枸杞10克，韭菜250克，盐5克，味精3克，料酒适量。

做法：虾去壳洗净，韭菜洗净切段，枸杞洗净泡发。将虾抽去肠泥，放入淀粉及调料腌渍5分钟。锅置火上油烧热，下入虾仁、韭菜、枸杞和调味料，炒至入味即可。

实用附方
①补肾兴阳：虾米500克，蛤蚧2枚，茴香、蜀椒各120克，并以青盐化酒炙炒，以木香粗末30克，和匀，乘热收新瓶中密封，每服1匙，空腹盐酒嚼下。②宣吐风痰：连壳虾250克，入葱、姜、酱煮汁，先吃虾后吃汁，紧束肚腹，以翎探引取吐。③治无乳及乳病：鲜虾米500克，取净肉捣烂，黄酒热服，少时乳至，再用猪蹄汤饮之，一日几次，其乳如泉。④治痈疽肿毒：虾，新瓦上焙干研末擦患处。⑤治血风臁疮：生虾、黄丹，捣和贴之，日一换。

补肾虚、治腰脚酸痛

[释名] 思仲、思仙。

[来源] 该品为杜仲科植物杜仲的树皮。

[主要产地] 主产于长江中游。

[应用] 补肝肾、强筋骨、安胎。治腰脊酸疼，足膝痿弱，小便余沥，阴下湿痒，胎漏欲堕，胎动不安，高血压。

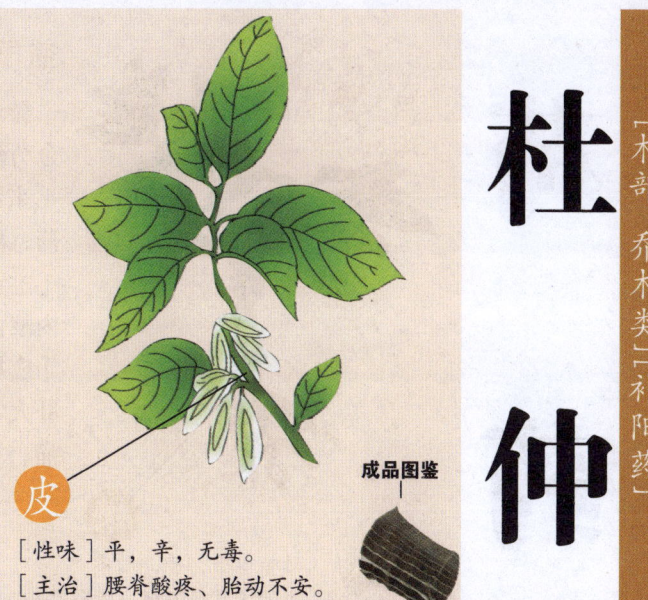

皮

成品图鉴

[性味] 平，辛，无毒。
[主治] 腰脊酸疼、胎动不安。

杜仲 [木部 乔木类][补阳药]

形态特征

落叶乔木，高达20米。树皮灰褐色，较粗糙，或灰白色，小枝光滑，黄褐色或较淡，具片状髓。皮、枝及叶均含胶质，老枝有明显气孔。单叶互生；椭圆形或卵形，边缘有锯齿，幼叶上面疏被柔毛，下面毛较密，老叶上面光滑，下面叶脉处疏被毛；叶柄长1~2厘米，花单性，雌雄异株，与花同时开放，或先叶开放。雄花有雄蕊6~10枚；雌花有一裸露而延长的子房；顶端有2叉状花柱。翅果卵状长椭圆形而扁，先端下凹，裂开，基部楔形，周围有薄翅，内有种子1粒。

药用部分

○ 皮

性味：性平，味辛，无毒。

功效主治：能补肝润燥、治腰膝痛、补中益气、强健筋骨，消除阴部湿痒，止小便淋沥。长期服用，能健身抗衰老。能治腰脚酸痛，不能落地。治肾劳所致的身体强直，腰部不利，可加用杜仲。能使筋骨相着。

○ 芽

性味：性平，味辛，无毒。

功效主治：作蔬，去风毒脚气、久积风冷、肠痔下血。亦可煎汤。

实用附方

①治肾虚腰痛：用杜仲去皮炙黄500克，分作十剂。每夜取一剂，以水1升，浸至五更，煎三分减一，取汁，以羊肾三至四枚切下，再煮三至五沸，如作羹法，和以椒、盐，空腹顿服。②治风冷伤肾、腰背虚痛：杜仲500克切炒，酒400毫升，渍十日，日服三合。③治病后虚汗、目中流汁：杜仲、牡蛎等份，为末，卧时水服10毫升，不止更服。④治产后诸疾及胎脏不安：杜仲去皮，瓦上焙干，木臼捣末，煮枣肉和丸弹子大。每服1丸，糯米饮下，日2服。

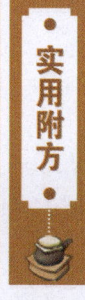

[草部 芳草类][补血药]

芍药

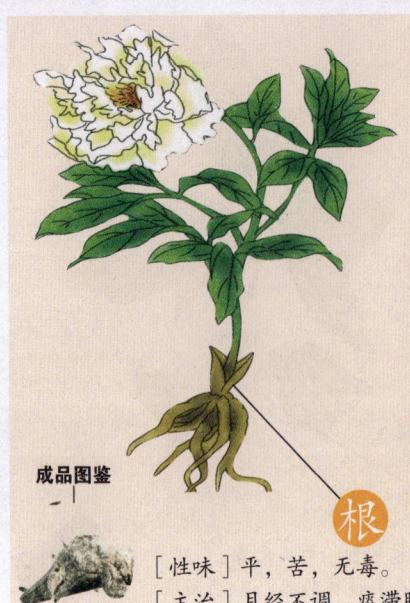

成品图鉴

益气、止痛、利尿

[释名]将离、犁食、余容、鋋、金芍药、木芍药。

[来源]赤芍药为毛茛科植物芍药、草芍药、川赤芍的根。

[主要产地]主产于陕西、山西、内蒙古。

[应用]有散瘀、活血、止痛、泻肝火之效，主治月经不调、瘀滞腹痛、关节肿痛、胸痛、肋痛等症。

[性味]平，苦，无毒。
[主治]月经不调、瘀滞腹痛、胸痛。

形态特征

株高60～120厘米，二回三出羽状复叶，小叶通常三深裂，椭圆形、狭卵形至披针形，绿色，近无毛。花一至数朵着生于茎上部顶端，有长花梗及叶状苞，苞片三出；花紫红、粉红、黄或白色，尚有淡绿色品种；花径13～18厘米，单瓣或重瓣，单瓣花有花瓣5～10枚，重瓣者多枚；离生心皮3～5个，无毛；雄蕊多个；果，种子多粒，球形，黑色；花期为4～5月，依地区及品种不同而稍有差异；果熟期为8～9月。

药用部分

○根

性味：性平，味苦，无毒。

功效主治

能益气、止痛、利尿、除血痹、破坚积，用于寒热疝气及腹痛。可通利血脉、活血散瘀、缓中、除水湿、消痈肿、利膀胱及大小肠，用于感受时行病邪之恶寒发热、腹痛腰痛。能补五脏、益肾气，治疗脏腑壅滞症及骨蒸潮热经闭，并祛腐排脓。有益气补虚、退热除烦及明目的作用，治妇人胎前产后等一切疾病，并疗惊狂头痛、目赤肿痛、便血痔瘘、疮痈疥癣。有泻肝火、安脾肺、降胃气、止泻痢、敛肺、固表、和血脉之功。理中气，治疗脘腹虚胀、心下痞满、肋痛噫气、咳嗽喘气、鼻衄目涩、腹满腰冷等。疗下痢腹痛、里急后重之症。

实用附方

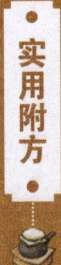

①治腹中虚痛：用白芍9克，炙甘草3克，水400毫升，煎至200毫升，温服。夏季加黄芩1.5克，恶寒加肉桂3克，冬季大寒加肉桂6克。②治脚气肿痛：取白芍180克，甘草30克，研末，加白开水送服。③治衄血不止：用赤芍研末，水煎服6克。④治鱼骨鲠咽：用白芍嚼细汁咽下。⑤治血崩带下：赤芍、香附等份末，取6克，盐3克，水200毫升，煎至七分，温服，每天2次，十日见效。⑥治消渴引饮：用白芍、甘草等份末，每用3克，水煎服，日服3次。⑦治五淋：用赤芍30克，槟榔1个，煨后研末，每次3克，水200毫升，煎至七分，空腹服。

[草部 蔓草类][补血药]

何首乌

抗老护发的滋补佳品

[释名]交藤、夜合、地精、桃柳藤、赤葛、马肝石、九真藤、疮帚。

[来源]何首乌为蓼科植物何首乌的干燥块根。

[主要产地]主产于河南、湖北、广西、广东、贵州、四川、江苏等地。

[应用]养血滋阴、润肠通便。主治血虚头昏目眩、心悸、失眠。

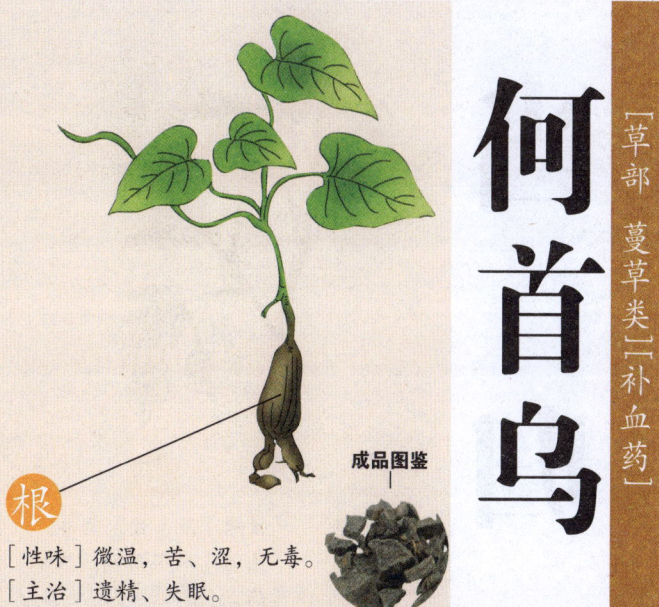

根

成品图鉴

[性味]微温,苦,涩,无毒。
[主治]遗精、失眠。

形态特征

植物为多年生草本,无毛。根细长,顶端有膨大的长椭圆形、肉质块根,皮黑色或黑紫色。茎缠绕,长3~4米,中空,多分枝,基部木质化。叶片卵形,药材呈团块状或不规则纺锤形,长6~15厘米,直径4~12厘米。表面红棕色或红褐色,皱缩不平,有浅沟,并有横肉长皮孔及细根痕。体重,质坚实,不易折断,断面浅黄棕色或浅红棕色,呈粉性,皮部有4~11个类圆形异型维管束环列,形成云锦状花纹,中央木部较大,有的呈木心。

药用部分

○根

性味:性微温,味苦、涩,无毒。

功效主治:主治瘰疬,消痈肿,疗头面风疮,治五痔,止心痛,补益气血,使头发胡须变黑,颜色变光泽,久服长筋骨,益精髓,也治妇女产后及带下等各种病。久服使人有生育,治腑脏各种旧病。

○茎、叶

功效主治:主治风疮疥癣瘙痒,煎汤洗浴,作用很好。

实用附方

乌须发,壮筋骨:用红、白何首乌各500克,米泔水浸三四日,瓷片刮去皮,用淘净黑豆5千克,以砂锅木甑,铺豆及何首乌,重重铺盖蒸,至豆熟,取出去豆,晒干,换豆再蒸,如此9次,晒干研末;赤、白茯苓各500克,去皮研末,用水淘去筋膜及上浮者,取沉于水中的捻块,用人乳10碗浸匀,晒干研末;牛膝240克去苗,酒浸1日,同何首乌第7次同蒸,至第9次止,晒干;当归240克,酒浸晒;枸杞240克,酒浸晒;菟丝子240克,酒浸生芽,研烂晒;补骨脂120克,用黑芝麻炒香。忌铁器,以石臼研末,炼蜜和丸如弹子大,每日3丸。

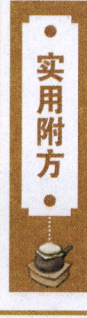

[草部 芳草类][补血药]

当归

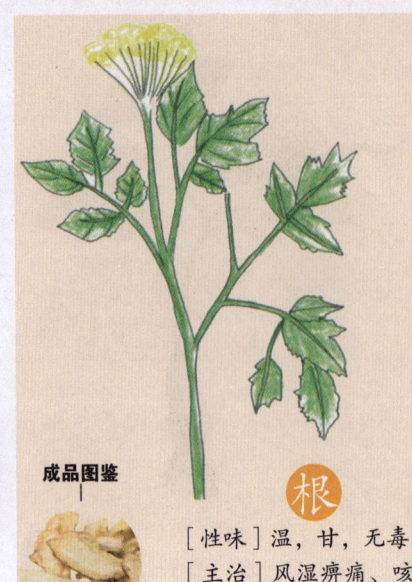

成品图鉴

根

能治全身病的补血圣药

[释名] 乾归、山蕲、白蕲、文无。

[来源] 当归为伞形科当归属植物当归的根。

[主要产地] 主产于甘肃、云南、四川。

[应用] 补血活血、调经止痛、润肠通便。用于血虚萎黄、眩晕心悸、月经不调、经闭痛经。

[性味] 温，甘，无毒。

[主治] 风湿痹痛、咳嗽、虚劳寒热。

形态特征

多年生草本。茎带紫色。基生叶及茎下部叶卵形，2～3回三出或羽状全裂，最终裂片卵形或卵状披针形，3浅裂，叶脉及边缘有白色细毛；叶柄有大叶鞘；茎上部叶羽状分裂。复伞形花序；伞幅9～13；小总苞片2～4；花梗12～36，密生细柔毛；花白色。双悬果椭圆形，侧棱有翅。花果期为7～9月。

药用部分

○根

性味：性温，味甘，无毒。

功效主治：能温中止痛、补五脏、生肌肉，疗风湿痹痛。治咳嗽、疟疾寒热、流产不孕及各种痈肿创伤。补虚损、止呕逆，治虚劳寒热、腹痛下痢、齿痛、腰痛及崩漏。能补一切虚损、破瘀血、生新血，可排脓止痛、滋润肌肤。能治腰部冷痛、痿弱无力、足热疼痛。

保健运用

○当归母鸡汤

材料：当归、党参各15克，老母鸡1只，葱、生姜、料酒、食盐各适量。

做法：将母鸡宰杀、洗净、斩成块，同当归、党参放入锅中，加清水、葱、生姜、料酒，用文火炖汤，熟时调入食盐即可。

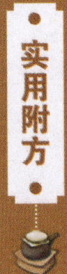

实用附方

①治血虚发热、面红目赤、烦渴引饮、脉洪大无力，用当归补血汤：用酒洗当归身6克，蜜炙绵黄芪30克，为一剂，水400毫升，煎至200毫升，空腹温服，每日2次。②治伤胎失血、产后崩漏、外伤出血等一切失血眩晕：用当归60克，川芎30克，每次用15克，水七分，酒三分，煎至七分，热服，每日2次。③疗衄血不止：用当归焙干研末，每次服3克，米汤送下。④治视物昏花：取生晒当归180克，炮附子30克，共研末炼蜜丸如梧桐子大，每次服30丸，温酒送下。⑤治疟疾：用当归30克，水煎服，每日1剂。

常用补血良药

[释名] 傅致胶。

[来源] 阿胶为马科动物驴的皮去毛后熬成的胶块。

[主要产地] 主产于山东省东阿县。

[应用] 补血滋阴、润燥、止血。用于血虚萎黄、眩晕心悸、心烦不眠、肺燥咳嗽等症。

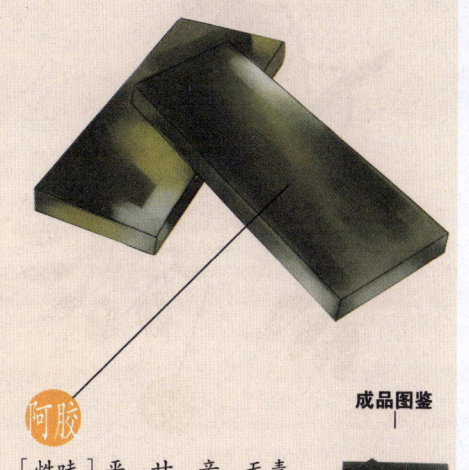

成品图鉴

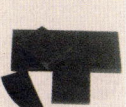
阿胶

[性味] 平，甘，辛，无毒。
[主治] 血虚萎黄。

[禽部 山禽类][补血药] 阿胶

形态特征

本品为长方形或方形块，黑褐色，有光泽。质硬而脆，断面光亮，碎片对光照视呈棕色半透明状。

药用部分

○阿胶

性味：性平，味甘，辛，无毒。

功效主治：有安胎的作用，还能养肝气，能治疗虚劳冷颤、腰腹痛、四肢酸痛、女子下血、阳气不足、脚软不能久立、吐血、尿血、经水不调等，是和血滋阴、除风润燥、化痰清肺、利小便、润大肠的圣药。

保健运用

○阿胶牛肉汤

功效：阿胶牛肉汤能滋阴养血、温中健脾，适用于月经不调、经期延后、头昏眼花、心悸不安者。

材料：阿胶15克，牛肉100克，米酒20毫升，生姜10克，精盐适量。

做法：将牛肉去筋，余烫、切片备用。将切好的牛肉片与生姜、米酒一起放入砂锅，加入适量的水，先用武火煮沸，再转用文火煮30分钟。加入洗净的阿胶以及调料，待溶解后，搅拌均匀即可。

用法：可分次温服。

① 肺气喘促，涎潮眼窜：用透明阿胶切炒，以紫苏、乌梅肉等份，水煎服之。② 月水不调：阿胶3克，蛤粉炒成珠，研末，热酒服即安。③ 产后虚闷：阿胶、枳壳各30克，滑石7克，为末，炼蜜丸如梧桐子大，每服50丸，温水下，未通，再服。④ 治大人小儿吐血：阿胶（炒）、蛤粉各30克，辰砂少许。上为末，藕节捣汁，和蜜调下，食后服。⑤ 治伤寒热病七日以上，发汗不解及吐下后，诸热不除，遂至发斑：阿胶（炒令燥）30克，大青60克，甘草（炙）30克。上三味，粗捣筛。每服10克，水200毫升，豉百粒，煎至150克，去滓温服。

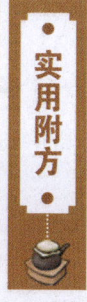

实用附方

[果部 夷果类][补血药]

龙眼

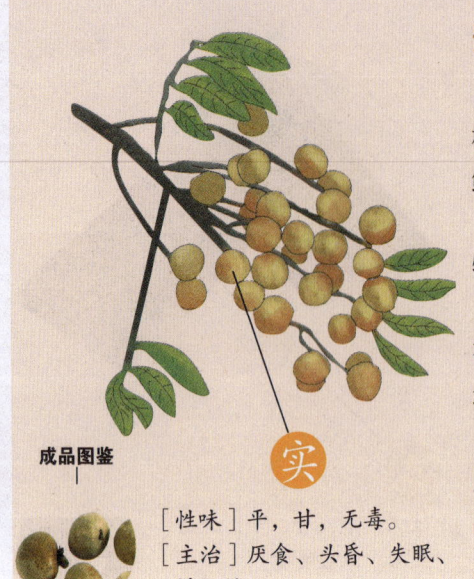

成品图鉴

实

安神、补血、抗衰老

[释名]龙目、亚荔枝、荔枝奴、骊珠、燕卵、蜜脾、鲛泪、川弹子。

[来源]龙眼为无患子科植物龙眼的果实。

[主要产地]主产于广西、福建、广东、四川、台湾等地。

[应用]壮阳益气、补益心脾,可治疗贫血、心悸、失眠、健忘。

[性味]平,甘,无毒。
[主治]厌食、头昏、失眠、心悸怔忡。

形态特征

生药为由顶端纵向裂开的不规则块片,长约1.5厘米,宽1.5~3.5厘米,厚不及1毫米,表面黄棕色,半透明。靠近果皮的一面皱缩不平、粗糙。靠近种皮的一面光亮而有纵皱纹。质柔韧而微有黏性,常黏结呈块状。气香、味浓甜而特殊;火焙龙眼肉,果肉呈深黄色至棕褐色,常多片、黏成团,质软润而显光泽,较黏手,稍有烟熏气,味甜而略带烟熏味,咀嚼有韧性,较黏牙。

药用部分

○实

性味:性平,味甘,无毒。

功效主治

可开胃益脾,益气血,养肌肉,补虚损,增智力,治五脏邪气,安心志,疗厌食,除蛊毒,驱除多种寄生虫,治头昏、失眠、心悸怔忡、虚羸,治病后或产后体虚及由于脾虚所致之下血失血症。

保健运用

○龙眼冰糖茶

材料:龙眼肉25克,冰糖10克。

做法:把龙眼肉洗净,同冰糖放入茶杯中,冲入沸水,加盖闷一会儿,即可饮用。

用法:每日1剂,随冲随饮。

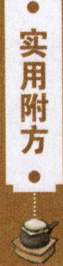

实用附方

①治心悸怔忡:龙眼肉,每日嚼食30克。②治心悸怔忡、失眠、心脾血虚者及大便下血:龙眼肉,蒸熟每日食之,食至500多克后,即可治愈。③治贫血体弱、心悸失眠、精神不振:龙眼肉10克,莲子15克,糯米60克,煮粥每日早晚食。④治贫血体弱:龙眼肉10克,花生米(连红衣)12克,水煎服。⑤治失眠、心悸:龙眼肉、炒酸枣仁各10克,芡实12克,煮汤睡前饮。⑥治呃逆:龙眼肉干7个,连核一起放火中煅炭存性,研细末,分4次服,一日2次,用代赭石15克煎水送服。

荔枝

[果部 夷果类][补血药]

解百毒，调众药

[释名] 丹荔、丽枝、离枝、火山荔、勒荔、荔支。

[来源] 为无患子科植物荔枝的果实。

[主要产地] 主产于广东、广西、福建、四川、台湾、云南等地。

[应用] 生津、益血、理气、止痛。治烦渴、呃逆、胃痛、瘰疬、疔肿、牙痛、外伤出血。

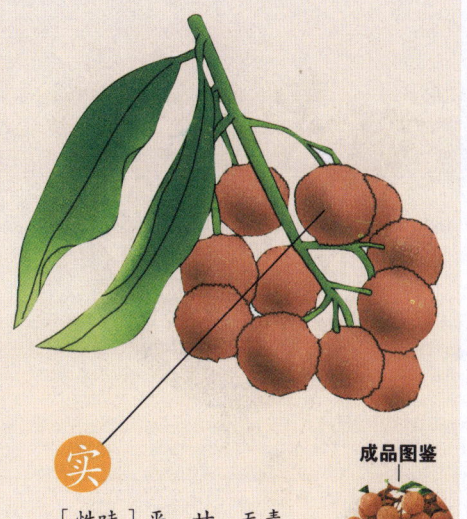

实

[性味] 平、甘、无毒。
[主治] 烦渴、牙痛。

成品图鉴

形态特征

常绿乔木，高通常不超过10米，有时可达15米或更高，树皮灰黑色；小枝圆柱状，褐红色，密生白色皮孔。叶连柄长10~25厘米，薄革质或革质，披针形或卵状披针形，有时长椭圆状披针形，顶端骤尖或尾状短渐尖，全缘，腹面深绿色，有光泽，背面粉绿色。花序顶生，阔大，多分枝，花梗纤细，长2~4毫米，有时粗而短。果卵圆形至近球形，长2~3.5厘米，成熟时通常呈暗红色至鲜红色。种子全部被肉质假种皮包裹。花期春季，果期夏季。

药用部分

○ 实

性味：性平，味甘，无毒。

功效主治：能生津、益血、理气、止痛。治烦渴、呃逆、胃痛、瘰疬、疔肿、牙痛、外伤出血。能壮阳益气、补中清肺、生津止渴、利咽喉。治产后水肿、脾虚下利、咽喉肿痛、呕逆等症。

○ 核

性味：性温，味甘、涩，无毒。

功效主治：治疝气痛，妇人血气刺痛。以一枚煨存性，研末，新酒调服，可治心痛、小肠气痛。

○ 壳

性味：性平，味甘，无毒。

功效主治：痘疮出不爽快，可煎汤饮之。

实用附方

①治呃逆不止：荔枝7个，连皮核烧存性；为末，白汤调下。②治瘰疬溃烂：荔肉敷患处。③止外伤出血，并防止疮口感染溃烂，得以迅速愈合：荔枝晒干研末（浸童便晒更佳）备用。每用取末搽患处。④治老人晨起腹泻、大便溏稀：干荔枝肉50克，淮山、莲子各10克（捣碎），水煮至软烂时，加入大米100克，同煮粥，用油盐或白糖调味食用。⑤治疔疮恶肿：荔枝肉、白梅各3个。捣作饼状，贴于疮上。⑥治风火牙痛：大荔枝1个，剔开，填盐满壳，煅研，搽之。⑦治小儿遗尿：每天吃荔枝干10个。

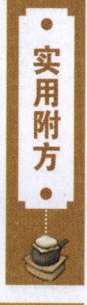

[菜部 茎菜类][补血药]

茼蒿

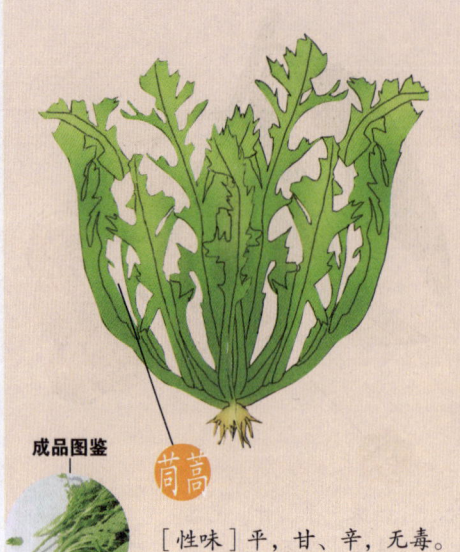

成品图鉴

养心清血、养脾胃

[释名] 蓬蒿。
[来源] 菊科草本植物茼蒿的茎叶。
[主要产地] 全国大部分省区都有栽培。
[应用] 平补肝肾、缩小便、宽中理气。主治心悸、怔忡、失眠多梦、痰多咳嗽、腹泻等症。

[性味] 平，甘，辛，无毒。
[主治] 心悸、失眠多梦、腹泻。

形态特征

一年生草本，高可达30~70厘米。茎直立，光滑无毛，柔软，富肉质。叶互生，无柄，椭圆形、倒卵状披针形或倒卵状椭圆形，边缘有不规则的深齿裂或羽裂，裂片椭圆形，先端钝。春季开花，头状花序单生于枝端，有长花梗，但不形成明显的伞房花序，或头状花序单生茎顶，总苞干膜质，苞片覆瓦状排列，卵形至椭圆形；花杂性，舌状花1层。瘦果长三棱形，有2条突起的肋，余肋稍明显。花果期6~8月。

药用部分

○ 茼蒿

性味：性平，味甘、辛，无毒。
功效主治：能利肠胃、消食开胃、通便利肺、清血养心、润肺化痰、平补肝肾、缩小便、宽中理气。主治心悸、怔忡、失眠多梦、心烦不安、痰多咳嗽、腹泻。

保健运用

○ 茼蒿猪肝汤

材料：猪肝150克，茼蒿100克，生抽、盐、白胡椒粉、生粉各适量。

做法：猪肝洗净，切成薄片，用冷水或淡盐水浸泡30分钟，至水清，中间换水2~3次。猪肝浸泡好后，用2汤匙生抽、1汤匙油、1/4汤匙胡椒粉和半汤匙生粉拌匀、腌好。茼蒿洗净，择好。热锅放两汤匙油，下姜片爆香，倒入清水煮开，放茼蒿和猪肝滚熟，下盐调味即可食用。

实用附方

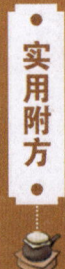

①治痰热咳嗽、肺燥咳嗽、痰浓稠：茼蒿菜120克，切碎，加水煎汤取汁，加入蜂蜜30克，溶化后，分2~3次服。本方有润肺化痰、止咳的作用。②治头昏目眩、心烦不安：茼蒿菜250克，切碎绞汁，每次2匙，每日2次，温开水冲服，亦可加白糖少许调味。③治脾胃不和、食欲不振、少食呕逆、小便不利：茼蒿菜250克，放沸水中焯过，切细，加香油、食盐、酱油、醋适量拌食。

利五脏、通血脉

[释名] 波斯草、赤根菜。

[来源] 菠菜为藜科植物菠菜的带根全草。

[主要产地] 主产于湖北、湖南、江苏、浙江、广东等地区。

[应用] 补血止血、利五脏、通血脉、止渴润肠、滋阴平肝、助消化。主治高血压、头痛、目眩、风火赤眼等症。

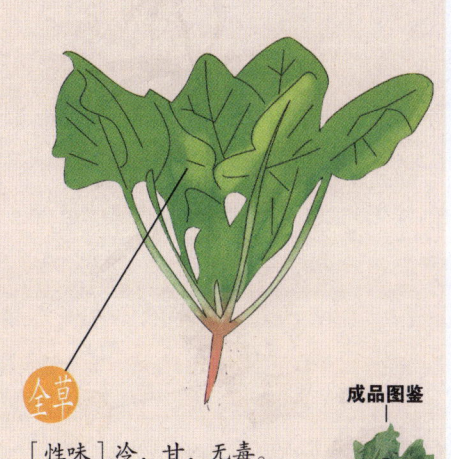

全草　成品图鉴

[性味] 冷，甘，无毒。
[主治] 高血压、头痛、目眩。

菠菜　[菜部 柔滑类][补血药]

形态特征

一二年生草本，全株光滑，柔嫩多水分。幼根带红色。叶互生；花序上的叶变为披针形；具长柄。花单性，雌雄异株；雄花排列呈穗状花序，顶生或腋生，花被4，黄绿色，雄蕊4，伸出；雌花簇生于叶腋，花被坛状，有2齿，花柱4，线形，细长，下部结合。胞果，硬，通常有2个角刺。花期为夏季。

药用部分

○ 全草

性味：性冷，味甘，无毒。

功效主治：可利五脏、通肠胃热、解酒毒与丹石毒、通血脉、开胸脯、降气调中、止渴润燥。

保健运用

○ 双仁菠菜猪肝汤

材料：酸枣仁200克，柏子仁10克，猪肝200克，菠菜两根，盐2小匙，棉布袋1个。

做法：将酸枣仁、柏子仁洗净放在棉布袋内，扎紧。猪肚洗净、切片，菠菜去头，洗净切段。将布袋放入锅中，加入4碗水，用文火熬成高汤，熬成约剩3碗水。将猪肝汆烫捞起，和菠菜一起放入高汤中。最后再适当加入盐，调味即可。

用法：可分次温服。

实用附方

①治消渴引饮：菠菜根、鸡内金等份，为末。米饮服3克，日三次。②治痔疮便血、高血压、老年人或体弱者大便秘结：鲜菠菜120克，粳米100克，加适量水煮粥服用。③治跌打损伤：菠菜洗净挤汁，每次100毫升，米酒送服，每日2~3次。④治口干咽燥、血液胆固醇增高：菠菜根适量，煎汤常服。⑤治高血压、肠胃积热、胸膈烦闷、目眩：鲜菠菜250克煮汤淡食，每日2次。

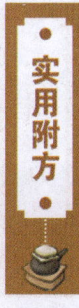

黄精

[草部 山草类][补阴药]

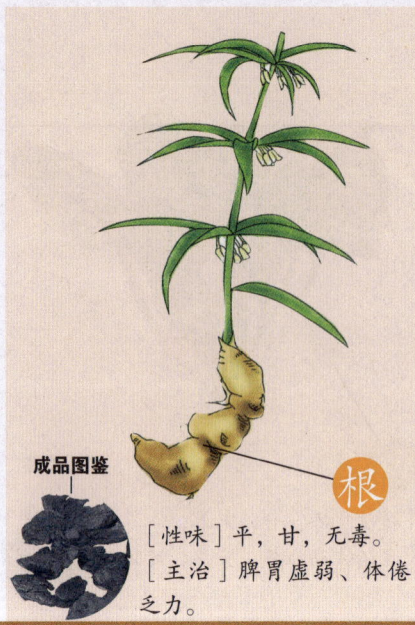

成品图鉴

补五劳七伤、各种虚损

[释名] 黄芝、菟竹、鹿竹、救穷草、生姜。

[来源] 黄精为百合科植物滇黄精、黄精或囊丝黄精的干燥根茎。

[主要产地] 主产于贵州、湖南、浙江、广西、内蒙古、辽宁、山西。

[应用] 补气养阴，健脾，润肺，益肾。用于治疗脾胃虚弱、体倦乏力、口干食少、肺虚燥咳。

[性味] 平，甘，无毒。
[主治] 脾胃虚弱、体倦乏力。

形态特征

黄精按形状不同，分为"鸡头黄精"、"生姜形黄精"、"大黄精"三种。鸡头黄精：不规则的圆锥形，头大尾细，形似鸡头，长3～10厘米，直径0.5～1.5厘米。表面黄白色至黄棕色，半透明，全体有细皱纹及稍隆起呈波状的环节，地上茎痕呈圆盘状，中心常凹陷，根痕多呈点状突起。断面淡棕色，稍带角质，并有多数黄白色点状筋脉；生姜形黄精：呈节块状，分枝粗短，形似生姜，长2～18厘米，宽2～4厘米，厚1.0～2.5厘米。表面较粗糙，有明显疣状突起的须根痕，茎痕呈凹陷的圆盘状；大黄精：大黄精呈肥厚肉质的结节块状，它的表面为淡黄色至黄棕色，具有环节，质硬而韧，不易折断，断面角质，淡黄色至黄棕色。

药用部分

○ 根

性味：性平，味甘，无毒。

功效主治：能补中气，除风湿，安五脏，久服可轻身长寿。补五劳七伤，强筋骨，耐寒暑，益脾胃，润心肺。单品蒸后晒干服食能润肌肤，耐饥饿。补各种虚损，填精髓，除寒热，杀虫。

实用附方

①补肝明目、益寿延年：用黄精1000克，蔓菁子500克，淘洗后一同反复蒸晒，研末，每次空腹米汤送下6克，每天2次。②治麻风病：用黄精根1000克去皮洗净，晒干后放在小米饭甑内，蒸至米熟时服食。③补益精气：用黄精、枸杞等份，捣成饼状晒干研末，炼蜜做丸如梧桐子大，每次米汤送服50丸。④治脾胃虚弱、体倦无力：黄精、党参、淮山药各30克，与鸡同蒸再食用。⑤治肺痨咳血，赤白带：鲜黄精根头60克，冰糖30克。用开水炖服。⑥治肺结核，病后体虚：黄精15～50克。水煎服或炖猪肉食。

桑寄生

[木部 寓木类] [补阴药]

安胎补血的良药

[释名] 寄屑、寓木、宛童、茑。

[来源] 桑寄生为桑科寄生属植物桑寄生或槲寄生、柿寄生的枝叶。

[主要产地] 分布于山西、湖北、江西、福建、台湾、云南等省区。

[应用] 补肝肾、强筋骨、祛风湿、安胎元。用于风湿痹痛、腰膝酸软、筋骨无力、崩漏经多、妊娠漏血、胎动不安等症。

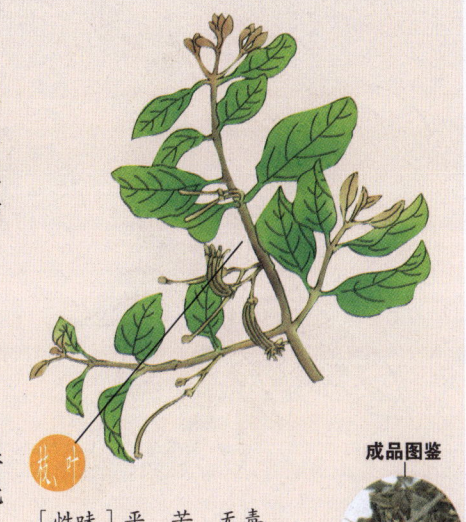

成品图鉴

[性味] 平，苦，无毒。
[主治] 风湿痹痛、崩漏经多。

形态特征

半寄生性常绿小灌木。老枝无毛，有凸起灰黄色皮孔，小枝稍被暗灰色短毛。叶互生或近于对生，革质，卵圆形至长椭圆状卵形，先端钝圆，全缘，幼时被毛；叶柄长1.0～1.5厘米。聚伞花序1～3个聚生叶腋，总花梗、花梗、花萼和花冠均被红褐色星状短柔毛；花萼近球形，与子房合生。浆果椭圆形，有瘤状突起。花期为8～9月，果期为9～10月。

药用部分

○枝、叶

性味：性平，味苦，无毒。

功效主治：本品能充肌肤，护固头发，坚固牙齿，长须眉，安胎。能治腰痛、小儿背脊强直、痈肿。有下乳汁之功，可以治妇女体虚崩中及产后各种疾病，治金疮、痹痛。桑寄生能强筋骨，益血脉。本品安胎，治妊娠胎漏下血。

保健运用

○桑寄生茶

功效：祛风益肝、强筋安胎。

材料：桑寄生干品15克。

做法：取桑寄生干品15克煎煮15分钟后饮用。

用法：每天早晚各一次。

实用附方

①治膈气：生桑寄生捣汁200毫升，服之。②治胎动腹痛：桑寄生45克，阿胶（炒）15克，艾叶15克，水300毫升，煎200毫升，去滓温服。③治下血后虚：下血止后，但觉丹田元气虚乏，腰膝沉重少力。桑寄生为末，每服3克，白汤点服。④治毒痢脓血，六脉微小，并无寒热：桑寄生60克，防风、大芎7.5克，炙甘草9克。共为末。每次使用6克，用水200毫升，煎至水剩余80%，与药滓一同服用。

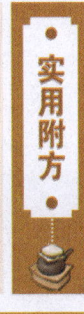

女贞

[木部 灌木类][补阴药]

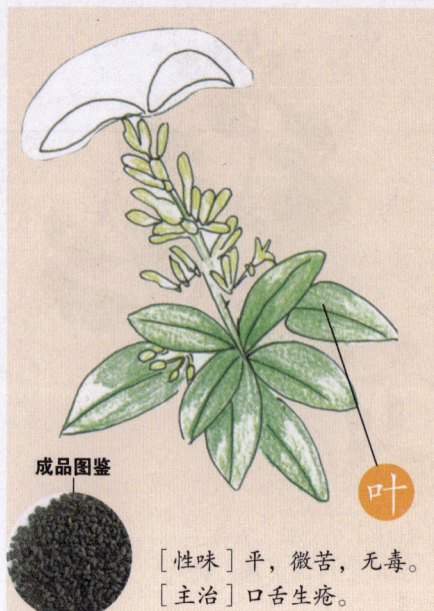

成品图鉴

叶

抗老回春的圣品

[释名] 贞木、冬青、蜡树。

[来源] 女贞子为木樨科植物女贞的干燥成熟果实。

[主要产地] 主产于陕西、甘肃、浙江、江苏、云南、贵州、广东等。

[应用] 除风散血、消肿定痛，可明目、乌发、补肝肾。

[性味] 平，微苦，无毒。
[主治] 口舌生疮。

形态特征

一般高6米左右。叶革质而脆，卵形、宽卵形、椭圆形或卵状披针形，长6～12厘米，无毛。圆锥花序长12～20厘米。核果矩圆形，紫蓝色，长约1厘米。常绿乔木，树皮灰绿色，平滑不开裂。枝条开展，光滑无毛。单叶对生，卵形或卵状披针形，先端渐尖，基部楔形或近圆形，全缘，表面深绿色，有光泽，无毛，叶背浅绿色，革质。6～7月开花，花白色，圆锥花序顶生。浆果状核果近肾形，10～11月果熟，熟时深蓝色。

药用部分

○实

性味：性平，味苦，无毒。

功效主治：补益中气，使五脏平安，养精神，祛面疮。长期服用，使人身轻体健，不易衰老。滋阴，强健腰膝，使白发变黑，明目。

○叶

性味：性平，味微苦，无毒。

功效主治：除风散血，消肿定痛，治头目昏痛。诸恶疮肿、疮溃烂久者，以水煮乘热贴之，频频换易，米醋煮亦可。口舌生疮，舌肿胀出，捣汁含浸吐涎。

实用附方

①治虚损百病：久服发白再黑，返老还童。用女贞实（十月上巳日收，阴干，用时以酒浸一日，蒸透晒干）1.5千克，旱莲草（五月收，阴干）300克（为末），桑子（三月收，阴干）300克，为末，炼蜜丸如梧桐子大，每服70～80丸，淡盐汤下。若四月收桑捣汁和药，即不用蜜矣。②治风热赤眼：用女贞叶500克捣汁，浸新砖数片，五日掘坑，架砖于内盖之，日久生霜，刮下。也可用雅州黄连60克，女贞叶120克，水浸三日夜，熬成膏，收点眼。③治一切眼疾：女贞叶研烂，入朴硝贴之。

葡萄

[果部 瓜类][补阴药]

果中之珍品

[释名] 蒲桃、草龙珠。

[来源] 葡萄为葡萄科植物葡萄的果实。本植物的根、藤叶亦入药用。

[主要产地] 主要产于新疆、甘肃、陕西、山西、河北、山东等地。

[应用] 除烦止渴、热淋涩痛。多吃葡萄可补气、养血、强心。

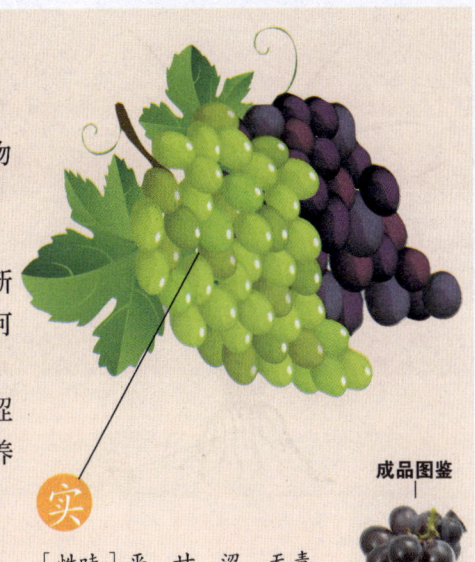

实

成品图鉴

[性味] 平、甘、涩，无毒。
[主治] 利小便、养血。

形态特征

葡萄科植物葡萄的成熟果实。落叶木质藤本，幼枝光滑。叶互生，近圆形。圆锥花序，花小，黄绿色。花后结浆果，果椭球形或圆球形。根据品种的不同外皮有红色、绿色、紫红色或黄色等。

药用部分

○ 实

性味：性平，味甘、涩，无毒。

功效主治：益气倍力强志，令人肥健，耐饥忍风寒。久食，轻身不老延年。可作酒。逐水，利小便。除肠间水，调中治淋。

○ 根及藤、叶

性味：性平，味甘、涩，无毒。

功效主治：煮浓汁细饮，恶心，孕妇子上冲心，饮之即下，胎安。治腰脚肢腿痛，煎汤淋洗之，良。又饮其汁，通小肠，消肿满。

保健运用

○ 鲜葡萄汁

材料：新鲜葡萄100克，白糖适量。

做法：把葡萄洗净、去梗，拿清洁纱布包紧后挤汁，加入适量白糖调匀即可。

用法：1天分3次喝完。

实用附方

①治水肿：葡萄嫩心14个，蝼蛄7个（去头尾），同研，露七日，曝干为末。每服1.5克，淡酒调下。暑月尤佳。②治肝肾虚弱、腰脊酸软、乏力：葡萄100克，人参15克，用白酒500毫升浸泡。每次饮1～2杯。③治胃阴不足、咽干口渴：鲜葡萄500克，捣烂，绞取汁液，以小火煎熬浓稠，加等量蜂蜜煎沸备用。每次1匙，用沸水化服。④治小便滞涩热痛：生地黄100克，加水适量，煎汤取汁并加热浓缩，另将鲜葡萄100克，鲜藕200克，捣烂取汁，与生地黄浓缩液混匀后，用小火熬成稠膏，再加等量炼蜜煎沸即成。每次1匙，用沸水化服。

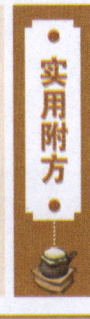

麦门冬

[草部 湿草类][补阴药]

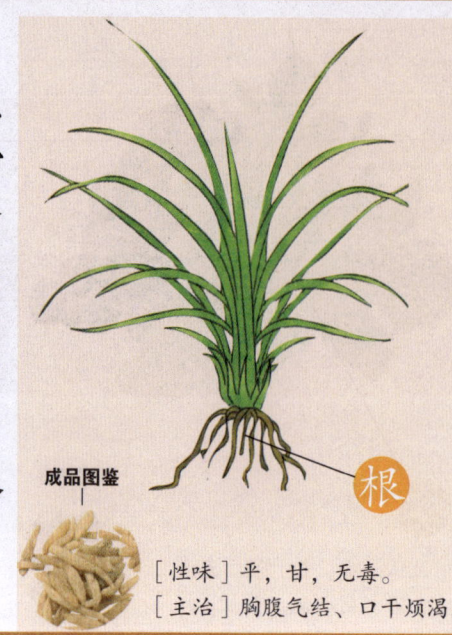

成品图鉴

滋阴润肺良药

[释名] 禹韭、忍冬、忍凌、不死药、阶前草、禹余粮。

[来源] 麦门冬为百合科植物沿阶草的块根。

[主要产地] 主产于华东、中南、河北、陕西、四川、贵州、云南等地。

[应用] 治肺中郁火、血热妄行、乳汁不下、心气虚损。

[性味] 平，甘，无毒。
[主治] 胸腹气结、口干烦渴。

形态特征

多年生草本，高15～40厘米。地下具细长匍匐枝，节上被膜质苞片，须根常有部分膨大成肉质的块根。叶丛生，窄线形，长15～40厘米，宽1～4毫米，先端钝或锐尖，基部狭窄，叶柄鞘状，两侧有薄膜。花茎长6.5～14.0厘米；总状花序顶生；苞片膜质，每苞腋生1～3花；花淡紫色，偶为白色，形小，略下垂；花被6片，开展，卵圆形。浆果球状，成熟时深绿色或黑蓝色，直径5～7毫米。花期为7月，果期为11月。

药用部分

○ 根

性味：性平，味甘，无毒。

功效主治

主治胸腹气结、脾胃受损饱胀、胃气受损、消瘦短气。久服减肥明目、抗衰老，不饥饿。治疗眼睛发黄、胃脘部胀满、虚劳发热、口干烦渴。愈痿蹶，滋阴，益精气，帮助消化，调养脾胃，平定肺气，安和五脏，使人肥健，助生育。祛除心热，止烦热，消寒热，补体虚，除痰饮。治各种劳伤，安定神志，止咳嗽。治肺痿吐脓、时行病发热、狂躁、头痛。除热毒，利水，治面部、眼睛、四肢水肿，遗精滑精。治肺中郁火、血热妄行，以及经闭、乳汁不下，补心气虚损。和车前、地黄为丸服，去流行疟疾，使面部白润，夜间看东西清晰。

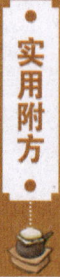

实用附方

①补中益心，美肌肤，安神补气，使人肥壮：取新鲜麦门冬根去心，捣烂绞汁与白蜜和匀，如饴糖即成，用温酒每日送服。②治消渴饮水：麦门冬60克，黄连60克，使洁净，研末，用肥大苦瓠汁浸麦门冬一夜，去心，与黄连共捣烂，做丸如梧桐子大，饭后服下50丸，日2次，只需服两日，消渴可除。若重病，可初次服159丸，第2日服120丸，第3日服100丸，第4日服80丸，第5日服50丸。如病有好转，每日只服25丸。如果服后觉身体虚，可用白羊头1个，洗净，用6升水煮烂，取汁2升，慢慢饮，不要吃肉，不加盐，不超过3剂就恢复了。

天门冬

[草部 蔓草类][补阴药]

滋阴降火的止渴中药

[释名] 颠勒、颠棘、天棘、万岁藤。

[来源] 天门冬为百合科植物天门冬的干燥块根。

[主要产地] 主产于河北、山西、陕西、甘肃、台湾等。

[应用] 润燥滋阴、清肺降火。用于治阴虚发热、咳嗽吐血、肺痈、咽喉肿痛、消渴、便秘等病症。

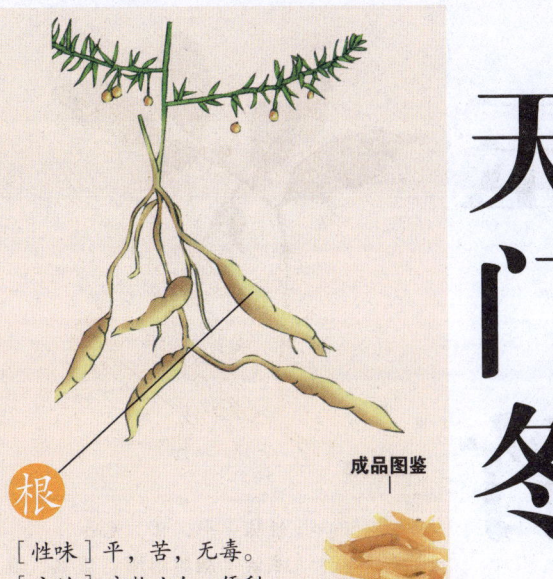

成品图鉴

[性味] 平，苦，无毒。
[主治] 咳嗽吐血、便秘。

形态特征

多年生草本，株高30~60厘米，块根肉质，长椭圆形或纺锤形，外皮灰黄色。幼藤直立，老藤攀缘，光滑无毛，茎细长常扭曲，具有多分枝。叶状枝通常2~3个簇生，扁平而具棱、线形。茎与退化叶呈坚硬倒生刺针，小枝与叶退化成鳞片状。花1~3朵簇生下垂，黄白色或白色。浆果球状，幼时绿色，熟时红色。花期为6~7月，果期为7~8月。

药用部分

○根

性味：性平，味苦，无毒。

功效主治：主治因风湿盛致风湿痹，强骨髓，杀寄生虫，去伏尸。久服能减肥，益气，延年益寿。保养肺气，去寒热邪气，润养肌肤，利小便，能补虚。治肺气不利、咳嗽气上逆、喘息急促、肺痿肺痈吐脓，除热，通肾气，止消渴，去热中风，治疗湿疥，可以久服。煮食，使人肌体滑润、光泽、白净，消除身上一切不洁的疾病。镇心，润五脏，补各种劳伤，治吐血，祛痰，消除风热烦闷。治心病，咽干心痛，肢体痿废嗜卧，足下热痛。润燥滋阴，清肺降火。

实用附方

①治肺痿咳嗽，吐涎沫，心中温温，咽燥而不渴：生天门冬（捣汁）2升，酒2升，饴2升，紫菀600克，铜器煎至可丸。每服杏仁大一丸，日三服。②治阴虚火动，有痰，不堪用燥剂者：天门冬500克（水浸洗去心，取肉360克，石臼捣烂），五味子（水洗去核，取肉120克，晒干，不见火），共捣丸如梧桐子大。每服20丸，茶下，日三服。③滋阴养血：天门冬去心，生地黄60克，酒洒之，九蒸九晒，待干称之；人参30克为末，蒸枣肉捣和，做丸如梧桐子大。每服30丸，食前温酒下，日三服。④治虚劳体痛：天门冬末，酒服3毫升，日三服，忌鲤鱼。

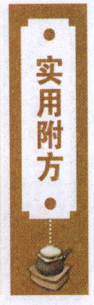

[草部 山草类][补阴药]

玉竹

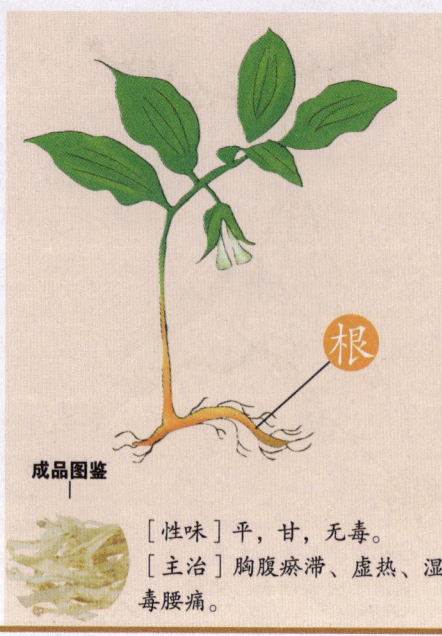

成品图鉴

[性味]平、甘、无毒。
[主治]胸腹瘀滞、虚热、湿毒腰痛。

可比拟人参的滋阴圣品

[释名]萎蕤、女萎、地节、葳蕤。
[来源]玉竹是百合科黄精属植物玉竹的根状茎。
[主要产地]主产于黑龙江、吉林、辽宁、河北、山西、内蒙古、江苏、台湾、福建等地。
[应用]滋阴润肺、养胃生津。用于治疗燥咳、痨嗽等症。

形态特征

根状茎圆柱形，直径5~14毫米。茎高20~50厘米，具7~12叶。叶互生，椭圆形至卵状矩圆形，长5~12厘米，宽3~16厘米，先端尖，下面带灰白色，下面脉上平滑至呈乳头状粗糙。花序具1~4花（在栽培情况下，可多至8朵），总花梗（单花时为花梗）长1~1.5厘米，无苞片或有条状披针形苞片；花被黄绿色至白色，全长13~20毫米；花丝丝状，近平滑至具乳头状突起，花药长约4毫米；子房长3~4毫米，花柱长10~14毫米。浆果蓝黑色，直径7~10毫米，具7~9颗种子。花期为5~6月，果期为7~9月。

药用部分

○根

性味：性平，味甘，无毒。

功效主治：主治中风发热、半身瘫痪，并疗各种虚损，久服去面部黑斑，美容润肤，轻身防老。主治胸腹瘀滞、虚热、湿毒腰痛、经中寒痛及目赤肿痛溃烂流泪。用于流行疾病的恶寒发热，并补虚，去虚劳发热，头痛失眠宜加本品为好。能补中益气，有除烦闷、止消渴、润心肺、补虚损的作用，又治腰脚疼痛、流行热病、风热自汗、发热、劳疟寒热、脾胃虚弱、男子尿频遗精和一切虚损。

实用附方

①治目赤涩痛：玉竹、赤芍、当归、黄连等份，煎汤熏洗。②治视物昏花：炒玉竹120克，每次6克，水200毫升，加薄荷2叶，生姜1片，蜜少量同煎至七分，睡前温服，每日1剂。③治惊痫后水肿：玉竹、葵子、龙胆、茯苓、前胡等份研末，每次3克，水煎服。④治淋证：玉竹30克，芭蕉根120克，水二碗，煎至一碗半，加滑石6克，分3次服完。⑤治发热口渴：玉竹150克煎服。⑥治肾寒：玉竹50克，手参30克，甘草20克。制成蜜丸。每次6~9粒，每日1~2次，温开水送服。

豆类中的养生之王

[释名]菽。
[来源]黑大豆为豆科植物大豆的黑色种子。
[主要产地]全国各地均有栽培。
[应用]明目镇心、除烦热、治脚气。黑豆能治水、消胀、下气、制风热而活血解毒。

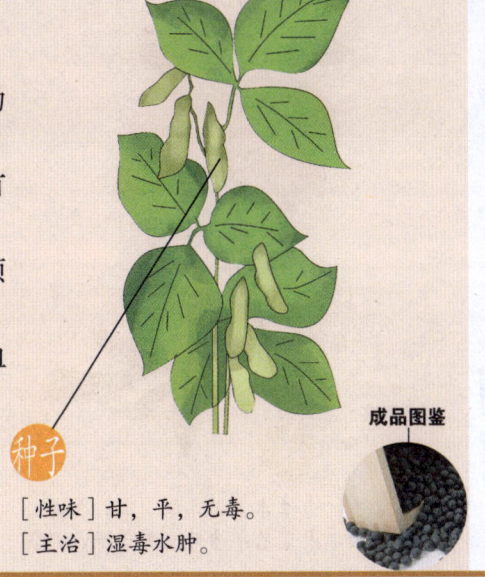

种子
[性味]甘，平，无毒。
[主治]湿毒水肿。

黑大豆 [谷部 菽豆类][补阴药]

形态特征

一年生草本，高50～80厘米。根有主、侧根之分，可入土1.5米深，呈钟罩状根系。茎直立或上部蔓生，密生黄色长硬毛。叶柄长，密生黄色小硬毛；托叶披针形，较小，小叶3片、卵形、广卵形或狭卵形，通常两侧的小叶为斜卵形，先端钝或急尖，中脉常生出成棘尖，基部圆形，阔楔形或近于截形，全缘，或呈微波状；两面均被黄色长硬毛。夏季开花，总状花序短而阔，腋生，有2～10朵花，花白色或紫色；花钟状，萼绿色，先端5齿裂，被黄色长硬毛；花冠蝶形，旗瓣倒卵形；雄蕊10，2体；柱头头状。荚果长方披针形，先端有微凸尖，密被黄色长硬毛。种子卵圆形或近于球形，黑色。

药用部分

○种子

性味：甘，平，无毒。

功效主治：生豆研碎，外敷治疮痈肿痛，煮汁饮解毒止痛。消水肿，除胃热，破瘀血，散五脏寒积。煮食治湿毒水肿。煮汁解甘遂、天雄、附子、射罔、巴豆、芫青、斑蝥等药毒。入药治下痢脐痛，冲酒服治风痉及阴毒腹痛。用胆汁浸泡后服可治消渴。炒熟乘热投酒中饮，可治风热痹瘫，产后头痛。

实用附方

①服食黑大豆，令人长肌肤，益颜色，填骨髓，加气力，补虚能食，不过两剂：黑大豆750克，如作酱法，取黄捣末，以猪脂炼膏和丸梧桐子大。每服五十丸至百丸，温酒下。神验秘方也。肥人不可服之。②治卒风不语：黑大豆煮汁，煎稠如饴，含之，并饮汁。③治卒然失音：用生黑大豆150克，青竹子49枚（长13厘米，宽0.3厘米），水煮熟，日夜二服瘥。④治热毒攻眼，赤痛脸浮：用黑大豆150克，分作10袋，沸汤中蒸过，更互熨之，3遍则愈。⑤治头风头痛：即上方，密封7日，温服。

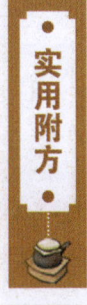

安石榴

[果部 山果类][补阴药]

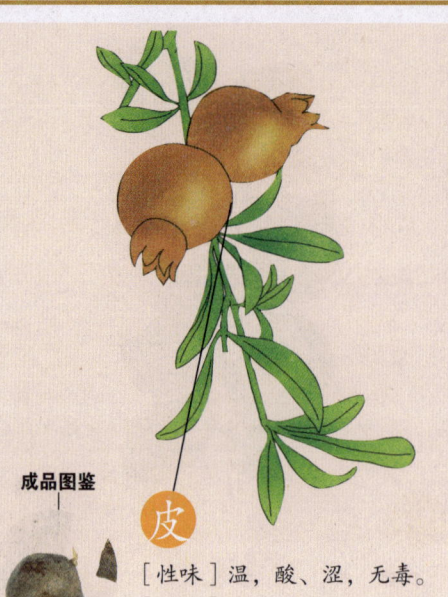

成品图鉴

生津止渴的维C佳果

[释名] 甘石榴、若榴、丹若、金罂。

[来源] 安石榴为石榴科植物石榴的果实，该植物的果皮、根皮及花均作药用。

[主要产地] 除极寒地区外，全国各地均有栽培。

[应用] 具有生津止渴、收敛固涩、止泻止血的功效，主治津亏口燥咽干、烦渴、久泻、久痢。

皮

[性味] 温、酸、涩、无毒。
[主治] 津亏、咽干燥、烦渴。

形态特征

落叶灌木或小乔木，高2～7米；小枝圆形，或略带角状，顶端刺状，光滑无毛。花1朵至数朵，花萼钟形，橘红色，质厚，长2～3厘米，顶端5～7裂，裂片外面有乳头状突起；花瓣与萼片同数，互生，生于萼筒内，倒卵形，稍高出花萼裂片，通常红色，也有白、黄或深红色的，雌蕊具花柱1个，长度超过雄蕊，心皮4～8，子房下位，成熟后变大而多室、多籽的浆果，每室内有多数籽粒；外种皮肉质，呈鲜红、淡红或白色，多汁，甜而带酸，为可食用的部分。

药用部分

○酸石榴

性味：性温，味酸、涩、无毒。

功效主治：主治赤白痢下、腹痛，可取酸石榴1枚，连籽捣烂取汁，一次服完。可止泻痢、崩漏、带下。

○皮

性味：性温，味酸、涩、无毒。

功效主治：有涩肠之功。治筋骨风、腰脚不遂、行走时拘挛疼痛。取汁点眼，可止目自流泪。煎汤饮服，有下蛔之功。

○根

性味：性温，味酸、涩、无毒。

功效主治：治口齿病。止涩泻痢。

实用附方

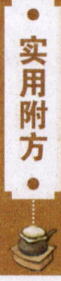

①治肠滑久痢：酸石榴1个，煅烧至烟尽，排出火毒一夜后，研末，用酸石榴1块煎汤送服，神效无比。用此方也可以治疗久泻不止。②治痢血五色：或脓或水，冷热不调。用酸石榴5枚，连籽捣汁400毫升。每次服100毫升，疗效神妙。③治小便不禁：将酸石榴煅烧存性（可用酸石榴枝烧灰代替），每次服6克，取柏白皮切细焙干12克，煎汤一小杯，加入石榴灰再煎至八分，空腹温服，晚上再服一次。④治赤白痢下、腹痛、食不消化：将酸石榴皮炙黄，研为细末，用枣肉或小米饭调和拌匀，做丸如梧桐子大，每次空腹用米汤送服30丸，每日3次。

沙参 [草部 山草类][补阴药]

不可错过的补阴药

[释名] 知母、羊乳、铃儿草、虎须、苦心、文希、识美、志取。

[来源] 沙参为伞形科植物珊瑚菜的根。

[主要产地] 主产于山东、河北、辽宁、江苏等地。

[应用] 补中益肺、清火排毒。清热养阴，润肺止咳。主治气管炎，百日咳，肺热咳嗽，咳痰黄稠。

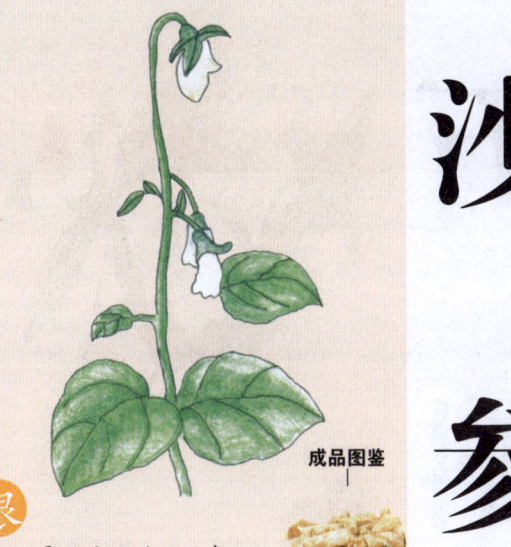

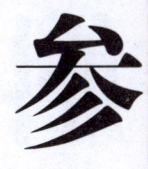
成品图鉴

[性味] 微寒，苦，无毒。
[主治] 肺热咳嗽。

形态特征

干燥根呈细圆柱形或直条状，两头较细，很少有分枝，长15～30厘米，直径3～8毫米。外表淡黄色、粗糙，具纵纹及未除尽的棕黄色栓皮，并有棕色点状的斑状痕迹，顶端往往残留圆柱状的根茎。质硬而脆，易折断。断面不整齐，淡黄色，中央有黄色放射状的木质部，形成层呈圆环状，深褐色。

药用部分

○ 根

性味：性微寒，味苦，无毒。

功效主治：能补中益肺，除寒热，治惊风及血瘀症。疗胸痹腹痛、热邪头痛、肌肤发热，又安五脏，久服对人体有利。主治头痛眩晕，兼能益气、生肌。用于疝气、嗜睡，又可祛风邪、补肝气。有补虚、除惊烦、益心肺、排脓、消肿毒之功，能治一切恶疮疥癣、皮肤瘙痒。清肺火，善治久咳肺痿。

保健运用

○ 沙参鸡蛋汤

材料：沙参15～60克，大枣15克，鸡蛋2个。

做法：先将沙参用水煎汁，去渣取汁，再将鸡蛋打入药汁中，搅成蛋花，与大枣一起煮沸，待用。

实用附方

①治肺热咳嗽：取沙参15克，水煎温服。②治突然患疝痛：沙参捣筛研末，酒送服1克，立即痉愈。③治白带增多：沙参研末，每次米汤送服6克。④治胃阴不足、胃部隐痛：沙参10克，玉竹10克，麦门冬10克，白芍10克，佛手5克，延胡索5克。水煎服，每日1剂。⑤治食管炎、胸骨刺痛、吞咽困难：可用沙参、麦门冬、甘草、桔梗、金银花、连翘各100克，胖大海50克，共为蜜丸。每次1～2丸，日服3～5次，于两餐之间或空腹含化，缓咽。有明显疗效，而且复发率低。

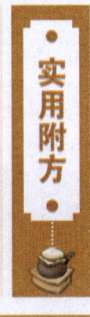

[草部 石草类][补阴药]

石斛

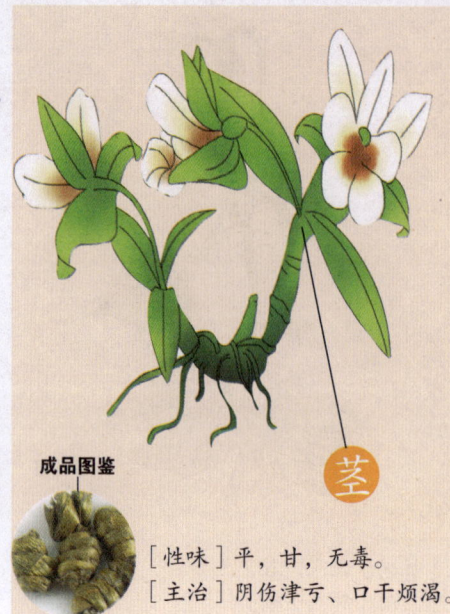

成品图鉴 茎

补虚损、壮筋骨特效药

[释名]禁生、杜兰、林兰、金钗。
[来源]石斛为兰科植物环草石斛、马鞭石斛、黄草石斛、铁皮石斛或金钗石斛的新鲜或干燥茎。
[主要产地]主产云南、四川、广西等地。
[应用]益胃生津，滋阴清热。用于阴伤津亏，口干烦渴，食少干呕，病后虚热，目暗不明。

[性味]平，甘，无毒。
[主治]阴伤津亏、口干烦渴。

形态特征

环草石斛：呈细长圆柱形，表面金黄色，有光泽，质柔韧而实，断面较平坦。无臭，味淡；马鞭石斛：呈长圆锥形，表面黄色至暗黄色，有深纵槽。质疏松，断面呈纤维性，味微苦；黄草石斛：表面金黄色至淡黄褐色，具纵沟。体轻，质实，易折断，断面略呈纤维性。嚼之有黏性；铁皮石斛：呈螺旋形或弹簧状，表面黄绿色，有细纵纹。质坚实，易折断，断面平坦，嚼之有黏性；金钗石斛：扁圆柱形，表面金黄色或黄中带绿色，有深纵沟。质硬而脆，断面较平坦，味苦。

药用部分

○茎

性味：性平，味甘，无毒。

功效主治：补五脏阴虚劳损，养阴益精，久服健肠胃。平胃气，退热消痹，治冷痹，还可定志镇惊。益气除热，逐肌肤风寒痹痛，治男子脚膝痿软、骨中久冷。温肾脏，壮筋骨，益智清气，治发热自汗，并能排脓，疗痈肿。

实用附方

①治阴虚胃热、呕逆少食、咽干口渴、舌光少苔：石斛、麦门冬、谷芽各10克。沸水浸泡，代茶饮。②治热伤津液、烦热口渴、舌红少苔：石斛30克，甘蔗500克。石斛煎水取汁；甘蔗去皮，切碎略捣，绞取汁液。两汁混合。频频饮用。③治肝肾阴虚、目昏眼花、视力减退：石斛、枸杞、女贞子各15克，菊花10克。煎汤饮。本方以石斛、菊花养阴清热、明目，枸杞、女贞子补养肝肾。
④阴虚胃热，呕逆少食，咽干口渴，舌光少苔：石斛、麦冬、谷芽各10克，用沸水浸泡后代茶饮。

生精补血的传统中药

[释名] 地髓、生地。
[来源] 玄参科植物地黄的块根。
[主要产地] 主产于河南、浙江、河北、陕西、甘肃。
[应用] 滋补肝肾、明目除痰。依照炮制方法在药材上分为鲜地黄、干地黄与熟地黄。

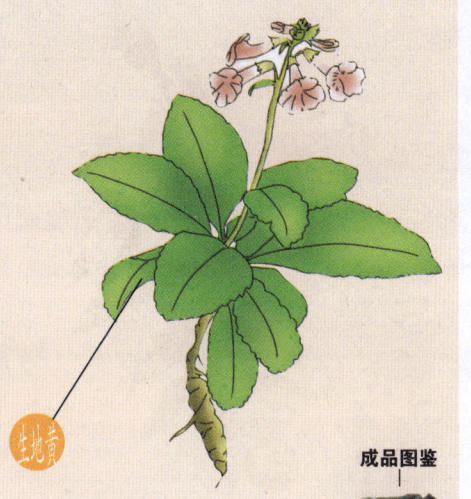

[性味] 大寒，甘，无毒。
[主治] 产后腹痛、跌打损伤、尿血。

成品图鉴

地黄

[草部 湿草类][补阴药]

形态特征
呈不规则的圆形或长圆形块状，长6～12厘米，直径3～6厘米。表面灰棕色或灰黑色，全体皱缩不平，具不规则的横曲纹。细小的多为长条状，稍扁而扭曲。质柔软，干后则坚实，体重，不易折断，断面平坦，紫黑色或乌黑色而光亮，显油润，具黏性。

药用部分

○生地黄

性味：性大寒，味甘，无毒。

功效主治：女子崩漏下血不止、产后血气上迫心中导致闷绝、胎漏下血、瘀血出血、鼻衄、吐血，都宜捣汁饮用。祛各种热，通经水，利小便。捣烂贴心腹部，能清除瘀血。

○干地黄

性味：性寒，味甘，无毒。

功效主治：祛恶血，尿血，通利大小肠，祛除胃中饮食积滞，补益五脏内伤、虚损不足，通利血脉，补益气力，聪耳明目。主治脾胃受伤的病症，驱逐血痹。填充骨髓，生长肌肉。煎汤能除寒热积聚，治疗骨折、跌打损伤。主治男子各种劳伤、女子胎漏出血。补助心气、胆气，强壮筋骨，益志安神，治惊悸劳伤虚损、心肺受损致吐血、女子崩漏下血致眩晕。

实用附方

①治妊娠呕吐：人参、炮姜等份研末，生地黄汁调和做丸如梧桐子大，每次米汤送服50丸。②治妇女百病、各种虚损：用当归120克，地黄60克，研末炼蜜做丸如梧桐子大，每次宜饭前米汤送服15丸。③治崩漏下血：用小蓟茎叶洗净，切碎，研取汁200毫升，加入生地黄汁200毫升，白术15克，煎减半量，温服。

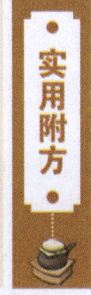

[菜部 柔滑类][补阴药]

百合

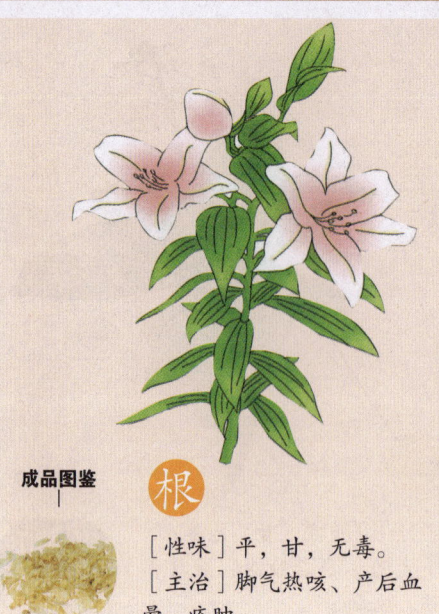

成品图鉴

根

[性味]平，甘，无毒。
[主治]脚气热咳、产后血晕、疮肿。

补中益气、治腹胀心痛

[释名]强瞿、山丹、倒仙。
[来源]为百合科植物卷丹百合或山丹百合（细叶百合）的干燥肉质鳞叶。
[主要产地]主产于湖南、浙江。
[应用]养阴润肺、清心安神。用于阴虚久咳、痰中带血、虚烦惊悸、失眠多梦、精神恍惚。

形态特征

多年生球根草本花卉，株高40～60厘米，还有高达1米以上的。茎直立，不分枝，草绿色，茎秆基部带红色或紫褐色斑点。单叶，互生，狭线形，无叶柄，直接包生于茎秆上，叶脉平行。花着生于茎秆顶端，呈总状花序，簇生或单生，花冠较大，花筒较长，呈漏斗形喇叭状，花色因品种不同而色彩多样，多为黄色、白色、粉红、橙红，有的具紫色或黑色斑点，也有一朵花具多种颜色的，极美丽。花瓣有平展的，有向外翻卷的，故有"卷丹"美名。花落结长椭圆形蒴果。

药用部分

○花

性味：性平，味甘，无毒。
功效主治：小儿天泡湿疮，曝干研末，菜籽油涂，能速见效。

○根

性味：性平，味甘，无毒。
功效主治：利大小便，补中益气，治腹胀心痛。除水肿腹胀、痞满寒热、身痛，治难产、喉痹，止涕泪。治毒邪刺激涕泣不止，除心下急满痛，治脚气热咳。安心定胆益志，养五脏。治癫邪狂叫惊悸、产后血晕、杀蛊毒气，治胁痈、乳痈、发背及各疮肿。

实用附方

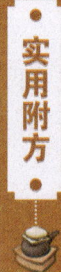

①治伤寒后百合病，行住坐卧不定，如有鬼神状，已发汗者：用百合7枚，以泉水浸一宿，明旦更以泉水400毫升，煮取200毫升，以知母90克，用泉水400毫升煮取200毫升，同百合汁再煮取300毫升，分服。②治百合病已经吐后者：用百合7枚，泉水浸一宿，明旦更以泉水400毫升，煮取200毫升，入鸡子黄1个，分再服。③治百合病已经下后者：用百合7枚，泉水浸一宿，明旦更以泉水400毫升，煮取200毫升，以代赭石30克，滑石90克，水400毫升，煮取200毫升，同百合汁再煮取300毫升，分再服。

枸杞

[木部 灌木类][补阴药]

药食两用的进补佳品

[释名] 枸棘、天精、地骨、地仙、羊乳、地骨皮、仙人杖、西王木杖。

[来源] 为茄科植物枸杞或宁夏枸杞的成熟果实及干燥根皮。

[主要产地] 分布于华北、西北等地。

[应用] 补精益气、明目安神。用于治疗虚劳精亏、腰膝酸痛、眩晕耳鸣、阳痿遗精、内热消渴、血虚萎黄等症。

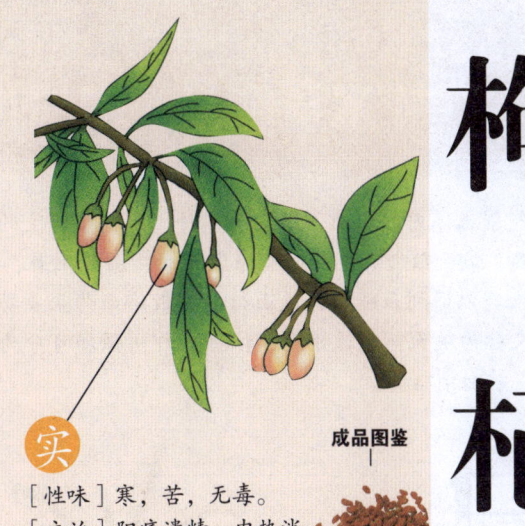

成品图鉴

○实

[性味] 寒，苦，无毒。
[主治] 阳痿遗精、内热消渴。

形态特征

多年生落叶灌木植物；枝干多分枝密集，有棘刺；叶呈长椭圆状披针形，全缘，叶脉不明显，多互生或丛生于茎枝。花期为6～8月，花冠漏斗状，开花呈粉紫色或紫色；雄蕊5，着生于花筒上部；果期为7～10月，浆果即为新鲜枸杞，红色呈饱满长纺锤形，肉质多汁液；果实与果柄的分离处有白色的果脐。

药用部分

○实

性味：性寒，味苦，无毒。

功效主治：主治五内邪气、热中消渴、风痹风湿。久服，坚筋骨，轻身不老，耐寒暑。治下胸胁气、客热头痛，补内伤大劳，强阴，利大小肠。

保健运用

○大枣枸杞菊花茶

功效：降压降脂、清肝泻火、养阴明目。

材料：取枸杞10克，白菊花3克，大枣若干。

做法：将枸杞、白菊花、大枣同时放入较大的有盖杯中，用沸水冲泡，加盖闷15分钟后可开始饮用。

用法：代茶频饮。

实用附方

①治肝虚下泪：枸杞100克，绢袋盛，浸2升酒中（密封）21日，饮之。②治目赤生翳：枸杞捣汁，日点3~5次，神验。③治面疱：枸杞2.5千克，生地黄750克，为末，每服1克，温酒下，日三服，久则童颜。④治注夏虚病：枸杞、五味子，研细，滚水泡，封三日，代茶饮，效。⑤地骨酒：壮筋骨，补精髓，延年耐老。枸杞根、生地黄、甘菊花各500克，捣碎，以水20升，煮取汁10升，炊糯米2.5千克，细曲拌匀，入瓮如常封酿。待熟澄清，日饮600毫升。⑥治虚劳客热：枸杞根，为末，白汤调服。有瘤疾人勿服。

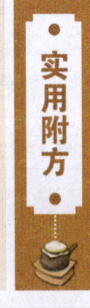

第八节 《本草纲目》中的止血、活血中草药

家中有本草、健康无烦恼，图解《本草纲目》中的治病中草药>>

凡能制止体内外出血，以治疗各种出血病症为主的药物，称为止血药，本类药药性有寒、温、散、敛之异，功效有凉血止血、温经止血、化瘀止血、收敛止血之别。

活血药以通利血脉、促进血行、消散瘀血为主要功效，用于治疗一切瘀血病症，作用强者又称为破血药或逐瘀药，依据其作用强弱可分为活血止痛药、活血调经药、活血疗伤药、破血消癥药。

白茅

[草部 山草类][凉血止血药]

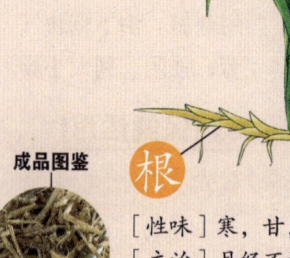

成品图鉴

根

理血止血的消暑药

[释名]根名茹根、兰根、地筋。
[来源]白茅为禾本科白茅属植物白茅的根。
[主要产地]全国大部分地区均产。
[应用]补中益气、活血、利尿。

[性味]寒，甘，无毒。
[主治]月经不调、肠胃邪热。

形态特征：多年生草本，高25～80厘米，宽2～7毫米。圆锥花序圆柱状，分枝缩短而密集，小穗披针形或矩圆形，卵生，基部具长柔毛，长为小穗的3～4倍，颖被丝状长柔毛，花果期7～9月。干燥的根茎呈细长圆柱形，有时分枝，长短不一，通常长30～60厘米，直径约1.5毫米。表面乳白色或黄白色，有浅棕黄色、微隆起的节，节距约3厘米。质轻而韧，不易折断，气微，味微甘。

药用部分

○根

性味：性寒，味甘，无毒。

功效主治：止吐衄、通利血脉、补中益气、活血、利尿、解酒毒，可用于治疗劳伤虚羸、瘀血经闭。可治各种淋证、崩漏、月经不调，并能止渴、除肠胃邪热、各种出血，又能治疗伤寒哕逆、肺热咳喘、水肿黄疸。

保健运用

○白茅根糖水

材料：葫芦瓜500克，白茅根200克，白糖适量。

做法：葫芦瓜连皮切块，与白茅根水煎，加糖调匀。

侧柏叶

[木部 香木类] [凉血止血药]

止痛止血的必备良药

[释名] 侧柏。

[来源] 为柏科植物侧柏的嫩枝、叶、根皮、种仁、树脂。

[主要产地] 喜生在湿润肥沃的山坡,全国大部分地区有分布。

[应用] 滋润肝脏,补养心气,滋肾润燥,安宁神志。

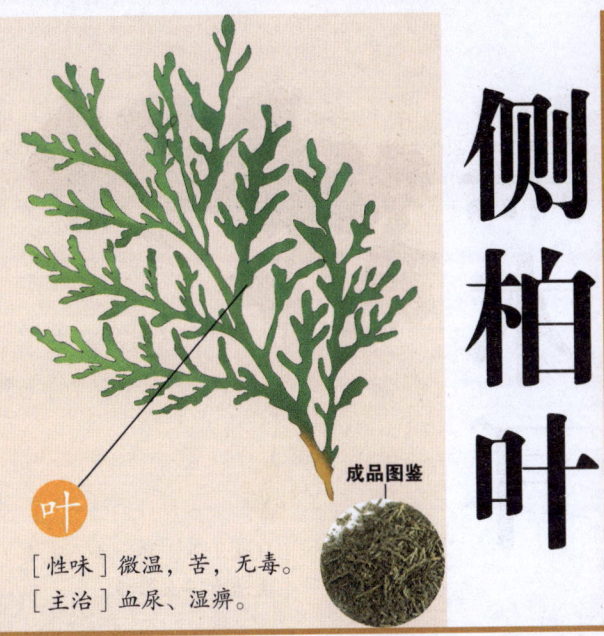

叶

成品图鉴

[性味] 微温,苦,无毒。
[主治] 血尿、湿痹。

形态特征

常绿乔木或灌木。叶小,鳞形或刺形,在枝上交叉对生或3~4枚轮生,有时在一株树上兼有鳞叶和刺叶,称异型叶。球花单性,雌雄同株或异株,单生于枝顶或叶腋。雄球花具3~8对交叉对生的雄蕊,每具2~6枚花药,花粉无气囊;雌球花有3~16枚交叉对生或3~4枚轮生的珠鳞,每珠鳞腹面有1枚至多枚直生胚珠,珠鳞与苞鳞完全合生。果球形,成熟开裂或肉质合生成浆果状,发育种鳞有1至多个种子,种子周围具窄翅或无翅。

药用部分

○实

性味:性平,味甘,无毒。

功效主治:益气、除风湿、补血止汗、安五脏,抗衰老、强身健体、延年益寿,并有壮阳、去除病邪、治疗小儿惊痫等功效,还能滋润肝脏、补养心气、安宁神志、增益智力。能治疗惊悸、精神恍惚、虚损所致的气息断续、关节腰部重痛、头风、腰部肾中阴冷、膀胱虚冷蓄水不出。

○叶

性味:性微温,味苦,无毒。

功效主治:能强身健体、补益正气、使人耐受寒冷和暑热、可止尿血,除湿痹,止饥饿。能治疗吐血、崩漏、赤白带下。

实用附方

①恶疮有虫:久不愈者,以柏枝节烧沥取油,敷之,三五次无不愈。亦治牛马疥。②老人虚秘:柏子仁、松子仁、大麻仁等份,同研,溶蜜蜡丸梧桐子大,加少许黄丹汤,食前调服二三十丸,每日2次。③肠风下血:柏子14个,捶碎,囊贮浸好酒500毫升,煎八分服,立止。④小儿啼,惊痫腹满,大便青白色:用柏子仁末,温水调服,1次3克。⑤黄水湿疮:真柏油60克,香油60毫升,熬稠搽之。⑥齿肿痛:柏枝烧热,挂孔中,一会儿症状会缓解。⑦时气瘴疫:长在西南的柏树取其东南的枝,晒干研末。每次服3克,新水调下,每日三四次。

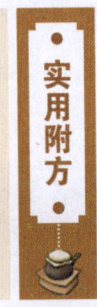

[菜部 芝耳类][凉血止血药]

黑木耳

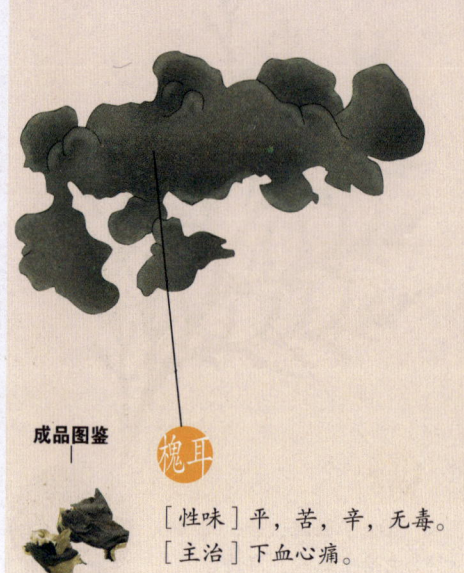

成品图鉴 | 槐耳

[性味] 平，苦，辛，无毒。
[主治] 下血心痛。

凉血止血，治血痢血淋

[释名] 名木、木菌、树鸡、木蛾。
[来源] 木耳为木耳科植物木耳的子实体。
[主要产地] 主产于黑龙江、湖北、福建、台湾、广东、贵州、云南。
[应用] 止血止痛、补血活血。主治气虚或血热所致腹泻、崩漏。

形态特征

子实体丛生，常覆瓦状叠生，耳状。叶状或近林状，边缘波状，薄，宽2~6厘米，最大者可达12厘米，厚2毫米左右，以侧生的短柄或狭细的基部固着于基质上。初期为柔软的胶质，黏而富弹性，以后稍带软骨质，干后强烈收缩，变为黑色硬而脆的角质至近革质。背面外呈弧形，紫褐色至暗青灰色，疏生短绒毛。绒毛基部褐色，向上渐尖，尖端几乎无色。里面凹入，平滑或稍有脉状皱纹，呈黑褐色至褐色。菌肉由有锁状联合的菌丝组成。子实层生于里面，由担子、担孢子及侧丝组成。

药用部分

○桑耳

性味：性平，味甘，有毒。

功效主治：黑者，主女人漏下赤白汁，血病癥瘕积聚，阴痛，阴阳寒热，无子。还可治疗月经不调。其黄熟陈白者，止久泄，益气不饥。其金色者，治癖饮积聚，腹痛金疮。治女子崩中带下，月闭血凝，产后血凝，男子痃癖。止血衄，肠风泻血，妇人心腹痛。利五脏，宣畅胃气，排毒气。

实用附方

①眼流冷泪：木耳30克（烧存性），木贼30克，为末。每次服用6克，以清米泔煎服。②血注脚疮：桑耳、楮耳、牛屎菰各15克，胎发灰（男用女，女用男）9克，研末，油和涂之，或干涂之。③崩中漏下：木耳240克，炒见烟，为末，每服3克，好酒调服，出汗。④新久泻痢：干木耳30克（炒），鹿角胶7克（炒），为末。每服9克，温酒调下，每日2次。⑤血痢下血：木耳（炒研）15克，酒服即可。也可将木耳以水煮盐、醋食之，以汁送下。⑥一切牙痛：木耳、荆芥等份，煎汤频漱。

蕹菜

[菜部 柔滑类] [凉血止血药]

解胡蔓草毒，治产难

[释名] 竹叶菜、通菜、空心菜、藤藤菜。

[来源] 旋花科植物蕹菜，以全草及根入药。

[主要产地] 我国南方各省区均有栽培。

[应用] 清热解毒、利尿、止血。主治鼻衄、便秘、淋浊、便血、尿血、痔疮、痈肿、折伤。

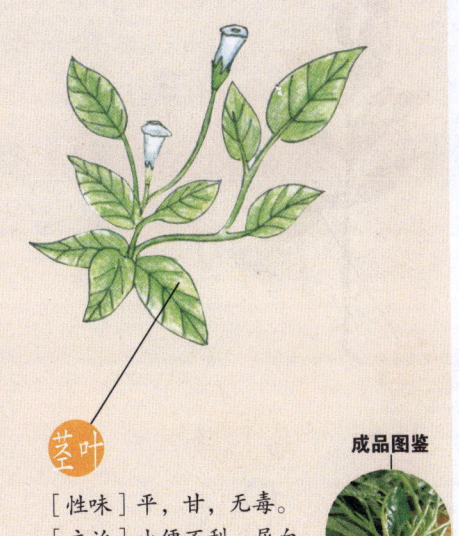

茎叶

[性味] 平，甘，无毒。
[主治] 小便不利、尿血、蛇虫咬伤。

成品图鉴

形态特征

一年生湿生、蔓状草本，根系浅，主根上着生四排侧根，长30～50厘米或更长，无毛。茎中空，茎上不生不定根，绿色、浅绿色或带紫红色。单叶互生，具长柄；叶片矩圆状，长6～15厘米，先端尖或钝，基部截头形、心形或戟形，边全缘或波状。秋季开花；花序梗腋生，直立，有花1～2朵，萼绿色、卵形；花冠白色或紫色，漏斗状，5浅裂；子房2室，柱头头状，有2裂片。蒴果卵形，黑褐色，皮厚，种子2～4粒。

药用部分

○ 根、茎叶

性味：性平，味甘，无毒。

功效主治

清热解毒，利尿，止血。用于食物中毒、钩吻、砒霜、野菇中毒，小便不利，尿血，咳血。外用治疮疡肿毒。煮食解胡蔓草毒。生捣服，捣汁和酒服。

保健运用

○ 荸荠蕹菜汤

材料：蕹菜250克，荸荠200克，猪油25克，小葱5克，盐、味精、香油各适量。

做法：将蕹菜去杂洗净切段，荸荠去皮洗净切片备用。锅烧热后放入猪油，先将葱末煸香，再放蕹菜、盐、味精翻炒一会儿。注入猪蹄汤并放入荸荠片煮熟。

实用附方

①治鼻血不止：蕹菜数根，和糖捣烂，冲入沸水服。②治淋浊，小便血，大便血：鲜蕹菜洗净，捣烂取汁，和蜂蜜酌量服之。③治翻肛痔：蕹菜600克，水950毫升，煮烂去渣滤过，加白糖100克，同煎如饴糖状。每日服90克，一日服2次，早晚服，未愈再服。④治出斑：蕹菜、野芋、雄黄、朱砂同捣烂，敷胸前。⑤治囊痈：蕹菜捣烂，与蜜糖和匀敷患处。⑥治皮肤湿痒：鲜蕹菜，水煎数沸，候微温洗患处，日洗1次。⑦治蛇咬伤：蕹菜洗净捣烂，取汁约半碗和酒服之，渣涂患处。⑧治蜈蚣咬伤：鲜蕹菜，食盐少许，共搓烂，擦患处。

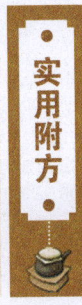

大蓟、小蓟

[草部 湿草类][凉血止血药]

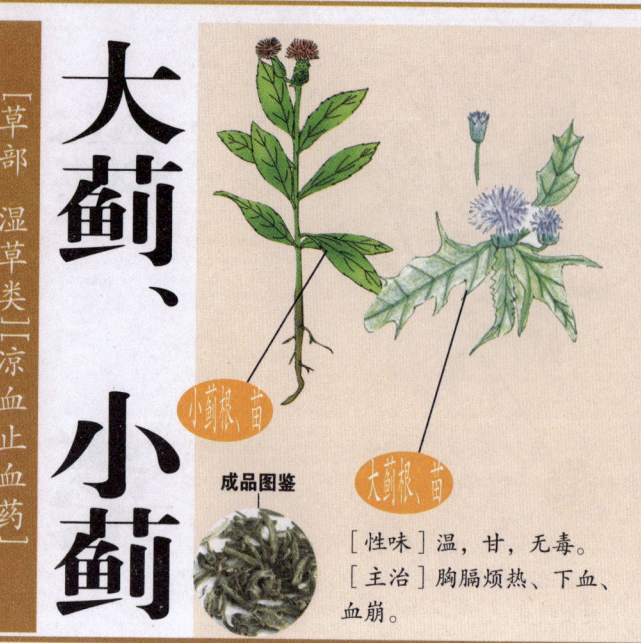

成品图鉴
小蓟根、苗
大蓟根、苗

[性味]温,甘,无毒。
[主治]胸膈烦热、下血、血崩。

皆是良性止血药

[释名]虎蓟、山牛蒡、千针草、野红花。

[来源]大蓟为菊科植物大蓟的干燥地上部分。小蓟为菊科植物刺儿菜或刻叶刺儿菜的干燥地上部分。

[主要产地]全国各地均产。

[应用]均能凉血止血、散瘀消痈。区别在于大蓟解毒散瘀功能强,小蓟善于治疗尿血。

形态特征

大蓟草:地上部分呈圆柱形,基部直径可达1.2厘米。褐棕色或绿褐色,有很直的棱线,质略硬而脆。叶皱缩,多破碎,绿褐色,完整叶片展平后呈倒披针形或倒卵状椭圆形,茎、叶均被灰白色蛛丝状毛,质松脆,头状花序球形或椭圆形,气微,味淡。

小蓟草:多年生草本,高25~50厘米,具匍匐根茎。茎直立,有纵槽,幼茎被白色蛛丝状毛。叶互生,椭圆形或长椭圆状披针形,边缘齿裂,有不等长的针刺,两面均被蛛丝状绵毛。头状花序顶生,总苞钟状,花管状,淡紫色,瘦果椭圆形或长卵形,具纵棱,冠毛羽状。

药用部分

○ 小蓟根、苗

性味:性温,味甘,无毒。

功效主治:能养精保血,开胃下食,退热,补虚损,破宿血,生新血。绞取汁温服,治暴下血、血崩、金疮出血、呕血等。作煎剂和糖,愈合金疮。服用,解蜘蛛蛇蝎毒,还能治热毒风及胸膈烦闷。苗生研汁服用,能去烦热。

○ 大蓟根、叶

性味:性温,味甘,无毒。

功效主治:治妇女赤白带下,止吐血、鼻衄,安胎,令人肥健。

实用附方

①治心热吐血口干:用蓟叶及根,捣绞取汁,每次服100毫升。②治舌硬出血不止:用蓟捣汁,和酒服下。若用小蓟,则研细末,冷水调服。③治妇人阴痒:用小蓟煮汤,每日外洗3次。④治疗疮恶肿:用蓟叶120克,乳香30克,明矾15克,共研末,用酒调服6克。⑤治突然便鲜血:用小蓟叶捣汁温服,每次用200毫升。⑥治崩漏下血:用大、小蓟根各100克,酒2000毫升,浸渍5天,任意饮用,亦可用酒煎服。又方:用小蓟茎叶洗净,切碎,研取汁150毫升,加入生地黄汁100毫升,白术15克,煎减半量,温服。

地榆

[草部 山草类][凉血止血药]

清火明目的凉血药

[释名] 玉豉、酸赭。

[来源] 地榆为蔷薇科植物地榆的根及根茎。

[主要产地] 主产于江苏、安徽、河南、河北、浙江等地。

[应用] 本品既凉血止血又收敛止血，可治多种血热出血证，尤宜于下焦出血、便血。并能泻火解毒敛疮。

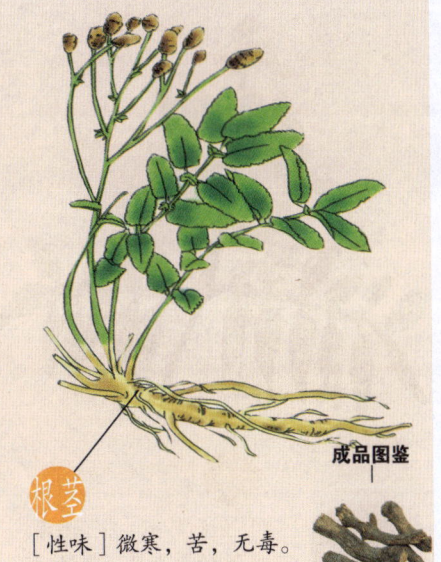

根茎

成品图鉴

[性味] 微寒，苦，无毒。
[主治] 便血、热毒。

形态特征

多年生草本，高30~120厘米。根粗壮，多呈纺锤形，稀圆柱形，表面棕褐色或紫褐色，有纵皱及横裂纹，横切面黄白或紫红色，较平整。茎直立，有棱，无毛或基部有稀疏腺毛。基生叶为羽状复叶，顶端圆钝稀急尖，基部心形至浅心形，茎生叶较少，穗状花序椭圆形、圆柱形或卵球形，直立。果实包藏在宿存萼筒内，外面有斗棱。

毒，止脓血，又有解酒、除烦渴、明目作用。可治疗产后腹部隐痛、带下崩漏，并能除腐，可用于各种热毒疮痈。止吐血、衄血、便血、月经不止及胎前产后等各种血证，并治水泻。能止痢除寒热，治痔积泻痢有特效。治胆气虚证。根汁酿酒服用后可治风痹，并有补脑之功。捣汁外涂用于虎、犬及蛇虫咬伤。

药用部分

○ 根茎

性味：性微寒，味苦，无毒。

功效主治：有止痛止汗之功，能解

实用附方

①治男女吐血及妇人赤白漏下：地榆90克，米醋450克，煎沸去渣，饭前温服150克。②治血痢不止：地榆晒干研末，每次取6克掺在羊血上，炙熟服食，用捻头汤送下。另一方：地榆煮汁饮服，每次服200毫升。③治赤白下痢：地榆450克，水2000毫升，煮取400毫升，去渣后再浓煎过滤，空腹服100毫升，每日2次。④治久病肠风下血，痛痒不止：地榆15克，苍术30克，水500毫升，煎取150毫升，空腹服，每日1次。⑤治长期便血不止：地榆、鼠尾草各60克，水1000毫升，顿服。⑥治小儿湿疮：地榆浓煎，每天外洗2次。

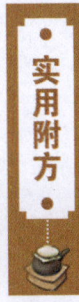

[木部 乔木类] [凉血止血药]

槐花

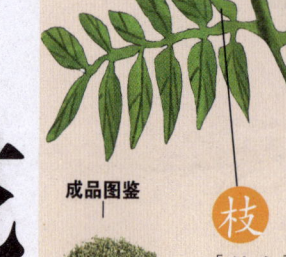

成品图鉴

枝

[性味] 平，苦，无毒。
[主治] 赤目、崩漏。

芳香清甜的止血药

[释名] 槐蕊。
[来源] 为豆科乔木植物槐干燥花及花蕾，其叶、枝、皮、根、槐胶及槐实均可入药。
[主要产地] 我国大部分地区有分布。
[应用] 利水消肿、清热明目。主要用于治疗血热出血证、目赤、头痛。

形态特征
落叶乔木。株高15~25米，胸径2米或以上，树皮暗灰色，树冠球形，老时则呈扁球形或倒卵形。单数羽状复叶互生，长达25厘米，卵状长圆形，全缘，上面绿色，微亮，下面伏生白色短毛，托叶早落。圆锥花序顶生，花乳白色，萼钟形，花冠蝶形，子房筒状。荚果长2.5~5.0厘米，经冬不落，有节，呈连珠状，种子间极细缩。种子1~6粒，深棕色，肾形。

药用部分

○ 花

性味：性平，味苦，无毒。

功效主治：炒研服，治五痔、心痛眼赤，杀腹脏虫，治皮肤风热、肠风泻血、赤白痢。凉大肠。炒香频嚼，治失音及喉痹，又疗吐血衄血，崩中漏下。

○ 枝

性味：苦，平，无毒。

功效主治：洗疮及阴囊下湿痒。八月断大枝，候生嫩，煮汁酿酒，疗大风痿痹甚效。炮热，熨蝎毒。炼黑，揩牙去虫。煎汤，洗痔核。

○ 木皮、根白皮

性味：苦，平，无毒。

功效主治：煮汁，淋阴囊可缓解坠肿气痛，治中风皮肤不仁。

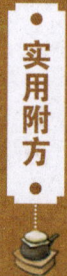

实用附方

①治五种肠风泻血：粪前有血名外痔，粪后有血名内痔，大肠不收名脱肛，谷道四面弩肉如奶名举痔，头上有孔名瘘疮，内有虫名虫痔，槐角丸并皆治之。槐角（去梗，炒）30克，地榆、当归（酒焙）、防风、黄芩、枳壳（麸炒）各15克，为末，酒糊丸梧桐子大，每服50丸，米汤饮下。②大肠脱肛：槐角、槐花各等份，炒为末。用羊血蘸药，炙熟食之，以酒送下。猪腰子（去皮）蘸炙亦可。③内痔外痔：一方：用槐角子500克，捣汁晒稠，取地胆为末，同煎，和丸梧桐子大，每饮服10丸。兼作挺子，纳下部，或以苦参末代地胆亦可。

三七

[草部 山草类] 化瘀止血药

补血第一，中药珍品

[释名] 山漆、金不换。

[来源] 三七为五加科植物三七的干燥根，其叶也可入药。

[主要产地] 云南、广西等地。

[应用] 用于产后恶露不净、目赤肿痛。主治跌扑瘀肿、胸痹绞痛、癥瘕、血瘀经闭、痛经、产后瘀血腹痛、疮痈肿痛。

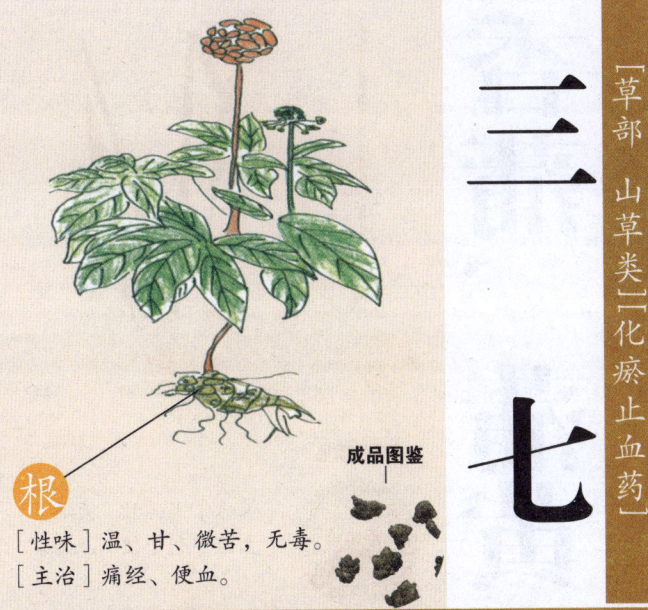

成品图鉴

[性味] 温、甘、微苦，无毒。
[主治] 痛经、便血。

形态特征

多年生草本，高达30～60厘米。根茎短，具有老茎残留痕迹，根粗壮肉质，倒圆锥形或短圆柱形，有数条支根，外皮黄绿色至棕黄色。茎直立，近于圆柱形；光滑无毛，绿色或带多数紫色细纵条纹。掌状复叶，叶柄细长，表面无毛；小叶片椭圆形至长圆状倒卵形，伞形花序单独顶生，花多数，两性，有时单性花和两性花共存，小花梗细短，基部具有鳞片状苞片，花萼绿色，花瓣长圆状卵形，先端尖，黄绿色。核果浆果状，近于肾形，嫩时绿色。熟时红色，种子1～3颗，球形，种皮白色。

药用部分

○根

性味：性温，味甘、微苦，无毒。

功效主治：能止血、活血、定痛，可治疗刀伤、跌打损伤所致的血流不止，取三七嚼烂外涂或研末外擦，出血即止。还可治吐血、便血、血痢、崩漏、产后恶露不净、目赤肿痛、虎蛇咬伤等出血证。

○叶

性味：微苦，温，无毒。

功效主治：外敷治疗跌打损伤出血及瘀血肿痛之证，其他功用与三七根相同。

实用附方

①治吐血衄血：三七3克，自嚼，米汤送服。或用本品1克，加入八核汤中。②治赤痢血痢：三七研末，米泔水调服。③治便血、崩漏：三七研末，同低度白酒调6克服，服3次可愈，或加本品1克入四物汤中。④治红眼病：用三七根磨汁外涂眼眶周围。⑤治无名痈肿及虫咬：用三七研末，醋调或嚼烂外敷。⑥治风湿性心脏病：生三七粉1克，点酒为引，温开水送服，每日2～3次。⑦风湿性关节炎：三七15克，八角枫根6克，枫荷梨根21克，用水煎服，分两次服下。⑧治跌打内伤：三七末15克，与活螃蟹共捣烂，冲热酒温服。

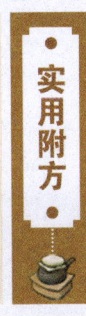

香蒲、蒲黄

[草部 水草类][化瘀止血药]

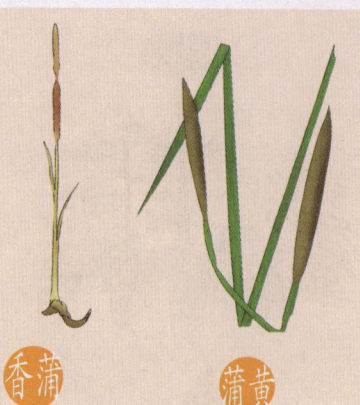

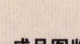

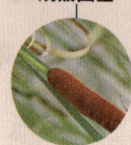
成品图鉴

[性味]平，甘，无毒。
[主治]利小便、止血。

药用兼食用的水边仙草

[释名]甘蒲、花上黄。
[来源]香蒲为香蒲科植物长苞香蒲、宽叶香蒲或其他同属多种植物的全草。蒲黄为香蒲科植物水烛香蒲或同属植物的干燥花粉。
[主要产地]全国大部分地区有生产。
[应用]凉血活血、补中益气。用于止血、祛瘀、利尿。

形态特征

多年生水生或沼生草本。根状茎乳白色，地上茎粗壮，向上渐细，高1.3～2.0米。叶片条形，光滑无毛，上部扁平，下部腹面微凹，背面逐渐隆起呈凸形，横切面呈半圆形，细胞间隙大，海绵状。叶鞘抱茎。雌雄花序紧密连接。花序轴具白色弯曲柔毛，自基部向上具1～3枚叶状苞片，花后脱落；雌花基部具1枚叶状苞片，花后脱落；雄花通常由3枚雄蕊组成，花粉粒单体，花丝很短，基部合生成短柄。小坚果椭圆形至长椭圆形；果皮具长形褐色斑点。种子褐色，微弯。花果期5～8月。

药用部分

○ 香蒲

性味：性平，味甘，无毒。

功效主治：有坚齿、明目、聪耳、补中益气、和血脉、去燥热、利小便的功效，可治口中烂臭，久服能延年益寿。生吃可治消渴。捣汁服，治妇女劳热烦躁、胎动下血。

○ 蒲黄

性味：性平，味甘，无毒。

功效主治：有凉血活血，除心腹、膀胱寒热错杂，利水道，排脓，通乳汁。治下痢鲜血、鼻衄、吐血、尿血、便血。

实用附方

①治热毒下痢：蒲根60克，粟米300克，水煎服，一日2次。②治乳汁不通及乳痈：蒲草根捣烂外敷，并煎汁服汤吃渣。③治耳中出血：蒲黄炒黑研末，掺入耳中。④治幼儿吐血：蒲黄末2克，用生地黄汁调服，或加发灰等份服，根据小儿年龄加减药量。⑤治瘀血内漏、肠痔出血：蒲黄末60克，每次服1克。⑥治关节疼痛：蒲黄240克，熟附子30克研末，每次服3克，凉水送下，一日1次。⑦治产后出血：蒲黄60克，水500毫升煎至150毫升，1次服下。⑧治产后血瘀：蒲黄90克，水800毫升煎至200毫升，1次服下。

[草部 山草类][收敛止血药]

白及

治血热出血，止惊悸

[释名] 连及草、甘根、白给。

[来源] 白及为兰科植物白及的干燥块茎，根也可入药。

[主要产地] 主产于连云港、南通、南京、句容、宜兴、溧阳。

[应用] 补肺、止血、消肿、生肌、敛疮。治肺伤咳血、衄血、金疮出血，痈疽肿毒、溃疡疼痛、汤火灼伤、手足皲裂。

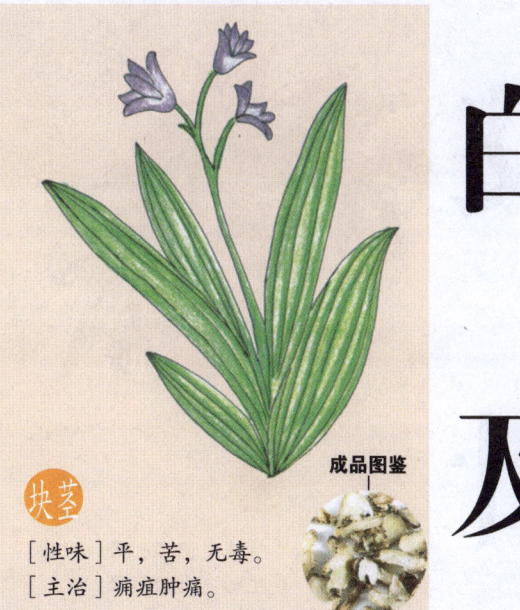

块茎　成品图鉴

[性味] 平，苦，无毒。
[主治] 痈疽肿痛。

形态特征

植株连花序高20～60厘米。球茎扁平，外有荸荠样的环纹。叶3～6片，带状披针形至长椭圆形，长10～40厘米，宽2～6厘米，无毛。花序通常有花3～8朵；苞片膜质，带红色，早落；花红紫色；中萼片和两侧花瓣近长椭圆形，长2.5～3厘米，侧萼片近披针形，镰刀状弯曲，唇瓣抱蕊柱，内有白色纵褶，上部3裂，两侧裂片耳状，中裂片顶端微凹或截平，边缘皱缩。蒴果圆柱状，两端尖。花期4～5月，果期10月。

药用部分

○根

性味：性平，味苦，无毒。

功效主治：治痈疽疮肿等证，能除疥癣，治疗瘀热不退、阴唇萎缩，并有美容作用，可治面部痤疮。治血热出血、血痢痔疮、痢证风痹、疟疾瘰疬等，又可止惊悸、止肺部出血，还能生肌止痛，可用于跌打损伤、刀伤及烫火伤。

○块茎

性味：性平，味苦，无毒。

功效主治：主治虫证及白癣肿痛。

实用附方

①治鼻衄不止：口水调白及末外涂创伤部位，再用水送服白及末3克，效果好。②治胸痛：白及、石榴皮各6克研末，炼蜜为丸如黄豆大，每次艾醋汤送3丸。③治鹅口疮：白及末用乳汁调，敷足心。④治子宫脱垂：白及、川乌等份研末，用绢裹药末3克放入阴道，每日1次。⑤治疗疮肿毒：白及末1.5克，水调澄清后去水，摊在厚纸上贴敷患处。⑥治跌打骨折：酒调服白及末6克，其功效不亚于自然铜、古铢钱。⑦治刀斧创伤：白及、煅石膏等份研末，外搽伤口。⑧治手足皲裂：白及末用水调，涂裂口处，不要接触水。

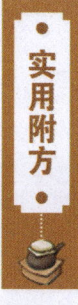

艾叶

[草部 湿草类][温经止血药]

止血安枪的温经药

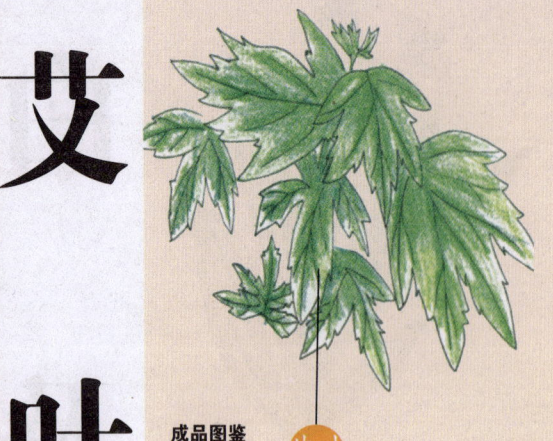
成品图鉴　艾叶

[性味] 微温，苦，无毒。
[主治] 月经不调。

[释名] 冰台、医草、黄草、艾蒿。
[来源] 艾叶为菊科植物艾的干燥叶。
[主要产地] 全国大部分地区多有生产。
[应用] 辟寒安胎、散寒除湿。主治吐血、衄血、便血、妊娠下血、月经不调、痛经、胎动不安、心腹冷痛、泄泻久痢等症。

形态特征

多年生草本，高45～120厘米。茎直立，圆形，质硬，基部木质化，被灰白色软毛，从中部以上分枝。单叶，互生；茎下部的叶在开花时即枯萎，叶片卵状椭圆形，稀被白色软毛。花序总状，顶生，由多数头状花序集合而成。瘦果长圆形。

药用部分

○艾叶

性味：性微温，味苦，无毒。

功效主治：艾叶有利阴气、生肌肉、止腹痛、安胎辟风寒的功效。作煎剂，可治吐血下痢、下部疮、妇人漏血。捣汁服用，能止损伤出血，驱杀蛔虫，还可治心腹一切冷气。水煮或入丸散，均可治衄血、脓血痢。用苦酒作煎剂，治癣非常好。艾叶善治带脉病，腰溶溶如坐水中，还能温中散寒除湿。

保健运用

○艾叶止痛粥

材料：艾叶30克，糙米、红糖各适量。

做法：艾叶略洗，放入锅中加入适量水，煎煮成浓汁后，去渣取汁备用。在艾叶汤中放入洗净的糙米，煮成稠粥后，再加入红糖，调味即成。

用法：每天1次，佐餐食用。

实用附方

①治伤寒时气，温病头痛，壮热脉盛：艾叶350克，水2000毫升，煮至200毫升，顿服。②治妊娠伤寒，尿血，壮热，赤斑变为黑斑：用艾叶如鸡子大，酒600毫升，煮至200毫升，分2次服。③治妊娠风寒，卒中，不省人事，状如中风：用熟艾90克，米醋炒极热，用绢布裹熨脐下，过一会儿病人就苏醒了。④治中风口噤：用熟艾灸承浆、颊车穴，各灸五壮。⑤治头风久痛：用艾揉搓成丸，经常闻它，以黄水出为度。⑥治脾胃冷痛：用白艾末，每次沸汤冲服6克。⑦治霍乱洞泻不止：用艾15克，水600毫升，煮取200毫升，顿服。

川芎

[草部 芳草类] [活血止痛药]

血虚头痛必用川芎

[释名] 胡、香果、芎、山鞠。

[来源] 川芎为伞形科植物川芎的干燥根茎。

[主要产地] 主产于四川、云南、贵州、广西、湖北、江苏、陕西。

[应用] 活血行气、祛风止痛。用于安抚神经、正头风头痛、癥瘕腹痛、胸胁刺痛、跌扑肿痛、风湿痹痛。

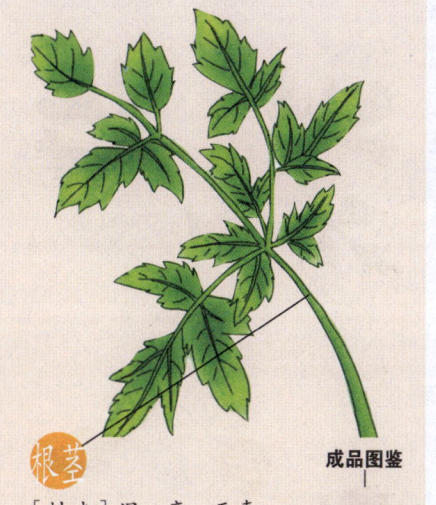

根茎   成品图鉴

[性味] 温,辛,无毒。
[主治] 跌打损伤、寒湿痹痛、头痛。

形态特征

该品为不规则结节状拳形团块,直径2～7厘米。表面黄褐色,粗糙皱缩,有多数平行隆起的轮节,顶端有凹陷的类圆形茎痕,下侧及轮节上有多数小瘤状根痕。质坚实,不易折断,断面黄白色或灰黄色,散有黄棕色的油室,形成层呈波状环纹。气浓香,味苦、辛。稍有麻舌感,微回甜。

药用部分

○ 根茎

性味：性温,味辛,无毒。

功效主治：有补虚损、益肝血、疏肝气、润肝燥、行气燥湿、止泻痢的功效,又能温中散寒、补五劳虚损、强筋健骨、调和血脉、破瘀生新、排脓生肌。能治中风头痛、寒湿痹痛、关节拘挛、跌打损伤、经闭无子。可除脑中冷痛,泪出多涕,疗诸寒冷气、半身不遂、胸腹胁肋满痛等。治腰酸腿软、中风瘫痪、胞衣不下。主治一切劳损、风证、气分病、血分病,又可疗脑痈发背、瘰疬瘿瘤、痔瘘疮痈疥癣等。与蜂蜜拌和做丸,晚上服,疗风痰有殊功。

实用附方

①祛痰清目,增进饮食：用川芎300克,粟米水浸泡,两天更换,切片晒干研末,分成两料。每料加麝香、樟脑各0.3克,犀角15克煎煮,与蜂蜜拌和做丸,以茶、酒嚼服1丸。有痰,加朱砂15克；胸膈胀满,加牛黄、水飞铁粉各0.3克；眩晕加细辛0.3克；口眼斜加炮南星0.3克。②治气虚头痛：取川芎研末,蜡茶调服6克,效果明显。③疗风热头痛：取川芎3克,茶叶6克,水300毫升,煎汤浓,饮前热服。④治偏头痛：将川芎研碎,酒浸泡后每日饮用。⑤治一切心痛：用大川芎1个研末,浇酒送服。

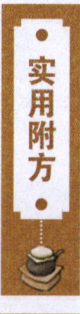

[草部 山草类][活血止痛药]

延胡索

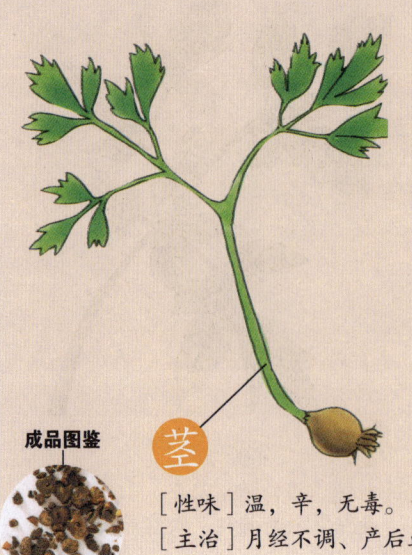

成品图鉴

茎

治疗各种疼痛的良药

[释名] 玄胡索。
[来源] 延胡索为罂粟科植物延胡索的块茎。
[主要产地] 浙江。
[应用] 月经不调、除风行气。主治心腹腰膝诸痛、月经不调、癥瘕、崩中、产后血晕、恶露不尽、跌打损伤等症。

[性味] 温,辛,无毒。
[主治] 月经不调、产后血晕。

|形态特征|

多年生草本,高9~20厘米,全株无毛。块茎扁球形,直径7~15毫米,下部生须根,有时纵裂成数瓣,断面深黄色。茎直立或倾斜,常单一,叶片轮廓宽三角形。总状花序顶生,苞片卵形至狭卵形。干燥块茎,表面黄色或褐黄色,顶端中间有略凹陷的茎痕,无臭,味苦。

|药用部分|

○ 茎

性味:性温,味辛,无毒。

功效主治:活血、行气、止痛、利尿。能破血,可用于月经不调、腹中包块、崩漏、产后各种瘀血证及出血证,酒煮或酒磨后服皆可。可破癥瘕,暖腰膝,并能除风行气,治疗跌打损伤、胎动不安。行气通络,并疗肾病。

|保健运用|

○ 调经酒

材料:当归、川芎、吴茱萸、白芍、茯苓、陈皮、延胡索、丹皮各9克,熟地18克,制香附18克,小茴香、砂仁各6克,白酒1000克,米酒500克。

做法:先将以上药物轧碎,放砂锅中,倒入白酒与米酒,在火上煎煮1小时。待冷,过滤去渣,装瓶备用。

用法:每日早、晚各1次。

·实用附方·

①治老少咳嗽:延胡索30克,枯矾6克研末,用软饴调和,每次含服6克。②治鼻衄:延胡索末用棉裹塞耳内,左鼻衄塞右耳,右鼻衄塞左耳。③治尿血:延胡索30克,朴硝22克,研末,每次取12克煎服。④治尿闭:延胡索、川楝子等份研末,每次白开水滴油数点调服2克或3克。⑤治热厥心痛,时发时止或久不愈:延胡索去皮,金铃子肉等份研末,每次温酒或白开水送服6克。⑥治产后诸病:延胡索炒后研末,每次酒送服3克。⑦坠落车马致筋骨疼痛:延胡索研末,每次淋酒送服6克,每日2次。

郁金

[草部 芳草类] [活血止痛药]

疏肝、止痛的中药材

[释名] 马毛姜黄。

[来源] 郁金为姜科植物姜黄、郁金或莪术的块根。

[主要产地] 主产于四川、浙江。

[应用] 用于产后恶血冲心、妇女瘀血心痛。主治气滞血瘀痛症、热病神昏、吐血、倒经、尿血、血淋、肝胆湿热黄疸。

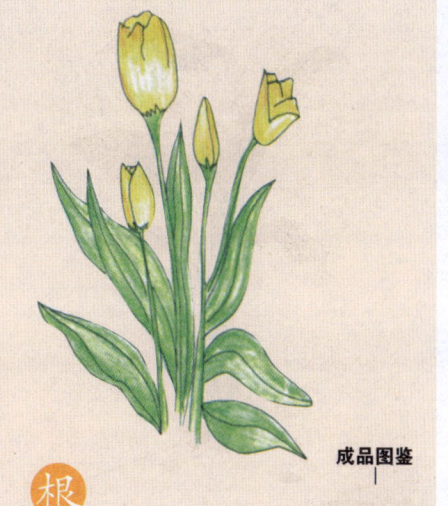

根

成品图鉴

[性味] 温、寒、辛、无毒。
[主治] 吐血、尿血。

形态特征

多年生宿根草本。根茎肉质，肥大，黄色；根末端膨大呈长卵形块根。叶基生，叶片长圆形，先端尾尖，基部渐狭，叶背被短柔毛；叶柄约与叶片等长。花葶单独由根茎抽出，穗状花序圆柱形，有花的苞片淡绿色，卵形，无花的苞片白色而带淡红，长圆形，先端具小尖头，被毛；蒴果3室。花期4~6月。

药用部分

○根

性味：性寒，味辛、苦，无毒。

功效主治：有破血、清心、止血及生肌作用，可治疗血瘀、血淋、尿血、跌打损伤。治疗妇女瘀血心痛、冷气积聚。

保健运用

○车前草郁金煮水鸭

材料：车前草20克，郁金9克，水鸭1000克，姜、盐各5克，葱2克，绍酒10毫升。

做法：车前草洗净切段；郁金洗净，同用纱布袋装好，扎紧口。水鸭宰杀后，去毛、内脏及爪。姜拍松、葱切段。把水鸭放入炖锅内，加入绍酒、盐、姜、葱。把药包放入鸭腹内，注入清水1500毫升。把炖锅置武火上烧沸，再用文火炖煮1小时即成。

实用附方

①治厥心气痛难忍：用郁金、附子、干姜等份研末，醋调糊丸如梧桐子大，朱砂为外衣，每次男子用酒，女子用醋送服30丸。②治产后心痛，血气上冲欲死：用郁金子烧灰存性，研末，取6克，米醋2克，调灌送服，即可苏醒。③治自汗不止：睡眠时将郁金末调敷在乳房上。④治衄血吐血：用川郁金研末，每次井水送服6克，严重者可再次服。⑤治尿血：用郁金末30克，葱白一把，水300毫升，煎至60毫升，温服，每日3次。⑥治砒霜中毒：用郁金末6克，加少量蜂蜜，冷水调服。⑦治痔疮肿痛：用郁金末水调后涂敷，肿痛可消失。

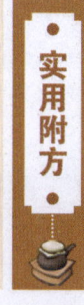

[草部 芳草类][活血止痛药]

姜黄

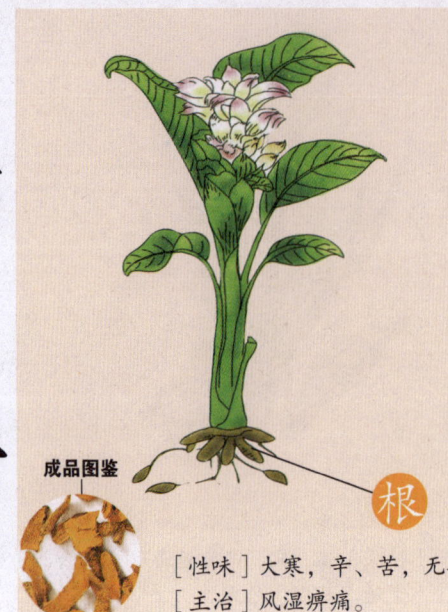

成品图鉴

根

主治风湿痹痛

[释名] 黄姜、毛姜黄、宝鼎香、黄丝郁。
[来源] 本品为姜科植物姜黄的干燥根茎。
[主要产地] 主产四川、福建、浙江等地。
[应用] 能活气行血、通经止痛，主治气滞血瘀痛症，风湿痹痛。

[性味] 大寒，辛、苦，无毒。
[主治] 风湿痹痛。

形态特征
多年生草本，高1~1.5米。根茎发达，成丛，分枝呈椭圆形或圆柱状，橙黄色，极香，根粗壮，末端膨大成块根。叶基生，叶片长圆形或窄椭圆形，先端渐尖，基部楔形，下延至叶柄，上面黄绿色，下面浅绿色，无毛。花葶由叶鞘中抽出，穗状花序圆柱状，花冠管漏斗形，长约1.5厘米，淡黄色，喉部密生柔毛，裂片3。花药长圆形，基部有距，子房下位，外被柔毛，花柱细长，基部有2个棒状腺体，柱头稍膨大，略呈唇形。

药用部分
○根

性味：性大寒，味辛、苦，无毒。

功效主治
有通月经、下气破血、下食、除风热、消痈肿的功效，功力烈于郁金。可治癥瘕血块，治扑损瘀血，止暴风痛冷气，还能治气胀、产后败血攻心、风痹臂痛。

保健运用
○姜黄木瓜豆芽汤

材料：姜黄10克，木瓜10克，黄豆芽250克，油适量，盐5克。

做法：将姜黄、木瓜洗净备用。准备1个砂锅，将其洗净后，把准备好的姜黄和木瓜放入砂锅内，煎汁去渣。在汤中放入黄豆芽、油同煮汤，熟后再加食盐。

用法：佐餐食用。

实用附方

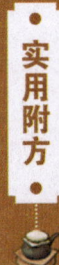

①心痛难忍：姜黄30克，桂90克，研为末，醋汤服3克。②胎寒腹痛，啼哭吐乳，大便泻青，状若惊搐，出冷汗：姜黄3克，没药、木香、乳香各6克，为末，蜜丸芡子大。每服1丸，钩藤煎汤化下。③产后血痛有块：用姜黄、桂心等份，为末，酒服2克。血下尽即愈。④疮癣初生：姜黄末掺之，效果佳。⑤痰注臂痛：天仙藤、白术、羌活、白芷梢各9克，片子姜黄18克，半夏15克，每服15克，姜5片，水煎服。仍间服千金五套丸。⑥室女经闭，血结成块，心腹攻痛：质汗、姜黄、川大黄（炒）各25克，为末，每服3克，温水下。

没药

[木部 香木类][活血止痛药]

活血、散瘀、镇痛

[释名] 末药。
[来源] 没药为橄榄科植物没药树或爱伦堡没药树的胶树脂。
[主要产地] 阿拉伯。
[应用] 散血消肿、定痛生肌。主要治疗跌打损伤、疮疡痈肿、气滞血瘀痛症。

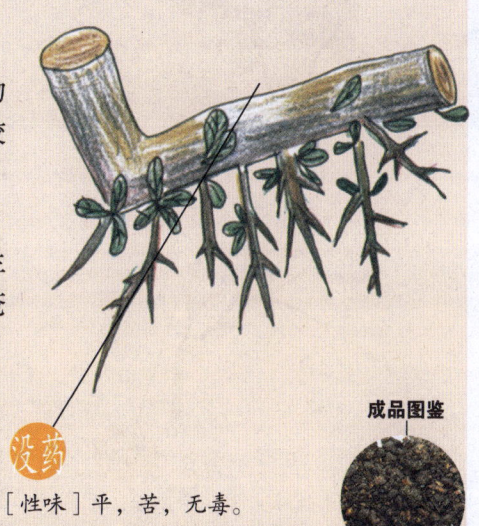

成品图鉴

没药
[性味] 平，苦，无毒。
[主治] 跌打损伤、气滞血瘀。

形态特征

灌木或小乔木状，高约3米。树干粗，具多数不规则尖刺状的粗枝。多分枝，先端尖刺状。单叶或三出复叶，散生或丛生，小叶片倒长卵形或倒披针形，中央一片远较两侧一对为大。花小，丛生于短枝上；花萼杯状或深杯状；花瓣4，长圆形或条状圆形；雄蕊8，在雌花中萎缩；雌蕊在雄花中萎缩。果卵形，尖头，光滑，肉质。外果皮革质或肉质，种子1～3枚，但仅1枚成熟，其余均萎缩。

药用部分

○ 没药

性味：性平，味苦，无毒。

功效主治：能破血止痛、堕胎、散血消肿、定痛生肌、破癥瘕瘀血、消肿止痛，可治金疮棍伤、疮疡痔瘘。

保健运用

○ 没药制何首乌绿豆汤

材料：没药250克，制何首乌10克，绿豆100克，瘦猪肉100克，蒜茸10克，香油、盐、味精少许。

做法：将没药去老茎、洗净、切碎；把绿豆淘洗干净后直接放入砂锅内，加适量清水，小火煮15分钟；再放入猪瘦肉、没药、制何首乌、蒜茸，煮1～2小时至猪肉熟烂，加入香油、盐、味精调味即成。

实用附方

①历节诸风，骨节疼痛，昼夜不止：没药末15克，虎胫骨（酥炙，为末）90克，每服6克，温酒调下。②筋骨损伤：米粉120克（炒黄），入没药、乳香末各15克，用酒调成膏，摊贴之。③小儿盘肠气痛：没药、乳香等份，为末，以木香磨水煎沸，调3克服。④妇人血晕，腹痛，内伤刺：没药末3克，酒服便止。⑤痔漏神方：赤、白茯苓（去皮）、没药各60克，补骨脂120克，石臼捣成一块。春、秋酒浸三日，夏二日，冬五日；取出木笼蒸熟，晒干为末，酒糊丸梧桐子大。每酒服20丸，渐加至50丸。

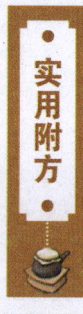

枫香脂

[草部 香木类] [活血止痛药]

活血生肌，止痛解毒

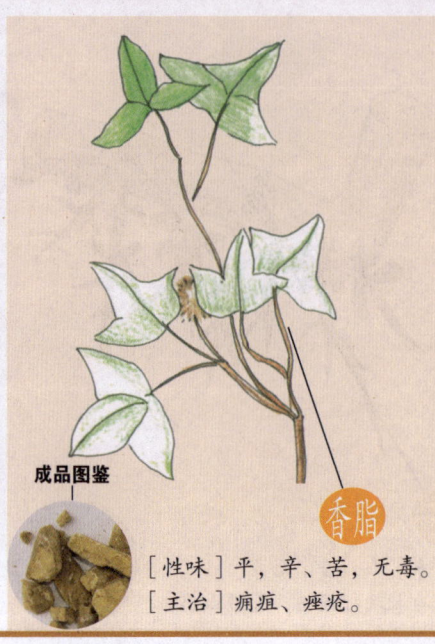

成品图鉴　香脂

[性味] 平，辛、苦，无毒。
[主治] 痈疽、瘰疬。

[释名] 白胶香。
[来源] 为金缕梅科植物枫香树的树脂，其皮和根叶均可入药。
[主要产地] 分布于全国大部分省区，北自河南，南至福建、广东，东至台湾，西至西南各省。
[应用] 下水消肿、止痛解毒。祛风活血、解毒止痛、止血、生肌。用于痈疽、疮疹、瘰疬、齿痛、痹痛等症。

形态特征

落叶乔木。树皮灰褐色，方块状剥落。单叶互生，叶柄长达11厘米，叶轮廓宽卵形，长5～12厘米，宽7～17厘米，常掌状3裂，上面深绿色，初沿脉有毛，下面淡绿色，幼时密生细毛。春季开淡黄绿色花，单性同株，雄花排成柔荑花序，雄蕊多数；雌花25～40枚，子房互相愈合，排成球形头状花序。蒴果集生成头状球形果序，有宿存花萼和花柱，两瓣裂开，每瓣2浅裂。种子多数，细小，扁平。

药用部分

○ 香脂

性味：性平，味辛、苦，无毒。

功效主治：可活血生肌，止痛解毒。瘾疹风痒水肿，可煮水浴之。还可治疗齿痛、一切痈疽疮疖、金疮吐衄咯血。

○ 木皮

性味：辛，平，有小毒。

功效主治：水肿，下水气，煮汁用之。煎饮，止水痢为最。止霍乱刺风冷风，煎汤浴之。

○ 根叶

功效主治：痈疽已成，擂酒饮，以滓贴之。

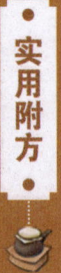

实用附方

①吐血不止：白胶香为散，每服6克，新汲水调下。②吐血衄血：白胶香、蛤粉等份，为末，姜汁调服。③吐血咯血：用白胶香、铜青各3克，为末，入干柿内，纸包煨熟，食之。④金疮断筋：枫香末敷之。⑤便痈脓血：白胶香30克，为末，入麝香、轻粉少许，搽之。⑥小儿奶疖生面上：用枫香为膏，摊贴之。⑦瘰疬软疖：白胶香30克（化开），以蓖麻籽64粒研入，待成膏，摊贴。⑧诸疮不合：白胶香、轻粉各6克，猪油和涂。

[菜部 瓜菜类][活血止痛药]

茄

心血管患者必吃的佳蔬

[释名]落苏、昆仑瓜、草鳖甲。

[来源]茄子为茄科植物茄的果实，茄叶为其叶，茄花为其花，茄根为其根和茎，茄蒂为其宿萼。

[主要产地]全国均有栽培，主产于广东。

[应用]散血消肿、宽肠。主要用于热毒痈疮、皮肤溃疡、口舌生疮、痔疮下血、便血、衄血等。

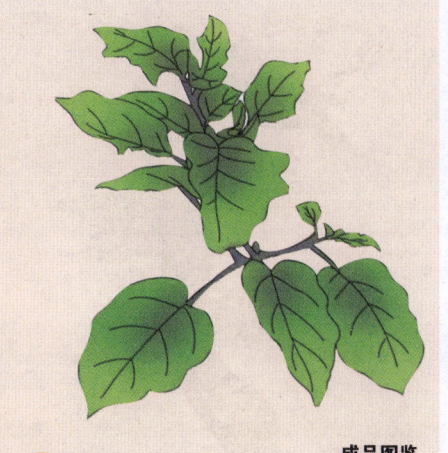

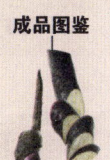
蒂

成品图鉴

[性味]寒，甘，无毒。
[主治]热毒痈疮。

形态特征

茄子的茎为圆形，直立、粗壮，株高80～110厘米，为紫色或绿色。茄子茎和枝条的木质化程度比较高。叶片为单叶、互生，卵圆形或长椭圆形，叶紫色或绿色。花为两性花，单生或簇生，整个花由花萼、花冠、雄蕊、雌蕊四部分组成。花冠由5～6片花瓣组成，紫色或白色，花瓣基部合生成筒状。萼片的颜色与茎相同。果实是由子房发育而成的，有圆球形、扁球形、椭圆形、卵圆形和长棒形等；果实的颜色有鲜紫色、暗紫色、紫红色、白色、绿色等，而以紫红色最多见；果肉颜色有白色、黄白色和绿色。

药用部分

○蒂

性味：性寒，味甘，无毒。

功效主治：烧灰，米汤送服6克，治肠风下血不止及血痔。烧灰，治口齿疮。生切，擦癜风。

○果实

性味：性寒，味甘，无毒。

功效主治：有散血止痛、消肿宽肠的功效。治寒热往来、五脏劳热。醋磨外涂消肿毒。用老的破裂的茄烧灰治乳裂。

实用附方

①妇人血黄：黄茄子竹刀切，阴干为末。每服6克，温酒调下。②肠风下血：经霜茄连蒂，烧存性，为末。每日空腹温酒服6克。③久患下血：大茄种3枚，每用1枚，湿纸包煨熟，安瓶内，以无灰酒300毫升沃之，蜡纸封闭三日，去茄暖饮。④腹内鳖症：陈酱茄儿烧存性，入麝香、轻粉少许，脂调贴之。⑤大风热痰：用黄老茄子大者不计多少，以新瓶盛，埋土中，经一年尽化为水，取出入苦参末，同做丸梧桐子大。食已及卧时酒下30丸，效果佳。⑥风蛀牙痛：茄蒂烧灰搽之。⑦妇人乳裂：秋月冷茄子裂开者，阴干烧存性研末，水调涂。

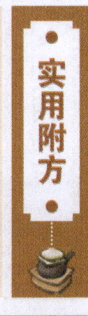

[菜部 瓜菜类][活血止痛药]

丝瓜

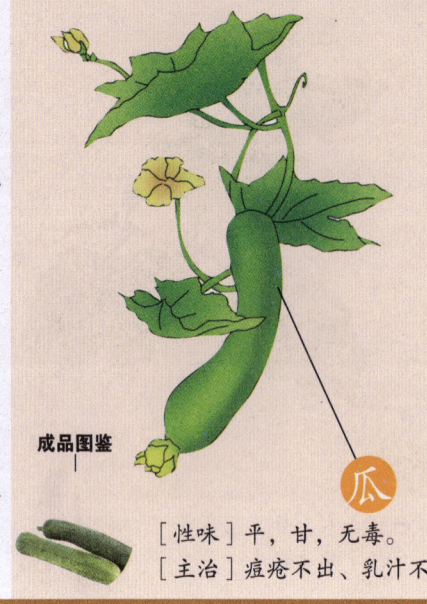

成品图鉴

祛风活络、活血消肿

[释名]天丝瓜、天罗、布瓜、蛮瓜。

[来源]为葫芦科植物丝瓜或奥丝瓜的鲜嫩果实。

[主要产地]全国部分地区均有栽培。

[应用]暖胃补阳，固气和胎。能除热利肠、主治痘疮不出、乳汁不下。

瓜

[性味]平，甘，无毒。
[主治]痘疮不出、乳汁不下。

形态特征

一年生攀缘藤本，茎、枝粗糙，有棱沟，被微柔毛。卷须稍粗壮，被短柔毛。叶柄粗糙，长10～12厘米，具不明显的沟，近无毛。叶片三角形或近圆形，裂片三角形，中间的较长，顶端急尖或渐尖，边缘有锯齿，基部深心形，上面深绿色，粗糙，有疣点，下面浅绿色，有短柔毛，脉掌状，具白色的短柔毛。雌雄同株。果实圆柱状，直或稍弯，长15～30厘米，直径5～8厘米，表面平滑，通常有深色纵条纹，未熟时肉质，成熟后干燥，里面呈网状纤维，由顶端盖裂。种子多数，黑色、卵形、扁、平滑，边缘狭翼状。花果期夏、秋季。

药用部分

○瓜

性味：性平，味甘，无毒。

功效主治：有暖胃补阳、固气和胎的功效。治痘疮出不快，用枯丝瓜烧存性，入朱砂研末，蜂蜜水调服。煮食，除热利肠。老瓜烧存性服，祛风化痰，凉血解毒，杀虫，通经络行血，下乳汁，治大小便下血、痔疮、月经过多、黄积、疝痛卵肿、血气作痛、痈疽疮肿。

○叶

性味：性微寒，味苦。

功效主治：癣疮，频搽之。

实用附方

①预解痘毒：五六月取丝瓜蔓上卷须阴干，至正月初一日子时，用60克煎汤，温浴小儿身面上下，以去胎毒，永不出痘，纵出亦少也。②诸疮久溃：丝瓜老根熬水扫之，大凉即愈。③喉风肿痛：丝瓜根，以瓦瓶盛水浸，饮之。④腰痛不止：丝瓜根烧存性，为末。每温酒服6克。⑤痘疮不快，初出或未出，多者令少，少者令稀：老丝瓜（近蒂10厘米）连皮烧存性，研末，砂糖水服。⑥痈疽不敛，疮口太深：用丝瓜捣汁频抹之。⑦风热腮肿：丝瓜烧存性，研末，水调搽之。⑧肺热面疮：苦丝瓜、牙皂荚并烧灰，等份，油调搽。

[草部 湿草类][活血调经药]

红花

活血美容的中药名花

[释名]黄蓝。

[来源]为菊科植物红花的筒状花冠，成熟的籽也可入药。

[主要产地]主产河南、浙江、四川等地。

[应用]活血润燥、止痛散肿、通经。主要用于血滞经闭、痛经、产后瘀滞腹痛、胸痹心痛、跌打损伤、瘀滞斑疹色暗。

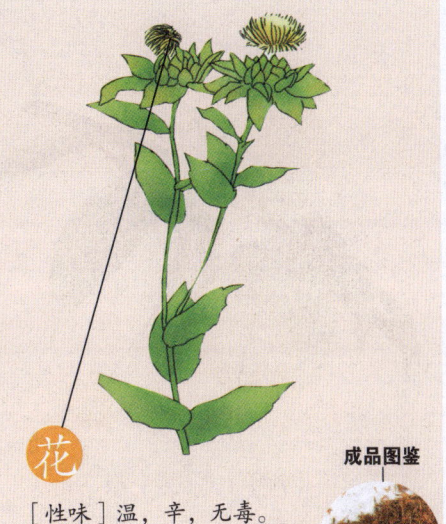

花

[性味]温，辛，无毒。
[主治]产后血晕、瘀滞腹痛、痛经。

成品图鉴

形态特征

一年生草本，茎直立，上部多分枝。叶长椭圆形，先端尖，无柄，基部抱茎，边缘羽状齿裂，齿端有尖刺，两面无毛。上部叶较小，呈苞片状围绕花序。头状花序顶生，排成伞房状。总苞片数层，外层绿色，卵状披针形，边缘具尖刺，内层卵状椭圆形，白色，膜质。全株为管状花，初开时黄色，后转橙红色；瘦果椭圆形，无冠毛，或鳞片状。花期5～7月，果期7～9月，高30～90厘米，叶互生，卵形或披针形，质地坚硬，两面光滑无毛，边缘有刺齿，头状花序，花冠橘红色，含红花素。

药用部分

○ 花

性味：性温，味辛，无毒。

功效主治：有活血润燥、止痛散肿、通经的功效。并酒煮服，治产后血晕口噤、腹内恶血不尽绞痛、胎死腹中、蛊毒。多用破留血，少用养血。

○ 子

性味：性温，味辛，无毒。

功效主治：有活血润燥、止痛散肿、通经的功效。水吞数颗，治天行疮痘。并酒煮服，治产后血晕口噤、腹内恶血不尽绞痛、胎死腹中、蛊毒。

实用附方

①治62种风，兼腹内血气刺痛：红花50克，以500毫升酒煎半个小时，顿服之。不止再服。②治一切肿疾：红花，熟捣，取汁服。不过三服，便愈。③治喉痹壅塞不通者：红花捣，绞取100毫升汁服之，以愈为度。如冬月无生花，以干者浸湿绞汁，煎服，极验。④治热病胎死：红花，酒煮汁，饮200毫升。⑤治产后血晕，心闷气绝：红花30克，为末，分两次服，酒300毫升，煎至150毫升，连服。⑥治血气刺痛：红蓝籽60克，捣碎，以无灰酒400毫升拌匀，曝干，重捣筛，蜜丸梧桐子大，空腹酒下40丸。

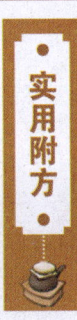

[果部 五果类][活血调经药]

桃

补中益气、活血化瘀

[释名]桃树开花早，容易种植，而且结实较多，所以桃字从木、从兆。

[来源]桃为蔷薇科植物桃或山桃的成熟果实。

[主要产地]主产于华东、华北各省。

[应用]润肺养颜、润肠通便，桃仁用于治疗瘀血阻滞诸症、肺痈、肠痈、肠燥便秘、咳嗽气喘。

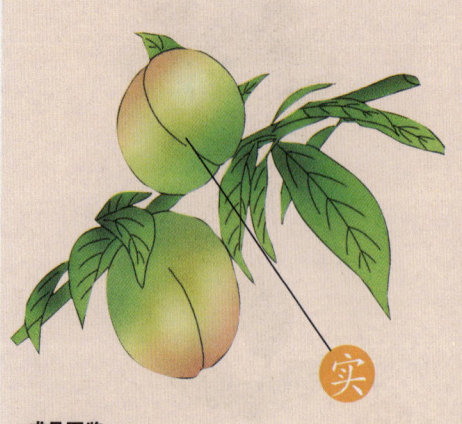

成品图鉴

[性味]热，辛，酸、甘，微毒。

[主治]肠燥便秘、咳嗽气喘。

形态特征：落叶小乔木，高可达8米，树冠开展。小枝红褐色或褐绿色。单叶互生，椭圆状披针形，先端长尖，边缘有粗锯齿。花期3~4月，花单生，无柄，通常粉红色，单瓣。果实6~9月成熟，核果卵球形，表面有短柔毛。

药用部分

○ 实

性味：性热，味辛、酸、甘，微毒。

功效主治：做成果脯食，可养颜色。桃为肺之果，肺病患者应食桃。

○ 仁

性味：性平，味苦、甘，无毒。

功效主治：能止咳逆上气，润肠通便，破蓄血，消心下坚硬，通月经，止心腹痛。每晚嚼碎1枚桃仁，与蜜调和，涂手和面部，养颜效果良好。主治血结、血秘、血燥、血滞、风痹、骨蒸、肝疟燥热、痨瘵疼痛、产后血病、瘀血血闭、癥瘕邪气，还可杀小虫。

实用附方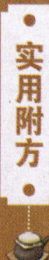

①可延年祛风，使人脸色润泽：用桃仁500克去皮，和粳米饭浆同研，绞出液汁，用其洗脸，效果极好。②治偏风不遂及瘀块：用桃仁2700枚，去皮、尖、双仁，用3000毫升好酒浸泡21天，取出晒干捣细，做成药丸如梧桐子大。每次20丸，用原泡药的酒送服。③治骨蒸潮热：用桃仁120枚，留尖，去皮、双仁，捣烂做成药丸，早上用井水调服。让病人尽量喝酒至醉，同时让他随便喝水。隔日一剂，百日内不能食肉。④治男子阴肿作痒及小儿卵癫：均可取桃仁炒香研末，用酒调服2克，每日2次。同时也可将桃捣烂外敷。

泽兰

[草部 芳草类][活血调经药]

妇科常用活血药

[释名]虎兰、龙枣、水香、虎蒲、都梁香、孩儿菊、风药。根名地笋。

[来源]泽兰为唇形科植物地笋及毛叶地笋的茎叶。

[主要产地]全国大部分地区均产。

[应用]利水消肿、补充气血。用于月经不调、经闭、痛经、产后瘀血腹痛、水肿。

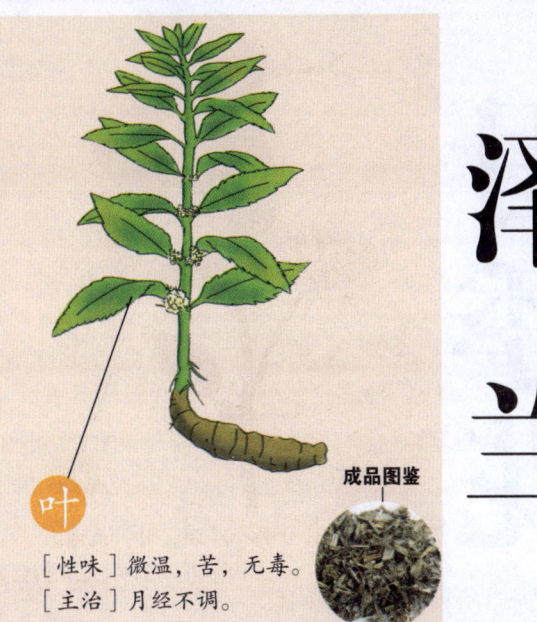

成品图鉴

[性味]微温,苦,无毒。
[主治]月经不调。

形态特征

干燥的全草长30~40厘米,茎四方形,直径2~5毫米,节明显,表面黄褐色或微带紫色,每侧面有一纵沟。质轻脆,易折断,断面中央有白色的髓或中空。叶对生,多皱缩,披针形,边缘有粗锯齿,暗绿色或微带黄色。有的叶腋间簇生小花,呈轮状。气无,味淡。

药用部分

○叶

性味:性微温,味苦,无毒。

功效主治:补气血、破瘀血、消癥瘕、通九窍、利关节、长肌肉。可治哺乳妇女体内出血、中风后遗症、身面四肢水肿、大腹水肿、骨节积水、跌打损伤、产后外伤瘀血症、产后腹痛、生育过多所致气血不足之虚劳消瘦、血淋腰痛,还可治胎前产后诸病、男子面黄及鼻衄吐血、头风目痛。

保健运用

○泽兰叶茶

材料:绿茶1克,泽兰叶(干品)10克。

做法:用刚烧沸的开水冲泡绿茶、泽兰叶大半杯,加盖闷5分钟后可饮。

用法:常作饮料。头汁饮之快尽,略留余汁,再泡再饮,直至冲淡为止。

实用附方

①治产后水肿:用泽兰、防己等份研末,每次用醋汤送服6克。②治小儿褥疮:泽兰嚼烂贴敷破溃处,效果较好。③治痈肿初起及跌打损伤、血瘀肿痛:用泽兰捣烂外敷患处。④治经候微少,渐渐不通,手足骨肉烦痛,日就羸瘦,渐生潮热,其脉微数:泽兰叶90克,当归、白芍药各30克,甘草15克,研为粗末。每服15克,水300毫升,煎至100毫升,去滓温服,不限时服用。⑤治经闭腹痛:泽兰、铁刺菱各9克,马鞭草、益母草各15克,土牛膝3克。同煎服。⑥治产后水肿,血虚水肿:泽兰、防己等份为末。每服6克,酸汤下。

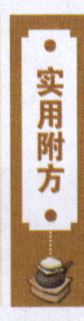

[草部 蔓草类][活血调经药]

月季花

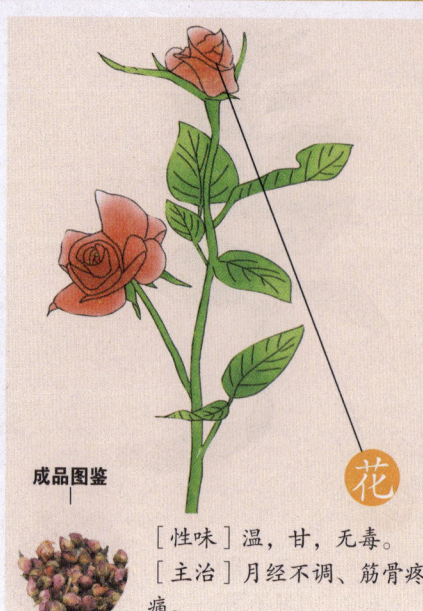

成品图鉴

[性味] 温，甘，无毒。
[主治] 月经不调、筋骨疼痛。

治疗妇科闭经的常用药

[释名] 月月红、胜春、瘦客、斗雪红。
[来源] 为蔷薇科植物月季花的花。
[主要产地] 主产湖北、四川、云南、湖南、江苏、广东。
[应用] 有活血调经、消肿解毒之功效，常备用于治疗月经不调、筋骨疼痛、脚膝肿痛等病症。

形态特征

月季为落叶灌木或常绿灌木，或蔓状与攀缘状藤本植物。茎为棕色偏绿，具有钩刺或无刺，但也有几乎没有刺的月季。小枝绿色，叶为墨绿色，叶互生，奇数羽状复叶，小叶一般3～5片，宽卵形（椭圆）或卵状长圆形，长2.5～6.0厘米，先端渐尖，具尖齿，叶缘有锯齿，两面无毛，光滑。托叶与叶柄合生，全缘或具腺齿，顶端分离为耳状。花生于枝顶，花朵常簇生，稀单生，花色甚多，色泽各异，多为重瓣也有单瓣者。果卵球形或梨形，长1～2厘米。花期4～10月。大多数是完全花，或者是两性花。有花中皇后的美称。

药用部分

○花

性味：性温，味甘，无毒。

功效主治：活血，消肿，解毒。

保健运用

○月季花汤

材料：月季花3～5朵，黄酒10克，冰糖适量。

做法：将月季花洗净，加水150毫升，文火煎至100毫升，去渣，加冰糖及黄酒适量。

用法：每日1次，温服。

实用附方

①瘰疬未破：用月季花头9克，沉香15克，炒芫花8克，碾碎，加入大鲫鱼腹中，再用鱼肠封固，加酒、水各300毫升，煮熟吃，即愈。②治月经不调：鲜月季花每次20克，开水泡服，连服数次。③治肺虚咳嗽咯血：月季花合冰糖炖服。④治筋骨疼痛，脚膝肿痛，跌打损伤：月季花瓣干研末，每服3克，酒冲服。⑤治产后阴挺：月季花30克炖红酒服。⑥治赤白带下：月季花根9～15克，用水煎服。⑦治跌打损伤、筋骨疼痛：月季花研末，用黄酒冲服，每次3克，一日3次。⑧治疮疖肿痛：鲜月季花50克捣碎敷患处。

刘寄奴草

[草部 湿草类] 活血调经药

行血止痛，治产后病

[释名] 金寄奴、乌藤草。

[来源] 刘寄奴为菊科植物奇蒿的全草。

[主要产地] 主产于江苏、浙江、江西、湖南。

[应用] 血气胀满、行血止痛、破血除胀、下血止痛。治产后余疾，止金疮血，通妇人经脉症结，止霍乱水泻。

[性味] 温，苦，无毒。
[主治] 产后余疾。

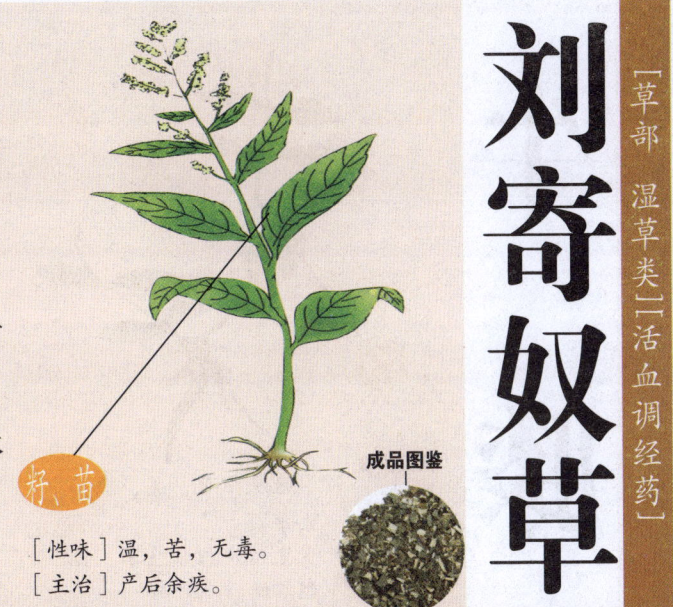

籽苗　成品图鉴

形态特征

多年生直立草本，高60~100厘米。茎有明显纵肋，被细毛。叶互生，长椭圆形或披针形，长6~9厘米，宽2~4厘米，先端渐尖，基部狭窄成短柄，边缘具锐尖锯齿，上面绿色，下面灰绿色，有蛛丝毛，中脉显著；上部叶小，披针形，长约1.5厘米；下部叶花后凋落。头状花序，钟状，长约3毫米，密集呈穗状圆锥花丛；总苞片4轮，淡黄色，无毛，基部有尾，呈画笔状。瘦果矩圆形。

药用部分

○子、叶

性味：性温，味苦，无毒。

功效主治

破血除胀、行血止痛、止金疮出血、通妇人经脉症结、止霍乱水泻，多服使人下利。能治产后病、心腹痛。

保健运用

○刘寄奴煨老鸭汤

材料：刘寄奴10克，老鸭1只，料酒、精盐、味精、胡椒粉、姜片、葱白各适量。

做法：刘寄奴洗净，用布袋包裹，老鸭宰杀后去毛及内脏，洗净入锅，加刘寄奴、姜片、葱白、清水适量，大火烧沸后撇去浮沫，加料酒，小火煨煮2小时，至鸭肉酥烂，取出药袋，加精盐、味精、胡椒粉，再沸后即成。

实用附方

①治大小便出血：用刘寄奴研末，茶调，每次空腹服6克。②治折伤瘀血在腹内：刘寄奴、骨碎补、延胡索各30克，水400毫升，煎取140毫升，顿服。③治血气胀满：用刘寄奴穗，实为末，每次服用9克，酒煎服。不可过量，以免引起吐泻，本品属破血之品。④治霍乱泻痢：用刘寄奴草煎汁饮服。⑤治小儿夜啼：用刘寄奴15克，地龙（炒）0.3克，甘草3厘米，水煎，每次灌服少许。⑥汤火伤灼：刘寄奴捣末。先以鸡翎将糯米浆敷于伤口处，后乃搽末。并不痛，亦无痕，大验之方。凡汤火伤，先以盐末搽之，护肉不坏，后乃搽药为妙。

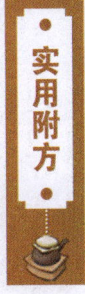

[草部 湿草类][活血调经药]

牛膝

化瘀血、强筋骨的佳品

[释名]牛茎、百倍、山苋菜、对节菜。

[来源]牛膝为苋科植物牛膝的根，其茎、叶均可入药。

[主要产地]主产河南。

[应用]有补血肝肾、强筋骨、活血通经、利尿的功效，常用于腰膝酸痛、血滞经闭、痛经、热淋、跌打损伤等。

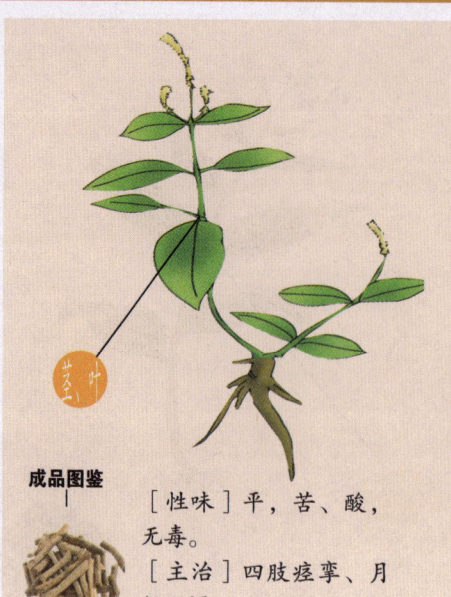

成品图鉴

[性味]平，苦，酸，无毒。

[主治]四肢痉挛、月经不调。

形态特征

多年生草本，高70~120厘米。根圆柱形，直径5~10毫米，土黄色。茎有棱角或四方形，绿色或带紫色，有白色贴生或开展柔毛，或近无毛，分枝对生，节膨大。单叶对生，叶片膜质，椭圆形或椭圆状披针形，先端渐尖，基部宽楔形，全缘，两面被柔毛。穗状花序顶生及腋生，总花梗长1~2厘米，有白色柔毛，花多数，密生。胞果长圆形，长2.0~2.5毫米，黄褐色，光滑。种子长圆形，长1毫米，黄褐色。花期7~9月，果期9~10月。

药用部分

○ 茎、叶

性味：性平，味苦、酸，无毒。

功效主治：主治寒湿痿痹、久疟、小便淋涩、各种疮肿，作用与根相同，春夏季可用。

○ 根

性味：性平，味苦、酸，无毒。

功效主治：有强壮筋骨、补益肝脏、益精气、利阴气、补肾、排脓止痛、驱逐恶血的功效。主治寒湿痿痹、四肢痉挛、膝部疼痛不能弯曲伸展、脾胃受损气短、男子阴消、老年人尿失禁、头发白、头脑痛、腰脊骨痛、女子月经不通、瘀血证、阳痿、腰膝软弱无力有冷感、久疟怕寒发热。

实用附方

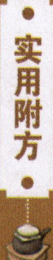

①疟疾久不愈：用好牛膝50克，切断，加1200毫升水，煮取400毫升，分3次服，即清早、未发病时、临发病前各服1次。②消渴不止，伴有下元虚损：牛膝150克，研末，以生地黄汁1000毫升夜晚浸泡，白天暴晒，直至汁尽为止，做成蜜丸如梧桐子大小，每次空腹用温酒送下30丸，此方久服壮筋骨、美容、黑发、生津液。③突然患腹部癥瘕，坚硬如石，疼痛难忍，昼夜啼叫：牛膝950克，酒2500毫升浸泡，密闭，置于灰火中温烘，使味析出，每次服100~200毫升，随个人的酒量饮用。

王不留行

[草部 湿草类] [活血调经药]

行血、催乳，消肿敛疮

[释名] 禁宫花、剪金花、金盏银台。

[来源] 王不留行为石竹科植物麦蓝菜的种子，其苗也可入药。

[主要产地] 主产于河北、山东、辽宁、黑龙江。

[应用] 有活血通经、消肿止痛、催生下乳的功能。主治月经不调、乳汁缺乏、难产、痈肿疔毒等症。

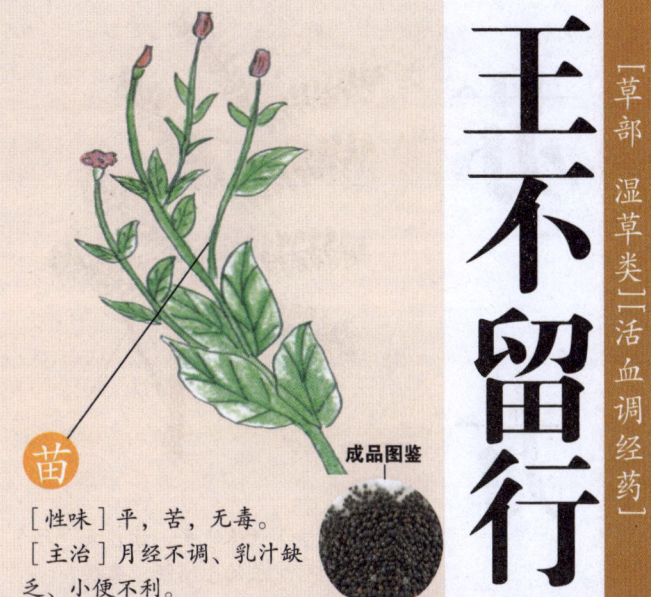

苗

[性味] 平，苦，无毒。
[主治] 月经不调、乳汁缺乏、小便不利。

成品图鉴

形态特征

一年生草本，高30～70厘米。茎直立，上部叉状分枝，节稍膨大。叶对生，粉绿色，卵状披针形或卵状椭圆形，基部稍连合而抱茎。聚伞花序顶生，花梗细长。萼筒有5条绿色宽脉，并具5棱。花瓣淡红色，倒卵形，先端有不整齐小齿，基部有长爪。蒴果卵形，包于宿萼内。种子球形，黑色。花期4～5月，果期5～6月。

药用部分

○苗、子

性味：性平，味苦，无毒。

功效主治：有止血、止痛、除风痹风寒、通利血脉、通乳汁、利小便的功效，还能止心烦、鼻衄、痈疽恶疮、瘘孔。久服减肥，抗衰，延寿。可治风毒、游风风疹、妇人月经先后不定期、颈背发际处长疮。

保健运用

○水烫磨笼虾

材料：海虾100克，王不留行30克，桑葚30克，味精、盐各适量。

做法：先将洗净的王不留行、桑葚投入砂锅，加入清水2碗，用文火煲约20分钟。滤去药渣，放入海虾，煮滚至虾熟透即成。食时调入盐、味精。

实用附方

①鼻衄不止：王不留行连茎叶阴干，煎浓汁温服，很快见效。②大便后出血：王不留行末，每次水送服3克。③治身受刀斧伤、失血：八月八日采王不留行3克，七月七日采蒴细叶3克，三月三日采桑向东南根的皮（桑白皮）3克，烧存性，川椒1克，甘草3克，黄芩、干姜、芍药、厚朴各0.5克，研末，全部药和匀，每次若大疮服2克，小疮只外敷，产后亦可服。④妇人因气郁乳少：王不留行、炮穿山甲、龙骨、瞿麦穗、麦冬各等份，研末，每次服3克，热酒调下，后食猪蹄羹，用木梳梳乳房，一日3次。

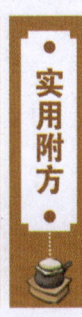

苏方

[木部 乔木类][活血调经药]

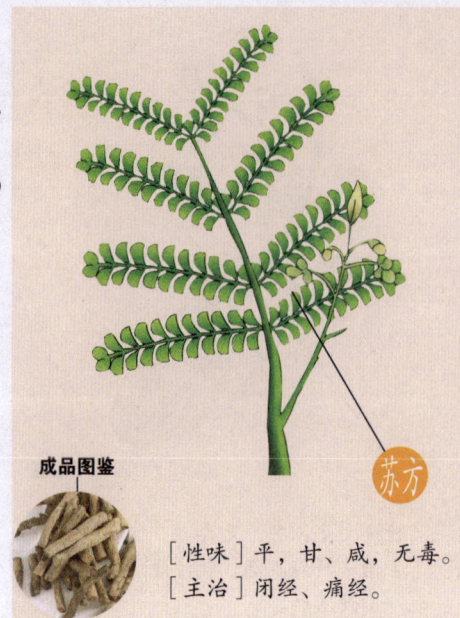

成品图鉴

[性味] 平、甘、咸、无毒。
[主治] 闭经、痛经。

伤科和妇科的常备药

[释名] 戈梅芳、苏枋、苏木、窊木、棕木、赤木、红柴。

[来源] 苏方为豆科植物苏方的干燥心材。

[主要产地] 主产于台湾、广东、广西、云南、四川等地。

[应用] 解血破瘀、消肿止痛。主要用于经闭痛经、产后瘀阻、胸腹刺痛、外伤肿痛。

形态特征

落叶小乔木或灌木，高5~10米，枝幼时被细柔毛，有稀疏短刺，皮孔凸出圆形。叶互生为二回羽状复叶，有锥刺状托叶，叶轴有棘刺，羽片9~12对，小叶10~15对，小叶片长圆形，长1.5~2厘米，尖端圆或微凹，基部偏斜，全缘有腺点，无柄。圆锥花序顶生或腋生，宽大，花黄色，假蝶形花冠，花瓣排列方式为上升式复瓦状。花瓣5，4片圆形等大，最下面一片较小，雄蕊10枚，分离。荚果扁斜状倒卵形，顶端有喙，厚革质，红棕色。花期5~10月，果期7月至翌年3月。

药用部分

○苏方木

性味：性平，味甘、咸，无毒。

功效主治：有破血、排脓止痛、消痛肿的功效。能治产后瘀血内阻、患者痛苦欲死、妇人血气阻滞所致心腹痛和月经不调、损伤瘀肿、妇人音哑口噤、痢疾、虚劳、血气阻滞、产后恶露不尽、心腹绞痛、经络不通、中风口噤、霍乱呕吐、疮疡。

实用附方

①产后血晕：苏方90克，水1000毫升，煎取400毫升，分两次服。②产后气喘，面黑欲死：苏方60克，水两碗，煮一碗，入人参末30克服。③破伤风病：苏方（为散）9克，酒服立效。④脚气肿痛：苏方、鹭鸶藤等份，细锉，入淀粉少许，水2000毫升，煎1500毫升，先熏后洗。⑤偏坠肿痛：苏方60克，好酒一壶煮熟，频饮立好。⑥金疮接指：凡指断及刀斧伤，用真苏木末敷之，外以蚕茧包缚完固，数日如故。⑦治大便带脓血：苏方、金樱子松各30克，仙鹤草、百草霜各20克，用水煎服。

益母草

【类草部 湿草类】活血调经药

活血祛瘀的妇科第一药

[释名] 益母、茺蔚、益明、野天麻、猪麻、郁臭草、苦低草、土质汗。

[来源] 为唇形科植物益母草的干燥地上部分；茺蔚子为其果实。

[主要产地] 主产于内蒙古、山西、甘肃。

[应用] 活血、祛瘀、调经、消水。治疗妇女月经不调、胎漏难产、胞衣不下、产后血晕、尿血、泻血等症。

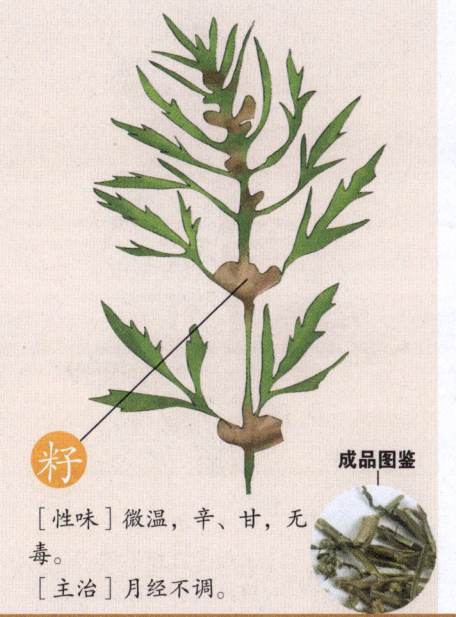

籽

成品图鉴

[性味] 微温，辛、甘，无毒。

[主治] 月经不调。

形态特征

鲜益母草幼苗期无茎，基生叶圆心形，边缘5～9浅裂，每裂片有2～3钝齿。花前期茎呈方柱形，上部多分枝，四面凹下成纵沟，长30～60厘米，直径0.2～0.5厘米；表面青绿色；质鲜嫩，断面中部有髓。叶交互对生，有柄；叶片青绿色，质鲜嫩，揉之有汁；下部茎生叶掌状3裂，上部叶羽状深裂或浅裂成3片，裂片全缘或具少数锯齿。

药用部分

○子

性味： 性微温，味辛、甘，无毒。

功效主治： 有明目益精、除水气、顺气活血、养肝益心、解热、调女人经脉、安定神志的功效。能治疗头痛心烦、血逆大热、产后血胀、崩中带下、产后胎前各种病。

保健运用

○益母草炖鸡

材料： 母鸡1只（约1500克），益母草30克，姜、葱、盐、胡椒面适量。

做法： 将母鸡去毛及内脏，洗净入锅加水，益母草用布包好，与姜、葱、盐同入锅，盖好锅盖。先用旺火烧开，再改用小火炖，至鸡烂时出锅。出锅后撒适量胡椒粉即成。

实用附方

①治痛经：益母草15克，延胡索6克，水煎服。②治闭经：益母草、乌豆、红糖、老酒各30克，炖服，连服一周。③治瘀血块结：益母草30克，水、酒各半煎服。④治难产：益母草捣汁140毫升，煎减半，顿服，无新者，以干者20克，水150克煎服。⑤治胎死腹中：益母草捣熟，以暖水少许和，绞取汁，顿服之。⑥治产后血运，心气绝：益母草绞汁，服150毫升。⑦治产后恶露不下：益母草绞取汁150毫升，入酒20毫升，暖过搅匀服。⑧妇人分娩后服之，助子宫之整复：益母草30克，当归10克，水煎，去渣，一日三回分服。

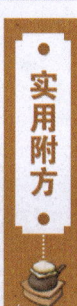

[草部 山草类][活血调经药]

丹参

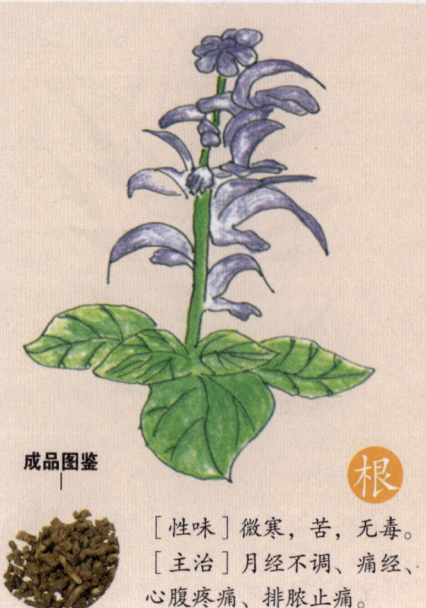

成品图鉴

[性味]微寒,苦,无毒。
[主治]月经不调、痛经、心腹疼痛、排脓止痛。

轻松赶走痛经的烦恼

[释名]郄蝉草、赤参、山参、木羊乳。
[来源]丹参为唇形科植物丹参的干燥根及根茎。
[主要产地]主产安徽、山西、河北、四川、江苏等地。
[应用]安神定志、通利关节。主治月经不调、经闭痛经、癥瘕积聚、胸腹刺痛、疮疡肿痛。

形态特征:多年生草本,根肥厚,外面红色。茎高40~80厘米,有长柔毛。叶常为单数羽状,卵形或椭圆状卵形,两面有毛。轮伞花序6至多花,组成顶生或腋生假总状花序,密生腺毛或长柔毛。苞片披针形,花萼紫色,有11条脉纹,长约11毫米,外有腺毛,2唇形。花冠蓝紫色,长2.0~2.7厘米,筒内有毛环,上唇镰刀形,下唇短于上唇。小坚果黑色,椭圆形。花期4~6月,果期7~8月。

药用部分

○根

性味:性微寒,味苦,无毒。

功效主治:有破癥除瘕、补血、强腰膝、止烦渴、益气、安神定志、通利关节血脉、破血祛瘀、养血安胎的功效,还可活血,通心包络,可用于心腹疼痛及寒热积聚等。能治心腹痼疾、风邪、热邪,各种邪气所致的脘腹胀痛、腹中雷鸣,热病神昏、骨节疼痛、四肢不遂、崩漏带下、月经不调、头痛目赤、疝气疼痛、血瘀心烦等,并能堕死胎,排脓止痛,生肌长肉,疗恶疮疥癣、痈肿丹毒及瘿瘤。泡酒喝,可疗风湿脚软。

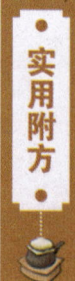

实用附方

①妇女月经不调、胎动不安、产后恶露不净:丹参洗净切片,晒干研末,每次温酒送服6克。②治胎漏下血:用丹参500克与酒煎服。③治寒疝腹痛:丹参30克研末,每次热酒送下6克。④治惊痫发热:丹参、雷丸各15克,猪油60克,煎沸,滤去渣装入容器中,外用涂擦身体表面,每日3次。⑤治乳痈:丹参、白芷、芍药各60克,捣碎醋浸一夜,猪油250克,用小火熬成膏,去渣外敷。⑥治烫伤:丹参250克锉细,水调,取羊油950克煎沸,外涂创面。

蓬莪术

[草部 芳草类][破血消症药]

通月经，消瘀血

[释名] 蓬莪、莪术、蓬术、莪。

[来源] 为姜科植物莪术的根茎。

[主要产地] 主产于福建、广东、广西、浙江、台湾、云南、四川等地。

[应用] 破血行气、消积止痛，主治癥瘕积聚、经闭、心腹瘀痛、食积脘满胀痛。

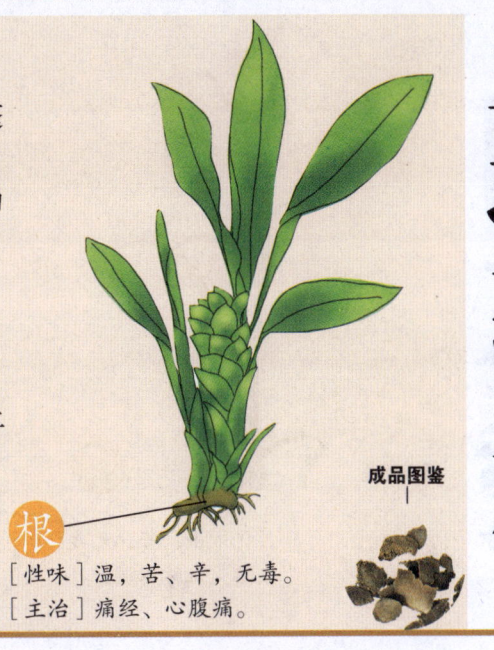

成品图鉴

[性味] 温，苦、辛，无毒。
[主治] 痛经、心腹痛。

形态特征

多年生宿根草本。根茎卵圆形块状，侧面有圆柱状的横走分枝，根系细长，末端膨大呈长卵形块状。叶片长圆状椭圆形或狭卵形，长13～24厘米，宽7～11厘米，叶脉中部具紫色晕；叶柄长约为叶片的1/3，下延成鞘，叶耳形小。圆柱状穗状花序，长约14厘米，具总梗，花密；苞片卵圆形，顶端苞片扩展，亮红色，腋内无花；花萼白色，顶端略呈兜状，唇瓣圆形，淡黄色。蒴果卵状三角形，光滑。种子长圆形，具假种皮。花期3～5月。

药用部分

○ 根茎

性味：性温，味苦、辛，无毒。

功效主治：有开胃消食、通月经、消瘀血、解毒、止扑损痛下血及内损恶血、通肝经聚血的功效。治心腹痛、中恶疰忤鬼气、霍乱冷气、吐酸水、食饮不消、妇人血气结积、丈夫奔豚，还可治一切气病。

实用附方

①一切冷气，抢心切痛，发即欲死；久患心腹痛者，此可绝根。蓬莪术60克（醋煮），木香30克（煨），为末，每服15克，淡醋汤下。②小肠脏气，非时痛不可忍：蓬莪术研末，空腹葱酒服3克。③妇人血气，游走作痛，及腰痛：蓬莪术、干漆60克，为末，酒服6克。腰痛，核桃酒下。④小儿盘肠内钓痛：以蓬莪术15克，用阿魏3克，化水浸一日夜，焙研。每服0.4克，紫苏汤下。⑤小儿气痛：蓬莪术炮熟为末，热酒服5克。⑥上气喘急：蓬莪术15克，酒200毫升，煎汤分服。

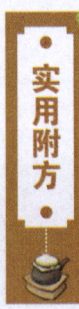

[草部 芳草类] 破血消症药

荆三棱

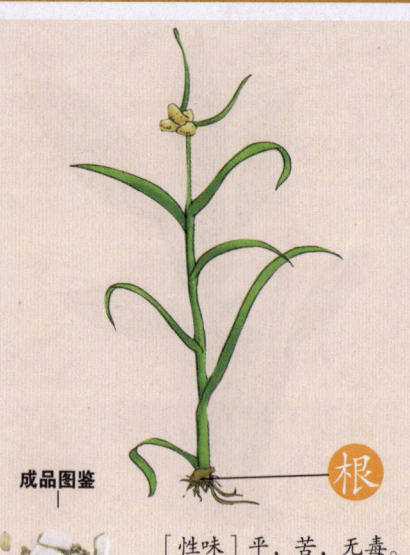

成品图鉴

祛瘀消积的常备配伍药

[释名] 京三棱、鸡爪三棱、黑三棱、石三棱。
[来源] 为莎草科蔗草属植物荆三棱，以块茎入药。
[主要产地] 主产于河北、山西、江苏、台湾、广东、贵州等地。
[应用] 通肝经积血，治疮肿坚硬。主治癥瘕鼓胀、痃癖（胁下坚块如石）、小儿气癖、反胃恶心。

[性味] 平，苦，无毒。
[主治] 血脉不调、产后腹痛、心腹痛。

形态特征

多年生草本，根状茎横走，通常单一，间或有分枝，常膨大，末端具块茎，长2～4厘米，直径1.5～3.0厘米，黑褐色，两头尖，质地轻泡。秆高大粗壮，高70～150厘米，锐三棱形，直立，光滑。叶互生，窄条形，长20～30厘米，宽6～10毫米，全缘，先端渐尖，基部鞘状抱茎。夏季开花，复穗状花序，多数花穗于茎顶聚成无梗伞形花丛，花序梗不等长，上具叶状苞片3～4枚；小穗长圆形，长约1厘米，稍膜质，先端尖，芒状。瘦果三角倒卵形，褐色。

药用部分

○根

性味：性平，味苦，无毒。

功效主治：能通肝经积血、破积气、消扑损瘀血、通月水、止痛利气。可治老癖癥瘕、积聚结块、产后恶血血结、气胀、妇人血脉不调、心腹痛、产后腹痛血运、心膈痛、饮食不消、疮肿坚硬。

实用附方

①癥瘕鼓胀：用三棱根（切）500克，水2000毫升，煮500克，去渣更煎，取400毫升汁入锅中，重汤煎如稠糖，密器收之。每旦酒服一匕，每日两次。②痃癖气块：荆三棱、青橘皮、陈橘皮、木香各15克，肉豆蔻、槟榔各30克，砂6克，为末，糊丸梧桐子大，每次姜汤服30丸。③痃癖不瘥，胁下硬如石：荆三棱30克（炮），川大黄30克，为末，醋熬成膏。每日空腹生姜橘皮汤下一匙，以利下为度。④小儿气癖：三棱煮汁作羹粥，与奶母食，日亦以枣许与儿食。小儿新生百日及十岁以下，无问痫热癖等皆理之。

骨碎补

[草部 石草类][活血疗伤药]

长在石上的跌打损伤药

[释名] 猴姜。

[来源] 骨碎补为水龙骨科植物槲蕨或中华槲蕨的干燥根茎。

[主要产地] 主产于浙江、福建、台湾、广东、云南。

[应用] 补肾强骨、续伤止痛。用于肾虚腰痛、耳鸣耳聋、牙齿松动、跌扑闪挫、筋骨折伤等病症的治疗。

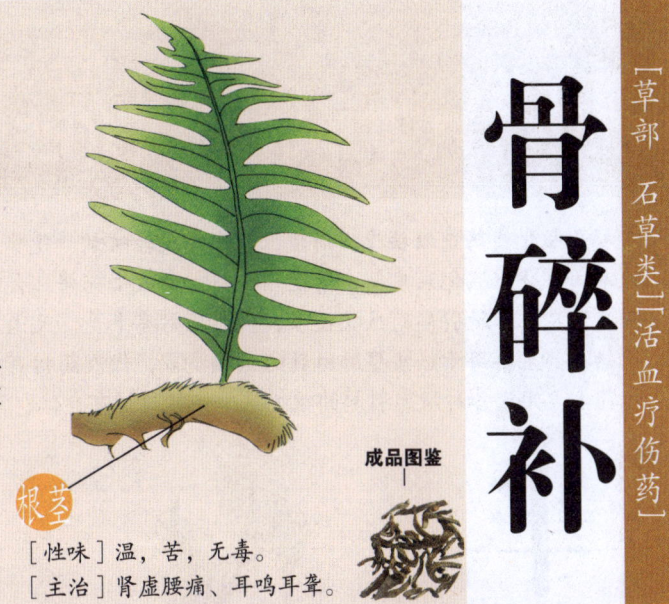

根茎 成品图鉴

[性味] 温，苦，无毒。
[主治] 肾虚腰痛、耳鸣耳聋。

形态特征

呈扁平长条状，多弯曲，有分枝，长5~15厘米，宽1.0~1.5厘米，厚0.2~0.5厘米。表面密被深棕色至暗棕色的小鳞片，柔软如毛，经火燎者呈棕褐色或暗褐色，两侧及上表面均具凸起或凹下的圆形叶痕，少数有叶柄残基及须根残留。体轻，质脆，易折断，断面红棕色，维管束呈黄色点状，排列成环。无臭，味淡，微涩。

药用部分

○ 根茎

性味：性温，味苦，无毒。

功效主治：破血止血、杀虫。主治跌打损伤、骨折，能除骨中毒气，补五劳六极，治风寒血虚疼痛、恶疾腐烂化脓。研末夹于猪肾中煨食，治肾阳虚浮所致牙痛、耳鸣及久泻。

保健运用

○ 骨碎补五加皮粥

材料：骨碎补10克，五加皮10克，赤芍15克，土鳖虫10克，粳米100克，盐3克。

做法：将以上四味洗净，放入砂锅，加清水适量，武火煮沸，改文火煎取浓药汁。将粳米淘洗干净，加药汁，加清水适量，中火煮粥。米熟粥成加盐调味即可。

用法：温服，每日数次。

实用附方

①治肾虚齿痛出血：骨碎补60克，铜刀切细，瓦锅慢火炒黑研末，经常擦齿，良久吐之，咽下亦可。②治风虫牙痛：骨碎补、乳香等份研末做糊丸，塞入蛀牙孔中，名金针丸。③治耳鸣耳聋：骨碎补切成细条，火炮炙，趁热塞入耳中。④治金疮，伤筋断骨，疼痛不可忍：骨碎补（去毛，麸炒微黄）、自然铜（细研）、虎胫骨（涂酥炙黄）、败龟（涂酥炙微黄）各15克，没药30克，捣细罗为散。每服3克，以胡桃仁半个，一处嚼烂，用温酒100毫升下之，日三四服。

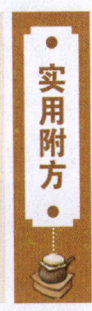

第九节 《本草纲目》中的止咳、化痰中草药

家中有本草、健康无烦恼，图解《本草纲目》中的治病中草药>>

止咳化痰药是以祛痰、消痰，制止或减轻咳嗽、气喘为主要目的的药物。按照其药性不同可分为温化寒痰药、清化热痰药、止咳平喘药三大类。其中温化寒痰药主要用于寒痰湿痰犯肺所引起的咳喘痰多，代表药材有半夏、天南星、白前、桔梗、旋覆花；清化热痰药主要用于热痰壅肺所致的咳喘痰多，代表药材有前胡、贝母、冬瓜籽；止咳平喘药主要用于各种原因引起的咳喘症，代表药材有杏仁、马兜铃、款冬花。

半夏

[草部 毒草类][温化寒痰药]

燥湿化痰、降逆止呕

[释名] 守田、水玉、地文、和姑。
[来源] 半夏为天南星科植物半夏的干燥块茎。
[主要产地] 主产于四川、湖北、江苏、安徽。
[应用] 消痰下肺气，开胃健脾。该品善燥湿降逆止呕，又性温兼散寒，主治胃寒及痰饮呕吐。

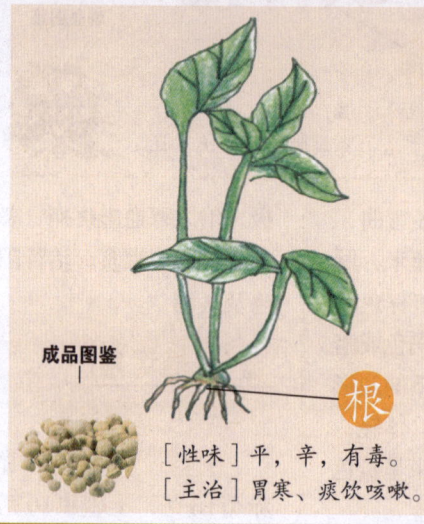

成品图鉴　根

[性味] 平，辛，有毒。
[主治] 胃寒、痰饮咳嗽。

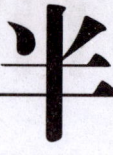 **形态特征**　半夏为天南星科多年生草本植物，高15～35厘米，块茎近球形，基生叶1～4枚，叶出自块茎顶端，叶柄长5～25厘米，叶柄下部有一白色或棕色珠芽，直径3～8厘米，偶见叶片基部亦具一白色或棕色小珠芽。花单性，花序轴下着生雌花，无花被，花柱短，雌雄同株。花序末端尾状，伸出佛焰苞，绿色或表紫色。

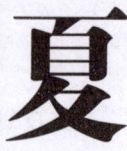 **药用部分**
○根
　性味：性平，味辛，有毒。

功效主治：有和胃气、燥脾湿、消肿散结、下气、止汗、止呕吐、消痈肿、美容、堕胎的功效，能消除心腹胸膈、痰热结满、胃脘急痛、坚痞、时气呕逆，疗萎黄，还能消痰下肺气、开胃健脾。生用半夏疗痈肿，除瘤瘿气。主治伤寒寒热、心下坚硬、胸胀、咳嗽、气上逆、头眩晕、痰厥头痛、咽喉肿痛、肠鸣、吐食反胃、霍乱转筋、肠腹冷、眉棱骨痛、痰疟、寒痰、腹胀、失眠、白浊、梦遗、带下，以及身体怕冷、饮食冷物、损伤肺致咳，还能消胸中痞膈上的痰，除胸部寒，补肝风虚证。

[草部 湿草类][温化寒痰药]

旋覆花

消除寒痰止呕逆

[释名]金沸草、金钱花、夏菊、盗庚、戴椹。

[来源]旋覆花为菊科植物旋覆花或欧亚旋覆花的干燥头状花序。

[主要产地]主产于河南、河北、江苏、浙江、安徽。

[应用]利水消肿、补中下气。用于风寒咳嗽、痰饮蓄结、胸膈痞满、喘咳痰多、呕吐噫气、心下痞硬等症。

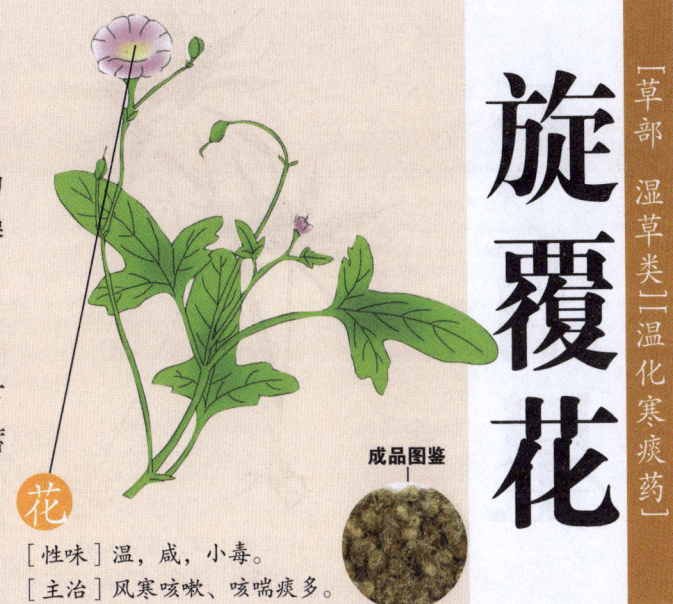

花

成品图鉴

[性味]温,咸,小毒。
[主治]风寒咳嗽、咳喘痰多。

形态特征

多年生草本。根状茎短,横走或斜升,有多少粗壮的须根。茎单生,直立,有时基部具不定根,有细沟,被长伏毛,或下部有时脱毛,上部有上升或开展的分枝,全部有叶。基部多少狭窄,常有圆形半抱茎的小耳,无柄,顶端稍尖或渐尖,边缘有小尖头状疏齿或全缘,上面有疏毛或近无毛,下面有疏伏毛和腺点,中脉和侧脉有较密的长毛,上部叶渐狭小,线状披针形。头状花序多数或少数排列成疏散的伞房花序,花序梗细长。总苞半球形,舌状花黄色。瘦果圆柱形,有10条沟,顶端截形,被疏短毛。花期6~10月,果期9~11月。

药用部分

○花

性味：性温,味咸,有小毒。

功效主治：本品能消除胸上顽痰、心胁痰水、膀胱留饮、风湿痹痛、皮间死肉、目中分泌物,除水湿,去五脏间寒热,补中下气,利大肠,通血脉,益色泽,逐大腹,开胃,止呕逆,行痰水,去头目风,消坚软痞。治噫气、结气胁下满胀、惊悸水肿。

实用附方

①治中风壅滞：旋覆花洗净焙干,研末,炼蜜丸如梧桐子大小,睡前用茶汤吞下5丸、7丸或10丸。②治半产漏下,虚寒相搏,脉弦芤：旋覆花90克,葱14茎,新绛少许,水600毫升,煮取200毫升,顿服。③治小儿眉癣,小儿眉毛眼睫,因癣退不生：用旋覆花、天麻苗、防风各等份,研末,用油调涂患处。④治风湿痰饮上攻,头目眩胀眵：旋覆花、天麻、甘菊花各等份,为末,每晚服6克,白汤下。⑤治小便不行,因痰饮留闭者：旋覆花15克,捣汁,和白酒服。⑥治风火牙痛：旋覆花为末,搽牙根上,良久,去其痰涎,疼止。

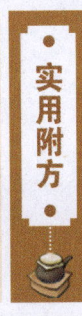

[草部 毒草类][温化寒痰药]

天南星

燥湿化痰、降逆止呕

[释名] 虎膏、虎掌。
[来源] 天南星为天南星科植物天南星、异叶天南星或东北天南星的干燥块茎。
[主要产地] 主产于四川、云南、广西、甘肃、安徽、浙江、河北。
[应用] 主治湿痰、寒痰、风痰眩晕、中风、癫痫、破伤风、痈疽肿痛、蛇虫咬伤。

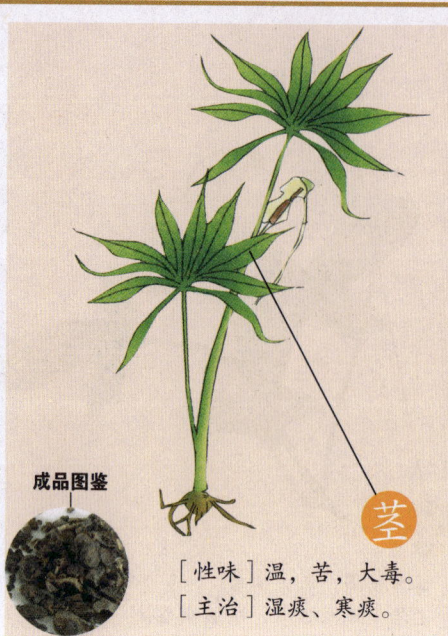

成品图鉴

[性味] 温,苦,大毒。
[主治] 湿痰、寒痰。

形态特征

天南星株高40～90厘米。叶1枚基生,叶片放射状分裂,裂片7～20,披针形至椭圆形,顶端具线形长尾尖,全缘。叶柄长,圆柱形,肉质,下部成鞘,具白色和散生紫色纹斑。总花梗比叶柄短,佛焰苞绿色和紫色,有时是白色条纹。肉穗花序单性,雌雄异株。雌花序具棒状附属器,下具多数中性花。无花被,子房卵圆形,雄花序的附属器下部光滑和有少数中性花。无花被,雄蕊2～4枚。浆果红色、球形。

药用部分

○ 茎

性味:性温,味苦,有大毒。

功效主治:有补肝、去除阴部湿、壮阳、利小便、止眩晕、除痰、降逆气、利胸膈、攻除坚硬积块、消除痈肿、散血、堕胎的功效。主治破伤风、口噤不开、身体强直,还可治疗心痛、寒热结气、肿块、损伤筋痿无力、疝气肿块、肠痛、伤寒时病、中风麻痹、刀枪伤、蛇虫咬伤、疥癣恶疮。捣烂外敷,可治跌打损伤瘀血。

实用附方

①风病口噤不开:天南星炮锉,大人9克,小儿4克,生姜5片,苏叶3克,水煎减半,加入雄猪胆汁少许,温服。②风痛痰迷,用坠痰丸:天南星九蒸九晒,研末,姜汁面糊丸如梧桐子大,每服20丸,人参汤送下。石菖蒲、麦门冬汤也可。③小儿痫症不语:天南星用湿纸包裹煨,研末,雄猪胆汁调服1克。④口眼㖞斜:天南星生研末,自然姜汁调,左痛贴右,右痛贴左。⑤风痰头痛不可忍:天南星30克,荆芥叶30克,研末,姜汁糊丸梧桐子大,每次食后姜汤下20丸。也可用上清丸:用天南星、茴香等份,生研末,盐醋煮面糊丸,如上法服。

[草部 山草类][温化寒痰药]

白前

润肺、降气、祛痰

[释名] 石蓝、嗽药。

[来源] 为萝藦科牛皮消属植物柳叶白前或芫花叶白前的根状茎及根，亦有以全草入药者。

[主要产地] 主产浙江、安徽。此外，江苏、湖北、江西也有产。

[应用] 咳嗽痰多、气喘。该品性微温而不燥烈，长于祛痰，降肺气以平咳喘。

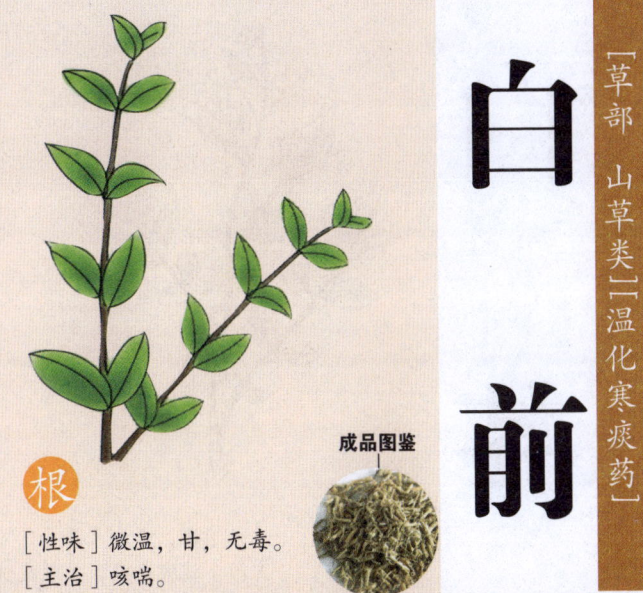

根

成品图鉴

[性味] 微温，甘，无毒。
[主治] 咳嗽。

|形态特征|

多年生草本，根茎呈管状，细长有节，略弯曲，长4～15厘米。表面浅黄色至黄棕色，有细纵皱纹，节部膨大，常有分枝，并密生须根。质坚脆，易折断，断面类圆形，中空或有膜质的髓。断面类白色，放大镜下可见中心木部。气微弱，味甜。

|药用部分|

○根

性味：性微温，味甘，无毒。

功效主治：有降气祛痰之功。主治胸胁满闷、咳喘或呼吸困难。

|保健运用|

○白前茶

功效：泻肺祛痰，降气止嗽。

材料：白前10克，花茶3克。

做法：用300毫升开水冲泡后饮用，冲饮至味淡。

用法：一日饮多次，咳嗽见好即停止。

实用附方

①治久嗽唾血：炒白前、炒桔梗、炒桑白皮各90克，炙甘草30克，水1500毫升，煮至200毫升，分3次服。忌猪肉、菘菜。②治久咳、短气不能平卧：白前60克，紫菀、半夏各90克，大戟80克，水2000毫升，浸渍一夜，煮取600毫升，分3次服。忌羊肉、饴糖。③治久咳喉中有声：白前焙干捣末，每次温酒送服6克。④治胃脘痛，虚热痛：白前和重阳木根各15克。水煎服。⑤治疟母（脾肿大）：白前15克，水煎服。⑥治小儿疳积：白前、重阳木或兖州卷柏全草各9克。水炖服。⑦治跌打胁痛：白前15克，香附9克，青皮3克。水煎服。

[菜部 荤菜类][温化寒痰药]

白芥

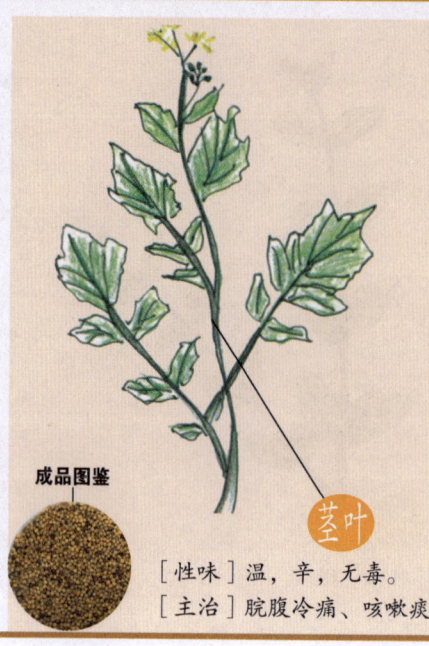

成品图鉴

茎叶

[性味]温,辛,无毒。
[主治]脘腹冷痛、咳嗽痰喘。

温化寒痰的常用药材

[释名]胡芥、蜀芥。
[来源]为十字花科植物白芥的嫩茎叶。
[主要产地]栽培于园圃中,我国部分地区有栽培。
[应用]利气豁痰,除寒暖中,散肿止痛,主治脘腹冷痛、咳嗽痰喘。

形态特征

一年生或二年生草本,高达40~120厘米。茎较粗壮,直立,具纵棱,全体被稀疏粗毛。叶互生,茎基部的叶具长柄,叶片宽大,倒卵形,琴状分裂后近全裂,裂片5~7,先端大,向下渐小,茎上部的叶具短柄,叶片较小,裂片较细,近花序之叶常小裂。夏季开黄色花,总状花序顶生或腋生,小花梗长1厘米左右;萼片4,绿色,直立;花瓣4,长卵形,基部有直立长爪;雄蕊6,4长2短;子房长方形,密被白毛,有长刺,花柱细长,柱头小。长角果广条形,先端具扁平剑形的喙。种子圆形,淡黄白色。

药用部分

○茎叶

性味:性温,味辛,无毒。

功效主治:有利气豁痰、除寒暖中、散肿止痛、发汗的功效,主治胸膈痰冷上气、面目黄赤、喘嗽反胃、痹木脚气、筋骨腰节诸痛。又醋研,敷射工毒。烧烟及服,辟邪魅。咳嗽、胸胁支满、上气多唾者,每用温酒吞下7粒。

实用附方

①反胃上气:白芥子末,酒服6克。②热痰烦运:白芥子、黑芥子、大戟、甘遂、芒硝、朱砂等份为末,糊丸梧桐子大。每服20丸,姜汤下。名白芥丸。③冷痰痞满:黑芥子、白芥子、大戟、甘遂、胡椒、桂心等份,为末,糊丸梧桐子大。每服10丸,姜汤下。名黑芥丸。④腹冷气起:白芥子100克,微炒研末,汤浸蒸饼丸小豆大。每姜汤吞10丸,甚妙。⑤小儿乳癖:白芥子研末,水调摊膏贴之,以平为期。⑥防痘入目:白芥子末,水调涂足心,引毒归下,令疮疹不入目。⑦肿毒初起:白芥子末,醋调涂之。

桔梗

[草部 山草类] [温化寒痰药]

止咳祛痰的常用良药

[释名] 白药、梗草。
[来源] 为桔梗科植物桔梗的干燥根部。
[主要产地] 中国东北部地区。
[应用] 宣肺、祛痰、利咽、排脓。用于咳嗽痰多、胸闷不畅、咽喉肿痛、实音、肺痈吐脓等病症的治疗。

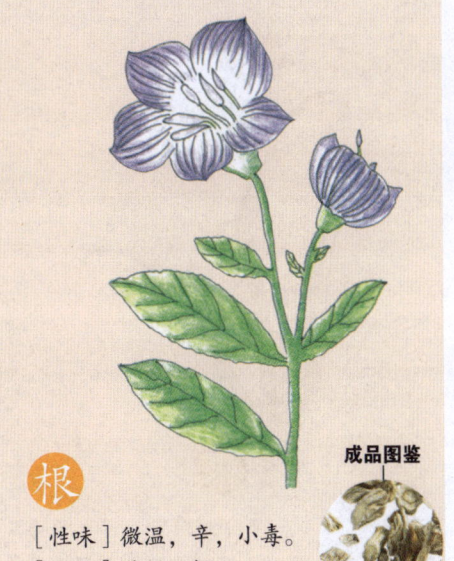

根

[性味] 微温，辛，小毒。
[主治] 胸闷不畅。

成品图鉴

形态特征

多年生草本，高40～90厘米。植物体内有乳汁，全株光滑无毛。根粗大肉质，圆锥形或有分叉，外皮黄褐色。茎直立，有分枝。叶多为互生，少数对生，近无柄，叶片长卵形，边缘有锯齿。花大形，单生于茎顶或数朵呈疏生的总状花序。花冠钟形，蓝紫色或蓝白色，裂片5。蒴果卵形，熟时顶端开裂，多年生草本植物。叶子卵形或卵状披针形，花暗蓝或暗紫色。

功效主治

有下一切气、利咽喉、补血气、利五脏肠胃、除寒热风痹、温中消食、除蛊毒、破血行气、消积、除痰涎、去肺热、除腹痛、益气、补五劳、破癥瘕、除秽邪、养血排脓、利窍、除肺热、清利头目之功。主治口舌生疮、目赤肿痛，还能治疗下痢、咳嗽、小儿惊痫、霍乱转筋、心腹胀痛、肺痈、喉痹、胸腹滞痛、鼻塞、寒呕、胸胁刺痛、腹满肠鸣、惊悸及咽喉疼痛。

药用部分

○根

性味：性微温，味辛，有小毒。

实用附方

①治胸满欲绝：桔梗、枳壳等份，水300毫升，煎取150毫升，温服。②治伤寒腹胀：桔梗、半夏、陈皮各9克，姜5片，水300毫升，煎取150毫升，内服。③治肺痈咳嗽，胸满振寒，脉数咽干，痰浊腥臭：用桔梗30克，甘草60克，水600毫升，煎取200毫升，分次温服。④治喉痹：桔梗60克，水600毫升，煎取200毫升，顿服。⑤治牙龈肿痛：桔梗、薏仁等份研末吞服。⑥治衄血、吐血、便血：桔梗研末，水送服2克，每日4次，1次加生犀角末。⑦治外伤瘀血在肠：桔梗研末，米汤送服0.5克。

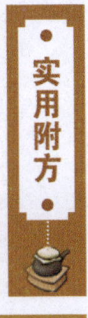

[草部 山草类][清化热痰药]

贝母

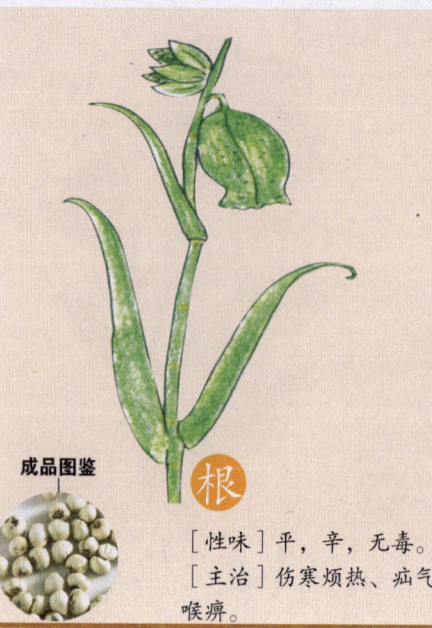

成品图鉴

根

化痰止咳的良药

[释名] 勤母、苦菜、苦花、空草、药实。
[来源] 为百合科贝母属植物松贝母和卷叶贝母，以根茎入药。
[主要产地] 云南、四川、西藏等地。
[应用] 治伤寒烦热、小便淋漓、疝气、喉痹、乳汁减少及破伤风。

[性味] 平，辛，无毒。
[主治] 伤寒烦热、疝气、喉痹。

形态特征

松贝：呈类圆锥形或近球形，高0.3～0.8厘米，直径0.3～0.9厘米。表面类白色，大瓣紧抱小瓣，未抱部分呈新月形，习称"怀中抱月"。顶部闭合，内有类圆柱形、顶端稍尖的心芽和小鳞叶1～2枚。先端钝圆或稍尖，底部平，微凹入，中心有灰褐色的鳞茎盘，偶有残存须根。质硬而脆，断面白色，富粉性。气微，味微苦；青贝：呈类扁球形，高0.4～1.4厘米，直径0.4～1.6厘米。外层鳞叶2瓣，大小相近，相对抱合，顶部开裂，内有心芽和小鳞叶2～3枚及细圆柱形的残茎；炉贝：呈长圆锥形，高0.7～2.5厘米，直径0.5～2.5厘米。表面类白色或浅棕黄色，有的具棕色斑点。外层鳞叶2瓣，大小相近，顶部开裂而略尖，基部尖或较钝。

药用部分

○根

性味：性平，味辛，无毒。

功效主治：有止咳喘、止烦渴、发汗、安五脏、利骨髓、充饥、消痰润肺的作用。研末与砂糖做丸，合服能止咳。治伤寒烦热、小便淋漓、疝气、喉痹、乳汁减少、破伤风、腹中痞块、心下满痛、恶寒、胸胁满痛、黄疸。研末点眼可去翳障。

实用附方

①治忧郁不伸，胸膈不宽：贝母去心，姜汁炒研，每次70丸。②降气化痰，止咳解郁，消食除胀：贝母去心30克，姜制厚朴、半夏，蜜调做丸如梧桐子大，每次白开水送服50丸。③治百日咳：贝母15克，甘草半生半炙6克，研末，加砂糖做丸如芡子大，每次米汤送服1丸。④治孕妇咳嗽：贝母去心，麸炒黄研末，砂糖搅拌做丸如芡子大，每次含咽1丸有神效。⑤治妊娠小便困难：贝母、苦参、当归各120克研末，蜜调做丸如小豆大，每次饮服3～9丸。⑥治乳汁不通：贝母、知母、牡蛎粉等份，研末，每次猪蹄汤调服6克。

前胡

[草部 山草类] [清化热痰药]

治风热头痛、痰热咳喘

[释名] 土当归、野当归、姨妈菜、罗鬼菜、水前胡、野芹菜。

[来源] 植物白花前胡或紫花前胡的根。

[主要产地] 白花前胡主产浙江、四川，紫花前胡主产浙江、安徽、江西。

[应用] 下气祛痰、益精明目。用于外感风热、肺热痰郁、咳喘痰多、痰黄稠黏、呃逆食少。

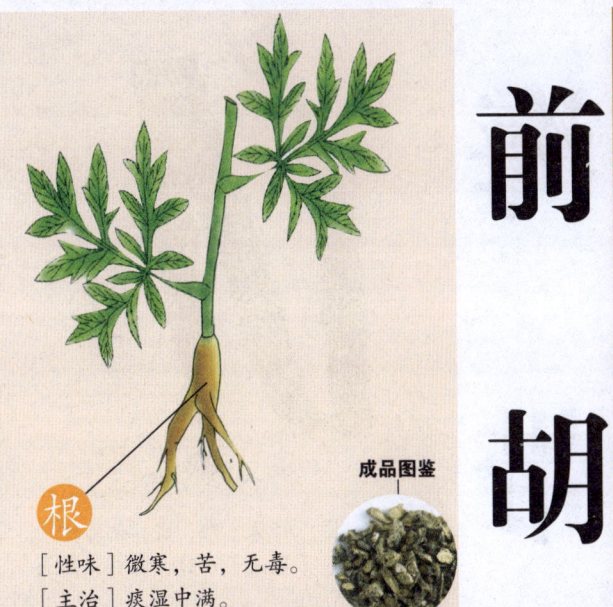

根

成品图鉴

[性味] 微寒，苦，无毒。
[主治] 痰湿中满。

形态特征

白花前胡又名云前胡、信前胡。主根形状不一，圆锥形、圆柱形或纺锤形，稍弯曲，或有支根，但根端及支根多已除去，根头部有茎痕及残留的粗毛（叶鞘）。根的上端密生环纹，多发黑，下部有纵沟及纵皱纹，并有横列皮孔和须根痕。质较柔软，易折断。有香气，味甘而后苦；紫花前胡主根分枝或有侧根。主根圆柱形，侧根数条，根的表面黑褐色或灰黄色，有细纵皱纹和灰白色的横长皮孔。主根质坚实，不易折断，断面不齐。有香气，味淡而后苦辛。

药用部分

○根

性味：性微寒，味苦，无毒。

功效主治：能下气祛痰、益精明目、破癥瘕、通五脏、开胃消食及安胎，用于一切气滞、霍乱转筋、骨节烦闷、反胃呕逆、咳喘或小儿疳积，还有清肺化痰、发散风邪之功。可治疗痰湿中满、胸胁痞塞、胸腹气滞及风邪头痛、伤寒头痛。单品煎服可除痰热或治外邪而致的各种发热。

实用附方

①治小儿夜啼：取前胡捣碎过筛，用蜜调做丸如小豆大，每天温水送服1丸，以病愈为止。②治咳嗽涕唾稠黏，心胸不利，时有烦热：前胡30克（去芦头），麦门冬30克（去心），贝母30克（煨微黄），桑根白皮30克（锉），杏仁15克（汤浸，去皮尖，麸炒微黄），甘草0.3克（炙微赤，锉）。上药捣筛为散。每服12克，以水250毫升，入生姜1克，煎至100毫升，去滓，不计时候，温服。③治骨蒸潮热：前胡3克，柴胡6克，胡黄连3克，猪脊髓1条，猪胆1个，水煎，入猪胆汁服之。

[草部 水草类][清化热痰药]

海带

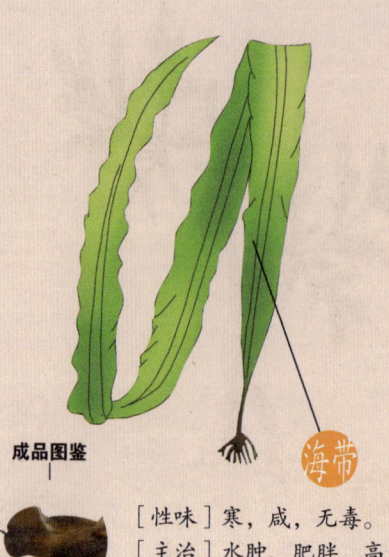

成品图鉴

利水泄热的健康食品

[释名] 江白菜。
[来源] 海带为大叶藻科植物大叶藻的全草。
[主要产地] 主产于辽宁、山东、江苏、浙江、福建、广东。
[应用] 泄热利水、止咳平喘、祛脂降压。用于治疗瘿瘤、疝气下堕、咳喘、水肿、高血压、冠心病、肥胖症等病症。

[性味] 寒，咸，无毒。
[主治] 水肿、肥胖、高血压。

形态特征

藻体橄榄褐色，干为暗褐色。成熟后草质呈带状，叶片中央有两条平行纵走的浅沟，两沟中间较厚的部分为"中带部"，两侧边缘渐薄，且有波状皱褶，叶片基部楔形，下有一圆柱形或扁圆形的短柄，柄和叶片内部均由髓部、皮层及表皮层组成。在外皮层内有黏液腔，腔内有分泌细胞。髓部由许多藻丝组成，藻丝细胞一端膨大呈喇叭管状。藻体幼龄期叶面光滑，小海带期叶片出现凹凸现象。孢子成熟期秋季。

药用部分

○海带

性味：性寒，味咸，无毒。

功效主治：能治瘿瘤水肿、消痰软坚、泄热利水、止咳平喘、祛脂降压、散结抗癌，可用于瘿瘤、瘰疬、疝气下堕、咳喘、水肿、高血压、冠心病、肥胖病。

保健运用

○海带萝卜汤

材料：海带150克，白萝卜300克，鸡肉丝适量，大头菜半个，酒50毫升，盐、胡椒、酱油、醋各少许。

做法：白萝卜切片。大头菜块状。将海带切成细片。将白萝卜、大头菜、海带放入锅内，加盐同煮汤，在汤中加少许醋，再加鸡丝、胡椒、酒、酱油即成。

实用附方

①治皮肤湿毒瘙痒：海带50克，绿豆50克，红糖50克水煮服食，每日1次。②暑热、高血压、高血脂：海带30克，冬瓜100克，薏仁30克同煮汤。加适量白糖食用，每日1次。③治睾丸肿痛：海带15克，海藻15克，小茴香6克，水煎服，每日1次。④治肝火头痛、眼结膜炎：海带20克，草决明30克，水煎，吃海带饮汤。每日2次。⑤治慢性咽炎：水发海带500克，洗净切小块，煮熟后捞出，加白糖200克拌匀，腌渍1日后即可食用。每日2次，每次食用50克。⑥治肥胖病：海带粉2克，话梅1粒，开水浸泡服用，每日2次。

紫菜

[菜部 水菜] [清化热痰药]

化痰软坚的"长寿菜"

[释名] 坛紫菜。

[来源] 紫菜主要为红毛菜科植物甘紫菜的叶状体。

[主要产地] 主产于福建、浙江、山东等地。

[应用] 和血养心、清烦涤热。用于瘿疬、咳嗽痰稠、饮酒过多、烦热不安、脚气、水肿。

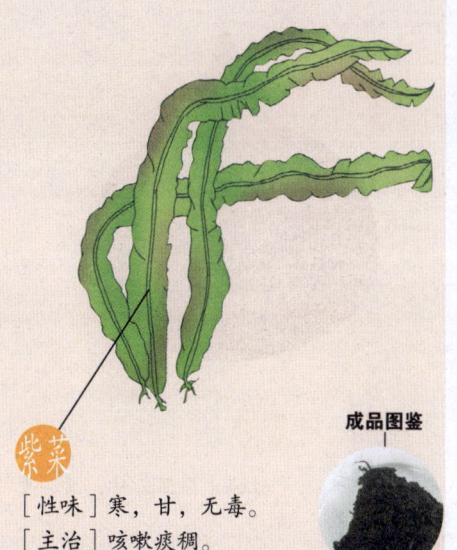

紫菜

成品图鉴

[性味] 寒,甘,无毒。
[主治] 咳嗽痰稠。

形态特征

紫菜外形简单,由盘状固着器、柄和叶片3部分组成。叶片是由一层细胞(少数种类由两层或三层)构成的单一或具分叉的膜状体,其体长因种类不同而异,自数厘米至数米不等。含有叶绿素、胡萝卜素、叶黄素、藻红蛋白、藻蓝蛋白等色素,因其含量比例的差异,致使不同种类的紫菜呈现紫红、蓝绿、棕红、棕绿等颜色,但以紫色居多,紫菜因此而得名。

药用部分

○ 紫菜

性味:性寒,味甘,无毒。

功效主治

有和血养心、清烦涤热、利咽喉的功效。煮汁饮,治热气烦塞咽喉。主时行泻痢,开胃。除脚气瘿瘤,治不寐、瘿瘤结气、水肿、淋疾、湿性脚气、甲状腺肿、慢性气管炎、咳嗽。干嚼之,治肺坏疽的起始吐臭痰者。

保健运用

○ 紫菜猪心汤

材料:紫菜30克,猪心1个。

做法:猪心切片,与紫菜入锅加适量水,同煮至烂。

用法:吃肉饮汤,宜常食用。

实用附方

①瘿瘤、瘰疬和痰核肿块:紫菜15克,加水煎服;或用猪肉与紫菜煮汤,略加油、盐调味食。②肺脓疡、支气管扩张,咳嗽痰稠或腥臭:紫菜15克,研成细末,每次5克,蜂蜜兑开水送服。③肺热痰多:紫菜30克,萝卜1个,煮汤服。用紫菜治疗各种脓疡和咳嗽的方法是:将紫菜研成粉末,炼蜜为丸,每次在饭后服6克,日服2次,或干嚼紫菜也可。④缺碘性甲状腺肿大:每日用紫菜30克,陈皮3克,白萝卜1个,做汤服用。或将紫菜与鹅掌菜、夏枯草、黄芩各适量,水煎服。⑤高血压及两眼昏花:可用紫菜与决明子一同加清水煎服。

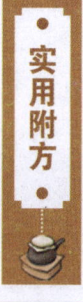

【果部 水果类】【清化热痰药】

荸荠

甘甜的地下"雪梨"

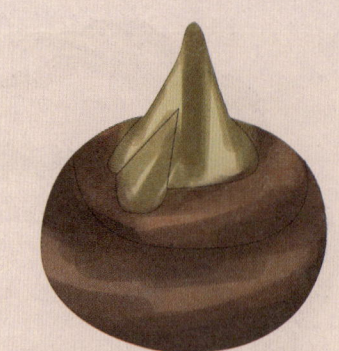

[释名] 马蹄、乌芋、黑三棱、地栗、凫茈、凫茨。

[来源] 荸荠为莎草科植物荸荠的球茎。

[主要产地] 主产于江苏、安徽、浙江、广东、湖南等地区。

[应用] 凉血解毒、利尿通便、祛痰、消食除胀,有调理痔疮或痢疾便血、妇女崩漏、阴虚肺燥、痰热咳嗽、咽喉不利的作用。

成品图鉴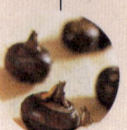

根

[性味] 微温,甘,滑,无毒。

[主治] 消渴痹热。

形态特征

用球茎繁殖。萌发后,先形成短缩茎,其顶芽和侧芽向上抽生的绿色叶状茎细长如管而直立。叶片退化成膜片状,着生于叶状茎基部及球茎上部,光合作用靠绿色叶状茎进行。自母株短缩茎向四周抽生匍匐茎,尖端膨大为新的球茎。穗状花序,小花呈螺旋状贴生。

药用部分

○根

性味:性微温,味甘,滑,无毒。

功效主治:可排下丹石、消风毒、除胸中实热气,有温中益气、开胃下食的功效。做粉食,可明耳目、消黄疸、养肠胃、解毒。可治消渴痹热、五种膈气。

保健运用

○山药荸荠炖萝卜

材料:鲜山药、荸荠、鲜藕、白萝卜各250克,盐、味精、素油、姜、葱各适量。

做法:山药去皮洗净,切块;白萝卜去皮,洗净,切块;鲜藕去皮洗净,切块;荸荠去皮,洗净,一切两半;姜拍破,葱切段。将鲜山药、荸荠、鲜藕、白萝卜、素油、姜、葱同放入炖锅内,加水1800毫升,置武火上烧沸,再用文火炖35分钟,加入盐、味精即成。

实用附方

①治癌症放疗中或放疗后引起的津液亏损,大便秘结:生荸荠20枚(洗干净,并用温水烫)榨汁,然后加入半杯甘蔗汁和匀饮用,每日1~2杯。②治痰核、瘰疬:荸荠100克,海蜇100克,煮汤服,每日2~3次。③治癌症术后脾胃虚弱:荸荠60克,香菇30克,嫩豆腐400克,葱花9克,油、盐、胡椒粉、味精各适量。将香菇洗净,温水发开去蒂切丝(保留菇水);将豆腐切成小块状;将葱洗净切碎;将荸荠洗净削皮,并切成小片。取香菇、荸荠、豆腐一起置入锅中煮汤,汤沸后加入油、盐、胡椒粉、味精,再入葱花煮片刻即可,佐膳服用。

[果部 山果类][清化热痰药]

梨

润肺止咳的最佳果品

[释名] 快果、果宗、玉乳、蜜父。

[来源] 为蔷薇科植物白梨、秋子梨、沙梨等栽培种的果实，叶也可入药。

[主要产地] 主产于河北、山东、辽宁、江苏、四川、云南等地。

[应用] 润肺清心、消痰降火、解除疮毒、酒毒。主治肺阴亏虚、干咳少痰、声音嘶哑、胃阴亏虚。

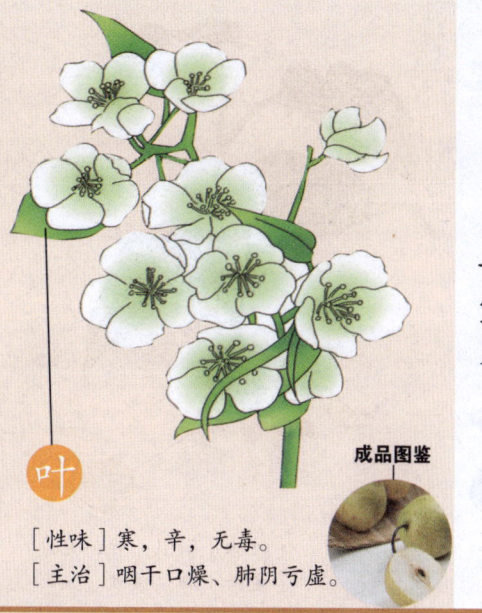

叶

[性味] 寒，辛，无毒。
[主治] 咽干口燥、肺阴亏虚。

成品图鉴

形态特征

梨树主干在幼树期树皮光滑，树龄增大后树皮变粗，纵裂或剥落。嫩枝无毛或具有茸毛，后脱落，2年生以上枝灰黄色乃至紫褐色。冬芽具有覆瓦状鳞片，一般为11～18个，花芽较肥圆，呈棕红色或红褐色，稍有亮光，一般为混合芽，叶芽小而尖，褐色。单叶，互生，叶缘有锯齿，托叶早落，嫩叶绿色或红色，展叶后转为绿色，叶形多数为卵或长卵圆形，叶柄长短不一。花为伞房花序，两性花，花瓣近圆形或宽椭圆形。果实有圆、扁圆、椭圆、瓢形等，果皮分黄色或褐色两大类，黄色品种上有些阳面呈红色。果肉中有石细胞，内果皮为软骨状，种子黑褐色或近黑色。

药用部分

○叶

性味：性寒，味辛，无毒。

功效主治：霍乱吐利不止，用梨叶煮汁饮服。煎梨叶服用，可治风证。将梨叶捣汁饮服，可解除食菌而致的中毒。

○实

性味：性寒，味甘，微酸，无毒。

功效主治：润肺清心、消痰降火，解除疮毒、酒毒，除贼风、止心烦、平气喘、止渴、通利小便。能治热嗽、热邪内停、中风不语、伤寒发热。

实用附方

①小儿寒疝，腹痛，大汗淋漓：用梨叶浓煎约800毫升，分数次饮用，效果很好。②中水毒病所表现的初起头痛恶寒，拘急心烦：取梨叶15克，捣烂，加酒一小杯，搅匀饮用。③蠼螋尿疮，出黄水：取梨叶汁涂敷，药干即换。④食梨过伤：用梨叶煎汁饮用，即可解除。⑤热病伤阴，心烦口燥，大便干结：大雪梨1个。将雪梨切成薄片，放在碗中，加入凉开水，淹没梨片，浸泡半日，用纱布绞汁。顿饮，一日数次。⑥痰热蕴肺，咳嗽：秋梨500克，白藕500克。将秋梨削皮、去核，白藕去节，分别切碎，一并用纱布绞汁。顿服。

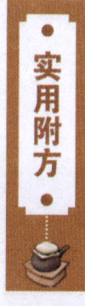

[草部 蔓草类][止咳平喘药]

百部

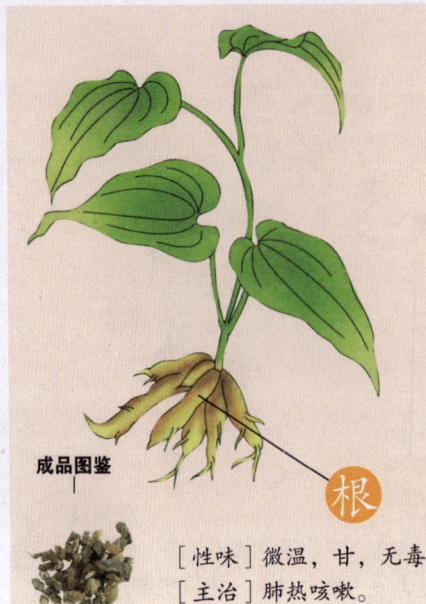

成品图鉴

根

温润肺气、止咳常用药

[释名] 婆妇草、野天门冬。

[来源] 百部是百部科植物直立百部、蔓生百部或对叶百部的干燥块根。

[主要产地] 主产于湖北、广西、云南、四川。

[应用] 用于一般咳嗽、久咳不已、百日咳及肺痨咳嗽，以及用于蛲虫病及人、畜的头虱、体虱等。

[性味] 微温，甘，无毒。
[主治] 肺热咳嗽。

形态特征

多年生草本，高60～90厘米，全体平滑无毛。根肉质，通常作纺锤形，数个至数十个簇生。茎上部蔓状，具纵纹。叶通常4片轮生，卵形或卵状披针形，先端锐尖或渐尖，全缘或带微波状，基部圆形或近于截形，偶为浅心形，中脉5～9条，叶柄线形。花梗丝状，其基部贴生于叶片中脉上，淡绿色，卵状披针形至卵形。花期5月，果期7月。

药用部分

○ 根

性味：性微温，味甘，无毒。

功效主治：有润肺的功效。火炙酒渍饮用，可治咳嗽气上逆。治肺热，杀蛔虫、蛲虫。燃烧百部根可将虫熏死，杀虱、蝇、蝉。火炙、酒浸空腹饮，治疥癣，去虫蚕咬毒。

保健运用

○ 百部蜜糖茶

材料：百部10克，蜂蜜2匙。

功效：对百日咳有显著疗效。亦适用于新久寒热咳嗽者。

做法：将百部煎汤20克，加蜂蜜调味。

用法：每天2次，顿服。

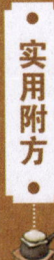

实用附方

①突然剧咳：用百部根渍酒，每次温服200毫升，每日3次。又一方：用百部、生姜各捣汁等份，煎服300克。再一方：用百部藤根捣取汁，和蜜等份，煮沸煎膏含咽。②小儿寒性咳嗽：百部（炒）、麻黄（去节）各25克，研末，杏仁去皮尖炒，仍用水略煮沸腾3～5次，研成泥状，加入熟蜜和丸如皂子大小，每次服二三丸，温水送服。③遍身黄肿：挖掘新鲜百部根，洗净，捣，敷肚脐，再用糯米饭100克，拌水酒80克，揉软盖在药上，用帛包住，待一二日后，口内有酒气，则水从小便中出，肿自消。

紫菀

[草部 湿草类] [止咳平喘药]

治疗慢性咳嗽的常用药

[释名] 称青菀、返魂草、夜牵牛。

[来源] 紫菀为菊科植物紫菀的根及根茎。

[主要产地] 主产于河北、内蒙以及东北三省。

[应用] 祛除蛊毒、安定五脏。用于痰多喘咳、新久咳嗽、劳嗽咳血。

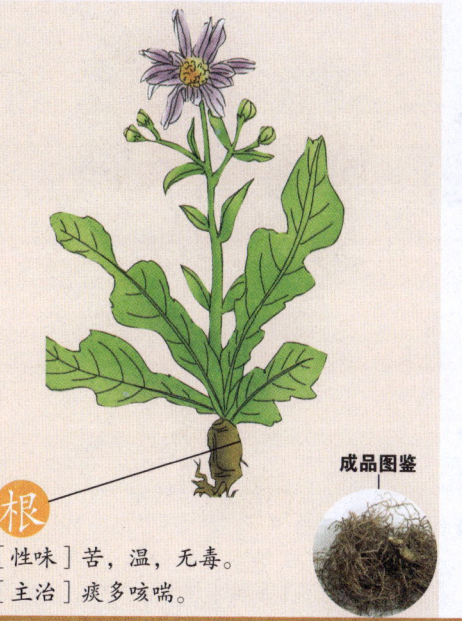

成品图鉴

[性味] 苦，温，无毒。
[主治] 痰多咳喘。

形态特征

多年生草本，高1.0～1.5米。茎直立，上部疏生短毛，基生叶丛生，长椭圆形，基部渐狭成翼状柄，边缘具锯齿，两面疏生糙毛，叶柄长，花期枯萎；茎生叶互生，卵形或长椭圆形，渐上无柄。头状花序排成伞房状，有长梗，密被短毛，总苞半球形，总苞片3层，边缘紫红色，舌状花蓝紫色，筒状花黄色。瘦果有短毛，冠毛灰白色或带红色。花期7～8月，果期8～10月。

药用部分

○ 根

性味：性温，味苦，无毒。

功效主治：能调和脾胃、润泽肌肤、补益骨髓、补益肺气、祛除蛊毒、安定五脏、补益不足、补虚降气。主治咳嗽气上逆、胸中寒热结气、咳唾吐脓血、喘气、悸动、各种虚损、小儿惊风癫痫、劳作气虚发热。

保健运用

○ 紫菀茶

功效：温肺下气，祛痰止咳。

材料：紫菀10克，花茶3克。

做法：用300毫升开水冲泡后饮用，冲饮至味淡。

用法：一日数次，至咳嗽见好。

实用附方

①肺伤咳嗽：紫菀15克，水300毫升，煎剩150毫升，趁热服，每日3次。②久咳不愈：紫菀、款冬花各60克，百部15克，研末，每次用9克，姜3片，乌梅1个，煎汤调下，每日2次，效果很好。③小儿咳嗽，不能讲话：用紫菀、杏仁等份研末，加蜜做丸，如芡实大小，每次服1丸，用五味子煎汤送服。④吐血咳嗽：紫菀、五味子炒，研末，用蜂蜜做丸如芡实大小，每次含化1丸。⑤产后下血：紫菀研末，温水送服3克。⑥治急性乳腺炎：单头紫菀根30~45克，或全草30~90克。加入等量的酒与水，一同煎服；亦可加威灵仙9克同煎服。

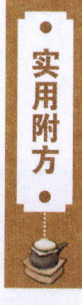

款冬花

[草部 湿草类][止咳平喘药]

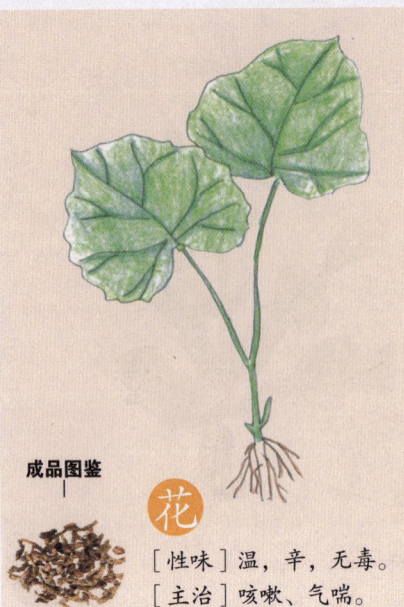

成品图鉴

花

止咳平喘的常用良药

[释名] 款冻、颗冻、氐冬、钻冻、菟奚、橐吾、虎须。

[来源] 款冬花系菊科款冬属植物款冬的花蕾。

[主要产地] 主产于河南、湖北、西藏。

[应用] 除烦消痰，清肝明目。主治咳嗽、气喘、肺痿、咳吐痰血等症。

[性味] 温，辛，无毒。
[主治] 咳嗽、气喘。

形态特征

多年生草本，高10～25厘米。基生叶广心形或卵形，先端钝，边缘呈波状疏锯齿，锯齿先端往往带红色。基部心形或呈圆形，质较厚，上面平滑，暗绿色，下面密生白色毛；掌状网脉，主脉5～9条；叶柄长8～20厘米，半圆形；近基部的叶脉和叶柄带红色，并有毛茸。花茎长5～10厘米，具毛茸，小叶10余片，互生，叶片长椭圆形至三角形。头状花序顶生，总苞片1～2层，苞片20～30，质薄，呈椭圆形，具毛茸；舌状花在周围一轮，鲜黄色，单性，花冠先端凹，雌蕊1，子房下位，花柱长，柱头2裂；筒状花两性，先端5裂，裂片披针状，雄蕊5，花药连合，雌蕊1，花柱细长，柱头球状。瘦果长椭圆形，具纵棱，冠毛淡黄色。花期2～3月，果期4月。

药用部分

○花

性味：性温，味辛，无毒。

功效主治：有消渴、喘息呼吸、润心肺、益五脏、除烦消痰、清肝明目的功效。可用于中风、咳逆上气善喘、喉痹、诸惊痫寒热邪气、肺气心促急、热乏劳咳连连不绝、涕唾稠黏、肺痿肺痈、吐脓血。

实用附方

①痰嗽带血：款冬花、百合（蒸焙）等份为末，蜜丸龙眼大，每卧时嚼1丸，姜汤下。②口中疳疮：款冬花、黄连等份，为细末，用唾津调成饼子，先以蛇床子煎汤漱口，同时以饼子敷患处。③治喘嗽不已，或痰中有血：款冬花、百合（蒸、焙）等份为细末，炼蜜为丸，如龙眼大。每次1丸，食后临卧细嚼，姜汤咽下，噙化尤佳。④久咳不愈：早晨取款冬花一小团，拌蜜少许，放在瓦罐内烧烟，罐留一孔，让烟出，以口吸烟咽下。如此五日，至第六日，吃一餐羊肉包子，从此病愈。

[果部 五果类][止咳平喘药]

杏

止咳平喘的常用药

[释名] 甜梅。

[来源] 杏是蔷薇科植物杏或山杏的果实。该植物的花、叶、枝及果仁亦入药用。

[主要产地] 主产于河北、山东、甘肃、新疆、辽宁、内蒙。

[应用] 风寒肺病、润肺化痰。主治咳逆上气、金疮、惊痫等症。

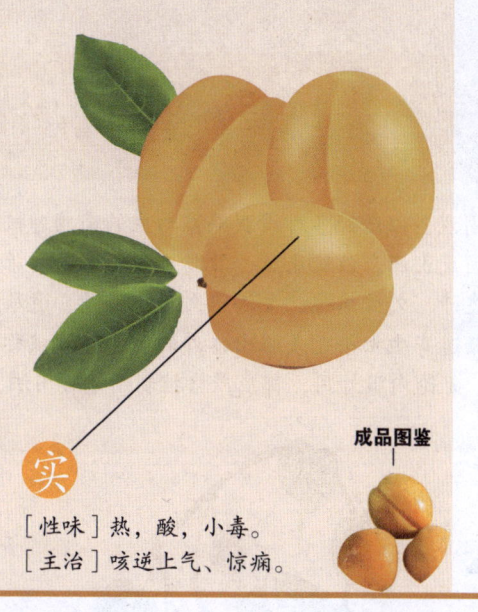

成品图鉴

实

[性味] 热，酸，小毒。
[主治] 咳逆上气、惊痫。

形态特征

树大，树冠开展，叶阔心形，深绿色，直立着生于小枝上。花盛开时白色，自花授粉。短枝每节上生一个或两个果实，果圆形或长圆形，稍扁，形状似桃，但少毛或无毛。果肉艳黄或橙黄色，果核表面平滑，略似李核，但较宽而扁平，多有翅边。

药用部分

○花

性味：性温，味苦，无毒。

功效主治：补不足。治妇女伤中、寒热痹证、厥逆。

○实

性味：性热，味酸，有小毒。

功效主治：有下气、消心下急满痛、解锡毒、发汗、除肺热、杀虫、利胸膈气逆、润大肠气秘、消肿、去头面诸风气疱疮的功效。与天门冬同煎，可润心肺。与酪作汤，能润声气。可治咳逆上气雷鸣、喉痹、产乳金疮、寒气上逆之奔豚、惊痫、心下烦热、风气往来、时行头痛、腹痹不通、温病脚气、咳嗽上气喘促、上焦风燥、各种疮痈疔癣。

实用附方

①治上喘气急：杏仁、桃仁各15克，去皮尖，炒后研末，用水调面和匀，做成如梧桐子大的药丸，每次10丸，姜汤或蜜汤送服。②治喘促水肿，伴小便淋沥：杏仁30克，去皮尖研碎，和米同煮成粥，每次空腹服食300克。③治五痔下血：可用杏仁去皮、尖及双仁者，加水600毫升，研磨滤取汁，煎至水减一半，和米煮粥服食。④治偏风不遂，失音不语：可吃生杏仁7枚，不去皮尖，逐日增加，直到49枚，然后再从头开始，周而复始。服完杏仁再喝竹沥水，至病愈为度。

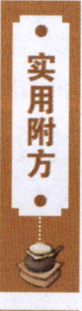

第十节 《本草纲目》中的收涩、驱虫中草药

家中有本草、健康无烦恼,图解《本草纲目》中的治病中草药>>

凡能收敛固涩,以治疗各种滑脱病症为主的药物皆被称为收涩药。本类药物大多酸涩,分别具有固表止汗、敛肺止咳、涩肠止泻、固精缩尿、收敛止血、止带的作用,主要用于自汗、盗汗、久咳虚喘、久泻、久痢、遗精、遗尿、尿频、崩带不止等滑脱不禁之症。凡能将肠道寄生虫杀死或驱出体外的药物,皆被称为驱虫药,本类药物皆具有不同程度的毒性,无论内服外用,都应严格控制剂量与用法,服用过量易中毒。

五味子

[草部 蔓草类][敛肺涩肠药]

成品图鉴

籽

[性味] 温,酸,无毒。
[主治] 遗精滑精、久泻不止。

收敛纳气的珍贵药材

[释名] 玄及、会及。
[来源] 五味子为木兰科植物五味子或华中五味子的干燥成熟种子。
[主要产地] 主产于黑龙江、辽宁、吉林、河北。
[应用] 益气生津、补肾宁心。主治久咳虚喘、自汗、盗汗、遗精滑精、久泻不止等症。

形态特征：落叶木质藤本。幼枝红褐色,老枝灰褐色,稍有棱角。叶互生,膜质,叶片倒卵形或卵状椭圆形,先端急尖或渐失,基部楔形,边缘有腺状细齿,上面光滑无毛,下面叶脉上幼时有短柔毛。花多为单性,雌雄异株,稀同株,花单生或丛生叶腋,乳白色或粉红色。小浆果球形,成熟时红色。种子肾形,淡褐色有光泽。花期5~6月,果期8~9月。

功效主治：有益气、补不足、纳气、壮阳、生津止渴、补益男精、消食、补养五脏、除邪热、益阴生肌、止呕吐、补益虚劳、使人身体肤色润泽、明目、温肾、强壮筋骨、消水肿及心腹气胀、除烦热、解酒毒、补元气、收敛耗散之气及瞳孔散大的功效。可治咳嗽气上逆、劳伤虚羸、消瘦、中焦、下焦气病、反胃、霍乱转筋、痃癖、奔豚、泻痢、肺燥气喘咳嗽。

药用部分

○子

性味：性温,味酸,无毒。

五倍子

[五部 卵虫类] [敛肺涩肠药]

收敛止血的常用药

[释名] 百虫仓、棓子。

[来源] 为蚜虫科的角倍蚜或倍蛋蚜雌虫寄生于盐肤木及其同属其他植物的嫩叶或叶柄，刺伤而生成一种囊状聚生物虫瘿。

[主要产地] 主产于湖北、江西、贵州。

[应用] 敛肺降火、止咳止汗、涩肠止泻、固精止遗、收敛止血、收湿敛疮。

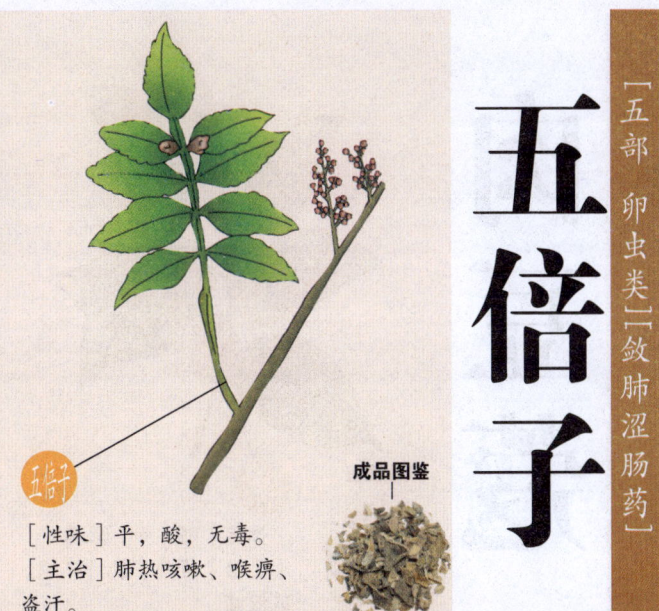

五倍子

成品图鉴

[性味] 平，酸，无毒。
[主治] 肺热咳嗽、喉痹、盗汗。

形态特征

呈不规则的囊状或菱角状，有若干瘤状突起，表面黄棕色至灰棕色，质坚脆，中空，破碎后可见黑褐色倍蚜的尸体及白色外皮和粉状排泄物。以皮厚、色灰棕、完整不碎者为佳。

药用部分

○五倍子

性味：性平，味酸，无毒。

功效主治：有敛肺降火、涩肠止泻、敛汗止血、收湿敛疮的功效，可用于肺虚久咳、肺热痰嗽、呕吐、失血、久痢、黄病、心腹痛、消渴、便血痔血、外伤出血、痈肿疮毒、皮肤湿烂、小儿夜啼、眼赤湿烂、肿毒、喉痹、敛溃疮、金疮，还能收脱肛、子肠坠下。

保健运用

○二子梅果粥

材料：五倍子、槐子各30克，乌梅、无花果各20克、糯米500克（分10份煮粥）。

做法：五倍子、无花果洗净晒干，碾成细粉；槐子、乌梅洗净捣烂后煎煮去渣。用糯米每次50克，加水450毫升，煮为稀粥。待粥将成时，兑入槐子、乌梅汁，改用文火煮20分钟。粥成后，再调入五倍子、无花果粉即可。

用法：每日早、晚餐温热食用。

实用附方

①自汗、盗汗：五倍子焙黄研细末，温水调成糊状，睡前敷于患者脐中，外用胶布贴紧，不使漏气，连用1周左右。②小儿遗尿：五倍子适量，研成细末，敷于患儿脐部，外用胶布贴紧，不使漏气，次日晚洗净脐部，继续敷用，连用1周。③疖肿疮痛：五倍子30克，捣细末，醋调敷患处，每日3次，或用五倍子加黄柏、诃子、青果、明矾，水煎洗患处，每日1剂洗3次，连用5天。④痔疮：五倍子焙黄，研成细末，用鸡蛋清调成锭塞入肛门，内痔翻出肿痛时，五倍子15克，加苦硝30克，水煎洗患处。

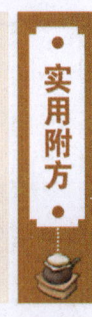

[草部 芳草类][敛肺涩肠药]

肉豆蔻

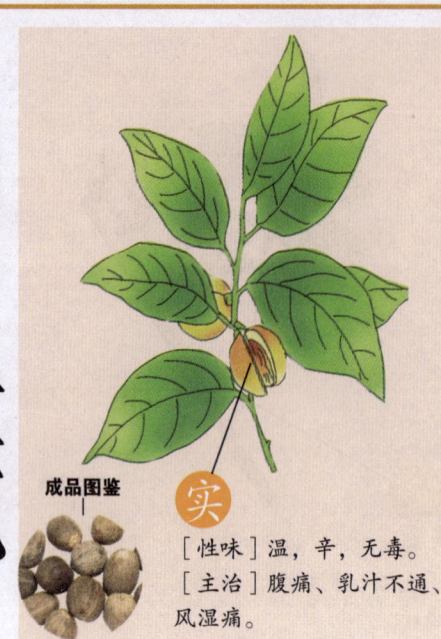

成品图鉴

实

[性味]温,辛,无毒。
[主治]腹痛、乳汁不通、风湿痛。

止泻驱虫暖脾胃

[释名]迦拘勒、肉果。
[来源]肉豆蔻为肉豆蔻科植物肉豆蔻的种子。
[主要产地]主产马来西亚及印度尼西亚。
[应用]温中消食。可治虚泻冷痢、脘腹冷痛、呕吐等,外用可作寄生虫驱除剂,治疗风湿痛等症。

形态特征 小乔木;幼枝细长。叶近革质,椭圆形或椭圆状披针形,先端短渐尖,基部宽楔形或近圆形,两面无毛。雄花序长1~3厘米,无毛。花被裂片3~4,三角状卵形,外面密被灰褐色绒毛。花药9~12,线形,长约雄蕊柱的一半。子房椭圆形,外面密被锈色绒毛,花柱极短,柱头先端2裂。果通常单生,具短柄,有时具残存的花被片,假种皮红色,至基部撕裂。种子卵珠形,子叶短,蜷曲,基部连合。

药用部分

○实

性味:性温,味辛,无毒。

功效主治:能温中消食、止泻、暖脾胃、固大肠,可调中开胃、降气、解酒毒。治疗寒凝所致心腹胀痛、霍乱吐逆、小儿食乳吐泻、宿食痰饮、腹痛及乳汁不通、心腹虫痛、赤白泻痢宜研末后用粥送服。

保健运用

○豆蔻粥

材料:肉豆蔻5克,生姜3片,大米50克,白糖适量。

做法:将肉豆蔻、生姜先煮,取清汤、去渣,加大米煮粥,快熟时加入白糖即可。

实用附方

①暖胃除痰,促进食欲:用肉豆蔻2个,生姜炒半夏15克,木香6克,研末,蒸饼做丸如白芥子大,每次饭后用津液下咽5~10丸。②治霍乱吐利:肉豆蔻研末,姜汤送服3克。③治久泻不止:煨肉豆蔻30克,木香10克共研末,与大枣肉调和做丸,每次米汤送服50丸。④治水湿胀如鼓,不食者,病可下:肉豆蔻、槟榔、轻粉各0.3克,黑牵牛45克(取头末)。将上述药材共同研为末,加水与面做成糊状,再制成药丸,如绿豆大。每服10~20丸,用连翘汤煎后服下,每日3次。

乌梅

[果部 五果类][敛肺涩肠药]

杀虫，解鱼毒、硫黄毒

[释名] 青梅。

[来源] 乌梅为蔷薇科植物梅的干燥近成熟果实。该植物的核仁、花、叶及根亦作药用。

[主要产地] 主产江苏、湖南。

[应用] 敛肺止咳，涩肠止血，安蛔止痛，生津止咳。用于治疗肺虚久咳、脾虚久痢等症。

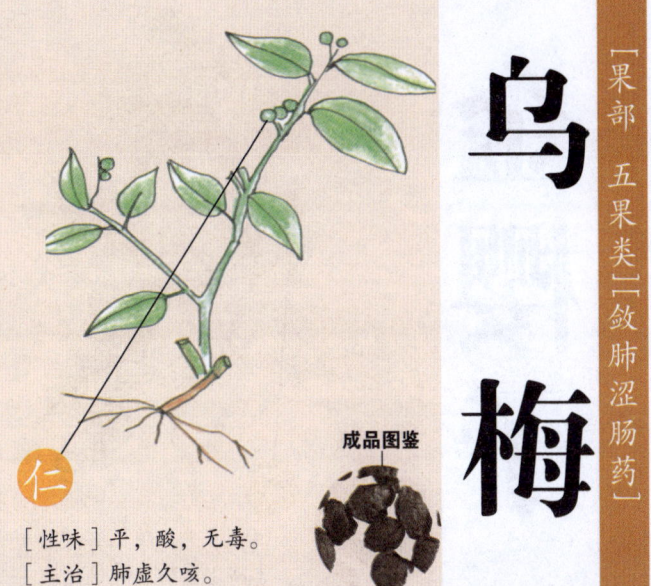

成品图鉴

仁

[性味] 平，酸，无毒。
[主治] 肺虚久咳。

形态特征

高可达10米，小枝绿色，无毛。叶片宽卵形或卵形，长4～10厘米，宽2～5厘米，顶端长渐尖，基部宽楔形或近圆形，边缘有细密锯齿，背面色较浅。花单生或2朵簇生，先叶开放，白色或淡红色，芳香，直径2.0～2.5厘米，花柄短或几无，萼筒钟状，常带紫红色。核果近球形，两边扁，有纵沟，直径2～3厘米，绿色至黄色，有短柔毛。花期3月，果期5～6月。

药用部分

○仁

性味：性平，味酸，无毒。

功效主治：能明目、益气、使人不饥，可消除烦热。手指突然肿痛，可将梅核仁捣烂，加醋调匀，外洗。

○根

功效主治：疗风痹。初生的小儿，取梅根与桃根、李根同煎汤洗浴，就不会患热疮。煎汤饮服，可治疗霍乱，止休息痢。露出地面的梅根，食后会使人中毒致死。

○实

性味：性温、平，味酸、涩，无毒。

功效主治：可敛肺涩肠，止久嗽泻痢、反胃噎膈，杀虫，解鱼毒、能下气、除热烦满、安定心志、去青黑痣、去腐蚀恶肉、去痔、止口干多唾。

实用附方

①治喉痹乳蛾：乌梅20枚，盐60克，腌渍5天，取梅汁，加入明矾90克，桔梗、白芷、防风各60克，猪牙皂角30条，同研成细末拌匀，和梅同用瓶贮存装好。每次用1枚放于口中连同津液慢慢含咽。又一方：用白梅包生矾末做药丸，含咽或吞服都可以。②治牙关不开：用乌梅擦牙，效果佳。③治消渴烦闷：用乌梅肉60克，微炒研末。每次6克，水2碗，煎至1碗，去渣，加入豆豉200粒，再煎到半碗，温服。④治泻痢口渴：将乌梅煎汤，每日代茶饮用。⑤治产后痢渴：用乌梅肉20个，麦门冬12个，加水200毫升，煮至100毫升，慢慢饮服。

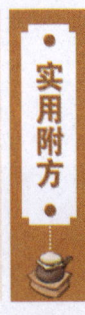

[木部 灌木类][固精缩尿止带药]

金樱子

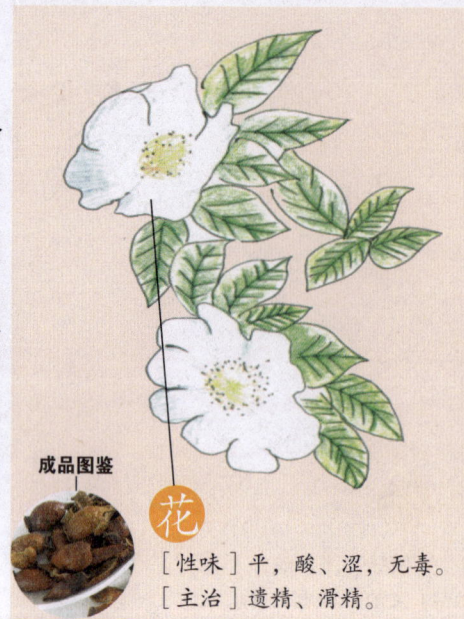

成品图鉴

花

[性味] 平，酸，涩，无毒。
[主治] 遗精、滑精。

固涩精气、久服轻身

[释名] 刺梨子、山石榴、山鸡头子。
[来源] 金樱子为蔷薇科植物金樱子的果实。
[主要产地] 主产于四川、贵州。
[应用] 固精缩尿、涩肠止泻。用于遗精滑精、遗尿尿频、崩漏带下、久泻、久痢等症。

形态特征

常绿攀缘灌木，高达5米。无毛，小枝除有钩状皮刺外，密生细刺。茎红褐色，有倒钩状皮刺。三出复叶互生，小叶革质，椭圆状卵圆形，侧生小叶较小，叶柄长1~2厘米，有褐色腺点细刺。花单生于侧枝顶端，直径通常为5~8毫米，花梗粗壮，长达3厘米，有直刺。花托膨大，有细刺。萼片5，卵状披针形，被腺毛；花瓣5。雄蕊多数，花药"丁"字形着生。雌蕊具多数心皮，离生被绒毛，花柱线形，柱头圆形。成熟花托红色，球形或倒卵形，有直刺，顶端有长而外翻的宿存萼片，内含骨质瘦果多颗。

药用部分

○子

性味：性平，味酸、涩，无毒。
功效主治：脾泄下痢，止小便利，涩精气。久服，令人耐寒轻身。

○花

性味：性平，味酸、涩，无毒。
功效主治：止冷热痢，杀寸白、蛔虫等。和铁粉研匀，拔白发涂之，即生黑者。亦可染须。

实用附方

①活血驻颜：霜后用竹夹子摘取，入木臼中杵去刺，擘去核。以水淘洗过，捣烂。入大锅，水煎，不得绝火。煎减半，滤过，仍煎似稀饧。每服1匙，用暖酒150毫升调服。②补血益精：金樱子（去刺及籽，焙）120克，缩砂60克，为末，炼蜜和丸梧桐子大，每服50丸，空腹温酒服。③久痢不止：罂粟壳（醋炒）、金樱（花、叶及籽）等份，为末，蜜丸芡子大。每服5~7丸，陈皮煎汤化下。④治梦遗，精不固：金樱子4800克，剖开去籽毛，于木臼内杵碎，水400毫升，煎成膏子服。

山茱萸

[木部 灌木类] [固精缩尿止带药]

可配成药酒的收敛药

[释名] 蜀酸枣、肉枣、鸡足、鼠矢。

[来源] 山茱萸为山茱萸科植物山茱萸的果肉。

[主要产地] 主产于陕西、河南、山西、山东、安徽、浙江、四川。

[应用] 强阴益精、延年益寿。主治腰膝酸软、头晕耳鸣、阳痿、遗精滑精、遗尿尿频。

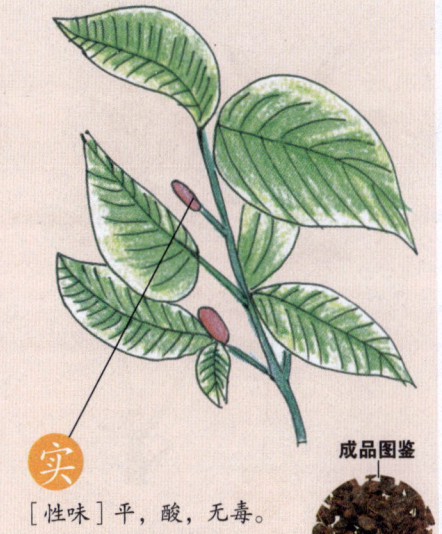

实

[性味] 平，酸，无毒。
[主治] 腰膝酸软、阳痿、遗精滑精。

成品图鉴

形态特征

落叶小乔木，高4米左右。树皮灰棕色，小枝无毛。单叶对生，叶片椭圆形，长5～7厘米，宽3.0～4.5厘米，先端渐尖，基部圆形或间楔形，全缘，上面近光滑，下面被白色伏毛，侧脉5～7对，弧形平行排列，叶柄长1厘米左右。花先叶开放，呈伞形花序，簇生于小枝顶端，花小，花萼4，花瓣4，黄色，雄蕊4，子房下位。核果长椭圆形，长1.2～1.5厘米，直径7毫米左右，无毛，成熟后红色，果柄长1.5～2.0厘米。果皮肉质，种子长椭圆形，两端钝圆。

药用部分

○实

性味：性平，味酸，无毒。

功效主治：有补肾气、添精髓、发汗、暖肝、调月经的作用，能补肾而暖腰膝，除逐一切风气，破癥瘕，有温中、杀虫的功效，还可去胃肠风邪、寒热疝瘕、疗头风、鼻塞、目黄、耳聋面疱、下部出汗。有安五脏、通九窍的作用，久服可明目、强健体魄。能治心下邪气寒热、寒温痹痛、头痛耳鸣、面部长疮、老人遗尿、阳痿、酒渣鼻。

实用附方

①益元阳，补元气，固元精，壮元神：山茱萸（酒浸，取肉）500克，补骨脂（酒浸，焙干）250克，当归120克，麝香3克，为末，炼蜜丸梧桐子大。每服81丸，临卧盐酒下。②体虚多汗：山茱萸、党参各15克，五味子9克。水煎服，每日1剂。对体虚多汗，容易患感冒者有效。③大汗不止，四肢发冷，脉搏微弱，体虚欲脱：山茱萸50～100克，水煎服，有较好的补虚敛汗固脱之功。如配合人参、附子同用，则效果更好。④肾虚眩晕：山茱萸20克、枸杞10克、女贞子12克。水煎服，每日1剂。对老年人颇有效验。

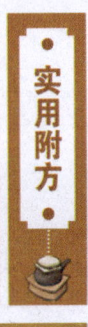

[木部 乔木类] [固精缩尿止带药]

椿樗

清热燥湿、收涩止带

[释名] 虎目树、大眼桐。
[来源] 为植物苦木科椿樗的叶、根皮或树皮。
[主要产地] 主产于湖南、湖北、广西、云南。
[应用] 消风祛毒、下利清血，清热燥湿、收敛止带，止泻、止血。

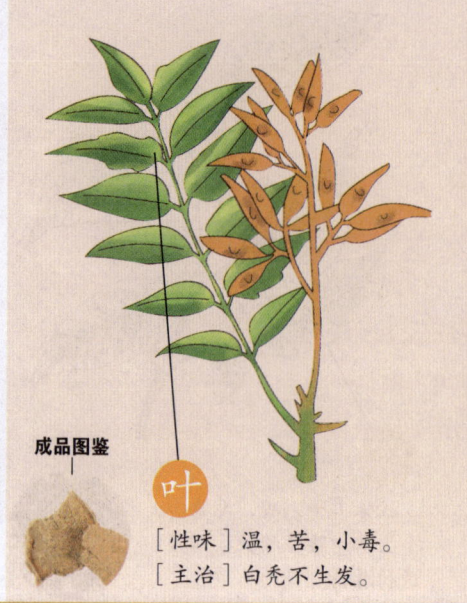

成品图鉴

叶
[性味] 温，苦，小毒。
[主治] 白秃不生发。

形态特征
落叶乔木，高可达30米，树冠呈扁球形或伞形。树皮灰白色或灰黑色，平滑，稍有浅裂纹。单数羽状复叶互生，小叶13～25片，卵状披针形，长7～12厘米，宽2.0～4.5厘米，先端长渐尖，基部斜截形稍圆，叶上面深绿色，下面灰绿色，齿端有腺体，破裂后有奇臭。夏季开绿白色小花，圆锥花序顶生。花杂性，雄花有雄蕊10，子房有5心皮。翅果扁平，长椭圆形，淡黄绿色或淡红褐色。种子多数，有扁平膜质的翅。

功效主治：煮水，洗疮疗风疽。白秃不生发，取椿、桃，揪叶心捣汁，频涂之。嫩芽沦食，消风祛毒。

○白皮及根皮
性味：性温，味苦，无毒。
功效主治：疳，樗根尤良。去口鼻疳虫，杀蛔虫疥，蛊毒下血，及赤白久痢。得地榆，止疳痢。止女子血崩、产后血不止、赤带、肠风泻血不住、肠滑泻、缩小便。蜜炙用，利溺涩。治精滑梦遗，燥下湿，去肺胃陈积之痰。

药用部分
○叶
性味：性温，味苦，有小毒。

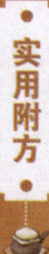

实用附方

①小儿疳疾：椿白皮（晒干）60克为末，以粟米淘净研浓汁，和丸梧桐子大。十岁三四丸，米汤饮下，量人加减。②小儿疳痢困重者：用樗白皮捣粉，以水和枣作大馄饨子。日晒少时，又捣，如此三遍，以水煮熟，空肚吞7枚。重者不过七服。忌油腻、热面、毒物。又方：用樗根浓汁一蚬壳，和粟米泔等份，灌下部。大人亦宜。③休息痢疾，日夜无度，腥臭不可近，脐腹撮痛：一方：用椿根白皮、诃黎勒各15克，母丁香30个，为末，醋糊丸梧桐子大，每服50丸，米汤饮下。

[果部 水果类][固精缩尿止带药]

芡实

固精止带、补益止泻

[释名] 鸡头、雁喙、雁头、鸿头、鸡雍、卵菱、水流黄。

[来源] 芡实为睡莲科植物芡实的成熟种仁，芡实的根、茎都可入药。

[主要产地] 主产于江苏、湖南、湖北、山东。

[应用] 益肾固精、健脾止泻、益肾养心，主要用于治疗小便频数、梦遗滑精、妇女带多腰酸等症。

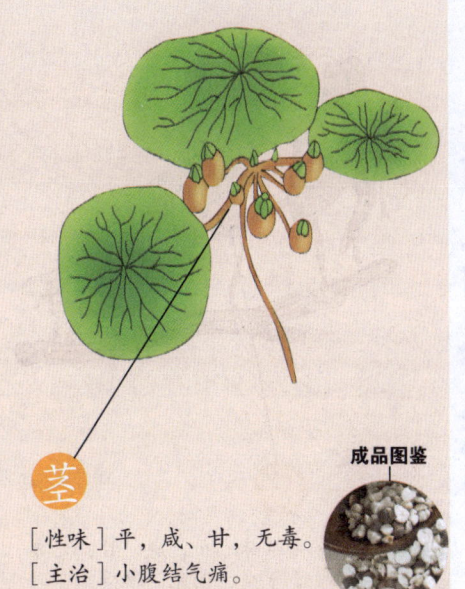

茎

成品图鉴

[性味] 平，咸，甘，无毒。
[主治] 小腹结气痛。

形态特征

一年生水生草本，具白色须根及不明显的茎。初生叶沉水、箭形，后生叶浮于水面，叶柄长，圆柱形中空，表面生多数刺，叶片椭圆状肾形或圆状盾形，表面深绿色，有蜡被，具多数隆起，叶脉分歧点有尖刺，背面深紫色，叶脉凸起，有绒毛。花单生，花梗粗长，多刺，伸出水面。萼片4，直立，披针形，肉质，外面绿色，有刺，内面带紫色。浆果球形，海绵质，污紫红色，外被皮刺，上有宿存萼片。种子球形，黑色，坚硬，具假种皮。

药用部分

○根
性味：性平，味咸、甘，无毒。
功效主治：煮食，治小腹结气痛。

○茎
性味：性平，味咸、甘，无毒。
功效主治：止烦渴，除虚热，生熟皆宜。

○仁
性味：性平，甘味、涩，无毒。
功效主治：有补中焦、除暴疾、益精气、强志、令耳聪目明的功效，能开胃助气，止渴益肾，治小便不禁、遗精、白浊带下。还可用于治疗湿痹和腰脊膝痛。

实用附方

①益精气，强志意，利耳目：芡实450克，煮熟去壳，粳米150克，同煮粥，每天空腹服食。②治思虑、色欲过度，治损伤心气、小便频数、遗精：秋石、白茯苓、芡实、莲肉各60克，共为末，与蒸枣调和做丸如梧桐子大。每次服30丸，空腹盐汤送下。③治浊病：芡实粉、白茯苓粉用黄蜡化蜜和匀，做丸如梧桐子大。每次服100丸，盐汤送服。④治疗慢性前列腺炎：芡实、熟地、金樱子各15克，覆盆子、仙灵脾、锁阳各12克，五味子、山萸肉、刺猬皮各10克，制首乌30克，随证加减，水煎服。

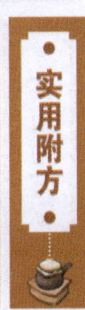

[虫部 卵生类]固精缩尿止带药]

桑螵蛸

固精缩尿、补肾助阳

[释名] 刀螂。

[来源] 桑螵蛸为螳螂科昆虫大刀螂、小刀螂、薄翅螳螂、巨斧螳螂或华北刀螂，以上昆虫的卵鞘（桑螵蛸）亦供药用。

[主要产地] 全国大部分地区均有产出。

[应用] 固精缩尿，补肾助阳。用于肾虚遗精、早泄、阳痿、白浊、带下等症的治疗。

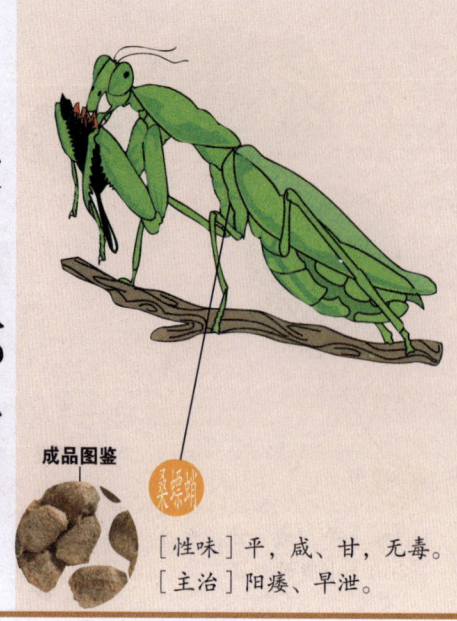

成品图鉴　桑螵蛸

[性味] 平、咸、甘，无毒。
[主治] 阳痿、早泄。

形态特征

无脊椎动物。属于昆虫纲、有翅亚纲、螳螂科，是一种中至大型昆虫，头三角形且活动自如，复眼大而明亮，触角细长，颈可自由转动。前足腿节和胫节有利刺，胫节镰刀状，常向腿节折叠，形成可以捕捉猎物的前足。前翅皮质，为覆翅，缺前缘域，后翅膜质，臀域发达，扇状，休息时叠于背上。腹部肥大。

药用部分

○ 桑螵蛸

性味： 性平，味咸、甘，无毒。

功效主治： 通水道、利小便、温中益精。久服可益气养神。能治疗疝瘕、肾虚遗精、肾气虚弱、精关不固、早泄、阳痿，还能治疗女子闭经、腰痛、小便淋涩不通、五脏劳伤、梦中遗尿。

保健运用

○ 黄芪桑螵蛸鸡

材料： 黄芪20克，桑螵蛸10克，鸡500克，姜5克，料酒10毫升，葱、盐各10克。

做法： 将鸡肉洗净切成小块，姜拍松，葱切段，黄芪润透切片，桑螵蛸洗净备用。将鸡肉、料酒、盐、姜、葱和药物同放入炖锅内，加水1000毫升，炖煮45分钟即成。

实用附方

①治遗精白浊，盗汗虚劳：桑螵蛸（炙）、白龙骨各150克，为细末，每服6克，空腹用盐汤送下。②治精泄不禁：桑螵蛸90克（焙干），龙骨60克，白茯苓30克。上为末，米糊和丸梧桐子大。每服50丸，煎茯苓、盐汤送下。食前服。③治虚劳梦泄：桑螵蛸30克（微炒），韭子60克（微炒），研为末。每服6克，空腹温酒调下。④下焦虚冷，精滑不固，遗沥不断：附子（炮，去皮、脐）、五味子、龙骨各15克，桑螵蛸7枚（切炒）。共为细末，醋糊丸如梧桐子大。每服30丸，温酒、盐汤送下。

使君子

[草部 蔓草类][驱虫药]

祛蛔虫、抗真菌的良药

[释名]留求子、史君子。

[来源]使君子为使君子科植物使君子的干燥成熟果实。

[主要产地]主产于福建、台湾、广西、江西、四川、云南、广东等地。

[应用]虫积腹痛、腹胀泻痢。常用于治疗小儿水肿蛔虫、小儿痞块、腹大、小儿五疳、脾胃不和等症。

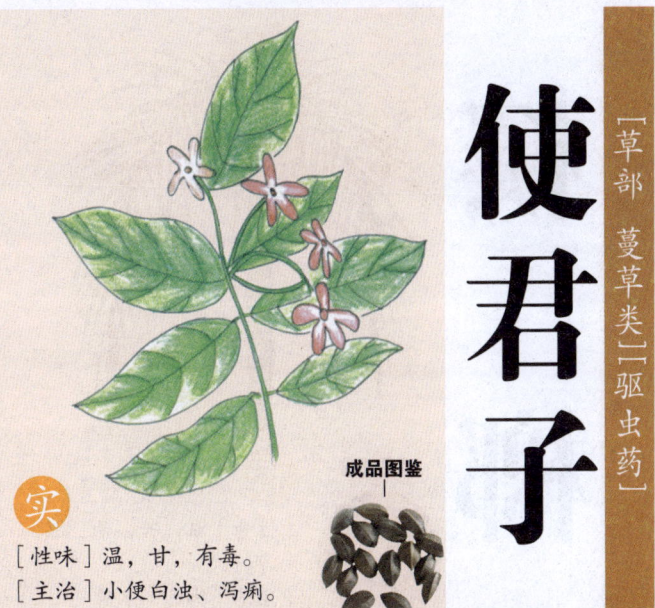

实

[性味]温,甘,有毒。

[主治]小便白浊,泻痢。

成品图鉴

形态特征

落叶攀缘状灌木,高2～8米。叶对生,长椭圆形至椭圆状披针形,长5～13厘米,宽2～6厘米,两面有黄褐色短柔毛。叶柄被毛,宿存叶柄基部呈刺状。伞房状穗状花序顶生,萼筒细管状,长约6厘米,先端5裂,花瓣5,长圆形或倒卵形,白色后变红色,有香气,雄蕊10,2轮,子房下位,1室,花柱丝状。果实橄榄状,黑褐色。

药用部分

○ 实

性味:性温,味甘,有毒。

功效主治:有杀虫、健脾胃、除虚热的功效,主治小儿各种疳症、小便白浊、泻痢、疮癣。

保健运用

○ 使君子茶粥

功效:具有杀虫驱蛔的功效。适用于小儿蛔虫病。

材料:茶叶15克,花生肉25克,使君子50克,粳米50克。

做法:先将茶叶、花生肉、使君子共研细末备用。然后将粳米煮粥,将熟时加入药末10克,稍煮即成。

用法:每日1次,空腹食之。

实用附方

①小儿脾疳:使君子、芦荟等份,研末,用米汤送服,每次3克。②小儿痞块,腹大,面黄肌瘦,逐渐发展成疳积:使君子仁10克,木鳖子仁15克,研末,加水做丸如龙眼大,每次用1丸,将1枚鸡蛋在顶端开一小口,将药入蛋内,饭上蒸熟,空腹吃。③小儿生蛔虫腹痛,口流涎沫:使君子仁研末,用米汤在五更时调服3克。④小儿虚肿,头面部、阴囊水肿:用使君子30克,去壳,蜂蜜15毫升炙尽,研末,每次饭后米汤服。

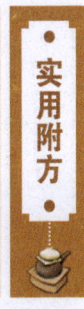

[果部 夷果类][驱虫药]

槟榔

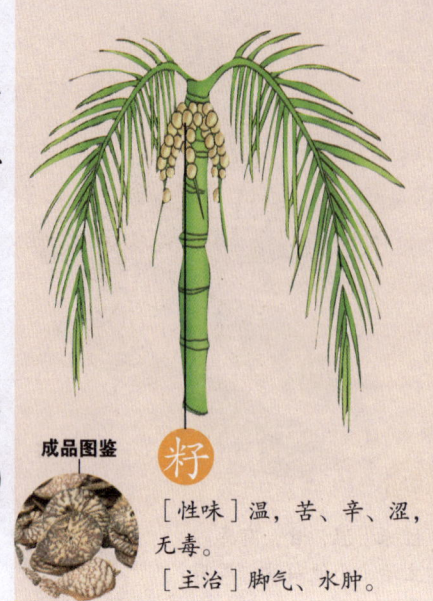

成品图鉴　籽

[性味] 温，苦、辛、涩，无毒。
[主治] 脚气、水肿。

疗绦虫病、杀一切寄生虫

[释名] 槟榔子、大腹子、宾门、橄榄子、青仔。
[来源] 槟榔为棕榈科植物槟榔的干燥成熟种子。
[主要产地] 主产于广东、云南、台湾、广西、福建。
[应用] 驱虫消积、下气行水、截疟。常用于治疗虫积、食滞、脘腹胀痛、泻痢后重、脚气、水肿、疟疾等病症。

形态特征：槟榔茎直立，乔木状，高10多米，最高可达30米，有明显的环状叶痕。叶簇生于茎顶，长1.3～2.0米，羽片多数，两面无毛，狭长披针形。雌雄同株，花序多分枝，花序轴粗壮压扁，分枝曲折，上部纤细。果实长圆形或卵球形，长3～5厘米，橙黄色，果皮厚，纤维质。干燥种子呈圆锥形或扁圆球形，表面淡黄棕色或黄棕色，粗糙，有颜色较浅的网形凹纹，质坚实，干枯皱缩不显。味涩而微苦。

功效主治：有宣通五脏六腑壅滞、破胸中气、下水肿、除一切风邪、下一切气病、通利关节、滑利九窍、补五劳七伤、健脾调中、除烦、破症结的功效，还可消谷逐水、除痰饮、驱杀各种寄生虫。生品捣末服，利水通便。敷疮，生肌止痛。烧灰，敷口唇治白疮。可治疗心痛积聚、奔豚气、各种膈气、风冷气、脚气、宿食不消、泻痢后重、心腹各种疼痛、大小便气秘、痰气喘急、各种疟、瘴疠、传染病、腹胀。

药用部分

○籽

性味：性温，味苦、辛、涩，无毒。

实用附方

①痰涎为害：可将槟榔研末，每次服3克，白开水送下。②治呕吐痰水：取白槟榔一颗煨热，橘皮6.5克炙，研末，水200毫升，煎至100毫升，温服。③治绦虫病：取槟榔90克，研末，先用水500毫升，煮槟榔皮，取200毫升，空腹调服药末2克，经过一日虫全部排出。若未出完，可再服，至虫排尽为度。④治醋心吐水：槟榔120克，橘皮30克，研末。每次服2克，空腹生蜜水调下。⑤治伤寒痞满：阴病下早成痞，按之虚软而不痛。取槟榔、枳实各等份，研末。每次服6克，黄连煎汤送下。

蛇床子

[草部 芳草类][驱虫药]

既壮阳又驱虫的良药

[释名] 蛇粟、蛇米、虺床、马床、墙蘼、思益、绳毒、枣棘。

[来源] 蛇床子为伞形科蛇床属植物蛇床的果实。

[主要产地] 主产河北、山东、江苏、浙江。

[应用] 温肾壮阳、杀虫止痒。治阳痿、宫冷不孕、寒湿带下、湿痹腰痛、阴部湿痒、湿疮、湿疹等症。

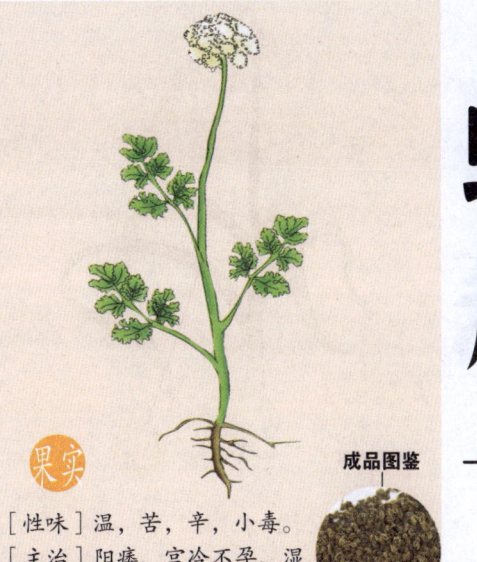

[性味] 温,苦,辛,小毒。
[主治] 阳痿、宫冷不孕、湿疮。

形态特征

一年生草本,高30~80厘米。茎直立,有分枝,表面有纵沟纹,疏生细柔毛。叶互生,2~3回羽头细裂,最终裂片线状披针形,先端尖锐,基生叶有长柄,柄基部扩大成鞘状。复伞形花序顶生或腋生,总苞片8~10,线形,花白色,花柱基短圆锥形,花柱细长,反折。双悬果宽椭圆形,果棱具翅。

药用部分

○ 果实

性味:性温,味苦、辛,有小毒。

功效主治:利关节,除痹痛,久服轻身。能助男子阳气、补女子阴气、温中下气,疗胞宫有寒、男子阳痿及男女不育,久服润肤。治妇人阴肿、男子湿痒、恶疮癫痫、湿痹、男子腰痛,外洗男子阴器能祛风冷,助阳事。治疗腰髋酸痛、顽痹痛,又能缩尿,并疗阴部湿疹、带下、牙痛、惊痫及跌打损伤,煎汤外洗用于皮肤瘙痒。

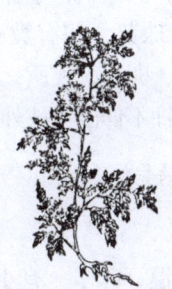

实用附方

①治阳事不起:用蛇床子配五味子、菟丝子等份研末,炼蜜调做丸如梧桐子大,每次温酒送服30丸,每日3次。②治疗产后子宫脱垂:用丝绸装本品,蒸热后熨敷局部。或用蛇床子150克,乌梅14个,煎水外洗,每日五六次。③疗小儿癣疮:用本品研末,与猪油调涂患处。④治月经不调及带下:用蛇床子、明矾等份研末,醋调糊做丸如弹子大,胭脂为外衣,用棉布包裹放入阴道,如觉热盛就更换,每天1次。⑤治妇人阴痒:用蛇床子30克,明矾6克,煎汤频洗外阴。⑥疗风虫牙痛:可单用本品煎汤含漱。

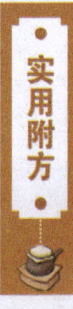

[菜部 荤菜类][驱虫药]

蒜

调味、杀菌好帮手

[释名] 小蒜、茆蒜、荤菜。

[来源] 蒜为百合科植物小蒜的鳞茎，叶和根均可入药。

[主要产地] 主产于河北、河南、江苏、四川、新疆、山东。

[应用] 解毒杀虫、消肿止痢。用于治疗痈肿疔毒、疥癣、痢疾、泄泻、肺痨、顿咳等症。

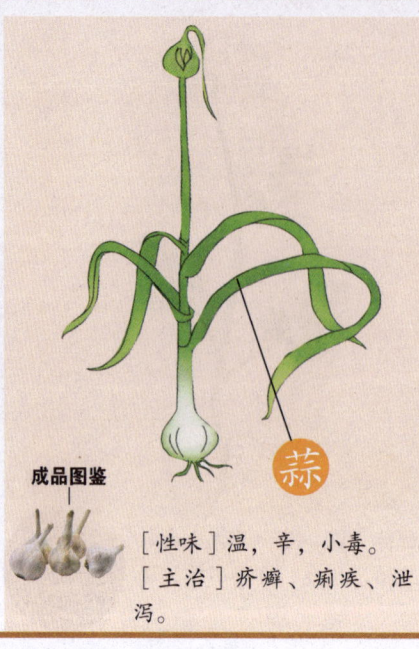
成品图鉴

[性味] 温，辛，小毒。
[主治] 疥癣、痢疾、泄泻。

形态特征

多年生草本，具强烈蒜臭气。鳞茎大形，球状至扁球状，通常由多数肉质、瓣状的小鳞茎紧密地排列而成，外面被数层白色至带紫色的膜质外皮。叶基生，叶片宽条形至条状披针形，扁平，先端长渐尖，比花葶短，宽可达2.5厘米，基部鞘状。花葶实心，圆柱状，中部以下被叶鞘；伞形花序密具珠芽，间有数花；小花梗纤细；小苞片大，卵形，膜质；具短尖；花常为淡红色；花柱不伸出花被外。花期7月。

药用部分

○ 蒜

性味：性温，味辛，有小毒。

功效主治：归脾肾，主霍乱，治蛊毒，消谷，理胃温中，除邪痹毒气，降气，外敷治蛇、虫、沙虱毒疮。此蒜与胡蒜相得，解毒，很有效。外涂治疗疔肿有良效。

○ 叶

性味：性温，味辛。

功效主治：心烦痛，解诸毒，小儿丹疹。

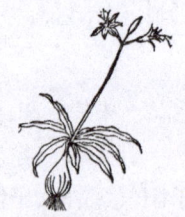

实用附方

①时气温病，初得头痛，壮热脉大：小蒜200克，杵汁60毫升，顿服。不过再作便愈。②霍乱胀满，不得吐下，名干霍乱：小蒜100克，水600毫升，煮200毫升，顿服。③霍乱转筋，入腹杀人：以小蒜、盐各30克，捣敷脐中，灸七壮，立止。④积年心痛不可忍：浓醋煮小蒜食饱，勿着盐。⑤射工中人成疮者：取蒜切片，贴疮上，灸七壮。⑥止截疟疾：小蒜不拘多少，研泥，入黄丹少许，丸如芡子大。每服1丸，面东新汲水下，至妙。

雷丸

[木部 寓木类][木部 菌类]

杀三虫、逐毒气

[释名]雷实、雷矢、竹苓。

[来源]为白蘑科真菌雷丸的干燥菌核。

[主要产地]主产于甘肃、陕西、河南。

[应用]消积杀虫、清热解毒。治虫积腹痛、疳积、风痫等症。

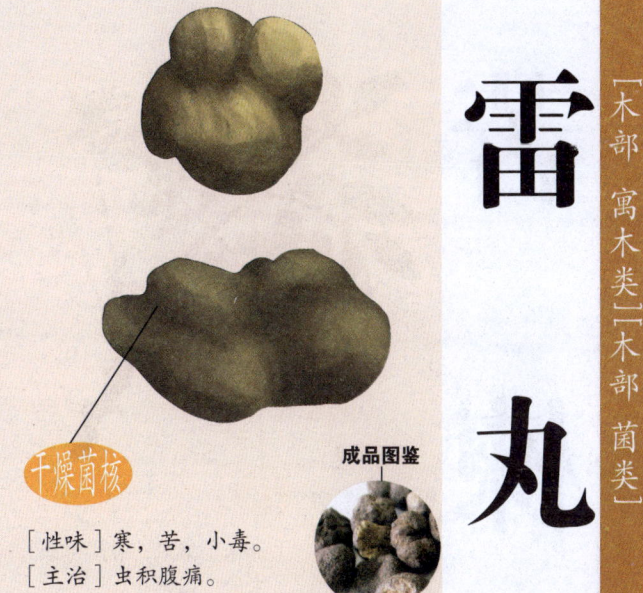

干燥菌核

成品图鉴

[性味]寒，苦，小毒。

[主治]虫积腹痛。

形态特征

干燥的菌核为球形或不规则的圆块状，大小不等，直径1～2厘米。表面呈紫褐色或灰褐色，全体有稍隆起的网状皱纹。质坚实而重，不易破裂，击开后断面不平坦，粉白色或淡灰黄色，呈颗粒状或粉质。质紧密者为半透明状，可见有半透明与不透明部分交错成纹理。气无，味淡，嚼之初有颗粒样感觉，微带黏液性，久嚼则溶化而无残渣。以个大、饱满、质坚、外紫褐色、内白色、无泥沙者为佳。

药用部分

○ 干燥菌核

性味：性寒，味苦，有小毒。

功效主治

杀三虫，逐毒气胃中热。利丈夫，不利女子。作摩膏，除小儿百病，逐邪气恶风汗出，除皮中热结积蛊毒，白虫寸白自出不止。久服，令人阴痿。逐风，主癫痫狂走。治虫积腹痛、小儿疳积、胃中热，对绦虫病疗效较显著。

保健运用

○ 三棱雷丸茶

材料：茶叶15克，青盐3克，白砂糖9克，三棱9克，雷丸9克。

做法：上药为末，先将盐、糖煎好入药调匀即可。

用法：每服9克，用白汤送下。

实用附方

①小儿出汗有热：雷丸120克，粉240克，为末扑之。②下寸白虫：雷丸，水浸去皮，切焙为末。五更初，食炙肉少许，以稀粥饮服3克。须上半月服，虫乃下。③治三虫：雷丸（炮）30克，芎䓖30克。上二味捣罗为细散，每服3克，空腹煎粟米饮调下，日午、近晚各一服。④消疳杀虫：雷丸、使君子（炮，去壳）、鹤虱、榧子肉、槟榔各等份。上药为细末，每服3克，温米汤饮调下，食前服。⑤治少小有热不汗：雷丸120克，粉250克。捣和下筛，以粉儿身。

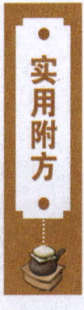

苦楝

[木部 乔木类][驱虫药]

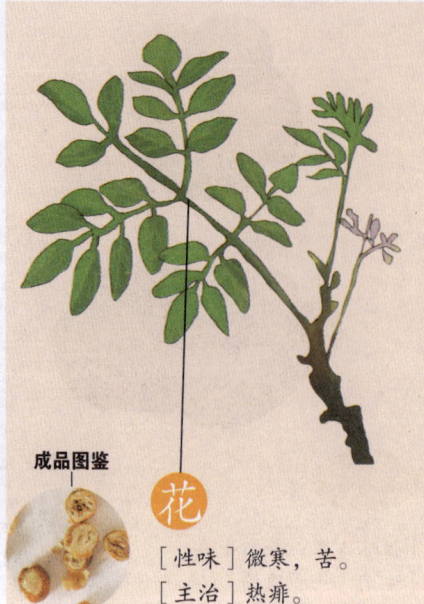

成品图鉴

花

[性味] 微寒，苦。
[主治] 热痱。

杀虫、消疮

[释名] 楝、金铃子。
[来源] 苦楝皮为楝科植物苦楝或川楝的根皮或干皮，金铃子为楝科植物川楝的干燥成熟果实，其花、叶、皮均可入药。
[主要产地] 主产于四川、湖南、湖北、贵州。
[应用] 行气止痛、杀虫止痒，常用于腹中长虫、小儿长疮。

形态特征

落叶乔木，高达10余米。树皮灰褐色，二回单数羽状复叶，互生，总叶柄长5～12厘米，羽片4～5对，小叶2～5对，全缘或有疏锯齿。圆锥状聚散花序，腋生，密生短毛及星状毛，花淡紫色，萼5～6片，灰绿色，花瓣5～6枚，雄蕊2倍于花瓣数，子房6～8室。核果长圆形，黄色或栗棕色。种子扁平长椭圆形，黑色，长约1厘米。

药用部分

○花
性味：性微寒，味苦。
功效主治：热痱，焙末搽之。

○叶
性味：性微寒，味苦，微毒。
功效主治：疝入囊痛，临发时煎酒饮。

○皮
性味：性微寒，味苦，微毒。
功效主治：驱蛔虫，利大肠。苦酒和，涂疥癣甚良。治游风热毒、风疹恶疮疥癫，小儿壮热，并煎汤浸洗。

○实
性味：性微寒，味苦，有小毒。
功效主治：能止腹痛、泻膀胱热邪、杀虫、消疮、利小便。能治温疾伤寒。

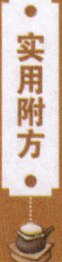

实用附方

①热厥心痛或发或止，身热足寒，久不愈者：先灸太溪、昆仑，引热下行。内服金铃散：用金铃子、延胡索各30克，为末，每服9克，温酒调下。②小儿冷疝气痛，肤囊水肿：金铃子（去核）15克，吴茱萸6克，为末，酒糊丸黍米大，每盐汤下20～30丸。③小儿诸疮：恶疮、秃疮、蝎螫疮、浸淫疮，以楝树皮或枝烧灰敷之。干者猪油调。④口中瘘疮：东行楝根细锉，水煮浓汁，日日含漱，吐去勿咽。⑤脏毒下血：苦楝子炒黄为末，蜜丸梧桐子大，米汤饮每吞20丸。⑥腹中长虫：楝实以醇苦酒渍一宿，棉裹，塞入谷道中大约10厘米。

杀疳虫、敷热疮

[释名] 蛤蟆。

[来源] 为蟾蜍科动物中华大蟾蜍或黑眶蟾蜍等的皮。

[主要产地] 我国大部分地方均有分布。

[应用] 有解毒、消肿、止痛、强心之功。主治疔疮发背、无名肿毒、咽喉肿痛、龋齿痛、小儿疳积。

蟾蜍

[虫部 湿生类] [驱虫药]

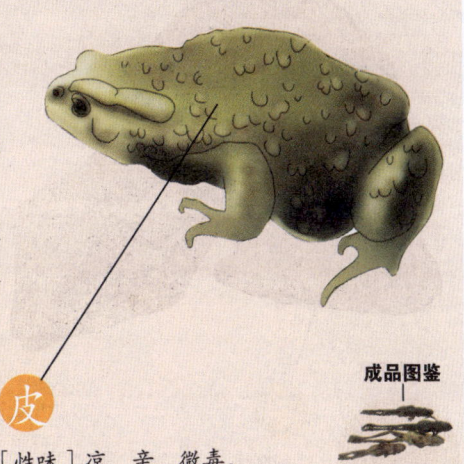

成品图鉴

皮

[性味] 凉,辛,微毒。
[主治] 无名肿毒、小儿疳积。

形态特征

体长平均60毫米左右,雌性最大者可达80毫米。头宽大于头长,吻端圆,吻棱显著,颊部向外侧倾斜,鼻间距略小于眼间距、上眼睑宽、略大于眼间距,鼓膜显著,椭圆形。前肢粗短,指细短,外掌突大而圆,深棕色,内掌小色浅。后肢短,趾侧均有缘膜,基部相连成半蹼,关节下瘤小而清晰,内跖突较大色深,外跖突很小色浅。雄性皮肤粗糙,头部、上眼睑及背面密布不等大的疣粒。雌性疣粒较少,耳后腺大而扁,四肢及腹部较平滑。

药用部分

○皮

性味: 性凉,味辛,微毒。

功效主治: 可治阴蚀疮、疽、疬、恶疮,狂犬咬伤疮,能化合玉石。蟾蜍烧成灰敷疮口,马上见效。又治温病发癍沉重者,去除内脏后生捣,吃一二枚,同样马上见效。捣烂绞汁饮用,或者烧成末服,可杀疳虫,治疗鼠漏即颈上恶疮。烧成灰,可敷一切皮肤虫痒及感染疮。蟾蜍治疳积、小儿面色黄、内有症结瘕气。烧成灰用油调,可敷恶疮。主治小儿疳疾瘦弱,效果最佳。蟾蜍可治疗一切疳病。

实用附方

①治一切疮肿、痈疽、瘰疬等疾,经月不愈,将作冷瘘:蟾蜍1枚(去头用)、石硫黄(别研)、乳香(别研)、木香各15克,露蜂房1枚(烧灰用)。上六味,捣罗为末,用清油30克,调药末,入瓷碗盛,于铫子内重汤熬,不住手搅,令成膏,绢上摊贴之。候清水出,更换新药,疮患甚者,厚摊药贴之。②治发背肿毒未成者:活蟾1个,系放疮上半日,蟾必昏愦,再易1个,如前法,其蟾必跟将,再易一个,其蟾如旧,则毒散矣。若势重者,以活蟾1个,或二三个,破开连肚乘热敷疮上,不久必臭不可闻,再易二三次即愈。

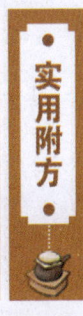

[石部 金石类][驱虫药]

雄黄

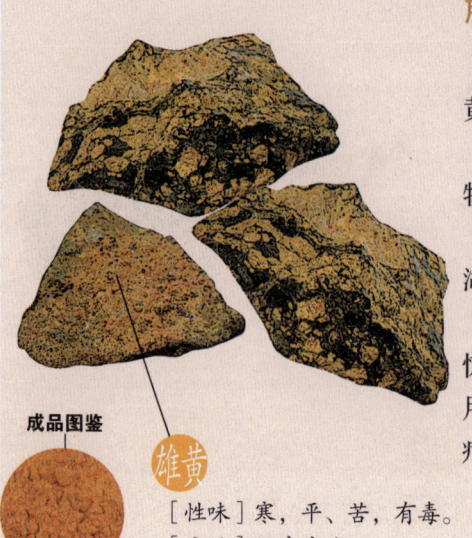

解毒、杀虫

[释名]黄金石、石黄、熏黄。

[来源]该品为硫化物类矿物雄黄族雄黄。

[主要产地]主产于贵州、湖南、云南、甘肃。

[应用]败毒抗癌、祛痰镇惊、杀虫疗疮、消炎退肿。用于痈肿疔疮、湿疹疥癣治疗。

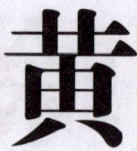

成品图鉴　雄黄

[性味]寒、平、苦，有毒。

[主治]湿疹疥癣。

形态特征

呈不规则块状，大小不一，一般长2~5厘米，质重，脆而易碎，断面粗糙，红色，呈金刚石光泽，常呈灰色，不透明状，显金属样光泽的夹杂物。表面常覆有粉末，呈橙黄色，全体呈深红色或橙红色，有些杂有灰色，不透明，略有光泽。粉末及条痕均为橙黄色，有特殊臭气，有毒。

药用部分

○雄黄

性味：性平、寒，味苦，有毒。

功效主治：有化腹中瘀血、驱杀寄生虫、疏肝气、泻肝风、消涎积、驱山岚瘴气，除各种邪气、虫毒，续筋骨，疗全身关节疼痛、消积聚癖气的功效。服食之后，延年益寿，健运脾胃。治疗恶寒发热、鼠瘘恶疮、疽、痔腐肉、疥虫蜃疮、目痛、鼻息肉、中恶、腹痛，解诸蛇毒、虺毒及藜芦毒，能使人颜面润泽。还能治疗疥癣、癫痫、一切虫兽伤、寒热疟疾、伏暑泻痢、饮酒成癖、惊癫痫、头风眩晕。

实用附方

①杀虫疗疮，用于虫疥疮症：雄黄、蛇床子各30克，水银15克，前二味研细，入水银研至不见星珠，以猪油调和，早、晚以汤洗净后涂搽。②消炎退肿，用于炎症肿痛：雄黄、明矾各50克，冰片3克共研细末，每次用3~5克酌加浓度为75%的酒精调成糊状，涂于局部，日2~3次。1~2天后即明显消肿，体温恢复正常，3天后症状完全消失。③治滴疥：雄黄30克，黄连60克，松脂90克，发灰如弹丸。四物溶猪油与松脂合，热捣，以敷疮上。④治癣：雄黄粉，大酢和。先以新布拭之，令癣伤，敷之。

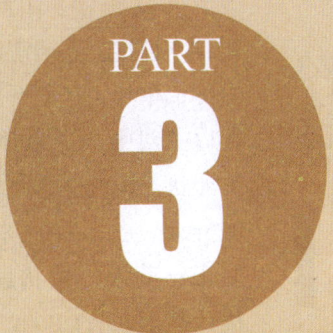

PART 3

天然本草成就女人不老传说，图解《本草纲目》中的养颜中草药

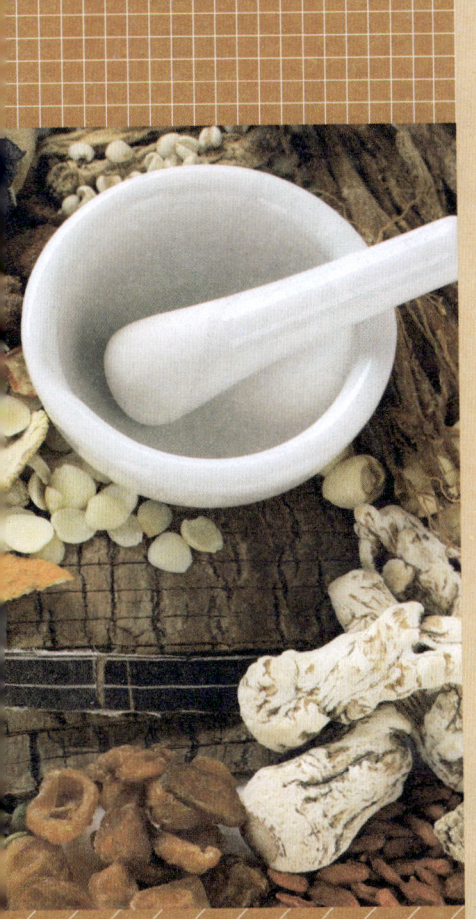

　　女人养颜，就好比养花，只有灌溉到根部，由内至外细心呵护，女人才会花开不败，一直娇颜下去。《本草纲目》是一部药典，更是一本魅力无穷的养颜美体宝典。本草美容养颜，一切以自然为本，将天然之灵气与精华和女人的身心完美融合一体，达到美人如花、天人合一的境界。

山药

[天然保湿养颜剂]

形态特征 山药系缠绕草质藤本植物，茎通常带紫红色，右旋；单叶，在茎下部互生，中部以上对生，少为3片轮生；叶片卵状三角形至宽卵形或戟形，变异大，长3～9厘米，宽2～7厘米；蒴果三棱状扁圆形或三棱状圆形，长1.2～2.0厘米，宽1.5～3.0厘米，外有白粉。

药用部分

○根

性味：性温、平，味甘，无毒。

功效主治：有补虚、补脾胃、益气力、强筋骨、健脾胃等功效，久服轻身不饥、延年益寿。主治头风眼眩、降气、腰痛、泄精健忘等症。

[释名] 薯、土薯、山薯、山芋、玉延。
[来源] 山药为薯蓣科植物薯蓣的块茎。
[主要产地] 主产于河南省北部、山东、河北、山西，中南、西南等地区也有栽培。

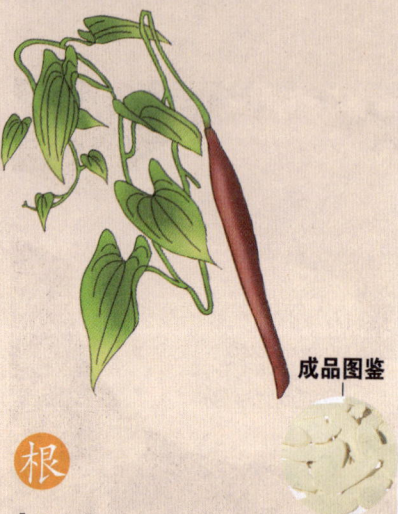

成品图鉴

根

[性味] 温、平、甘，无毒。
[主治] 头面游风、头风眼眩。

本草美容方1 山药蜂蜜面膜

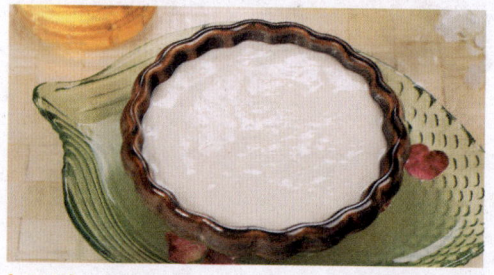

功效 这款面膜含有多种天然滋养亮白成分，能深层渗透、滋养肌肤，有效美白。

材料 山药50克，蜂蜜、面粉各10克，纯净水适量

做法 ①山药洗净，去皮，切块，搅拌成泥。②在面膜碗中加入山药泥、蜂蜜、面粉、适量纯净水，用面膜棒搅拌均匀即成。

本草美容方2 山药酒酿面膜

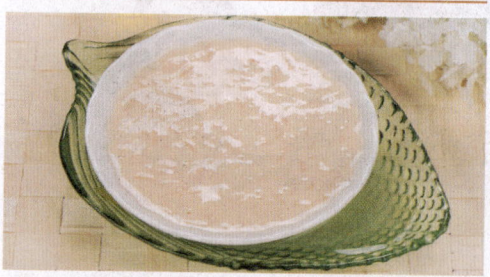

功效 这款面膜含丰富的维生素、氨基酸，能润泽肌肤，对抗肌肤细纹，同时美白肌肤。

材料 山药50克，酒酿、面粉各10克

做法 ①山药洗净，去皮，切块，用搅拌器搅拌成泥。②在面膜碗中加入山药泥、面粉、酒酿，搅拌均匀即成。

银杏

[天然抗氧化剂]

形态特征
落叶大乔木，大树之皮灰褐色，有不规则纵裂，有长枝与生长缓慢的锯状短枝。叶互生，在长枝上辐射状散生，在短枝上3~5枚呈簇生状，有细长的叶柄，扇形，两面淡绿色。雌雄异株，稀同株，球花单生于短枝的叶腋。

药用部分

○核仁

性味：性平，味甘、苦、涩，有小毒。

功效主治：生食引疳解酒、降痰浊、消毒杀虫，熟食温肺益气、定喘嗽、缩小便、止白浊。咬碎取浆涂鼻面手足，能去酒渣鼻、面部鼃黑、手足皲裂及疥癣、阴虱。

[释名] 白果、鸭脚子。
[来源] 银杏科植物银杏的种子。本植物的根、根皮、树皮及叶均可入药。
[主要产地] 银杏树主要分布在我国山东、江苏、四川、河北、湖北、河南等地。

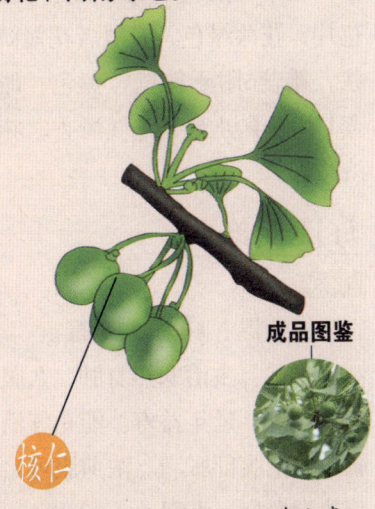

成品图鉴

核仁

[性味] 平，苦、甘、涩，有小毒。
[主治] 消毒杀虫、定咳喘。

本草美容方1 银杏骨头汤

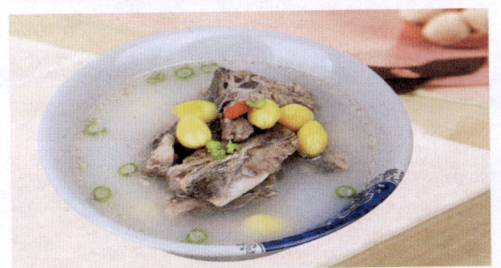

材料：银杏150克，猪脊排125克，桑白皮5克，茯苓3克，清汤适量，盐6克，葱、姜片各3克。

做法：①将银杏去除硬壳，用温水浸泡洗净；猪脊排洗净斩块备用。②净锅上火倒入清汤，放入葱、姜片、桑白皮、茯苓，下入银杏、猪脊排煲至熟，调入盐即可。

本草美容方2 银杏炖鹧鸪

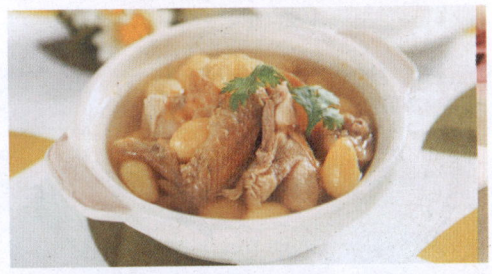

材料：银杏、生姜各10克，鹧鸪1只，盐、鸡精各5克，味精、胡椒粉各3克。

做法：①鹧鸪去毛和内脏，洗净，斩小块；生姜洗净切片。②净锅上火，鹧鸪入沸水中汆烫。③锅中加油烧热，下入姜片爆香，加入适量清水，放入鹧鸪、银杏煲30分钟后加入调味料即可。

金银花

[抑制痘痘、淡化斑点的功臣]

形态特征

为忍冬科植物忍冬的干燥花蕾或初开的花。呈棒状，上粗下细，略弯曲，长2~3厘米，上部直径3毫米，下部直径1.5毫米，表面黄白色或绿白色，密被短柔毛。偶见叶状苞片，花萼绿色，开放者花冠筒状，雄蕊5附于筒壁，黄色；雌蕊1个，子房无毛，气清香，味淡微苦。

药用部分

○花

性味：性温，味甘，无毒。

功效主治：主治寒热身肿，久服身体轻健，延年益寿。能止气消胀，主治腹部胀满。浓煎服可治疗热毒血痢、水痢。

[释名] 金银藤、鸳鸯藤、鹭鸶藤、通灵草、忍冬藤。

[来源] 金银花为忍冬科植物忍冬的干燥花蕾或初开的花。

[主要产地] 全国各省均有分布。

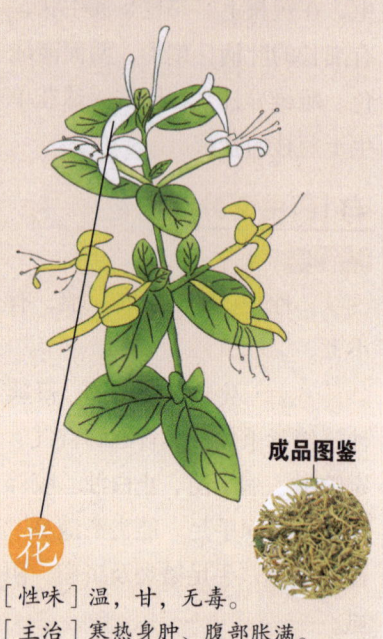

成品图鉴

花

[性味] 温，甘，无毒。
[主治] 寒热身肿、腹部胀满。

本草美容方 1　薰衣草金银花木瓜面膜

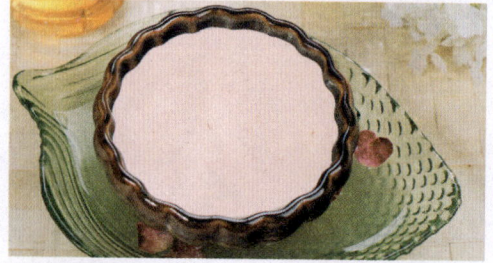

功效：这款面膜有促进血液循环、排除体内毒素的功效。

材料：木瓜50克，金银花露10克，薰衣草精华液2滴。

做法：①木瓜洗净，搅拌成泥，加入金银花露。②继续加入薰衣草精华液，用面膜棒搅拌均匀即成。

本草美容方 2　金银花橘子土豆面膜

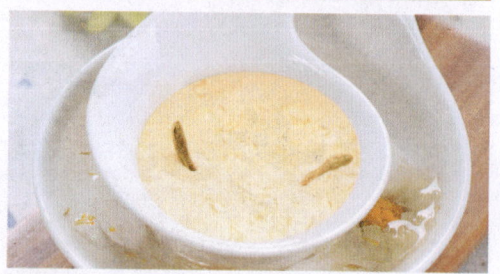

功效：全面营养、美白皮肤。

材料：土豆50克，橘子30克，金银花10克。

做法：①将土豆去皮，切块，橘子去皮，金银花洗净，一同倒入搅拌器中打成泥。②将打好的泥倒入面膜碗中，加入适量纯净水，用面膜棒搅拌均匀。

桃花

[人面桃花相映红]

[形态特征] 桃树为落叶乔木，叶椭圆状披针形，叶缘有粗锯齿，无毛，叶柄长1.0～1.5厘米。树干灰褐色，粗糙有孔。小枝红褐色或褐绿色，平滑。花单生，有白、粉红、红等色，重瓣或半重瓣，3月中下旬开花。核果近球形，表面密被短绒毛，因品种不同，6～9月果熟。

[来源] 桃花为蔷薇科植物桃树盛开的花朵。
[主要产地] 全国大部分地区均有分布。
[特别提示] 桃花不宜久服，久服宜耗人阴血、损元气。

药用部分

○ 花

性味：性平，味苦，无毒。
功效主治：有利水、活血化瘀的功效，主治水肿、脚气、痰饮、便秘、闭经、癫狂、疮疹等症。

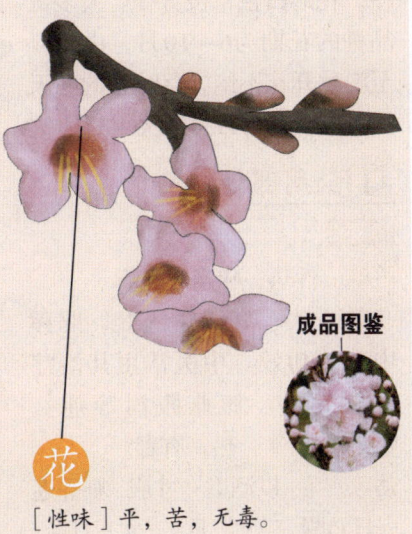

成品图鉴

花

[性味] 平，苦，无毒。
[主治] 水肿、脚气、便秘。

本草美容方 1　桃花冬瓜籽面膜

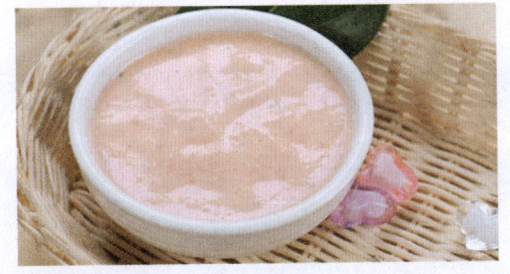

|功效| 促进肌肤新陈代谢。
|材料| 冬瓜籽、桃花各100克，白丁香粉、蜂蜜各10克
|做法| ①冬瓜籽、桃花洗净，去皮，搅拌成泥。②将冬瓜桃花泥、白丁香粉倒入面膜碗中。③加入蜂蜜，用面膜棒搅拌均匀即成。

本草美容方 2　桃花蜂蜜面膜

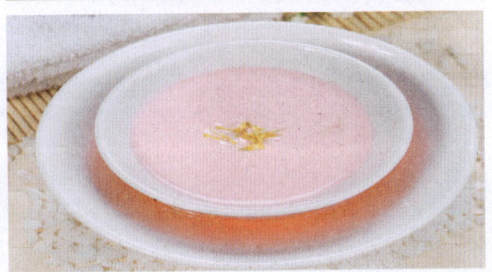

|功效| 活化肌肤，锁住水分。
|材料| 干桃花、冬瓜仁粉各10克，蜂蜜5毫升，纯净水适量
|做法| ①干桃花磨粉，置于面膜碗中，加入冬瓜仁粉和适量纯净水。②加入蜂蜜，用面膜棒搅拌均匀即成。

茉莉花

[滋润皮肤、养发全靠它]

形态特征 常绿小灌木或藤本状灌木，高可达1米。枝条细长，小枝有棱角，有时有毛，略呈藤本状。单叶对生，光亮，叶面微皱，有短柔毛。初夏由叶腋抽出新梢，顶生或腋生聚伞花序，花冠白色，极芳香。大多数品种的花期为6~10月，由初夏至晚秋开花不绝，落叶型的冬天开花，花期为11月至次年3月。

药用部分

○花
性味：性热，味辛，无毒。
功效主治：有清热解毒、辟秽中和的功效。中医常用其治疗感冒发热、腹胀腹泻等症。

○根 性味：热，有毒。
功效主治：以酒磨一寸服，则昏迷一日乃醒，二寸二日，三寸三日。

［释名］柰花。
［来源］木樨科灌木植物茉莉的花。
［主要产地］主产于中国江南地区以及西部地区。

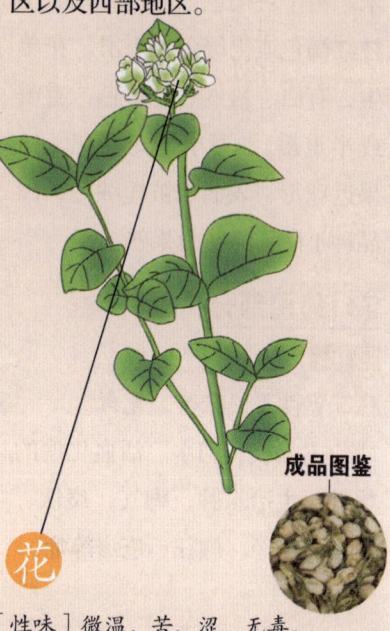

成品图鉴

［性味］微温，苦、涩，无毒。
［主治］瘰疬、痈肿。

本草美容方1 茉莉洛神茶

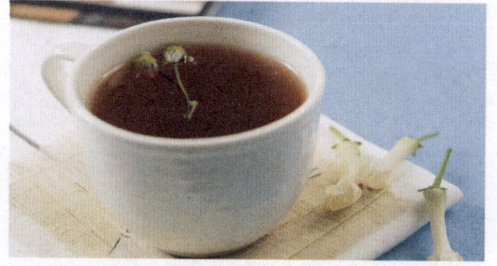

|材料| 新鲜洋甘菊5朵，干燥茉莉花1小匙，干燥洛神花1朵，热开水适量

|做法| ①将新鲜洋甘菊洗净，用热开水冲洗；将干燥茉莉花及洛神花冲净。②将准备好的材料放入壶中，冲热开水，浸泡3分钟即可饮用。

本草美容方2 茉莉鲜茶

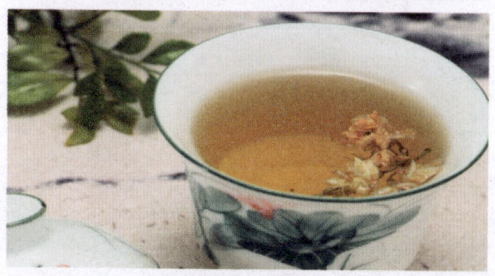

|功效| 具备很好的排毒瘦身功效，一般人均可饮用，尤其适合女性。

|材料| 新鲜的茉莉花3~5克，热开水适量

|做法| ①将茉莉花用清水洗干净备用。②将洗净后的茉莉花放入杯中，热开水冲泡4~5分钟即可饮用，可依据个人口味加入蜂蜜，味道会更好。

白芷

[给你水一样的肌肤]

形态特征 多年生草本，高可达2.5米。根粗大，直生，有时有数条支根。茎粗大，近于圆柱形，基部粗5～9厘米，中空，通常呈紫红色，基部光滑无毛，近花序处有短柔毛。茎下部的叶大；叶柄长，基部扩大呈鞘状，抱茎，叶片两面均无毛。复伞形花序顶生或腋生，狭披针形。双悬果扁平椭圆形或近于圆形，侧棱呈翅状。花期为每年6～7月。果期为每年7～9月。

药用部分

○根

性味：性温，味辛，无毒。

功效主治：有生肌润肤的作用，可治带下、经闭阴肿、恶寒发热及流泪等症。治风证、口渴呕吐、眩晕胁胀及目痒。治目赤胬肉。治腰痛崩漏、心腹刺痛。

[释名] 芳香、泽芬、苻蓠。
[来源] 白芷为伞形科植物兴安白芷、川白芷、杭白芷或云南牛防风的根。
[主要产地] 主要产于我国四川、浙江、山西、江苏、河南、河北等地。

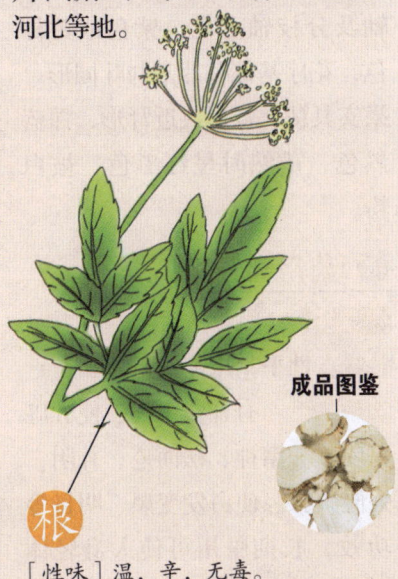

成品图鉴

根

[性味] 温，辛，无毒。
[主治] 带下、经闭、风证。

本草美容方1 白芷清新面膜

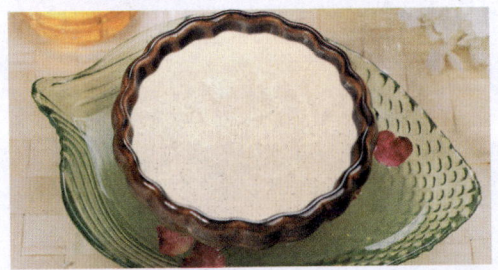

功效 能提高细胞活力。

材料 白芷粉5克，黄瓜1根，橄榄油3毫升，蜂蜜2毫升，鸡蛋1个

做法 ①将黄瓜切块，放入榨汁机中榨汁。②鸡蛋磕开，滤取蛋黄，充分打散。③将白芷粉倒入面膜碗中，加入黄瓜汁、蛋黄、蜂蜜和橄榄油，一起搅拌均匀即成。

本草美容方2 白芷鲜奶面膜

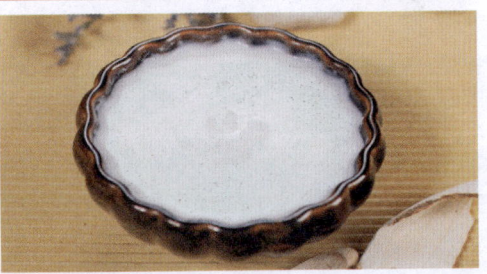

功效 化斑、美白、防晒。

材料 白芷粉2大匙，鲜奶2大匙，矿泉水1大匙

做法 白芷粉、鲜奶和矿泉水一起搅拌均匀即可。

用法 洁面后，将调好的面膜涂抹在脸上（避开眼部、唇部四周的皮肤），10~15分钟。

女贞子

养阴益血的『女人果』

[形态特征] 灌木或乔木，高可达25米，树皮灰褐色。枝黄褐色、灰色或紫红色，圆柱形。叶片常绿，革质，卵形，叶缘平坦，上面光亮，两面无毛。花序轴及分枝轴无毛，紫色或黄棕色，花序基部苞片常与叶同形。果实具棱，肾形或近肾形，深蓝黑色，成熟时呈红黑色，被白粉。

[药用部分]
○果实

性味：性平，味苦，无毒。

功效主治：有补益中气、使五脏平安、养精神、祛面疮、补阴、强健腰膝、使白发变黑、明目等功效，长期服用可使人身轻体健，不易衰老。

[释名] 贞木、冬青、蜡树。
[来源] 为木樨科植物女贞的成熟干燥果实。
[主要产地] 主产于华东、华南、西南及华中等地。

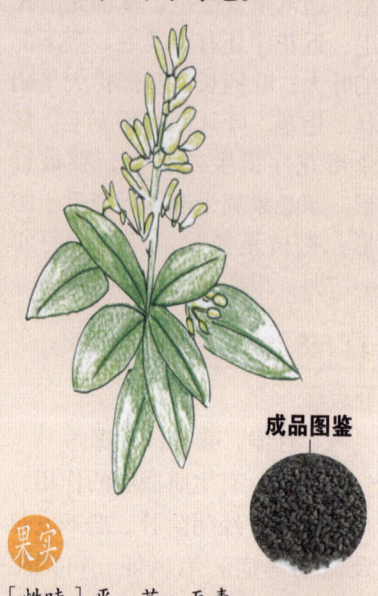

成品图鉴

果实
[性味] 平，苦，无毒。
[主治] 祛面疮、补阴、明目。

本草美容方1 女贞子鸭汤

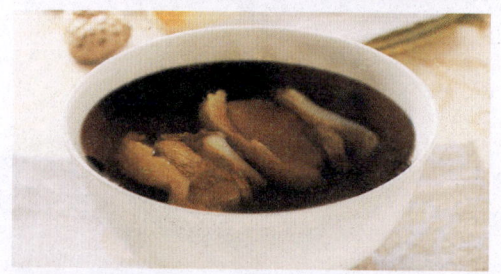

|功效| 滋补肝肾、养胃、除虚弱。

|材料| 枸杞30克，熟地黄100克，淮山100克，女贞子50克，鸭肉500克

|做法| ①将白鸭宰杀，去毛及内脏，斩块。②将四味中药洗净，同放入锅中，加适量清水，煎至白鸭肉熟烂，加入调味料即可，饮汤吃鸭肉。

本草美容方2 女贞子茶

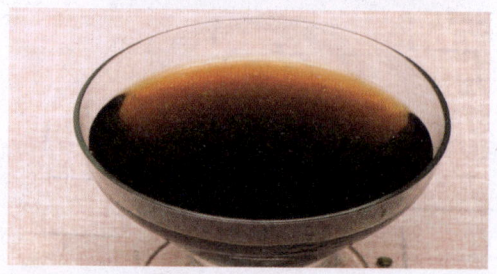

|功效| 补益肝肾、清虚热、明目。

|材料| 女贞子5克

|做法| ①女贞子洗净，沥水。②将女贞子用棉布袋装起来，备用。③砂锅洗净，倒入清水500毫升，烧开后，备用。④将用棉布袋包装起来的女贞子放入热开水中，待茶水稍凉后，即可饮用。

红花

[常服让你面色红润]

|形态特征| 一年或二年生草本植物。株高30～80厘米,茎直立,基部木质化,表面具细线槽纹,上部有分枝。叶互生,花序大,顶生,总苞片多列,先端尖锐,外面2～3层呈叶状披针形。雄蕊5个,花药聚合,雌蕊1个,花柱细长,伸出花药管外面。柱头2裂,裂片短,舌状。瘦果椭圆形或倒卵形,种子白色、灰色或暗色条纹等。

|药用部分|

○花　性味:性温,味辛,无毒。

功效主治:有活血润燥、止痛散肿、通经的功效,主治产后血晕口噤,亦治蛊毒。

[释名] 黄蓝。
[来源] 为菊科植物红花的筒状花冠。
[主要产地] 主产于河南、湖北、四川、云南、浙江等地。

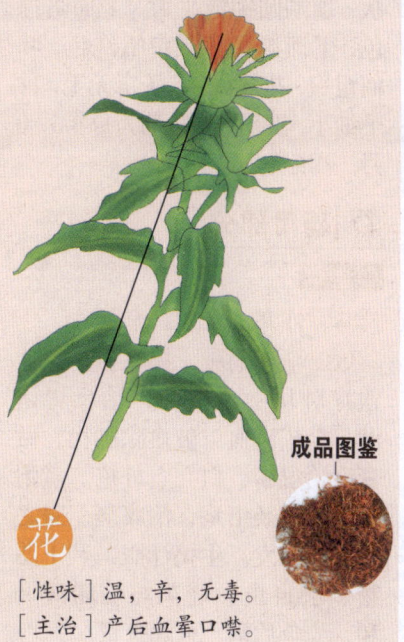

成品图鉴

[花]
[性味] 温,辛,无毒。
[主治] 产后血晕口噤。

本草美容方1 红花煮鸡蛋

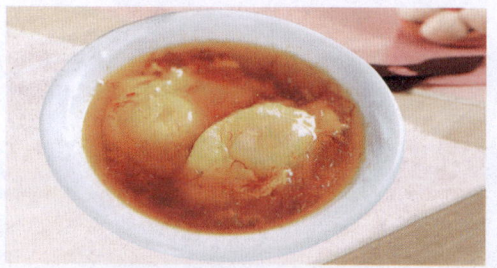

|功效| 补血调经,适用于月经先期腹胀肿痛者。

|材料| 红花30克,鸡蛋2个,盐少许

|做法| ①将红花洗净,加水煎煮。②往红花中打入鸡蛋煮至蛋熟。③蛋熟后加入盐,继续煮片刻便可。

本草美容方2 红花糯米粥

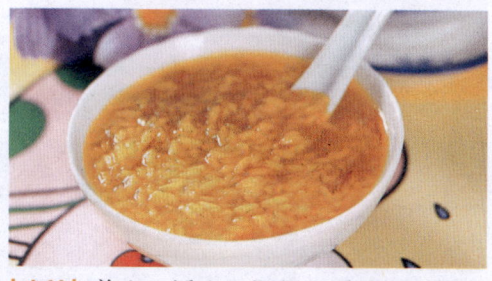

|功效| 养血、活血、调经,适用于月经不调而又血虚、血瘀者。

|材料| 红花10克,糯米100克

|做法| ①将红花洗净。②红花放入净锅中,加水煎煮30分钟。③锅中再加入糯米煮成粥即可。

马齿苋

[天然『抗菌药』]

形态特征
一年生草本，全株无毛。茎平卧或斜倚，伏地铺散，多分枝，圆柱形，淡绿色或带暗红色。叶互生，有时近对生，叶片扁平，肥厚，倒卵形，似马齿状，顶端圆钝或平截，上面暗绿色，下面淡绿色或带暗红色，叶柄粗短，花药黄色，子房无毛，种子细小，黑褐色。花期为每年5~8月，果期为每年6~9月。

药用部分
○ 全草

性味：性寒，味酸，无毒。

功效主治：消肿，捣烂擦。煮汁饮疗肿块、止消渴，治反胃诸淋、金疮流血，破血除肿物。做膏涂治湿癣、白秃、外疮。煮粥食能止痢及疳痢，治腹痛。服之长年不白发。生捣汁服，利下恶物、去白虫。烧灰与陈醋渣调和，先灸后敷，可除疔根。

[释名] 马苋、五行草、五方草、长命菜、九头狮子草。

[来源] 马齿苋是马齿苋科植物马齿苋的全草。

[主要产地] 广布全世界温带和热带地区。

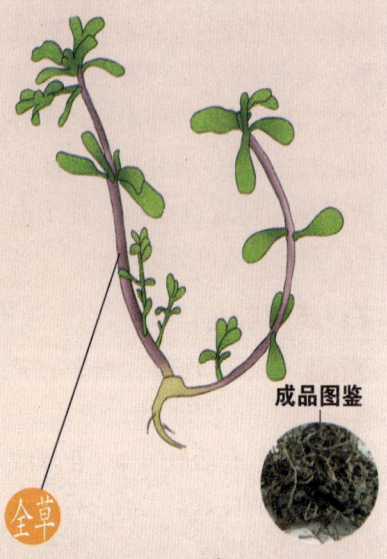

成品图鉴

全草

[性味] 寒，酸，无毒。
[主治] 破血除肿、治腹痛。

本草美容方 1　马齿苋杏仁瘦肉汤

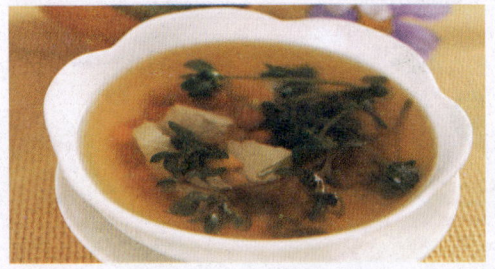

功效：补中益气。

材料：马齿苋50克，杏仁100克，猪瘦肉150克，盐适量。

做法：①马齿苋摘取嫩枝洗净；猪瘦肉洗净，切块；杏仁洗净。②将所有材料一起放入锅内，加适量清水以大火煮沸后，入调味料即可。

本草美容方 2　马齿苋瘦肉汤

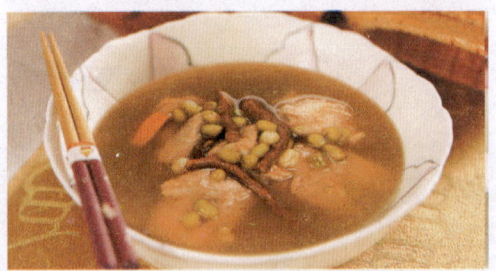

功效：强身健体，对女性身体有益。

材料：瘦肉200克，马齿苋100克，绿豆50克，盐、鸡精各5克。

做法：①瘦肉洗净，切件，入沸水氽水；马齿苋洗净，切段；绿豆洗净，用水浸泡。②将瘦肉、马齿苋、绿豆放入锅中，加入适量清水慢炖1.8小时。③调入盐和鸡精即可。

牡丹皮

[除癥瘕、祛瘀血]

|形态特征| 根皮呈圆筒状、半筒状，有纵剖开的裂缝，两边向内卷曲，外表灰褐色或紫棕色，木栓有的已脱落，呈棕红色，可见须根痕及突起的皮孔；内表面淡棕色或灰黄色，有纵细纹理及发亮的结晶状物。质硬而脆，断面不平坦，或显粉状，淡黄色而微红。有特殊香气，味微苦而涩，稍有麻舌感。

|药用部分|

○根、皮

性味：性寒，味辛，无毒。

功效主治：有除癥瘕、祛瘀血、安五脏等功效，可治疗恶寒发热、中风抽搐、头痛腰痛、邪热五劳、经闭腰痛、月经淋漓等症。有利关节、通血脉、强筋骨等功效，治产后一切寒、热血疾，还可治神昏、无汗骨蒸及吐衄。有活血、生血、凉血、除烦热作用。

[释名] 鼠姑、鹿韭、百两金、木芍药、花王。

[来源] 为毛茛科植物牡丹的根皮。

[主要产地] 主产于安徽、四川、甘肃、陕西、湖北、山东等地。以四川、安徽产量最大。

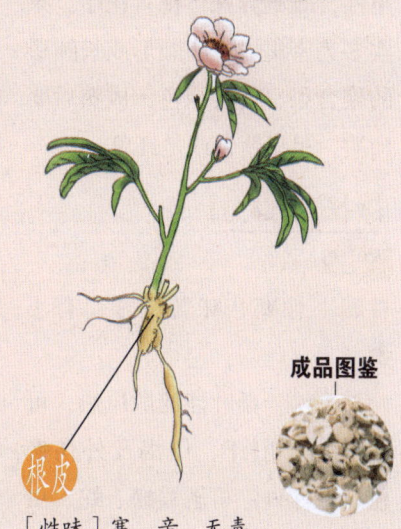

成品图鉴

根皮

[性味] 寒，辛，无毒。

[主治] 恶寒发热、中风抽搐。

本草美容方1　中草药美白面膜

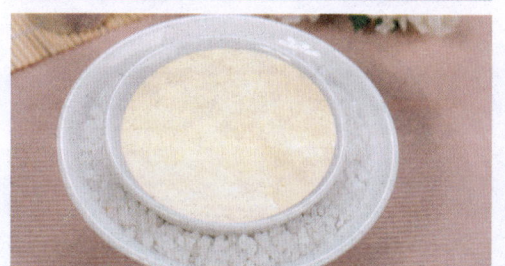

|功效| 这款面膜具有解毒燥湿、凉血活血、祛瘀生新的功效。

|材料| 牡丹皮、白芍、白芷、白茯苓、珍珠粉各10克，蜂蜜、白醋各适量

|做法| ①用研磨钵将牡丹皮、白芍、白芷、白茯苓磨成粉。②将珍珠粉和中草药粉倒入面膜碗中，加适量蜂蜜和白醋。③用面膜棒搅拌均匀即成。

本草美容方2　牡丹皮活肤面膜

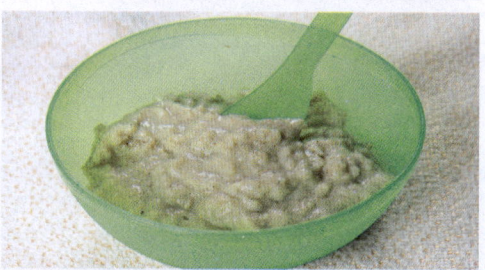

|功效| 牡丹皮和蛋清本身具有美白、保湿的功效。

|材料| 牡丹皮、知母、绿豆、鸡蛋各适量

|做法| ①用研磨钵将牡丹皮、知母、绿豆磨成粉。②将研磨成粉状的牡丹皮、知母、绿豆倒入面膜碗中。③将鸡蛋打开，取蛋清倒入面膜碗，用面膜棒搅拌成糊状即可。

[减脂让你做个魅力女人]

桑叶

形态特征
桑为落叶灌木或小乔木,高3～15米。树皮灰白色,有条状浅裂。根皮黄棕色或红黄色,纤维性强。叶片呈卵形或宽卵形,边缘有粗锯齿。花单性,雌雄异株,穗状花序。果实多为密集成一卵圆形或长圆形的聚合果,初时绿色,成熟后变肉质,呈黑紫色或是红色。

药用部分
○叶

性味:性寒,味苦、甘,有小毒。

功效主治:桑叶能疏散风热,可治风痛、出汗、口渴及外伤瘀血。取汁外涂可解蜈蚣、蛇、虫毒,治刀伤溃烂。

[释名]家桑、荆桑、桑葚树、黄桑。
[来源]桑叶是桑科属植物桑树的叶。
[主要产地]我国大部分地区均产。

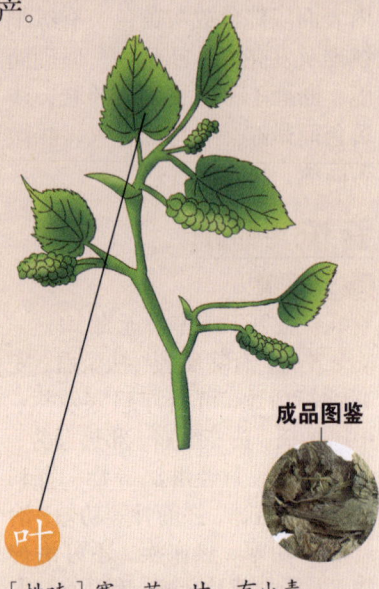
成品图鉴
叶

[性味]寒,苦、甘,有小毒。
[主治]治风痛、出汗、口渴。

桑叶清新茶

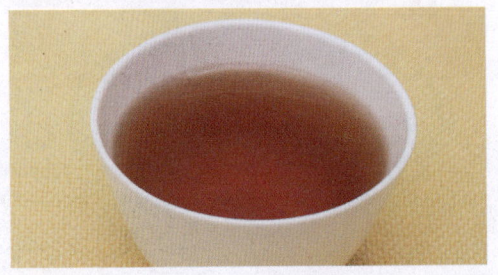

材料 清水适量,蔬果酵素粉1包,冰糖、蜂蜜各少许,大青叶5克,麦门冬10克,桑叶5克

做法 ①将大青叶、麦门冬、桑叶,加水约800毫升,放入洗净的砂锅内,加冰糖,搅拌均匀,煮至400毫升后,取汁去渣。②在药汁中加入蔬果酵素粉、蜂蜜,拌匀即可。

桑叶五行糊

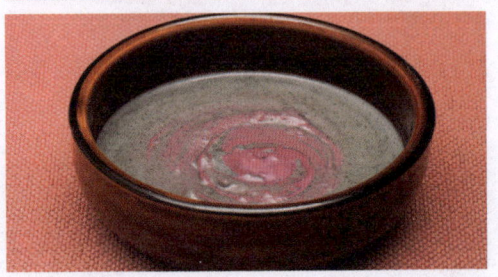

材料 牛奶、桑葚汁各1汤匙,桑叶15克,五行糊(黑豆、芝麻、杏仁、山药、芡实、薏仁、莲子等磨成)

做法 ①先将桑叶洗净,放入锅中,用武火煮开后,捞出桑叶,晾干,备用。②随即在桑叶汁中冲入五行糊及牛奶,搅拌均匀。③转入文火,调成糊状,并加入桑葚汁,即可食用。

小米

[新妈咪的美容食物]

形态特征
一年生草本植物，属禾本科，是小米脱壳制成的粮食，粒小，直径约1毫米。小米生长耐旱，品种繁多，有白、红、黄、黑、橙、紫各种颜色的，也有黏性小米。小米适合在干旱而缺乏灌溉的地区生长。其茎、叶较坚硬，可以作饲料，一般只有牛马羊等大牲畜能消化。

药用部分
○ 种仁

性味：性微寒，味咸，无毒。

功效主治：有养肾气、去脾胃之热、益气、止胃热消渴、利小便、止痢、解丹石热等功效。可解诸毒、治霍乱。

[释名] 籼粟。
[来源] 小米为禾本科植物粟的种仁。
[主要产地] 主产于山东、河北、东北、西北等省和地区。

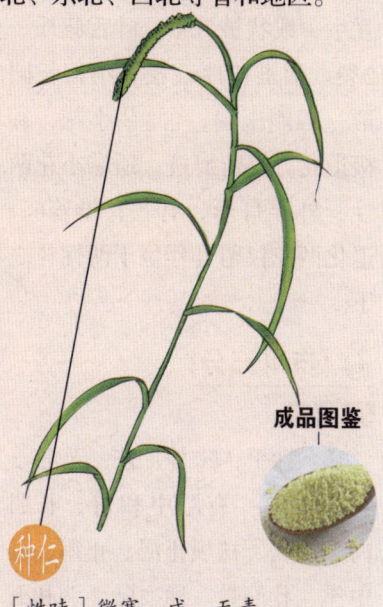
成品图鉴

[性味] 微寒，咸，无毒。
[主治] 养肾气，止胃热，止痢。

本草美容方 1　菠萝小米甘油面膜

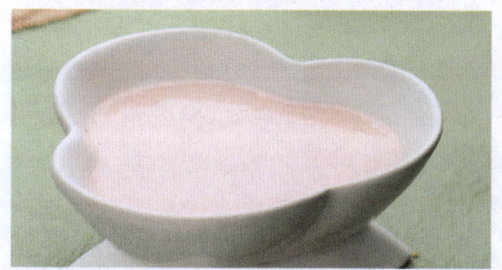

功效：这款面膜富含色氨酸、胡萝卜素、铁和B族维生素，能美白和淡化面部色斑，使皮肤润泽、清透。

材料：菠萝50克，糯米粉、甘油各10克

做法：①将菠萝去皮，切块，入榨汁机打成汁。②将糯米粉倒入面膜碗中，加入菠萝汁和甘油，用面膜棒搅拌均匀即成。

本草美容方 2　酸奶小米红豆面膜

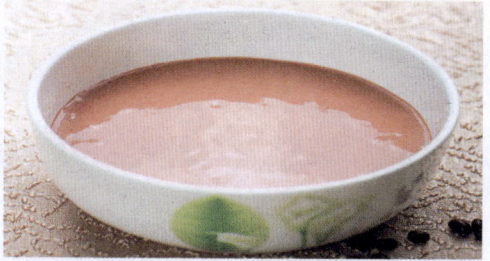

功效：这款面膜富含各种维生素，可洁净肌肤，同时收敛毛孔，让肌肤细致光滑。

材料：酸奶100毫升，小米、红豆各200克，抗老精华素2滴

做法：①将红豆、小米浸泡1个小时左右。②将泡好的小米、红豆放入搅拌器打成泥。③将米糊倒入面膜碗中，加入酸奶、精华素，用面膜棒调匀即成。

大米

[补气养颜第一物]

形态特征
水稻为一年生栽培谷物，属须根系，不定根发达，穗为圆锥花序，自花授粉。秆直立，高30~100厘米。叶二列互生，线状披针形，叶舌膜质，2裂。圆锥花序疏松；小穗长圆形，两侧压扁，含3朵小花，颖极退化，仅留痕迹，顶端小花两性，外稃舟形，有芒；雄蕊6；退化两花仅留外稃位于两性花之下。

药用部分
○种仁

性味：性平，味甘、苦，无毒。

功效主治：有温中和胃、长肌肉、益气、祛烦止渴、止泻、补中焦、壮筋骨、通血脉、调和五脏、润肤色的作用。

[释名] 粳米。
[来源] 大米为禾本科植物稻的种仁。
[主要产地] 主产于东北三省以及长江以南地区。

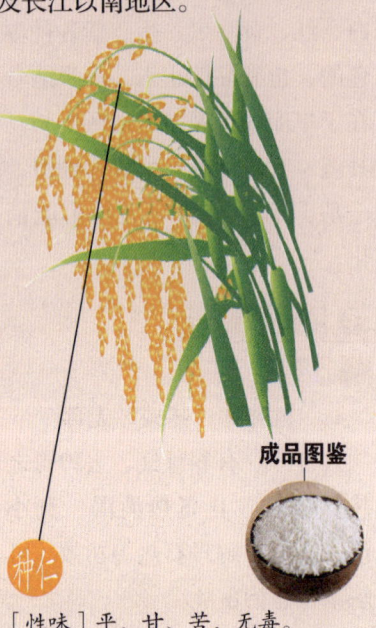

成品图鉴

种仁

[性味] 平，甘、苦，无毒。
[主治] 祛烦止渴、止泻。

本草美容方 1　养生十谷米浆

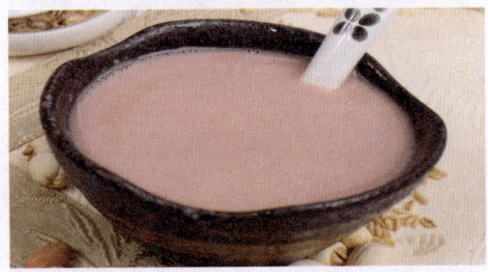

材料：糙米、黑糯米、小米、小麦、荞麦、芡实、燕麦、莲子、麦片、薏米共80克，熟花生仁10克，白糖适量

做法：①将上述材料分别洗净，浸泡好。②将上述材料和熟花生仁放入豆浆机中，添水，按"米浆"键搅打成浆，装杯，加入白糖调味即可。

本草美容方 2　大米糙米浆

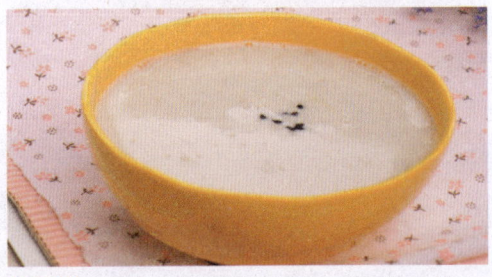

材料：大米、糙米各50克，熟花生仁25克，黑芝麻10克，冰糖适量

做法：①大米、糙米洗净，捞起晾干后放入锅里炒香；熟花生仁去皮；黑芝麻洗净，捞起晾干后入锅炒香。②将上述材料放入豆浆机中，添水，按"米浆"键，待浆成，装杯，加入冰糖调味即可。

豌豆

[绿色的天然护肤霜]

[形态特征] 一年生攀缘草本，高1~2米。羽状复叶，互生，叶轴末端有羽状分枝的卷须；托叶卵形，叶状，常大于小叶，基部耳状，包围叶柄或茎，边缘下部有细牙齿；小叶阔椭圆形或矩形。4~5月开花，花柄自叶腋抽出，花1~3朵，白色或紫色。荚果长椭圆形，青绿色，干后变为黄色。

[药用部分]

○ 种子

性味：性平，味甘，无毒。

功效主治：有治寒热、除吐逆、止泻痢、利小便、调营卫、益中气等功效，主治腹胀腹满、解乳石毒发。消渴，淡煮食之，良。

[释名] 戎菽、毕豆、青小豆、青斑豆、麻累。

[来源] 豌豆为豆科一年或二年生草本植物的种子。

[主要产地] 全国各地均有栽培。

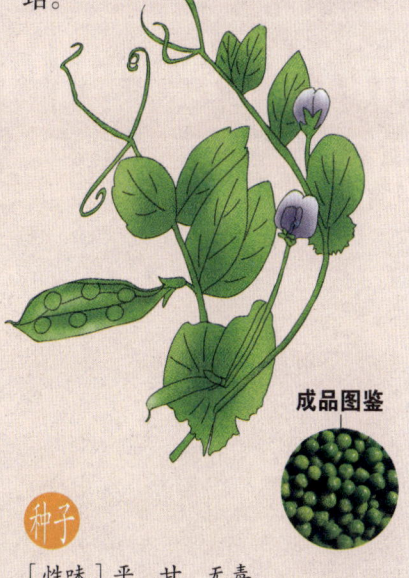

成品图鉴

种子

[性味] 平，甘，无毒。

[主治] 治寒热、除吐逆、止泻痢。

本草美容方1　豌豆煮鸡腿

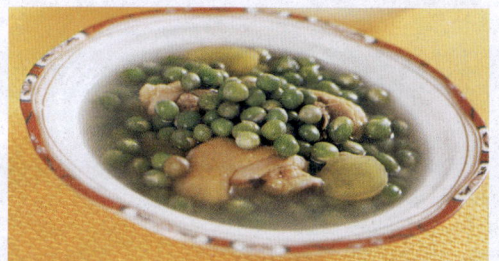

[材料] 豌豆300克，鸡腿100克，葱10克，姜5克，盐5克，味精3克

[做法] ①将鸡腿镊去细毛后洗净，切成块；葱洗净切圈，姜切片。②锅上火，加水烧沸，下入豌豆、鸡腿稍余后捞出。③锅中加水烧热，下入豌豆、鸡腿、姜和葱，煮熟，调入调味料即可。

本草美容方2　豌豆猪肝汤

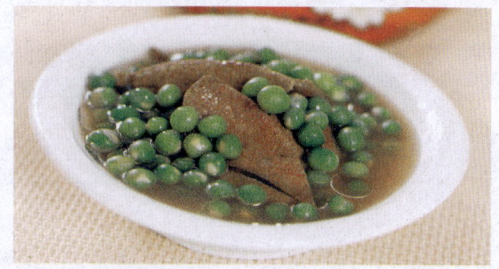

[材料] 豌豆300克，猪肝250克，姜少许，盐6克，味精2克

[做法] ①猪肝洗净切成片，豌豆在凉水中泡发。②锅中加水烧开，下入猪肝、豌豆、姜一起煮半个小时。③待熟后，调入调味料煮至入味即可。

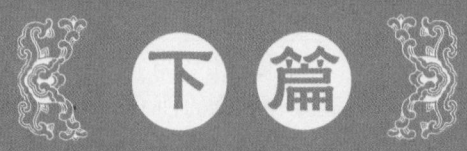

下篇

《黄帝内经》中的养生之道与治病秘方

　　《黄帝内经》是中国古代医学养生的集大成著作，也是中国古代第一部关于生命的百科全书，其奠定了中华医学理论体系的基础，是中医学不可背离的"立医之本"。本篇中我们将《黄帝内经》原文中的深奥理论用通俗的语言进行阐释，精彩解读了藏象、经络运行、气血津液等知识，并阐释了疾病的病因、病机，确立了疾病的诊治之法和日常的养生之道。帮助读者透彻掌握《黄帝内经》中的医道和养生精髓，防病养生，不仅能使自己终生受益，且能惠及全家、福泽四邻。

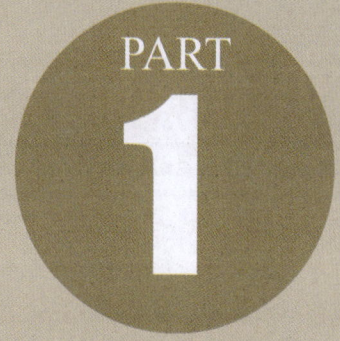

PART 1

打开《黄帝内经》健康之门，走进《黄帝内经》的神妙世界

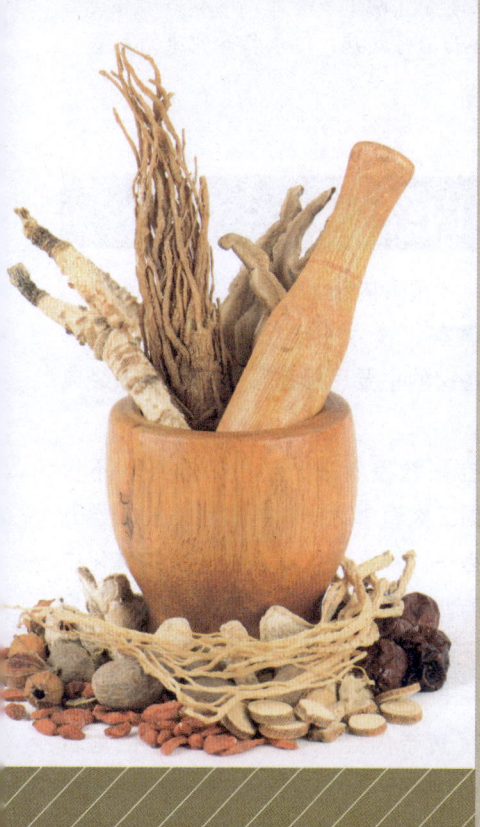

《黄帝内经》是第一部冠以中华民族先祖"黄帝"之名的传世巨著，是我国医学宝库中现存成书最早的一部医学典籍。是研究人的生理学、病理学、诊断学、治疗学和药物学的医学巨著。在理论上建立了中医学上的"阴阳五行学说"、"脉象学说"、"藏象学说"、"经络学说"、"病因学说"、"病机学说"、"病症"、"诊法"、论治及"养生学"、"运气学"等学说，确立了中医学独特的理论体系，被世人称为中国医药学发展的理论基础和源泉。

第一节 认识中国人养生第一书：《黄帝内经》

打开《黄帝内经》健康之门，走进《黄帝内经》的神妙世界>>

《黄帝内经》由《素问》和《灵枢》构成，文字古奥，博大精深，是我国现存最早的一部医学经典著作，几千年来一直是炎黄子孙寻求健康养生祛病之道的宝藏。它是中国医药学的理论基础，它以"天人合一"的整体生命观为主导思想，强调"治未病"乃医学第一要事，主张"良医不治已病治未病是治病之本"。两千多年来，这本书一直有效地指导着中医的临床实践，几乎成为中华民族抵御和治疗疾病、追求长寿健康的奠基性经典，被历代医家奉为圭臬。

1.中国三大奇书之一：《黄帝内经》

当代著名中医学家张其成教授曾经在自己的作品中说过这样一段话："作为一个大学图书馆馆长，我可以负责任地说，现代很多书没有必要多读，但古代的经典一定要读。我认为只要读透五部经典，就可以掌握博大精深的国学精髓了。第一部《易经》，第二部《道德经》，第三部《黄帝内经》，并称为三大奇书，再加上《论语》和《六祖坛经》，共五部经典，我把它们称为'国学五经'。这五经当中《易经》代表易家，《道德经》代表道家，《黄帝内经》代表医家，《论语》代表儒家，《六祖坛经》代表中国的佛家。各家的主要思想都集中在这五部经典里面。"

在张教授看来，《黄帝内经》不仅是中国三大奇书之一，同时也是"国学五经"之一。那么，这部在我国传统文化中占据如此重要地位的《黄帝内经》究竟是怎样一部书呢？下面，我们就先来笼统地了解一下。

《黄帝内经》在国学经典中的地位

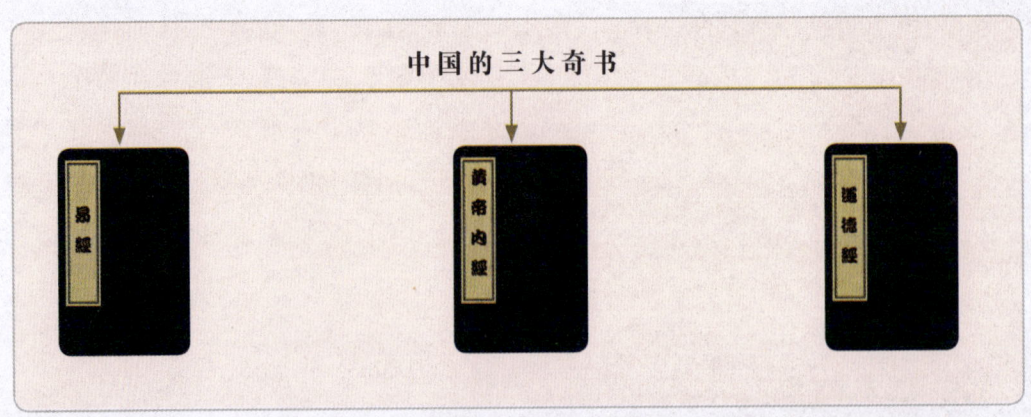

非常独特，不仅是唯一一部以圣王命名的书，也是我国医学宝库中现存成书最早的一部医学典籍。它以生命为中心，记载了天文学、历算学、生物学、地理学、人类学、心理学，并运用朴素的唯物论和辩证法思想，对人体的解剖、生理、病理以及疾病的诊断、治疗与预防，做了比较全面的阐述，确立了中医学独特的理论体系，成为中国医药学发展的理论基础，为人类健康作出了巨大的贡献。

《黄帝内经》又分为《素问》和《灵枢》两部分。"素"就是素质，一个人本来的体质，在这里就是生命的本质。"灵"是神灵，"枢"是枢纽，是关键。"灵枢"的意思就是神灵的关键，生命的枢纽。《黄帝内经》分为162篇，《素问》、《灵枢》各占81篇。古代以阳数为王，而九为阳数之最，"九九八十一"，81表示最大的阳数，也是最大的"王"。

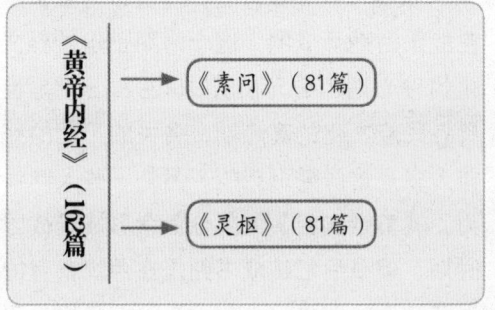

在中华文化里，很多经典之作都是以"经"命名的，比如《道德经》、《易经》、《神农本草经》等，还有《黄帝内经》。怎么理解呢？"经"在古代是指丝线，丝线的原始意象是脐带。我们知道脐带是连接先天和后天的根本，所以它也是人之根本。看过织布，或者是见过地球仪的人，都会知道南北为经的概念。织布时先拉过来的那条线叫经，经线有个特性，就是一旦被拉过来，就不许再动，所以，经书都有亘古不变的特性。这也说明《黄帝内经》一书的地位之重要。

那为什么又叫"内经"，而不叫"外经"呢？有人说内经就是讲内科的，讲内在人体规律的，其实《黄帝内经》是一部讲"内求"的书，要使人健康长寿，它主张的不是求医问药，而是要往里求、内炼，通过调整气血、经络、脏腑来达到健康长寿的目的。

另外，在世界古代的经典著作中，有一个很有趣的现象，就是它们大部分都是采用对话体的。比如古希腊苏格拉底与柏拉图对话集，还有中国孔夫子和弟子们的对话集——《论语》等，当然《黄帝内经》也不例外。它基本上就是采用对话的形式，记录黄帝与岐伯、伯高、雷公等大臣的对话，以与岐伯的对话为主，基本上采取黄帝问、岐伯答的形式。后来，人们就用岐伯和黄帝这两个名字的开头"岐黄"表示《黄帝内经》，所以《黄帝内经》又叫"岐黄之书"。同时，因为它是中医的开创性著作，所以又把中医称为"岐黄之术"，把我们的医道称为"岐黄之道"。

总之，《黄帝内经》是一本非常了不起的书，作为祖国传统医学的理论思想基础及精髓，在中华民族近两千年繁衍生息的漫漫历史长河中，它的医学主导作用及贡献功不可没。另外，它还奠定了我国养生学的理论基础。

2.从前，有一个叫黄帝的人

《黄帝内经》究竟是不是黄帝写的？每一个读《黄帝内经》的人都会涉及这个问题。要想了解这一点，我们还得从黄帝这个人说起。

司马迁在《史记·五帝本纪》中记录的第一个帝就是黄帝。《史记·五帝本纪》说黄帝"姓公孙，名曰轩辕"，其国号为"有熊"。可以说，黄帝是中国古史传说时期最早的宗祖神。上古时期约在姬水一带形成的较为先进的黄帝族，即因这位杰出的始祖而得名。黄帝族和住在姜水一带的姜姓炎帝族世代互通婚姻。后来，在黄帝族后裔中的一支进入今山西南部，创造了夏文化，遂称夏族。于是，黄帝也就成了华夏民族的始祖。

在《黄帝内经》中，对黄帝是这样描述的："昔在黄帝，生而神灵，弱而能言，幼而徇齐，长而敦敏，成而登天。"意思是说，黄帝一生下来就是神灵，就跟一般人不一样，很神奇。在他刚生下来的时候就能够说话，在他幼小的时候做事情就非常迅速、果断；长大成人了，二十几岁，非常厚道而且绝对聪明；等他活100岁，"成而登天"，变成神仙骑上一条龙就飞上天了。当然，有人对这句话还有另外一番解释，认为是将黄帝的一生分成了五个阶段，分别对应人生的各个阶段。但无论如何，让我们对这位远古的祖先有了一个笼统的认识，尽管这种认识可能带有夸张的成分。

事实上，黄帝不只是中国人的祖先，也是东方黄色民族的共同祖先。《易·系辞》、《世本·作篇》等各种文献都盛称黄帝时期有许多发明创造。属于生产技术方面的，有穿井、作杵臼、作弓矢、服牛乘马、作驾、作舟等；属于物质生活方面的，有制衣裳、旃冕等；精神文化方面则有作甲子、占日月、算术、造律吕、笙竽、医药、文字等。当然，其中有不少是黄帝以后的发明创造，但也反映了黄帝族取得的辉煌成就。可能也正是由于这个原因，后人才把《黄帝内经》冠以黄帝之名。不过，如果说《黄帝内经》与黄帝一点关系也没有，显然也是不准确的。我们只能说这本书是后人把从黄帝开始的一代一代流传下来的有关生命的思想汇集起来所形成的。

根据一些专家考证，《黄帝内经》是在战国时期形成的。这个时期正是世界文化的轴心期（公元前500年左右），是世界各民族文化的高峰期，各民族不朽的经典大多是这时期形成的。另外一些人则认为，《黄帝内经》大部分篇章形成于战国时期，但最后汇编成书则是在西汉，有的篇章甚至还要更迟一些。当然，我们且不管这些考证如何，我们要学习的是《黄帝内经》中的养生智慧，这些智慧经过几千年的洗练，早已被各代医家所验证，对我们的生命健康确有极大的帮助。

黄帝的人物生平

　　黄帝是中国古史传说时期最早的宗祖神，是华夏族的祖先，相传他的寿命达到了120岁，是人类自然寿命的高峰。他带领华夏民族从野蛮走向文明，中华文明在他的统治下得到长足的发展和进步，出现了很多文明和创作，如文字、音乐、历数、宫室、指南车，等等。可能也正是由于这个原因，后人才把《黄帝内经》冠以黄帝之名，以传承中华民族的养生大道。

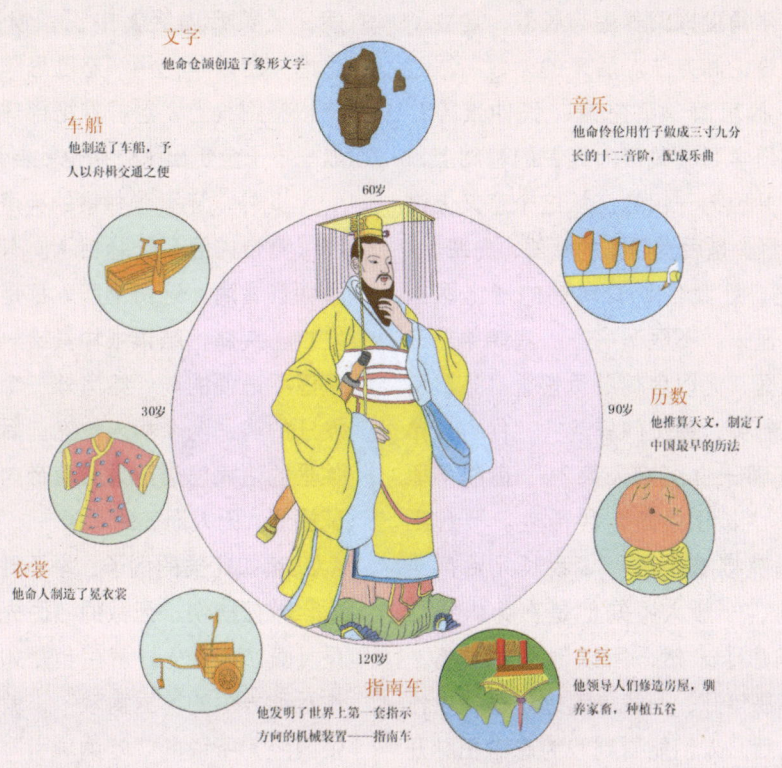

文字　他命仓颉创造了象形文字

车船　他制造了车船，予人以舟楫交通之便

音乐　他命伶伦用竹子做成三寸九分长的十二音阶，配成乐曲

历数　他推算天文，制定了中国最早的历法

衣裳　他命人制造了冕衣裳

指南车　他发明了世界上第一套指示方向的机械装置——指南车

宫室　他领导人们修造房屋，驯养家畜，种植五谷

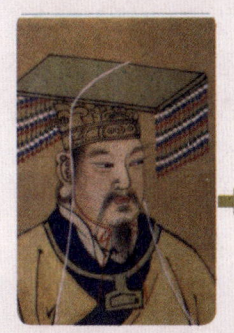

黄帝
黄帝是上古帝王轩辕氏的称号，为中华民族始祖。《史记·五帝本纪》记载："黄帝者，少典之子，姓公孙，名轩辕，黄帝居于轩辕之丘。"

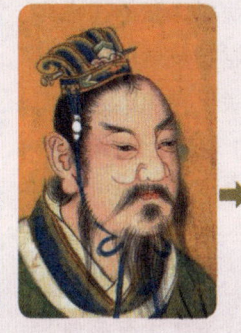

医祖
《帝王世纪》中载："（黄帝）又使岐伯尝味百草。典医疗疾，今经方、本草之书咸出焉。"因此，他被后人称为中华医学的鼻祖。

3.《黄帝内经》对后世中医影响深远

《黄帝内经》是我国现存最早的一部医学著作，它确立了中医学的理论体系，为中国数千年来的医学发展奠定了坚实的基础，因此被后世尊为"医家之宗"。《黄帝内经》荟萃先秦诸子百家养生之道，从医学角度探讨养生与长寿，建立了不少养生理论和方法。后来的无数名医，如华佗、孙思邈、皇甫谧、张仲景等，多是在钻研学习《黄帝内经》的基础上，发展创新并独树一帜的，从这个意义上讲《黄帝内经》是后世名医的师傅、先辈。

首先，让我们看看扁鹊的"上医医国，中医医人，下医医病"。扁鹊弟兄三人均是名医，尤以扁鹊最负盛誉。某日扁鹊为魏王针灸，魏王问扁鹊："你们兄弟三人到底哪一位医术最高？"扁鹊不假思索道："长兄最高，我最差。"魏王诧异。扁鹊接着说道："我长兄治病于病发之前，一般人不知他是在为人铲除病源、防患于未然，所以他医术虽高，名气却不易传开；而我是治疗于病情发作和严重之后，人们能看到我为患者把脉开方、敷药刺穴、割肉疗伤，我也确实让不少病人化险为夷，大家就以为我的医术比长兄高明。"扁鹊认为能够及早消除疾病的隐患，将身体遭受疾病侵害的危险降到最小，这才称得上是"上医"。而扁鹊的这种思想正是《黄帝内经》所说的"治未病"。

然后，再看华佗的心理疗法。有一个郡守因为思虑过度，造成身体里有瘀血。华佗收了这个郡守很多礼，不但不给他治病还写了一封信骂他，说他不仁不义。郡守一怒之下竟然吐出了几口黑血，说也神奇，郡守吐出瘀血后病居然好了。华佗巧医郡守用的就是《黄帝内经》中的"情志生克法"。郡守是因为思虑太多而得的病，《黄帝内经》中说，愤怒可以战胜思虑，所以华佗用"怒胜思"法把郡守激怒，怒则气上，这样就把郡守身体中的瘀血一下子全倒出来，病也就自然好了。

此外，还有张仲景的神奇医术，也多和《黄帝内经》一脉相承。有两个人来找张仲景看病，这两个病人都是大便不通、发烧、头痛，结果张仲景给一个病人用的是泻下通便的药，给另外一个病人用的是发汗的药，两个病人吃完药后都好了。张仲景的治病思想正是《黄帝内经》中的辨证施治，因人而养的写照。

诸如此类的例子，举不胜举。治病救人，救死扶伤，无数的名医先贤们遵循的是《黄帝内经》。养生也是如此，比如华佗运动养生的"五禽戏"，就是出自《黄帝内经》所说的"吐纳导引"，孙思邈的"十二多与十二少"，就是《黄帝内经》中的凡事要节制，不为过的体现，等等。

《黄帝内经》是一部伟大之作，不管是养生还是疗疾，都可以在《黄帝内经》中找到答案。如果不懂得《黄帝内经》的理论精髓，不遵循里面的养生之道，那么这个人的健康是令人担忧的。

《黄帝内经》是中国医学之根

治未病

扁鹊认为能够及早消除疾病的隐患，将身体遭受疾病侵害的危险降到最小，这才称得上是"上医"。而扁鹊的这种思想正是《黄帝内经》所说的"治未病"。

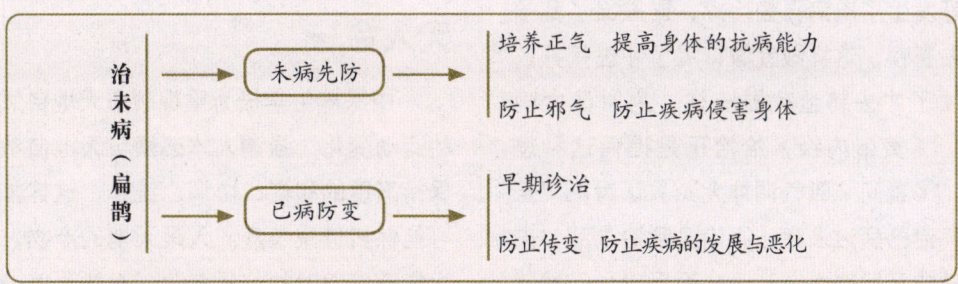

情志生克法

华佗巧医郡守用的就是《黄帝内经》中的"情志生克法"。郡守是因为思虑太多而得的病，《黄帝内经》中说，愤怒可以战胜思虑，所以华佗用"怒胜思"法把郡守激怒，怒则气上，这样就把郡守身体中的瘀血一下子全倒出来，病也就好了

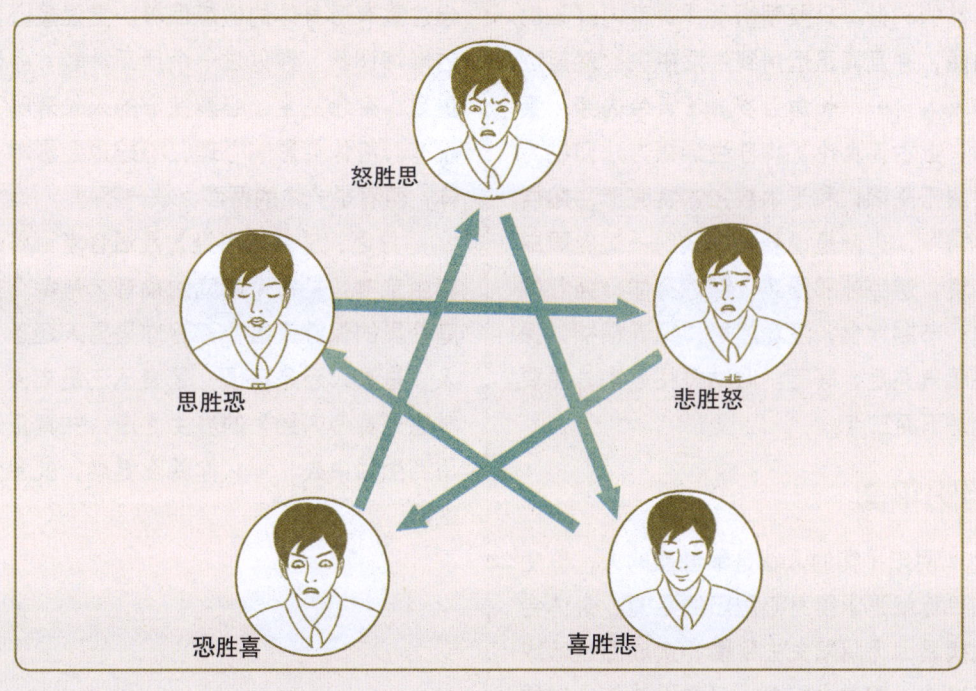

4.健康人生，就在《黄帝内经》之"道"

古代具有高度智慧的人，对于疾病，不着重于治疗，而是着重于预防疾病的发生。正和治理国家一样，不是国家出了乱子才去整治，而是在平时便加以防范。假如等发生了疾病再去治疗，国家出了乱子才去整顿，这样做就像口渴了才去挖井、打仗了才去铸造武器一样，为时已太晚了。《黄帝内经》恰恰正是提倡这种思想，《素问·四气调神大论》认为："圣人不治已病治未病，不治已乱治未乱。夫病已成而后药之，乱已成而后治之，譬犹渴而穿井，斗而铸锥，不亦晚乎？"

因此，《黄帝内经》整本书很少涉及什么病怎么治，而是在讲一个"道"，就是养生之道，如何让自己的身体更好地适应大自然，达到人体内部的和谐和人体与自然的和谐。只要领悟了《黄帝内经》的内涵，并且真正运用到生活中去，就能达到天人合一，长命百岁。《黄帝内经·素问·上古天真论》将养生调摄方法归纳为"法于阴阳，和于术数，饮食有节，起居有常"，也就是说养生应做到：适应周围环境，避免外邪侵袭；锻炼身体，强壮体魄；节制饮食，注意起居；保养精神，保持精气充足，等等。归纳概括起来，主要就是下面三点。

阴阳平衡

阴阳平衡的人就是最健康的人，养生的目标就是求得身心阴阳的平衡。身体会生病是因为阴阳失去平衡，造成阳过盛或阴过盛，阴虚或阳虚，只要设法使太过的一方减少，太少的一方增加，使阴阳再次恢复原来的平衡，疾病自然就会消失于无形了。我们讲究起居有节、作息有时、节制情欲、调理饮食等都是为了达到平衡。

天人合一

中医养生学极为重视顺应天地自然界的运动变化，强调人体必须与天地自然界保持高度的和谐、协调、统一，这样才有可能保持健康长寿。人是天地的产物，养生要随着四时的气候变化，寒热温凉，做适当的调整，我们所说的"春捂秋冻"就是天人合一养生观的体现。

身心合一

中医养生注重的是身心两方面，不但注重有形身体的锻炼保养，更注重心灵的修炼调养。你见过一个斤斤计较、心事重重、杂念丛生、心胸狭窄的人长寿吗？没有。身体会影响心理，心理也会影响身体，两者是一体的两面，缺一不可。

总之，《黄帝内经》是适合老百姓的养生宝典，是每个家庭的福音，是每个家庭成员的保健武器，不管你是男人还是女人，是老人还是孩子，是妻子还是丈夫，掌握《黄帝内经》的养生之道，并真正运用到生活中去，那么你就能健康，就会少生病。

《黄帝内经》的养生之道

保持健康体质、防止疾病、益寿延年是人类共同向往的美好愿望。我们古代祖先很早就意识到这个问题，中医学对养生保健的研究由来已久。早从两千多年前的《黄帝内经》开始，历代众多的医家、道家、佛家对养生之道都作过详细而深刻的发掘和论述，逐步形成了一套系统的养生理论。《黄帝内经》不但全面而深刻地论述了养生防病的思想、理论、原则及方式方法等，而且把养生防病摆到了头等的位置上，以养生保健为主、防病重于治病的思想贯穿于整个《黄帝内经》之中。

《黄帝内经》从中医学整体观出发，认为人与天地万物是一个整体，互相之间应保持协调统一的和谐关系；同时，人体内部是一个彼此密切联系、相互协调统一的整体，是形体与精神高度协调统一的有机生命体。因此，在养生问题上，《黄帝内经·素问·上古天真论》将养生调摄方法归纳为"法于阴阳，和于术数，饮食有节，起居有常"，也就是说养生应做到：适应周围环境，避免外邪侵袭；锻炼身体，强壮体魄；节制饮食，注意起居；保养精神，保持精气充足，等等。归纳概括起来，主要就是下面三点：

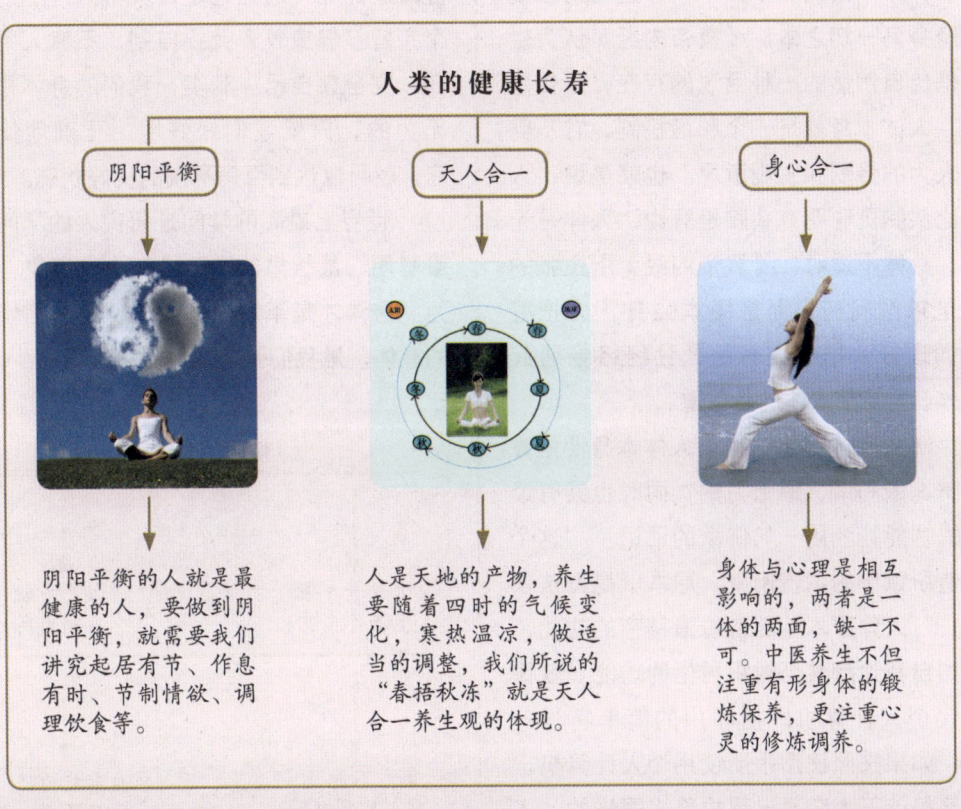

5.以人为本——《黄帝内经》的养生特色

我们去医院看病,经常会遇到这样的问题:你这边刚说哪儿哪儿不舒服,还没等你描述病情,那边医生大笔一挥,已经给你开出了药方,这在西医院和中医院都很常见。西医看的是病,注重的是数据、客观指标;但是中医讲究扶正祛邪、治病求本。

《黄帝内经》是经典之作,是祖国医学的理论渊源。它以人为本,尊重生命,从不草率"行事"。在《黄帝内经》看来,身体就是天下,就是国家,是从事一切生命活动的根本。中国人一直讲"修身、齐家、治国、平天下",这恰恰在说明修身乃一切之本。《黄帝内经》认为生命是自自然然的一种活泼的存在,是自足的,人体本身就是一个和谐机制,它不需要人为的强制和主观意愿。也就是说,人体比头脑更聪明,头脑是有为,人体是无为。身体不适时,《黄帝内经》所主张的不是求医问药,而是固本强身,先把脏腑调理好,把气血养足,让经络畅通起来……它给予人体的是尊重。

《黄帝内经》认为,人体本身便是最完美、最和谐、最无为的,同时也具有最好的功能,套用一句佛家的话语:"这个创造所赋予的本贵肉身,原本就是万法俱足。"人体原本就配备着最精密的功能,例如自我治疗甚至组织再生的功能。就像现代个人计算机即插即用的简单特性一样,如果按照使用手册使用个人计算机,计算机就不太容易出现故障。同样的,人体具备了许多功能,如果能依照人体所设定配备的条件来使用人体,让人体原先具备的各种能力都能发挥,就能确保人体随时都拥有足够的能量,许多疾病就都不会发生。就算生病了,人体的自我修复功能,也会像个人计算机的磁盘驱动器自我修复程序一样,有能力自行修复大多数的损伤。

但是,现代人都不好好使用身体,经常熬夜、经常烦躁、经常过食等,使得自己的身体不能正常运转,于是故障——疾病经常登门造访。这都是不尊重自己的表现。你不尊重身体,又怎么能让身体健健康康的呢?而这也是《黄帝内经》的一个宗旨:健康长寿就要自制,不靠人不靠药,完全靠自己。其实,我们的身体是最无为的,只要我们好好地、正确地使用它,就可以达到百病不侵的良好状态。

世界上最高的学问是研究人的学问,最聪明、最智慧的举动是对人的尊重,因为"身体才是革命的本钱",是假借修真的载体,是我们要蓄之、养之的精品。

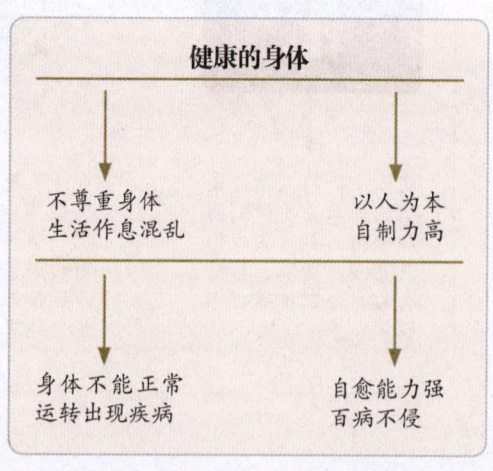

健康的身体

不尊重身体
生活作息混乱

以人为本
自制力高

身体不能正常
运转出现疾病

自愈能力强
百病不侵

6.《黄帝内经》有哪些基本内容

《黄帝内经》分为《素问》与《灵枢》两个部分，共162篇，其中《素问》与《灵枢》各占81篇。《素问》主要论述了自然界的变化规律、人与自然的关系；《灵枢》的核心内容为脏腑经络学说。

《素问》在汉魏、六朝、隋唐各代皆有不同传本，多次被张仲景、王叔和、孙思邈、王焘等在自己的著作中所引用。其传本主要有：①齐梁间（公元6世纪）全元起注本，是最早的注本，但当时其中的第六卷已亡佚，实际只有八卷。这个传本先后被唐王冰、宋林亿等所引用，至南宋以后失传。②唐王冰注本，唐宝应元年（公元762年），王冰以全元起注本为底本注《素问》，将已亡佚的第六卷，以自称得自其师秘藏的七篇"大论"补入，到北宋嘉祐、治平（公元1056～1067年），设校正医书局，林亿等人在王冰注本的基础上进行校勘，定名为《重广补注黄帝内经素问》，雕版刊行，而定型。

《灵枢》，亦称《九卷》、《针经》、《九灵》、《九墟》等。汉魏以后，由于长期抄传出现多种不同名称的传本。唐代王冰所引用古本《针经》传本佚文与古本《灵枢》传本佚文基本相同，说明二者为一共同的祖本。但与南宋史崧发现的《灵枢》传本（即现存《灵枢》传本）则不尽相同。史载北宋有高丽献《针经》镂版刊行，今无书可证。至南宋初期，《灵枢》和《针经》各种传本均失传。绍兴二十五年（公元1155年），史崧把其家藏《灵枢》九卷八十一篇重新校正，扩展为二十四卷，附加音释，镂版刊行。至此，《灵枢》传本基本定型，取代各种传本，而一再印行，流传至今。

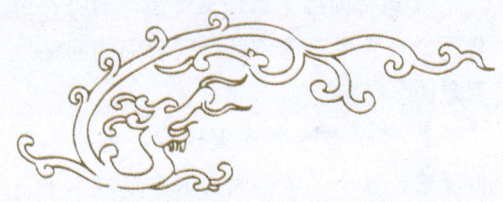

7.《黄帝内经》如何反映人生各大阶段

养生大家张其成按照《黄帝内经》的记载将黄帝的一生分成了5个阶段，分别对应人生的各个阶段。

第一个阶段"生而神灵"。刚出生的小孩握拳有个特点，是把拇指扣在其他手指里面，然后握着拳。拇指扣着的地方刚好是心经的少府穴，心是藏神的，心主神明，说明婴儿是内含神灵的，神气不外泄的。也就是说，小孩子刚生下来的时候，就是最有灵气的时候。老子就发现了这个秘密，老子说婴儿"骨弱筋柔而握固"，虽然筋骨柔弱，但握拳却很坚固。

第二阶段"弱而能言"。小孩刚开始有一点懂事、会说话的时候，总是问一些诸如"我们是从哪来的"、"人死了会去什么地方"之类的问题。这些问题在大人看起来很幼稚，但却是对生命本质的发问。长大之后，我们却问一些诸如"吃饭了没"、"你一年能赚多少钱"、"你住了多大的房子"之类的问题，这些问题，太现实、太世俗。实际上我们已经失去了小时候的童心和超脱，不再对生命本质进行发问了。

第三阶段"幼而徇齐"。人在幼小的时候，做事情总是非常快，想要做什么事情就会立即去做，不会瞻前顾后，犹豫不决，每一个人都是这样。人在小时候做什么事情都是很专注的，而且一想去做马上就会去做，可是长大以后，由于社会竞争这么激烈，选择又这么多，于是有了困惑，选择的时候犹豫不决、左右摇摆。

第四阶段"长而敦敏"。这是人生不同的关键。人长大了之后，就有区别了，关键就在于是不是"敦敏"。"敦"就是敦厚，就是继续保持小时候的纯朴的心。如还能保持住那一份纯朴的心，还能保持住刚生下来那时的灵气，并且做事敏捷、果断，那么就能进入下一个阶段、下一个境界。

第五阶段"成而登天"。对黄帝来说就是登上天子之位。对众人来说不是人人都去做天子，而是达到一个最高的境界，登上人生的最美境界。所以黄帝的一生实际上是我们每一个人的理想人生过程、美丽人生过程。只要我们把握"敦敏"，保持童心，人人都可以度过美丽的一生。

8.《黄帝内经》真为黄帝所著吗

《黄帝内经》真是黄帝撰写的吗？古代医学家大多坚信不疑，而我们的回答是否定的。

许多学者不断探索研究，基本上取得共识，认为《黄帝内经》不是成书于一个时代、出于一人之手，它起著于战国后期，经历秦汉，一两个世纪的时间，融注了几代优秀医学家们的成果。该书的定名一方面受汉代"托古之风"的影响，一方面也包含了对这位人文始祖的赞颂，从而冠名"黄帝"。在书中，不少篇章是黄帝与岐伯、雷公、伯高、俞跗、少师、鬼臾区、少俞的问答之语，说明《黄帝内经》的真正作者们，收集了大量上古医学家的事迹。他们煞费苦心，将这些上古名医请入书中，一方面借他们之口，来阐述作者们的医学理论和观点；另一方面也在一定程度上把传说和神话中有价值的内容汇集起来，向后人展示黄帝拥有一支精通医学的上古名医阵容。他们各具特长，与黄帝一起，形成了众医参与医药研究的历史局面，从而奠定了黄帝成为祖国医学理论的创始者和中医药文化奠基人的地位，使一直靠传说并在文字上空缺了2000多年的医药学历史，落到了实处，有了归宿，实现了它的连贯性。所以，《黄帝内经》不仅是医学经典，也是医药史书，是医药文化的宝藏。

至于《黄帝内经》的真正作者们，为了祖国医学的发展与流传，他们毅然隐去自己的名姓，而托圣人之名以传播医药理论和文化，使之流传百世，造福华夏。他们的胸襟何其宽广，品格何其伟大。

第二节 寻医问药，不可不看医家之宗《黄帝内经》

打开《黄帝内经》健康之门，走进《黄帝内经》的神妙世界>>

《黄帝内经》是中医文化史上最神奇、最伟大的著作，这部著作第一次系统讲述了人的生理、病理、疾病、治疗的原则和方法，为后世中医的成型与发展做出了巨大的贡献。即使在医学科技飞速发展的今天，它依然能为我们所用。

1. 同病异治，异病同治——中医治疗原则

中医的整体思维观念，运用到实际当中其实就是"辨证施治"的理念。在《黄帝内经》中，治病其实治的不是病，治的是证。从医学应用来说，反映辨证施治这一理念的主要包括同病异治与异病同治两种原则。

所谓"同病异治"，就是说患者患的是同一种病，表现出相同的症状，但由于产生的原因不同，采取的治疗原则和方法也不同。名医华佗有个很有名的故事：两个人都是头疼，症状也一模一样，但华佗却采取了不同的治疗方法，一个用泻法，一个用汗法，结果两人很快就康复了。为什么呢？

前面我们说了，中医治病讲的是"证"，所谓"证"，是指一种综合状态，是人的生理状况所出现的失衡的状态。不要小看这个字，阴阳表里，虚实内外都在里面了。华佗治病所依据的就是这两个人的"证"，一个是饮食所伤造成的，属内实，应该用泻下法以去除食积，而另一个是感受寒冷之邪所造成的，属外实，应发汗以驱散风寒。也正因为华佗能够按照中医的辨证施治理论准确地使用不同的药物，所以二人的疾病很快消除了。

以现在人们常见的头痛为例，西医认为头痛就是头痛，谁来了都开同样的药，但中医不这样认为，在中医看来，头痛症状相同，但发病的原因不同，如果是两边痛，是胆经出了问题。里面的中空痛，是肝经出现问题；后脑勺痛就是膀胱经的问题。前额痛就是胃经出了问题；而左边偏头痛和右边偏头痛也是不同的，因为左主肝，右主肺；如果左边偏头痛，很有可能是肝血的问题，而右边头痛可能是肺气的问题。所以治疗时中医不会像西医那样，而是根据头痛的原因，采用不同的治疗方法。这就是中医思维的一个关键点："同病异治"。

中医思维的另一个关键点是"异病同治"，就是针对不同疾病表现出的相同病理结果，采取相同的治疗方法。汉末医学家张仲景有个很典型的"异病同治"的案例。

两个病人，一个心慌心跳心烦，另外一个肚子痛，结果张仲景对这两个病人开

中医的辨证施治原则

所谓"辨证施治",就是先根据四诊(望、闻、问、切)所收集的资料,通过分析综合,再来确定病因,制定相应的治疗原则和治疗方法。从医学应用来说,反映辨证施治这一理念的主要包括同病异治与异病同治两种原则。

同病异治

同病异治,同一病证,因时、因地、因人不同,或由于病情进展程度、病机变化等差异,治疗上应相应采取不同治法。《素问·五常政大论》:"西北之气,散而寒之,东南之气,收而温之,所谓同病异治也。"例如同为头痛,但由于发病原因不同,华佗就采取了不同的治疗方法,这就是辨证施治的同病异治原则。

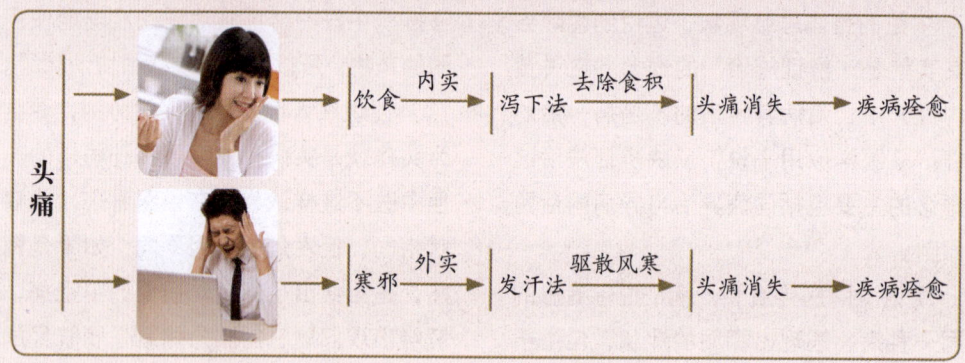

异病同治

异病同治指不同的疾病,在其发展过程中,由于出现了相同的病机,因而采用同一方法治疗的法则。例如,两个病人,一个表现为心慌心烦,一个表现为肚子痛,但由于同为气血两虚引起,故张仲景采取同样的治疗方法,即用小建中汤以温中补虚,二人疾病痊愈。

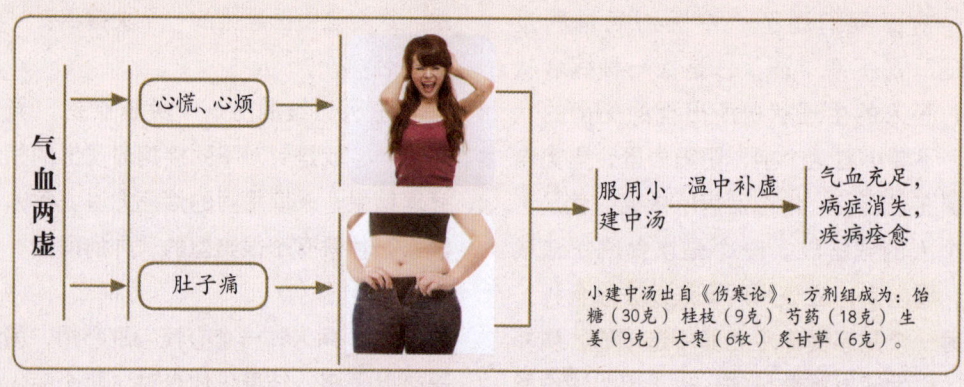

小建中汤出自《伤寒论》,方剂组成为:饴糖(30克)桂枝(9克)芍药(18克)生姜(9克)大枣(6枚)炙甘草(6克)。

的都是一个方子，都是小建中汤，用的治法都是温中补虚，这是怎么回事呢？这是因为他们病机相同，都是气血两虚。心脉失养，就出现心慌、心跳，心神失养就出现了心烦，气血两虚，腹部经脉失养。经脉拘挛，就出现了腹部剧烈疼痛，所以都用一个方子来治疗，这就叫做异病同治，也是抓病机的体现。

可以说，"同病异治，异病同治"是中医辨证施治的体现，是治疗疾病的关键。之所以向普通读者讲解这些知识，是因为不仅医生治病需要坚持这一原则，我们平时保健也需要，养生就要根据自己的年龄、性别、所处环境、不同地域，因时、因地、因人而异，不可一成不变。

2.不治已病治未病——中医养生的精髓

中医认为，能够及早消除疾病的隐患，使身体免受疾病的侵害，这才称得上是"上医"。这种思想也就是中医所倡导的"治未病"。在《黄帝内经》中有一句："是故圣人不治已病治未病，不治已乱治未乱。""病已成而后药之，乱以成而后治之，譬犹渴而穿井，斗而铸锥，不亦晚乎？"疾病已经产生才去用药治疗，就像是口渴了才去掘井、战斗已经开始了才去铸造武器一样，不是太晚了吗？遗憾的是，现在大多数医生很多时候都是在做"渴而穿井，斗而铸锥"这样的事。

"不治已病治未病"是中医理论的精髓，就是不治已经生病的这个脏器，而是要治还没有生病的这个脏器。举个例子，如果得了肝病，就暂时把肝放在一边不治。首先我们要弄清楚，肝病是由什么造成的。中医认为水生木，水是肾，木是肝，肝病在很大程度上是由肾精不足造成的，所以我们要先把肾水固摄住，让肾精充足了，肝病自然就好了。还有一点就是木克土，如果患有肝病，可能还会伤及脾脏，因为脾是土。公司管理也是一样，这里出现问题了，就要查明到底是什么造成现在的糟糕状况，同时还得要能管得住下面的一个环节，不要让它去影响其他方面，这就是"不治已病治未病"的真正内涵。

"治未病"是采取预防或治疗手段，防止疾病发生、发展的方法。是中医治则学说的基本法则，是中医药学的核心理念之一，也是中医预防保健的重要理论基础和准则。这样往往会在疾病的潜伏期及时发现，并扼杀它的滋长，使人体恢复真正的健康。而如今的医疗现状，无论财力物力都仅仅只够应付"已病"的人群。对疾病的治疗就像等洪水泛滥的时候再去堵窟窿一样，按下葫芦浮起瓢，根本没有更多精力谈及预防。很多人因此疾病缠身，疲于奔命，这样的人生还有何乐趣可言？因此，只有我们自己防微杜渐，防患于未然，把健康掌握在自己手中，我们的人生才会充满自信与快乐。

3. 人体内部的"中庸之道"——中医的平衡观

中国是一个讲究中庸之道的国家,很多人理解中庸就是既不突出也不落后,既不说好也不说坏,有点像和事佬的角色,对其大肆批判。其实,中国的中庸之道是一种平衡,是一种美。自然界讲究生态平衡,为人处世方面讲究平衡,我们的人体内部也讲求一个平衡,这样才能和谐,才能长久。

《黄帝内经》中讲到"中央生湿,湿生土……其虫倮。""倮虫",就是人,即没有毛的动物。人为倮虫,五行属土,而土生于中央,这个中央既非南北,也不是东西,虽然东西南北都有土,但是只有中央的土才是集合了东西南北土的特点,又把土散向东西南北,处于中间又无处不在,这就是土的本性。

《黄帝内经》又讲:"中央黄色,入通于脾。"这里的中央黄色就是土的颜色,黄色居于七彩色带的中央。在中医的五行论中,肝属木,肺属金,心属火,肾属水,分主春、秋、夏、冬。而五行属土的脾脏没有季节可主,但脾又是哪个季节都主18天,毫无偏向,也是"中庸之道"的体现。

也有一种说法讲脾主长夏。长夏就是夏季和秋季之间湿热最重的那一段时间,正好处在一年的中间。这同样反映了土既在中间又在四方,不偏不倚的特点。人就是五行属土的一种动物,所以人身上同样有这种特点,这就是我们传统文化中的"中庸"。

正因为人体内部有着深刻的"中庸之道",相互约束,相互制衡,人类才得以千百年地生存下来,没有像任何一种动物或植物一样湮灭绝迹。中国几千年的文明之所以经久不衰,也是因为中国地处中央、奉行中庸之道,不欺人也不被人欺,一心一意地搞发展,才没有像其他文明古国一样,盛极一时后灰飞烟灭。

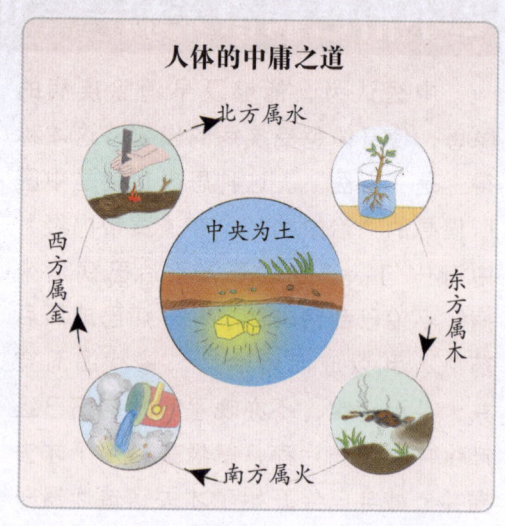

人体的中庸之道

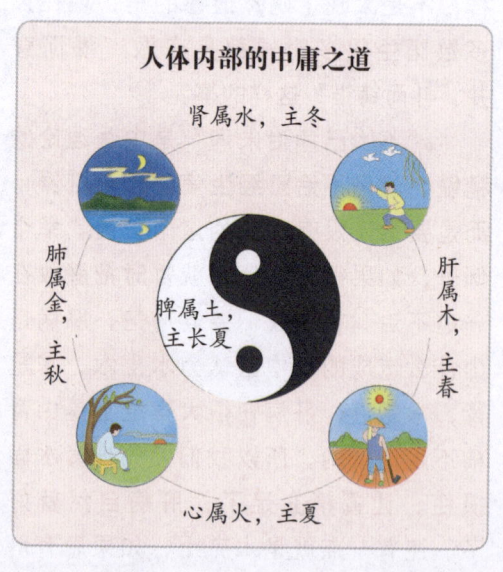

人体内部的中庸之道

4.求医问药之前先求自己——中医的自愈理念

现在流行一句话："西医治病，中医治人。"怎么理解呢？人生病了，西医想的是如何把病毒给杀死，中医做的是如何把人的身体调养好，不给疾病生存的土壤。《黄帝内经》认为，人最重要的是它的根本。人得病了，病只是机体不正常的某一方面的反映，要治的是那个人，要先把身体养好，通过提高人体的自愈力来驱赶疾病，不行再求医问药。

《黄帝内经》是一本适合老百姓的经典之作，它重视人文关怀，不管是看病还是养生，它都强调"求本"，追求的是脏腑顺安，气血充足和畅，提高人体的自愈能力。所以真正意义上的、负责任的中医在给你看病时，会仔细询问你的生活习惯、查看你的脉象，把很多问题都问清楚了再考虑对策，而且不会轻易给你开药，而是想方设法提高你本身的自愈能力。

事实也证明，人体是有很强大的自愈能力的，很多小病小痛不用打针吃药，靠人体的自愈力就可以解决。举一个最简单的例子，做菜的时候，不小心把手划破了一个小口，运行到此处的血液就会流出。由于血液运行出现局部中断，就有更多的血液运行于此，由此促使伤口附近细胞的迅速增生，直至伤口愈合。增生的细胞会在伤口愈合处留下一个疤痕。整个过程不需要任何药物的作用，这就是人体自愈功能的一个最直观的表现。

人体的自愈力也恰好体现了中医治病的一个指导思想：三分治、七分养。中医不主张过分地依赖药物，因为药物不过是依赖某一方面的偏性调动人体的元气，来帮助身体恢复健康。但是人体的元气是有限的，如果总是透支，总有一天会没有了。而我们生下来活下去依靠的就是体内的这点元气，元气没有了，再好的药也没用了。所以，生病了不用慌张，人体有自愈的能力，那我们就充分相信它，用自愈力把疾病打败。

人体具有强大的自愈力，但这不代表我们可以"为所欲为"：想吃冷饮就吃冷饮，想熬夜就熬夜……任何事情都有度，自愈力不是万能的，如果你随意践踏的话，不仅病好不了，自愈力也会降低，自愈力低了，病就容易来"光顾"了，这样就演变成恶性循环了。那我们应该怎么做呢？配合人体自愈力开展工作，改变不良的生活习惯，每天按时吃饭，早睡早起，适当地锻炼，保持愉悦的心情，这样人体就会进行自我修复，一些病症就会自然消失，人就恢复健康了。这个道理说起来很

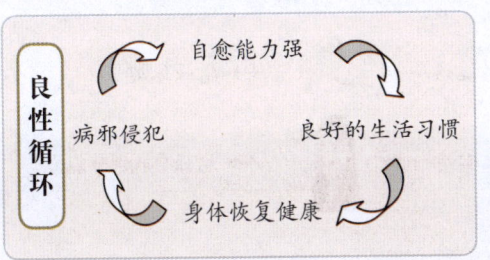

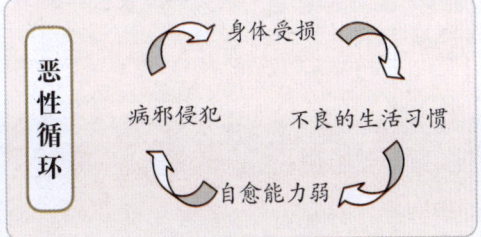

简单，但很多人就是不信，其实，大道至简，大的道理有时候就是那么简单，有时就像空气在你我身边，而我们往往会忽略它一样。

说到这里我们要明白，自愈功能的作用不是绝对的，我们不可能在任何情况下都能依赖人体自愈力解决问题。自愈力和免疫力有关，当免疫细胞抵挡不住病毒时，就需要借助药物，不过最好的药物依然是食物为主。一般情况下，通过营养素的补充，可以对抗大多数疾病。中医就是通过倡导顺时养生、补养气血、食疗等科学的养生方法来增强人体免疫力，在疾病尚未到来之时就筑起一道坚固的屏障，让疾病无孔可入。面对已经染病的情况，中医也是更多地求助于人体自身的大药——经络和穴位，通过疏通经络、刺激穴位等自然方法调动身体的自愈功能来对抗疾病。

但是，在现代医疗中，人们似乎对于医药过于信任和依赖。由于人体在自我修复过程中会出现一系列症状，如咳嗽、发热、呕吐等，人们为了消除这些症状带来的不适感，就会用药物进行干涉，这样，人体的自愈能力就无法得到充分的发挥。人们反而因为症状的消失，认为是这些药物起到了良好的效果，于是在下一次疾病来袭的时候，他们还是第一时间求助于药物，在这种恶性循环中，身体的自愈力就会越来越懒惰，直到失去作用。

所以说，我们在平时不要动不动就吃药，更不能乱吃药，而是通过合理饮食、按摩经络穴位、注意起居等方法来提高身体的自愈能力，从而消除疾病，保持健康。

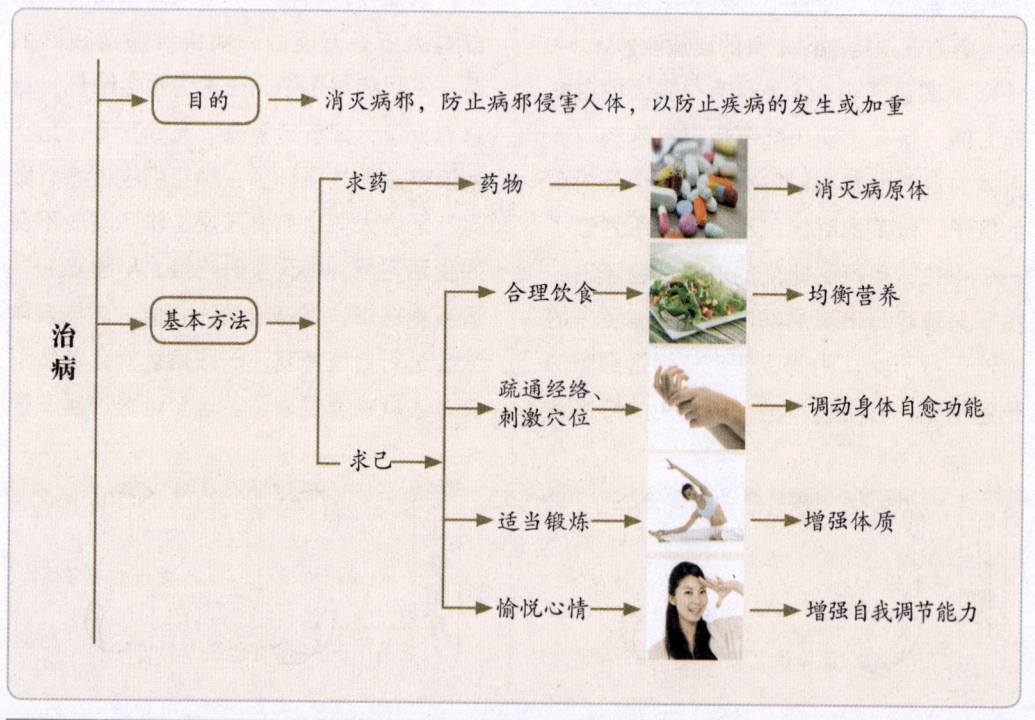

5.《黄帝内经》如何认识"五劳"和"七伤"

在中医学里,有"五劳七伤"之说,用来形容人身体虚弱多病。那么,究竟什么是"五劳七伤"呢?

五劳

《黄帝内经·素问·宣明五气》中认为"五劳"是指久视伤血,久卧伤气,久坐伤肉,久立伤骨,久行伤筋。

"久视伤血",是指如果一个人长时间用眼视物,不但会使其视力下降,还会导致人体"血"的损伤。

"久卧伤气",是指人如果只躺卧不运动,人体内的气脉就运行不起来,就会伤及人的肺气。

"久坐伤肉",其实伤的是脾。脾主身之肌肉,若老坐着的话,脾胃的运化功能受阻,必致肌肉瘦削,软弱无力。

"久立伤骨",其实伤的是肾,因为肾主骨,如果老站着的话,就会伤及肾,腰部、腿部就会出现问题。

"久行伤筋",其实伤的是肝,因为肝主筋,过分劳累和运动就会伤及肝脏,肝脏就会出现问题。

七伤

"七伤"是忧愁思虑伤心,大怒气逆伤肝,寒冷伤肺,大饱伤脾,房劳过度、久坐湿地伤肾,恐惧不节伤志,风雨寒暑伤形。总的说来,这些均为诸虚百损之症。

"忧愁思虑伤心",一个人如果过于忧愁思虑,就会伤心神。

"大怒气逆伤肝",一个人在大怒的时候对肝脏损伤很大,所以最好不要生气。

"寒冷伤肺",大量喝冷饮,对肺气的伤害是很大的,而且也伤胃。

"大饱伤脾",一个人如果吃得过饱就容易伤脾,脾的运化功能不好了,就会伤及身体。

"房劳过度、久坐湿地伤肾",如果行房事频繁或者久坐湿地就会伤肾。肾藏精,房事过度就会伤害到肾脏。

"恐惧不节伤志",如果一个人整天处于恐惧的状态下,就会伤及肾脏,从而影响一个人的志气。

"风雨寒暑伤形",如果一个人不根据气候变化来改变穿衣,那么对他的形体的伤害是非常大的。

所以,每个人在日常的生活和工作中都要注意,不论是劳身还是劳心都要有节制,不可过度,要注意劳逸结合,调节神经和身心,这样才是正确的养生之道

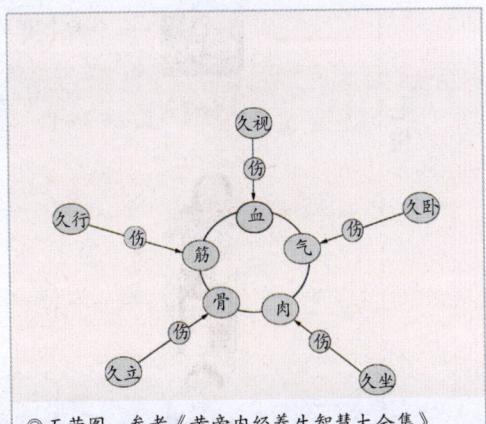

◎五劳图,参考《黄帝内经养生智慧大全集》P16:久视伤血 久卧伤气 久坐伤肉 久立伤骨 久行伤筋

五劳七伤对人体的影响

中医理论以致中和为宗旨，凡太过或不及均有致病可能，太过对健康损害尤大。"五劳七伤"为养生不当对健康所致的七种损害。五劳指因劳逸不当而引起的损伤，《素问·宣明五气》曰："久视伤血，久卧伤气，久坐伤肉，久立伤骨，久行伤筋，是谓五劳所伤。""七伤"则指七种劳伤，即大饱伤脾，大怒气逆伤肝，强力举重、久居湿处伤肾，受凉寒饮伤肺，忧愁思虑伤心，风雨寒暑伤形，恐惧过度伤志。预防"五劳七伤"应顺应自然，多从饮食、生活起居上进行调整，如根据天气变化增添衣物等。

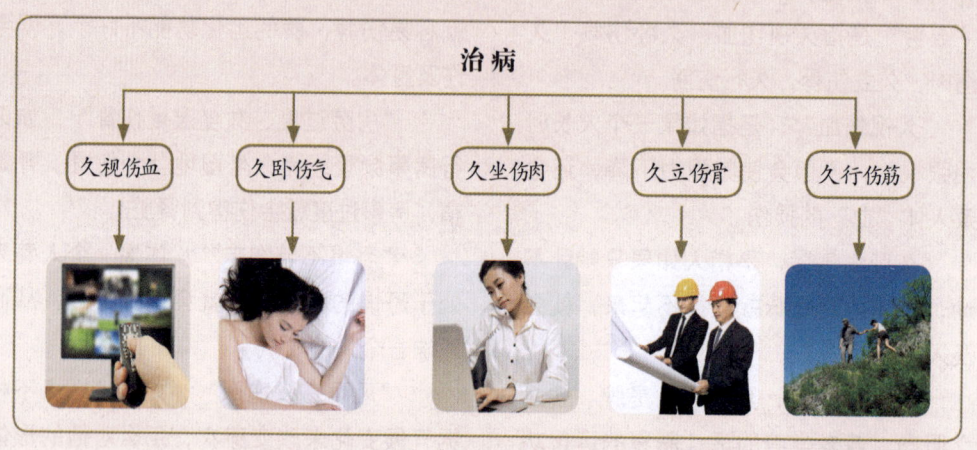

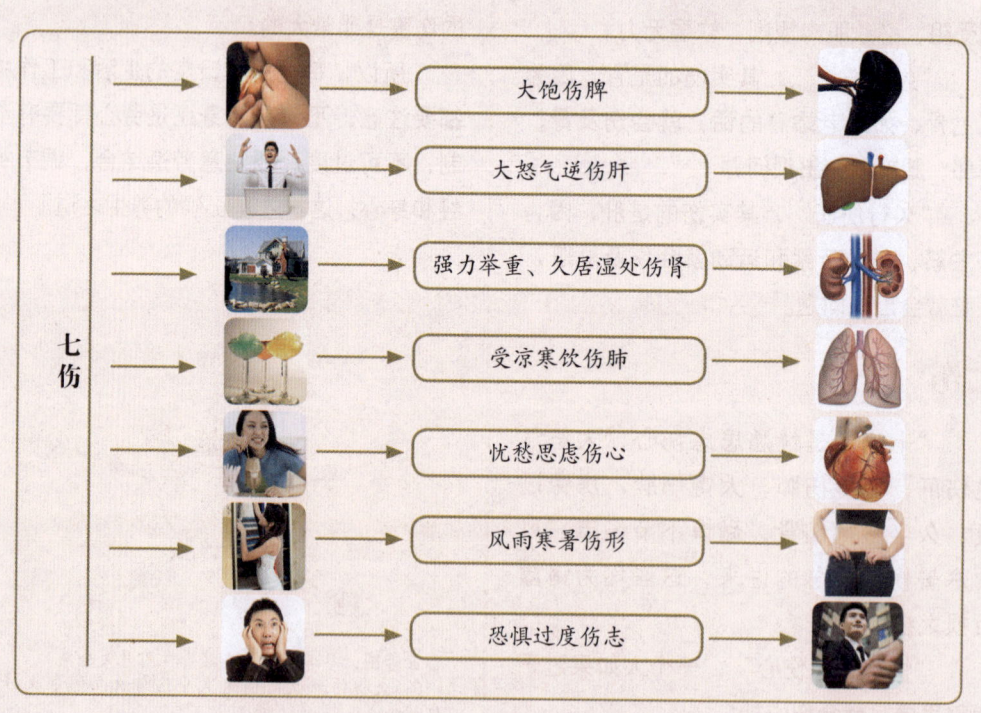

6.由工人伐木想到的：正气存内，邪不可干

《黄帝内经》中说："正气存内，邪不可干。"当人体处于平和状态的时候，是可以和所有的细菌、病毒和平共处的。而如果身体状况变差，那么细菌、病毒这些邪气就有了可乘之机，会压过身体里的正气，正气不如邪气，那人就会得病了。

《黄帝内经》中以工人伐木为例，解释了这个问题。工人用斧头去砍木材，由于木材的阴阳面有坚脆的差别，坚硬的不容易砍，脆弱的容易碎裂，而遇到树枝有节的部位，甚至还会损伤斧头。同一棵树木，每个部分都有坚脆的不同，不同的树木，彼此的差异就会更大。不同的树木受气候变化的影响，还会产生不同的损伤，更何况人呢？所以说，即使有些人患病的原因是相同的，但是患的病却有可能不同。

总而言之，我们要健康无疾，就要内养正气，外避邪气。因为疾病的发生涉及到正气和邪气两方面的因素，正气不足是疾病发生的内在基础，邪气侵犯是疾病发生的重要条件，所以预防疾病发生也必须从这两方面着手：一是培养正气，提高机体的抗邪能力，重视精神调养，还可以用药物及人工免疫等方法，增强体质，提高抗邪能力，预防疾病发生；二是采取多种措施防止病邪侵袭。那么养正气，究竟怎样养呢？其实很简单，《黄帝内经》告诉我们，只要注意以下三点就可以了。

第一，重视精神调养。人的精神情志活动与脏腑功能、气血运行等有着密切的关系。突然、强烈或持久的精神刺激，可导致脏腑气机紊乱而发生疾病。因此平时要重视精神调养，做到心情舒畅，精神安定，修德养性，保持良好的心理状态。

第二，注意饮食起居。保持身体健康，就要做到饮食有节、起居有常、劳逸适度等。在起居方面要顺应四时气候的变化来安排作息时间，培养有规律的起居习惯，如定时睡觉、定时锻炼身体等，提高对自然环境的适应能力。在劳逸方面，要注意体力劳动与脑力劳动相交替，做到量力而行，劳逸适度。

第三，加强身体锻炼。运动是健康之本，经常锻炼身体，能够促使经脉通利，血液畅行，增强体质，从而防病祛病，延年益寿。

另外，规避邪气的措施也有很多，如顺四时而适寒暑，避免六淫邪气的侵袭，等等。总之，通过采取内养和外防两方面的措施，人就可以达到预防疾病的目的。

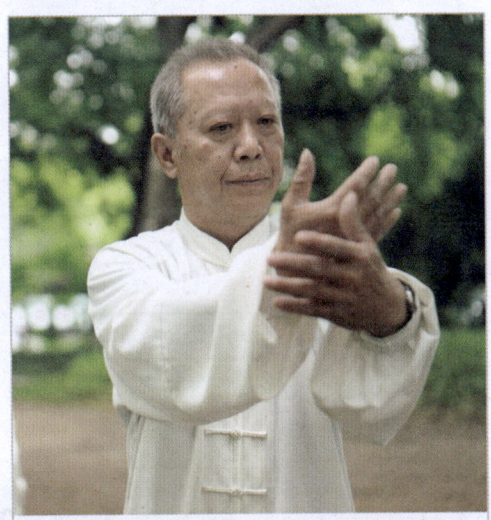

◎加强身体锻炼。运动是健康之本，也是我们"养阴"的关键所在

正气与邪气

正气与发病

- 正气作用 → 抗御外邪，祛除病邪
- 正气强盛 → 抗御外邪 / 祛除病邪 → 不易得病
- 正气不足 → 邪气侵入身体，引发疾病
  - 正气虚弱 → 无气抗邪 / 无气驱邪 → 容易生病
  - 正气虚弱的部位与发病部位有关
  - 正气虚弱的程度与疾病轻重有关
  - 正气强弱与发病的症候性质有关

邪气与发病

- 邪气作用 → 侵入人体，损伤性质 → 使人生病
- 邪气侵入
  - 感邪性质与发病的性质有关
  - 感邪强弱与发病轻重有关
  - 感邪部位与发病部位有关
  - 在某些特殊的情况下，邪气对发病起着主导作用

养正气、避邪气的方法

- 重视精神调养，保持稳定愉快的心情
- 注意饮食起居
  - 饮食有节
  - 起居有常
  - 劳逸适度
- 加强身体锻炼

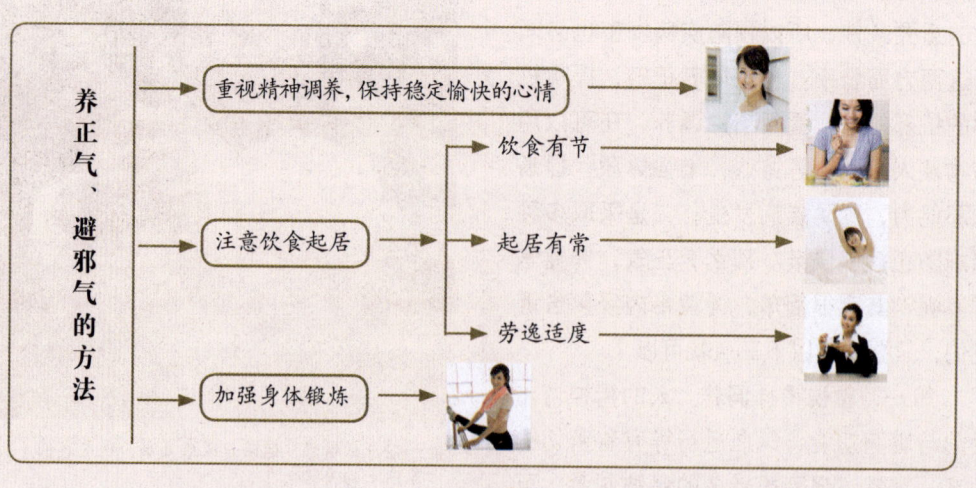

第三节 了解《黄帝内经》的养生精要，开启养生的"钻石之旅"

打开《黄帝内经》健康之门，走进《黄帝内经》的神妙世界>>

《黄帝内经》中说："不治已病治未病，不治已乱治未乱。"解释起来讲，就是如果一个人的肝脏出了问题，不要只盲目地治疗肝脏，还要从其他未生病的脏器着手。简单地说，就是把前头和后面两端解决，处于中间那段的疾病自然就迎刃而解了。

1. 法于阴阳，和于术数——健康长寿的根本

在《黄帝内经》中，岐伯提出了中医养生方法的总原则，即"法于阴阳，和于术数"。所谓"法于阴阳"，就是按照自然界的变化规律而起居生活，如"日出而作，日落而息"、随四季的变化而适当增减衣被等。所谓"和于术数"，就是根据正确的养生保健方法进行调养锻炼，如心理平衡、生活规律、合理饮食、适量运动、戒烟限酒、不过度劳累等。

上面提到一个阴阳的概念，而且在生活中我们也经常会听到，那么到底什么是阴阳呢？阴阳其实是我国古代的哲学概念，是事物相互对立统一的两个方面，它是自然界的规律，世界万物的纲领，事物变化的根源，事物产生、消灭的根本。它认为阴阳是处处存在的，凡是明亮的、兴奋的、强壮的、热的、运动的、上面的、外面的事物，都是"阳"；而凡是属于阴暗的、沮丧的、衰弱的、冷的、静的、下面的、里面的事物则都是"阴"。

阴阳学说被广泛应用于中医学。中医学上认为"阴"代表储存的能源，具体到形上包括血、津液、骨、肉，性别中的雌性等；而"阳"则代表能源的消耗，是可以通过人体表面看到的生命活力，无形的气、卫、火，性别中的雄性等都属于阳。"阳"的生命活力靠的是内在因素的推动，即"阴"的存储。

"阴阳"的收藏也相当于人体内部的新陈代谢，是吸收和释放的过程，阴的收藏是合成代谢，而阳却是分解代谢。合成代谢从能量角度看是一个吸能、储能过程。

人体只有注意养收、养藏，即养阴，才有更多的能量供给人体的生命活动，生命才能持久地运转。例如，一只鹧鸪在一生中也就是2～4年中所消耗的能量相当于一只鹦鹉、乌龟一生50～100年中所消耗的能量。一个生物用完了它所有的能量就会死亡，米勒的话很有道理。有人曾将动物比做燃烧的蜡烛，燃烧越旺，它的寿命就越短。所以，在人的生命中，要养阴惜阴，就要像仙鹤、乌龟一样好好地养护自己的身体，养护我们的"阴"，只有这样才能使生命更健康、更持久。

阴阳之说

阴阳是我国古代的哲学概念，是事物相互对立统一的两个方面，它是自然界的规律，世界万物的纲领，事物变化的根源，事物产生、消灭的根本。阴阳属性的划分主要还是从日光的向背加以引申，阳，是具有向阳特征的事物或现象；阴，是具有背日特征的事物或现象。《素问·阴阳应象大论》言："阴阳者，天地之道也，万物之纲纪，变化之父母，生杀之本始，神明之府也。"意思是说凡属于相互关联的万事万物，或同一事物的内部相关联的内容，都可以用阴阳的属性加以归类与分析。

阴阳属性列举表

将阴阳的相对属性应用在中医领域，即是将对人体具有推动、兴奋、卫外等作用及特征的事物与现象统属于阳；而对人体具有凝聚、抑制、守内等作用及特征的事物与现象统属于阴。

阳	明亮	兴奋	强壮	温热	运动	上面	外面	外向	推动	功能	无形
阴	阴暗	抑制	衰弱	寒冷	静止	下面	里面	内敛	凝聚	物质	有形

①以寒温而言，炎热、温暖为阳，寒冷、凉爽为阴。
②以天地而言，天气清轻上升为阳，地气重浊下降为阴。
③以昼夜而言，白昼光明为阳，夜晚黑暗为阴。
④以水火而言，火性炎热而上腾为阳，水性寒凉而滋润下行为阴。
⑤以内外而言，外部易显于阳光为阳，内部难见阳光为阴。
⑥以物质的形态而言，气态无形为阳，固态、液态有形为阴；此即"阳化气，阴成形"。

阴阳的收藏

"阴阳"的收藏也相当于人体内部的新陈代谢，是吸收和释放的过程。简单来说，"阳的收藏"是释放能量的过程，"阴的收藏"是储存能量的过程。阴阳互相转化、互相制约，阴极则阳，阳极则阴。要保持人体的阴阳平衡，就要遵循顺应大自然的阴阳气化规律进行养生。即《黄帝内经》所说的"春夏养阳，秋冬养阴"。

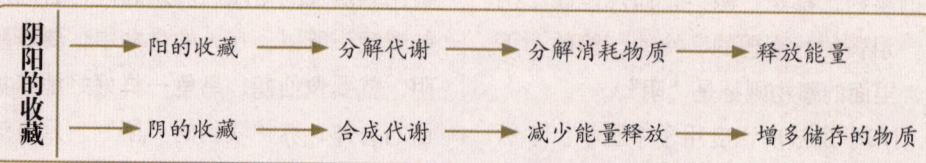

2.不拘一格,因人施养——《黄帝内经》养生原则

日常生活中,我们可能见过这样的事情:有时候,两个人吃了同样的东西,一个人没事,而另一个人可能就会出现问题。为什么呢?这是因为人与人之间的体质、年龄、性别等不同,所以对同一个事情会有不同的反应。而这就要求我们在养生的过程中,应当以辩证思想为指导,因人施养,这其实也是《黄帝内经》所主张的。

因人施养,主要就是按照人的年龄和体质进行护理、保健。

按照年龄施养保健

人之生命,本源于先天精气,它制约着机体脏腑、经脉、气血的盛衰变化,从而使人的生命活动表现出由幼稚到成熟、由盛壮到衰竭的生长壮老的过程。对此,《黄帝内经·灵枢·天年》中以百岁为期,以10岁为一阶段,详细论述了各段的表现及生理特点。原文是:

"人生10岁,五脏始定,血气已通,其气在下,故好走;20岁,血气始盛,肌肉方长,故好趋;30岁,五脏大定,肌肉坚固,血脉盛满,故好步;40岁,五脏六腑十二经脉,皆大盛以平定,腠理始疏,荣华颓落,发颇斑白,平盛不摇,故好坐;50岁,肝气始衰,肝叶始薄,胆汁始减,目始不明;60岁,心气始衰,苦忧悲,血气懈惰,故好卧;70岁,脾气虚,皮肤枯;80岁,

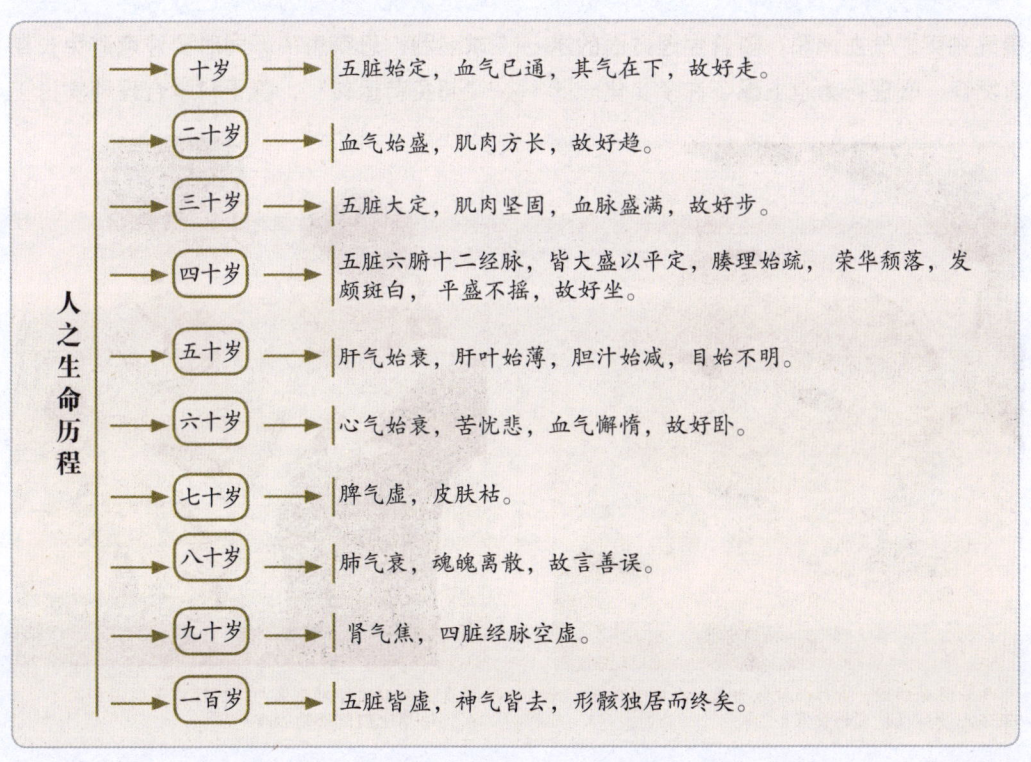

人之生命历程:
- 十岁 → 五脏始定,血气已通,其气在下,故好走。
- 二十岁 → 血气始盛,肌肉方长,故好趋。
- 三十岁 → 五脏大定,肌肉坚固,血脉盛满,故好步。
- 四十岁 → 五脏六腑十二经脉,皆大盛以平定,腠理始疏,荣华颓落,发颇斑白,平盛不摇,故好坐。
- 五十岁 → 肝气始衰,肝叶始薄,胆汁始减,目始不明。
- 六十岁 → 心气始衰,苦忧悲,血气懈惰,故好卧。
- 七十岁 → 脾气虚,皮肤枯。
- 八十岁 → 肺气衰,魂魄离散,故言善误。
- 九十岁 → 肾气焦,四脏经脉空虚。
- 一百岁 → 五脏皆虚,神气皆去,形骸独居而终矣。

肺气衰，魂魄离散，故言善误；90岁，肾气焦，四脏经脉空虚；百岁，五脏皆虚，神气皆去，形骸独居而终矣。"

由此可见，生命过程的各个阶段均具有不同的生理、心理特点，养生要取得预期的效果，必须因龄施养，选择适宜各个年龄阶段的养生方法，才能达到益寿延年的目的。

儿童生长发育迅速，但同时脏腑娇嫩、形气未充，抗病能力低下。心理发育也未臻完善，易受惊吓致病，情志不稳，可塑性大，易于接受各方面的影响和教育。因此，这一时期养生的特点是养教并重，以保养元真，教子成才为目标。除了合理喂养，注意寒温调护，培养良好的生活习惯外，还要重视早期教育，促进孩子智力发展。

处在青春发育期的人，这时候机体精气充实，气血调和。随着生理方面的迅速发育，心理行为也出现了许多变化。此时期的养生保健工作一方面要提高身体素质，进行全面合理的饮食调摄，满足青少年生长发育迅速、代谢旺盛的生理需求。另一方面要培养他们有健康的心理。家长和教师要以身作则，给青少年以良好影响，同时又要尊重他们独立意向的发展和自尊心，与他们交友谈心，关心他们的学习与生活。

中年是生命历程的转折点，生命活动开始由盛转衰，这时候的养生保健至关重要。如果调理得当，就可以保持旺盛的精力而防止早衰、预防老年病，可望延年益寿。中年人肩负社会、家庭的重担，加上现实生活中的诸多矛盾，易使思想情绪陷入抑郁、焦虑、紧张的状态，长此以往，必然耗伤精气，损害心神，引起早衰多病。此时就要求中年人静神少虑，精神畅达乐观，不要为琐事过分劳神，不要强求名利、患得患失。同时要注意避免长期"超负荷运转"，善于科学合理地安排工

◎儿童脏腑娇嫩，身体抵抗能力差，合理喂养是保证儿童健康发育的重点

◎青少年心理行为变化大，应注意采取温和的方式，培养他们健康的心理

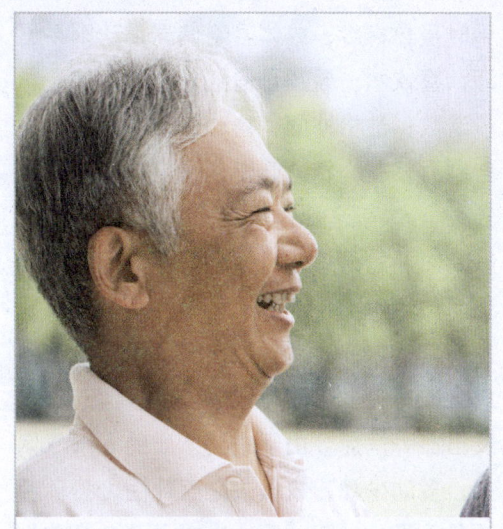
◎人到中年，生命活动开始由盛转衰，只有做好养生保健，才能顺利步入老年

作休息，远离烟酒等有害物品，节制房事，防止过度劳累，积劳成疾。

人到老年，脏腑、气血、精神等生理机能的自然衰退，机体调控阴阳协和的稳定性降低。再加上社会角色、社会地位的改变，退休和体弱多病势必限制老人的社会活动。狭小的生活圈子带来心理上的变化，常产生孤独垂暮、忧郁多疑、烦躁易怒等心理状态，其适应环境及自我调控能力低下，若遇不良环境等刺激因素，易于诱发多种疾病，较难恢复。老年人养生保健时应注意这些特点，做到知足谦和，老而不怠，树立乐观主义精神和战胜疾病的信心，多参加一些有意义的活动和锻炼，促进气血运行。审慎饮食起居，老年人食宜多样，食宜清淡，食宜少缓，食宜温热熟软，谨慎调摄生活起居，防止外邪侵袭。同时还要合理用药，药宜平和，药量宜小，多服丸散膏丹，少用汤药，只有这样，方能收到补偏救弊，防病延年之效。

按照体质施养保健

《黄帝内经·素问·调经论》中有"阴阳匀平……命曰平人"。《黄帝内经·素问·生气通天论》中有"阴平阳秘，精神乃治"。但是机体的精气阴阳在正常生理状态下，总是处于动态的消长变化之中，使正常体质出现偏阴或偏阳的状态。人的体质大致可分为阴阳平和质、偏阳质和偏阴质三种类型。正是由于个体体质的差异，所以养生也必须根据不同的体质特点，采用相应的养生方法和措施，纠正其体质之偏，达到防病延年的目的。

阴阳平和质的人，其特征表现为：身体强壮，胖瘦适度；面色与肤色虽有五色之偏，但都明润含蓄；食量适中，二便通调；舌红润，脉象缓匀有神；目光有神，性格开朗、随和；夜眠安和，精力充沛，反应灵活，工作潜力大；自身调节和对外适应能力强。

偏阴质人的体质特征为：形体适中

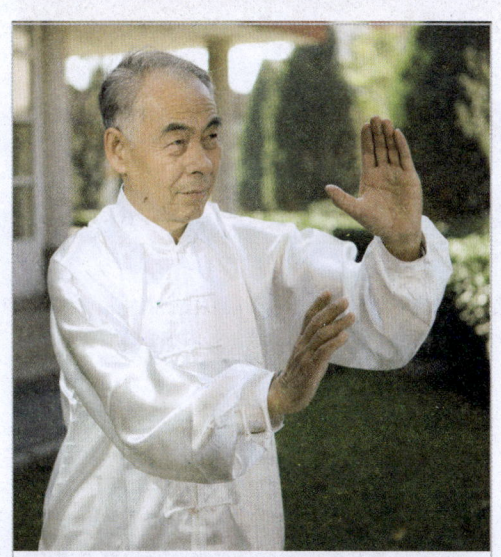
◎老年人的各项生理机能开始衰退，宜坚持进行锻炼，促进气血运行

或偏胖,但较弱,容易疲劳;面色偏白而欠华;食量较小,消化吸收功能一般;平时畏寒喜热,或体温偏低;唇舌偏白偏淡,脉多迟缓;性格内向,喜静少动,或胆小易惊;精力偏弱,动作迟缓,反应较慢,性欲偏弱。具有这种体质特征的人,对寒、湿之邪的易感性较强,受邪发病后多表现为寒证、虚证;表证不发热或发热不高,并易传里或直中内脏;冬天易生冻疮;内伤杂病多见阴盛、阳虚之证;容易发生湿滞、水肿、痰饮、瘀血等病症。由于本类体质者阳气偏弱,长期发展,易致阳气不足,脏腑机能偏衰,水湿内生,从而形成临床常见的阳虚、痰湿、痰饮等病理性体质。

偏阳质人的体质特征为:形体适中或偏瘦,但较结实;面色多略偏红或微苍黑,或呈油性皮肤;食量较大,消化吸收功能健旺,大便易干燥,小便易黄赤;平时畏热喜冷,或体温略偏高,动则易出汗,喜饮水;唇、舌偏红,苔薄易黄,脉多滑数;性格外向,喜动好强,易急躁,自制力较差;精力旺盛,反应灵敏,性欲较强。具有这种体质特征的人,对风、暑、热邪的易感性较强,受邪发病后多表现为热证、实证,并易化燥伤阴;皮肤易生疖疮;内伤杂病多见火旺、阳亢或兼阴虚之证;易发生眩晕、头痛、心悸、失眠及出血等病症。由于此类体质的人阳气偏亢,多动少静,故日久必有耗阴之势。若调养不当,操劳过度,思虑不节,纵欲失精,嗜食烟酒、辛辣,则必将加速阴伤,发展演化为临床常见的阳亢、阴虚、痰火等病理性体质。

关于根据年龄养生与体质养生,在后面的章节我们还将分别以篇的形式详加讨论,这里就不再赘述。

	形态体貌	养生要点
阴阳平和质的人	身体强壮,胖瘦适度;性格开朗,精力充沛,不易感受外邪,很少生病。	只要各种养生方法调养得宜,没有不良生活习惯和嗜好,不受暴力外伤,其体质不易改变,容易获得长寿。
偏阳质的人	形体适中或偏瘦,平时畏热喜冷,精力旺盛,反应灵敏,性格外向,喜动好强。	在精神调养上,要善于调节自己的感情,消除或减少不良情绪的影响。平时加强体育锻炼,注意"避寒就温",培补阳气。
偏阴质的人	形体适中或偏胖,面色偏白而欠华,平时畏寒喜热,性格内向,喜静少动,反应较慢。	在精神调养上,要遵循"恬惔虚无"、"精神内守"养生之道,用理性克服情感上的冲动。饮食起居方面,应注意避暑,保持居室环境安静;饮食宜清淡,多食西瓜、苦瓜等清凉之品。此外,要积极参加锻炼,比如跑步、游泳等,以散发多余阳气。

3.真人、至人、圣人和贤人的长寿之道

黄帝曰："余闻上古有真人者，提挈天地，把握阴阳，呼吸精气，独立守神，肌肉若一，故能寿敝天地，无有终时，此其道生。

"中古之时，有至人者，淳德全道，和于阴阳，调于四时，去世离俗，积精全神，游行天地之间，视听八达之外，此盖益?其寿命而强者也，亦归于真人。"

"其次有圣人者，处天地之和，从八风之理，适嗜欲于世俗之间，无恚嗔之心，行不欲离于世，被服章，举不欲观于俗，外不劳形于事，内无思想之患，以恬愉为务，以自得为功，形体不敝，精神不散，亦可以百数。"

"其次有贤人者，法则天地，象似日月，辩列星辰，逆从阴阳，分别四时，将从上古合同于道，亦可使益寿而有极时。"

黄帝在说，有一种称为真人的人，能够把握天地阴阳的变化，呼吸清净之气，保持心神内守，肌肉如同刚出生时一样丰满，所以他们的寿命能同天地一样长久，而没有终了，这是养生的结果。

中古的时候，有一种称为至人的人，道德淳朴，能和调于四时的变化，远离世俗的干扰，积蓄精气，保全神气，潇洒自如地生活，视、听远达八方之外，所以也能强壮身体、延长寿命，他们也属于远古时候的真人一类。

其次，有一种称为圣人的人，能安然地生活，顺从八方的变化，生活在世俗之间，没有恼怒怨恨之心，行动不离开世俗，但不为事务所累，没有过多的忧虑，能安静愉快地生活，精神不随意外散，所以寿命也可以达到100多岁。

另外，还有一种称为贤人的人，能够顺应天地、日月、星辰与四时阴阳变化的规律来调养身体，与远古时候的真人相类似，所以也能延长寿命到最长年岁。

总而言之，古代真人、至人、圣人和贤人的健康长寿之道无外乎顺应自然、天人合一、怡养性情。我国古代著名的思想家、哲学家老子之所以能活到100多岁，原因就在于他以自然为本，在正常的生活中遵循自然本性，永远保持质朴、厚道和纯真，从而达到天人合一的境界。

真人、至人、圣人和贤人的养生观

顺应自然	即人的生活要适应天地自然界的变化，主张寓养生于日常生活之中。养生长寿当顺应自然，以自然平常之心，而不可刻意求之。
天人相应	《黄帝内经》的养生基础是天人相应，"真人"、"至人"、"圣人"和"贤人"等讨论的是崇尚自然天然之真，揭示了天、地、人三者和谐统一关系是生命之根本。
怡养性情	体现的是对自然无为的道德精神境界的追求，《黄帝内经》重视精神调摄，其核心是道德修养，要调五志以养五脏才能调养五脏之气"怡悦情志"。

4.饮食、起居作息当与自然相应

《黄帝内经》中有这样一段：

黄帝乃问于天师曰：余闻上古之人，春秋皆度百岁，而动作不衰；今时之人，年半百而动作皆衰者，时世异耶？人将失之耶？

岐伯对曰：上古之人，其知道者，法于阴阳，和于术数，食饮有节，起居有常，不妄作劳，故能形与神俱，而尽终其天年，度百岁乃去。

这些话是古人说的，但是现在看来一点也不过时。与古人相比，现代科技发达了，生活水平提高了，但为什么生病的人却多了呢？是时代变了，还是人的问题？仔细观察一下现代人的生活状态就会得出结论：大多数疾病都是由于不健康的生活习惯导致的。与古人相比，现代人少了很多禁忌，没有不敢去的地方，没有不敢吃的东西，很多人觉得这是一种进步，其实在某种程度上来说，这不能不说是一种倒退，因为人们对于自然对于天地缺少了应有的敬畏之心，这就为很多疾病的入侵打开了缺口。

那么，到底什么样的生活方式才是健康的呢？岐伯给出了明确的答案：顺应自然界的变化规律而起居生活，按照正确的养生保健方法进行调养锻炼。一言以蔽之：居处依天道，饮食遵地道。什么意思呢？

"居处依天道"。"天道"指日夜。居处依天道就是人的起居应该顺应天地运转的自然规律，天亮就起床，让人体自身的阳气与天地的阳气一起生发。经常赖床的人会有这样的感觉，虽然早晨比平时多睡了一会儿，但是起床后并没感觉精神抖擞，反而不如早起的时候舒服，这其实就是由于赖床，体内阳气没有生发起来的缘故。同样，天黑了就应该睡觉，不要贪恋夜生活而经常熬夜，这样才能使阳气潜藏起来，以阴养阳，这就是居处依天道。

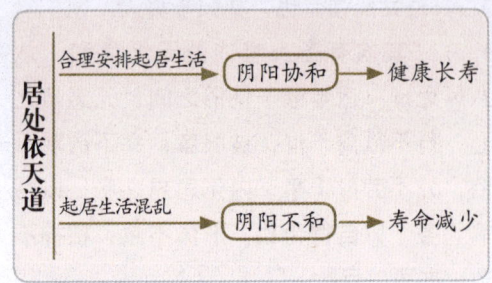

"饮食遵地道"。"地道"就是节气，也就是说我们平时吃东西要遵照节气规律去吃，尽量吃应季食品，这才是正确的饮食观念。饮食在人们的生活中占有非常重要的地位，与人们的健康养生密不可分，对于饮食的调摄在养生中至关重要。可是现在生活水平提高了，人们对饮食上的季节观念似乎越来越淡薄了，冬天也可以坐在暖暖的屋子里随便吃冷饮、吃西瓜，其实这些做法都违背了饮食遵地道的原则。西瓜性寒，本应在炎热的夏季食用，以平衡阴阳，中和暑热，而在冬季食用就在本来寒冷的环境下更增添了几分寒意，对身体造成伤害，现在很多女孩子有痛经的毛病，很多就是饮食上不注意造成的。

另外，现在人们几乎没了季节概念，夏天有空调，冬天有暖气，过着一种恒温的生活，没有机会出汗也没机会感受寒冷，这往往衍生出一些富贵病，可以说是生活条件提高带来的负面影响。所以现在很多在城市里生活的人会趁着节假日的时候往乡下跑，去呼吸一下清新的空气，感受一下绿色田野，再在农家院住上两天，整个身心就会感觉很放松很舒服，这就是人们在长期远离自然以后的一种本能。

《黄帝内经》所倡导的一些养生思想是最朴实、最智慧的，有很强的实践指导意义和深厚的群众基础，可以帮助我们轻轻松松了解中医养生的真谛，让我们在不知不觉中掌握健康之道。

遵照节气规律安排饮食

季节	气候及饮食特点
春季	春季是万物生长，阳气初生的时节，此时应该扶助阳气，增强抵御以风邪为主的外邪入侵。在饮食上宜多食辛甘之品以助春阳，如韭菜、乌骨鸡、大葱、生姜、黑芝麻、山药、豆豉、花生、香菜等，以达到温补阳气、强筋壮骨的作用。
夏季	夏季炎热多雨水，此时人体阳气向外，阴气潜伏在内里，易伤津耗气，在饮食上宜多食西瓜、苦瓜、桃、草莓、番茄、绿豆、黄瓜、冬瓜、莲藕、莲子、薏苡仁等，以达到解渴消暑、清热利湿、养阴生津的作用。
秋季	秋季气候凉爽干燥，此时阳气渐收，阴气渐长，人体的代谢也开始阳消阴长地过渡。在饮食上宜多食芝麻、蜂蜜、枇杷、菠萝、乳品、甘蔗、百合、雪耳、苹果、柚子、柠檬、山楂等，以达到防燥护阴、润肺生津的作用。
冬季	冬季气候寒冷，阳气潜藏，阴气盛极，此时应当遵循"秋冬养阴"的原则。在饮食上既不宜生冷，也不宜燥热，最宜食用羊肉、鹅、鸭、核桃、大枣、板栗、萝卜、木耳等，以达到滋阴潜阳、补益肾精的作用。

5.顺四时以适寒暑，避六淫各有主时

《黄帝内经》把"风、寒、暑、湿、燥、火"称为六气。实际上，这六气就是空气流动，气温高低、湿度大小的反映。当六气发生骤变或人体抵抗力和适应能力下降时，六气就成为致病的因素，被称为"六淫"。即风邪、寒邪、暑邪、湿邪、燥邪和火邪。

《黄帝内经》养生的一个重要理论就是"顺时养生"，避六淫邪气同样如此。春夏秋冬各有其特点，春风、夏暑、长夏湿、秋燥、冬寒等是自然气象的基本类型，它们因四时而更替变化。因此"六淫"也各有主时，春天多风病，盛夏多暑病，夏末秋初多湿病，深秋多燥病，冬天多寒病。

"风"四季都有，但以春天为主，故为春之主气。人感染风邪就会引发鼻塞流涕、咽痒咳嗽、头痛发热等疾病，所以一年四季，尤其是春天一定要注意风邪的侵入。

寒邪就是冬天的"寒气"侵入人体的外在病邪，寒邪伤人常使人体气血津液运行迟滞，甚至凝结不通，不通则痛，从而出现各种疼痛的病症。

暑，为夏天主气，炎热、暑湿交蒸、闷热是它的特点，夏天说谁谁中暑了，说明他感染了暑邪，症状是高热、大汗、烦渴、肌肤灼热等。

湿，为长夏主气，长夏相当于雨季，此时雨水较多，湿热熏蒸，气候潮湿，这样的气候也容易引发疾病。如果湿困于脾胃，则不思饮食，口黏口甜，如果湿邪浸淫肌肤，则可见湿疹等皮肤病，所以长夏要注意防止湿邪的侵袭。

燥，为秋季主气，与湿相反，燥以空气中缺乏水分，湿度降低为特点，表现为劲急干燥的气候，如初秋之际，久晴无雨，天气燥热，这种气候也容易引起身体的不适甚至疾病，如口鼻干燥、皮肤干涩，大便干结不通等。

火邪，大部分是由内而生的，外部原因可以是一种诱因，总的来说还是身体的阴阳失调引起的，外感火热最常见的就是中暑，通常都是在温度过高、缺水、闷热的环境下待的时间过长，然后体温也会升高。内感火热的情况会更多些，现代人的压力大，经常熬夜，吃辛辣的食物等都会引发上火，导致出汗、口渴、小便短赤等。

由上可知，外避邪气也要根据季节的更替而采取相应的措施，正所谓"虚邪贼风，避之有时"，养生顺应自然才能收到事半功倍的效果。

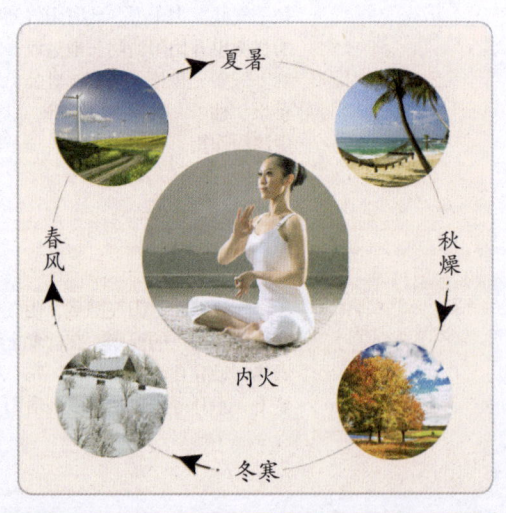

6.为什么现代人动不动就生病,看看《黄帝内经》怎么说

《黄帝内经》中有:"今时之人不然也,以酒为浆,以妄为常,醉以入房,以欲竭其精,以耗散其真,不知持满,不时御神,务快其心,逆于生乐,起居无节,故半百而衰也。"大家一定要记住,《黄帝内经》讲人动不动就会生病,都是因为习惯造病,而不是遗传,是人的生活习惯、生活习性严重违背了身体内部的运作规律和自然的一种正常的状态而造成的。

"以酒为浆",现在的人,嗜酒如命,其实酒很容易让人丧失理性,而且大量或经常饮酒,还会使肝脏发生酒精中毒而致发炎、肿大,影响生殖、泌尿系统。

"以妄为常",现在的人,想怎么做就会怎么做,胡乱地作息和生活,完全不按照自然规律行事,该睡觉的时候不睡觉,该吃饭的时候不吃饭,该结婚的时候不结婚,非要等到困极了再睡,饿极了再吃,年岁大了再结婚,其实所有这些违背人体、自然规律的做法都是非常损耗人体能源的,从而导致疾病和过早衰老。

有些人认为患病都是遗传的原因,其实遗传不是病,而是类似于长辈的生活习惯和生活习性。比如说高血压,一个人得了高血压不是因为父母有高血压自己也注定要患高血压,而是自己的生活习惯与父母的生活习惯相似,如吃过多盐的食物、经常嗜酒、情绪易怒等,这些都是患高血压的原因。

"醉以入房,以欲竭其精,以耗散其真",人要控制好自己,不能纵欲,因为人的精液是"阴精"的最高浓缩,而阴精是难成易亏的,所以房事若不节制,精液输出过多,就要导致物质短缺,"肾阴虚"便由此而至。

"不知持满,不时御神",用现代的话来说就是人不知足,总是追求身外之物,而且穷追不舍,最后闹得身心疲惫、烦恼多多。其实人体是很自足的,人的幸福也很简单,只要吃的喝的住的满足人体的需要,就会获得健康和快乐,何必苦苦追求身外之物。即使有一天得到了,你或许只是开心一会,而后又开始艰苦的追求之旅。这说明一个什么问题呢?就是说,人可以有追求,但不能因为追求而失去快乐和健康。

在物欲横流的现代社会,人更应该好好养护自己的身体,要做到"法于阴阳,和于术数,食饮有节,起居有常",只有这样生活下去,你的身体才能永葆健康。

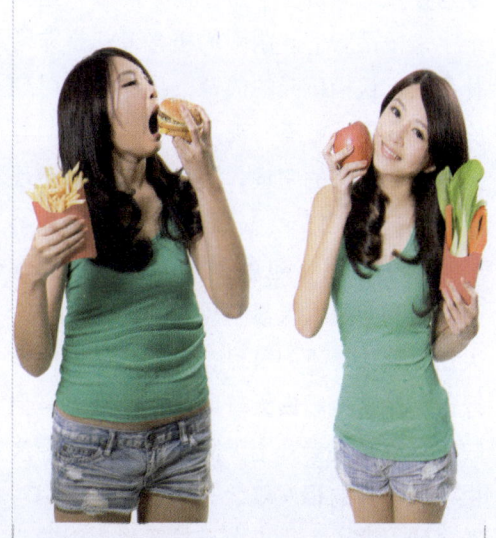

◎常生病?亚健康?《黄帝内经》提示我们要多在生活习惯上找原因

第四节 《黄帝内经》三大基本学说

打开《黄帝内经》健康之门，走进《黄帝内经》的神妙世界>>

"阴阳学说、五行学说、藏象学说"是《黄帝内经》的三大基本思想，这三大基本思想在这部医学及养生经典的字里行间都可以体味到，万物分阴阳、五行，人体以脏腑为中心，心为主导，经络为联属，是一个既分工又合作的有机整体。

1.阴阳学说

阴阳者，天地之道也，万物之纲纪，变化之父母，生杀之本始，神明之府也。治病必求于本。

——《素问·阴阳应象大论》

阴阳的产生

古人在长期的实践生产活动中，经过长期的观察，认识到宇宙间一切事物，都存在着对立统一的两个方面，如天与地、昼与夜、火与水，于是便用"阴阳"这两个字来概括它们。阴阳的概念最初是非常朴素的，仅指日光的向背，早在殷商时期的甲骨文中，就有"晦月"、"阳日"等具有阴阳含义的字词，这是古人对自然现象观察的真实记录。一般地说，日常最容易见到的东西，也就是最先认识到的东西。日和月是古人最常见到的天体，不论人们看到或看不到日月，日月都在不停地运行。通常太阳白天普照，夜间则无，但随之月亮却又会升上天际，这样人们便产生了日与月的相对概念。阴与阳也是相对而言的，这时古人把白天普照的太阳定为了"阳"，那么"阴"自然就是与太阳相对的月亮了，这便是古人最初的"阴阳观"。随着古人对自然观察的深入，原始而朴素的阴阳概念逐渐被引申与拓展，并逐渐成为古代中国人认识宇宙间万事万物的基本思维，被引申拓展的阴阳仍然以日光向背为基础，只是通过类比思维引申出了若干相对的概念，如：天为阳，地为阴；日为阳，月为阴；昼为阳，夜为阴；火为阳，水为阴；男为阳，女为阴。

总体来说，古人们认定凡是活动的、无形的、向外的、向上的、温热的、明亮的、亢进的都属于阳；凡是沉静的、有形的、向内的、向下的、寒冷的、晦暗的、衰退的都属于阴。

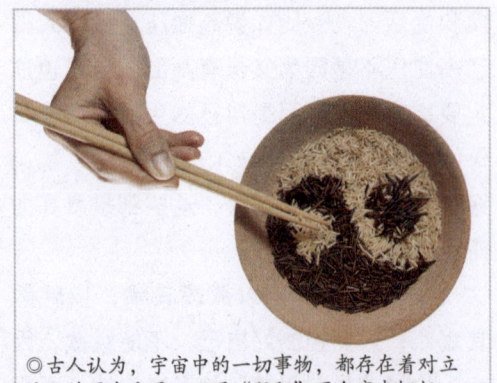

◎古人认为，宇宙中的一切事物，都存在着对立统一的两个方面，可用"阴阳"两个字来概括

阴阳和合

《黄帝内经》认为，阴阳存在着相互制约、相互依赖的关系，并在相互消长和相互转化的运动之中，保持人体阴阳平衡协调，才能维持人体的生理状态。天人合一是阴阳平衡的至高境界。《黄帝内经》中"形与神俱"、"形神合一"、"提挈天地，把握阴阳"，都是"天人合一"思想的延伸和具体应用。达到这一境界的人，不但能活到天年以上，而且过了天年"神气"亦不散。阴阳之间的关系主要包括以下相互间密切联系的4个方面：

阴阳对立

阴阳对立，是说自然界相互关系的一切事物和现象都存在着相互对立的阴阳两个方面，如上与下，天与地，动与静，升与降，昼与夜，水与火，寒与热等。阴阳之间具有相互斗争、相互抑制与相互排斥的关系，但阴阳之间还有相互统一、相辅相成的另一方面。如人体组织结构上的上下、内外、表里、前后各部分之间，以及内脏、经络之间，无不包含着阴阳的对立统一。

阴阳互根

阴阳互根，是指相互对立的阴阳双方相互依存、互为促进、相互贯通的关系。如人体的物质和功能，物质是功能的基础，功能是物质的表现，功能要依赖物质产生，而物质必须由功能生成，此即所谓"阳根于阴、阴根于阳"。

阴阳消长

阴阳消长，是指事物或现象对立着的阴阳两个方面，并不是静止不变的状态，而始终处于此消彼长或此长彼消的不断变化之中，即"阴消阳长，阳消阴长"。一年四季及一天的昼夜都在消长变化，同样道理，人体的气与血都在不断地消长变化，只有消长变化，才能达到动态的相对平衡。

阴阳转化

阴阳转化，是指对立着的阴阳两个方面在一定的条件下可以向其对立面转化，即阴可以转化为阳，阳可以转化为阴，此即所谓的"寒极生热、热极生寒"。中医学认为，疾病可以由寒转热，由热转寒，由表入里，由里出表，由实转虚，由虚至实，都是阴阳转化。如果说阴阳消长是一个量变的过程，那么阴阳转化是由量变到质变的过程。

总之，中医阴阳学说，具有唯物主义的哲学思想。在中医理论中，用以解释人体的生理变化及病理现象，用于中医的诊断和治疗。

阴阳学与中医学的完美融合

原本的阴阳学只是一种朴素的世界观和宇宙观，可是当阴阳学与中医学融合，就变成为一种方法论。阴阳学与中医学的融合最早的经典理论，自然非《黄帝内经》莫属。《黄帝内经》认为，阴阳是对立统一的存在，是一切事物的根本法则，事物的变化是由事物本身阴阳两个方面不断运动和相互作用形成的。一切事物都不能违背这个法则而存在，这就是自然界中一切奥妙的所在。

按照《黄帝内经》的观点，要想治好病，就必须从这个根本问题——阴阳上求得解决。人体疾病的发生发展，也超越不出阴阳这个道理。如果我们想要掌握疾病的发展过程，探求疾病的本质，就必须探求人体的阴阳变化的情况，即用阴阳的对立、制约、互根、互藏、交感、消长、转化、自和、平衡等运动变化规律和形式来指导疾病的诊察、辨识、预防和治疗。

若某种原因破坏了人体的阴阳平衡协调，就会产生病理变化。人体患病后，就会出现各种病理现象，尽管疾病的表现错综复杂、千变万化，但均可用阴阳的观点加以概括。中医以望、闻、问、切四诊诊察疾病的症状和体征，以中医的理论，概括为阴阳、表里、寒热、虚实八纲，而阴阳又是八纲的总纲，即表、实、热属阳，里、虚、寒属阴。辨证明确就能加以论治，这样才能取得较为满意的疗效。即使是一个普通的感冒病人，以阴阳的观点来辨别表里、寒热，才能按病情进行治疗，这就是中医诊治的基本特点。

在中医看来，人体的气血津液等的和谐，其实就是阴阳和谐的原因。如果气血津液的运行失常，失去了原本的和谐状态，那么各种不适的症状就会产生。在中医的观点中，阴阳失去和谐则预示着人体的某个部分出现了问题，也就是说，人体

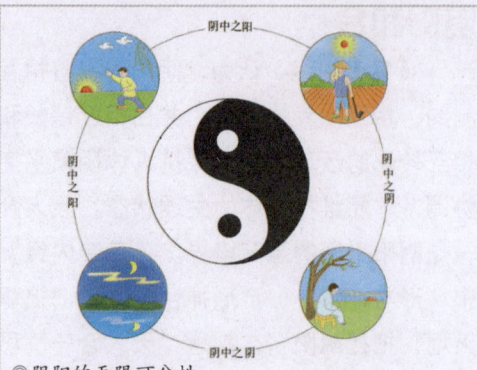

◎阴阳的无限可分性

所谓阴阳的无限可分性即阴阳中复有阴阳，如果昼为阳，夜为阴，而昼之中又分上午与下午，上午阳的特性不断增加，因此被认为是阳中之阳，而下午阳的特性不断减弱，因此被认为是阳中之阴。同样夜中的前半夜为阴中之阴，后半夜为阴中之阳

的某个器官无法进行正常的运行和活动，只有对应作出调理，才能够继续维持身体的正常活动。

先秦时的阴阳，只是以内外论阴阳。同一物的两种形态，则被冠以雌雄、刚柔等。而《黄帝内经》中的阴阳，同样也继承了上述说法，但不同的是，它是以阴阳统世界，把宇宙的一切都分成了阴阳。所以后世的阴阳又都脱离不了《黄帝内经》的阴阳。可以这么说，《黄帝内经》的阴阳是集大成的阴阳。

2. 五行学说

木得金而伐，火得水而灭，土得木而达，金得火而缺，水得土而绝。万物尽然，不可胜竭。

——《素问·宝命全形论》

五行，即木、火、土、金、水五种物质及其运动变化。五行中的"五"，即指木、火、土、金、水这五种古人认定的构成世界的基本物质或基本元素，"行"指的便是这五种物质的运动变化及其相互联系。五行起于阴阳，阴阳合抱于太极，五行学说是以阴阳理论为核心的，五行之间的生克制化关系，实际上是阴阳理论的体现和具体运用。

五行的起源

西周末年，出现了一种朴素的哲学观

点——"五材说"。《左传》中有记载："天生五材，民并用之，废一不可。"这里虽然没有用上"五行"两字，但显然是指木、火、土、金、水五种材料而言，并且说明它们都是生活中不可缺少的基本物质，非常朴素，一点也没有神秘的色彩。到了战国晚期，人们便开始把五行属性抽象出来，推演到其他事物，形成一个固定的组合形式。这就构成了"五行学"的理论基础，同时还进一步说明了大自然中的一切都由五种要素所构成，即金、木、水、火、土，随着这五个要素的盛衰，而使得大自然产生变化，不但影响到人的命运，同时也使宇宙万物循环不已。随后又产生了五行相克相生的理论，并把克、生的次序固定下来，形成了事物之间相互关联的模式。就在这个时期，"五行学"成为了中国古代最早的原始物质观和哲学观。

五行的基本内容

五行学说认为，宇宙万物都由木、火、土、金、水五种基本物质的运行和变化所构成。它强调整体概念，描绘了事物的结构关系和运动形式。这一观念渗透到医学领域以后，首先是用来和人体的五脏相配合，如肝属木，心属火，脾属土，肺属金，肾属水。五脏中的一脏和其他四脏的关系，比拟五行中的一行对其他四行的关系，如肝和心、脾、肺、肾之间的关系，是以木和火、土、金、水之间的关系来比拟的。五行之间有生、克、乘、侮、胜复等关系。

五行相生

所谓的相生就是互相滋生、互相促进，其规律是：金生水，水生木，木生火，火生土，土生金。五行相生乃是取象比类，泛指事物间的相互关系。

五行相生关系中，生的一方称为"父母"，而被生的一方称为"子"，如金生水，金为父母，水为子代。中医里常用此原理，比如"虚则补其母，实则泻其子"；滋水含木法——以肾阴养肝阴；益火补土法——以心阳助脾阳；培土生金法——以脾气益肺气……

五行相克

所谓的相克就是相互制约、相互克制，也有人将相克称为"相胜"，意即互相竞胜，其顺序是：金克木，木克土，土克水，水克火，火克金。为什么五行可以相克呢？《素问·宝命全形论》中有一段生动的描述："木得金而伐，火得水而灭，土得木而达，金得火而缺，水得土而绝。万物尽然，不可胜竭。"其实相克是指事物之间普遍存在的一种矛盾现象。

五行相乘

"乘"有以强凌弱、乘虚而入的意思，简单地理解就是克过了头。阴阳五行讲平衡，相克本来是很自然的，但如果一方太强，对另一方克制过了头，就有些以大欺小，以强凌弱的意思了。同时，如果被克的一方比正常状态虚弱，那么克制的一方即使是正常克制也会造成"相乘"。例如，火能克金，在正常的情况下火能熔金，但如果火太大温度太高，那么金就被气化了，此时的金就脱离了五行范围了。所以这里主要讲"度"的问题，超过了正常的"度"，事物就发生了本质变化。

五行相乘的顺序是：金乘木，木乘

土,土乘水,水乘火,火乘金。

五行相侮

相侮就是反克。防洪时筑了一条大堤,使用的就是土克水之理,但有两种情况土无法克水:一是土本身有问题,如大堤本身质量不高,到处都是隐患,这种堤怎能防住水?二是水过大,本来筑一条大堤准备挡住10米高的水,可水势太大,水头超过了15米,此时的大堤肯定不行,这就是反克。五行相侮的顺序是:金侮火,火侮水,水侮土,土侮木,木侮金。

五行胜复

这是指五行在异常情况下相胜相制、克制复救、先胜后复的关系。怎么理解呢?一支部队坚守据点,遭到强大敌人的进攻,眼看就要顶不住了,突然援兵从天而降,打退了敌人的进攻,守住了据点。前一个阶段称为"胜",后一个阶段却为"复"。大家应该明白,五行关系之所以存在,是因为它们之间的平衡;五行中如果一方太弱或太强,那么平衡就有可能被打破,另外一方就会出来克制它或补救它,使其重新达到平衡状态。例如,水气太过,水对火就会过分克制,火气必然受损,甚至有熄灭的可能;此时火之子土气就会出来制止水气,使水气恢复正常。

所谓中医五行学,就是用五行来解释藏象五藏的相互关系,形象描述五藏的特征,并借以说明生理及病理特性,指导对疾病的诊断,进而指导对疾病的治疗。但大家必须明白,五行所描述的是脏象中生命体五脏的关系,而不是解剖生理系统五脏之间的关系。

用五行来说明五脏功能

五行学说认为,宇宙都由木、火、土、金、水五种基本物质的运行和变化所构成。五行学说强调整体的概念,描绘出世间万物的结构关系和运动形式。当它渗透到医学领域之后,首先是用来和人体的五脏相配合,如:肝为木、心为火、脾为土、肺为金、肾为水。

一棵大树枝叶繁茂,树干枝枝杈杈,有的笔直,有的弯曲;有的向上生长,有的向外生长。藏象五藏中的肝,禀性喜条达疏通,不喜欢被抑制,表现出疏通开泄的功能特点,故肝为木。

一堆篝火让人觉得很温暖,火焰永

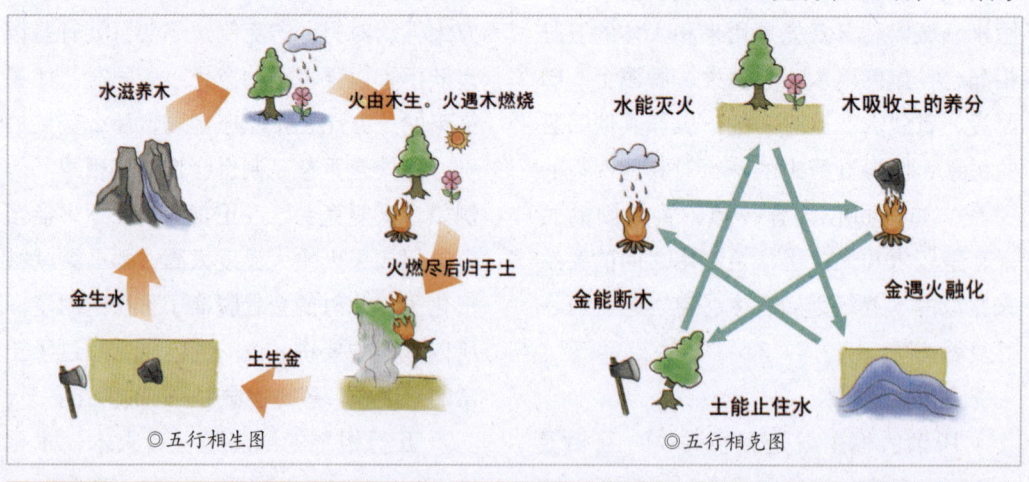

◎五行相生图　　　　◎五行相克图

远是向上升腾，上面烧壶水，水汽蒸腾四溢，篝火的周围有某种热烈的气氛。藏象五藏中，心为阳，阳为热，温暖着全身各部位，它推行血液循行全身，故心为火。

一方黄土禀性敦厚、朴实无华，它默默承载着万物，生化出各种食物供养着包括人在内的一切生物，可以说天下万物依土以存、赖土以活。藏象五藏中脾的作用是运化水谷并提取营养物质，供养全身，它是气、血生化之源，故脾为土。

一块金属禀性庄重，外表冰冷，有肃降的特性。金属坚硬沉重，说明它分子结构很紧密，所以有收敛的特性。藏象五藏中的肺有清肃之性，以降为顺，故肺属金。

一条溪流顺势而下，滋养着周围土地上的万物。水性冰冷，故水为寒。投一块石子没入水中，再也看不见了。藏象五藏中的肾藏，就如同长江上的三峡水利工程枢纽，藏精、主水。肾精对机体有着滋养、濡润的作用，故肾属水。

4.用五行说明五脏的相生相克关系

中医五行配五藏的学说，将看似毫不相干的五藏统一在一个体系中，并从生克制化关系中体现相互之间的联系。如肝的健康，不但与心有关（肝生心，心反过来也可以影响肝），而且与脾肺都有关系。同时，五藏再配以五方、五色、五气，又将藏象五藏与外在自然联系到一起，体现人与自然的相互关系。

用五行相生理论说明五脏的相互滋生关系：

木生火，即肝藏血以济心；

火生土，即心主阳可以温脾；

土生金，即脾运化水谷精微可以益肺；

金生水，即肺气清肃则津气下行以资肾；

水生木，即肾藏精以滋养肝的阴血等。

用五行相克理论说明五脏的相互制约关系：

木克土，即肝木的条达，可以疏泄脾气的壅滞；

土克水，即脾的运化，可以防止肾水的泛滥；

水克火，即肾阴的上济，可以制约心阳的亢烈；

火克金，即心火的阳热，可以制约肺金的清肃太过；

金克木，即肺金的清肃下降，可抑制肝阳的上亢等。

五行与人体器官关系表

五行属性	脏	腑	特性
木	肝	胆	肝的特性是怕郁结，要像树木般得到舒展
火	心	小肠	心推动气血，温暖整个人
土	脾	胃	脾主消化吸收，滋润身体，如大地孕育万物
金	肺	大肠	肺主声，肺气宜清，如金属般铿锵有声
水	肾	膀胱	生命的本源来自水，而肾属于先天的本源

用五行说明五藏的传变

根据五行学，藏象五藏在生理上的相互联系，决定了它们在病理上也存在相互影响的关系。一藏的病变可以传至其他藏，其他藏的病变也可以传到此藏，中医将此称为"传变"，其依据就是五行的生、克、乘、侮关系。

相生关系的传变

五藏相生的次序为：肝生心，心生脾，脾生肺，肺生肾，肾生肝。"母病及子"是指疾病顺着相生次序传变，即母脏先病，然后按母子相生关系传到子脏。例如，肾属水、肝属木，水能生木，所以肾为母脏、肝为子脏。当肾藏病后，它可以传给肝藏，这就是母及子。按照五行的相生关系，肝病传心，心病传脾，脾病传肺，肺病传肾。临床上常见的"水不涵木"病症就是由于肾阴不足，不能滋养肝阴，引起肝肾阴虚，阴虚则不能制阳，导致肝阳上亢。"子病及母"是指疾病逆着相生次序的传变，即子脏先病，然后按母子相生关系反过来传给母脏。例如，肝属木，心属火，木能生火，故肝为母、心为子。逆相生的传变有两类：一类"子病犯母"，即子实引起的母实病症；一类是"子盗母气"，即子虚引起的母虚病症。

相克关系的传变

五藏相克的次序为：肝克脾，脾克肾，肾克心，心克肺，肺克肝。在五行中，相克有两种情况：一是"相乘"，二是"相侮"。五藏疾病按相克来推算的话，也有这两种情况，即顺着或逆着相克关系在传变。相乘就是相克太过引起的疾病，它顺着相克次序传变。以肝和脾的关系为例，肝属木，脾属土，木能克土。有两种情况可以导致肝脾相乘：一是肝气太旺，比正常的脾气高出许多，于是就出现了相克"太过"现象；一是肝气并不旺（与正常相比），但由于脾太虚，肝气乘机大损脾脏。相侮就是所谓的反克，指疾病逆着相克次序传变。以肺和肝为例，肺属金，肝属木，金克木。但如果肝气太过，或者肺气太虚，都会引起反克，即肝克肺，临床上称为"木侮金"或"木火刑金"。相乘或相侮都是相克的异常表现。《素问·六节藏象论》曰："……太过，则薄所不胜，而乘所胜也……不及，则所胜妄行，而所生受病，所不胜薄之也。"这段文字介绍了相乘、相侮形成的原因。但五藏相生相克仅仅是大原则，不能死搬硬套，中医在这个大原则下更讲究辨证治疗。

用五行解释疾病

人体是一个有机的整体，内脏的病变可以反映体表，故通过诊察体表的异常变化，可以了解内脏器官的病理变化。古人通过长期临床经验的积累，用五行学说的理论加以概括总结，将五脏六腑与五体、五官、五色、五味、五气等联系，用五行来归类，使五行学说能在临床中协助诊

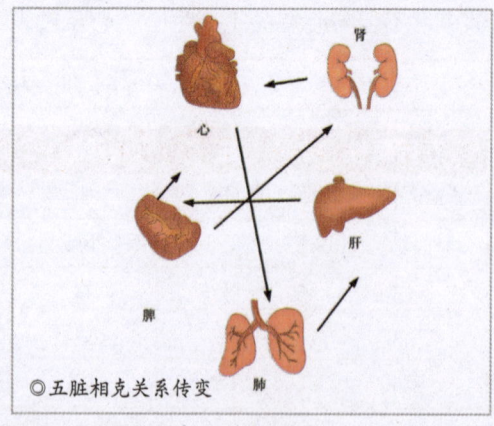

◎五脏相克关系传变

断。如脾虚病人面色应该呈现黄色，一旦显现出青色或者脉象兼洪，提示此病可能转向肝，木来乘土；心脏病病人面色应该呈现赤色，一旦面色偏黑，那就可能病已经转到了肾上，此为水来乘火之象。

因此，中医的治疗并非机械地头痛医头，而是考虑到整个五藏的变化。肝病患者要考虑到心、脾、肺，而不是一味地治肝。这种方法还可以防止疾病的传变，故《难经·七十七难》曰："见肝之病，则知肝当传之与脾，故先实其脾气。"

用五行指导治疗

中医里有许多治疗方法都是从阴阳五行中演化出来的。

虚则补其母，实则泻其子：中医在治疗虚证时常用补其母的方法。例如，肺气如果虚弱到一定程度就不能直接治疗肺，而应该先补脾，因为脾为肺之母，脾土可生肺金。在治疗实证的时候，又常常使用泻其子的方法。例如，在治疗肝火旺盛时常常清泄心火，因为心为肝之子，子病犯母，导致肝火过旺。

滋水涵木法：是滋肾阴以养肝阴、以制约肝阳上亢的一种方法，适用于肾阴不足、水不生木，以致肝阴不足阴不制阳，引起肝阳上亢的症候。

益火补土法：按五行相生理论，用温心阳以助脾阳或者温肾阳以助脾阳。

培土生金法：补脾气以助肺气，适用于脾气虚弱不能资助肺脏导致肺气虚弱或者因肺气虚而引起的肺脾两虚证。

金水相生法：又称滋养肺肾法，适用于肺虚不能输布津液以滋肾，或者肾阴不足，不能上滋肺而导致的肺肾阴虚证。

抑木扶土法：即疏肝、平肝，佐以健脾治疗肝旺脾虚，适用于木旺乘土的病症。

培土制水法：是用温运脾阳来治疗水

五行归类表

五行	木	火	土	金	水
五色	青	赤	黄	白	黑
五方	东	南	中	西	北
五季	春	夏	长夏	秋	冬
五腑	胆	小肠	胃	大肠	膀胱
五液	泣	汗	涎	涕	唾
五声	呼	笑	歌	哭	呻
五情	怒	喜	思	忧	恐
五畜	犬	羊	牛	鸡	猪
五味运行所在	筋	脉	肉	皮	骨
五谷	麻	麦	稻	黍	豆
五官	目	舌	口	鼻	耳
五觉	色（视觉）	触（触觉）	味（味觉）	香（嗅觉）	声（听觉）
五味	酸	苦	甘	辛	咸
五恶	风	热	湿	燥	寒

湿停聚的一种方法，适用于脾虚不运、水湿泛滥而致的水肿胀满之病症。此处的水不指肾，而指水湿邪气。

佐金平木法：是以清肃肺气以抑制肝木的一种治疗方法，有时又指通过抑制肝木以助肺气的清肃，适用于肝火犯肺证。

泻南补北法：南为火，北为水。实际上指泻心火补肾水，适用于肾阴不足、心火偏亢、水火不济、心肾不交之病证。

用五行指导治疗情志病

中医认为，人类的情志生于五藏，五藏间有生克传变的关系，五情志间也有生克传变的关系。所以古代人在治疗精神情志疾病时，常常借用情志间的相互制约关系来达到治疗的目的：

悲为肺志，属金；怒为肝志，属木。悲能胜怒，犹金能克木也。

恐为肾志，属水；喜为心志，属火。恐能胜喜，犹水能克火也。

怒为肝志，属木；思为脾志，属土。怒能胜思，犹木能克土也。

喜为心志，属火；忧为肺志，属金。喜能胜忧，犹火能克金也。

思为脾志，属土；恐为肾志，属水。思能胜恐，犹土能克水也。

中医学认为：五行组成万物，同样组成人类。由于五行多少有偏颇，遂有各种类型之人，主要有五大类：木形、火形、土形、金形、水形之人。每种类型都有其心理、行为及生理、病理众多方面的特点。例如，木形之人的特点是：有才智，好用心思，多忧劳，体力不强，不耐秋冬。

3. 藏象学说

帝曰：藏象何如？岐伯曰：心者生之本，神之变也，其华在面，其充在血脉，为阳中之太阳，通于夏气。

——《素问·六节藏象论》

脏腑是人体内脏的总称，按照生理功能的特点，分为五脏（即心、肝、脾、肺、肾）、六腑（即胆、胃、大肠、小肠、三焦和膀胱）和奇恒之腑（即脑、髓、骨、脉、胆和女子胞），藏象学就是研究人体各个脏腑的生理功能、病理变化及其相互关系的学说，藏象就是指人体的脏腑、经络、气血津液等的生理构成和生理功能，以及它们在运动变化中显露于外的生理病理现象。藏象学说以五脏为中心，配合六腑，联系五体、五官、五窍，联结成为一个"五脏系统"的整体。

藏象学说的起源

藏象学最初起源于古代的解剖知识。早在春秋战国时期，古人对脏腑的形态就有了一定的认识，并应用于医学实践。上古时期就有名医俞跗对人适时割腹治疾。古人还采用了"有诸内，必形诸于外"、"视其外应，知其内脏"以及"取象内比"等思维方式来认识人体脏腑的功能，古人还通过长期医疗实践经验的总结，发现食用动物肝脏可治疗夜盲的道理，并产生"以脏补脏"的原则，并佐证了"肝开窍于目"等关于人体脏腑的理论。

藏象的意义

什么是"藏"

《说文解字》释"藏"曰："藏，匿也。"藏就是隐秘、藏匿的意思，《说文解字》中再没有第二个字义。此书的作者许慎是东汉时期人，与《黄帝内经》的成书几乎在同一时代，故而《黄帝内经》在使用这个字的时候用的都是本义。

《素问·六节藏象论》曰："五气入鼻，藏于心肺……五味入口，藏于肠胃。"《素问·上古天真论》曰："肾者主水，受五脏六腑之精而藏之。"

《灵枢·本藏》曰："五藏者，所以藏精神血气魂魄者也。"

《素问·调经论》曰："心藏神，肺藏气，肝藏血，脾藏肉，肾藏志，而此成形。" 以上仅仅是字面上的理解。如果从医学的角度来理解，"藏"字只有一个意思，那就是指"五藏"（即心、肝、脾、肺、肾，但这里的五藏绝不是解剖系统的五脏）。所以，藏象的核心是五藏而不是六腑，它是五藏之象。

什么是"象"

中医中的"象"是指事物的某种征兆。小时候我们都玩过捉迷藏的游戏，几个孩子跑着躲起来，一个孩子找。突然，找人的孩子发现前面的矮树林猛烈晃动，他跑过去一把拽住躲藏的小孩。在这里，找人的孩子并没有直接看到躲藏的孩子，他看到的只是小树在动。树动就是象，是藏者之象。

藏象统论

下文便是中医关于"藏象"的最完整记载，甚至是唯一的记载。它涉及五脏、六腑、气血、阴阳、五行、神魄等，实际上已经包含了中医的基本内容，而且它是一个完整的系统，有形态、有功能，总之中医的所有内容都是围绕这一核心建立起来的。

帝曰："藏象何如？"岐伯曰："心者生之本，神之变也，其华在面，其充在血脉，为阳中之太阳，通于夏气。肺者气之本，魄之所处，其华在毛，其充在皮，为阳中之太阴，通于秋气。肾者，主蛰，封藏之本，精之处也，其华在发，其充在骨，为阴中之少阴，通于冬气。肝者，罢极之本，魂之居也，其华在爪，其充在筋，以生血气，其味酸，其色苍，此为阳中之少阳，通于春气。脾、胃、大肠、小肠、三焦、膀胱者，仓廪之本，营之居也，名曰器，能化糟粕，转味而入出者也，其华在唇，其充在肌，其味甘，其色黄，此至阴之类，通于土气。"

——《素问·六节藏象论》

藏象学的特点

整体观是中医藏象学说的基本特点。藏象学以脏腑为基础、五脏为中心、心为主导，通过经络的连接功能，把人体各个部分组织成一个既分工又合作的有机整体，从而使人体正常的生命活动得到维持。

五藏应该化意为神、魂、魄、意、志

解剖生理系统五脏指心、肝、脾、肺、肾及相关的生理功能，但《黄帝内经》五藏却不仅仅指心、肝、脾、肺、肾，或者说它主要不是指心、肝、脾、肺、肾。那么《黄帝内经》五藏主要指什么呢？有些人认为，《黄帝内经》中之所以要用"藏"，取意为五脏深藏于体内，外面看不见，故曰"藏"。但这样就不对了，大肠、小肠、三焦、胆、胃、膀胱等六腑同样深藏于人的体内，为什么六腑不叫"六藏"呢？可见用字面意思来解释"五藏"是行不通的。

《黄帝内经》之所以称为五藏，是有特指的，它指的就是神、魂、魄、意、志五神，称为藏象五神或五藏神；除此之外，藏精、藏气、藏血都与五藏神有关。

《素问·调经论》曰："心藏神，肺藏气，肝藏血，脾藏肉，肾藏志。"

《灵枢·本神》曰："肝藏血，血舍魂；心藏脉，脉舍神；脾藏营，营舍意；肺藏气，气舍魄；肾藏精，精舍志。"

《灵枢·经水》曰："五藏者，合神气魂魄而藏之。"

《灵枢·本藏》曰："五藏者，所以藏精神血气魂魄也。"

《灵枢·邪客》曰："心者，五藏六腑之大主也，精神之所舍也。"

《黄帝内经》的藏象系统认为，情志活动与内脏关系十分密切，老年人随着脏腑功能减退，调节适应能力较弱，面对过激的情志变化，难以承受而易引起疾病。要培养乐观的人生态度，提高心理上的抗逆能力，胸怀要宽阔，情绪宜乐观。要淡泊宁静，知足常乐，把人生忧喜、荣辱、劳苦、得失视为过眼烟云。万事只求安心，保持精神内守，人则长寿。

另外，平日增加各种有益身心健康的兴趣，寻找精神寄托，这样对预防情志过度，保证脏腑安泰，能起到积极的作用。总之，在《黄帝内经》中"五藏"是个系统，而不仅仅是五个点或者五种精神现象，它们是一个运作正常的系统，完全有器官的功能与作用，只是很难讲述它们的形态组织。

脏与脏之间的联系

a	心与肺	心肺同居上焦，两者是心主血、肺主气的关系
b	心与脾	心脾表现在血液的生成和运行方面的关系
c	心与肝	心肝表现在血液运行和性质活动方面的关系
d	心与肾	心肾表现在上下、阴阳之间平衡与互制的关系
e	肺与脾	肺脾表现于气的生成和津液输布代谢方面的关系
f	肺与肝	肺肝表现于气机的升降方面的关系
g	肝与脾	肝脾表现在水谷运化和血的储藏、运行方面的关系
h	肝与肾	肝肾表现在精和血之间相互滋生和相互转化的关系
i	脾与肾	脾肾表现在先天和后天相互资助、相互促进的关系

第五节 《黄帝内经》对人体生命规律的探寻

打开《黄帝内经》健康之门，走进《黄帝内经》的神妙世界>>

《黄帝内经》认为人的生命是"天地之气生，四时之法成"，具有生、长、壮、老、死的规律，影响人健康与寿命主要有三个方面的因素：先天禀赋、后天调摄、气候与地理环境，只有重视这些因素，通过合理的手段，才能延长自然赋予的生命极限。

1. 天年论

早在几千年前的《黄帝内经》中，就开始了关于生命的追问，其中《素问·上古天真论》中就详细说明了人由出生到死亡的生理过程，并观察到有"天癸"这种类似激素物质的存在，并且指出天癸与生长、发育、衰老有直接的关系。天癸指促进人体生长、发育和生殖功能，维持妇女月经和胎孕所必需的物质。它来源于男女之肾经，受后天水谷精微的滋养而逐渐充盈。现在，我们就透过《黄帝内经》来了解人类正常的生理周期及延年之道。

《素问·上古天真论》：女七男八

女子七岁，肾气盛，齿更发长；二七而天癸至，任脉通，太冲脉盛，月事以时下，故有子；三七，肾气平均，故真牙生而长极；四七，筋骨坚，发长极，身体盛壮；五七，阳明脉衰，面始焦，发始堕；六七，三阳脉衰于上，面皆焦，发始白；七七，任脉虚，太冲脉衰少，天癸竭，地道不通，故形坏而无子也。

——《素问·上古天真论》

丈夫八岁，肾气实，发长齿更；二八，肾气盛，天癸至，精气溢泻，阴阳和，故能有子；三八，肾气平均，筋骨劲强，故真牙生而长极；四八，筋骨隆盛，肌肉满壮；五八，肾气衰，发堕齿槁；六八，阳气衰竭于上，面焦，发鬓斑白；七八，肝气衰，筋不能动；八八，天癸竭，精少，肾藏衰，形体皆极，则齿发去。肾者主水，受五脏六腑之精而藏之，故五脏盛乃能泻。今五脏皆衰，筋骨解堕，天癸尽矣，故发鬓白，身体重，行步不正，而无子耳。

——《素问·上古天真论》

按照上文所述，人出生之后各阶段的特点如下页图示。

由此可见，一般而论，女子7～14岁、男子8～16岁为生长期，女子21～35岁、男子24～40岁为壮盛期，女子35～49岁、男子40～64岁进入衰退期。男女的生长发育过程中，肾气、天癸具有关键作用。尤其是肾气的盛衰，直接影响人体生命的动力，启发天癸的作用，所以说，"肾主先天"就是这个意思。女性则加上冲、任脉的通盛，才有月经周期及生殖能力，因为冲脉及任脉都起源于胞中（子宫），濡养生殖系统。这就是中医妇科特别注重调理肝肾及冲、任脉的缘由。此外，阳明经是多气多血的经脉，其循行上到头面，荣养头发，所以阳明经脉一旦衰萎，颜面就会失去滋润及光泽，显得憔悴苍老，头发也会因失去滋养而枯燥干脱。手、足阳明经主胃与大肠，功能多在消化、传导及排泄，所以，维持胃的正常功能及大肠顺畅的排泄，有助于养颜美容，延缓衰老。肝主筋属木，开窍在目。肾主骨属水，开窍在耳。肾水足，则能滋生肝木。人老则各个脏腑功能逐渐衰退，无法将精华输送到肾，肾气衰败，天癸用尽，于是产生衰老的现象。肾水涸竭则骨节酸痛，耳鸣、重听，乃至充耳不闻。肝木枯槁则筋不能用，动作困难，视物昏花，乃至视而不见，最后终致发鬓斑白、身体沉重、步履歪斜，而无法生育。上述的现象，都是人体衰老过程中时常看见的变化。所以，调养肝肾，使肝肾获得充足的滋养，就成了防止衰老、增强体质的重要方法。

女子

- **7岁**：更换牙齿，头发浓密
- **14岁**：月经来潮，生理渐成熟，具备生育能力
- **21岁**：肾气稳增，长出智齿，筋骨强劲
- **28岁**：头发长极，筋骨最坚固，毛发最旺盛，身体达至最强
- **35岁**：由盛转衰，经气衰退，面容憔悴，头发开始掉落
- **42岁**：面容憔悴，头发开始斑白
- **49岁**：天癸枯竭，月经逐渐停止，形体衰老，生育功能丧失

男子

- **8岁**：更换乳牙，头发长长
- **16岁**：肾气充足，精气盈满，具备生育能力
- **24岁**：智齿长出，筋骨强劲，发育成熟
- **32岁**：筋骨发展至最强，肌肉丰满健壮，发育至极点
- **40岁**：由盛转衰，肾气渐弱，头发脱落，牙齿枯槁
- **48岁**：面容憔悴，头发开始斑白
- **56岁**：肝气衰退，筋变僵硬，动作迟缓
- **64岁**：天癸枯竭，精少，肾脏衰竭，身体老化

◎女七男八

《灵枢·天年》：十年为期

人生十岁，五脏始定，血气已通，其气在下，故好走；二十岁，血气始盛，肌肉方长，故好趋；三十岁，五脏大定，肌肉坚固，血脉盛满，故好步；四十岁，五脏六府十二经脉，皆大盛以平定，腠理始疏，荣华颓落，发颇斑白，平盛不摇，故好坐；五十岁，肝气始衰，肝叶始薄，胆汁始减，目始不明；六十岁，心气始衰，苦忧悲，血气懈惰，故好卧；七十岁，脾气虚，皮肤枯；八十岁，肺气衰，魄离，故言善误；九十岁，肾气焦，四脏经脉空虚；一百岁，五脏皆虚，神气皆去，形骸独居而终矣。

——《灵枢·天年》

根据上文所述，人体的生长、发育、衰老大致可分为4个阶段，人类的生命动力，会随着年龄的增长而有所改变。这些变化，主要是受到脏腑精气的强弱及气血盛衰、神气有无等各方面的影响。因此，维护脏腑功能的强盛，并且保持气、血、精、神的充沛，就可长保生命活力，这也正是长寿的关键。借由《黄帝内经》的叙述，我们可以了解人体自然老化的过程。

人类约到10岁，五脏运作才开始健全，全身的气血已经畅通，经气由下向上逐渐升起，但此时经气主要还是聚集在下肢，所以这个阶段，喜欢到处走动。人到了20岁前后，气血开始旺盛，肌肉也开始生长，所以喜欢跑动。

人30岁时，由于五脏已充分健全，肌肉变得坚固，血脉充满，整体趋向稳重，所以喜欢缓步慢行。人到了40岁时，五脏六腑及十二经脉都已充分健全，整体的生长发育也已经完成，所以腠理开始疏松，脸色逐渐失去光泽，头发也开始斑白，此时人的经气平稳充足，所以喜欢静静地坐着。

人50岁左右，肝气开始衰退，胆汁逐渐减少，眼睛的视力也就开始减退了。人60岁，心气开始衰退，因此情绪上常常容易悲伤或忧愁，气血也开始不流畅，而常有不足的现象，所以就比较喜欢躺下来而懒于活动。

人到了70岁，脾气也虚弱下来，皮肤变得枯燥。人80岁的时候，肺气衰退，精神、意识衰退，所以容易有说错话的情形。

人到了90岁左右，肾气枯竭，肝、心、脾、肺四脏及经脉也都已经空虚。等到了百岁左右，五脏的脏气都已经空虚，

人类生长、发育、衰老、终结四大阶段

年岁	阶段	生理	行动表现
10～20岁	发育	从"五脏始定，血气已通"到"血气始盛，肌肉方长"	好走（跑）至好趋（快步走）
20～30岁	壮盛	"五脏大定，肌肉坚固，血脉盛满"，人体发育完全成熟	盛极转衰，腠理始疏，头发开始脱落，渐转向斑白，"好步"、"好坐"
50～90岁	衰老	五脏精气渐次虚弱	"目始不明"，"善忧悲"，"好卧"、"皮肤枯"、"言善误"、"四脏经脉空虚"
92～100岁	终结	"五脏皆虚，神气皆去"	生命活动终结

神气也失去了，人就像是只留下一副躯壳而没有灵魂地活着一般。

另外，有些人虽然上了年纪，却仍保有生育的能力，其主要的原因究竟为何？《素问·上古天真论》载："帝曰：'有其年已老而有子者，何也？'岐伯曰：'此其天寿过度，气脉常通，而肾气有余也。此虽有子，男不过尽八八，女不过尽七七，而天地之精气皆竭矣。'帝曰：'夫道者，年皆百岁，能有子乎？'岐伯曰：'夫道者，能却老而全形，身年虽寿，能生子也。'"《黄帝内经》认为，最主要的原因在于先天的禀赋较好，如果加上气脉常保畅通，同时肾气也能保持充盈的状态，就能够在年老时仍然具有生育的能力了。不过，就一般而言，男子过了64岁，女子过了49岁，精气衰竭，就难再有生育能力了。可是，如果是善于养生的人，纵使年过百岁，仍然可以保有青春及生育能力。

人类生命寿限与寿夭的原因

《黄帝内经》认为人的生命有一定的限度，不可能无限。所谓"寿限"，就是指自然赋予的生命期限，《黄帝内经》又将其称为天年。人体的寿命期限到底有多长？《灵枢·天年》说是百岁，《素问·上古天真论》也说是百岁，但这个百岁仅仅是一个虚数，是一种很笼统的说法。唐朝王冰认为："度百岁，谓至一百二十岁也。"又如《尚书洪范》云："一曰寿，百二十岁也。"《东医宝鉴·内景篇·身形》也说："人者物之灵也，寿本四万三千二百余日。"注云：

"即一百二十岁。"由此可见，一百二十岁可以算作是人寿命的大致上限了。

《庄子·盗跖》曰："人上寿百岁，中寿八十，下寿六十。"一般来说，人活百岁，可算是尽享天年，称为上寿，不及百岁但达到八十岁以上的，称为中寿；不及八十岁，达到六十岁的，称为下寿；如果不及六十，就算不上寿了，而称为夭。

那么，影响人体生命寿夭的原因又有哪些呢？

先天禀赋的因素

《黄帝内经》认为人的生命由父与母的精结合产生，《灵枢·天年》所述："人之始生……以母为基，以父为楯……血气已和，荣卫已通，五脏已成，神气舍心，魂魄毕具，乃称为人。"这段话形象地说明了人体胚胎的形成，必须以父母精血为基础，父与母的精气结合才能形成新的生命，既然新的生命来源于父母的精气，那么父母精气充盛与否就决定了新生儿先天禀赋的强弱。

后天调摄因素

人的寿命虽然与先天禀赋有直接关系，但后天调摄适当与否对人体寿命也有着直接的影响。善于养生，调摄得当，可使先天禀赋充足而寿增，也可使先天禀赋不足的人寿命延长而登寿域。《素问·上古天真论》中说到："上古之人，其知道者，法于阴阳，和于术数，饮

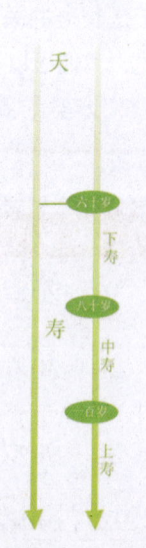

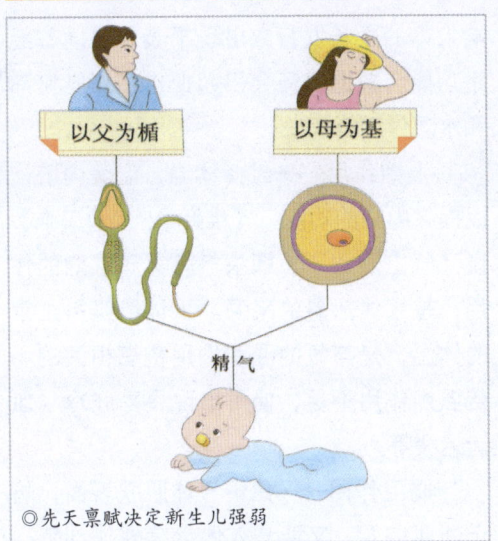
◎先天禀赋决定新生儿强弱

食有节，起居有常，不妄劳作，故能形与神俱，而尽终其天年，度百岁乃去。"这段话形象地概括说明后天调摄必须遵守的基本法则，一是必须效法于天地阴阳，与天地自然保持和谐一致；二是要善于运用各种锻炼方法锻炼身体；三是饮食要有节制，做到五味调和、营养全面；四是生活起居有规律；五是劳逸结合。反之，若是不讲养生，不事调摄，则无异于雪上加霜，能让各类人加速夭折。《素问·上古天真论》中又说："今时之人不然也，以酒为浆，以妄为常，醉以入房，以欲竭其精，以耗散其真，不知持满，不时御神，务快其心，逆于生乐，起居无节，故半百而衰也。"这段话中种种不善于养生的表现诸如：饮食不节、饮酒无度、醉以入房、纵欲过度、起居无节、纵情作乐，都是导致人衰弱不堪、过早夭折的主要因素，想要求得性命久长的人必须做到防微杜渐。

气候与地理环境因素

《素问·五常政大论》指出，西北地区与东南地区，或同一地区地势高低不同的地方，其居民"生化夭寿不同"，而原因是"高下之理，地势使然也，崇高则阴气治之，污下则阳气治之，阳盛者先天，阴盛者后天，此地理之常，生化之道也……高者其气寿，下者其气夭，地之大小异也，小者小异，大者大异。"这一认识也有其科学性所在，一般而言，地势高而气候寒冷者，万物生化较慢而晚成晚衰，地势高而气候炎热者，万物生化较高而早成早衰，这一判断也被我国的人口普查给证实了。

自然环境对人体寿命的影响是相当大的，现代研究证明，凡是自然环境保护好，空气、水源、土壤未受到污染的，其居住之人则健康少病，反之，久居在空气污浊、土壤污染严重之地的人则多病而寿短。现在，随着环境问题越来越突出，这种影响目前正在逐渐扩大之中。

2.生命的能量

　　天食人以五气，地食人以五味。五气入鼻，藏于心肺，上使五色修明，音色能彰。五味入口，藏于肠胃，味有所藏，以养五气，气和而生，津液相成，神乃自生。

——《素问·六节藏象论》

气、血、津、液是经由饮食和呼吸摄取的水谷精华、清气所制成的，然后进一步成为制造骨肉、驱动内脏与筋肉活动的能量来源，精和阳气也是维持生命活动的重要因素。精是类似血的物质，是维持生长、发育等人体功能的能量来源。阳气自筋肉的收缩以及饮食中产生，具有温暖身体、辅助气的作用，以维持生命的功能。构成人体的物质也有阴阳之分，气与阳气属"阳"，血、津液、精属"阴"，因此血与津液、精也合称为"阴液"。

气，维持生命的动力

《黄帝内经》中气的内涵基本上是指"有别于液体、固体的流动而细微的存在"。例如：将自然界的物质存在形容为天气、地气、风气、雷气、谷气、雨气、春气、夏气、秋气、冬气等。把人体生命运动中，超出肉眼直观范围而又是客观存在的生命物质，也称作气或精气。五脏之气，如心气、肺气、肝气、肾气。六腑之气，如胃气等。生理物质为精或精气。病理物质则为邪气。

气的功能

在中医学理论中，气既是物质，又是功能，如把人体脏腑的功能活动称为"脏腑之气"，人体血液的运行，要靠心气的推动；肺的呼吸运动，也要靠肺气的宣发与肃降功能；小便的贮藏与排泄，由肾的气化作用完成。又如把经络的功能活动称为"经气"，在针刺治疗时，必须"得气"（酸、胀、麻的感觉），才能针对病所取得一定的疗效。

具体来说气有下面几个功能：

推动作用——促进内脏的功能与血和津液流动。人体的生长发育、脏腑经络的生理功能、血液的循环运行、津液的输布和代谢，都要依赖气的激发与推动，方能维持正常。若气的这一功能不足，就会影响人体的生长发育或出现早衰，脏腑、经络功能会减退，还会引起血虚、血脉瘀滞和水湿停滞等病变。

温煦作用——维持体温、温暖内脏，以提高内脏的功能。《难经·二十二难》说"气主煦之"，即指气有熏蒸温煦的作用，是人体热量的来源。人体能维持正常的体温，是与气的温煦作用密切相关的。若温煦作用不足，便可出现畏寒肢冷、血运迟缓等。

防卫作用——保护身体肌肤表面，防止外邪侵入，又能与入侵之病邪作斗争。若驱邪外出，则身体康复；若气的这一功能不足，则无法抵抗病邪而导致发病。正如《素问·评热病论》说的："邪之所凑，其气必虚。"

气化作用——气化是指通过气的运动而产生的各种变化。具体是指气将血转换成精，或者将津液转换成汗，使气、血、津液和精互相循环变换。若这一功能失常，就会影响到气、血、津液的新陈代谢，影响到食物的消化吸收，影响到汗液、尿液和粪便等的排泄。

固摄作用——调节汗水与经血的量，调整体内物质的排泄。气的固摄作用，主要是对血、精、津液等液态物质具有防止其无故流失的作用。若这一功能不足，便会出现出血、自汗、遗尿、遗精等病症。

上述气的五种功能，它们密切配合，相互为用，才能保持人体正常的生命活动。

气不平衡的三种状况

气是构成人体并维持生命活动的物质。气协调运行则身体健康，不协调则身体失调。气不平衡的状况一般表现为：气虚、气滞、气逆三种形式。

气虚：气虚是由于正气不足所引起的全身或某一脏腑功能减退的病变。造成气虚的原因，多半是由于元气或者营养不足或者因疲劳和疾病造成的消耗。发生气虚时，气的功能下降，新陈代谢减弱，内脏的技能也变差，也可能因体温降低而降低身体对疾病的抵抗力，所以容易生病。因气虚而导致的主要症状有：全身疲惫、食欲不振、呼吸困难、精力减退、精神衰退等。

治法：补气。

常用药方：四君子汤、补中益气汤，药用人参、党参、黄芪、白术、甘草等。

气滞：气滞证又称气郁证，是指体内气机运行不畅，停留于某一部位所产生的病变。当气流通不顺畅的时候，会引起各种疾病。气滞发生是由于外邪入侵和营养失调，精神压力过大与血液循环失调而引起的。临床常见的有肝气郁结、脾胃气滞。发生气滞时，相应部位会感到疼痛并发热，也会因为血液停滞的原因而导致血液循环不畅。一般气滞的症状表现有：疼痛、腹胀、胸闷、焦躁、失眠等。

治法：理气、行气。

常用药方：肝气郁结用疏肝散、逍遥丸，药用柴胡、香附、郁金、青皮、川楝子等；脾胃气滞用枳实导滞丸，药用大黄、木香、神曲、白术、枳实、厚朴、槟榔等。

气逆：体内气流逆向运行而产生的症状。气逆发生通常由外邪入侵、精神不安定、摄取过量的生冷和燥热食物所致。

人体借由气的流动，将食物由胃送往小肠，将气送往肺部。当发生气逆时，这些将会逆向运作。因气逆引起的症状有：胃不适、呕吐、打嗝、咳嗽、气喘、头痛、目眩等。

治法：理气、降气。

常用药方：肺气上逆用苏子降气汤，药用苏子、莱菔子、前胡等；胃气上逆用橘皮竹茹汤或旋复代赭石汤，药用橘皮、半夏、竹茹、旋覆花、代赭石、沉香等。

血，生命的红色营养液

血即血液，为循行于脉管中的富有营养的红色液体，是构成人体和维持人体生命活动的基本物质之一。血液必须在脉管中运行，才能发挥其正常的生理效应。脉则具有阻碍血液溢出的功能，故又有"血府"之称。如因某些原因而致血液溢出脉外，从而失去其正常的营养和滋润生理作用，即为出血，又称为"离经之血"。

血的功用

营养和滋润——脾胃为气血生化之源。血液主要来源于水谷精微，而水谷精微主要是靠脾脏将食物消化所得的营养。所以，血液是由水谷精微转化为营气和津液，所生成的血液被送往身体各个部分，并且提供营养支持着身体各个部分的活动。肌肉和骨骼是否强壮，眼睛能否看清东西，肌肤和头发是否有光泽等都是取决于血能否正常和谐地流通于身体的各个部分。

维持人体正常的神志活动——血为神志活动的物质基础。血气的充盛、血脉的和谐运行可以让人的精神充沛，神志清晰，感觉灵敏，活动自如。无论因何种原因所形成的血虚或血液运行失常，都可能出现不同程度的神志方面的异常，如心血虚、肝血虚，常有惊悸、失眠、多梦等神志不安的表现。失血甚者，还可出现烦躁、恍惚、昏迷等神志失常的病理表现。可见，血液与神志活动有着密切的关系。血液供应充足，其神志活动才能正常进行。

血失去协调的四种状况

如果血液能够正常流通，与身体各个需要营养的器官和功能可以和谐配合，那么身体会处于一种正常而健康的状态。如果血失和谐，则会出现很多问题，主要表现为：血虚、血热、血瘀。

血虚：血虚是血的不足或者血的功能减弱所引起的症状。造成血虚的原因有失血、血消耗太过，造血功能减弱等。如月经出血量过多，也会造成血虚。如果血量不足，则血带来的营养与滋润作用也会不足，这样一来，人体肌肤、毛发、筋肉等也会出现异常。例如，若头部血虚会发生眼翳与目眩，在心脏则会造成心悸等症状，在肝脏则会造成眼睛干涩及指甲变形，在经脉则会导致月经不顺和手脚发麻的症状。

治法：补血，亦可与补气、补肾法同用。

常用药方：四物汤、人参养荣汤；药用当归、白芍、熟地、何首乌、丹参等。

血热：血热是指血瘀积于血管中的状态。它是因为热邪作用于血中，血的循环作用停滞而造成热累积，也可能是因为吃太多重口味的食物而引起的。血过于燥热会伤害血本身所通过的经络和脏腑，血的循环速度加快也会造成身体异常状况的出现。血过于燥热所引起的症状有发热、口苦、便秘，如果血液循环过于迅速，则产生流鼻血、牙龈出血等症状。

治法：清热凉血。

常用药方：黄连解毒汤、犀角地黄汤。

血瘀：血瘀症是指体内血流不畅，经脉受阻，血液瘀滞所引起的症状。如果血

血的生成与五脏表

心	主血脉，行血以输送营养物质，使全身各脏腑获得充足的营养，维持其正常的功能活动，从而促进血液的生成
肺	主一身之气，参与宗气之生成和运行。气能生血，气旺则生血功能强，气虚则生血功能弱。气虚不能生血，常可导致血液衰少。肺通过主一身之气的作用，使脏腑功能旺盛，从而促进血液的生成
脾	为后天之本，气血生化之源。脾所吸收的水谷精微是化生血液的基本物质
肝	主疏泄而藏血。肝脏是一个贮血器官，肝血充足，因精血同源，所以肾亦有所藏，精有所资，精充则血足
肾	藏精，精髓也是化生血液的基本物质，血之源头在于肾

瘀的状态持续下去，会产生瘀血。血是由心脏送往全身各处的，由肝脏控制血液循环，因此，产生血瘀症状的原因是由于肝与心脏的异常，除此之外，因寒邪让血液循环停滞，热邪让血液过度黏稠，或者是因为气虚与气滞让气辅助血液循环的功能降低，摄取过多的油脂或者是抽烟喝酒等不良生活习惯等都是造成血瘀的原因。血瘀的症状常伴随着疼痛，例如经痛与神经痛，还有便秘、肌肤失去光泽、黑眼圈、痔疮等症状。若血瘀的情况加重，也有可能引起脑血管障碍等重大疾病。

治法：活血化瘀。

常用药方：桃红四物汤，血府逐瘀汤，药用当归、川芎、赤芍、桃仁、红花、丹参、坤草、柴胡等。

出血：出血也叫血溢，是一种容易出血的症状。出血症是由多种病因所致的血无法正常流通、溢于脉外的症状。

根据出血原因不同，有不同的症状表现。

火热引起的出血症状：血色鲜红、面赤、烦热、口渴、舌红、苔黄、脉弦滑数。

气虚引起的出血症状：血色淡而难止、神疲乏力、心慌、气短、舌淡、脉细软。

阴虚火旺引起的症状：出血量不多、血色鲜红或淡红、颧红、心烦、口干咽燥、舌红少苔、脉细数。

治法：止血。

常用药方：血热者用犀角地黄汤、十灰散；气虚者用归脾汤；阴虚者用茜根散、生地黄饮子等，常用药有大蓟、小蓟、地榆、仙鹤草、侧柏炭、白及、三七、血余炭等。

津液，生命的甘泉

津液是指机体除了血以外的一切正常水液的总称，包括各脏腑组织器官的内在体液及其正常的分泌物，如胃液、肠液、涕、泪等。津液同气和血一样，亦是构成人体和维持人体生命活动的基本物质。津液由脾脏将水谷的精华氧化而成。于脾脏生成的津液，在脾与肺、肾的作用下，以三焦为通络送往全身，并具有可滋润身体各部位的功能。

津液的功用

《灵枢·决气》云："何谓津？岐伯曰：'腠理发泄，汗出溱溱，是谓津。''何谓液？'岐伯曰：'谷入气满，淖泽注于骨，骨属屈伸，泄泽，补益脑髓，皮肤润泽，是谓液。'"津与液虽然同属于水液，都来源于饮食，有赖于脾和胃的运化功能而生成，但由于津和液在其性状、功能及其分布部位等方面有所不同，因而也有着一定的区别。一般地说，性质较清稀、流动性较大，分布于体表皮肤、肌肉和孔窍，并能渗注于血脉之中，起滋润作用的称为津；性质较稠厚，流动性小，灌注于骨节、脏腑、脑、髓等组织，起濡养作用的称为液。津和液之间，可以相互转化，故津与液常同时并称。

津液有滋润和濡养的生理功能。被送往体表的津液可滋润肌肤毛发，流注于孔窍的津液，具有滋润和保护眼、鼻、口等孔窍的作用；渗入于血脉的津液，具有充养和滑利血脉的作用，而且也是组成血液的基本物质；注入于内脏组织器官的津液，则具有濡养和滋润各脏腑组织器官的作用；关节内的骨髓也含有津液，使关节能够灵活运动，并滋润骨髓与脑髓。

津液失去和谐的两种状况

如果津液和谐地流通于身体的各个部分，让体内各器官之间可以顺畅地运作和活动，那么这个时候人体就是健康的；如果津液失去和谐，则会产生一些问题。津液失去和谐，一般表现为津液不足和痰湿两种情况。

津液不足：津液不足是由营养不良、不卫生的饮食、脾胃的异常、津液的过量消耗与排出等原因造成的，热邪的入侵也会对津液造成一定的损伤。津液不足的症状表现有：口腔、咽喉及鼻腔的干燥、肌肤松弛、毛发失去光泽、便秘等。

治法：生津、养阴。

常用方药：增液汤、五汁饮。药用沙参、麦冬、石斛、天花粉、芦根、山药等。

痰湿：津液滞塞大多是因为负责将津液送往身体各处的肺与脾功能失调所引起，过剩的津液"湿"便在体内泛滥。湿会吸收体内的热量，而造成身体寒冷，当湿囤积后便成为痰。痰具有停滞于固定部位的性质，因此会让气与血的流动更加困难。当痰湿发生时，会引起变应性鼻炎、支气管哮喘、心悸气短、风湿痛、关节炎、全身水肿等。

治法：温阳化水或健脾除湿。

常用方药：五苓散、五皮饮。药用茯苓、猪苓、泽泻、车前子、冬瓜皮、桑白皮等。

精，生命之本

精是构成人体和维持生命活动的精微物质，是"生命之本"。它既是生命活动的物质基础，又是脏腑器官生理活动的产物。根据精的来源和功能可以分为"先天之精"与"后天之精"。

先天之精

"先天之精"又叫作"元精"，它与生俱来，禀受于父母，藏于肾，是人类生殖繁衍的基本物质，是人体生长发育的基础，被视为人体生命活动的原始物质。故《黄帝内经》中称的"人始生，先成精"，指的就是这种先天之精。

生殖是先天之精流失的一大渠道，它通过人类的性生活在情绪激昂中悄然而逝，人们在得到欢愉的同时也品尝着衰老带来的种种烦恼。所以房中养生术经久不衰，并逐渐发展成了一门学科。

房中养生在《黄帝内经》里就有"七损八益"的说法。"八益"，即八种有益于男女身心健康的做法。

一是"治气"；二是"致沫"；三是"知时"；四是"蓄气"；五是"和沫"；六是"积气"；七是"待盈"；八是"定倾"。

保精是养生的总原则，节制房事则是主要方法。其实中国的养生内容十分丰富，例如"养形"一词涉及的内容就有针灸、服药、饮食、起居、衣着、气功等等，绝不能将养生仅仅理解为房中术。

PART 2

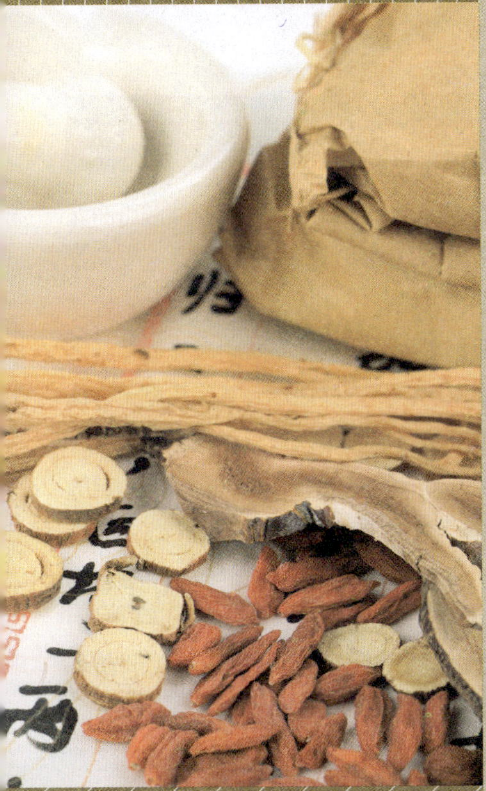

人体自有大药,《黄帝内经》中神奇的经络与穴位

经络是经脉和络脉的总称,是贯穿《黄帝内经》全书的一个重要概念,如《灵枢·经脉》说:"经脉十二者,伏行分肉之间,深而不见……诸脉之浮而常见者,皆络脉也。"人体的经络系统是古人心目中最重要的生理结构,它由经脉、络脉、经筋、皮部和脏腑五个部分组成。其中,以经脉和络脉为主,在内连属于脏腑,在外连属于筋肉、皮肤。经络学说是《黄帝内经》对祖国医学的重要贡献。

第一节　何苦四处求医，经络与穴位就是治病大药

人体自有大药，《黄帝内经》中神奇的经络与穴位>>

◎经络是运行人体全身气血，联络脏腑肢节，沟通上下内外的通路。经，即路径之意，经脉是主干，多循行于深部，纵行于固定的路径。络，即网络之意，络脉是分支，深部与浅部皆有，呈纵横交错状网罗全身。经脉和络脉，相互沟通联系，将人体所有的脏腑、形体、孔窍等部分紧密地连接成一个统一的有机整体。

1. 人体经络系统的构成

人体经络系统，是由经脉、络脉、经筋、皮部、脏腑五个部分组成，其中，以经络和脉络为主，对内连属于脏腑，对外连属于皮肤，如《灵枢》所说："内属于脏腑，外络于肢节。"

经脉是经络的主干，分为正经与奇经两大部分。

正经共十二条，即手、足三阴经，手、足三阳经，合称为"十二经脉"。十二经脉各自均有一定的起止，一定的循行部位与交接顺序，在肢体的走向上也有一定的规律，与脏腑有直接的络属关系，是人体气血循行的主要通道。

奇经共八条，即督脉、任脉、冲脉、带脉、阴跷脉、阳跷脉、阴维脉、阳维脉，合称为"奇经八脉"，与正经不同的是，奇经主要具有统率、联络和调节十二经脉的作用，正如《圣济总论》所说："脉有奇常，十二经者常脉也，奇经八脉则不拘于常，故谓之奇经。盖言人之气血常行于十二经脉，其诸经满溢则流入奇经焉。"

十二经别，是从十二经脉分出的较大的分支，分别起于四肢，循行于体腔脏腑深部，上出于颈项浅部。其中阴经之经别从本经中别出，循行于体内，并与阳经之别经相合，起到加强十二经脉中相为表里的两经之间的联系的作用，并能达到某些正经无法循行到的部位与器官，以补充正经的不足。

络脉，是经脉的分支，多数无一定的循行路径。络脉又分为别络、浮络、孙络三种。别络是较大的分支，十二经络与任督二脉的别络、脾之大络合称为"十五别络"，其主要功能是加强相为表里的两条经脉之间的联系。浮络是循行于人体浅表部位即皮肤表面而常浮现的络脉。孙络则是最小的络脉。

经筋和皮部，是十二经脉与筋肉和皮肤的连属部分，经络学认为经筋是十二经脉之气"结、聚、散、络"于筋肉、关节的体系，具有连接四肢百骸、主司关节运动的作用。而全身的皮肤，是十二经脉的功能活动反映于体表的部分，所以全身的皮肤也可以分为十二个部分，与十二经络对应称之为"十二皮部"。

2.《黄帝内经》是中医经络学的基础

《黄帝内经》成书标志着经络学理论体系基本形成。该书总结了在此之前的医学理论和治疗经验，为经络学乃至整个中医理论体系奠定了基础。《黄帝内经》包括《素问》、《灵枢》两篇，共162篇。其中许多篇章对经络有详细记载：阐述了十二正经的循行路线及脏腑络属关系；阐述了经脉与脏腑的联系及其相应病症，指出各经脉主要经穴的主治作用；论述了经别、别络、经筋、皮肤的分布状况和作用；分散记述了奇经八脉中六脉的分布和功能；阐述了标本、根结、根、溜、注、入、本腧、气街、四海、关和枢、营气流注等古典经络理论，提出了全身腧穴总数360个，实际记载160个，如《灵枢·本输》记载十一经脉五腧穴共55个，全部向心排列。并定出人体骨骼部位的骨度分寸；阐述了经气各种成分的概念、运行情况及其作用；记载了基本针具及其使用方法、注意事项。

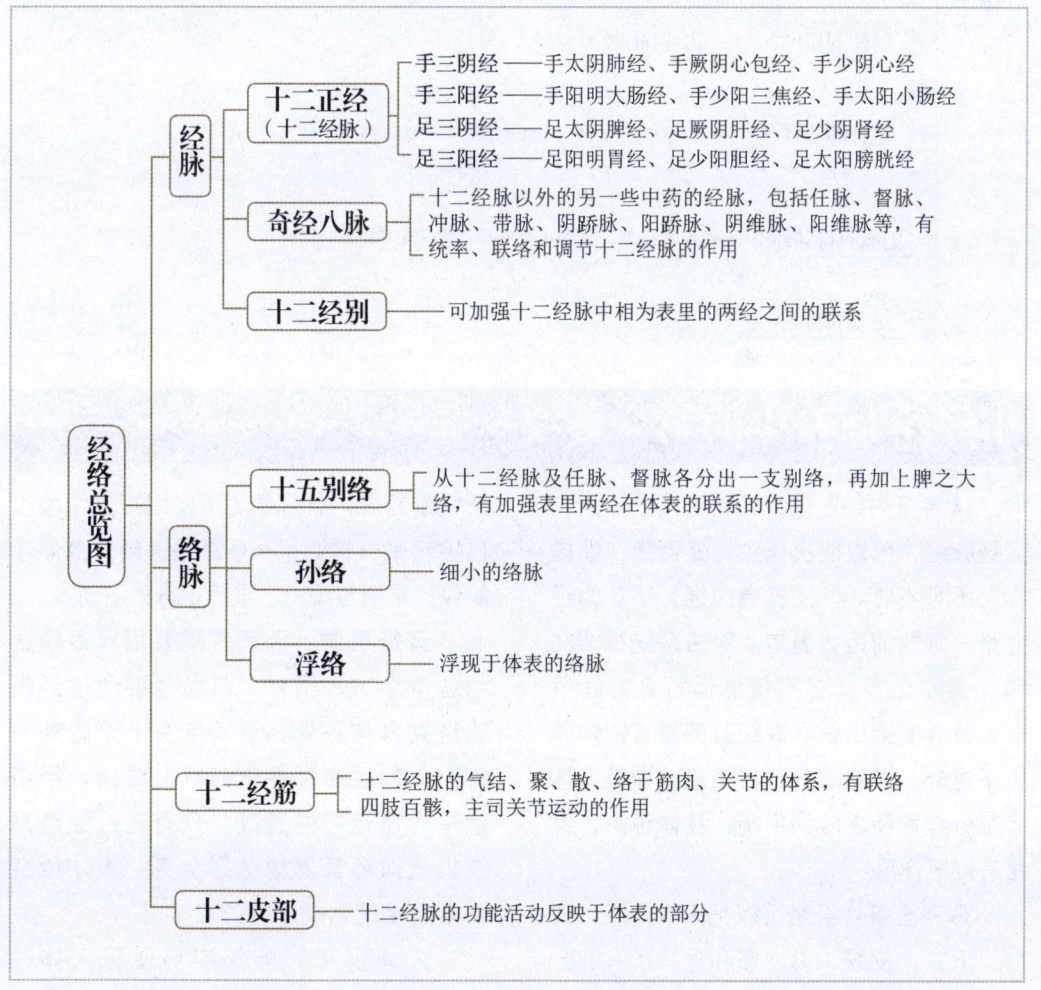

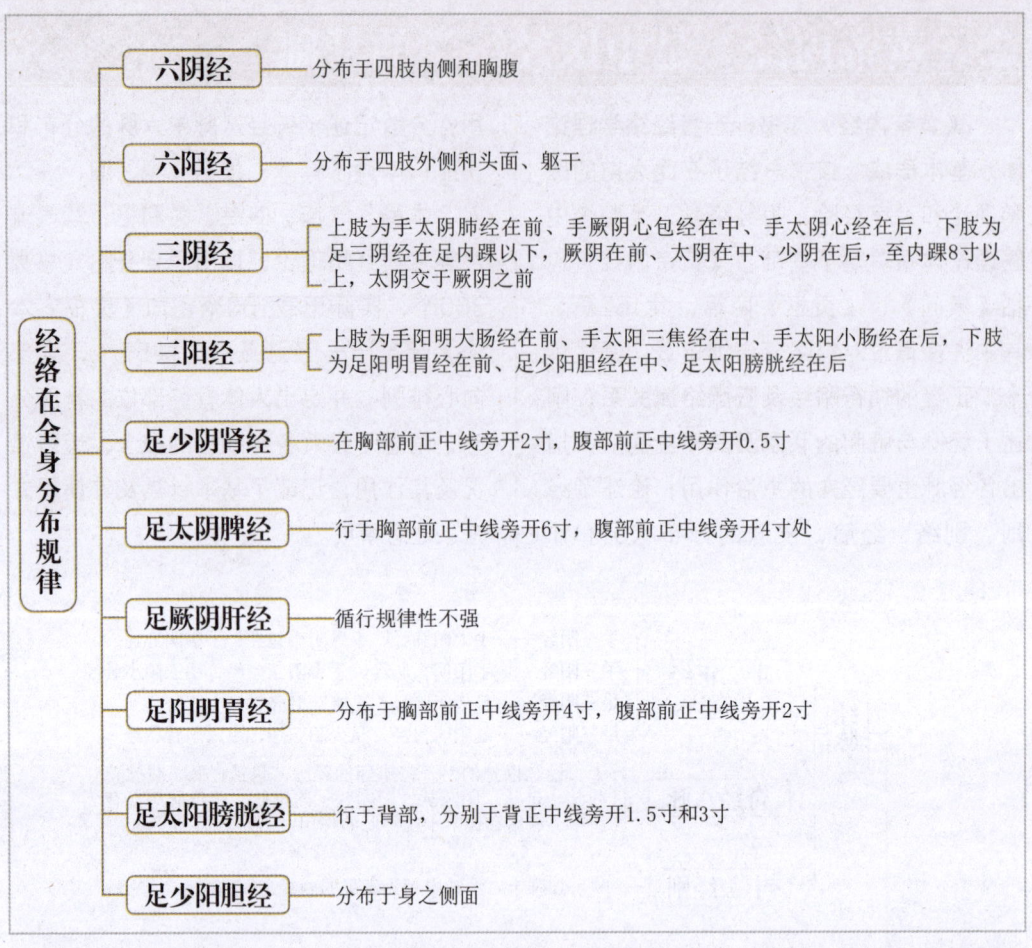

3. 经络是养生的第一要义

《黄帝内经》这样评价经络的作用："经脉者，所以能决死生，处百病，调虚实，不可不通。"《黄帝内经》还认为经脉是"气"的运行通道。经络系统纵横交错，遍布全身，它不仅能运行全身的气血，营养脏腑组织，联络脏腑器官以沟通上下内外，还能感应传导信息以调节人体各部分技能使之协调平衡，具体说来，经络有以下作用：

联系全身：经络可以把人的内脏、四肢、五官、皮肤、肉、筋和骨等所有部分都联系起来，就好像地下缆线把整个城市连接起来一样。每一条路线通畅，身体才能保持平衡与统一，维持正常的活动。

运行气血：天然气需要用管道输送到各个地方，同样，气血也要通过经络输送到身体各处，滋润全身上下内外。每个人的生命都要依赖气血维持，经络就是气血运行的通道。只有通过经络系统把气血等营养输送到全身，人才能有正常的生理活动。

人体屏障：外部疾病侵犯人体往

往是从表面开始,再慢慢向里发展,也就是先从皮肤开始。经络向外与皮肤相连,可以运行气血到表面的皮肤,好像砖瓦一样垒成坚固的城墙,每当外敌入侵时,经络率先发挥其抵御外邪、保卫机体的屏障作用。

反映内在——疾病也有从内生的,"病由口入"就是因为吃了不干净的东西,使体内的气血不正常,从而产生疾病。这种内生病首先表现为内脏的气血不正常,再通过经络反映在相应的穴位上。

所以,经络穴位还可以反映人内在的毛病,中医管这叫"以表知里"。

调节气血:人的潜力很大,我们的肝脏只有1/3在工作,心脏只有1/7在工作……如果它们出现问题,我们首先要做的是激发、引导身体的潜能。按照中医理论,内脏跟经络的气血是相通的,内脏出现问题,可以通过刺激经络和体表的穴位调整。这也是针灸、按摩、气功等方法可以治疗内科病的原因。

4.利用经络调养身体

人爱生病就是因为不注意保养自己的经络,所有不良的生活习惯,就像给经络加上了电阻。经络的作用能否发挥,说到底,还取决于我们能否科学有效地利用它。通过按摩经络,我们可以做到以下几点。

预防疾病

中医有句话讲"诸病于内,必形于外"。人的各种器官,每时每刻都在运行变化着,经络是人身体的活地图,像一张大网把身体的各个部分都包括其中了,所以身体哪里有病,这张网上就会有相应的铃铛响起来向我们报警求救。如果我们能够关注经络,重视这些信号,只要查看一下是哪条经的铃铛在响,就可以知道是哪个脏腑器官出了问题,也就能够及早地预防和治疗疾病,从而减少疾病对我们身体的威胁,保证我们的身体健康和正常生活。人体经络的每一个穴位都是灵丹妙药。我们不仅可以通过穴位获取疾病的信息,还可以调动身体的这些"大药"来治疗疾病。疾病在危害人体之前会有一段时间的潜

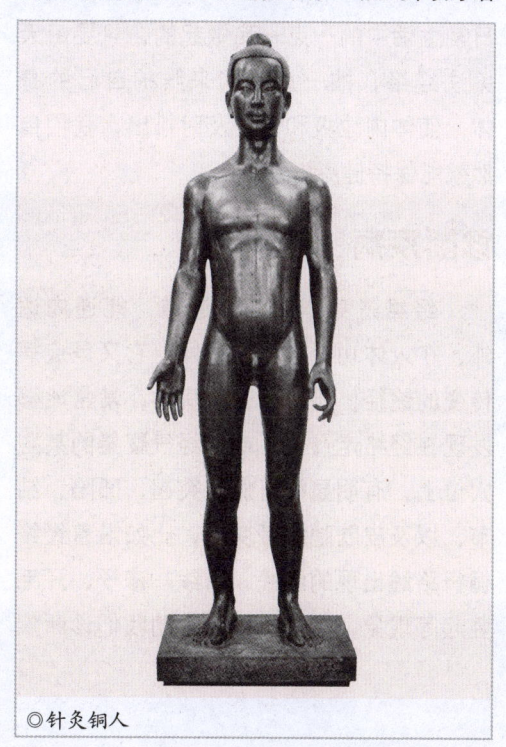

◎针灸铜人

伏过程，也就是中医所说的潜证阶段。潜证是疾病的早期阶段，在这个时期，疾病的苗头刚冒出来，很容易根除。但也正是这个潜证阶段，人的异常感觉很不明显，到医院又检查不出什么结果，所以往往被人们忽视，但中医却能通过切诊诊断出来。中医有"上工治未病"之说，即高明的医生能在病发前就治愈它。讳疾忌医的故事，就很好地说明了这点。

我们说的预防疾病，很多时候就是治这种潜证。因此，经常按揉经络和穴位就显得特别重要，因为疾病在潜证阶段（潜伏期）是最容易治愈的，这就是"病向浅中医"的道理。如果每天坚持花几分钟按揉相应的穴位，使经络畅通，就算不知道自己的身体正在酝酿哪一种疾病，也许在无意间就把它消于无形了。所以健康是从日常生活中的一点一滴做起的，只要每天关注经络，抽一点时间来维护自己的身体，使体内垃圾和毒素及时排出，我们自然就能保持健康。

诊断疾病

经络是身体的一个通道，能通内达外，在人体功能失调的时候，它又是疾病传变的途径。所以人在生病时，常常能够发现在经络走行上，或在经气聚集的某些穴位上，有明显的压痛、突起、凹陷、结节，以及皮肤弛缓等变化，比如沿着经络循行路线出现的红线、白线、疹子、汗毛竖起等现象，这些都可以帮助我们诊断疾病。比如得肠炎的人，大多胃经的上巨虚穴有压痛；长期消化不良的人，可在脾俞穴发现异常变化。

不止这些，穴位的温度、电阻、对冷热感知度的变化，也可以用来诊断疾病，当然这些需要高科技的工具，我们平时用不着。有些疾病在经络上的反应比医院仪器测量出来的还可靠，因为人体感觉不舒服到医院不一定就能检查出来问题。所以，我们平时如果多刺激感觉异常的穴位，就可以在疾病的初期控制它，使其消于无形之中。

治疗疾病

通过经络治疗疾病最直接的方法就是针灸按摩，通过刺激体表皮肤的某些穴位，以疏通经气，调节人体脏腑的气血功能。例如，胃疼针灸或按摩足三里穴，牙疼针灸或按摩合谷穴，呃逆点按攒竹穴等。

我们的身体经常会有一些不舒服的时候，有时不知道是什么原因引起的，也没有严重到非去看医生的地步。例如头疼，如果不去管它也许一天半天也会好，但是这一天半天我们会很痛苦，会影响工作和心情。其实这种小毛病通过刺激经络穴位就可以很快得到缓解，而且操作很简单，按压或者按揉穴位几分钟就行，关键是要找对地方，知道要按压哪里、怎么去按。经络看起来很玄、很深奥，其实我们只要掌握一些技巧，它就会变得很简单、实用。

5.经络养生要遵循阴阳和时间

经络养生也要讲究阴阳，那些跟脏直接相连、与脏有直接关系的经称为阴经，跟腑直接相连、有密切关系的经称为阳经。如同阳气所代表的一样，阳经在人体中也代表着那些积极的、向上的因素，阳经主要分布在人体的外侧，起着护卫人体的作用，阴经则分布在四肢的内侧，代表着较阴暗的层面，但是只有阴阳二气相互作用才会有万物的生长，无论阴气还是阳气，任何一种失衡都会引起人体的不适，因此经络养生要保持人体阴阳二气的平衡。

中医将人体气血循环比作水流，用以阐明十二经脉气血的流注过程。流注，从字面上是流动转注，比喻自然界江河湖海水流的汇合和往返不息。流注于经脉的气血有盛有衰，中医把每天分成十二时辰，一个时辰分配一经，在对应时辰敲对应的经络，要注意做以下的事情来保养经络，如三焦经旺于21:00～23:00，这时候须保持心境平静，才能有利于三焦经的气血流注。

经络保养时间表

时间	对应经络
21:00～23:00	三焦经当令，应保持心境平静
23:00～1:00	胆经当令，这时要进入熟睡状态，利于骨髓造血
1:00～3:00	肝经当令，此时是修复肝脏最佳的时段
3:00～5:00	肺经当令，此时是呼吸状态的最佳时候，而4:00时脉搏最弱
5:00～7:00	大肠经当令，这时要起床喝水，大肠蠕动旺盛，适合吃早餐
7:00～9:00	胃经当令，胃最活跃，此时一定要吃早餐，每天这时敲胃经最好，启动人体的发电系统
9:00～11:00	脾经当令，此时要喝至少6杯水，慢慢饮，让脾脏处于最活跃的状态
11:00～13:00	心经当令，此时要保持心情舒畅，应适当休息和午睡
13:00～15:00	小肠经当令，此时是小肠最为活跃的时候，所以午餐应在下午1时前吃
15:00～17:00	膀胱经当令，此时是膀胱最为活跃的时候，适合多喝水
17:00～19:00	肾经当令，此时适合休息
19:00～21:00	心包经当令，适合散步，心脏不好的人最好在这时候敲心包经，效果最好

第二节 十二正经，人人都可好好利用的人体大药

人体自有大药，《黄帝内经》中神奇的经络与穴位>>

◎依据中医"治病之要，气内为保"的学说，按揉经络穴位和内服药有"异曲同工"的作用。虽然回归自然是现在全球大趋势，不断有这样那样的保健药物出现，但是，对于我们的身体来说，这些毕竟是外来的异物，肯定不如我们激活自身的潜能来预防和治疗疾病好。通过经络调动身体的自我修复功能，才是永葆健康的不二之选。

1. 手太阴肺经

肺手太阴之脉，起于中焦，下络大肠，还循胃口，下膈属肺……

——《灵枢·经脉》

循行路线

手太阴肺经，起于中焦，向下联络大肠，回绕过来沿着胃的上口，向上通过横膈，归属于肺脏，从"肺系"（指气管，喉咙部）横行于侧胸上部浅出体表（中府），向下沿上臂内侧，行于手少阴心经及手厥阴心包经之桡侧，向下直达肘窝中，沿着前臂内侧，到腕后桡骨茎突的内侧缘，进入寸口，经过鱼际，沿着鱼际的边缘，出拇指桡侧端的少商穴。

其支脉，从腕后桡骨茎突的上方列缺穴分出，一直沿着食指内侧前行出其尖端（商阳穴），与手阳明大肠经相连接。

主治病证

①呼吸系统疾病：如慢性支气管炎、咳嗽、胸痛、气喘、咯血等。

②五官疾病：鼻渊、鼻衄等。

③经脉所经过部位的疾病：如掌心热，上肢前外侧缘疼痛。

保健腧穴

起于中府终于少商，计11穴，左右共22穴。

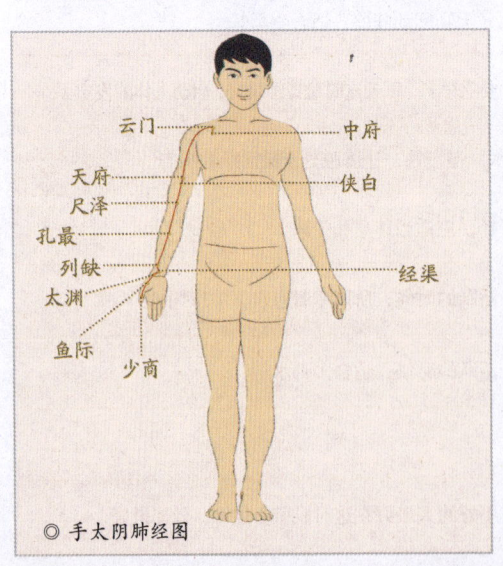

◎手太阴肺经图

肺经腧穴歌

手太阴肺十一穴，中府云门天府诀，
侠白尺泽孔最存，列缺经渠太渊涉，
鱼际拇指白肉际，抵指少商如韭叶。

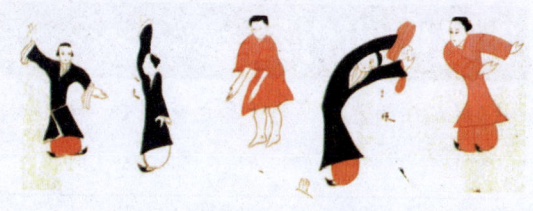

2. 手阳明大肠经

大肠手阳明之脉，起于大指次指之端，循指上廉，出合谷两骨之间……

——《灵枢·经脉》

循行路线

手阳明大肠经，起始于食指桡侧末端的商阳穴，沿着食指的桡侧缘，向上经过第一、二掌骨之间，进入伸拇长肌腱和伸拇短肌腱之间的凹陷处，沿前臂外侧前缘，至肘部外侧的曲池穴，再沿上臂外侧前缘，至肩部的肩髃穴，沿肩峰前沿，向后到第七颈椎棘突下的大椎穴，复折行向前下方进入锁骨上窝，联络肺脏，向下通过横膈，归属于大肠。

其支脉，由锁骨上窝上行颈部，贯穿面颊，进入下齿中，回绕至上唇，交叉于人中，左脉向右，右脉向左，上行至鼻翼两旁之迎香穴，与足阳明胃经相连接。

主治病证

①上呼吸道感染，如感冒、发热、咳嗽、头痛等；②头面五官疾病，如面部痉挛、面瘫、三叉神经痛、甲状腺肿大、颈部淋巴结肿大、耳鸣、耳聋、鼻窦炎等；③过敏性皮肤病，如皮肤瘙痒、荨麻疹等；④经脉所经过部位的疾病，如手指、手背肿痛，肘、肩疼痛等。

保健腧穴

起于商阳终于迎香，计20穴，左右共40穴。

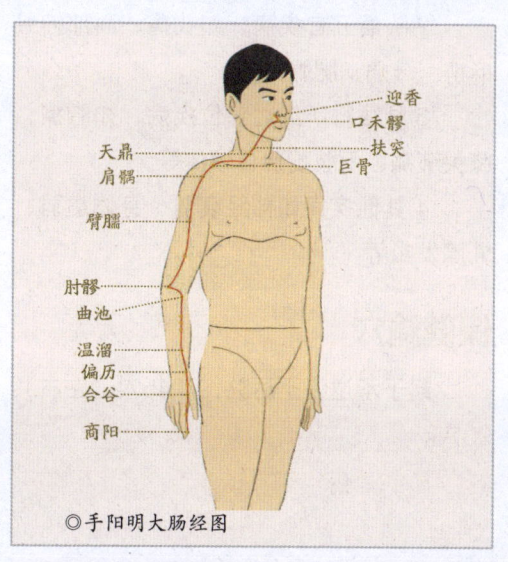

◎手阳明大肠经图

手阳明大肠经腧穴歌

二十大肠起商阳，二间三间合谷藏，
阳溪偏历温溜济，下廉上廉三里长，
曲池肘髎五里近，臂臑肩髃巨骨当，
天鼎扶突禾髎接，鼻旁五分迎香列。

3. 足阳明胃经

胃足阳明之脉，起于鼻之交頞中，旁纳太阳之脉，下循鼻外……

——《灵枢·经脉》

循行路线

足阳明胃经，起于鼻翼旁之迎香穴，夹鼻上行到鼻根部，入目内眦，与足太阳经脉交会于睛明穴，向下沿着鼻柱的外侧，进入上齿中，环绕口唇，向下交会于颏唇沟任脉的承浆穴，再向后沿着口腮后下方，出于下颌大迎处，沿着下倾角颊车穴，上行到耳前，经过足少阳经的上关穴，沿着鬓发边际，而至前额上部。

其支脉，从大迎前向下经过人迎穴；沿喉咙，进入锁骨上窝的缺盆穴，向下通过横膈，归属于胃，联络脾脏；

其直行的脉，由缺盆穴向下，经过乳头，夹脐旁，进入腹股沟中央的气街处；

其腹内又一支脉，起于胃的下口幽门部位，向下沿腹腔内，到腹股沟中央的气街处，与主干相会合，再由此下行至髀关穴，直抵伏兔部，通过膝部的犊鼻穴，沿胫骨外侧前缘，下经足跗，到达足第二趾外侧端的厉兑穴。

另有一条支脉，从膝下3寸处之足三里穴分出，下行至足中趾外侧；

其又一条支脉，从足跗上冲阳穴分出，进入足大趾内侧端的隐白穴，与足太阴脾经相连接。

主治病证

①胃下垂，肠麻痹，胃肠神经官能症等。
②头面五官疾病，如头痛、面部神经麻痹、牙痛、腮腺炎等。
③脉循行所经过部位疾病，如胸痛、膝关节痛、下肢萎痹、偏瘫等。
④其他疾病如神经衰弱、身体虚弱、乳腺发炎等。

保健腧穴

起于承泣终于厉兑，计45穴，左右共90穴。

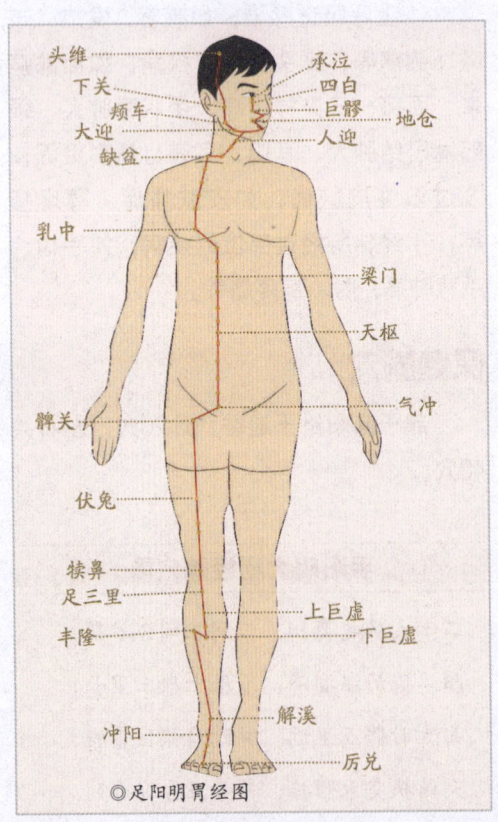
◎足阳明胃经图

足阳明胃经腧穴歌

四十五穴足阳明，承泣四白巨髎经，
地仓大迎下颊车，下关头维对人迎，
水突气舍连缺盆，气户库房屋翳寻，
膺窗乳中下乳根，不容承满与梁门，
关门太乙滑肉门，天枢外陵大巨存，

水道归来气冲次，髀关伏兔走阴市，
梁丘犊鼻足三里，上巨虚连条口行，
下巨虚下有丰隆，解溪冲阳陷谷同，
内庭厉兑阳明穴，大指次指之端终。

4.足太阴脾经

> 脾足太阴之脉，起于大趾之端，循趾内侧白肉际……
> ——《灵枢·经脉》

循行路线

足太阴脾经，起于足大趾内侧端的隐白穴，沿大趾内侧赤白肉际，上行至内踝前面，再上小腿内侧，沿胫骨内缘，交出足厥阴经之前，上行经膝、股部内侧前缘，进入腹部，归属于脾脏，联络胃，向上通过横膈，沿着食管的旁边，联系舌根，散布于舌。

其支脉，再由胃分出，向上通过横膈，流注于心中，与手少阴心经相连接。

主治病证

①消化系统疾病，如消化不良、肠麻痹、腹泻、便秘、胃肠功能紊乱等。
②泌尿生殖系统疾病，如女性月经不调、闭经、痛经、盆腔炎等，男性前列腺炎、遗精、阳痿等。
③经脉循行所经过部位疾病，如下肢瘫痪、风湿性关节炎等。

保健腧穴

起于隐白终于大包，计21穴，左右共42穴。

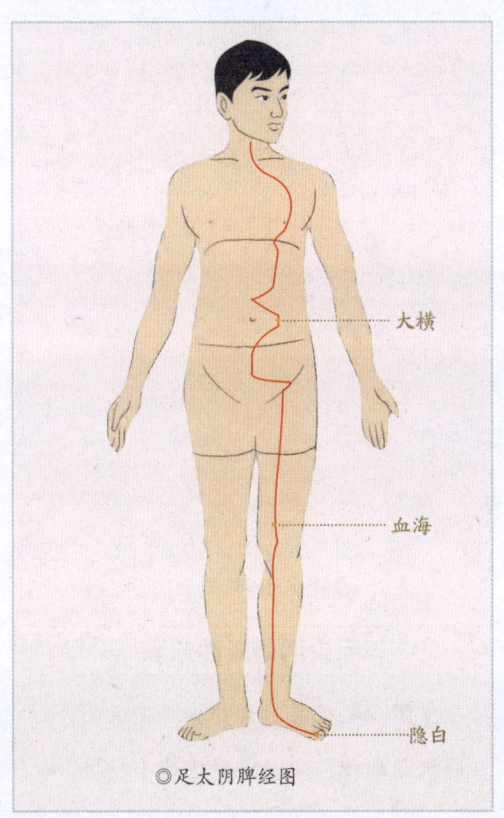

◎足太阴脾经图

足太阴脾经腧穴歌
二十一穴脾中州，隐白在足大趾头，　　府舍腹结大横上，腹哀食窦天溪候， 大都太白公孙盛，商丘直上三阴交，　　胸乡周荣大包上，从足经腹向胸走。 漏谷地机阴陵泉，血海箕门冲门前，

5. 手少阴心经

> 心手少阴之脉，起于心中，出属心系，下膈络小肠……
>
> ——《灵枢·经脉》

循行路线

手少阴心经，起始于心脏，出属于"心系"，向下通过横膈，联络小肠。

其支脉，从心系分出，夹食管上行，连于目系。

其直行的脉，从心系上行于肺部，再向下出于腋窝部之极泉穴，沿上臂内侧后缘，行于手太阴肺经和手厥阴心包经的后面，到达肘窝，沿前臂内侧后缘，至掌后豌豆骨部，进入掌内，沿着小指的桡侧，至末端之少冲穴，与手太阳小肠经相连接。

主治病证

①心血管疾病，如心跳过快、心跳过缓、心绞痛。

②神经精神疾病，如神经衰弱、癔病、神经分裂症、癫痫。

③经脉循行经过部位，如肋痛、肘臂痛等。

保健腧穴

起于极泉终于少冲，计9穴，左右共18穴。

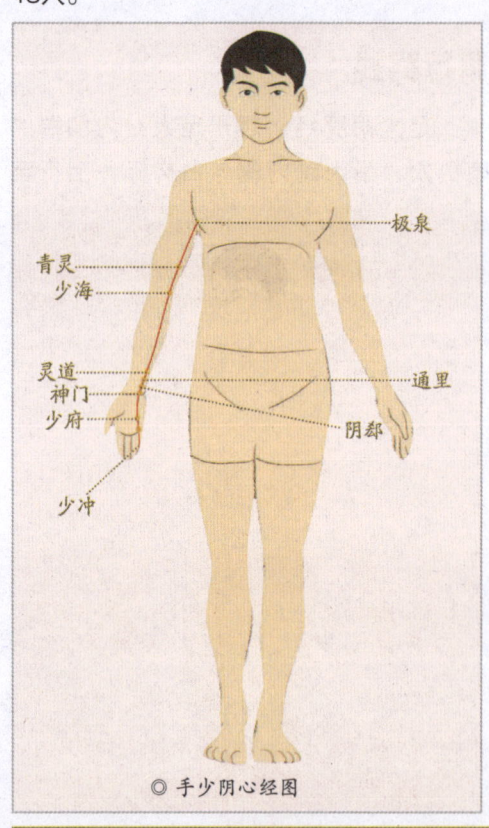

◎ 手少阴心经图

手少阴心经腧穴歌
手少阴心起极泉，青灵少海灵道全， 通里阴郄神门穴，少府少冲小指接。

6.手太阳小肠经

小肠手太阳之脉,起于小指之端,循手外侧,上腕……

——《灵枢·经脉》

循行路线

手太阳小肠经,起始于手小指尺侧端的少泽穴,沿手掌尺侧缘至腕部,出于尺骨茎突,直上沿前臂后缘,到肘部尺骨鹰嘴和肱骨内上髁之间,沿上臂外侧后缘,出行于肩关节,绕行肩胛部,交会于第七颈椎棘突下之大椎穴,再向前进入锁骨上窝,深入体腔,联络心脏,沿着食管,通过横膈,到达胃部,归属于小肠。

其上行的支脉,从锁骨上窝出来,沿着颈部,向上到达面颊部,至目外眦,转入耳中。

另一条支脉,从面颊部分出,上行经过于目眶下缘之颧髎穴,抵于鼻旁,至目内眦睛明穴,与足太阳膀胱经相连接。

主治病证

①头面五官疾病,如耳聋、中耳炎、腮腺炎、扁桃体炎、目疾等。

②经脉循行所经过部位疾病,如肩背疼痛、肘背疼痛等。

保健腧穴

起于少泽终于听宫,计19穴,左右共38穴。

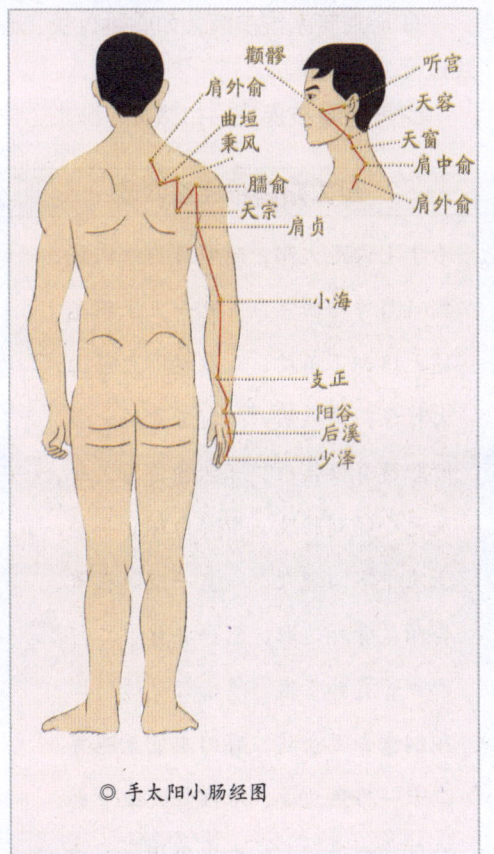

◎ 手太阳小肠经图

手太阳小肠经腧穴歌
手太阳经小肠穴,少泽先行小指末, 前谷后溪腕骨间,阳谷须同养老列, 支正小海上肩贞,臑俞天宗秉风合, 曲垣肩外复肩中,天窗循次上天容, 此经穴数一十九,还有颧髎入听宫。

7.足太阳膀胱经

膀胱足太阳之脉,起于目内眦,上额,交巅……

——《灵枢·经脉》

循行路线

足太阳膀胱经,起始于目内眦的睛明穴,上额,交会于头顶部之百会穴。其支脉,从头顶横行至耳上角。其直行的脉,从头顶入里联络于脑,经脉从脑后浅出左右分开下行项后,沿着肩胛部内侧,脊柱两旁,到达腰部,从脊旁肌肉深入体腔,联络肾脏,归属于膀胱。另一支脉,从腰分出,夹脊下行,通过臀部,进入腘窝中;又一支脉,自项向下,从肩膊内左右分别下行,穿过肩胛内缘,沿脊侧下行至秩边穴,通过股骨大转子部,沿着大腿外侧的后面,与腰部下来的支脉在腘窝中相会合。然后下行穿过腓肠肌,出于外踝的后面,沿着足跖外侧缘,至足小趾外侧端之至阴穴,与足少阴肾经相连接。

主治病证

①心血管系统疾病,如心跳过快、心跳过慢、心绞痛。

②呼吸系统疾病,如感冒、肺炎、支

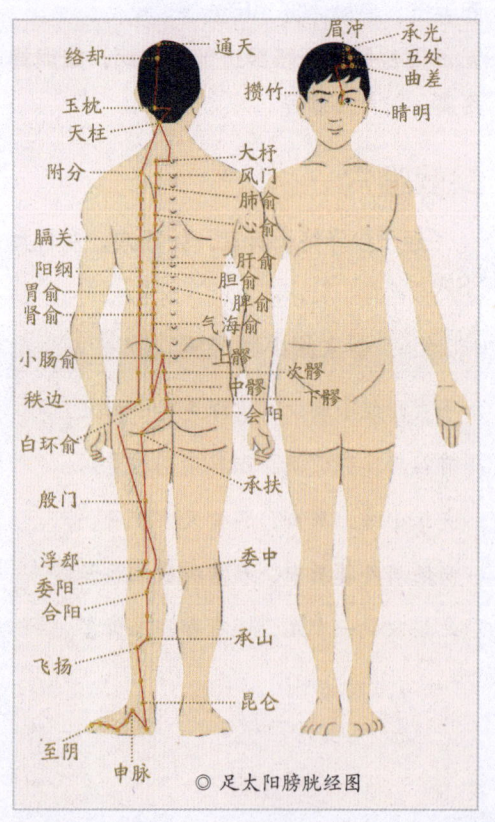

◎ 足太阳膀胱经图

足太阳膀胱经腧穴歌

六十七穴足太阳,睛明目内红肉藏,
攒竹眉冲与曲差,五处一五上承光,
通天络却下玉枕,天柱发际大筋上,
大杼风门肺厥阴,心俞督俞膈俞当,
肝胆脾胃俱挨次,三焦肾俞海大肠,
关元小肠到膀胱,中膂白环寸半量,
上次中下四髎穴,一空一空骶孔藏,
会阳尾骨外边取,附分脊背第二行,
魄户膏肓神堂寓,噫嘻膈关魂门详,
阳纲意舍胃仓随,肓门志室至胞肓,
二十一椎秩边是,承扶臀股纹中央,
殷门浮郄委阳至,委中合阳承筋量,
承山飞扬跗阳继,昆仑仆参申脉堂,
金门京骨束骨跟,通谷至阴小趾旁。

气管炎、肺结核等。

③消化系统疾病，如肠炎、痢疾、胃炎、消化不良、溃疡、胃下垂、胆绞痛、胆囊炎、肝炎等。

④泌尿生殖系统疾病，如遗精、遗尿、阳痿、闭经、痛经、月经不调、肾炎、肾绞痛、盆腔炎、胎位不正等。

⑤其他疾病，如癔病、神经衰弱、脱肛、痔疮等。

⑥经脉循行所经过部位疾病，如头痛、眼痛、颈背痛、腰痛、坐骨神经痛、瘫痪、风湿性关节炎等。

保健腧穴

起于睛明终于至阴，计67穴，左右共134穴。

8.足少阴肾经

肾足少阴之脉，起于小趾之下，邪走足心。

——《灵枢·经脉》

循行路线

足少阴肾经，起始于足小趾下端，斜行走向足心部之涌泉穴，出于舟骨粗隆下，沿着内踝的后边，进入足跟中，再向上行于小腿内侧，至腘窝之内侧，上股内侧后缘，通向脊柱里面，归属于肾脏，联络膀胱。

其直行的脉，从肾脏上行，通过肝脏和横膈，进入肺部，沿着喉咙，夹于舌根部。

其支脉，由肺部出来，联络心脏，注入胸中，与手厥阴心包经相连接。

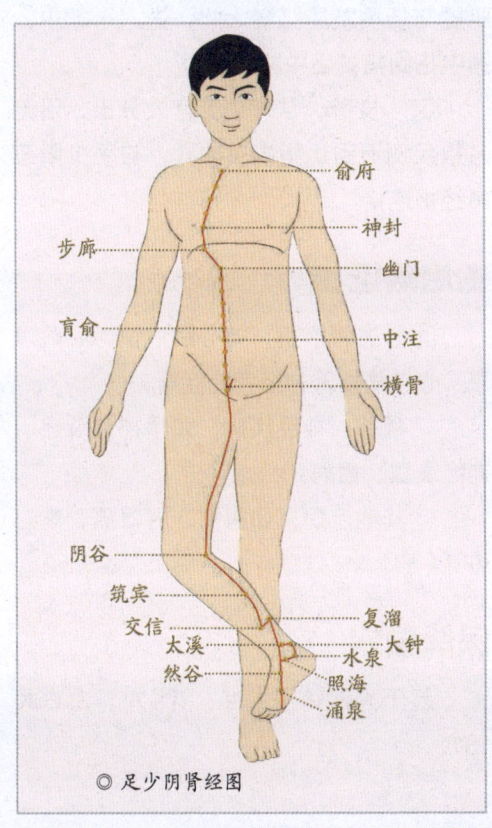

◎足少阴肾经图

主治病证

①泌尿生殖系统疾病，如男子阳痿、遗尿、尿潴留、睾丸炎，女性痛经、胎位不正，肾炎等。

②五官疾病，如耳聋、耳鸣、牙痛等。

③其他疾病，如休克、中暑、中风等。

保健腧穴

起于涌泉终于俞府，计27穴，左右共54穴。

足少阴肾经腧穴歌	
少阴经穴二十七,涌泉然谷与太溪, 大钟水泉与照海,复溜交信筑宾派, 阴谷膝内辅骨后,以上从足至膝求,	横骨大赫连气穴,四满中注肓俞脐, 商曲石关阴都密,通谷幽门一寸取, 步廊神封膺灵墟,神藏彧中俞府毕。

9. 手厥阴心包经

> 心主手厥阴心络之脉,起于胸中,出属于心包络……
>
> ——《灵枢·经脉》

循行路线

手厥阴心包经,起始于胸中,出来归属于心包络,向下通过横膈,由胸至腹依次联络上、中、下三焦。

其支脉,从胸中分出,经胸部,出于胁,下行至腋下三寸处,上行抵腋窝,沿上臂内侧,行于手太阴经和手少阴经之间,进入肘窝中,向下沿前臂掌侧的掌长肌腱与桡侧腕屈肌腱之间,进入手掌中,循中指到指端之中冲穴。

又一支脉,从掌中劳宫穴分出,沿无名指尺侧而到达指端关冲穴,与手少阳三焦经相连接。

主治病证

①心血管疾病,如心跳过快、心跳过慢、心绞痛以及神经官能症等。

②精神、神经疾病,如精神分裂症、神经衰弱、癔病。

③其他疾病,如胸闷、肘臂痛、掌心热等。

保健腧穴

起于天池终于中冲,计9穴,左右共18穴。

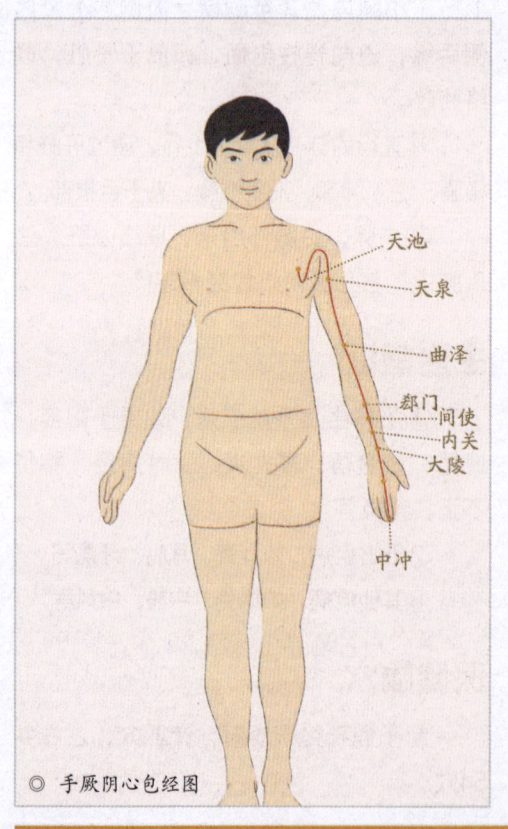

◎ 手厥阴心包经图

手厥阴心包经腧穴歌

九穴心包手厥阴，天池天泉曲泽深，
郄门间使内关对，大陵劳宫中冲寻。

10. 手少阳三焦经

三焦手少阳之脉，起于小指次指之端，上出两指之间……

——《灵枢·经脉》

循行路线

手少阳三焦经，起始于无名指尺侧端之关冲穴，向上出于第四、五掌骨间，沿手背到腕部，上行尺骨和桡骨之间，通过肘尖，沿着上臂外侧，向上到达肩部，交出足少阳经的后面，向前进入锁骨上窝，分布于胸中，联络心包，向下通过横膈，依次归属于上、中、下三焦。

其支脉，从胸中膻中部向上，浅出于锁骨上窝，上行到顶部，沿耳后直上，出于耳上角，然后屈曲向下到达面颊部，直至目眶下。

另一条支脉，由耳后之翳风穴进入耳中，复出走向耳前，与前脉相交叉于面颊部，至目外眦之丝竹空穴，与足少阳胆经相连接。

主治病证

①头面五官部疾病，如面头痛、面神经麻痹、耳鸣、腮腺炎、咽炎、颈部淋巴结肿大等。

②经脉循行经过部位疾病，如颈项痛、肩背痛、肘臂痛、手背肿痛。

保健腧穴

起于关冲终于丝竹空，计23穴，左右共46穴。

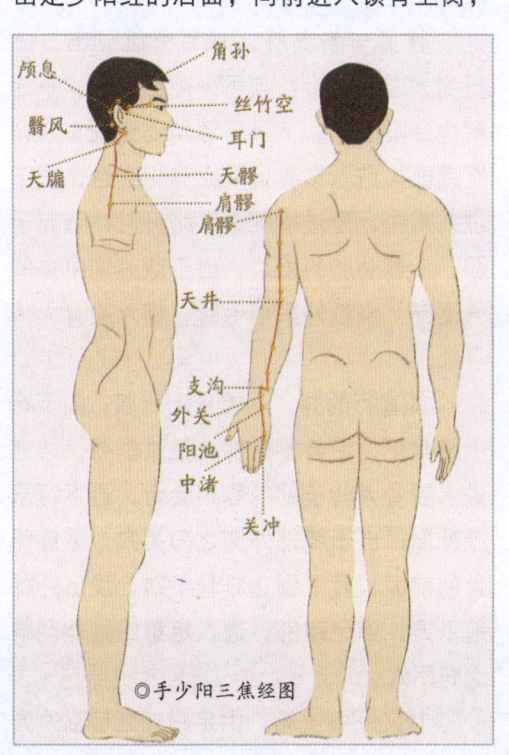

◎手少阳三焦经图

手少阳三焦经腧穴歌

三焦经穴二十三，关冲液门中渚间，
阳池外关支沟正，会宗三阳四渎长，
天井清冷渊消泺，臑会肩髎天髎堂，
天牖翳风瘈脉青，颅息角孙耳门当，
和髎耳前发际边，丝竹空在眉外藏。

11.足少阳胆经

胆足少阳之脉，起于目锐眦，上抵头角，下耳后……

——《灵枢·经脉》

循行路线

足少阳胆经，起始于目外眦瞳子髎穴，向上到达额角部之颔厌穴，下行至耳后风池穴，沿着头颈，行走于手少阳经之前面，到肩上在第七颈椎棘突下（大椎）左右相交，退回来，向前进入锁骨上窝；

其支脉，从耳后进入耳中，出来走在耳前，至目外眦之后方。

其另一条支脉，从目外眦分出，下行到大迎穴，折行与手少阳经会合，一起到达目眶下部，下经下颌角部之颊车穴，至颈部与前入锁骨上窝之脉相会合，复入进入胸中，通过横膈，联络肝脏，归属于胆，沿着胁肋的里边，出于腹股沟中央的气街部，绕过外阴部毛际，横入股骨大转子部。

其直行的脉，从锁骨上窝部，向下行于腋窝下，沿着侧胸部，经过季胁，与前进入股骨大转子部的脉相会合，再下行于股外侧，出于膝部外侧之阳关穴，下经腓骨的前面，直下到达腓骨下端，浅出外踝前下方，沿足跗部，进入足第四趾外侧端之窍阴穴。

其又一条支脉，由足跗部之足临泣穴

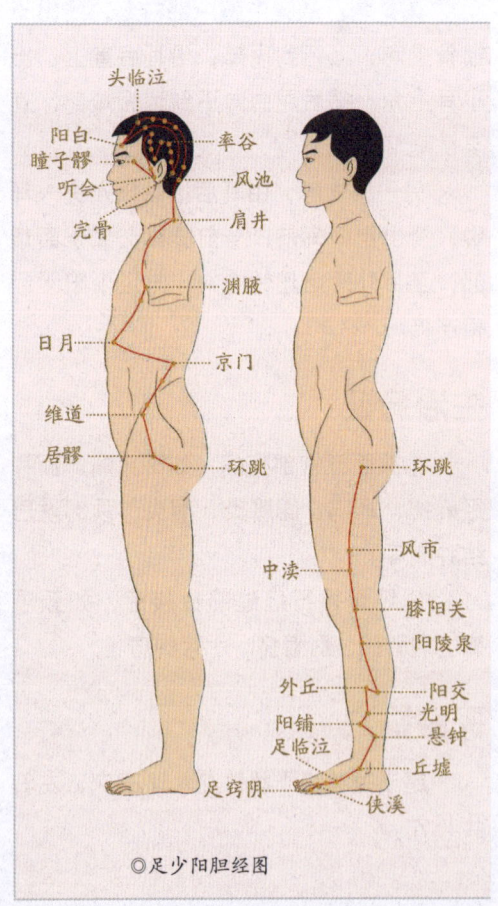

◎足少阳胆经图

分出，沿第一、二跖骨之间，出足拇趾外侧端，回过来贯穿趾甲部分的丛毛，与足厥阴肝经相连接。

主治病证

①肝胆疾病，如胆绞痛、慢性胆囊炎、急慢性肝炎。

②头面五官疾病，如偏头痛、眼痛、颈项痛、牙痛、面神经麻痹、耳鸣等。

③经脉循行经过部位疾病，如肋痛、髋关节痛、膝关节痛。

保健腧穴

起于瞳子髎终于窍阴，计44穴，左右共88穴。

足少阳胆经腧穴歌

足少阳起瞳子髎，四十四穴君记牢，
听会上关颔厌集，悬颅悬厘曲鬓分，
率谷天冲浮白次，窍阴完骨本神交，
阳白临泣目窗开，正营承灵脑空怀，
风池肩井与渊腋，辄筋日月京门结，
带脉五枢维道连，居髎环跳风市间，
中渎阳关阳陵泉，阳交外丘光明宜，
阳辅悬钟丘墟外，临泣地五会侠溪，
四趾外端足窍阴，胆经经穴仔细扪。

12.足厥阴肝经

肝足厥阴之脉，起于大趾丛毛之际，上循足跗上廉……

——《灵枢·经脉》

循行路线

足厥阴肝经，起始于足大趾爪甲后丛毛边际之大敦穴，沿足跗部向上，经过内踝前一寸之中封穴，向上沿胫骨内缘，至内踝上八寸处交出于足太阴脾经之后，上行过膝内侧，沿股内侧中线，进入阴毛中，绕过阴部，到达小腹部，夹胃两旁，归属于肝脏，联络胆，向上通过横膈，分布于胁肋部，沿着喉咙的后边，向上进入鼻咽部，连接于"目系"，再向上经过额部，与督脉交会于头顶部。

其支脉之一，从目系分出下行颊里，环绕口唇里面。

另一条支脉，再从肝脏分出，通过横膈，向上输注于肺脏，再与手太阴肺经相连接。

主治病证

①泌尿生殖系统疾病，如经痛、崩漏、睾丸炎、膀胱经、前列腺炎、疝气痛等。

②肝胆疾病，如急慢性肝炎、胆囊

炎、肝脾肿大等。

③其他疾病，如头颈痛、晕眩、癫痫等。

保健腧穴

起于大敦终于期门，计14穴，左右共28穴。

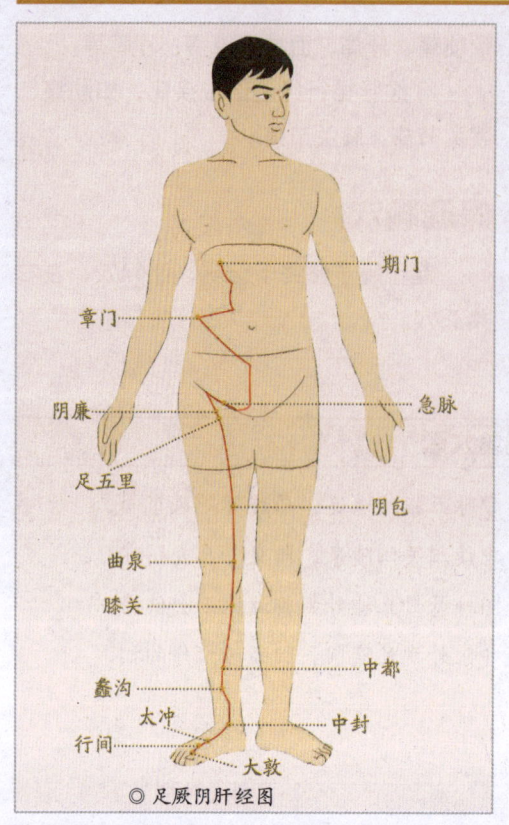
◎ 足厥阴肝经图

足厥阴肝经腧穴歌

一十四穴足厥阴，大敦行间太冲寻，
中封蠡沟中都近，膝关曲泉阴包临，
五里阴廉急脉寻，章门仰望见期门。

第三节 护好奇经八脉，就顾好了我们的"生命线"

人体自有大药，《黄帝内经》中神奇的经络与穴位>>

◎奇经八脉是十二经脉之外的别道奇行的特殊通路，既不直属脏腑，又无表里相配，奇经八脉交叉贯穿于十二经脉之间，具有调节经脉气血的作用。其分布部位与十二经脉纵横交互，八脉中的督脉、任脉皆起于胞中，同出于会阴，其中督脉行于背正中线，任脉行于前正中线，冲脉行于腹部会于足少阴经，其他各脉各有自己的循行路线。

1. 督脉

循行路线

督脉，起始于小腹内，向下出会阴部，向后沿着脊柱里面上行，直达项后风府穴而进入脑内，并由项沿头部正中线，上达头顶，经过前额下行至鼻柱下方。

主治病证

角弓反张，脊柱强痛，头重、眩晕、冲心痛、不孕症、尿闭、遗尿、痔疾、小儿惊厥、嗌干等。

保健腧穴

起于长强终于龈交，计28穴。

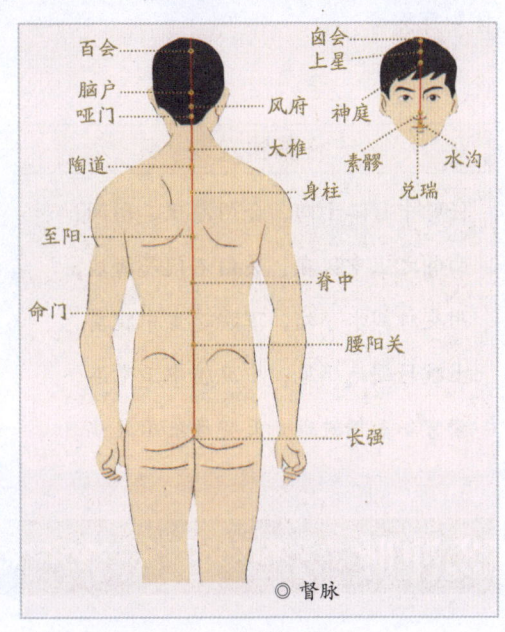

◎督脉

督脉腧穴歌

督脉行于背中央，二十八穴始长强，
腰俞阳关入命门，悬枢脊中中枢长，
筋缩至阳归灵台，神道身柱陶道开，
大椎哑门连风府，脑户强间后顶排，
百会前顶通囟会，上星神庭素髎对，
水沟兑端在唇上，龈交上齿缝内完。

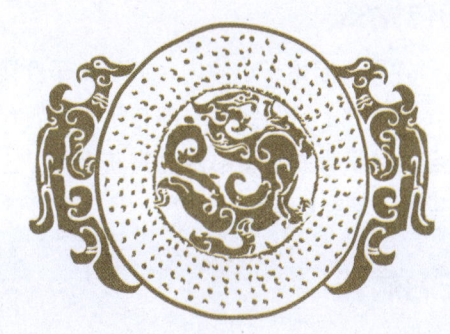

403

2.任脉

循行路线

任脉,起始于小腹内,向下出于会阴部,再上至阴毛部,而入腹内,沿腹部正中线,直达咽喉部,再经下唇内,环绕口唇,通过面部,而进入目下。

主治病证

疝气、月经不调、带下、流产、不孕症,少腹肿块、遗尿、小便不利、遗精、阴中痒痛等。

任脉腧穴歌
任脉中行二十四,会阴潜伏二阴间, 曲骨之上中极在,关门石门气海边, 阴交神阙水分处,下脘建里中脘前, 上脘巨阙连鸠尾,中庭膻中玉堂连, 紫宫华盖循璇玑,天突廉泉承浆端。

保健腧穴

起于会阴终于承浆,计24穴。

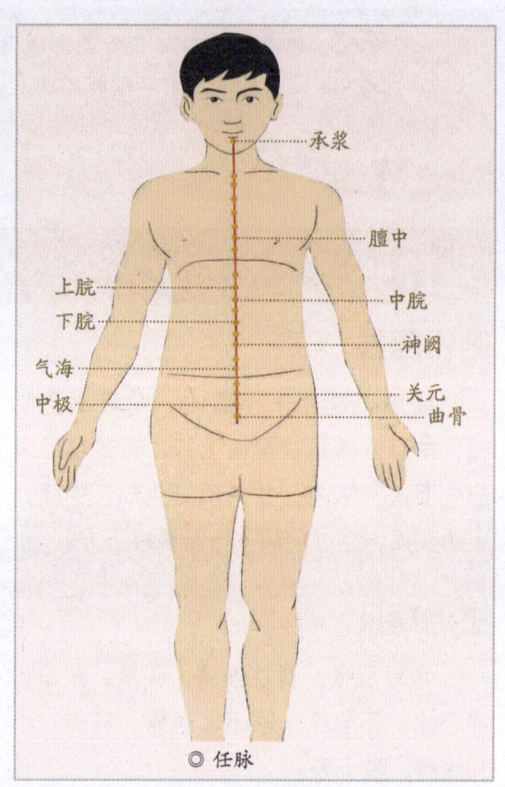

◎ 任脉

3.冲脉

循行路线

冲脉,起始于小腹内,向下出于会阴部,沿脊柱上行,经气冲部与足少阴肾经交会,从横骨穴沿腹部两侧夹脐上行,上达咽喉,环绕口唇。

主治病证

气逆上中腹内拘急而痛,月经不调、崩漏、带下、不孕等。

保健腧穴

起于会阴终于幽门,计13穴,左右共25穴。包括会阴、气冲、横骨、大赫、气穴、四满、中注、肓俞、商曲、石关、阴都、通谷、幽门。

4.带脉

循行路线

带脉,起始于季胁部的下面,斜向下行至带脉穴,通过五枢穴与维道穴,横行绕身一周。

主治病证

腹部胀满、疼痛、腰软无力、下肢痿软等。

保健腧穴

起于带脉终于维道,计3穴,左右共6穴。包括带脉、五枢、维道。

5.阳跷脉

循行路线

阳跷脉,起始于足跟外侧之申脉穴,沿外踝后上行,经过腓骨后缘,大腿外侧,胁肋部,从腋缝后上肩胛外侧,到颈部上过口旁,进入目内眦睛明穴,与阴跷脉,手足太阳会合,再沿足太阳膀胱经上额,向下到达耳后,与足少阳胆经会于项后风池部。

主治病证

下肢内侧弛缓而外侧拘急、癫痫、不眠等症。

保健腧穴

起于申脉终于睛明,计12穴,左右共24穴。包括申脉、仆参、跗阳、居髎、臑俞、肩髃、巨骨、天髎、地仓、巨髎、承泣、睛明。

6.阴跷脉

循行路线

阴跷脉,起始于内踝下之照海穴,沿内踝后,直上经大腿内侧后缘,进入前阴部,再上沿腹胸的里面,到达锁骨上窝,上行出结喉旁,经鼻旁,至目内眦睛明穴,与阳跷脉,手足太阳相会合。

主治病证

嗜睡、癫痫、下肢外侧肌肉弛缓而内侧拘急等。

保健腧穴

起于照海终于睛明,计3穴,左右共6穴。包括照海、交信、睛明。

7. 阳维脉

循行路线

阳维脉,起始于足跟外侧之金门穴,向上出于外踝,经足少阳胆经之阳交穴,沿下肢外侧至髋部,循胁肋后侧,从腋后上肩,过颈部,面颊部到达前额,再经头顶折向项后,与督脉相会合。

主治病证

恶寒发热等症。

保健腧穴

起于金门终于哑门,计16穴,左右共32穴。包括金门、阳交、臑俞、天髎、肩井、头维、本神、阳白、头临泣、目窗、正营、承灵、脑空、风池、风府、哑门。

8. 阴维脉

循行路线

阴维脉,起始于小腿内侧足少阴经之筑宾穴,沿下肢内侧上行到小腹部,与足太阴脾经相会合,通过胸胁部,到达咽喉至舌根,与任脉会合。

主治病证

心痛、胸腹痛、胃痛、精神不宁等。

保健腧穴

起于筑宾终于廉泉,计7穴,左右共14穴。包括筑宾、府舍、大横、腹哀、期门、天突、廉泉。

细说奇经八脉特征

《难经·二十七难》说:"凡此八者,皆不拘于经,故曰奇经八脉。"也就是说奇经八脉与十二正经不同,其特点如下:

①奇经八脉不隶属于脏腑,又无表里配合关系。

②奇经八脉除任、督二脉有自己的独立腧穴外,其他六条经脉的腧穴都寄附于十二正经与任、督脉之中。

③奇经八脉的循行错综于十二经脉之间,而且与正经在人体多处相互交会,因而奇经八脉有涵蓄十二经气血和调节十二经盛衰的作用。当十二经脉与脏腑气血旺盛时,奇经八脉气血得以蓄积,当人体活动时,奇经八脉便能为身体渗灌气血。正是基于这种原理,《难经·二十八难》把十二经脉比作"沟渠",把奇经八脉喻作"湖泽",即形象地说明了这一功能。

PART 3

求医不如自医，人体大药助你活到天年身体安康

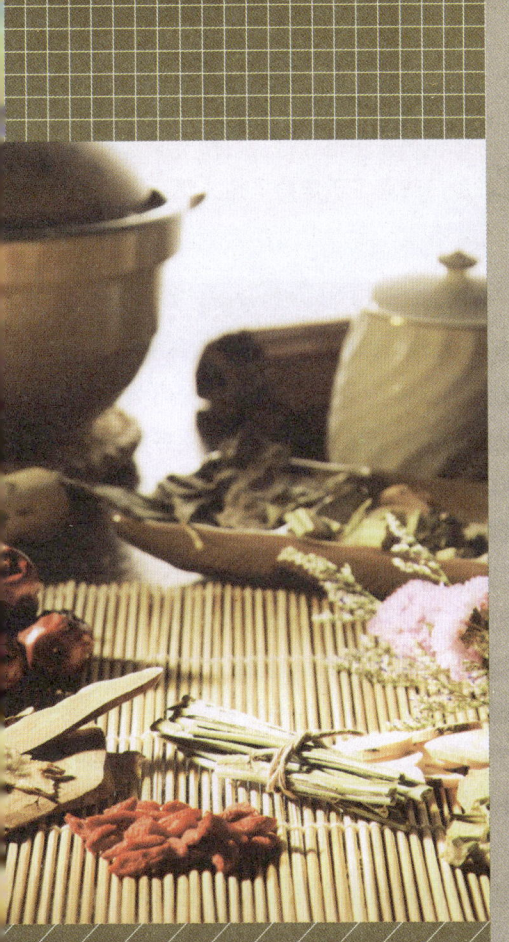

人体自有大药，最好的、最健康有效的药物不在身体之外，人体自身有带，我们每个人身上本来就百药齐全，经络穴位就是您随身携带的"大药囊"，它内连五脏六腑，外连筋骨皮毛，源源不断地将气血运往人体的各个部位，维持生命的正常运行。它"决生死，处百病"，是百病之所以生、之所以灭的根本，它是人体的一座金矿，因此，我们一定要学会正确地使用经络，用好身上的"大药田"。

第一节 治疗保养外科疾病的人体大药

求医不如自医，人体大药助你活到天年身体安康>>

外科疾病的发生、发展、变化的过程与气血、脏腑、经络的关系极其密切。局部的气血凝滞、营气不从、经络阻塞以致脏腑功能失调等，是外科疾病总的发病机理。中医讲，气血、脏腑、经络均寓于阴阳之中，如气为阳，血为阴；腑属阳，脏属阴；经络之中亦有阳经、阴经之分，它们之间相互依存、相互制约和相互转化。这种阴阳关系若处于平衡，则身体安康。而各种致病因素破坏了这种关系，造成了阴阳的平衡失调，就能导致外科疾病的发生。

1. 半身不遂，推拿人体大药效果最好

半身不遂又叫偏瘫，是指一侧上下肢、面肌和舌肌下部的运动障碍，它是急性脑血管病的一种常见症状。

中医认为，偏瘫的原因是由于湿痰内盛，气虚吹盛，以致肝阳上亢、肝风内动而导致机体的气血阴阳失调。中医把凡是偏瘫又见昏迷的叫中脏腑；颜面局部或颜面与肢体的偏瘫，但无昏迷的叫中经络。推拿治疗多适用于后者。

半身不遂的临床常见症状是：半身肢体不遂，口眼歪斜，语言障碍，口角流涎，吞咽困难，并伴有颜面、手足麻木，肢体沉重或手指震颤等。

可用推拿穴位疗法改善，具体操作方法如下：

①对上肢半身不遂的患者，穴位推拿以点揉法最好，用力拉其患肢，抖其臂，并活动其肩关节、肘及腕后，再捏合谷穴10余下。然后用手托患肢，用一只手拨动腋窝下大筋，使其有麻木感，可传到手指部，再揉搓十指，使血贯通到指尖。最后用双手搓其臂百余下，至皮肤发热为止。每天上下午各施治一次，健肢及患肢一同进行。在施治中对患肢要根据病情做适度的按摩。

②于下肢患者，其操作次序基本相同。但仍先施治穴位，后进行拉、抖及转动屈伸其上中下关节，但着重于血脉及膝眼四脉的按摩。

③血根四脉的按摩采用扣法。用两手大拇指按住血根二脉（在膝肌内前面皮肤上面，左右距离一寸多），并在腿后侧用食指或中指对准上血根二脉位置扣紧，和下血根二脉两筋正中的穴位，迫使血液在筋脉血管中得到逐步流畅，促使患肢血液循环畅通无阻。每一穴位点揉轻重各6次，共36次，以加至108次为准则。应以患者体质强弱来增减活动次数，每天上下午各施治一次为宜。同时可轻轻拍打患肢，使萎缩塌陷的肌肉兴奋膨胀并继续发育。

只要按照以上方法长期坚持，半身不遂患者的病情必然会有好转。

2.肩周炎，信手捏捏一身轻

肩周炎，肩关节周围炎的简称，是指肩关节及其周围软组织退行性改变所引起的肌肉、肌腱囊、关节囊等肩关节周围软组织的广泛慢性炎症反应。此病表现为肩部疼痛和肩关节活动受限，好发于中老年人。身体出现肝肾阴虚和阳明气虚，使筋骨失养，不通则痛，就出现了肩周炎。

肩周炎的经络治疗：首先，选取耳穴。基本穴位为肩点、肩关节点和锁骨点，其中肩点为按压的重点。若伴有疼痛者，在基本穴位的基础上再选取神门、肾上腺点和内分泌点。

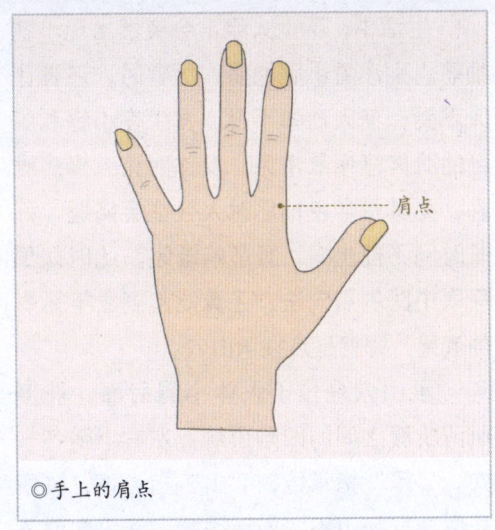
◎手上的肩点

四粒经络营养丹进行治疗。每天坚持按一按这四个穴位，不仅可治疗肩周炎，还能调治人体虚弱，绝对是难得的大补药。

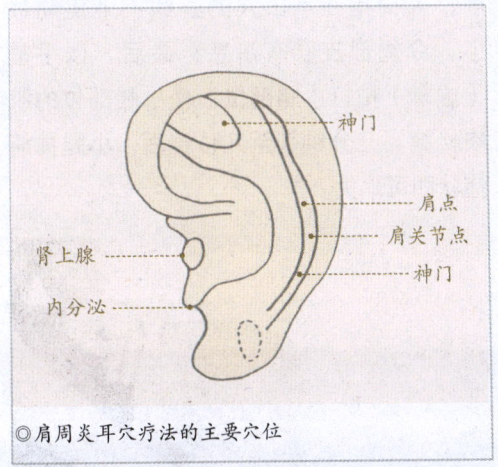
◎肩周炎耳穴疗法的主要穴位

其次，选取手穴。若病在右肩，则取左脚和左手上的肩点；若病在左肩，则取右脚和右手上的肩点；如果病在两肩，或者比较严重，则最好双手双脚上的肩点都取。

最后，对于肩部剧痛者，在耳穴与手穴的基础上，再加取腿部的阳陵泉穴。

除了耳、手、腿上的良方，肩周炎还可以通过常食条口、解溪、陷谷和足三里

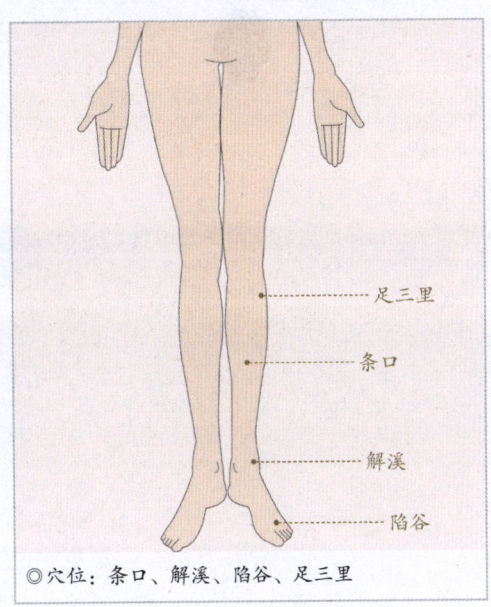
◎穴位：条口、解溪、陷谷、足三里

3.遇小腿抽筋，点压腿肚承山穴即刻缓解

生活中，不少人经常会突然出现小腿抽筋。别小看小腿抽筋，厉害时，还真让人难受，使人动弹不得。发生在小腿和脚趾的肌肉痉挛最常见，发作时让人疼痛难忍，尤其是半夜抽筋时人往往会痛醒，好长时间不能止痛，且影响睡眠。此时如果采取中医的点穴法，还真能起到立竿见影的效果，那就是点按承山穴。

承山穴是位于人体小腿后面，腓肠肌两肌腹之间的凹陷顶端，左右小腿各一穴。"承"指承接，"山"指山路，其所处位置形如山谷，因而得名。承山穴属于足太阳膀胱经，有疏通经络、散热通积的功效。对治疗痔疮、肛裂、下肢疼痛麻木、肩周炎、无器质性病变的便秘都有很好的疗效。

这个穴位找起来也比较方便，顺着小腿后面往下推，肌肉变薄处或者感觉到一个尖儿的地方就是。在进行点按时小腿会感到酸、胀或者疼，但点完之后效果很好。

具体操作方法：当发生小腿抽筋时，患者首先选好椅子取轻松的坐姿，自己或请他人帮忙，以大拇指稍用力点按患腿的承山穴，用力要大，力达肌肤深层，接着按顺、逆时针方向旋转揉按各60圈；然后，大拇指在承山穴的直线上下擦动数下，令局部皮肤有热感；最后，以手掌（虚掌）拍打小腿部位，使小腿部位的肌肉松弛。几分钟甚至几秒钟后，小腿抽筋症状即可消失。

◎承山穴属于足太阳膀胱经，有疏通经络、散热通积的功效

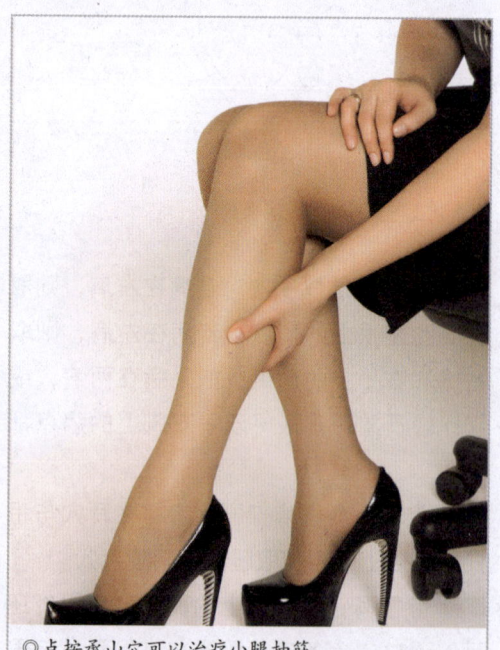
◎点按承山穴可以治疗小腿抽筋

4.六味大药治颈肩痛,四味大药防治膝关节骨刺

治愈颈肩痛,六味大药就足够

颈部和肩膀出现疼痛,但程度多不剧烈,以酸胀不适或轻度的几个点痛为主,常反复发作;到了活动的时候,能听到关节"咔嗒、咔嗒"的响,就是我们所谓的颈肩痛,这种疼痛常在疲劳时加重,休息后减轻。

治疗颈肩痛的六味妙药:风池、风府、天柱、颈百劳、肩井、阿是穴。

颈肩痛的治疗非常简单,你可以先用轻柔的手法自我按摩颈部,放松局部肌肉。然后,可以自己用手指点按颈背部的风池、风府、天柱、颈百劳、肩井和阿是穴六味妙药,也可以请家人帮忙,每穴点按3分钟左右即可。

治疗颈肩痛,除了按摩外,还可以配合颈项部的保健操,即颈部轻缓地左右旋转或前后俯仰,可以用双手护住颈部并给予一定的对抗力。当然,如果有条件也可以用热毛巾或热敷袋进行局部的热敷,这样有助于增加指压的效果。

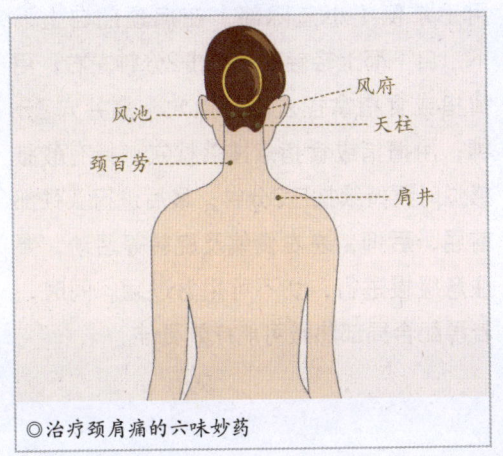

◎治疗颈肩痛的六味妙药

四味大药,专门防治膝关节骨刺

一位同事说他的父亲刚刚退休就查出膝关节长了骨刺,无论内服药,还是外敷药,效果都不明显。后来,他经朋友介绍,带父亲找中医做了3个多月的穴位按摩,结果疼痛疾病消失了。

防治这种骨刺的基本穴位主要分布在膝部,按摩方法很简单。用自己的手掌,先从内、外膝眼(膑骨下,膑骨韧带两旁凹陷中)开始各按摩100~200次,再按摩梁丘穴(膑骨之上外侧直上二寸凹陷处)、鹤顶(膑骨中直上一寸处)各100~200次,用手掌以顺时针用点力旋转按摩即可。按摩十天半月即可见效,但也可继续按摩,直至不疼为止。

事实上,这种防治的原理就是通过按摩加速血液循环,增强膝关节肌肉的韧力,迫使骨刺收敛、软化,从而减轻或减少疼痛。更值得一提的是,即使膝关节没病经常按摩按摩,同样也可起到保健作用。

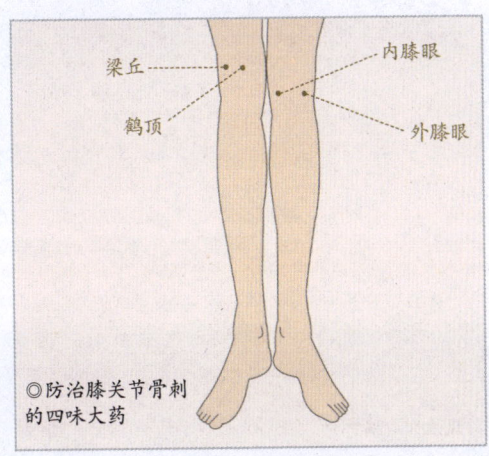

◎防治膝关节骨刺的四味大药

5.落枕,随手便可治愈的小病

我们在生活中常遇到这样的情况,某天早晨起床突然感到脖子痛,头只能歪向一侧,活动不利,不能自由旋转后顾,如向后看时,须向后转动整个躯干。其实,这就是我们常说的落枕,或称"失枕",是一种常见病,轻者4~5天自愈,重者疼痛严重,可延至数周不愈。

为什么我们会落枕?

落枕一方面可因肌肉扭伤所致,如夜间睡眠姿势不良,或因睡眠时枕头不合适使头颈处于过伸或过屈状态,引起颈部一侧肌肉紧张,时间较长即可发生静力性损伤,从而导致肌筋强硬不和,气血运行不畅,局部疼痛不适,动作明显受限等。另一方面可因外感风寒所致,如睡眠时受寒,盛夏贪凉,使颈背部气血凝滞,筋络痹阻,以致僵硬疼痛,动作不利。同时,颈椎病也可引起反复"落枕"。

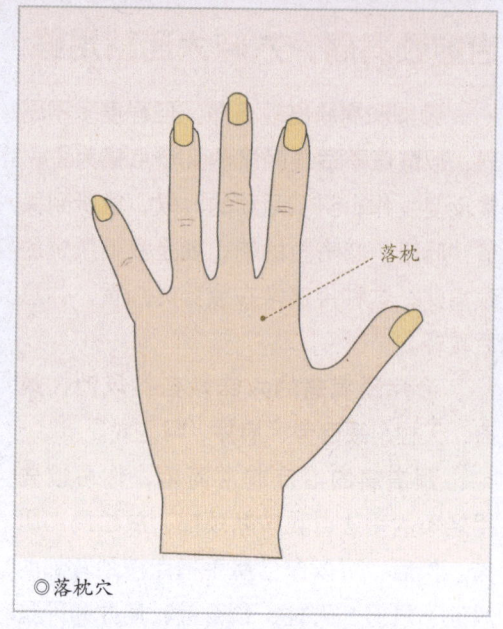

◎落枕穴

巧除落枕的三位大药:风池、肩井、落枕。关于落枕的按摩,具体操作手法为:将左手或右手的中、食、无名三指并拢,在肩颈部疼痛处找准压痛点(多在胸锁乳突肌、斜方肌等处),以此为中心由轻到重按摩5分钟,也可左右手交次进行;用手掌侧(小鱼际部)在肩颈部自上而下,自下而上轻轻快速打击2分钟左右;用拇指或食指拿捏左右风池穴、肩井穴2分钟;用拇指或食指点按落枕穴,待有酸胀感觉时再持续按压3分钟;最后进行头颈部前屈、后仰,左右侧偏及旋转等活动,要注意缓慢进行,切不可用力过猛。同时,若再配合局部热敷可能疗效更佳。

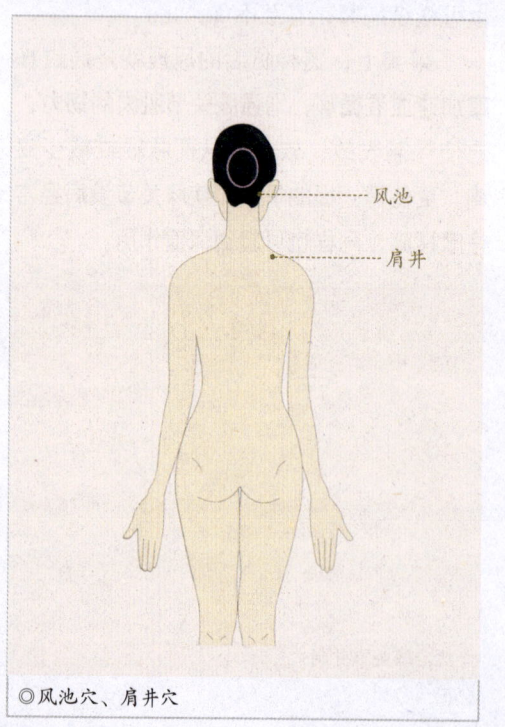

◎风池穴、肩井穴

6.足癣可根治，胃、肾二经来帮忙

足癣是一种传染性皮肤病，俗称"脚湿气"，脚趾起小水疱，脱皮，微痒。多发生在足底和趾缝间，致病菌为红色癣菌、石膏样癣菌、絮状表皮癣菌等，是最常见、最顽固的皮肤真菌感染。

足汗蒸发不畅，不经常洗脚换袜，使用公用生活用具如脚盆、拖鞋、浴盆、毛巾等是足癣感染的重要因素，而游泳池、浴室等公共场所则是足癣传播的常见地方。足癣也是自身体股癣、手癣、甲癣的传染源。足癣的活动还与季节有关，多在夏秋季严重。

足癣为什么会传染呢？是因为脚上的小水疱，当小水泡破了里面会有黏黏的浆水出来，而这浆水里有少量的蛋白，细菌就趁机在此"生儿育女"了。要使细菌无法生存下去，光灭菌是不行的，小水疱才是问题的症结所在。

中医认为，水疱是因为经络不通畅，以至于经络里的积液带不出去而形成的。在人体经络系统中，通往脚上的经络有六条，而经常有问题的是胃经与肾经。脚趾是以胃为主，脚跟是以肾为主，当胃与肾的情况改善了，即它们的经络保持较通畅的状态，脚上的小水疱也就没有了。

所以，当你感染了足癣后，只要每天坚持敲胃经和肾经，让它们始终保持通畅状态，就能从根本上解决足癣问题。

脚气治愈后，务必切断真菌的感染源：对使用过的鞋袜等物品进行消毒；勤换袜子，不要与其他人共用毛巾、浴盆等；在公共场所，要特别注意个人卫生。

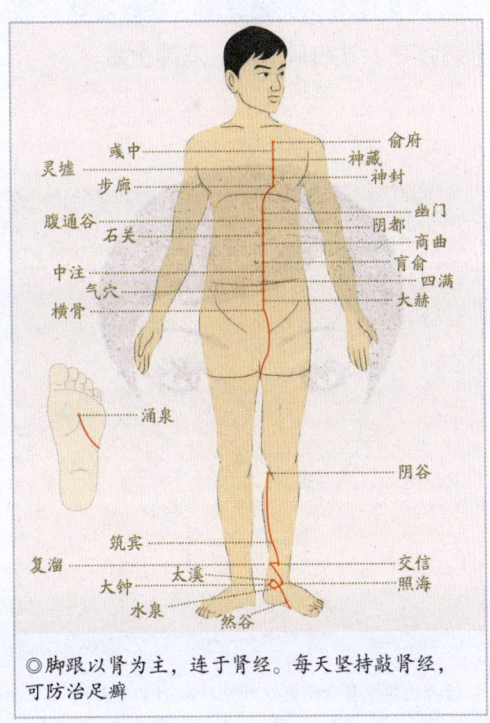

◎脚趾以胃为主，连于胃经。每天坚持敲胃经，可防治足癣

◎脚跟以肾为主，连于肾经。每天坚持敲肾经，可防治足癣

7.治牙疼，人体大药比消炎药更管用

俗话说："牙疼不是病，病起来真要命。"相信受过牙疼折磨的朋友都对这句话有深刻的体会。去看西医，医生会告诉你是炎症，然后开一堆消炎药让你回家吃，如果牙坏了，就会建议你把坏牙拔掉。牙坏了，失去了它的正常功能，当然可以拔掉，但是对于一般的牙疼，我们大可不必如此"伤筋动骨"，因为我们人体有自生的消炎药，而且比药店买来的药更管用。

中医认为，牙疼主要是由风热侵袭、胃炎上蒸、虚火上炎三种原因造成的，因此，在治疗时，只要弄清牙疼的病因，就可以对症治疗了。

风热侵袭

风热侵袭，火郁牙龈，瘀阻脉络，故牙齿疼痛。宜疏风清热、消肿止痛。

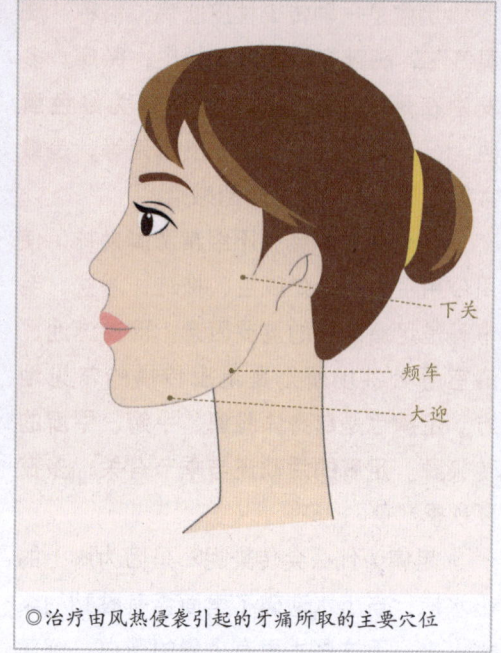

◎治疗由风热侵袭引起的牙痛所取的主要穴位

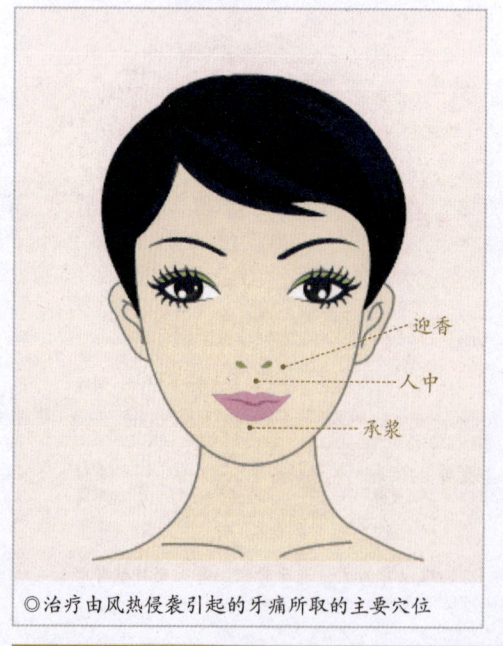

◎治疗由风热侵袭引起的牙痛所取的主要穴位

临床表现：牙痛突然发作，阵发性加重，得冷痛减，受热加重，牙龈肿胀；形寒身热，口渴；舌红苔白或薄黄，脉浮数。

选穴：前三齿上牙痛取迎香、人中，下牙痛取承浆；后五齿上牙痛取下关、颧突凹下处，下牙痛取耳垂与下颌角连线中点、颊车、大迎。以指切压，用力由轻逐渐加重，施压15~20分钟。

胃炎上蒸

足阳明胃经循行到牙齿，由于胃火炽盛，循经上蒸到齿龈，"人身之火，惟胃最烈"，故牙齿痛，牙龈红肿比较严重。宜清胃泻热、凉血止痛。

临床表现：牙痛剧烈，牙龈红肿或出脓血，得冷痛减，咀嚼困难；口渴口臭，

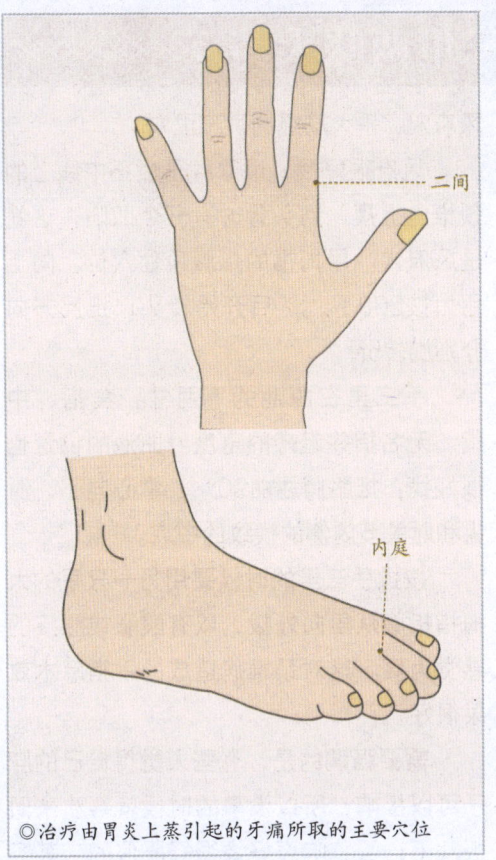

◎治疗由胃炎上蒸引起的牙痛所取的主要穴位

溲赤便秘,舌红苔黄燥;脉弦数或洪数或滑数。

选穴:按揉二间、内庭,症状立刻就会减轻很多。

虚火上炎

肾阴虚,虚火上炎,结于齿龈,故牙齿隐隐作痛或微痛,午后阳明经气旺盛,更助虚火上炎,因此午后疼痛较重。宜滋阴益肾、降火止痛。

临床表现:牙痛隐隐,时作时止,日轻夜重,牙龈暗红萎缩,牙根松动,咬物无力;腰膝酸软,五心烦热;舌嫩红少苔,脉细数。

选穴:每天刺激双侧合谷、手三里、太溪穴。其中,太溪宜在每天晚上泡脚后按揉,每次5分钟,合谷和手三里不定时地按揉可以帮助减轻疼痛。

除穴位疗法外,牙疼患者平时还应注意饮食调节,饮食不宜过温、过冷,并宜食清淡食物,忌辛辣煎炒及过酸、过甜。要注意口腔卫生,每日早晚刷牙,除去牙面和牙间隙中污垢及食物碎屑。保持牙齿洁净,是防治牙病的重要措施。

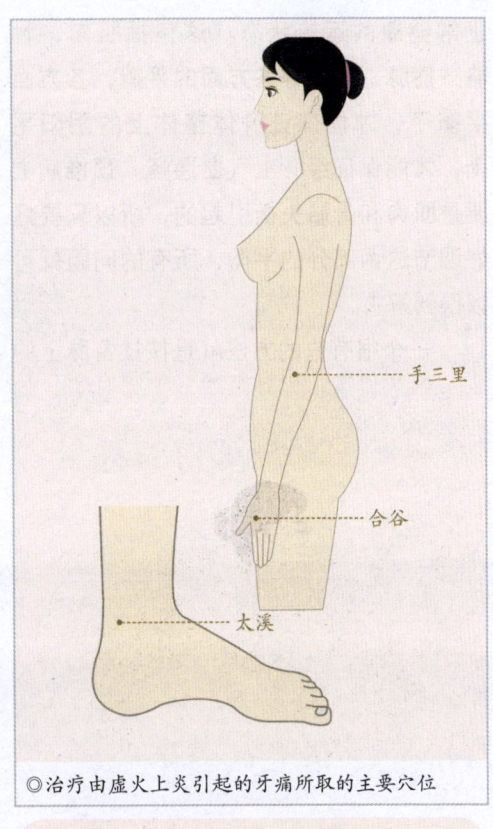

◎治疗由虚火上炎引起的牙痛所取的主要穴位

引起牙疼的主要原因

①风热侵袭
②胃炎上蒸
③虚火上炎

8.颈椎病，按揉风府、手三里两味大药

现在，患颈椎病的人群正在大幅度增加，而且越来越趋向年轻化，长时间低头看书、长期在电脑前工作的人最容易得颈椎病。最典型的症状就是脖子后面的肌肉发硬、发僵，颈肩疼痛，而且头晕、恶心，手指麻木，腿软无力。

我们的身体比世上任何机器都要精密，而且要求各方面都要平衡，才能保持正常健康的运转状态。这包括肌肉、骨骼、筋脉、经脉等各方面的平衡，各方面平衡了，才能保证身体整体上的阴阳平衡，才能保证经脉上气血通畅。颈椎病主要是肌肉和骨骼失衡引起的，所以只要好好调节这两部分的平衡，所有的问题就可以得到解决。

一个很有效的方法就是按揉督脉上的风府穴、手大肠经的手三里穴。

风府很好找，顺着脖子后正中线上的颈椎向上摸，到头骨时有一个凹陷，这就是风府穴。用拇指的指腹顶住穴位，向上用力按200下，然后开始转头，正反方向分别旋转5圈。

手三里在曲池的下两寸，食指、中指、无名指并起来的宽度。曲池的位置也很好找：把胳膊屈曲90°，掌心向下，肘尖和肘关节内侧的横纹的中点。

按揉手三里的时候要用另一只手的大拇指指腹从里向外拨，以有酸胀或胀疼的感觉为度。这对颈椎病造成的手指麻木效果很好。

需要强调的是，有些人觉得自己的脖子可以扳响，所以没事的时候就喜欢来回扳几下，听着响声好像很舒服似的。其实这是不对的，经常这样就会造成颈椎关节松弛，颈椎边上的韧带也会变松弛。

不管有没有颈椎病，平时都要注意两点：

①睡觉时枕头要高低适当。枕枕头的目的是睡觉时让脖子部位的肌肉放松，所以正确的枕法是垫在脖子下面，而不是把脖子空出来。枕头的高度一般10厘米就行了，身体比较胖的可适当高一些。

②颈部不能受凉。包括食物的寒凉和外来的风寒，因为一受凉肌肉就会发紧，而且凉邪会向里传，颈部的平衡就会被打破，变得很脆弱，稍不注意就会得病，所以一定要引起注意。

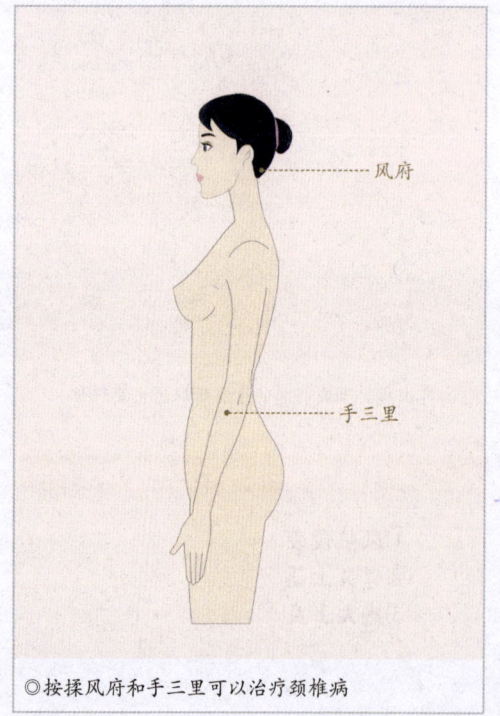
◎按揉风府和手三里可以治疗颈椎病

9.腰痛，有无原因均可下手

关于腰痛，一方面，中医认为"腰为肾之府"，肾气的盛衰直接决定腰的状态，人年轻时，肾气旺，腰几乎都没问题，但上了年纪，就会出现不同程度的肾虚，腰的毛病也就花样百出了；另一方面，当人体受到寒湿之邪，体内气血便出现凝结，造成经脉阻塞，于是腰部就会酸痛不舒服。

肾虚型腰痛，通常起病缓慢，隐隐作痛，腰膝酸软乏力，劳累则会加重病情。其经络按摩取足太阳和督脉经穴为主，选用穴位包括肾俞、委中、夹脊、阿是穴、命门、志室及太溪，每天请家人帮忙按摩几分钟，尤其是疼痛发作时，非常有效。

寒湿型腰痛，多因坐卧冷湿之地、涉水冒雨、身劳汗出或衣着冷湿而致，这类患者多逢气候骤变，阴雨风冷，疼痛增剧。其经络按摩取足太阳和督脉经穴为主，选用穴位包括肾俞、委中、阿是穴、风府及腰阳关穴。

有些人反映，腰痛多年，无论是服药，还是针灸，各种方法都试了，但仍未见明显效果。其实，这种莫名腰痛同样可以找经络帮忙，而且一穴即可。

专家发现，按摩、针灸或敲打右臂少海穴，可以治疗莫名的腰痛症状。右少海穴在手少阴心经上，在右手臂的肘弯处，只此一穴，其他辅助穴位都不需要，很奏效，也很神奇。具体的按摩或敲打时间，可以依病情而定，10分钟或以上均可。

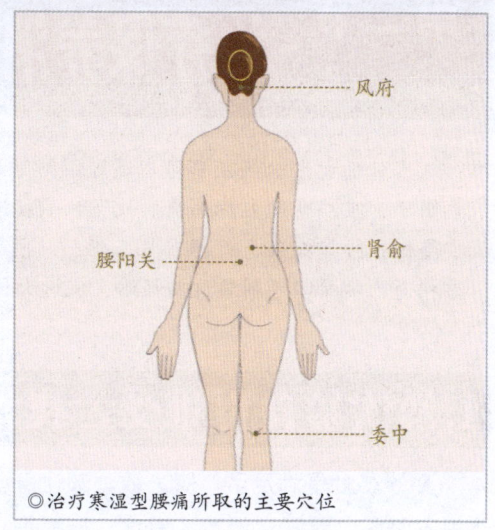

◎治疗寒湿型腰痛所取的主要穴位

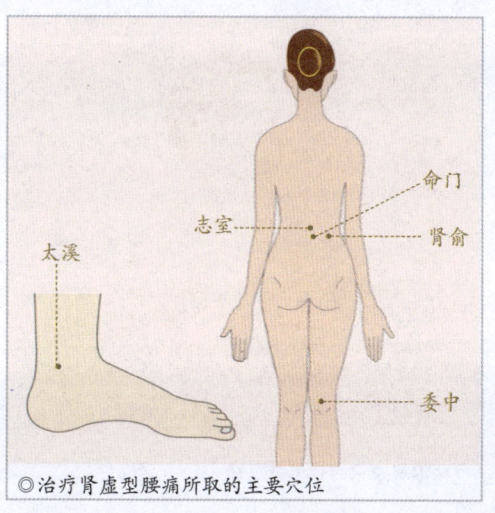

◎治疗肾虚型腰痛所取的主要穴位

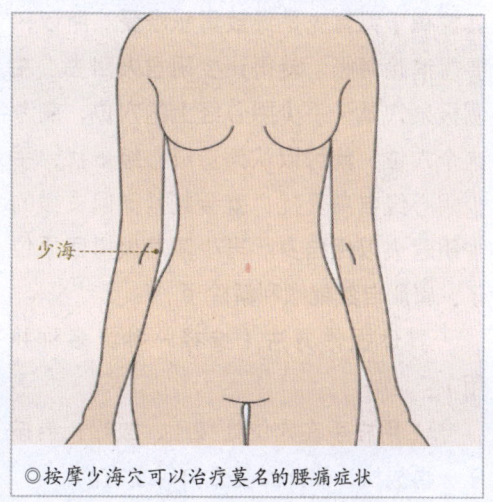

◎按摩少海穴可以治疗莫名的腰痛症状

第二节　治疗保养消化系统的人体大药

求医不如自医，人体大药助你活到天年身体安康>>

人体的大部分疾病都可以通过经络解决，"通则不痛"，只要经络疏通，气血畅通无阻了，疾病也就自然消失。比如，胃痛我们就按膝下三寸的足三里，慢性胃病则按摩丰隆穴；按摩极泉、天枢、足三里、三阴交等穴位，它们与内分泌系统、消化系统的经络相通，按摩即可刺激这些经络，促进大便畅通，增强人体消化吸收的能力。

1.暴饮暴食胃难受，找到极泉便解决

暴饮暴食是满足了口腹之欲，却让身体很不舒服，胃胀、胃酸、胃疼、打嗝等是最常见的症状。这时，只要按摩刺激左侧极泉穴，症状就会很快缓解并消失。

中医认为"胃如釜"，胃能消化食物，是因为有"釜底之火"。这釜底之火是少阳相火。显然人体的少阳相火不是无穷的，大量的食物进入胃里后，使得人体用于消化的少阳相火不够，于是人体便调动少阴君火来凑数，即"相火不够，君火来凑"。可惜少阴君火并不能用于消化，其蓄积于胃首先是导致胃胀难受。所以，要想消除胃胀，就得让少阴君火回去。左侧极泉穴属于手少阴心经上的穴位，刺激这个穴位，就可以认为造成心经干扰，手少阴心经自身受扰，就会赶紧撤回支援的少阴君火以保自身。当少阴君火撤回原位了，胃胀自然就顺利解除了。

具体操作方法（选择一种或多种并用）：

①用右手在穴位处按压、放松，再按压、再放松，如此反复5分钟左右。

②用筷子的圆头在穴位处按压、放松，反复进行，至少5分钟。

③用小保健锤在该穴位处敲打，至少5分钟。

暴饮暴食也是疾病之根，一般在暴饮暴食后会出现头昏脑涨、精神恍惚、肠胃不适等症状，严重的还会引起急性胃肠炎、胃出血，甚至还有可能诱发多种疾病，因此体质虚弱者尤其要小心，要控制饮食。

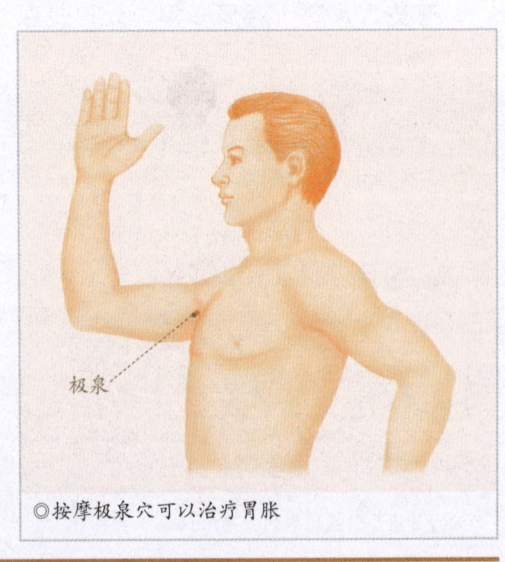

◎按摩极泉穴可以治疗胃胀

2.补脾气虚，只需脾俞、足三里两味药

说起脾虚，想必很多人还是一头雾水，其实这种症状很常见：脘腹胀满，食后更甚；口不知味，甚至不思饮食；大便溏薄；精神不振；形体消瘦，肢体倦怠；少气懒言；面色萎黄或苍白；肢体水肿；舌淡苔白；脉缓软无力。这些表现体现了两个方面的病理变化：一为脾脏运化功能减弱，脾失健运，精微不布，水湿内生，故纳少腹胀、便溏；脾虚失运，水湿泛滥，故肢体水肿。二为气血生化不足，脾主四肢肌肉，脾气不足，肢体失养，故肢体倦怠；气血亏虚，中气不足，故精神不振，少气懒言，形体消瘦，面色萎黄。不同年龄，脾气虚证的临床表现有所不同：婴幼儿脾气虚证多表现为消化不良、呕吐、肚腹胀大、身体消瘦、面色萎黄；年老体弱或大病、久病者见脾气虚证，多表现为身体沉重、四肢无力、倦怠嗜卧或消瘦乏力、语声低微、面色萎黄。

脾虚的分类和病因：

①脾气虚：多因饮食不节，或劳倦过度，或忧思日久，损伤脾土，或抵抗力不足，素体虚弱。

②脾阳虚：多因脾气虚衰进一步发展而成，也可因饮食失调，过食生冷，或因寒凉药物太过，损伤脾阳，或肾阳不足，命门火衰，火不生土而致。

③中气下陷：中气亦指脾气。脾气上升，将水谷精微之气上输于肺，以荣养其他脏腑，若脾虚中气下陷，可出现久泻、脱肛、子宫脱垂等症。

④脾不统血：脾气虚弱，不能摄血，则血不循经。

此外，对于老年人来说，一些生理上的变化，比如牙齿松动、脱落，味觉减退；胃肠道平滑肌开始萎缩，弹性减低，蠕动变慢，同时胃肠道内的表面的枯膜逐渐变薄，消化腺也逐渐萎缩，消化液分泌减少，而导致消化不良，也会造成脾虚。

脾气虚证的治疗以益气健脾为主，在经络治疗方面，应该选用脾俞和足三里两穴。

脾俞：是足太阳膀胱经的穴位，是脾脏的精气输注于背部的位置，和脾直接相连，所以刺激脾俞可以很快恢复脾的功能。《针灸大成》中说它可治"善欠，不嗜食"，也就是老打哈欠，总是昏昏欲睡。

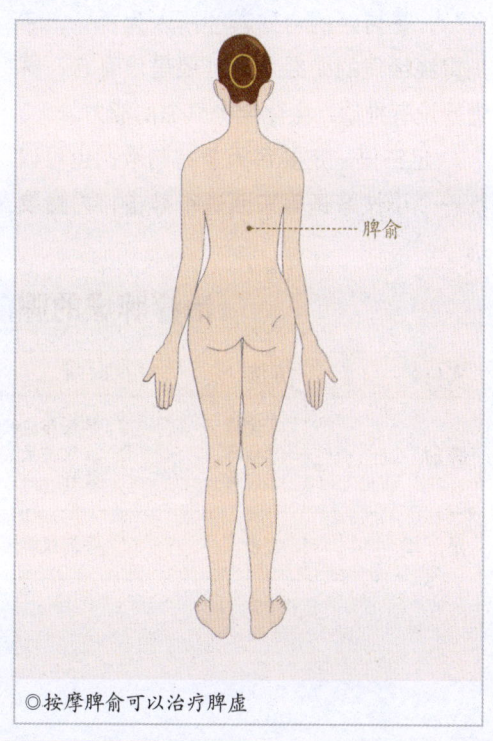

◎按摩脾俞可以治疗脾虚

刺激脾俞最好的办法是拔罐,其次是按揉,也可以艾灸。但是因四季的不同,采用的方法也有所不同。早春和晚秋最好拔罐,夏末和冬季应该艾灸,夏冬两季艾灸不但可以温补脾气,还可以祛湿,尤其是夏末,这时候的天气有湿有寒,艾灸最为合适。其他时候则以按揉为主。

每天晚上8点左右刺激最好,因为这是脾经经气最旺盛的时候。这时,一天的工作已基本结束,而且运转了一天的"脾气"已经有些疲惫了,这时补,一来可以缓解白天的劳累,二来可以为第二天蓄积力量。

脾俞在脊柱旁开两指的直线上,平对第十一胸椎棘突(肚脐正对着脊柱的地方为第二腰椎,向上四指处即为十一胸椎)。

足三里:这是古今公认的"长寿第一穴",是胃经的合穴,"所入为合",它是胃经经气的必经之处。要是没有它,脾胃就没有推动、生化全身气血的能力。

足三里一定要每天坚持刺激,也可以找一个小按摩锤等东西进行敲击,力量要以产生酸胀感为度,每次至少揉3分钟。冬天的时候也可以艾灸。

操作方法:每天饭前饭后各半小时的时候按揉两侧足三里穴3分钟,可以左右交替着刺激,然后晚上8点左右再在两侧脾俞上拔罐15分钟,起罐之后喝一小杯温开水。

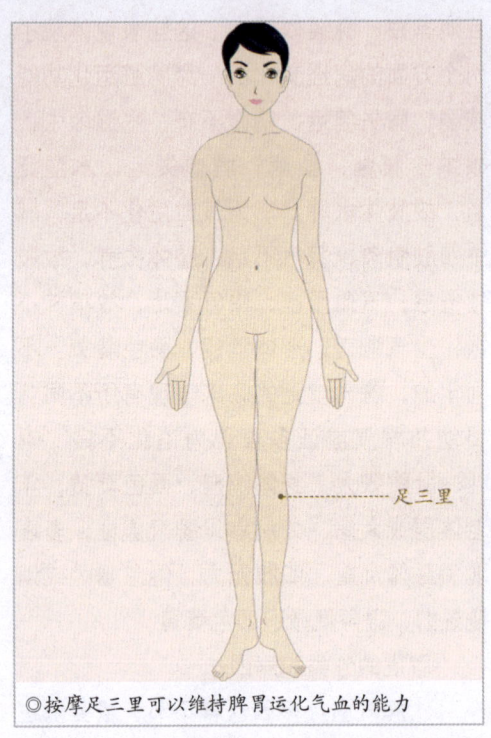

◎按摩足三里可以维持脾胃运化气血的能力

治疗脾虚的脾俞、足三里保健法

穴位名	方法	时间	功效
脾俞	①拔罐 ②按揉 ③艾灸	早春和晚秋最好拔罐,夏末和冬季应该艾灸;每天晚上8点左右刺激最好	益气补脾
足三里	敲击	每天饭前饭后各半小时	维持脾胃运化气血的能力

3.摩腹和天枢穴让便秘从此绝根

便秘是一种很常见的临床症状，不是一种疾病，主要是指排便次数减少、粪便量减少、粪便干结、排便费力等。上述症状同时存在2种以上时，可诊断为症状性便秘。很多人都被它折磨过。便秘是指大便秘结不通，排便间隔时间延长，或有便意而排出困难的一种病症。令人感到奇怪的是，便秘存在于女性的各个年龄段。许多人虽然采取了多种积极的措施，如多吃水果、喝保健茶、吃保健品等，但大都没有见到明显疗效，但是通过刺激身体中的重要穴位就可以缓解或治愈便秘。

胃肠蠕动减慢是所有便秘的共同特点，所以每天摩腹和按揉两侧天枢穴应该是最重要的。我们知道经常摩腹可以促进胃肠血液循环和胃液分泌，增强胃肠消化功能。摩腹简单易行，通常每天早晚各一次，方法是：仰卧在床上，先用右手五指并拢，以肚脐为中心，面积由小到大，手由轻到重、由慢到快，顺时针方向绕肚脐旋转摩腹100圈。再改用左手反方向摩腹100圈，两手轮换交替摩腹15～20分钟，以肚皮发红、有热感即可。早上摩腹前最好先喝一杯温开水，摩腹时间增加一倍为佳。

天枢是足阳明胃经的穴位，同时也是大肠经气血的主要来源之处，故为大肠经募穴。而且天枢的位置向内对应的就是大肠，所以每天饭后按揉两侧天枢穴可以很好地改善胃肠蠕动，每次3分钟。

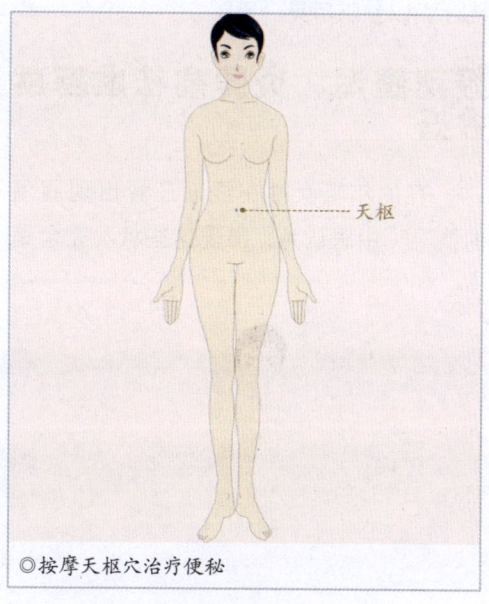
◎按摩天枢穴治疗便秘

在便秘状况有所改善后，敲打头顶的百会穴2～5分钟，或者按压拇指与食指之间的合谷穴，可以较好地巩固治疗效果。

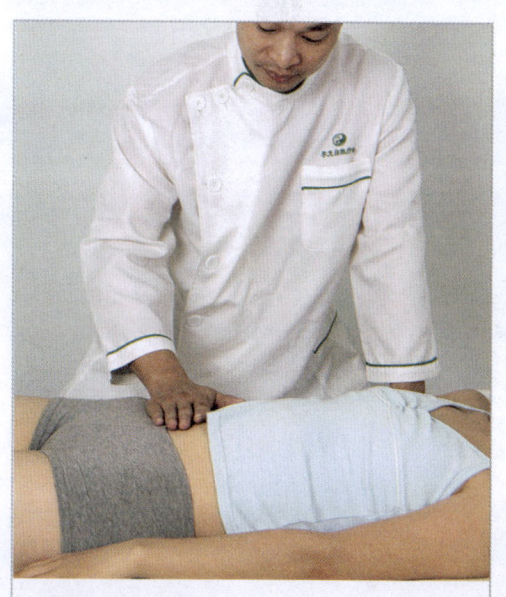
◎摩腹法治疗便秘。

4.口臭敲胃经，经期腹泻按脾俞

口臭——敲胃经让你口气清新

现代社会，谈话交流非常重要，口臭常给患者造成精神负担，影响社交活动。

其实，口臭是胃热引起的。驱除口臭最好的办法是敲胃经，敲胃经可驱胃火，一直敲到小便颜色恢复为淡黄清澈为止。

若伴有口干、牙床肿痛、腹胀、大便干结症，应充分按揉足二趾趾面，并按揉足部内庭、冲阳、公孙穴各1分钟；再从小腿向足趾方向推足背及其两侧各30次。

此外，平时还要注意口腔卫生，定期洗牙，以预防口臭。

经期腹泻，灸脾俞祛虚寒就会好

有的年轻女性在经期还会出现腹泻的情况。中医认为，出现这些状况完全是脾气虚的缘故，因为年轻的女孩子为了保持好身材常常会节食减肥，常吃一些青菜水果之类的食物，而远离肉类和主食，时间长了就会使脾虚寒，当来月经的时候，气血就会充盈冲脉、任脉，脾气会变得更虚。因为脾是主运化水湿的，脾不能正常工作了，那么水湿也会消沉怠工，不好好工作，也就不能正常排泄，所以就会出现腹泻，若泛滥到皮肤就会出现脸部水肿。

可见，要想经期不腹泻就要补脾气，而补脾气最好的办法就是灸脾俞穴。脾俞穴位于人体的背部，在第十一胸椎棘突下，左右旁开两指宽处。每天坚持灸此穴3分钟就能缓解经期腹泻的症状。灸此穴最佳时间应在早上7~9点进行。另外，还可以用拔火罐法，每天拔脾俞穴5分钟。

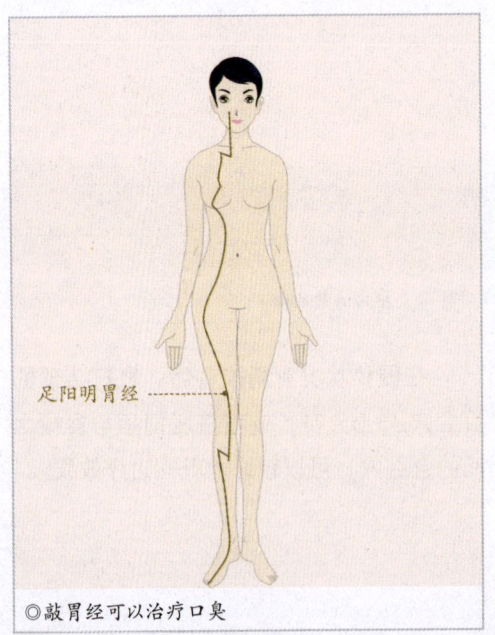
◎敲胃经可以治疗口臭

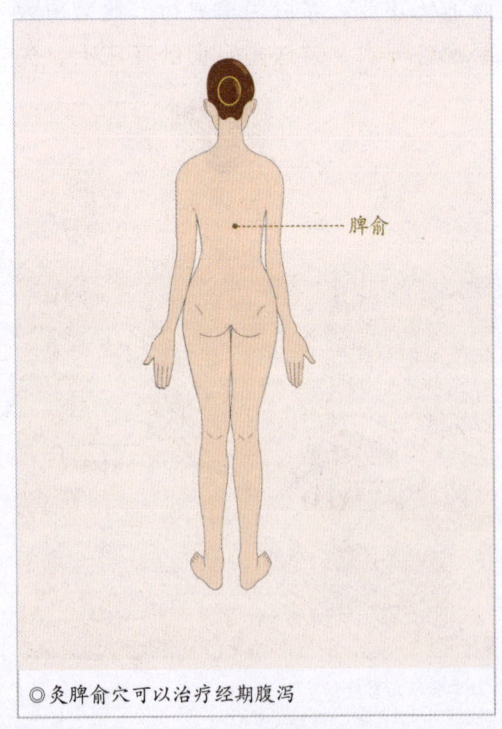
◎灸脾俞穴可以治疗经期腹泻

5.妊娠呕吐，三味大药就解决

怀孕后发生的恶心、呕吐现象称为"妊娠呕吐"或"妊娠反应"。多数妇女怀孕6周以上时，常常出现恶心、呕吐现象，一般多在早晨起床后数小时内发生。症状轻者仅会食欲下降，晨间恶心或偶有呕吐。少数人症状明显，吃什么吐什么，不吃也吐，甚至吐出胆汁。呕吐也不限于早晨，可以全天发生，严重时出现脱水和酸中毒。有的孕妇除了呕吐外，还有饮食习惯的改变，如喜欢吃酸性食物，厌油食，嗅觉特别灵敏，嗅到厌恶的气味后即可引起呕吐。

妊娠的时候，为了肚子里的宝宝，孕妇的阴血都下行到冲任养胎，最后冲气偏盛，脾胃气血偏虚，胃气虚不能向下推动食物，反而会跟着冲气往上跑，所以不想吃东西，甚至厌食，营养跟不上就会发生头晕、浑身无力的症状。

所以要想不呕吐，吃得香，睡得好，最好健脾胃，把胃气拉下来。而健脾胃最好的办法就是按揉足三里、内关和公孙穴。

足三里是胃的下合穴，跟胃气是直接相通的，按揉这里可以将胃气往下导。所以，平时用手指按揉足三里或者艾灸都可以。

内关是手厥阴心包经的络穴，按揉它能使身体上下通畅。内关穴位于前臂内侧正中，腕横线上方两横指、两筋之间。公孙是足太阴脾经的络穴，按揉它能调理脾胃，疏通肠道，肠道通畅了，胃气也就跟着往下走了，另外，跟它相通的冲脉正是妊娠呕吐的关键所在。公孙穴位于脚内缘，第一跖骨基底的前下方，顺着大脚趾根向上捋，凹进去的地方就是。

建议每天早晨按揉足三里3分钟，下午5～6点按揉内关穴和公孙穴4～5分钟，长期坚持一定会收到很好的效果。

另外，值得注意的是，妊娠者在食物的选择上，应以易消化、清淡为主，此时不应进食过于油腻、滋补的食物，以免增加对胃肠道的刺激。富含碳水化合物、蛋白质、维生素的食物应为首选，如粥、豆浆、牛奶、藕粉、新鲜的蔬菜水果等，可少食多餐，但要有规律。

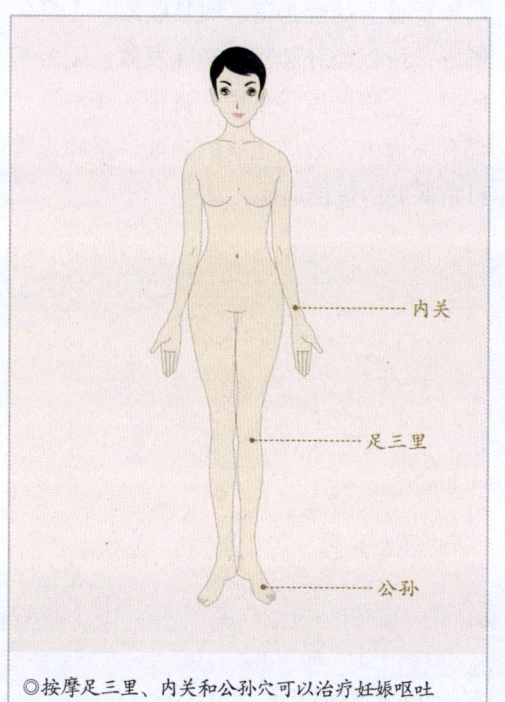
◎按摩足三里、内关和公孙穴可以治疗妊娠呕吐

第三节 治疗保养呼吸系统的人体大药

求医不如自医，人体大药助你活到天年身体安康>>

穴位是人体隐藏的天然良药，经常摩擦、按压拇指尖端有宣肺、利肺的功效，有助于维持呼吸系统健康，这种按摩的小动作可以帮助我们保养肺部，尤其是在秋季，此时经络运行到手太阴肺经，这时便是进行呼吸系统保健的最佳时机。此外，咳嗽时用力按掐拇指尖端，还能起到缓解咳嗽的作用。

1. 根除肺阴虚，每天按掐合谷3分钟

中医上常说的肺阴虚主要是指阴液不足而不能润肺，从而导致干咳、痰少、咽干、口燥、手足心热、盗汗、便秘等一系列生活中常见的症状。

中医有"肺为娇脏"之说，指出肺是娇嫩，容易受邪的脏器。肺既恶热，又怕寒，它外合皮毛，主呼吸，与大气直接接触。外邪侵犯人体，不论从口鼻吸入，还是由皮肤侵袭，都容易犯肺而致病。即使是伤风感冒，也往往伴有咳嗽。所以，肺对外邪的抵抗力是很低的，尤其是老人和小孩，抵抗力就更低了。

因此，在平时，我们一定要注重肺的保养。肺不阴虚了，抵抗力强了，这些症状也就自愈了。在人体的经穴中，合谷穴是调养肺阴虚的最佳穴位。

合谷穴是大肠经上的穴位，俗称"虎口"。在手背第1、2掌骨间，第2掌骨桡侧的中点处。只要坚持每天按摩两侧合谷穴3分钟，就可以使大肠经脉循行之处的组织和器官的疾病减轻或消除，胸闷气短、多咳多痰、易高热、多出虚汗等症状慢慢消失。但要注意的是体质较差的病人，不宜给予较强的刺激，孕妇一般不要按摩合谷穴。

另外，在饮食上，肺虚时要多吃酸味的东西，少吃辛辣的东西。因为肺喜欢收敛，不喜欢发散。顺着肺的喜好就是补，跟肺反着干的就是泻。酸性收敛，正投肺所好，所以能补肺虚；辛味发散，正为肺所恶，会将肺泻得更虚。青梅、杨梅等，都有去虚火、敛肺止咳的功效，是肺虚者日常保健的最佳选择。

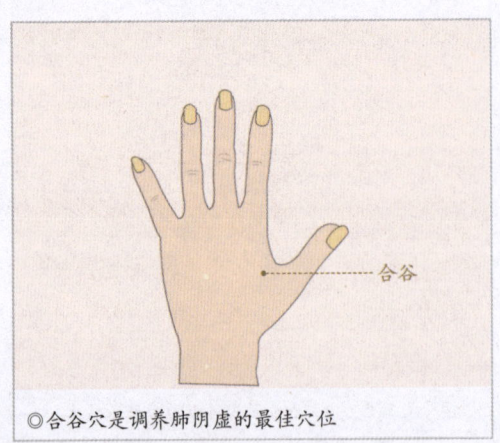

◎合谷穴是调养肺阴虚的最佳穴位

2.这样按摩将感冒赶跑

谁都得过感冒，轻者鼻子不通气，流鼻涕，头痛；重者怕冷，发烧，全身没劲。由于发病率高，有可能并发其他疾病，必须引起足够的重视。推拿按摩不仅能预防感冒，还有治疗感冒的功效。

用左手中指在右手掌心即"劳宫穴"用力摩擦，直到自己觉得发烫，然后把中指按在左边鼻翼的下方，即"下迎香穴"，反复3～4次。再用右手中指在左手"劳宫穴"摩擦发烫后，按在右边鼻翼的下方，同样次数。

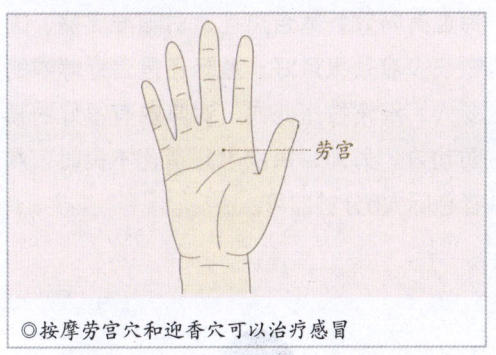
◎按摩劳宫穴和迎香穴可以治疗感冒

如患重感冒，用上述方法疗效欠佳，可按摩脚心即"涌泉穴"，两三天即可治愈。这是因为人的脚部经脉密集，两脚的穴位占全身穴位数的1/10。现代医学认为，脚心远离心脏，血液供应少，表面脂肪薄，保温力差，且与上呼吸道，尤其是鼻腔黏膜有着密切的神经联系。所以脚心受了寒暖，就会因反射而引起上呼吸道局部温度降升和抵抗力减弱或增强，对感冒有直接作用。

按摩脚心时可取坐式，左（右）脚置放在右（左）膝上，一手紧贴脚心，推力由轻渐重，持续按摩2～3分钟，两脚交替，重复2～3次。这既能治感冒，还能预防感冒，又能增强记忆力，使头脑清晰。

预防感冒，可按摩"人中穴"和"风府穴"。具体方法是，用大拇指和食指在二穴各捏几下即可。按摩可以在以下两个时刻进行：一是每次脱衣前或起床穿衣前；二是从室内到室外前。"人中穴"又称"水沟穴"，位于鼻唇沟上中三分之一交界处，是常用的急救穴；"风府穴"在枕骨上隆凹陷处，为风寒入侵的门户，又为治疗感冒或伤寒的要穴，两穴均属督脉，督脉主一身之阳。祖国医学的"阳气"就是指人体的正气，包括现代医学的免疫力、抵抗力等。使用本法，可以扶助正气，抵御风寒，起到"正气存内，邪不可干"的作用。摩擦这两个穴位，在局部可产生生物电，加速血液循环，增强人体抵抗力。另外，洗脸前按摩迎香穴10下左右也可预防感冒。迎香穴位于鼻旁开1.6厘米的地方。

按摩印堂穴可以起到缓解鼻塞的作用，方法是用右手拇指从额头中下方开始由下至上按摩，然后以轻柔的力量再从上至下按摩一次，反复数次即可缓解鼻塞。

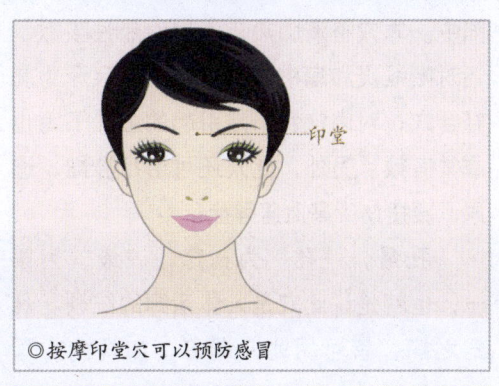
◎按摩印堂穴可以预防感冒

3.各类咳嗽，都到肺经药房抓大药

咳嗽是日常生活中最常见的症状之一，由于咳嗽不仅源于肺，"五脏六腑皆令人咳"，所以很难治愈。咳嗽本身并非坏事，它是身体的一种自然保护反应。通过咳，排出肺中痰浊，以宣畅气机；但久咳伤肺，会破坏肺脏的正常生理结构。这时，我们需要及时去修补受损的肺脏，而刺激肺经就是最便捷的方法。

肺经的左右两侧各11个穴位，经脉从胸走手，起于中府，止于少商。这些穴位都善治咳嗽。

首先是云门穴，中线任脉旁开6寸，锁骨下缘处。两手叉腰时，此处会有一个三角窝。云门穴止咳平喘效果很好，还善治肩臂痛麻、颈淋巴结炎等。

中府，在云门下1寸，是治疗支气管炎及哮喘的要穴，是肺脾两经的会穴，可治脾虚腹胀、气逆痰多、食欲不振诸症。若与后背肺腧穴同时点按，可即时止咳。

天府，在腋下3寸，两臂张开，掌心相对平伸，用鼻尖点臂上，点到处就是此穴。此穴善治鼻炎，不论过敏性鼻炎，还是慢性鼻炎，经常按摩此穴即可改善。

尺泽（合水穴），在肘横纹桡侧凹陷中。本穴善清肺热，不但治热性咳嗽，还对咽喉炎和扁桃体炎有特效。尺泽为肺经合穴，对因饮食不洁引起的上吐下泻也非常有效。另外，此穴还可治疗鼻衄、遗尿、腰扭伤、高血压等症。

孔最，"孔"为孔窍，"最"为第一，也就是说此穴是人体诸窍的统领。凡窍之病，皆可用此穴调治，如耳痛、耳鸣、鼻塞、鼻衄。此穴还是治疗痔疮的要穴。另外，孔最还善调毛孔的开合，以及治疗急性咽炎、咳嗽、扁桃体炎。

太渊（腧土穴），此穴为肺经母穴，可治一切肺虚之证，对虚寒咳嗽、脾虚咳嗽，特别是咳声无力、遇寒即咳、口吐清稀白痰者，最为对症。太渊还是脉之总会，可治疗各种心脏虚弱病症及各种与动静脉有关之症。

鱼际穴，在大拇指下肉肚最高点。此穴为肺经荥穴，对清肺热，利咽喉，滋阴凉血有特效，适合热症，对咽喉疼痛、咳嗽痰少者效果最好。鱼际还是治疗哮喘的要穴，经常按压此穴，对哮喘有很好的预防功效。另外，每次小儿消化不良时，点揉鱼际穴5分钟即可。

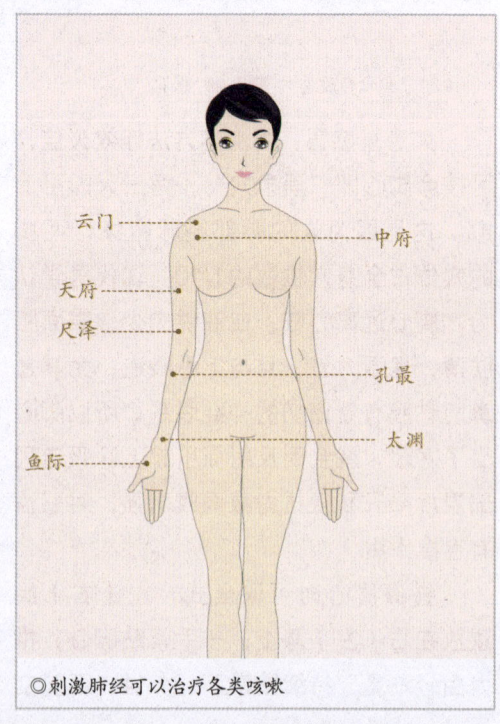

◎刺激肺经可以治疗各类咳嗽

4.秋季护肺，找鱼际、曲池和迎香三宝穴

在中国的传统医学观念里，秋气与人体的肺脏相通，肺脏开窍于鼻，而其表现在皮毛。秋天，秋高气爽也带着燥气，若肺气失调，则容易出现鼻干口燥、干咳、喉咙痛等上呼吸道疾病。所以，秋季养生要注意呼吸系统的维护，特别要注意肺部的调养。

在刚刚过去的夏天里，人们喝冷饮，穿衣盖被都尽量轻薄，使得脾胃虚寒，而脾又为"肺之母"，脾受凉必然会对肺有影响。中医还有"肺为娇脏"的说法，就是说肺既怕冷也怕热，既怕干也怕湿。即使在其他季节里没有注意养肺，在秋季也要对肺特别关注，因为在适合养肺的季节里多呵护肺，可能会收到事半功倍的效果。

秋季护肺，按揉穴位是一个很好的选择，这些穴位包括鱼际、曲池和迎香穴。

鱼际可以不拘时地进行按压，每天最少3~5分钟，并要长期坚持。

曲池有很好的清热作用，每天下午1~3点按揉这个穴位最好，因为这段时间是阳气最盛的时候，按揉此穴位可以使阳气降下来。

曲池的位置：屈肘成直角，在肘横纹外侧端与肱骨外上髁连线中点。完全屈肘时，在肘横纹外侧端处。

迎香穴属手阳明大肠经。"不闻香臭从何治，迎香二穴可堪攻"。顾名思义，如果鼻子有毛病，例如因为感冒或鼻子过敏等引起鼻腔闭塞，以致不闻香臭，按揉本穴有直接效果。每天双手按在两侧迎香穴上，往上推或反复旋转按揉2分钟，鼻腔会明显湿润、通畅很多。迎香穴就在鼻翼两侧。

秋季护肺除了要按揉以上三个穴位之外，还要注意饮食。

人们在饮食中还要注意少吃刺激性的食物，甜酸苦辣咸都不要过分。除了温肺外，还应尽量吃些润肺的东西，如杏仁、桃仁等干果，对肺都有滋润作用。

另外，还要多喝水，这也是秋季养肺最简便的一招。秋天每日至少要比其他季节多喝水500毫升，以保持肺脏与呼吸道的正常湿润度。也可以直接从呼吸道摄入水分，方法是将热水倒入杯中，用鼻子对准杯口吸入蒸汽，每次10分钟，早晚各一次即可。

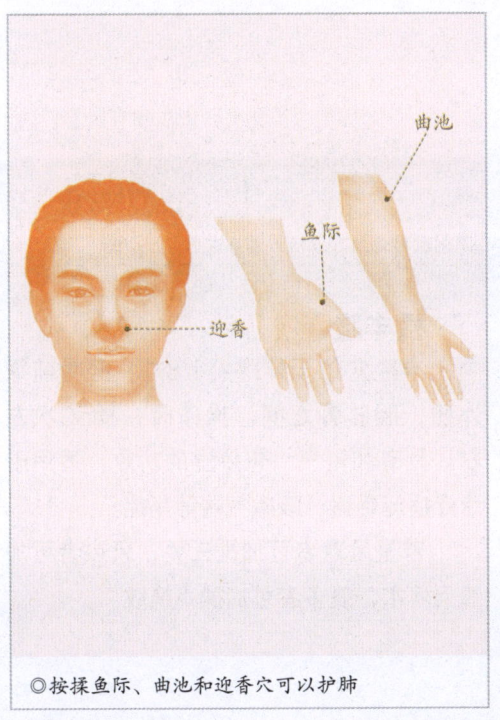

◎按揉鱼际、曲池和迎香穴可以护肺

5.家庭推拿法治好小儿咳嗽

听到孩子咳嗽,父母总是很揪心,又没有什么一吃就灵的特效药,只能看着干心疼。咳嗽是小儿的常见病症,这是因为小儿脏腑娇嫩,所以极易受到外感、内伤等的侵袭而使肺脏受伤,最终导致咳嗽。换句话说,咳嗽也是机体对抗侵入气道的病邪的保护性反应。因此,年轻的父母们不必担心,只要掌握了一套经络推拿法,自己在家就可以治好孩子的咳嗽。

外感咳嗽

咳嗽有痰,鼻塞,流涕,恶寒,头痛。若为风寒者,兼见痰、涕清色白,恶寒重而无汗。若为风热者兼见痰、涕黄稠,汗出,口渴,咽痛,发热。治疗应健脾宣肺,止咳化痰。

推拿手法主要有:

推坎宫

眉心至两眉梢成一横线为坎宫穴。操作时,术者用两拇指自眉心向两侧眉梢做分推,30~50次。有疏风解表、醒脑明目的作用,常用于治疗外感发热、头痛等。

下推膻中

膻中穴位于两乳头连线中点,胸骨正中线上,平第四肋间隙。操作时,术者用食指、中指自胸骨切迹向下推至剑突50~100次。具有宽胸理气、止咳化痰的功效,适用于治疗呕吐、咳嗽、呃逆、嗳气等疾病。

揉乳根

操作时,术者以拇指螺纹面按揉两侧乳根穴各30~50次。具有宣肺理气、止咳化痰的功效,适用于治疗咳嗽、胸闷、哮喘等疾病。

揉肺俞

肺俞穴位于第三胸椎棘突下,督脉身柱穴旁开15寸。操作时,于两侧的肺俞穴上按揉50次左右。具有益气补肺、止咳化痰的功效,能调肺气,补虚损,止咳嗽,适用于一切呼吸系统疾病。

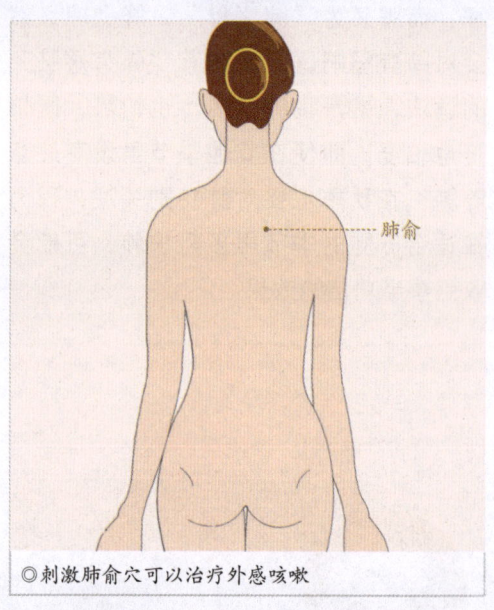

◎刺激肺俞穴可以治疗外感咳嗽

揉丰隆

丰隆穴位于外踝尖上8寸,胫骨前缘外侧,胫腓骨之间。操作时,揉50次左右。具有和胃气、化痰湿的功效,适用于治疗痰涎壅盛、咳嗽气喘等病症。

若是风寒者可加推三关,风热者可加清天河水,痰多者可加揉小横纹。

内伤咳嗽

久咳不愈,身微热,或干咳少痰,或咳嗽痰多,食欲不振,神疲乏力,形体消瘦。治疗应健脾养肺,止咳化痰。

推拿手法主要有:

补肺经

肺经穴位于无名指末节螺纹面。操作时,术者以拇指螺纹面旋推患儿此穴100～300次。具有补肺气的功效,适用于治疗虚性咳喘、自汗、盗汗等病症,常与补脾土合用。

运内八卦

内八卦位于手掌面,以掌心为圆心,从圆心至中指根横纹2/3为半径所作圆周。操作时,术者以拇指顺圆周推动,100～500次。具有宽胸理气、止咳化痰、行滞消食的功效,主要用于治疗痰结咳嗽、乳食内伤等病症。

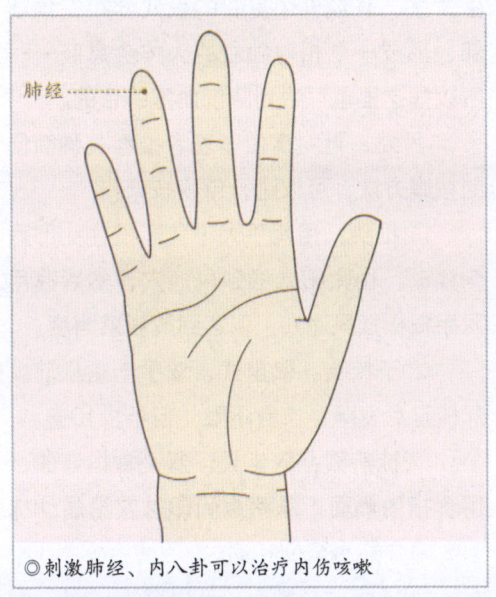

◎刺激肺经、内八卦可以治疗内伤咳嗽

揉乳旁

乳旁穴位于乳头外旁开0.2寸。揉两侧此穴30～50次。能宽胸理气、止咳化痰,适用于治疗胸闷、咳嗽、痰鸣、呕吐等病症。

揉中脘

中脘穴位于前正中线,脐上4寸。操作时,患儿仰卧,术者以掌根揉此穴100～200次。具有健脾和胃、消食和中的功效,适用于脾胃升降失调所致诸症,如呃逆、胃痛、腹胀等。

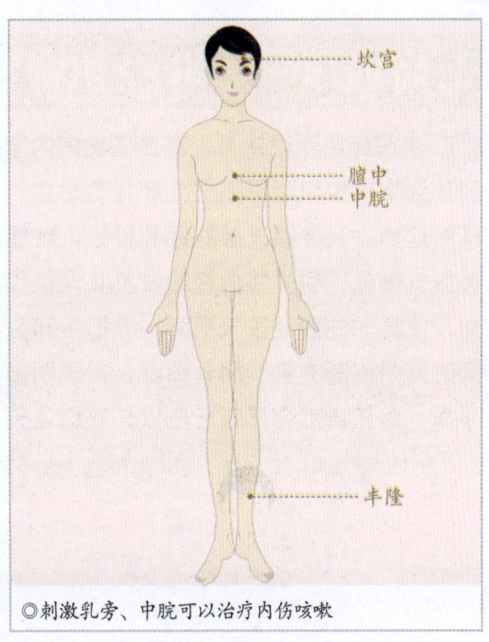

◎刺激乳旁、中脘可以治疗内伤咳嗽

久咳体虚可加推三关、捏脊,阴虚咳嗽可加揉上马,痰吐不利可加揉丰隆。

为配合经络疗法,父母在孩子的饮食上也要多加注意,多给孩子吃清淡的食物,一切寒凉、甜酸的食物都不要吃。孩子咳嗽时需忌发物,父母不能给其吃鱼、海鲜等,也不能给孩子吃补品。

第四节 治疗保养心血管系统的人体大药

求医不如自医，人体大药助你活到天年身体安康>>

心脑血管疾病是50岁以上中老年人的常见病，它严重影响着人们的身体健康和寿命。治疗心脑血管疾病的关键是做到"治未病"。经络穴位疗法经多年应用观察，已被证明其能有效地控制和预防脑动脉粥样硬化、高血压及冠心病等高发性心血管疾病，适合于中老年人作为日常的自我保健疗法。

1.高血压——肝经和肾经两座大药房里全是降压药

中医经络学说认为，高血压发病的原因是经络失控引起肝阳上亢和肾气阴虚。既然这样，只要通过敲肝经和肾经，就能使血气畅通，使失控的经络恢复其调控作用，使高亢的肝经阳气下降，心情平和，同时肾阴逐渐充实，阴升阳降，实现阴阳平衡，血压自然会下降。所以只要您每天敲肝经和肾经，同时操作方法得当，辅以良好的心情与合理的膳食，不用多久就可以实现治疗高血压的梦想。

除了敲小腿内侧的肝经和肾经外，还可捏颈后肌肉，手向后伸就能捏到——几乎所有的经络都直接或间接地与颈项发生关系，有数十个重要的腧穴分布在颈项部，形成一个相对独立的人体全息胚——所以捏这里也可达到降低血压的目的。

另外，再向高血压患者推荐几种简便的按摩方法，可以进行自我按摩：

①推头：用两手大小鱼际按住头部两侧揉动，由太阳穴揉到风池穴，然后改用两手拇指揉风池穴，以达到酸胀感为度。

②干梳头：取坐式，双手十指从前发际梳至后发际，次数不限，但至少10遍。

③抹前额：取坐式，双手食指弯曲，用食指的侧面，从两眉间印堂穴沿眉外抹到太阳穴外，至少10遍。

④揉腹：将掌心放在肚脐上，另一手掌叠压，先按顺时针缓慢平稳地按揉腹部3分钟，然后逆时针揉腹3分钟。也可适当延

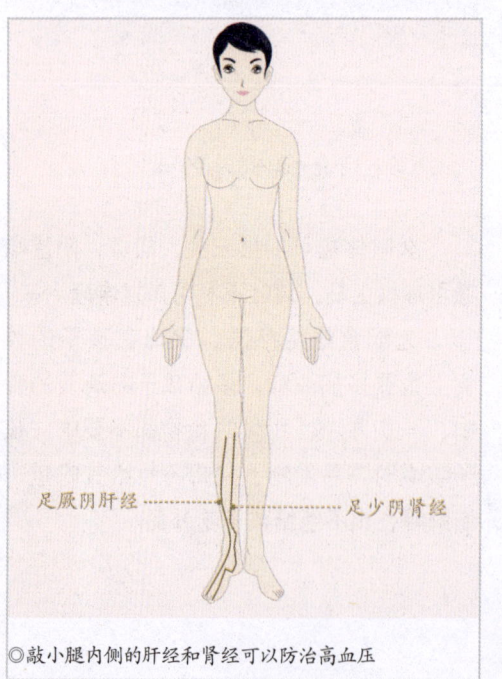

足厥阴肝经　　　　　足少阴肾经

◎敲小腿内侧的肝经和肾经可以防治高血压

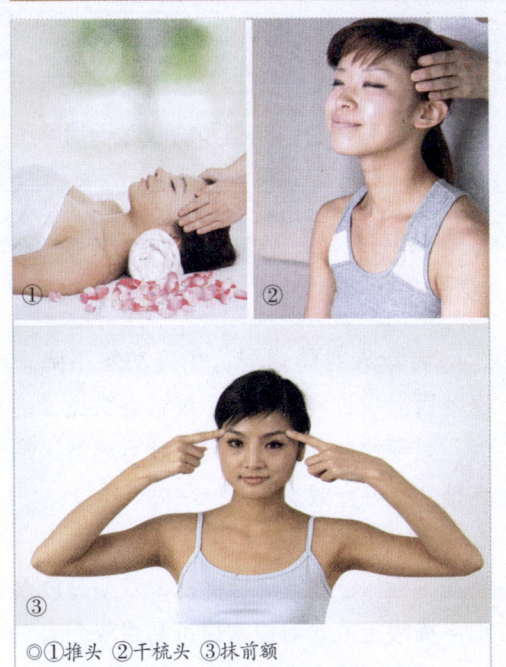

◎①推头 ②干梳头 ③抹前额

长揉腹时间,以腹部暖热微鸣为佳。

⑤搓手心:站、坐位均可,双手掌心相贴,用力搓动,至掌心发热为度。

⑥顺气:双手平放在胸上,掌心贴胸部,用鼻深吸一口气,接着用口呼气,双手慢慢向下抚到小腹部,反复做10遍。

⑦按腰:两掌手指并拢,并按腰背脊柱两侧,从上往下挤压至臀部尾骨处,每次20遍。

⑧捏手掌心:血压急剧上升时,捏手掌心可作为紧急降压措施。其做法:先从右手开始,用左手的大拇指按右手掌心,并从手掌心一直向上按到指尖,从手掌各个部位起至每根指尖。然后再照样按左手掌。

⑨按摩涌泉穴:晚上睡前,端坐,用两手拇指分别按摩两足底中心的涌泉穴,或者用左足跟搓右足的涌泉穴,用右足跟搓左足的涌泉穴,各按摩100次,按摩时只能搓向足趾方向,不可回搓。

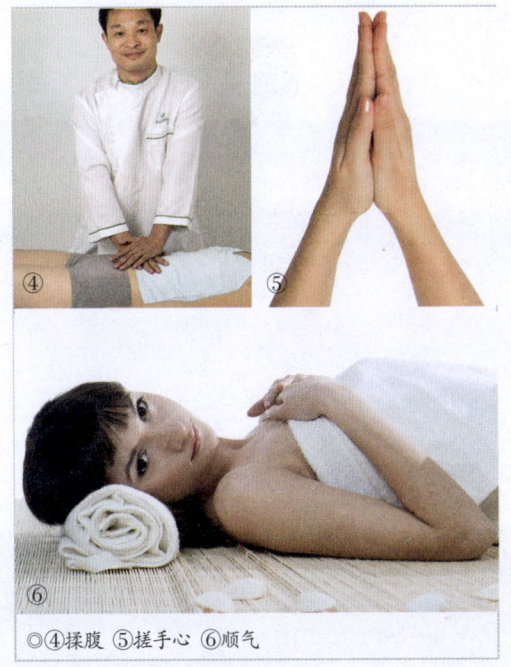

◎④揉腹 ⑤搓手心 ⑥顺气

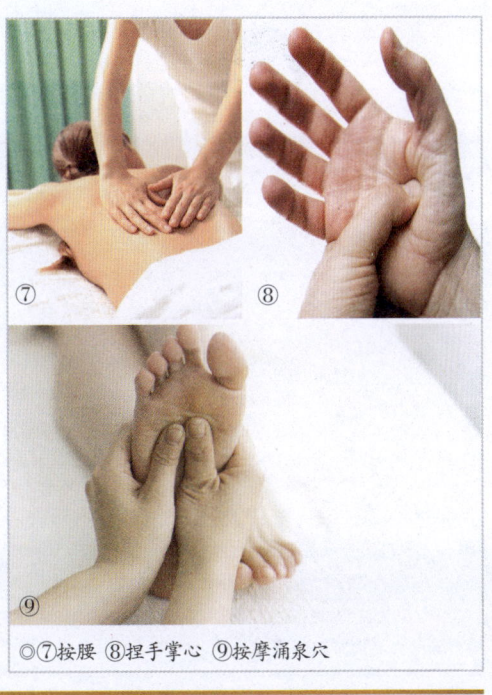

◎⑦按腰 ⑧捏手掌心 ⑨按摩涌泉穴

2.冠心病按内关,心肌炎按心俞穴

冠心病并非只靠药,按压内关也有效

冠心病是脂肪物质的沉积,使冠状动脉管腔变窄或梗死,影响冠状动脉的血液循环,使心肌缺血、缺氧而造成的高血压、高血脂、内分泌疾病。

按摩内关穴对症状的缓解和消除也有一定的作用。

按压内关穴的方法是,以一手拇指指腹紧按另一前臂内侧的内关穴位,先向下按,再做按揉,两手交替进行。对心动过速者,手法由轻渐重,同时可配合震颤及轻揉;对心动过缓者,用强刺激手法。平时则可按住穴位,左右旋转各10次,然后紧压1分钟。

压内关对减轻胸闷、心前区不适和调整心律有帮助,抹胸和拍心对于消除胸闷、胸痛有一定效果。

治疗心肌炎,单味心俞穴大药就有疗

老年人身体虚弱、免疫功能下降,患感冒后病毒侵入心肌,导致心肌炎。这时,只要快速按摩心俞穴,就可起到缓解病情的良好疗效。

具体操作方法:患者脱掉上衣后,趴在平板床上,双下肢并拢,双上肢放入肩平横线上。术者或家属可利用双手大拇指直接点压该穴位,患者自觉局部有酸、麻、胀感觉时,术者开始以顺时针方向按摩,坚持每分钟按摩80次,坚持每日按摩2~3次,一般按摩5次左右,可起到明显疗效,再按摩2~3天可起到治疗效果。

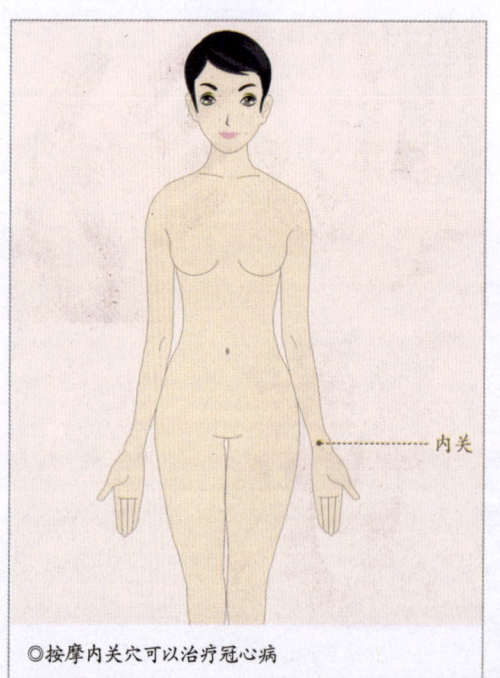

◎按摩内关穴可以治疗冠心病

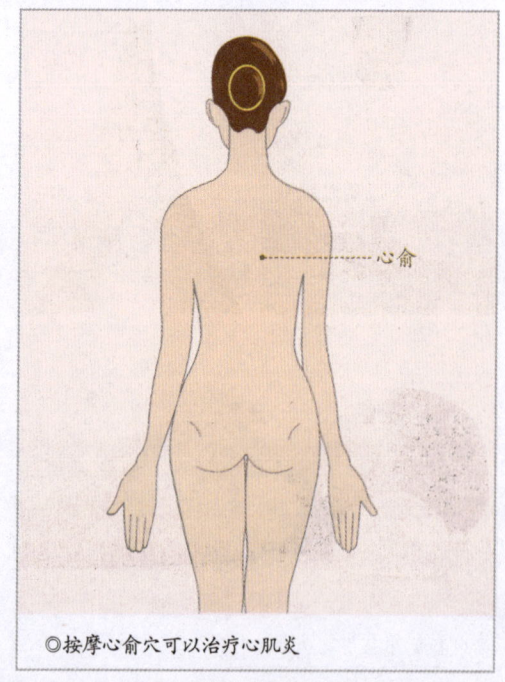

◎按摩心俞穴可以治疗心肌炎

3.让肝不血虚，血海和足三里是首选大药

健康的身体是每个人永远追求的目标，但现实生活中往往因某些原因，导致很多人无法实现这个梦想，其中最大的敌人便是肝血虚。一旦肝血虚，随之而来的便是面容憔悴、头昏眼花、心悸失眠、手足发麻、脉细无力，等等，如不及时治疗，还会让疾病乘虚而入，引发各种肝胆上的大病，威胁身体健康。

那么，如何不用吃药就能补血呢？血海和足三里是首选。

血海穴属足太阴脾经，屈膝时位于大腿内侧，髌底内侧上2寸，股四头肌内侧头的隆起处，是治疗血症的要穴，具有活血化瘀、补血养血、引血归经之功。

每天9~11点刺激血海穴最好，因为这个时间段是脾经经气旺盛的时候，人体阳气处于上升趋势，所以直接按揉就可以了；每侧3分钟，力量不要太大，能感到穴位处有酸胀感即可，要以"轻柔"为原则，21~23点再进行艾灸。

足三里我们已经很熟悉了，只要按照正确的方法刺激这两个穴位，就可以使肝脏祥和，气血生辉。

具体操作方法：每天中午饭前和饭后按揉两侧血海2分钟，最好交替进行，饭后按揉两侧足三里3分钟；晚上21~23点分别艾灸血海和足三里，每穴10分钟，根据每个人的耐热程度不同，以能感觉到皮肤发热但不烫为度，艾灸后喝一小杯温开水以补充流失的水分。

如果能长期坚持，你的肝脏就不会出现大问题。不但气血充足，而且肝上的病症可以得到缓解和好转。

除穴位疗法外，在饮食上，要多吃具有补血、养血功效的食物，如桑葚、黑木耳、菠菜、胡萝卜、猪肉、羊肉、牛肝、羊肝等。另外，还要适当参加体育锻炼，经常去郊外踏青，既能呼吸新鲜空气，又能活动筋骨。

◎按摩血海、足三里穴可以治疗冠心病

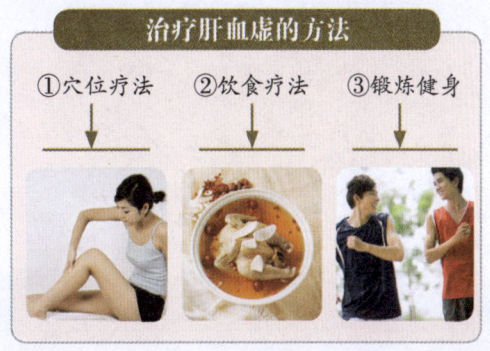

治疗肝血虚的方法
①穴位疗法　②饮食疗法　③锻炼健身

4.治疗脑出血需要哪些大药

脑出血是脑的动脉破裂,脑内的某一处发生出血的现象。这是一种威胁生命的病,死亡率很高。脑出血常见于中老年人,主要是由高血压引起的。另外,饮酒过多,不注意健康及动脉硬化的人也会引起脑出血。

在患者的指甲上,如果有红色甚至黑色的斑点出现,就意味着体内血行出现了障碍,这即是脑出血前兆。当出现这种情况的时候可采用穴位治疗法,刺激患者的商阳穴,食指末节桡侧指甲根脚旁0.1寸。

另外,小指上的少冲穴和无名指上的关冲穴,也是非常重要的穴位。点压刺激手法的力度以能忍受为准,若斑点消失,则表示危险期已过。经常刺激这些穴位,能在较大程度上防止脑出血的发生。

而能够帮助脑出血患者迅速复原的穴位主要是眼点、颈根、肩井、涌泉等。一面缓缓地吐气,轻轻地按压这些穴位,眼点反复做5次,颈根、肩井、涌泉各做10次。若能每日借穴道实行治疗,则脑出血的复原会很快。

脑出血患者恢复期的饮食应予以清淡、低脂、适量蛋白质、高维生素、高纤维食物,少食多餐,不可食用动物内脏、动物油类,每日食盐量不超过6克,多吃蔬菜、水果。尤其应多吃茄子,因为茄子中富含维生素P和钾,维生素P对微血管有保护作用,能增加微血管韧性和弹性;钾则帮助平衡血压,防治高血压,缺钾则易引起脑血管破裂。

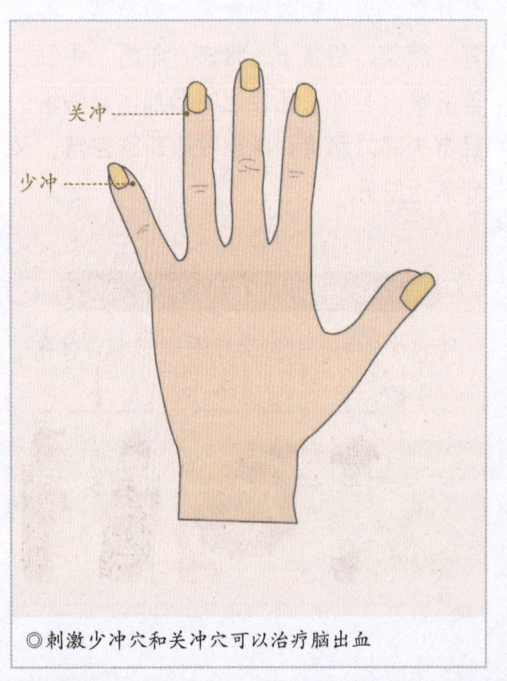

◎刺激少冲穴和关冲穴可以治疗脑出血

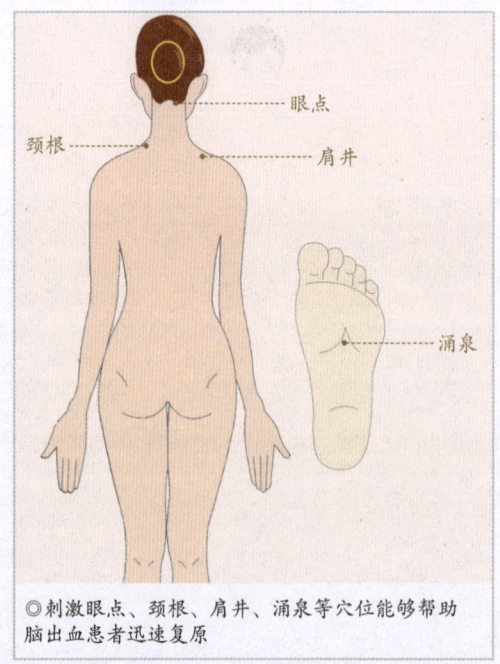

◎刺激眼点、颈根、肩井、涌泉等穴位能够帮助脑出血患者迅速复原

5.治疗血管硬化需要哪些大药

随着年龄的增长,人体的血管不断地发生退行性改变,不加以改变,就有发展为血管硬化的趋势,因此,血管硬化不是病,而是人体慢慢变老的一种表现。血管发生退行性改变可导致血管脆性增强,致使血管破裂。如若血管腔隙狭窄,产生供血障碍,将有可能形成脑出血、脑梗死、冠心病、高血压等疾病。因此,保护血管弹性应引起人们足够的重视。

一般情况下,老年人血管硬化的发生率比较高,到一定程度血管就会破裂,很容易脑出血,也就是中风。现在,血管硬化趋向年轻化,很多人40多岁就中风了,生活苦不堪言。中医认为,血管硬化是因为饮食内伤、劳累伤身、情绪不佳使身体内产生各种废物堆积在血管,同时如果人体血液总量不够,肝脏就会不清洗或清洗不够,血液就变得越来越脏,腐蚀血管,使血管变得又硬又脆,从而埋下健康的隐患。

因此,从经络医学的角度来讲,只要对自身的经络进行精心的调养,老化的血管是可以恢复弹性的。敲肝经就是预防血管硬化的最好方法。因为肝主筋,血管是筋脉的一种,所以肝经软化血管的作用毋庸置疑。

具体操作方法:握拳沿着腿内侧线敲,每天敲肝经15分钟,特别是那些生活习惯不好的人,更要坚持,力度以感觉酸疼舒适为最好。

在保养经络的同时,还要养成良好的生活习惯,如:

①限制烟酒,减少其对血管的损坏,帮助血管恢复弹性。

②定期测量血压,检查动脉和血脂状况,对于有高血压、高血脂倾向的,应给予相应的治疗。

③生命在于运动,经常锻炼,适当运动,如行走、跑步、做操、舞剑、练太极拳等,对改善血管状态,恢复血管弹性有很大帮助。

④保持心情舒畅,也是使血管健康的秘诀。

⑤饮食应以清淡为宜,即低脂、低盐的饮食。

⑥加强血管弹性检测,观察血管弹性的变化,做好预防。

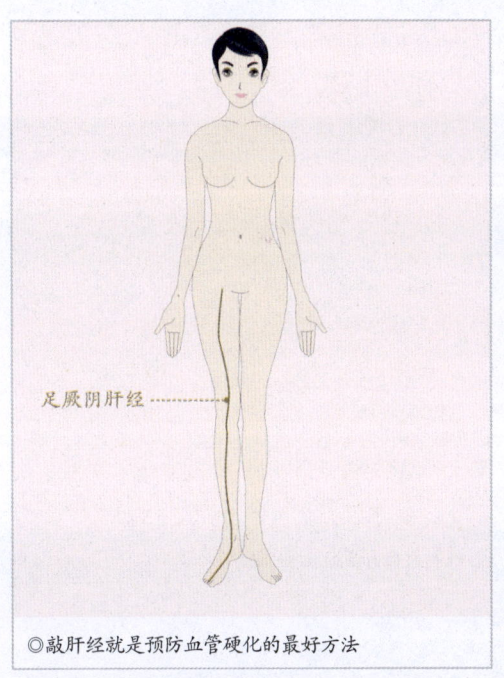

◎敲肝经就是预防血管硬化的最好方法

第五节 治疗保养肾系统的人体大药

求医不如自医，人体大药助你活到天年身体安康>>

肾为先天之根，肾气旺，人耳聪目明，消化吸收旺盛，颈直肤亮，肾功能的好坏直接影响人体各系统的健康。在人体众多穴位中，有三个穴位对补肾养肾有重大意义：太溪、涌泉、关元，经常揉按这三个穴位，可使人肾气旺盛、精力充沛。

1. 男人的最大尊严，必须靠大药来维护

早泄是射精过快或叫早发性射精，一般指男子在阴茎勃起之后，未进入阴道之前，或正当纳入、刚刚进入而尚未抽动时便已射精，阴茎也自然随之疲软并进入不应期的现象。对于男人来说，早泄是非常可怕的，不仅让自己无法享受"性"福，更重要的是还会在女性面前丢失尊严。

中医学认为，早泄的原因虽然很多，不过最根本的原因还是虚损（肾、心、脾虚）和肝胆湿热。当然，如果是心理性早泄，则不在这个范围之内，因此中医提倡的穴位疗法其实也是针对这些早泄的根本原因入手的。

针刺穴位疗法

针刺足少阴肾经的穴位和督任二脉的穴位，比如涌泉、肾俞、气海、关元、三阴交、命门

由于针刺有比较明显的痛感，因此每日即可，也可以隔日1次，每次留针30分钟。以上穴位可轮流应用，10～14次为1疗程。

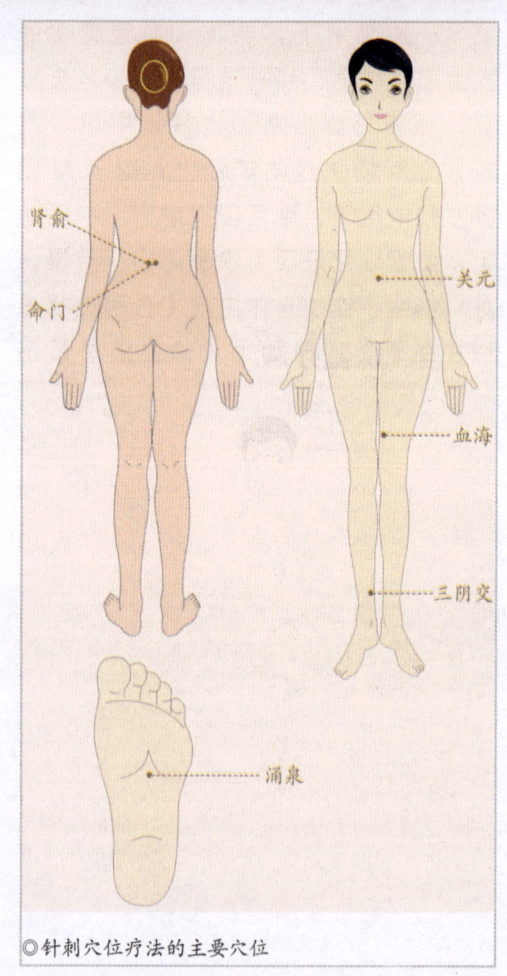

◎针刺穴位疗法的主要穴位

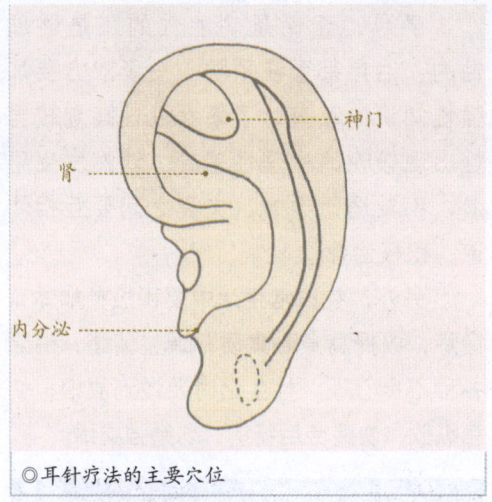

◎耳针疗法的主要穴位

耳针疗法

耳针可取肾、神门、精宫、内分泌等穴，每次选用2~3穴，用皮内针埋藏，3~5天更换1次。耳针早泄疗法不如第一种有效，不过也推荐早泄患者尝试。

家庭穴位按摩法

自我保健疗法

点按两侧三阴交，轮流进行，点按

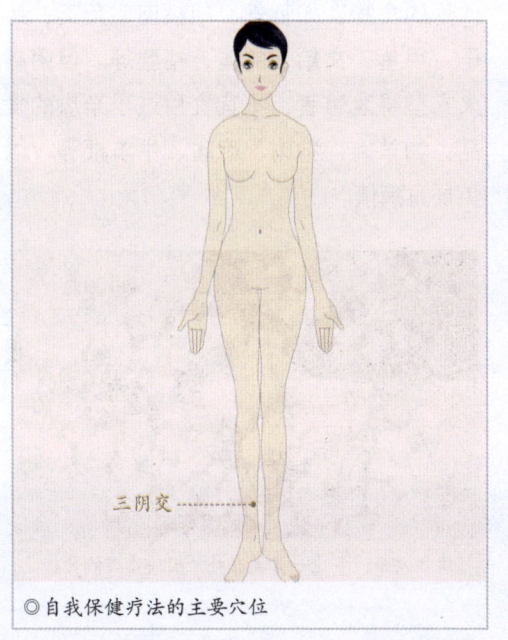

◎自我保健疗法的主要穴位

时做收腹提肛动作。每日1~2次，每次30~40分钟。

坐式疗法

患者取坐式，闭目放松，取上星、百会、通天、肩井、中府、神门、劳宫等，采用点、按、揉、拿、震颤等手法，每次30~40分钟。

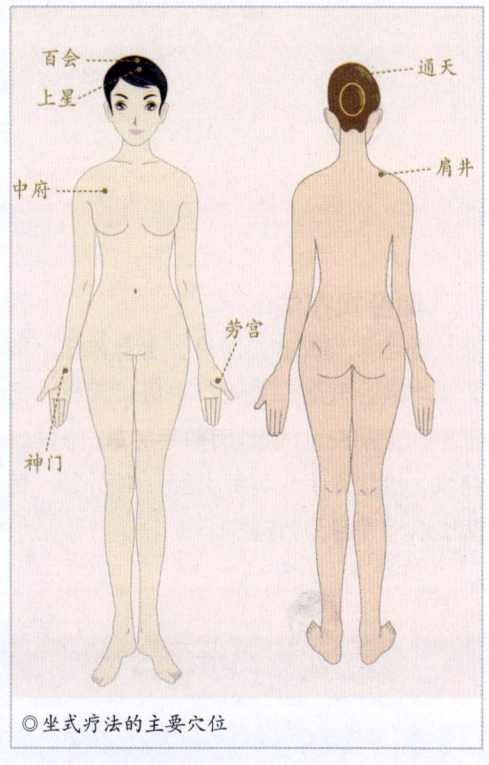

◎坐式疗法的主要穴位

俯卧式疗法

患者取俯卧式，腰带松开，闭目，全身放松。取穴为心俞、肝俞、肾俞、命门、阳关、环跳、昆仑、委中。应用点、按、揉搓、拍打、震颤等手法。每日治疗30~40分钟，每周5次，坚持治疗1个月。

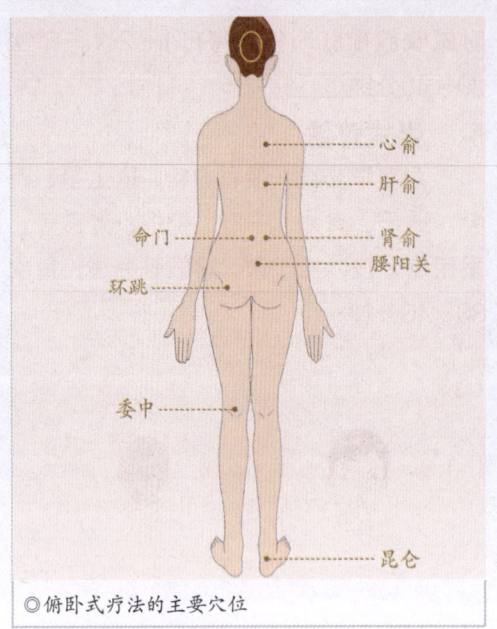

◎俯卧式疗法的主要穴位

仰卧式疗法

患者取仰卧式,闭目,全身放松。取穴为中脘、气海、关元、中极、天枢、足三里、三阴交、涌泉。采取点按、点揉、搓拿、点切等手法。每次30~40分钟,每周5次,1个月为1疗程。

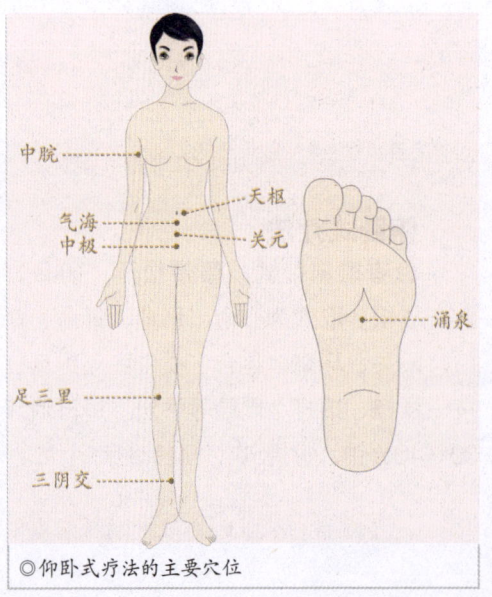

◎仰卧式疗法的主要穴位

早泄,无论是功能性的还是器质性的,治疗都重在预防。夫妻双方要加强性知识的教育,了解女性性高潮较男性出现较晚的生理性差异。偶然发生早泄,不要埋怨男方,夫妻之间要互相体谅,积极治疗。

另外,在日常生活中要积极参加体育锻炼,以提高身心素质;调整情绪,消除各种不良心理,性生活时要做到放松;切忌纵欲,勿疲劳后行房,勿勉强交媾。

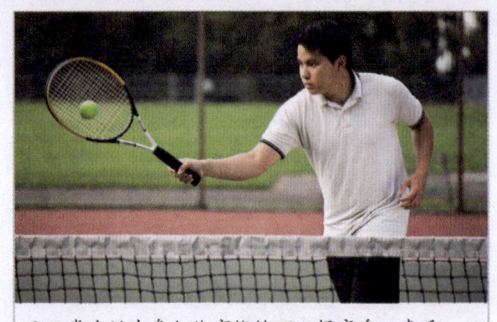

◎日常生活中参加体育锻炼可以提高身心素质,对早泄的治疗有一定的帮助

饮食方面,多食一些具有补肾固精作用的食物,如牡蛎、胡桃肉、芡实、栗子、甲鱼、文蛤、鸽蛋、猪腰等。但阴虚火亢型早泄患者,不宜食用过于辛热的食品,如羊肉、狗肉、麻雀、牛羊鞭等,以免加重病情。

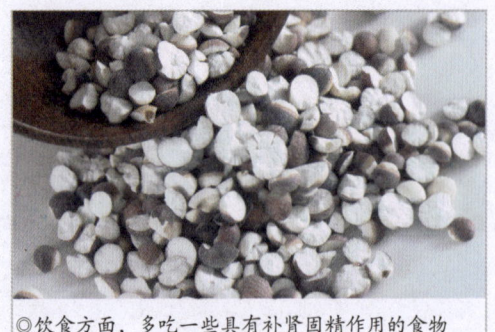

◎饮食方面,多吃一些具有补肾固精作用的食物

2.防治肾阳虚，人体有三大名穴

感冒不断，畏寒怕冷，爱喝水，四肢不温，又口干舌燥，口腔常溃疡；夜尿多；腰痛、关节等骨头经常痛；怕热，腰酸，口舌生疮，小便黄热，烦躁且疲劳，坐立不安。这些都是肾阳虚引起的症状。

中医认为，肾为先天之本，肾阳能推动人体各个脏腑的生理活动，是一身阳气的根本，也称"元阳"。肾阳不足就会影响各个脏腑的生理活动而发生病变。所以要通过后天的精心调养来呵护肾脏。所谓的肾阳虚就是人体的卫气卫阳虚弱了，保卫身体的功能也降低了，也就是西医所说的免疫力降低了，从而出现各种不适症状。

肾阳虚是每个年龄段的人都容易出现的情况，虽然不是什么大病，但如果不加注意的话，很容易导致胃、肺和肾脏上的重大疾病，如肾炎、肾下垂、膀胱炎、糖尿病、阳痿等。所以我们千万不能掉以轻心，一旦出现上述症状，要及时治疗，这时，合谷、鱼际和足三里就可以帮你的忙了。

合谷穴是人体保健的要穴，每天早饭前和晚饭前按揉两侧穴位各3分钟，就可以很好地提高卫阳的功能。冬天和深秋以及夏秋之交的时候适宜艾灸合谷，春季和夏季的时候适合按揉。按揉时应该朝着小指方向按，有酸胀的感觉为度，艾灸时应该拿着艾条在距离穴位约两指的地方进行灸。

足三里是胃经上的要穴，也是人体的长寿穴，主治肚腹上的疾病，每天按揉或艾灸两侧足三里各3分钟，可养胃、补肾、补肺，要配合合谷使用。

鱼际是手太阳肺经的穴位，每天坚持掐揉或艾灸双手鱼际各3分钟，可保肺的平安无恙。一定要配合合谷、足三里使用。

除穴位疗法外，还可服用一些中成药来增强卫气的护卫防御功能，如玉屏风散、防风通圣散等都是不错的选择。

在饮食上，要多吃黑色的食物，如黑豆、黑芝麻等，少吃甜食，忌油炸食品；适当吃一些辛辣的食物，也可以加强卫气的防御作用。

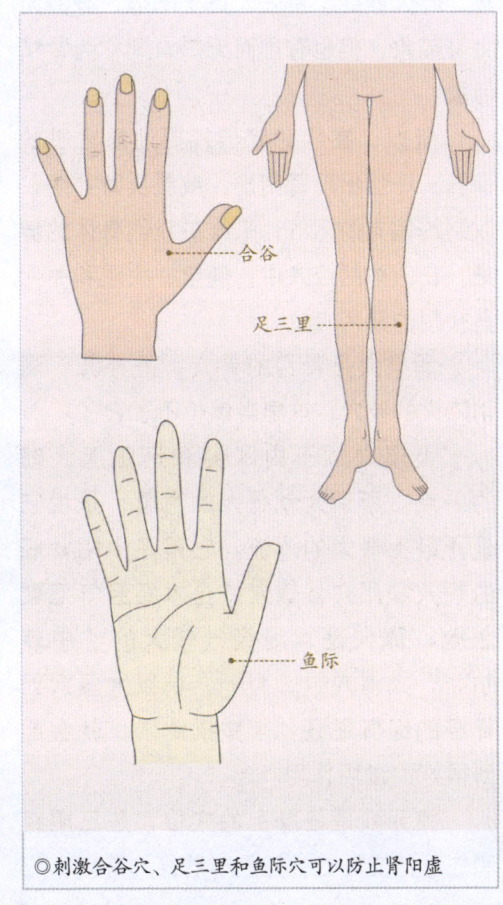

◎刺激合谷穴、足三里和鱼际穴可以防止肾阳虚

3.解救肾阴虚，要靠涌泉、太溪和关元

中医认为，肾阴是肾精作用的体现，全身各个脏腑都要依靠肾阴的滋养；是人体阴液的根本，所以又称"元阴"。人体各个脏腑失去肾阴的滋养就会发生病变，如肝失滋养则肝阴虚、肝阳亢，甚至出现肝风；心失滋养则心阴虚、心火旺、心烦失眠、心神不安；脑失滋养则眩晕耳鸣。反过来，各个脏腑的阴液严重不足时，也会导致肾阴不足，如热邪侵犯灼伤胃导致胃阴不足，进一步就会损伤肾阴，称为"肾阴涸"。由于"阴虚则阳亢"、"阴虚生内热"，肾阴虚往往会出现潮热、升火颧红、舌红、口干咽燥、脉数无力等热象，但也有虚而无热，则称为肾精亏损。

所以，在平时我们就要注重肾脏的保养，一旦出现肾阴虚，就要及时补阴，以制约偏亢的阳气，来维护我们身体的健康。在人体的经穴中，涌泉、太溪和关元是补阴的常用穴位。

涌泉穴是肾经的首穴，是补肾、滋阴降火的要穴，这里当然少不了它了。

太溪穴位于内踝尖和足跟上大筋的中点。所谓太就是大的意思，是说它是肾经上最大的溪流。它是足少阴肾经的输穴和原穴，输穴就是本经经气汇聚之地，原穴是本经经气较大的"中转站"，太溪穴合二为一，所以太溪穴处肾经的经气最旺。常按揉此穴，就会起到很好的滋阴作用。

关元穴是任脉上的穴位，是三阴经和任脉的交汇处，还是小肠经的募穴，它的主要作用就是壮阳，用在这里，是为了稍稍激发一下阳气，借一点阳气的力量来帮助阴气恢复，是取"阴阳相生"之意。所以就不需要采用艾灸等刺激程度深的方法，只要用手掌轻轻地摩擦就行了。

具体操作方法：每天晚上泡脚的时候，分别按揉两脚的涌泉穴、太溪穴各5分钟。按揉左脚时手指逆时针转圈，按揉右脚时顺时针转圈。然后躺在床上用掌心逆时针摩擦关元穴，速度不宜太快，感觉皮肤微微发热就行了。第二天早上，再按揉两侧涌泉、太溪一次。

只要坚持按照这个穴位疗法按摩，肾阴虚很快就会治愈了。在治疗期间，一定要忌食辛辣、热的食物；可多吃点酸味或稍甜的东西，对滋阴有很好的辅助作用。

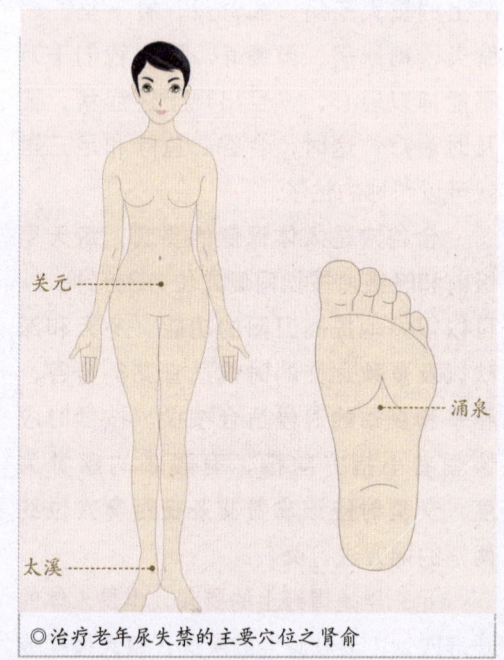

◎治疗老年尿失禁的主要穴位之肾俞

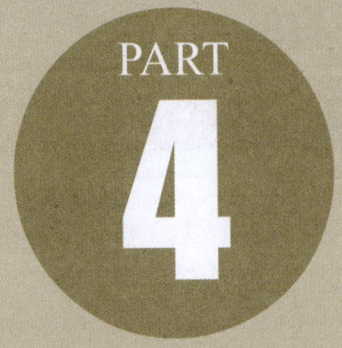

PART 4

自愈有道、曙光在前,《黄帝内经》中的传统疗法大揭秘

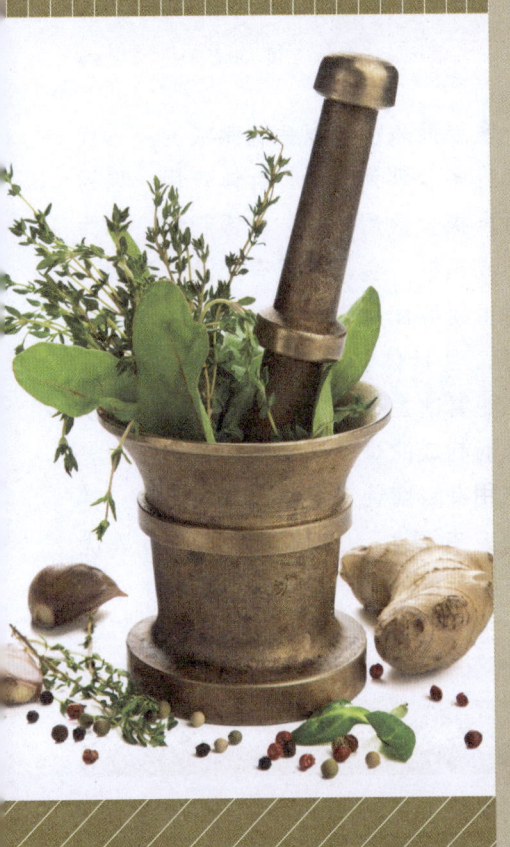

作为《黄帝内经·素问》的首篇,《上古天真论》开宗明义地指出了养生的基本大法,即"法于阴阳,和于术数",《黄帝内经》认为养生保健的术数有很多,如呼吸、引导、按脐之类,其他如同《素问·至真要大论》所说的"上之、下之、摩之、浴之、薄之、劫之"以及针刺、艾灸之类皆各有其效用。本章主要介绍生活中简便可行的针刺保健法、灸疗法、按摩保健法以及拔罐保健法。

第一节 银针立世，大医济世，中医针刺疗法显神奇

自愈有道、曙光在前，《黄帝内经》中的传统疗法大揭秘 >>

◎《黄帝内经》除了论述基本中医理论外，对现代针灸临床还具有重要的指导价值，汪机在《针灸问对》中所言："内经治病，汤液醪醴为甚少，所载服饵之法才一二，而灸者四五，其他则明针法，无虑十八九。"《黄帝内经》中对针刺治疗原则作了精辟论述，至今仍在发挥着作用。

针刺保健疗法就是用毫针刺激人体一定的穴位，以激发经络之气，让人体的新陈代谢旺盛起来，从而达到强壮身体、延年益寿的目的。针刺若用于保健，针刺手法的刺激强度宜适中，选穴不宜多，主要取有强壮功效的穴位。

毫针的针刺治疗，从古至今皆将其列为刺法的主体。历代有关针灸文献中所提到的刺法，亦多指毫针之临床应用。到目前为止，各种针术中仍以毫针治病最为广泛。

毫针是从古代的九针之一逐步改进、发展而来，是以金属制成的。古代的毫针多以铁为原料，针体较粗，易锈易折，极少数用黄金、白银制作，称为金针或银针。金、银虽有光泽、耐用、不易生锈等优点，但属贵重金属，价高难得，且针体较软，因而不能普遍使用。随着冶金技术的不断提高，目前以不锈钢制成的毫针最受医务人员欢迎。因它具有耐腐蚀、不生锈、细而匀、甚光滑、有弹力、韧性强、不易折等优点，且为操作灵便、使用安全提供了可靠保证，并有利保藏与消毒。

1.毫针的结构

针尖：针之尖端，亦名针芒。

针身：针尖与针柄之间，为针之主体，故又称针体。

针根：针身之根部与针柄相接处。

针柄：在针之后部，以细金属丝缠绕而成，缠成圆环或花样者称花柄，无花样者称光柄。亦有用铝铸成光柄者。

针尾：针柄之末端，用缠针柄之细金属丝缠绕呈圆筒状，以便观察捻转角度。

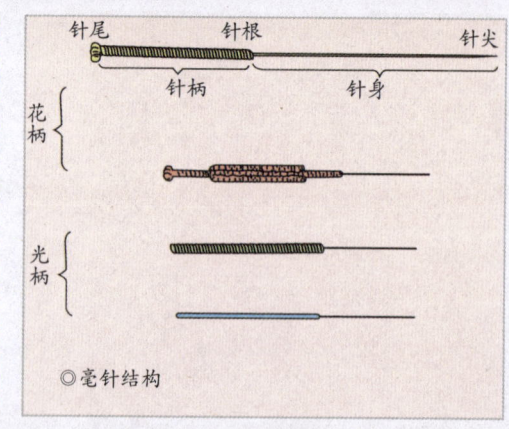

◎毫针结构

2.针刺手技的练习

针刺的技巧和指力必须通过一段时间的练习,才能达到熟练程度。操作手技熟练者运用自如,进针快,无痛或微痛。否则,操作不熟练则进针困难,并使患者产生疼痛,捻转、提插等手法不能正确运用,从而影响针刺治疗效果。因此历代针灸家对针刺手法的要求是很高的,反复强调了医者要精练苦练基本功。有关练习进针法历来就有不少的论述,首先是练指力。练针有多种方法,在笔记本上、棉垫上、纱布包、绕团等物均可做练针之用。练习的重点是指、腕、肘、肩等关节的力量,练习要达到的目的是施针者要肢体灵活、进针迅速、行针有力、操作准确、动作轻巧,得心应手。

3.针刺时患者的体位

针刺时患者采取适当的体位颇为重要。体位不当影响准确取穴,并容易发生晕针、折针、弯针等事故,选用体位的原则是:病人舒适,并能持久,同时便于术者操作,一般临床上多取卧位。

常用的卧位可分3种:

仰卧位:适用于头面、胸腹、上下肢前侧及内外侧。如上星、攒竹、太阳、天突、膻中、乳根、中脘、关元、天枢、内关、足三里、阳陵泉、三阴交等穴。

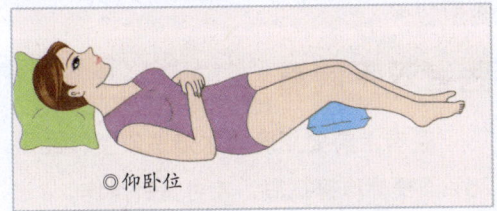
◎仰卧位

侧卧位:适用于头、面、颈项、肩背、胸腹及上下肢外侧,如太阳、颊车、下关、风池、定喘、京门、章门、带脉、肩贞、秩边、环跳、委中、昆仑等穴。

俯卧位:适用于后颈、背、腰、腿等后侧,如风府、哑门、风池、背部心肝胃等俞穴、肾俞、秩边、承扶、殷门、委中、承山等穴。

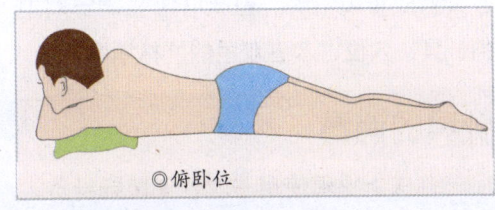
◎俯卧位

常用坐位有3种:

侧伏坐位:曲肘于桌上,头侧枕在肘部,用于取下关、翳风、听宫、颊车、大

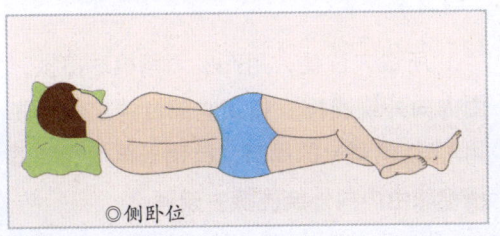
◎侧卧位

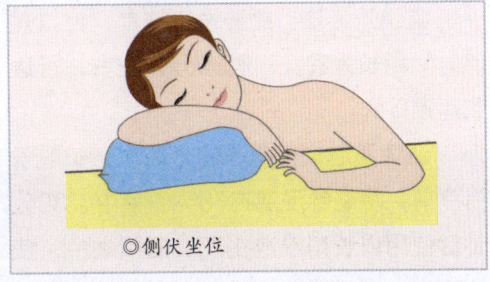
◎侧伏坐位

迎、太阳、丝竹空、头维等穴。

仰靠坐位：头向后仰坐靠于椅前，取头颈部的穴位如下：攒竹、丝竹空、阳白、四白、迎香、廉泉、天突等穴。

俯伏坐位：屈肘于桌上，双手重叠，其下垫以垫，低头前额置于手腕部。适用于后头、项部、背部，如风府、风池、大椎、大杼及各背俞等穴。

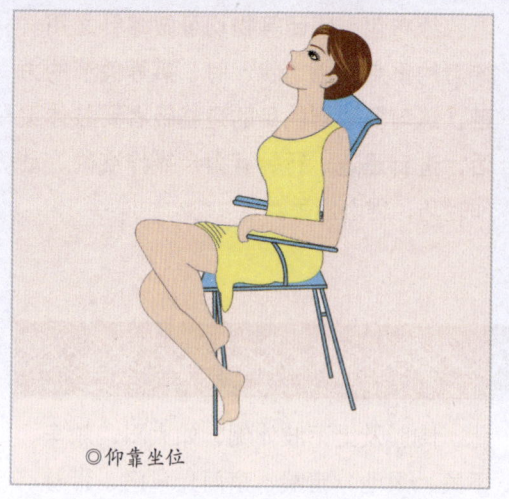

◎仰靠坐位

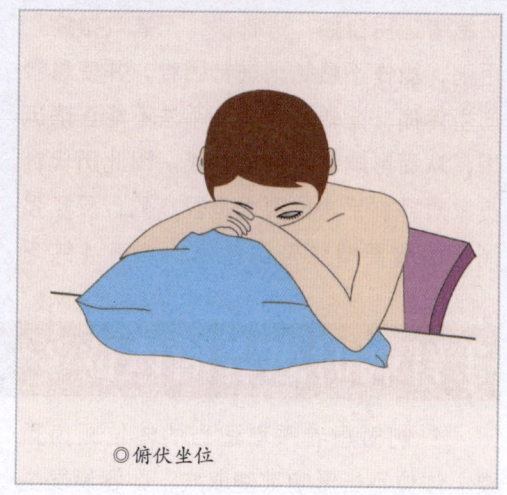

◎俯伏坐位

4.针刺中的消毒

由于广大针灸工作者对于针刺消毒的重视，发生感染者微乎其微，然而尚有少数人对此重视不够。因此必须强调针刺中的针具、穴位、术者双手的严格消毒。

针具的消毒

临床上提倡使用一次性无菌针针灸，如污染可用高压、煮沸或酒精浸泡消毒。

高压消毒法：此法消毒甚为可靠，目前已较普遍采用。

煮沸消毒法：此法设备简单，但以煮沸时间稍长为宜，一般30分钟左右，可达到消毒目的。

酒精浸泡法：此法较为简便，一般于治疗前，将毫针浸泡在75%酒精中，30分钟后使用或长期浸泡在75%酒精之中，使用时拿酒精棉球擦拭针体后再用。消毒后的毫针只用一次，做到一针一穴。

直接和针体接触的针盘、镊子等也应进行消毒。已经消毒的毫针，必须放在消毒针盘内，盖上盘盖，或覆盖以消毒纱布。

医者双手消毒

医者术前要用肥皂水清洗双手，或用75%酒精棉球擦拭后，才可持针操作。

穴位消毒

所取穴位处，用75%酒精棉球擦拭，由内向外绕圈擦。在某些部位的穴位，先用2.5%碘酒涂抹局部，待稍干再用75%酒精棉球由内向外绕圈擦去碘酒。

5.针刺的方向与深浅

针刺治疗时，必须掌握适当进针角度和深浅，才能安全有效。

针刺的方向

所谓针刺的方向即是指针体与皮肤的角度而言，常取的方向有3种：

①直刺：毫针与穴位所在的皮肤平面成直角（即90°）垂直进针。此法适用于肌肉比较丰厚的腧穴，如四肢、腹部、腰部等穴位。

②斜刺：毫针与穴位所在皮肤平面约成45°，亦可在30°～60°角之间倾斜进针。此法适用于关节部位的穴位，如养老、列缺、膝眼等穴，或重要脏器部位，如胸背部的腧穴。

③横刺，又叫沿皮刺或平刺，是毫针与穴位所在的皮肤平面约成15°角，亦可在15°～30°角之间进针。此法适用于肌肉浅薄部位的腧穴。如头面部位的百会、上星、阳白、印堂等穴，或一针透两穴时，也需横刺，如攒竹透丝竹空，四白透迎香，颊车透地仓等穴。

根据针刺的解剖位置和治疗目的不同，针刺的角度应有相应的变化，如一针两穴，一针三穴的透刺或有时为了提高疗效需要深刺，这就需要改变原来传统的针刺方向，但重要脏器部位的穴位，针刺方向不应任意变动，以防发生医疗事故。

针刺深浅

《灵枢·官针》篇中说："病浅针深，内伤良肉……病深针浅，病气不泄。"这说明因病情需要浅刺时而针刺过深，不但影响治疗效果，有时反而增加病人痛苦。需深刺时而针刺太浅，病痛不除，难以奏效。总之，针刺治病，当深则深，当浅则浅，深浅要恰到好处。

①患者体质与针刺深浅的关系：《灵枢·逆顺肥瘦》篇中说："年质壮大，气血充盈，肤革坚固，因加以邪，刺此者，深而由之，此肥人也"，"瘦人者，皮薄色少……其血清气滑，易脱于气易损于血，刺此者，浅而疾之。"

②患者年龄与针刺深浅的关系：《灵枢·逆顺肥瘦》篇中说："婴儿者，其肉脆，血少气弱，刺此者，以毫针，浅刺而疾发针，日再可也。"

③患者病情与针刺深浅关系，如《灵枢·终始》篇中说："脉实者，深刺之，以泄其气，脉虚者浅刺之，使经气无，泄出，以养其脉，独出其邪"，"病痛者，阴也，痛而以手按之不得者，阴也，深刺之。病在上者，阳也……痒者，阳也，浅刺之。"《灵枢·终始》篇中又说："久病者，邪入深。刺此病者，深内而久留之。"

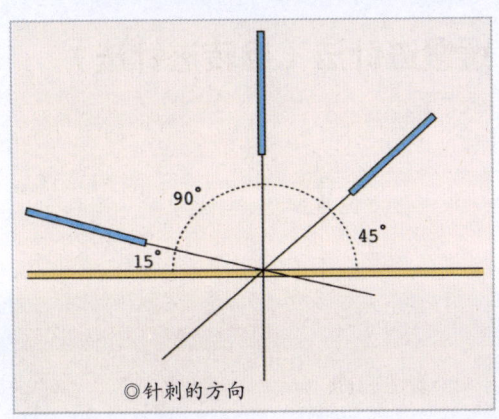

◎针刺的方向

④经脉循行部位与针刺深浅的关系：经络循行有深有浅，针刺的深浅当然也应有所区别，经络循行于头面，四肢远端气血浮而浅宜浅刺，经络循行于膝肘以上，气血随之深入宜深刺。

⑤解剖部位与针刺深浅的关系："背如饼，腹如井。"指出背部较薄，不得随便深刺，腹部较厚，针刺可稍深，腧穴下有脏器或大血管之处不宜深刺。如肩井穴深刺，伤及肺尖，造成气胸者有之，人迎穴深刺损伤颈动脉造成出血或血肿也有之，如此等等，因滥用深刺、重刺而造成不良后果者曾有报道。

⑥季节与针刺深浅的关系：《灵枢·终始》篇中说："春气在毛，夏气在皮肤，秋气在分肉，冬气在筋骨。刺此病者，各以其时为齐。"《难经》中说："春夏者阳气在上，人气亦在上，故当浅取之，秋冬者阳气在下，人气亦在下，故当深取之。"

⑦针术及术者经验与针刺深浅的关系：有的针术不论对任何患者，任何部位均取浅刺，如皮内针法。而有的则相反，皆用深刺疗法治疗，如芒针。即便用毫针治疗者，亦有的根据个人临床经验，取某穴较一般为深或浅。

⑧得气与针刺深浅的关系：某些解剖部位虽可以较深进针，但进针后很浅便得气，亦不必再深刺。有的部位，进针虽达常用的深度，但不得气，无感传，也可稍深。但不能为找感传而盲目深刺，以防意外的发生。

针刺的方向与深浅，是针刺治病和防止医疗事故的重要方面，因此要认真学习和掌握前人的宝贵经验，也要学习掌握现代医学的生理、病理、解剖知识，并要在实践中不断总结经验，把二者很好地结合起来，对针刺的方向、深浅，加以认真地研究是完全必要的。

6.进针的方法

一般右手持针，称为刺手，尚可以左手辅助进针，称为押手。押手可固定肢体和穴位，进针顺利，减少疼痛，避开血管，防止弯针的发生。

进针是针刺基本手法。其方法很多，常用者可归纳为以下几种。

缓慢进针法（捻转进针法）

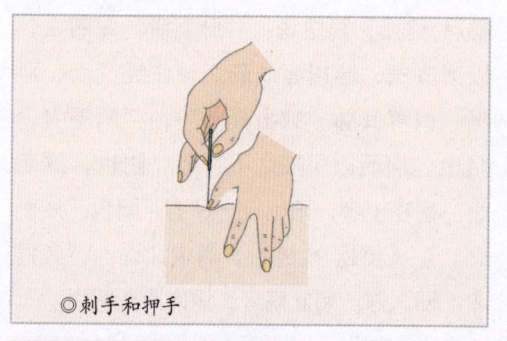
◎刺手和押手

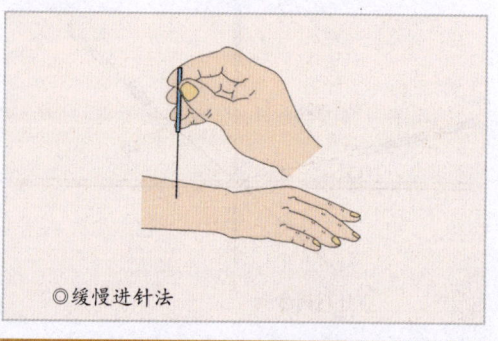
◎缓慢进针法

右手持针柄，拇食两指用力均匀缓慢捻转，毫针捻转不超过180°，边捻针边加压力，使毫针缓慢进入穴位。此法捻转慢，角度小，进针疼痛较轻，不弯针，这种进针法容易掌握。

快速刺入法（宜刺法）

右手拇指、食指、中指持针，直接迅速施加压力，毫针快速刺进穴内3~5毫米深，进针操作熟练者，此法进针快而不痛，已被医者广泛采用。此为单手进针法，但亦可配合押手进针。

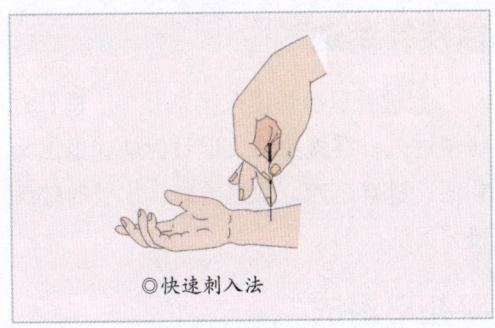
◎快速刺入法

刺入捻进法

左手拇食二指迅速将针直刺进穴内3~5毫米深，然后右手拇食二指边捻边加压力，将毫针刺入穴位深部，此法适用于较长的毫针。如针刺肌肉丰厚的环跳、秩边等穴。其优点是进针快而不痛，可防止针身弯曲。

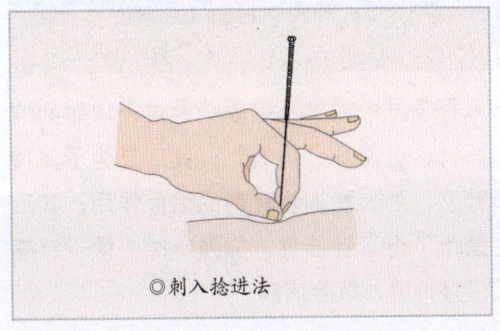
◎刺入捻进法

以上3种方法，虽各有不同，但其目的一致，就是使毫针顺利刺入穴内，患者不感疼痛或仅有微痛。针灸医家经过几千年长期实践，总结出一套进针无痛的经验，其要点为：苦练基本功，使手巧指灵，捻转自如。进针时应用押手，进行爪切、按压，使穴位处皮肤感觉暂短迟钝，再加上进针迅速，可做到无痛，也可用转移患者注意力之法，如进针时给病人出以问题，使其解答，或令病人咳嗽一声，同时快速进针，也可减轻疼痛。此外捻转进针，角度要小（90°~180°之间）速度要慢，亦可使进针不痛。

管针进针法

管针用的针管要比毫针短3~6毫米，一般适用于30~60毫米长的毫针。使用方法：将针先插入同规格的金属制成的小针管内，针柄露出针管外3~5毫米，左手持针管，放在穴上，并微用力压之，与押手作用相同，右手食指对准针管外之针尾一击，毫针则迅速刺入皮肤。然后将针管取掉，按病情行捻转、提插等补泻方法。管针的优点是可用更细一点的毫针，进针不痛、不弯，多用于儿童或精神紧张惧怕针刺的患者。

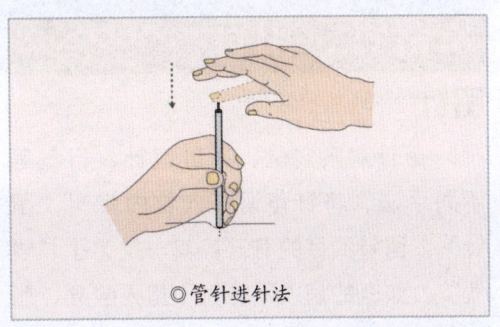
◎管针进针法

进针器进针法

进针器进针的原理与管针相同。进针器形状多种多样，以金属、塑料、有机玻璃等材料制成，是以弹簧的机械力量打击针尾使针射入皮肤，速度快，经试验比手法进针快25~50倍，据统计进针疼痛者占2‰~3‰。

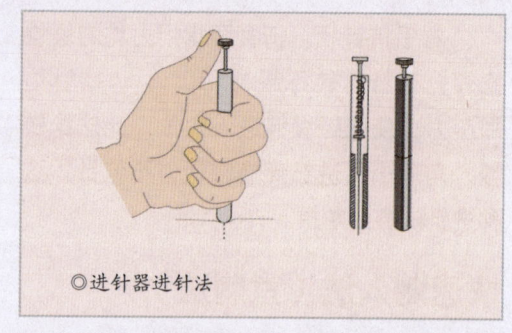

◎进针器进针法

7.针刺的补和泻

针刺时的行针手法是针刺的基本动作，其目的是为了使针刺入腧穴后"得气"（即有酸、麻、胀、传导等感觉），调节针感或进行补泻。常用的手法有以下几种。

捻转补泻法

将针刺入腧穴的一定深度后，以右手拇指和食指两指持住针柄，进行一前一后的不超过150°的旋转捻动。捻动速度较慢，角度较小，用指力轻的为补法；捻动速度较快，角度较大，用指力重的为泻法。

提插补泻法

将针刺入腧穴一定深度后，使针在穴内上下进退的操作方法。使针从浅层向下刺入深层为插，使针从深层退到浅层为提。重插轻提者为补，轻插重提者为泻。

徐疾补泻法

以进针退针快慢来区别补泻。进针时缓慢进入，缓慢捻转，退针时快速退出为补法；进针迅速，快速捻转，出针时较缓慢为泻法。

平补平泻法

针刺入穴位，均匀提插捻转，捻转的角度大小适中，提插的深度适中。

除上述常用针刺手法外，还有呼吸补泻法、开阖补泻法、烧山火、透天凉等多种针刺法，由于掌握和运用有一定难度，故不再一一赘述。

8.留针、出针

留针

毫针刺入穴位，通过运针、行气等不同手法，将针停留在穴位内就叫"留针"。留针的目的有三：其一是为了"候气"，如有的病人不得气（指无酸痛、胀麻等感觉）或气至迟缓，通过一段时间的留针，可使其"得气"；其二是为了保持针感，延长和加强针刺的治疗作用；其三是为了再运针催气，加强针感，便于针感沿经传导，解除病痛。

留针时间一般在15～30分钟，但也应视病人及所患疾病的轻重及时间长短而定。如小儿、老人、身体瘦弱者、脑力劳动者，病情轻、得气快、感传好、立即见效者，留针时间较短或不留针；若青壮年、身体壮实、体力劳动者，病较重、得气慢、感传差者，留针时间可延长，特殊需要时，可留针30～60分钟。

出针

出针又称"退针"、"起针"。就是将针退出腧穴所在的体表，它同样是针刺手法的组成部分，与补泻手法有密切的关系。临床上退针手法大致有3种：

快速出针法：具体方法是左手用消毒棉球按住针孔部，右手持针柄将针快速退出，并按压片刻以防止出血，这种手法多用于需要继续保持针感的疾病。

缓慢出针法：右手持针，左手轻压针孔部，将针缓慢退出，这种手法多用于需要遗留轻微针感的疾病。

分段退针法：就是将针先退出针感区，再留针1～2分钟，第二步将针退至皮下，停留片刻后全部退出。此法对年老体弱的慢性病较好。

8.针刺疗法的注意事项及对异常情况的处理

针刺疗法的注意事项

针刺疗法的注意事项包括如何更好地发挥医疗效果和防止医疗事故的发生两个内容。为此必须做到：

①病人过饥、过饱、大汗、大醉、过度疲劳、情绪过于激动不宜针刺。

②久病体弱、年老体衰、初诊惧针者，取穴要少，针感要轻。

③对于孕妇针刺要轻，腰骶部、下腹部的穴位以及劳宫、涌泉、行间、太冲、十宣等不宜针刺。

④学龄前儿童针刺时，宜浅刺，深刺不留针，头部穴位禁针。

⑤针刺前对病人应详细询问病情。

针刺时意外事故的处理及预防

针刺过程中一旦发生"失手"现象，就要及时采取补救措施。一般来说，常见的针刺意外事故有以下几种。

晕针

晕针的原因：初次接受针刺治疗，精神过度紧张，身体虚弱，针刺体位不当或刺激过强，以及过度劳累、睡眠不足、过饥过饱等容易发生晕针。

晕针的症状：恶心、呕吐、眩晕、心悸、胸闷、面色苍白、大汗淋漓、血压降低、脉细而弱，重者可出现不省人事。

晕针的处理：发生晕针要及时处理。首先将针取出，将病人头部放低，足部抬高，给予温开水或糖水，医者可用双手指按病人足三里穴、人中穴或内关穴，个别严重者除进行以上紧急处理外，可静脉点滴50%葡萄糖40毫升加维生素C0.5克，肌肉注射尼可刹米1支，输氧等。

晕针的预防：对体弱、久病、失血过多者，老人、儿童、孕妇，医者针刺操作应慎重，手法要轻；对饥饿、过饱、劳累、酒后、情绪波动较大的病人暂不宜针；对初次针刺有惧怕心理的病人，首先要消除其顾虑，病人体位要舒适，可减少晕针的发生。

滞针

滞针的原因：由于针刺部位肌肉紧张，或留针时体位移动，从而产生针在穴位内不能捻动、提插，出针困难，临床上叫"滞针"。

滞针的表现：针体不能捻转，提插困难，一般较难将针退出。

滞针的处理：首先用手在滞针的穴位周围轻轻揉按，或在较远部位揉按，转移病人注意力，或在滞针附近再刺一针，若体位改变者，恢复原体位，即可将针退出。

滞针的预防：注意做好初诊病人的思想工作，操作不可过猛，同时注意患者体位不可移动。

弯针

弯针的原因：针刺时由于手法不熟练，以致突然针感过强，引起患者的躲避动作或使深部肌肉急剧收缩，或病人改变体位等，从而引起针体弯曲。

弯针的表现：弯针多发生在关节处的穴位，弯针时退针困难，病人疼痛明显，针柄斜向一侧。

弯针的处理：首先注意患者体位是否与针刺前一样，如不一样应慢慢恢复原体位，判断弯针的方向，因势利导缓缓退出，切忌用力过猛，以致折针。

弯针的预防：针刺前选好病人体位，针刺后体位不可改变，术者针刺时选穴要准，手法要轻。

折针

折针的原因：多为毫针质量不好，或针体已有损伤，使用前未能及时检查挑出。或因针刺手法过重，病人肌肉发生强烈收缩，所以引起折针。进针后针体发生死弯也容易造成折针，以针体及针根部最常见。

折针的处理：发生折针后，医者应冷静沉着，嘱病人不要变动体位，若针身露出皮肤，可用镊子下压针周围的皮肤，使针身露出部位更多，即可将针拔出。若断针在肌肉内，最好的办法是实施外科手术将针取出。

折针的预防：使用前一定要对针身进行仔细检查，发现有损伤及弯曲而不能修复的针不能再用。针刺时针身不要全部刺入体内。

血肿或出血

多因针刺时不小心而刺伤血管，加之留针时间过长，出针缓慢所致，如发现出血又未及时用消毒干棉球按压可能引起血肿，故针刺时要注意避开血管，出针时最好用酒精棉球按压针孔，以免针孔出血。少量出血按压后即可止住，血肿可先冷敷，后热敷。

第二节 艾出健康、灸除百病，中医灸疗法助你消百病

自愈有道、曙光在前，《黄帝内经》中的传统疗法大揭秘>>

◎灸法治病，既可补虚又可泻实；既可温寒又可散热；既可扶阳，又可养阴。早在《黄帝内经》中就已明确指出灸疗补泻。如《灵枢·背腧》篇说："气盛则泻之，虚则补之，以火补者，毋吹其火，须自灭也；以火泻者，疾吹其火，传其艾，须其火灭也。"

灸法是针灸学的重要组成部分。灸法，是利用某种易燃材料或某种药物，在穴位上或患处烧灼、熏熨或贴敷，借其温热性或化学性的刺激，通过经络穴位的作用，调整人体生理功能的平衡，从而达到治疗和保健目的的一种外治方法。

灸法大体上可分为艾灸法和非艾灸法两大类。艾灸法又可分为艾炷灸、艾卷灸和温灸；非艾灸法可分为敷灸、灯火灸、硫黄灸、药熏蒸气灸和电热灸等多种。临床上以艾炷灸、艾卷灸和敷灸最为常用。施灸的方法虽有不同，使用的材料亦有多种，但几千年来临床上常用的材料仍以艾为最多。

1.艾灸法

艾灸法是用艾叶制成的艾绒作为施灸材料用于灸治的一种方法。

艾叶的性能：《名医别录》载："艾叶，味苦，无毒，主灸百病。"《本草从新》说："艾叶苦辛，生温、熟热，纯阳之性，能回垂绝之阳，通十二经，走三阴，理气血，逐寒湿，暖子宫……以之灸人，能透之者经而除百病。"清代吴亦鼎在《神灸经纶》上亦说："夫灸取于人，以火性热而至速，体柔而用刚，能消阴翳，走而不守，善入脏腑。取艾之辛香作炷，能通十二经，入三阴，理气血，以治百病，效如反掌。"用艾叶作为施灸材料，有通经活络，理气祛寒，回阳救逆等作用。艾属菊科植物，我国遍地皆产，艾叶加工后制成的艾绒，易于燃烧，气味芳香，火力温和，其温热能穿透皮肤，直达组织深部。

艾绒的制作及贮藏：明代李时珍《本草纲目》载："凡用艾叶，须用陈久者，治令细软，谓之熟艾。若生艾，灸火则易伤人肌脉。"关于艾绒的制作，李时珍又说："拣去净叶，扬去尘屑，入石臼内，木杵捣熟，罗去渣滓，取白者再捣，至柔烂如绵为度。用时焙燥，则灸火得力。"可于每年3～5月间，采集新鲜肥嫩的艾叶，充分晒干，进行碾干，筛去杂质，反复多次，即成

为白净柔软如绵的艾绒。艾绒以陈久耐燃者为最佳。艾绒的贮藏,应将其放入干燥容器内,谨防潮湿和霉烂,梅雨季节应尤为注意。常晾常晒,随用随取。

艾炷灸

施灸时所燃烧的用艾绒制成的圆锥形小体,称为艾炷。古代的艾灸,以艾炷灸法最为盛行。关于艾炷的形式古代又分为圆锥形艾炷、牛角形艾炷和纺锤形艾炷。现在临床上常用的为圆锥形艾炷。

圆锥形艾炷的制作方法简单,一般是把适量的艾绒放在桌面上,用拇、食、中三指一边捏一边施转,把艾绒捏紧即成规格大小不同的艾炷。有条件的可用艾炷器制成艾炷。艾炷器中铸有圆锥形空洞,洞下留一小孔,将艾绒放入艾炷器的空洞之中,另用金属(或木制、塑料制)制成下端适于压入洞孔的圆棒,直插孔内紧压,即成圆锥形小体,然后用针从艾炷器背面之小孔中将制成的艾炷顶出备用。总之,艾炷越结实越好,如果松散,则易燃烧不均匀。

古代最常用的艾炷,大小在1厘米左右,临床上可因人、因病、因穴的不同而灵活掌握。艾炷最小者可如粟米,最大者可如蒜头。现代临床上可分大、中、小三种,大艾炷高约1厘米,炷底直径约1厘米,可燃烧3~5分钟;中艾炷为大艾炷的一半;小艾炷如麦粒样。艾炷无论大小,其高度同它底面的直径大体相等。施灸的壮数,可根据疾病的性质、病情轻重、体质强弱、年龄大小以及治疗部位不同而定。一般少则1~3壮,多则数十壮乃至数百壮。

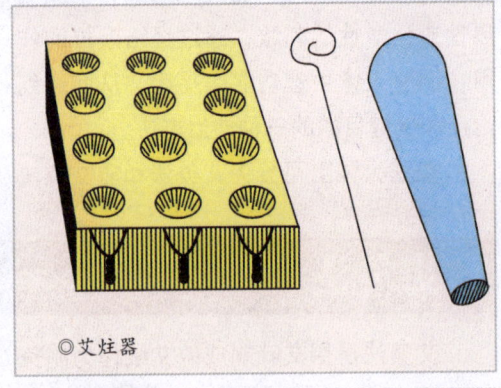
◎艾炷器

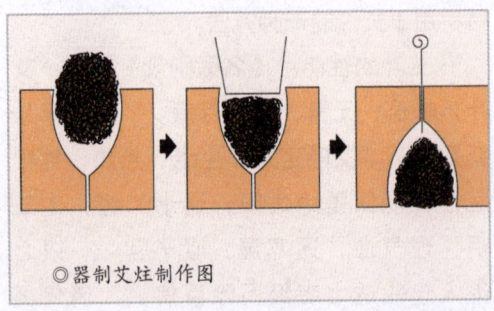
◎器制艾炷制作图

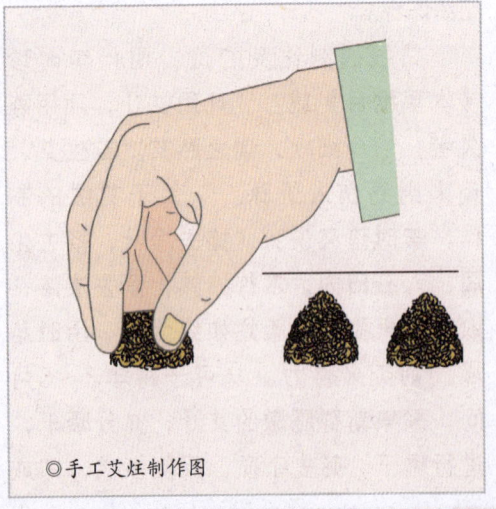
◎手工艾炷制作图

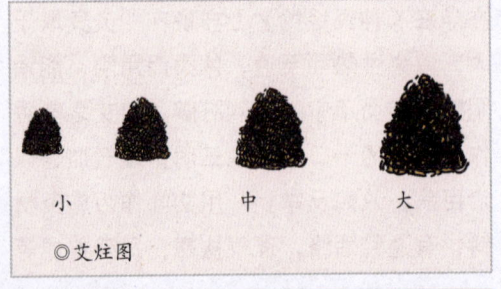
◎艾炷图

艾炷灸法的操作方式，分着肤灸和隔物灸两类。

着肤灸

着肤灸又称明灸、直接灸，是把艾炷直接放在皮肤上施灸的一种方法，古代称为"着肉灸"。如放置大艾炷，可在皮肤上涂点酒精，以防其倾倒；如用小艾炷，为防其安置不稳，可在皮肤上涂一点蒜汁。着肤灸因其对皮肤刺激程度的不同，又分为无瘢痕灸和瘢痕灸两种。

①无瘢痕灸：又称非化脓灸。临床上以达到轻微烫伤为度，施灸后皮肤不致起泡，或起泡后不致诱发成灸疮，灸后不遗留疤痕，称为无瘢痕灸。临床上多用中小艾炷。此灸法适用于一般慢性虚寒性疾病，如哮喘、眩晕、慢性腹泻及皮肤疣等。

②瘢痕灸：又称化脓灸。是指用艾炷直接置于穴位上施灸，灸至皮肤起泡，并致局部化脓、结痂，脱落后留永久瘢痕的方法。此法适用于哮喘、瘰疬、肺痨、痞块、癫痫、溃疡病和发育障碍等，对高血压、中风也有较好的作用。

瘢痕灸的施灸体位和取穴：《千金要方》载："凡点灸法，皆须平直，四肢无使倾侧，灸时孔穴不正，无益于

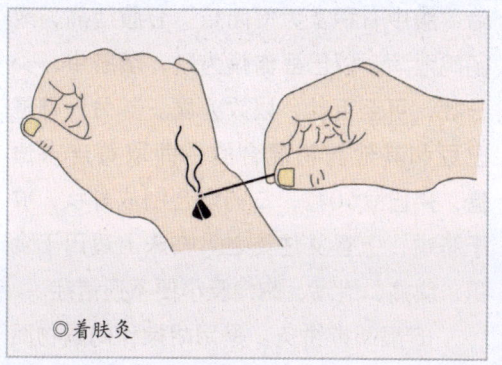
◎着肤灸

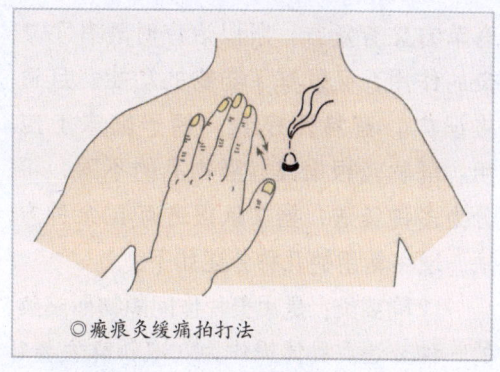
◎瘢痕灸缓痛拍打法

事，徒破皮肉耳。若坐点则坐灸之，卧点则卧灸之。"患者的体位对取穴和施灸很重要，特别要注意体位的平正和舒适。一般四肢及胸腹部取仰卧位，背部取坐位或俯卧位。

瘢痕灸施灸的具体操作与注意事项：摆正体位，选好穴位，并在穴位上涂敷蒜汁，将艾炷立即粘上，用线香点燃施灸，直至艾炷全部烧尽，艾火自熄，除去艾灰，另按所需壮数，重新点燃艾炷。每灸完1壮，则涂蒜汁1次。在施灸过程中，如病人感到灼痛，医者可在穴位四周用手轻轻拍打，借以缓解疼痛。灸治完毕，在施灸穴位上贴敷淡水膏，嘱病人多吃羊肉、豆腐等。一般1周左右化脓，化脓时每天换膏药1次，灸疮45天左右愈合，留永久瘢痕。施灸时谨防晕灸。若有继发感染，则应积极给予治疗。对身体虚弱者、糖尿病、皮肤病及面部穴位，不宜用此法。

隔物灸

隔物灸又称间隔灸，是艾炷与皮肤之间隔垫上某种物品而施灸的一种方法。古代的隔物灸法种类很多，广泛应用于内、外、妇、儿、五官科等疾病。所隔的物品包括动植物和矿物，但多数属于中药。药物又因证因病而不同，既

有单方又有复方，所以治疗时既有了艾灸的作用，又发挥了药物的功能，且适应证广，有特殊疗效，易于临床上应用。隔物灸根据其衬隔物品的不同，可分为多种灸法，据文献报道有40余种方法，现将常用的几种分述如下：

①隔姜灸：是用姜片作间隔物而施灸的一种灸法。具体操作为：取新鲜生姜1块，切成厚约0.3厘米的姜片（姜片大小可根据施灸部位及所选用艾炷大小而定），用细针于中间穿刺数孔，放在施灸的穴位上，上置艾炷点燃施灸。如病人在施灸过程中觉局部有热痛感，可将姜片连同艾炷向上略略提起，稍停放下再灸，亦可随即更换艾炷再灸。以灸至局部皮肤潮红湿润为度。一般每次施灸5~10壮，可根据病情反复施灸。此法临床常用，简便易行，适用于一切虚寒病证，对呕吐、腹痛、泄泻、遗精、阳痿、早泄、不孕症、痛经、面瘫及风寒湿痹等病症，疗效较好。

②隔蒜灸：是用蒜作间隔物而施灸的一种灸法。临床上常用的有隔蒜片灸和隔蒜泥灸两种。隔蒜片灸：取新鲜独头大蒜，切成厚0.1~0.3厘米的蒜片，用细针于中间穿刺数孔，放于穴位或患处，上置艾炷点燃施灸。每灸3~4壮后可换去蒜片，继续灸治。此外，隔蒜灸还有一法，即隔蒜泥灸：取新鲜大蒜适量，捣如泥状，放于穴位或患处，上置艾炷点燃灸之。此灸法有消肿、拔毒、止痛、发散的作用。临床上适用于治疗痈、疽、疮、疖、蛇蝎毒虫所伤、腹中积块及肺痨等。

③隔葱灸：是用葱作间隔物而施灸的一种灸法。即把葱白切成厚0.3厘米左右数片，或把葱白捣如泥状，敷于脐中（神阙穴）及四周，或敷于患处，上置艾炷施灸。一般灸5~10壮。此法临床上适用于治疗虚脱、腹痛、尿闭、疝气及乳腺炎等。

④隔附子灸：是用附子作间隔物而施灸的一种灸法。临床上常用的有隔附子片灸和隔附子饼灸两种。隔附子片灸：取热附子用水浸透后，切片厚0.3~0.5厘米，中间用细针穿刺数孔，放于穴位或患处，上置艾炷点燃灸之。隔附子饼灸：将附子切细研末，以黄酒调和做饼，如五分硬币大，厚约0.4厘米，中间扎孔，放于穴位上置艾炷灸之。也有用生附子9份、肉桂2份、丁香1份共研细末，以炼蜜调和制成0.5厘米厚的药饼，用细针穿刺数孔，上置艾炷施灸。附子辛温大热，有温肾壮阳的作用，临床适宜治疗各种阳虚病症，如阳痿、遗精、早泄，以及疮疡久溃不敛或一些阴虚性病症等。

⑤隔巴豆灸：是用巴豆作间隔物而施灸的一种灸法。具体方法有两种：有单用巴豆一味的，即取巴豆10粒，捣碎混合，加入面粉38克，搅成膏状，捏做饼，放于脐中，上置艾炷施灸。也可与隔葱灸合用，疗效更显著。如《寿世保元》卷十，治"腹中有积及大便闭结，心腹诸痛，或肠鸣泄泻，以巴豆肉捣为饼，填脐中，灸三壮，可至百壮，以效为度。"另一种是巴豆和其他药物混合的，即取黄连末适量，用巴豆10粒，二药混合制成膏状，放于脐中，上置艾炷灸之。临床上适用于食积、腹痛、泄泻、胸痛及小便不通诸症。

⑥隔胡椒饼灸：是用胡椒作间隔物而

施灸的一种灸法。取胡椒研末，加适量白面粉，用水调和制成币状圆饼，厚约0.3厘米，中央按成凹陷，内置药末适量（丁香、肉桂、麝香等），将凹陷填平，上置艾炷灸之。临床适用于治疗风寒湿痹痛及局部麻木不仁等。

⑦隔豉饼灸：又称豆豉灸。是用豆豉作间隔物而施灸的一种灸法。用豆豉适量，捣烂，以水或黄酒调和制饼，如疮口大，厚约0.6厘米，用细针穿刺数孔，置疮面上放艾炷点燃施灸。临床上适于治疗痈疽发背，顽疮，恶疮肿硬不溃或溃后久不收口，疮面黑暗等。另外，还有用豆豉、花椒、生姜、青盐、葱白等份，共捣如泥状，制成药饼的豉药饼灸，用于疮疖等。

⑧隔盐灸：是用食盐作间隔物而施灸的一种灸法。取纯净干燥的食盐适量，研细或炒热，纳入脐中，使与脐平，上置艾炷施灸。如患者稍感灼痛，即更换艾炷。也有于盐上放置姜片而再施灸的，以避免食盐受火爆起引起烫伤。临床上一般施灸3～9壮，对于急性病症可根据病情多灸，不拘壮数。此法在古代应用很广。临床上常用于急性腹痛、吐泻、痢疾、淋病及脱证等。

⑨隔面饼灸：是用面粉饼作间隔物而施灸的一种灸法。取面粉适量，和水制成面饼，厚约0.5厘米，用细针穿刺数孔放于患处，上置艾炷灸之。此法适于治疗恶疮等。

⑩隔甘遂灸：是用甘遂作间隔物而施灸的一种灸法。取甘遂末适量，加入面粉用水调成膏状，敷于脐中，上置艾炷施灸。临床适于治疗小便不通等。

⑪隔香附饼灸：是用香附作间隔物而施灸的一种灸法。取生香附研末，加入生姜汁调和，制成圆饼，厚约0.5厘米，放于患处，上置艾炷灸之。本法适于痰核、瘰疬及痹证等。

⑫隔木香饼灸：是用木香等作间隔物而施灸的一种灸法。取木香末15克，生地黄30克，捣如膏，和匀，制成饼状，厚约0.6厘米，将药饼放于患处，上置艾炷灸之。此法用于治疗仆损闪挫、气滞血瘀等症。

⑬隔川椒灸：是用川椒作间隔物而施灸的一种灸法。取川椒适量，研为细末，用陈醋调如糊膏状，制成药饼，厚约0.3厘米，敷于患处，上置艾炷灸之。在灸治过程中，如病人觉施灸处灼痛，可随即更换艾炷再灸。该法临床适用于治疗一切肿毒疼痛，跌仆扭伤所致的伤筋积血，腹胀痞满等症。

⑭隔槟榔灸：是用槟榔作间隔物而施灸的一种灸法。取槟榔削成圆锥形，底面挖一孔，纳入麝香少许，然后将尖头插进外耳道，于底面上置艾炷点燃施灸，以灸至外耳道内有微热为度。本法用于治疗突发性耳聋。

⑮隔白附子灸：是用白附子作间隔物而施灸的一种灸法。将白附子研为极细末，用温水调和如糊膏状，制成厚约0.5厘米之圆饼，敷于脐中，上置艾炷灸之。每次施灸5～10壮，施灸过程中若病人感觉局部灼痛，应立即更换艾炷，谨防烫伤。临床用于治疗疝气。

⑯隔蓖麻仁灸：是用蓖麻仁作间隔物而施灸的一种灸法。取蓖麻子适量，去

壳，然后将蓖麻仁捣如泥膏状，制成饼如二分硬币大，厚约0.3厘米，贴敷于穴位上，上置小艾炷灸之。如灸百会穴治疗胃下垂、子宫脱垂及脱肛；灸印堂、下关、阳白、颊车穴治疗面瘫等。

⑰隔陈皮灸：是用陈皮作间隔物而施灸的一种灸法。取陈皮适量，研为细末，用生姜汁调如糊膏状，敷于中脘、神阙穴，上置艾炷灸之。临床适于治疗胃腹胀满、饮食不振、呕吐及呃逆等症。

艾卷灸

艾卷灸又称艾条灸，是用纸包裹艾绒卷成圆筒形的艾卷，一端点燃，在穴位或患处施灸的一种治疗方法。艾卷灸法最早见于明代朱权的《寿域神方》卷三。本法由于操作简便，疗效良好，且又易为患者所接受，故为近代临床常用的一种灸治方法。

单纯艾卷：取艾绒放在细棉纸（或易燃的薄纸）上，不加任何药物，像卷香烟一样，卷制而成。卷得松紧要适中，太紧则不易燃烧，太松则施灸时易掉火星。一般规格为长20厘米，直径1.7厘米，每支质量约10克，可燃烧约1小时。

药物艾卷：取艾绒放在3层厚棉纸上，加入药末6克，按上法卷紧，胶水封口即成。规格亦如单纯艾卷。

药物处方：肉杉、干姜、丁香、木香、独活、细辛、白芷、雄黄、苍术、没药、乳香、川椒各等份，研为细末备用。药条的种类很多，还有掺入麝香、沉香、松香、硫黄、皂角、巴豆、川乌、全蝎、穿山甲、桂枝等。

艾卷灸法的种类：分为悬起灸、实按灸和间接灸3种。

悬起灸

按其操作方法，分为温和灸、回旋灸和雀啄灸3种。

①温和灸：将艾卷燃着的一端靠近穴位熏烤（一般距皮肤约3厘米），如病人有温热舒适感觉，就固定不动，灸至皮肤稍有红晕即可，一般灸10～15分钟，或更长一些时间。为避免医者疲劳，或难以掌握距离造成烫伤患者，医者可用拇指、食指、中指持艾卷，同时小指放于患者穴位附近施灸。本法适于灸疗各种病症。

②回旋灸：又称熨热灸。将点燃的艾卷接近灸的部位平行往复回旋熏灸（距皮肤约3厘米），一般可灸20～30分钟。适于风湿痛、神经性麻痹及广泛性皮肤病等。

③雀啄灸：将艾卷燃着的一端对准穴位，类似小雀啄米食一样一起一落忽近忽

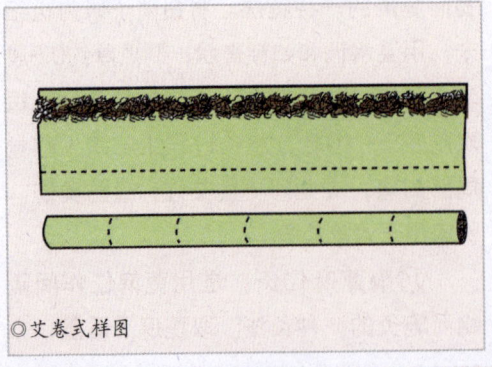
◎艾卷式样图

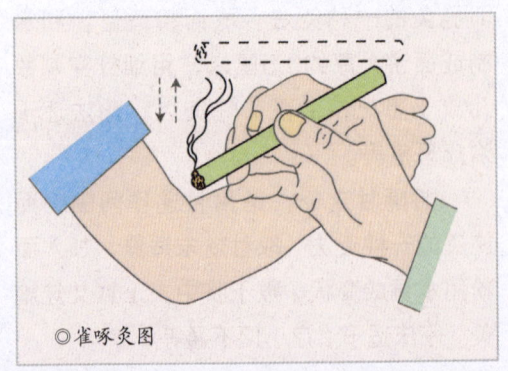
◎雀啄灸图

远地施灸。一般可灸5分钟左右。多用于治疗小儿疾病或晕厥等。此法热感较强，使用时应注意防止烫伤皮肤。

[实按灸]

实按灸是用药物艾卷点燃后，垫上纸或布，乘热按到穴位上，使热气透达皮肉深部的一种施灸方法。

太乙神针：或称"太乙针"。是在雷火针的基础上进一步改变药物处方发展的。本来是灸法，为何称为"针"？因为它的操作方式很像针法实按在穴位上。操作时，用药物艾卷施灸。

通用方：艾绒100克，硫黄6克，麝香、乳香、没药、松香、桂枝、杜仲、枳壳、皂角、细辛、川芎、独活、穿山甲、雄黄、白芷、全蝎各3克。上药研成细末，和匀。以桑皮纸1张，约30厘米见方，摊平，先取艾绒24克，均匀铺在纸上，次取药末6克，均匀掺在艾绒里，然后卷紧如爆竹状，外用鸡蛋清涂抹，再糊上桑皮纸1层，两头留空纸3厘米许，捻紧即成。

操作方法：选定施灸穴位，将上述艾卷点燃一端，一种方法是在所灸的穴位上覆盖10层棉纸，或5~7层棉布，再将艾火隔着纸或布，紧按在穴位上，稍留1~2秒即可。若艾火熄灭可重新点燃。如此反复施灸，每穴按灸10次左右；另一种方法是将艾卷点燃的一端以7层棉布包裹，紧按在穴位上，如病人感觉太烫，可将"针"（艾卷）略提起，等热减再灸，如此反复。如火熄、冷却，则重新点燃灸之。每穴可按灸5~7次。临床上适用于风寒湿痹、瘘证、腹痛及泄泻等症。

雷火针：或称为"雷火神针"。本法与"太乙神针"基本相同，是"太乙神针"的前身。药物处方：艾绒60克，沉香、木香、乳香、茵陈、羌活、干姜、穿山甲各10克，麝香少许。其艾卷制法、操作法及适应证与"太乙神针"相同。

艾火针衬垫灸：简称"衬垫灸"。取干姜片15克煎汁300毫升，与面粉调成稀浆糊状，涂敷在5~6层的干净白棉布（禁用化纤布）上，制成硬衬，晒干后剪成边长为10厘米左右的方块备用。施灸时将衬垫放在穴位上，再将药物艾卷点燃的一端按在衬垫上5秒左右，待局部感到灼热即提起艾卷，称为"一壮"，如此反复施灸5次后更换穴位，以施灸处皮肤出现红晕为度。此法是近人仿"太乙神针"和"雷火神针"及"隔姜灸"改进而成的。临床上适于治疗关节痛、骨科痛证、遗尿、阳痿、哮喘、慢性胃肠病等。

[间接灸]

间接灸是将艾卷点燃后在穴位上面悬起，所灸部位上面覆盖某种物品而施灸的一种方法。常用的有隔核桃壳灸等。

隔核桃壳灸：又称隔核桃壳眼镜灸。取核桃1个从中线劈开，去仁，取壳（壳有裂缝者不可用）备用。用细铁丝制成一副眼镜框，镜框的外方再用铁丝向内弯一个

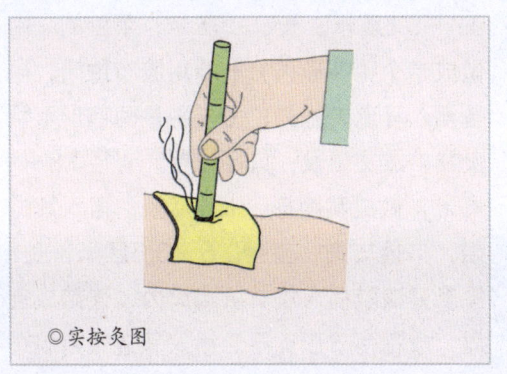

◎实按灸图

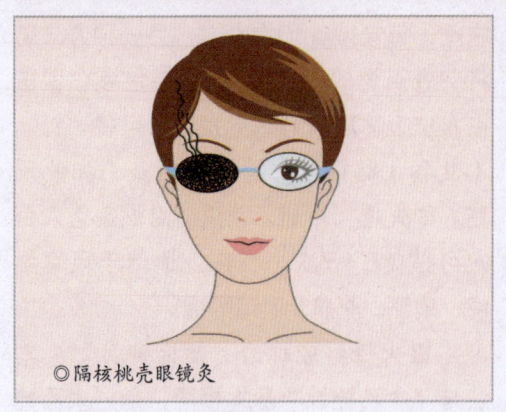

◎隔核桃壳眼镜灸

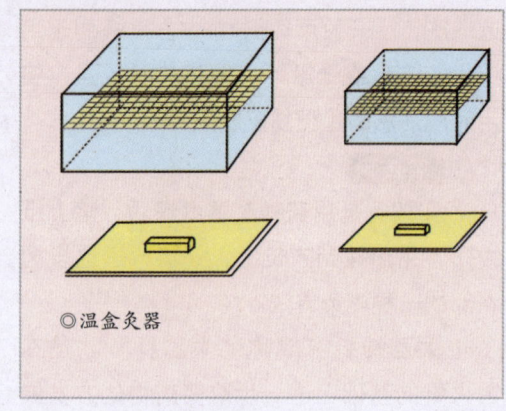

◎温盒灸器

钩形，高和长均为2厘米，以备施灸时插艾卷用。灸治前先将核桃壳放于菊花液中浸泡3~5分钟，取出套在镜框上，插上艾卷（长约1.5厘米），点燃后戴在患者眼上施灸。本法适于结膜炎、近视眼、中心性视网膜炎及视神经萎缩等。

温灸

因其操作方法不同，又分为温灸器、针上加灸和艾蒸气灸等。

温灸器灸

温灸器灸是利用专门工具施灸的一种方法。用温灸器施灸，可以较长时间地连续给病人舒适的温热刺激，且使用方便。目前较为常用的有如下几种：

①温筒灸：是一种特制的筒状金属灸具，内装艾绒或药物，点燃后，置于应灸的穴位来回温熨，以局部发热、出现红晕，病人感到舒适为度。一般灸15~30分钟。温筒灸器有多种，常用的有平面式和圆锥式两种。平面式适用于较大面积的灸治，圆锥式作为小面积的点灸用。适用于风寒湿痹、腹痛、腹泻、腹胀、痿证等。

②温盒灸：是用一种特制的盒形木制灸具，内装艾卷固定在一个部位而施灸的方法。按其规格分大、中、小3种。温灸盒的制作：取规格不同的木板（厚约0.5厘米），制成长方形木盒，下面不安底，上面制作一个可随时取下的盖，并在其盒内中下部安置铁窗纱一块，距底边3~4厘米。施灸时，把温灸盒置于所选部位的中央，点燃艾卷后，对准穴位放在铁窗纱上，盖好盖即可（温灸盒盖用于调节温度）。每次灸15~30分钟，并可一次多穴。临床上适宜灸治一般常见病。

③苇管器灸：本法最早载于唐代孙思邈《千金要方》，书中说："卒中风口㖞，以苇筒长五寸，以一头刺耳孔中，四畔以面密塞，勿令泄气，一头内大豆一颗，并艾烧之令热，灸七壮差。"

苇管灸器制法：目前应用的有两种，一种是一节形苇管灸器，其苇管口直径为0.4~0.6厘米，长5~6厘米，苇管的一端做成半个鸭嘴形，另一端用胶布封闭，以备插入耳道内施灸；另一种是两节形苇管灸器，放艾绒段，口径较粗，直径0.8~1厘米，做成鸭嘴形，长4厘米，插入耳道端，口径较细，直径0.5~0.6厘米，长3厘米，该段插入放艾绒端口内，连结成灸器，故称两节形灸器。插入耳道端用胶布

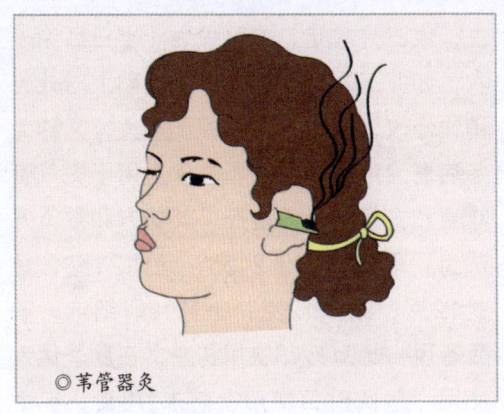
◎苇管器灸

热灸、烧针尾。此灸法是在毫针刺入穴位后留针过程中，在针柄上插入艾卷施灸的一种灸法，是毫针针刺和艾卷灸的结合。操作方法：先用毫针刺入腧穴，行补泻手法，留针时，取约2厘米长艾卷1节，套在针柄上，艾卷距皮肤2～3厘米，从艾卷下端点燃灸之。若艾火灼烧皮肤发烫，可在穴位上隔一纸片，可稍减火力。当艾卷燃烧完时，除去残灰，稍停片刻再将针拔出。此法适用于灸治常见病及用于灸法保健。

固定，以备施灸用。

施灸方法：将半个花生仁大小一撮细艾绒，放在苇管器半个鸭嘴形处，用线香点燃后，用胶布封闭苇管器内端插入耳道内，施灸时耳部有温热感觉。灸完1壮，再换1壮，每次灸3～9壮。10次为1疗程。此法适用于面神经麻痹。

针上加灸

针上加灸又名温针灸、针柄灸、传

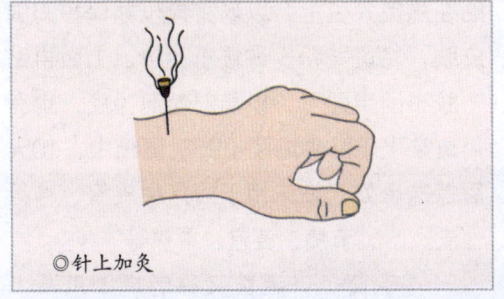
◎针上加灸

艾蒸气灸

将艾叶（或艾绒）适量放入容器内煎煮，然后盛于盆中，用蒸气熏灸之。本法适用于风寒湿痹。

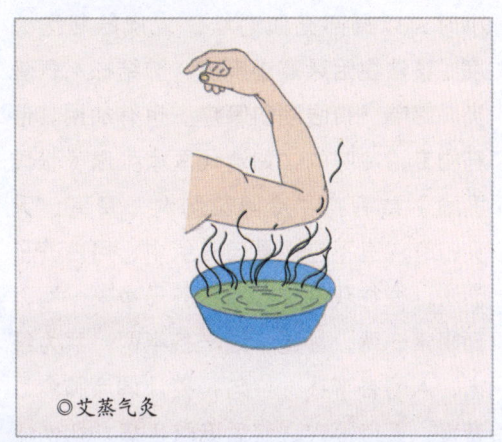
◎艾蒸气灸

2.非艾灸法

凡用艾绒以外的物品作为施灸材料的，称为非艾灸法，下面介绍常用的几种。

敷灸

敷灸是用某种药物涂敷于穴位或患部而施灸的一种灸法。其中较多的是用有刺激性的药物，敷后皮肤可起泡，或仅使局部充血潮红。所用药物绝大部分为中药，但现在也有用西药而敷灸的，一般多为单味药，也可用复方。该灸法既包括古代之"天灸"，也包括现代之"药物发泡"和部分"药物贴敷"

疗法。临床上常用的有蒜泥灸、白芥子灸、斑蝥灸、毛茛灸、旱莲草灸、白胡椒灸、甘遂灸、蓖麻仁灸、生姜灸、葱白灸、五倍子灸、丁桂散灸等。

①蒜泥灸：将大蒜（最好用紫皮蒜）捣成泥状，取3～5克贴敷于穴位上，敷灸时间为1～3小时，以局部皮肤发痒、发赤并有烧灼感，或局部起泡为度。如敷涌泉穴治疗咯血、衄血；敷合谷穴治疗扁桃体炎；敷鱼际穴治疗喉痹等。

②白芥子灸：取白芥子研末，醋调为糊膏状，每次5～10克贴敷于穴位上，油纸覆盖，胶布固定即可；或将白芥子细末1克，放置于直径3厘米的圆形胶布中央，直接贴敷在穴位上。敷灸时间为2～4小时，以局部充血潮红，或皮肤起泡为度。该法主治风寒湿痹痛、肺结核、气管炎、哮喘、口眼㖞斜等症。也有加用其他药物专治冷哮的，如清代医家张璐《张氏医通》载有："冷哮灸肺俞、膏肓、天突，有应有不应。夏日三伏中，用白芥子涂法，往往获效。方用白芥子净末一两，延胡索一两，甘遂、细辛各半两，共为细末，入麝香半钱，杵匀，姜汁调涂肺俞、膏肓、百劳等穴，涂后麻瞀疼痛，切勿便去，候三炷香足，方可去之。十日后涂一次，如此三次。"近人在此基础上对处方稍作修改，名为复方白芥子敷灸，又称为冬病夏治消喘膏贴敷，临床上用于支气管哮喘和支气管炎的治疗。其处方和敷灸方法为：取炙白芥子21克，元胡21克，甘遂12克，细辛12克，上药共研细末，贮瓶备用，此为1人3次用药量，在夏季伏天使用。敷灸时每次用上药末1/3量，加生姜汁调如糊膏状，并加麝香少许，分别摊在6块直径为3厘米的油纸上，敷于肺俞、心俞、膈俞处，用胶布固定即可。每次敷灸4～6小时。每隔10天敷灸1次，即初伏、中伏、末伏各1次，每年共敷3次，连续3年敷贴9次。

③斑蝥灸：斑蝥对皮肤有强烈的刺激作用。取斑蝥适量，研为细末，使用时先取胶布一块，中间剪一小孔，如黄豆大，贴在施灸穴位上，以暴露穴位并保护周围皮肤，将斑蝥粉少许置于孔中，上面再贴一胶布固定即可，以局部起泡为度；也有用斑蝥浸于醋中或浸于95%酒精中，10天后擦抹患处。临床用于治疗牛皮癣、神经性皮炎、关节痛、黄疸、胃痛等。

④毛茛灸：毛茛又称老虎脚爪草。取其鲜叶捣烂，敷于穴位或患处，初有热辣感，继而所敷皮肤发红、充血，稍后即起水泡。发泡后局部有色素沉着，以后可自行消退。敷灸时间为1～2小时。如敷于经渠或内关、大椎穴，可治疗疟疾；敷于患处可治疗寒痹；如与食盐合用制成药丸敷于少商、合谷穴，可治疗急性结膜炎。

⑤旱莲草灸：取新鲜旱莲草适量，捣

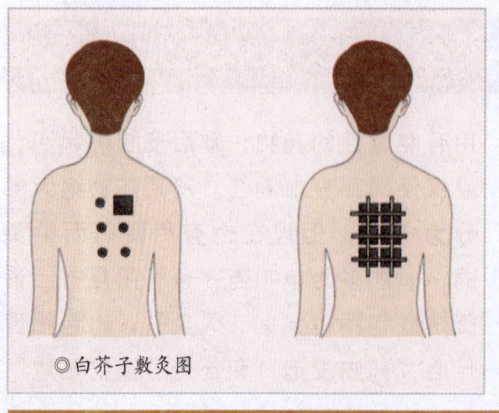

◎白芥子敷灸图

烂如泥膏状，敷于穴位，胶布固定即可。敷灸时间为1～4小时，以局部充血潮红或起泡为度。该法适于治疗疟疾等。

⑥甘遂灸：取甘遂适量，研为细末，敷于穴位上，用胶布固定；也可用甘遂末加入面粉适量，用温开水调成糊膏状，贴于穴位上，外以油纸覆盖，胶布固定。如敷大椎穴可治疗疟疾；敷肺俞穴可治疗哮喘；敷中极穴可治疗尿潴留等。

⑦白胡椒灸：取白胡椒适量，研为细末，敷于穴位上，用胶布固定。如敷大椎穴治疗疟疾。

⑧威灵仙灸：取威灵仙叶（以嫩为佳）捣成糊状，加入少量红糖搅拌均匀，备用。敷灸时将上药适量贴敷于穴位上，局部如出现蚁走感后最多不超过5分钟，应将药去掉，以起泡为度，避免过强刺激。如敷足三里治痔疮下血；敷太阳穴治疗急性结膜炎；敷身柱穴治疗百日咳；敷天容穴治扁桃体炎等。

⑨马钱子灸：取马钱子适量，研为细末，敷于穴位上，用胶布固定。如敷颊车、地仓治疗面神经麻痹等。

⑩蓖麻仁灸：取蓖麻仁适量，去壳，捣如泥膏状，敷于穴位上，用胶布固定。如敷涌泉穴治疗滞产；敷百会穴治疗子宫脱垂、脱肛、胃下垂等。

⑪生姜灸：取鲜姜适量，捣烂如泥膏状，敷于穴位或患部，用油纸或纱布覆盖，胶布固定。如敷患处治疗冻伤。

⑫葱白灸：取葱白适量，洗净后捣如泥膏状，敷于穴位或患部。如敷于患部治疗急性乳腺炎。也可与生姜、鲜疟积草合用，共捣如膏状，于晚上临睡前敷于涌泉穴，翌日晨取去，可治疗小儿营养不良。

⑬五倍子灸：取五倍子、何首乌各等份，共研细末，用时调如糊膏状，敷于穴位上，用油纸覆盖，胶布固定。如于每晚临睡前将上药敷于脐部，翌日晨取下。此法可治疗遗尿证。

⑭丁桂散灸：取丁香、肉桂各等份，共研为细末，取上药适量纳入脐中，使与脐平，用胶布固定。适于治疗小儿腹泻。

硫黄灸

硫黄灸是用硫黄作为施灸材料的一种灸法。《外科精义》将这种灸法名为"硫黄灸法"。早在宋初王怀隐等著《太平圣惠方》卷六十一就有详细记载："其经久瘘，即用硫黄灸之。灸法：右用硫黄一块子，随疮口大小定之，别取少许硫黄，于火上烧之，以银钗脚挑之取焰，点硫黄上，令着三五遭，取脓水，以疮干差为度。"此法用于治疗顽固性疮疡及其形成瘘管者。

黄蜡灸

黄蜡灸是将黄蜡烤热溶化，用以施灸的方法。操作方法：先以面粉调和，用湿面团沿着疮疡肿根围成一圈，高出皮肤3厘米，圈外围布数层，防止烘肤，圈内放入上等蜡片约1厘米厚，随后以铜勺（或铁勺）盛灰火在蜡上烘烤，使黄蜡溶化，以皮肤有热痛感即可。若疮疡肿毒较深，可随灸随添黄蜡，以添到围圈满为度。若灸使蜡液沸动，病人施灸处先有痒感，随后痛不可忍，应立即停止治疗。灸洒冷水少许于蜡上，冷却后揭去围布、面团及黄蜡。此法与近代蜡疗相似。适于风寒湿痹、无名肿毒、痛疖、臁疮等。

灯火灸

灯火灸又名灯草灸、油捻灸、十三元宵火，江浙一带称为打灯火，是用灯芯草蘸油（香油、麻油、苏子油均可），点燃后快速按在穴位上进行烫灼的一种灸法。本法有"疏风散表、行气利痰、解郁开胸、醒昏定搐"的作用。治小儿惊厥、小儿消化不良、疟疾、流行性腮腺炎、胃痛腹痛、呃逆等。

烟草灸

烟草灸是在没有艾卷的情况下，用香烟代替艾卷施灸。此法有温经、散寒、活血的作用。

线香灸

线香灸是用线香点燃后，快速按在穴位上进行施灸的方法。此法适用于哮喘、肝硬化腹水、毛囊炎等。

火柴头灸

火柴头灸是将火柴擦燃后，快速按在穴位上进行的一种灸法。适用于治疗流行性腮腺炎等。

药熏蒸气灸

药熏蒸气灸是利用药液蒸气熏灸经络穴位，而达到治疗目的的一种灸法，常用的有以下几种。

①葱白蒸气灸：取葱白500克（切碎），蒲公英60克，牙皂15克，共研细末，水煎后倒入大茶缸中，对准患部用蒸气熏灸。本法适于急性乳腺炎早期未化脓者。

②枸杞根蒸气灸：取枸杞根适量，捣烂后水煎，倒入盆或杯中，对准患部用蒸气熏灸。本法适于痔疮等。

③五倍子蒸气灸：取五倍子250克，白矾10克，上药煎沸后倒入木桶内，患者坐于桶上用蒸气熏灸。本法适于直肠脱垂。

④巴豆酒蒸气灸：取体积分数为50%～60%的白酒250毫升，将巴豆（去壳）5～10粒投入酒中，置火上加热煮沸后，再将酒倒入瓶中或小杯中，乘热用蒸气熏灸劳宫穴。本法适于面神经麻痹。

电热灸

利用电热作为热源而施灸，称为电热灸。操作方法：先取特制的电灸器1台，接通电源达到适当温度后，即在穴位上进行灸熨。每次可灸10～15分钟。适于风寒湿痹、寒性腹痛、腹泻等症。

电子温针灸

电子温针灸是通过电热作用，使用传统毫针来代替艾卷、艾炷作温针而治疗疾病的一种方法。如DWJ-Ⅱ型电子温针治疗机和DWR-Ⅲ型电子温针热灸治疗机等。临床上对颈椎病、骨刺、非化脓性肋软骨炎、关节炎、肩周炎、冠心病、偏瘫、坐骨神经痛、支气管哮喘、盆腔炎等都有一定疗效。

3.保健灸常用穴位及方法

灸法不但能治病，而且有防病保健和延年益寿的功效，灸法用于防病保健，在我国有悠久的历史。灸法的保健作用，已为大量的临床观察和实验研究所证明，具有调整和提高机体的免疫功能，增强其抗病能力的作用。由于保健灸法操作简便，如晋代名医陈延之说："夫针术须师乃行，其灸则凡人便施。"况且老少适宜，无副作用，效果又好，已逐渐被人们所重视和采用。我们必须进一步研究、提倡和推广保健灸法，使其对人民的保健事业发挥更大的作用。

神阙灸

神阙又名脐中，属任脉。有温补元阳，健运脾胃，复苏固脱之效。在此穴施灸可益气延年，一向受到古今中外养生家的重视。由于所用的药物不同，又分神阙隔姜灸、神阙隔盐灸和神阙炼脐法等。

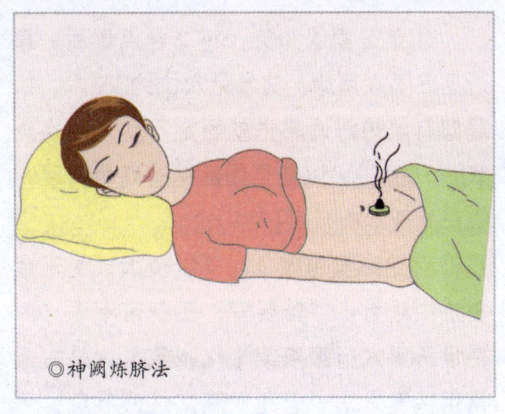

◎神阙炼脐法

①神阙隔姜灸：取0.2～0.4厘米厚的鲜姜1块，用针穿刺数孔，盖于脐上，然后置小艾炷或中艾炷于姜片上点燃施灸。每次3～5壮，隔日1次，每月灸10次，最好每晚9点钟灸之。每次以灸至局部温热舒适，灸处稍红有晕为度。

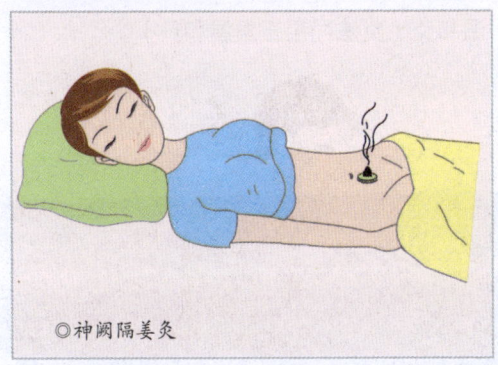

◎神阙隔姜灸

②神阙隔盐灸：《类经图翼》卷八曾载有，在神阙穴行隔盐灸，"若灸至三五百壮，不惟愈疾，亦且延年。"如用于保健，可取干净食盐适量，研细填满脐窝，上置小艾炷或中艾炷施灸。所灸壮数、时间及感觉与神阙隔姜灸相同。两法亦可配合使用。谨防烫伤。

③神阙炼脐法：神阙炼脐法药物处方：生五灵脂24克，生青盐15克，乳香3克，没药3克，夜明砂6克（微炒），地鼠粪9克（微炒），木通9克，干葱头6克，麝香少许。上药共研细末备用。施灸时取面粉适量，用水调和作圆圈置于脐上，再将药末6克，放在脐内，另用槐树皮剪成一个圆币形，将脐上的药末盖好，1岁1壮，灸治1次换1次药末，每月可灸1次。多用于身体虚弱者，并可强健脾胃功能，预防疾病。

足三里灸

足三里为足阳明胃经之合穴。有补益脾胃，调和气血，扶正培元，祛邪防病之功效。在此穴施灸能预防中风，祛病延年，古人把三里灸又称为长寿之灸。由于施灸方法不同，又分为足三里温和灸和足三里瘢痕灸。

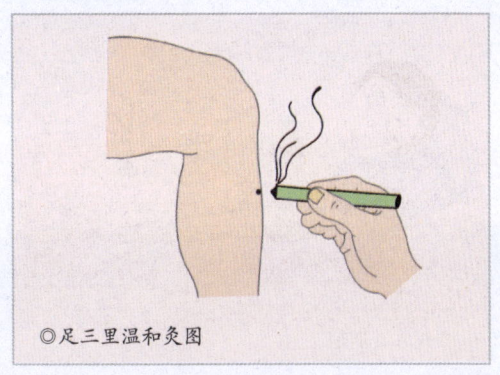

◎足三里温和灸图

①足三里温和灸：将艾卷点燃后，靠近足三里穴熏烤，艾卷距穴位约3厘米，如局部有温热舒适感觉就固定不动，每次灸10～15分钟，以灸至局部稍有红晕为度，隔日施灸1次，每月灸10次。

②足三里瘢痕灸：《针灸大成》千金灸法中载有："若要安，三里常不干。"在足三里穴行瘢痕灸（化脓灸），是古人常用保健之法。于此穴施艾炷瘢痕灸，可每3年1次，每次灸3～5壮，艾炷如麦粒、黄豆或半个枣核大。具体操作方法可见"艾炷瘢痕灸"。

气海灸

气海又名丹田，下肓，属任脉。《铜人腧穴针灸图经》载："气海者，是男子生气之海也。"又《针灸资生经》也说："……以为元气之海，则气海者，盖人元气所生也。"常灸此穴有培补元气，益肾固精之作用。常用的有气海温和灸，气海隔姜灸和气海附子灸。

①气海温和灸：参照足三里温和灸法操作。

②气海隔姜灸：取仰卧位。将鲜生姜一块，切片如0.3～0.5厘米厚，用细针穿刺数孔，放于气海穴处，上置艾炷点燃灸之。每次施灸3～10壮，艾炷如黄豆或枣核大，每日、隔日或三日施灸1次，10～15次为1灸程。每月施灸10～15次。

③气海附子灸：取附子切片0.4厘米厚，水浸透后中间针数孔，放在气海穴上，于附片上置黄豆大或枣核大艾炷施灸，以局部有温热舒适感或潮红为度。每次3～5壮，隔日1次，每月10次。

关元灸

关元亦称丹田。足三阴经、任脉之会，小肠之募穴。有温肾固精、补气回阳，通调冲任，理气和血之功效。此法孕妇不宜采用。常用的有关元温和灸、关元隔姜灸和关元附子灸。具体操作同气海灸。

大椎灸

大椎又名百劳。手足三阳、督脉之会，有总督诸阳的作用，又称为阳脉之海，能主宰全身，有解表通阳、疏风散寒、清脑宁神之功效。为保健灸要穴。常用的有大椎温和灸（灸法同足三里温和灸）。

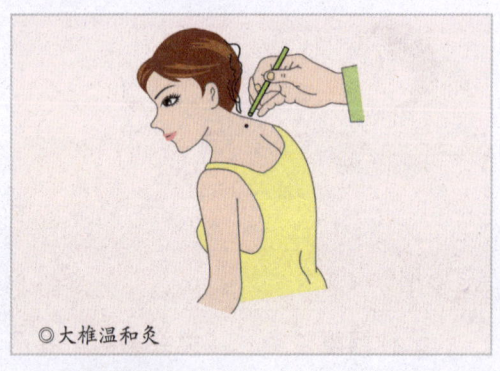
◎大椎温和灸

风门灸

风门亦称热府，是督脉、足太阳之会穴。《类经图翼》曾载："此穴能泻一身热气，常灸之永无痈疽疮疥等患。"主一切风证，有宣肺解表，通络祛风、调理气机的作用。对预防感冒和高血压中风，痈疽等有较好的效果。预防高血压中风多采

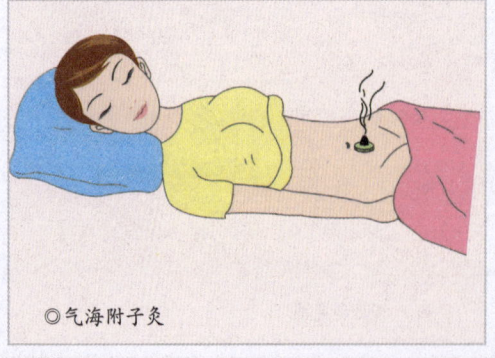
◎气海附子灸

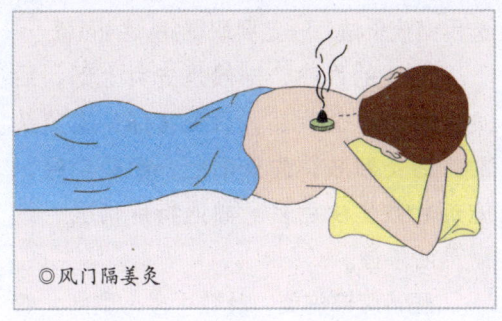

◎风门隔姜灸

用风门温和灸（法同足三里温和灸）；预防流行性感冒（以下简称流感）和普通感冒多采用风门隔姜灸。

风门隔姜灸：在流感流行地区可于风门穴施隔姜灸法，每次用黄豆大艾炷灸10～20壮，以灸至局部温热舒适，皮肤潮红为度。每天灸1次即可。

身柱灸

身柱穴属督脉。名为身柱，含有全身支柱之意。有通阳理气，祛风退热，清心宁志，降逆止嗽之功效。此穴对小儿有强身保健作用，为小儿保健灸要穴。常用的为小儿身柱温和灸。

小儿身柱温和灸：取艾绒适量卷成香烟大小之艾卷，用温和灸法灸5～10分钟即可，隔日1次，每月最多灸10次。

膏肓灸

膏肓穴属足太阳膀胱经。《千金要方》曾指出："此灸讫，令人阳气康盛。"《针灸问对》也载有民间谚语云："若要安，膏肓、三里不要干。"此穴有通宣理肺，益气补虚的作用，为保健灸之要穴。常用的有膏肓瘢痕灸（参照足三里瘢痕灸操作）和膏肓隔姜灸（参照气海隔姜灸操作）。

涌泉灸

涌泉又名地冲，为足少阴肾经的井穴。有宁神开窍，补肾益精，舒调肝气之作用。常灸之有保健益寿之功，是老年保健灸之要穴。常用的有涌泉隔姜灸和涌泉无瘢痕灸（着肤灸）。

①涌泉隔姜灸：取俯卧位。用鲜生姜片厚约0.4厘米，放于涌泉穴处，上置艾炷灸之。每次施灸5～10壮，艾炷如黄豆或小莲子大，隔日施灸1次，10次为1灸程。

②涌泉无瘢痕灸：取俯卧位。按艾炷无瘢痕灸法操作。每穴每次施灸3～5壮，艾炷如麦粒或小莲子大，以灸至灼痛则迅速更换艾炷，谨防起泡，防止感染。

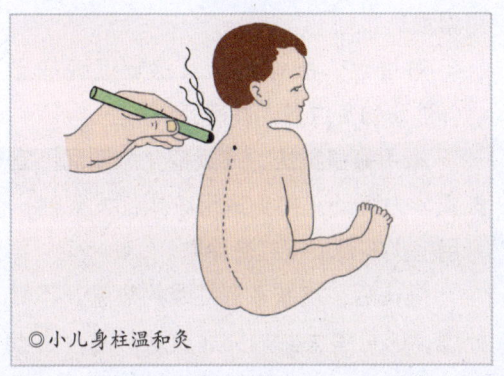

◎小儿身柱温和灸

4. 灸法补泻与注意事项

灸法补泻

灸法的补泻，也就是灸治的手法。根据辨证施治原则，灸法补泻大体可分为4种：

第一种是根据病种、病型，辨证的不同，选用不同的灸治方法，如慢性病多用温和灸、回旋灸和温针灸等，而急性病则多用着肤灸、雀啄灸等。

第二种则是根据各种辨证，如脏腑、经络辨证，八纲辨证，三焦辨证，六经辨证，卫气营血辨证等，按针灸治疗的基本规律，选用不同的部位、经络、穴位、时间等，以达到补虚泻实，调和气血的目的。如温和灸或蓖麻仁敷灸百会穴，治疗胃下垂、子宫脱出、脱肛等，皆能起到补气固脱的作用。

第三种主要是指艾炷灸的补泻。艾灸补法为：点燃艾炷后，不吹其艾火，等待它慢慢地徐燃自灭，火力微而温和，且时间宜长，壮数较多，灸治完毕后再用手按其施灸穴位，则谓使其真气聚而不散。艾灸泻法为：点燃艾炷后，以口速吹旺其火，促其快燃，火力较猛，快燃快灭，当患者感觉局部烧烫时，即迅速更换艾炷再灸，此法灸治时间较短，壮数较少，施灸完毕后不按其穴，则谓开其穴而邪气可散。

第四种主要是指艾卷灸的抑制和兴奋作用，它是近代针灸家朱琏同志提出的一种灸治手法，主要分为抑制法和兴奋法。抑制法（强刺激）：用艾卷温和灸或回旋灸，每穴每次10分钟以上，特殊需要时可灸几十分钟。主要作用是镇静、缓解、制止，促进正常的抑制作用。兴奋法（弱刺激）：主要用雀啄灸，每穴每次0.5～2分钟，30～50下。或用温和灸、回旋灸，时间3～5分钟。主要作用是促进生理功能，解除过度抑制，引起正常兴奋作用。

灸法注意事项

根据患者的体质和病情，选用合适的灸法，耐心解释，以取得患者的合作。如选用瘢痕灸法，一定要取得病人的同意。

施灸的程序，一般是先灸上部，后灸下部；先灸背部，后灸腹部；先灸头部，后灸四肢；先灸阳经，后灸阴经；施灸壮数先少后多。如遇特殊情况，则需灵活掌握。

腰背腹部施灸，壮数可多；胸部、四肢施灸，壮数应少，头颈部更少。青壮年施灸壮数宜多，时间较长；年老、小儿施灸壮小数少，时间较短。

施灸时患者的体位要舒适，并便于术者操作。一般空腹、过饱、极度疲劳以及惧灸者不宜施灸。对于体弱患者，灸治时艾炷不可过大，刺激量不可过强，如果发生"晕灸"现象，要及时处理。

颜面部、心区、大血管部和肌腱处不可用瘢痕灸。禁灸和慎灸穴有睛明、丝竹空、瞳子髎、人迎、经渠、曲泽、委中等。妇女妊娠期间，腰骶部和少腹部不宜用瘢痕灸。

对昏迷、肢体麻木及感觉迟钝的患者，注意勿灸过量，并避免烧伤。

施用瘢痕灸法，在灸疮化脓期间不宜做重体力劳动。如灸疮污染局部发炎时，可用消炎药膏或玉红膏涂敷。

施灸后，皮肤多有红晕灼热感，不需处理，即可消失。如灸后皮肤起泡，小者可自行吸收，大者可用消毒针头穿破，放出液体，敷以消毒纱布固定即可。应用敷灸若出现药物过敏者，要及时处理，对症治疗。

施灸过程中，严防艾火烧坏病人衣服、被褥等物。施灸完毕，必须把艾火彻底熄灭，以免引起火灾。

第三节 一家一人会，不花医药费，推拿为你排忧解难

自愈有道、曙光在前，《黄帝内经》中的传统疗法大揭秘>>

推拿法是以中医基础理论为指导，运用按摩手法作用于人体的经络穴位，以防治疾病的一种治疗方法。历史上又称为按、摩、挤引、案抚，基本上属于中医外治法的范畴。推拿疗法虽属中医外治法，但其治疗原则与内治法的原则基本上是相同的，即离不了治病求本、扶正祛邪与调整阴阳三大原则。

1. 中式推拿的特点

中式推拿主要有以下几个特点：

简单易操作

推拿疗法不需要任何特殊设备，只要学会各种常用手法，就可以随时随地进行治疗。

安全有效

推拿疗法不会产生一般药物治疗所产生的各种副作用，操作时只要掌握手法要领，认真施行，即可起到治病保健的效果，是一种比较安全可靠，无副作用的治疗方法。当然，推拿疗法并非适用于各种疾病，有时也会发生医疗事故（马尾神经损伤、骨折等），所以推拿也有一定的适应证。非适应证者，绝对禁止使用。

适用症广泛

目前我国的推拿疗法已经适用于临床各科的某些疾病，主要包括：扭伤，关节脱位，腰肌劳损，肌肉萎缩，偏头痛，三叉神经痛，肋间神经痛，股神经痛，坐骨神经痛，腰背神经痛，四肢关节痛（包括肩、肘、腕、膝、踝关节疼痛），颜面神经麻痹，颜面肌肉痉挛，腓肠肌痉挛，因风湿而引起的如肩、背、腰、膝等部的肌肉疼痛，以及急性或慢性风湿性关节炎、关节滑囊肿痛和关节强直等症。其他如神经性呕吐，消化不良症，习惯性便秘，胃下垂，慢性胃炎，失眠，遗精，以及妇女痛经与神经官能症等，都可考虑使用或配合使用按摩手法。

当然还有一些不适合用推拿疗法的禁忌证，包括：各种急性传染病，急性骨髓炎，结核性关节炎，传染性皮肤病，皮肤湿疹，水火烫伤，皮肤溃疡，肿瘤，以及各种疮疡等症。此外，妇女经期，怀孕五个月以上的孕妇，急性腹膜炎、急性化脓性腹膜炎、急性阑尾炎患者，某些久病过分虚弱的、素有严重心血管病的或高龄体弱的患者，都是禁用按摩法治疗的。

2.推拿基本手法

推拿疗法，大致有如下两种：一种是主动推拿，又叫自我推拿，是自己对自己进行推拿的一种保健方法；另一种是被动推拿，是由医生对患者进行推拿疗法。我们这里所介绍的推拿手法是针对被动推拿来说的，归纳起来，有以下八种常用手法：按、摩、推、拿、揉、捏、颤、打等法。但各种手法常常相互配合进行，并不是单纯孤立地使用。

按法

利用指尖或指掌，在患者身体适当部位，有节奏地一起一落按下，叫做按法。通常使用的，有单手按法、双手按法。临床上，在两肋下或腹部，通常应用单手按法或双手按法，背部或肌肉丰厚的地方，还可使用单手加压按法。也就是左手在下，右手轻轻用力压在左手指背上的一种方法；也可以右手在下，左手压在右手指背上。

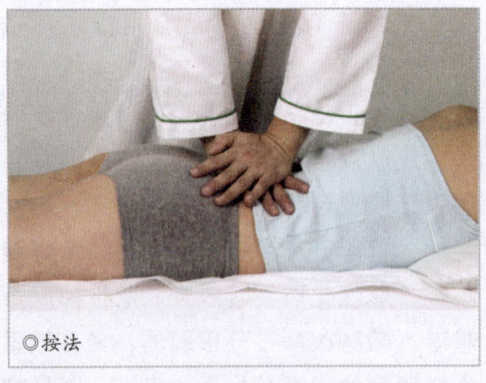
◎按法

摩法

用手指或手掌在患者身体的适当部位，给以柔软的抚摩，叫做摩法。摩法多配合按法和推法，有常用于上肢和肩端的单手摩法，以及常用于胸部的双手摩法。

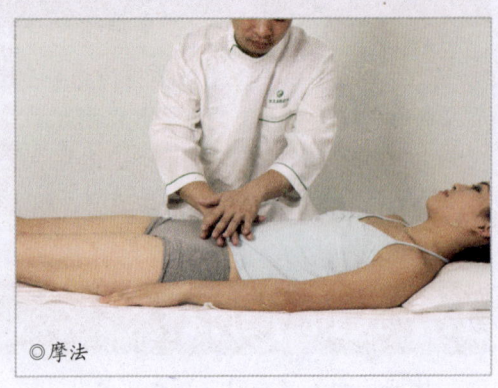
◎摩法

推法

向前用力推动叫推法。临床常用的，有单手和双手两种推摩方法。因为推与摩不能分开，推中已包括摩，所以推摩常配合用，如两臂两腿肌肉丰厚处，多用推摩法。中医流传下来的推拿小儿方法，实际上就是用的推摩法。推摩的手法是多样的，把两手集中在一起，使拇指对拇指、食指对食指，两手集中一起往前推动，叫做双手集中推摩法，这是推摩法中最常用的一种手法。

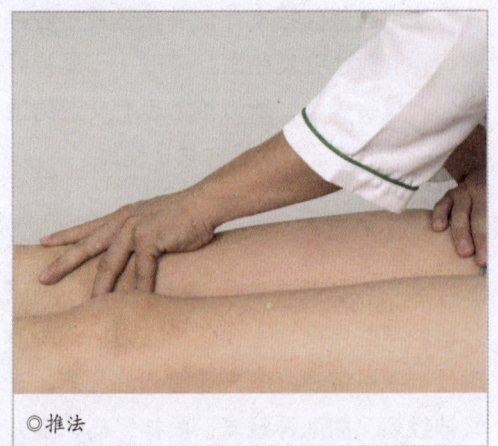
◎推法

拿法

用手把适当部位的皮肤,稍微用力拿起来,叫做拿法。临床常用的有在腿部或肌肉丰厚处的单手拿法。如果患者因情绪紧张、恼怒,突然发生气闷,胸中堵塞,出现类似昏厥的情况,可在锁骨上方肩背相连的地方,用单手拿法,把肌肉抓起来放下,再抓起放下,以每秒钟拿两下的速度,连拿20次,稍为休息,再连拿20次,则胸中通畅,气息自渐调和了。

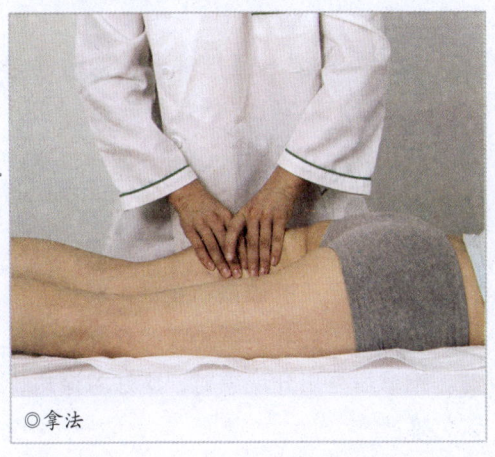

◎拿法

揉法

医生用手贴着患者皮肤,作轻微旋转活动的揉拿,叫做揉法。揉法分单手揉和双手揉。如太阳穴等面积小的地方可用手指揉法,对于背部面积大的部位可用手掌揉法。还有单手加压揉法,比如揉小腿,左手按在患者腿肚处,右手则加压在左手背上,进行单手加压揉法。揉法具有消淤去积,调和血行的作用,对于局部痛点,使用揉法十分合适。

捏法

在适当部位,利用手指把皮肤和肌肉从骨面上捏起来,叫做捏法。捏法和拿法有某些类似之处,但是拿法要用手的全力,捏法则着重在手指上。拿法用力要重些,捏法用力要轻些。捏法是推拿中常用的基本手法,常常与揉法配合进行。捏法实际包括了指尖的挤压作用,能使皮肤、肌腱活动能力加强,改善血液和淋巴循环。

颤法

颤法是一种震颤而抖动的推拿手法。动作要迅速、短促而均匀,以每秒钟颤动10次左右为宜,也就是一分钟达

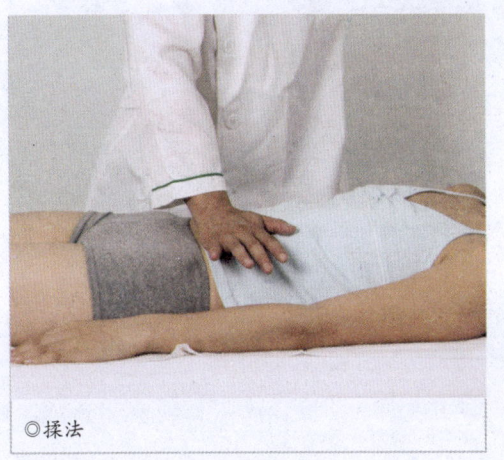

◎揉法

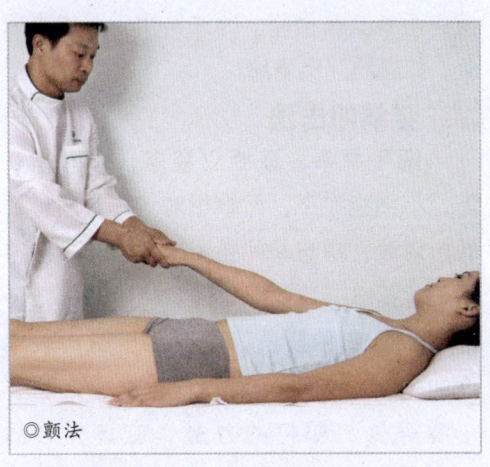

◎颤法

到600次左右为宜。颤法与"动"分不开，所以又叫它颤动手法。将大拇指垂直地点在患者痛点，全腕用力颤动，带动拇指产生震颤性的抖动，叫单指颤动法。用拇指与食指或食指与中指，放在患者疼处或眉头等处，利用腕力进行颤动叫双指颤动法。

打法

打法又叫叩击法。打法手劲要轻重有准，柔软而灵活，主要用的是双手。常用手法有侧掌切击法、平掌拍击法、横拳叩击法和竖拳叩击法等。

侧掌切击法

把两手掌侧立，大拇指朝上，小指朝下，指与指间要分开1厘米许，手掌落下时，手指合拢，抬手时又略有分开，一起一落，两手交替进行。

平掌拍击法

两手掌平放在肌肉上，一先一后有节奏地拍打。

横拳叩击法

两手握拳，手背朝上，拇指与拇指相对，握拳时要轻松活泼，指与掌间略留空隙。两拳交替横叩。此法常用于肌肉丰厚处，如腰腿部及肩部。

竖拳叩击法

两手握拳，取竖立姿态，大拇指在上，小拇指在下，两拳相对。握拳同样要轻松活泼，指与掌间要留出空隙。本法常用于背腰部。

以上四种打法，主要用于肌肉较丰厚的地方，如项、肩、背、腰、大腿、小腿等处。叩打的力量，应该先轻后重，再由重而轻，总之，以使患者有舒服感为宜。在打法的速度上，一般是先慢后快，慢时一秒钟两下，快时逐渐加到六下或八下。

但是无论使用哪一种打法，开头第一下都不能太用力，应软中有硬，刚柔相济，而后逐渐转强。两手掌落下时，既要有力，又要有弹性，使患者感觉舒服。叩打时间一般是1～2分钟，个别情况下，可根据病情延长或缩短一些时间。这种手法，可在推拿后配合进行，也可与推拿手法夹杂进行。

最后，还要掌握推拿保健的时间，每次以20分钟为宜。最好早晚各一次，如清晨起床前和临睡前。为了加强疗效，防止皮肤破损，在施推拿术时可选用一定的药物作润滑剂，如滑石粉、香油、推拿乳等。若局部皮肤破损、溃疡、骨折、结核、肿瘤、出血等，禁止在此处作推拿保健。推拿后有出汗现象时，应注意避风，以免感冒。

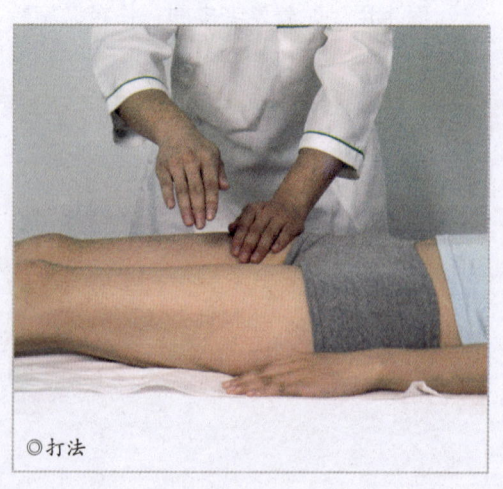

◎打法

3. 推拿可能出现的异常情况及处理

推拿疗法简单、安全、易操作，容易被人接受，但手法使用不当，操作时间过长或病人精神紧张等原因会导致异常情况发生，必须及时处理。

晕厥

病人晕厥的表现是：突然感到头晕、恶心，继而面色苍白，四肢发凉，出冷汗，神呆目定，甚至意识丧失而昏倒。

推拿时发生晕厥，主要可能是病人处于过于紧张、体质虚弱、疲劳或饥饿的情况下，因推拿手法过重或时间过长而引起。一旦病人出现晕厥，应立即停止推拿，让病人平卧于空气流通处，头部保持低位，经过休息后，一般就会自然恢复。如果病人严重晕厥，可采取掐人中、拿肩井与合谷、按涌泉等方法，促使其苏醒，也可配合针刺等方法。如属于低血糖引起的晕厥，可让受术者喝些糖水。

破皮

在使用擦法时操作不当，有时可导致受术者皮肤破损，此时应做一些外科处理，且避免在破损处操作，并防止感染。

皮下出血

推拿一般不会出现皮下出血，若病人局部皮肤出现青紫现象，可能是由于推拿手法太重或病人有易出血的疾患。出现皮下出血，应立即停止推拿，一般出血会自行停止，2~3天后，可在局部进行推拿，也可配合湿敷，使其逐渐消散。

骨折

推拿手法过重或粗暴，病人易发生骨折，对怀疑有骨折的病人，应立即诊治。对小孩、老人推拿时手法不能过重。做关节活动时，手法要由轻到重，活动范围应由小到大（不能超过正常生理幅度），并要注意病人的耐受情况，以免引起骨折。

总之，推拿师应认真做好推拿的一切工作，尽量避免可能出现的异常情况。

不适用推拿疗法的禁忌证

症状	原因	处理办法
晕厥	病人处于过于紧张、体质虚弱、疲劳或饥饿的情况下，因推拿手法过重或时间过长而引起	立即停止推拿，让病人平卧于空气流通处，头部保持低位，经过休息后，一般就会自然恢复。若病人严重晕厥，可采取掐人中、拿肩井与合谷、按涌泉等方法，促使其苏醒，也可配合针刺等方法。如属于低血糖引起的晕厥，可让受术者喝些糖水。
破皮	使用擦法时操作不当	做一些外科处理，且避免在破损处操作，防止感染。
皮下出血	推拿手法太重或病人有易出血的疾患	立即停止推拿，一般出血会自行停止，2~3天后，可在局部进行推拿，也可配合湿敷，使其逐渐消散。
骨折	推拿手法过重或粗暴	对怀疑有骨折的病人，应立即诊治。

4.推拿按摩胸背法

推拿按摩胸部法

除了用一些药物调节外,擦胸也是调节胸腺素、提高免疫力的一条重要途径。经常擦胸能使"休眠"的胸腺细胞处于活跃状态,增加胸腺素分泌,作用于各脏器组织,提高免疫功能,对防治疾病,推迟衰老极为有益。

擦胸的方法很简便,取坐位或仰卧位均可。将双手擦热后,用右手掌按在右乳上方,手指斜向下,适度用力推擦至左下腹;然后再用左手掌从左乳上方,斜推擦至右下腹,如此左右交叉进行。一上一下为一次,共推擦36次。还可兼做擦背动作,用双手反叉于背后,沿着腰背部(脊柱两旁)用力上下来回擦背,一上一下为一次,共擦36次。

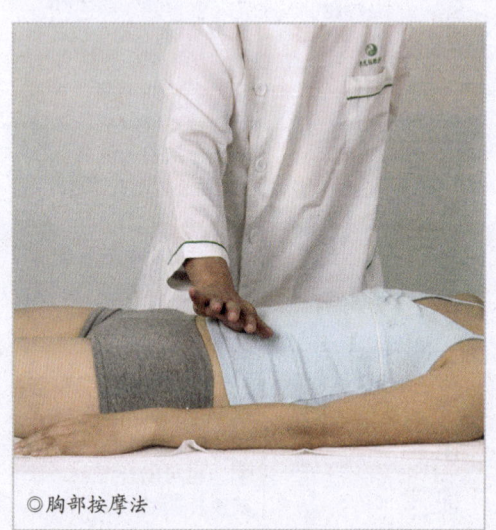

◎胸部按摩法

推拿按摩背部法

人体背部有丰富的脊神经,摩擦背部可以刺激背部神经及皮下组织,促进血液循环,并通过神经系统的传导,增强内分泌系统功能,提高抗病防病能力。

人体背部有两条经脉,经脉上有大椎、命门等穴位。摩擦背部可以刺激这些重要穴位,有通经活络、养心安神、调整各脏器的功能。擦背对失眠、便秘、高血压、高脂血症等慢性病有治疗作用。老年人如能坚持长期摩擦背部,定能祛病健身,益寿延年。

具体做法是:用温热的湿毛巾自上而下,反复揉擦,从风府穴沿颈椎、胸椎、腰椎、骶椎,以感觉舒服为佳。每天1~2次,每次3~5分钟。

擦背有助于激活背部免疫细胞,促进气血流通,调适五脏功能。擦胸摩背通常在每天起床和晚上睡前各做一次。可在中饭后1小时后加做一次。

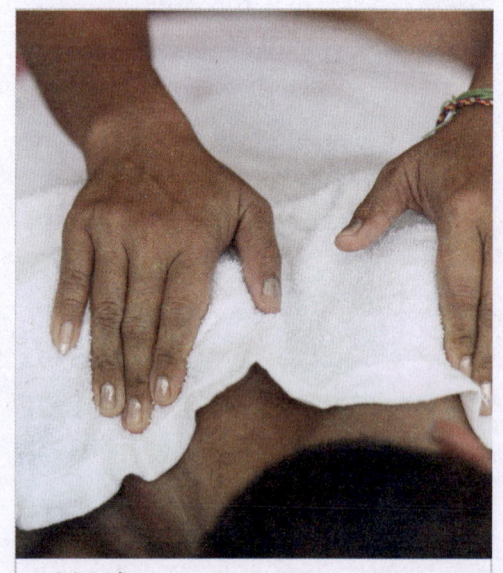

◎背部按摩法

5.推拿按摩面部法

面部按摩是用手指对面部皮肤施以轻柔的按摩，它可以促使皮肤血管扩张、血液循环加强，面部温度升高，使皮肤有效地吸收养分。

长期坚持面部按摩，还可使皮肤光滑红润，减少皱纹，延缓衰老。

面部按摩防皱操的主要动作包括五部分。

嘴部按摩

用两手中指和无名指从人中处开始向两侧轻轻推摩至下巴正中处，然后，又用中指和无名指从下巴正中处开始向两侧轻轻推摩做4个8拍。

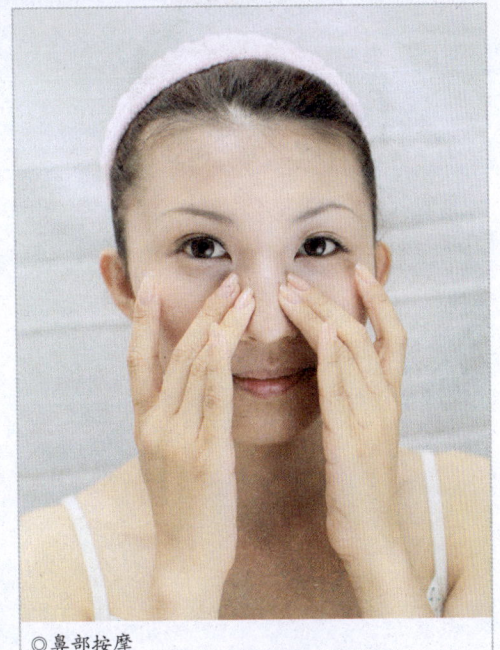

◎鼻部按摩

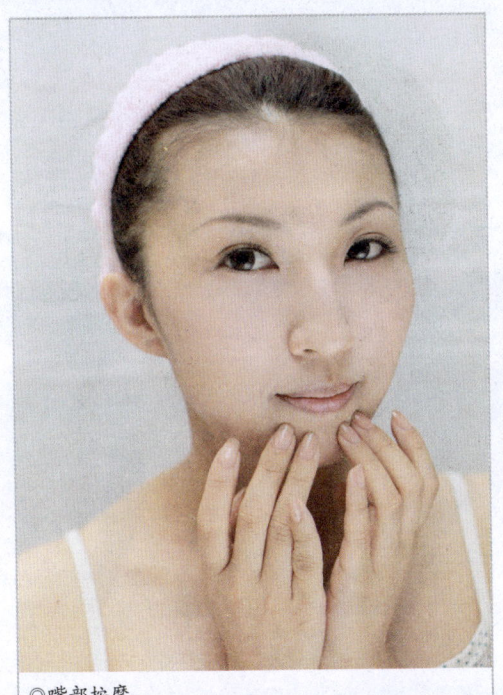

◎嘴部按摩

鼻部按摩

两手食指放在两边颧骨结节上，两手中指和无名指沿着鼻翼两侧自上而下轻轻推摩，做4个8拍。

眼部按摩

端坐，两手掌心相对，用两手食、中指和无名指从内眼角处开始，沿着眼眶向两侧轻轻刮摩至太阳穴，做4个8拍。

额部按摩

除了大拇指外，其余四指位于前额正中，手指从前额正中开始，分别向左右轻轻推摩至太阳穴，并用两手食指在太阳穴轻轻按摩4次。如此反复做4个8拍。

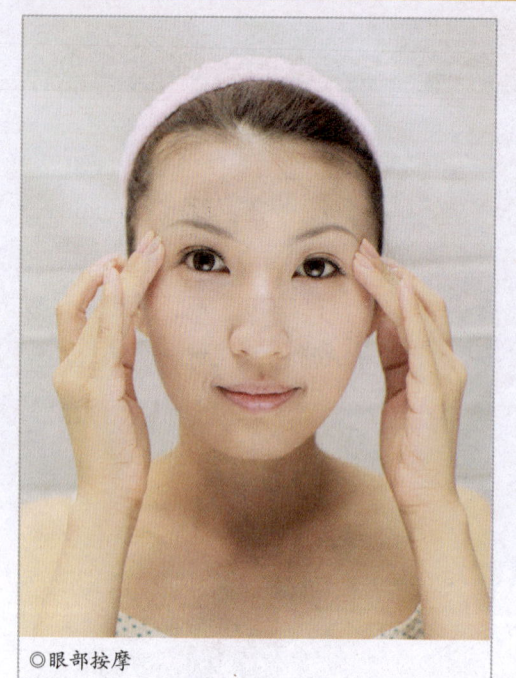
◎眼部按摩

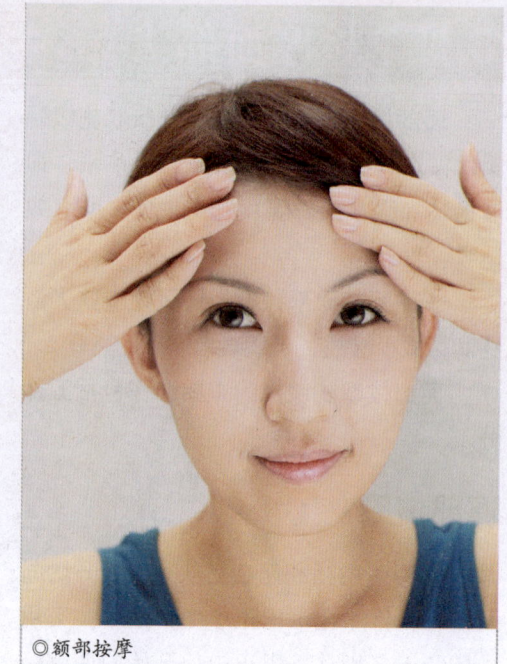
◎额部按摩

面部按摩

手掌捂住两边脸颊，呈圆圈形轻揉。共做8个8拍。

按摩面部应注意：

①按摩前应把手清洗干净，将指甲修齐。冬季按摩时，手温不能低于面部温度。

②按摩时应顺着肌肉纹路的方向。

③当按摩部位的皮肤出现损伤时，应暂停按摩。

④人处于饥饿状态时，不宜按摩。

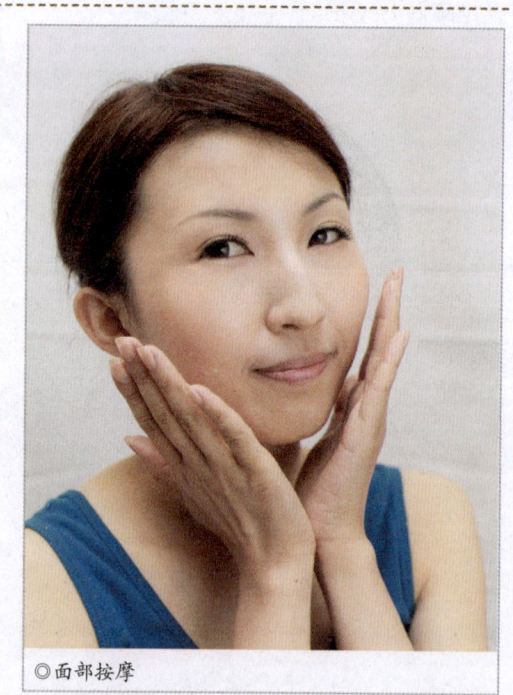
◎面部按摩

6.推拿按摩腿足法

加强腿足保健，对于延缓衰老有重要意义。这里介绍七种腿足保健法，供大家参考。

搓揉腿肚

以双手掌紧夹一侧小腿肚，边转动边搓揉，每侧揉动20次左右，然后以同法揉动另一条腿。此法能增强腿力。

扭膝

两足平行靠拢，屈膝微向下蹲，双手放在膝盖上，膝部前后左右呈圆圈转动，先向左转，后向右转，各20次左右。可治下肢乏力，膝关节疼痛。

甩腿

一手扶物或扶墙，先向前甩动小腿，使脚尖向上翘起，然后向后甩动，使脚尖用力向后，脚面绷直，腿亦尽量伸直。在甩腿时，上身正直，两腿交换各甩数十次。此法可预防半身不遂，下肢萎缩无力及腿麻，小腿抽筋等。

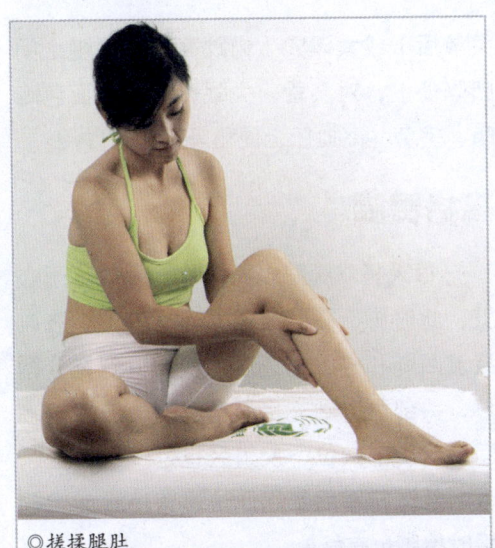
◎搓揉腿肚

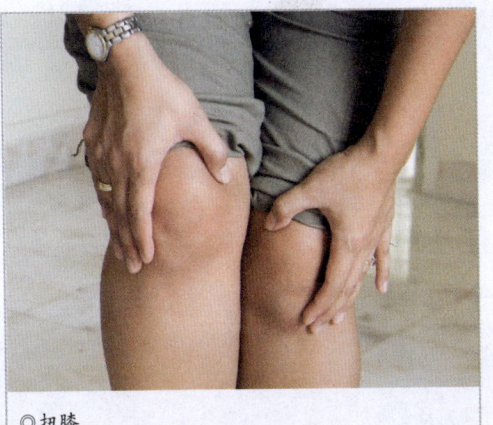
◎扭膝

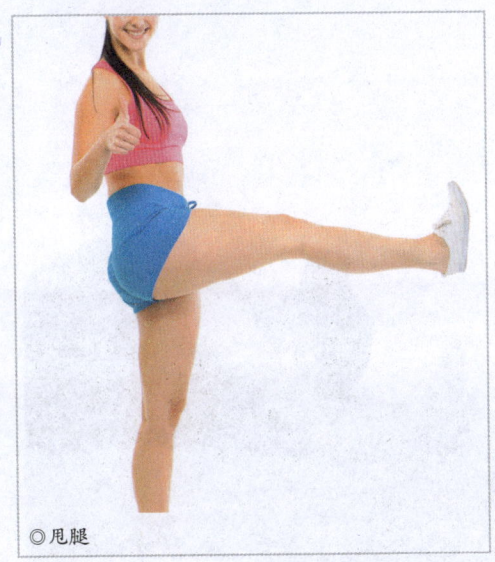
◎甩腿

浴足

用热水泡脚，特别是用生姜或辣椒煎水洗脚，可较快地扩张人体呼吸道黏膜的毛细血管网，加快血液循环，从而使呼吸道黏膜内血液中的白细胞及时地消灭侵袭人体的细菌和病毒,使人体免受感染。

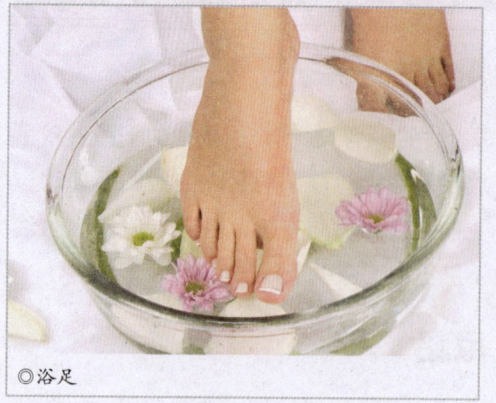
◎浴足

扳足

取坐位,两腿伸直,低头,身体向前弯,以两手扳足趾和足踝关节各20~30次,能锻炼脚力,防止腿足软弱无力。

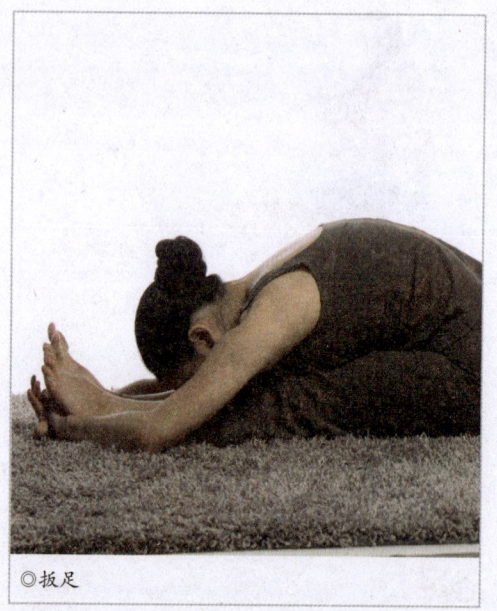
◎扳足

摩脚

洗脚后,双手搓热,轻揉搓相关部位或穴位,可全脚按摩,也可局部按摩,多

摩涌泉穴(足心)或太冲穴(一、二足趾

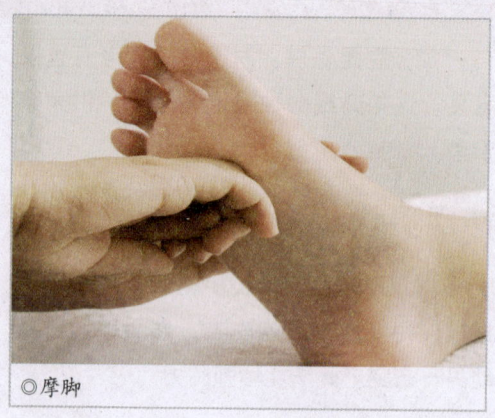
◎摩脚

关节后)或太溪穴(内踝高点与跟腱之间凹陷处),对头昏、失眠、厌食、面色晦暗、疲劳、高血压、便秘等有防治作用。

高抬贵脚

每天将双脚翘起2~3次,平或高于心脏,此时脚、腿部血液循环旺盛,下肢血液流回肺和心脏的速度加快,得到充分循环,头部可得到充足而新鲜的血液和氧,同时对脚部穴位、反射区也是一个良性刺激。部队行军后都用此法迅速消除疲劳,平时抬脚也有好处。

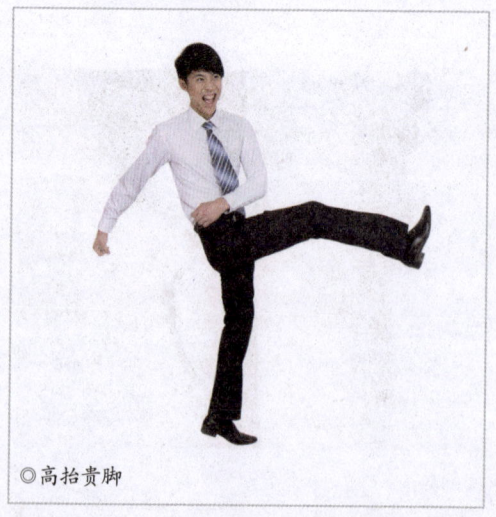
◎高抬贵脚

7.腹部按摩法

腹部按揉能保健养生。在《黄帝内经》中就有记载："腹部按揉，养生一诀。"

我国唐代名医、百岁老人孙思邈也曾经写道："腹宜常摩，可祛百病。"宋代著名文豪苏东坡，善于自摩丹田养生术，并吟出过"一夜丹田手自摩"的诗句。

经常巧妙地按揉腹部，可以使胃肠道黏膜产生足量的"前列腺素"，能有效地防止胃酸分泌过多，并能预防消化性溃疡的发生。揉腹还可以减少腹部脂肪的堆积。这是因为按揉能刺激末梢神经，通过轻重快慢不同力度的按摩，使腹壁毛细血管畅通无阻，促进脂肪的吸收和运走，防止人体大腹便便，收到满意的减肥效果。

经常按揉腹部，还有利于人体保持精神愉悦。睡觉前按揉腹部，有助于入睡，防止失眠。对于动脉硬化、高血压、脑血管疾病的患者，按揉腹部能平息肝火，心平气和，血脉流通，可起到辅助治疗的良好作用。

腹部按揉的具体操作方法：一般选择在夜间入睡前和起床前进行，排空小便，洗清双手，取仰卧位，全身放松，左手按在腹部，手心对着肚脐，右手叠放在左手上。先按顺时针方向，绕脐揉腹50次，再按逆时针方向按揉50次。按揉时，用力要适度，精力集中，呼吸自然，持之以恒，一定会收到明显的健身效果。

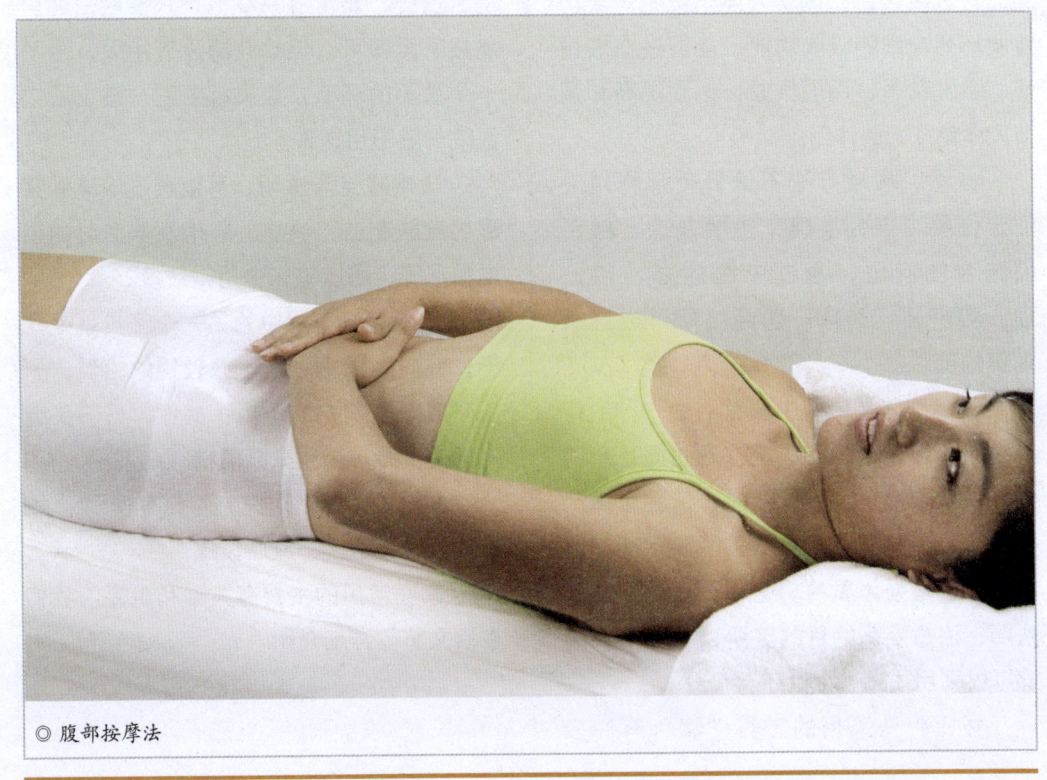

◎ 腹部按摩法

第四节 拔罐，中医第一疗法助你远离疾病

自愈有道、曙光在前，《黄帝内经》中的传统疗法大揭秘>>

拔罐疗法又名吸筒疗法，俗名拔罐子，是以某种杯罐作工具，吸附于身体一定部位，使之产生瘀血现象，而达到治疗疾病目的的一种方法。拔火罐与针灸一样，也是一种物理疗法，而且拔火罐是物理疗法中最优秀的疗法之一。这种疗法可以逐寒祛湿、疏通经络、祛除瘀滞、行气活血、消肿止痛、拔毒泻热，无毒副作用，人人适用。

1.拔罐是最优秀的物理疗法

拔罐与推拿一样，也是一种物理疗法，而且拔罐是物理疗法中最优秀的疗法之一。

拔罐疗法又叫"火罐气"，古称"角法"，通过物理的刺激和负压人为造成毛细血管破裂瘀血，调动人体干细胞修复功能及坏死血细胞吸收功能，能促进血液循环、激发精气、调理气血，达到提高和调节人体免疫力的作用。

当然，拔罐疗法不像针灸那样对穴位定位要求十分准确，主要是点、线、面结合的问题，通过中医的寒、热、虚、实辨证，选择一些经络所过或经气聚集的部位。

拔罐疗法是传统中医常用的一种治疗疾病的方法，这种疗法能祛寒祛湿、疏通经络、祛除瘀滞、行气活血、消肿止痛、拔毒泻热，具有调整人体的阴阳平衡、解除疲劳、增强体质的功能，可以达到扶正祛邪、治愈疾病的目的。所以，许多疾病都可以采用拔罐进行治疗。

拔罐疗法采用的工具"罐"有许多种，有玻璃罐、陶瓷罐、竹罐、橡胶罐等，甚至家中的罐头瓶也可以用于拔罐。临床中用得较多的是玻璃罐、陶瓷罐、竹罐，而橡胶罐在家庭中用得较多，因为它使用方便，用手一捏，即可嘬住，不管你是否懂医，非常容易掌握，只要明白哪里痛拔哪里即可。但橡胶罐没有用火，少了一个重要的环节，效果就要差一些，所以医院一般不用这种。

玻璃罐光滑透明，可以透过玻璃观察罐内皮肤充血、瘀血、起疱及放血时的出血情况等，所以临床中用得最多。

拔罐疗法使用中的另一个工具就是探子，或叫火把。可用一截较粗的铅丝，一头弯成圆圈状，易于用手握住，另一头缠上棉花及纱布，用来蘸酒精、点火。

拔罐的方法很多，主要有四种：拔罐、闪罐、走罐、放血拔罐。

家庭常用的主要有拔罐和走罐。我们在后文将有详细介绍。

2.拔罐疗法的罐法大全

拔罐疗法，掌握罐法是很重要的。罐法，指的就是拔罐的方法。

以排气法分类

火罐

用热胀冷缩的原理，排去空气。即借燃烧时火焰的热力，排去罐内空气，使之形成负压而吸着于皮肤上，称火罐法。又可分为四种：

①投火法：用小纸条点燃后，投入罐内，不等纸条燃完，迅即将罐罩在应拔部位上，即可吸于体表。

②闪火法：以镊子夹住点燃的酒精棉球，在罐内绕一圈，迅即将罐罩在应拔部位上，即可吸住。

③贴棉法：用1厘米见方的棉花一块，不要过厚，略浸酒精，贴于罐内壁中段，点着，罩于选定的部位上，即可吸住。

④架火法：用一不易燃烧及传热的块状物，直径2～3厘米，放在被拔部位上，上置小块酒精棉球，点燃后将罐扣上，可产生较强吸力，使罐吸住。

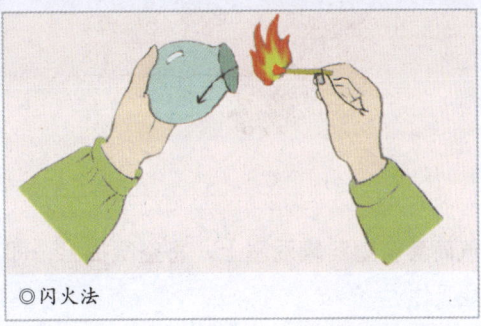
◎闪火法

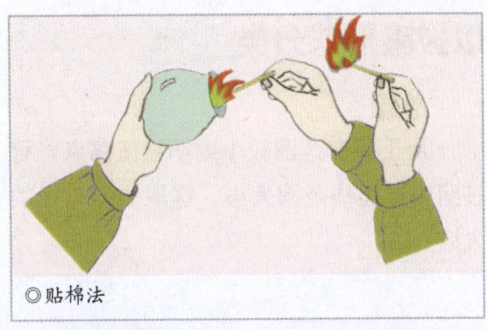
◎贴棉法

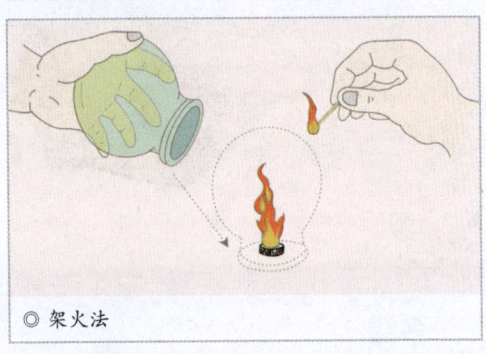
◎架火法

水罐

用煎煮水热力排去空气。一般应用竹罐，先将罐放在锅内加水煮沸，用时将罐倾倒用镊子夹出，甩去水液，或用折叠的毛巾紧扣罐口，趁热扣在皮肤上，即能吸住。

抽气罐

抽出空气。先将抽气罐紧扣于需要拔罐的部位上，用注射器从橡皮塞中抽出瓶内空气，使产生负压，即能吸住。或用抽

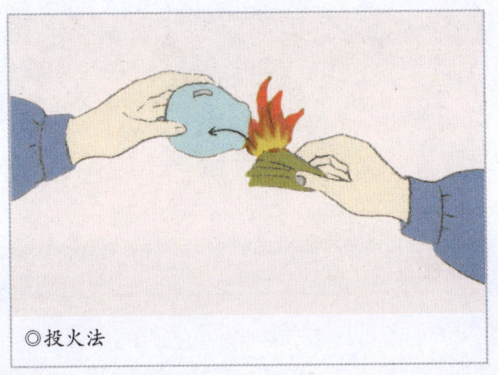
◎投火法

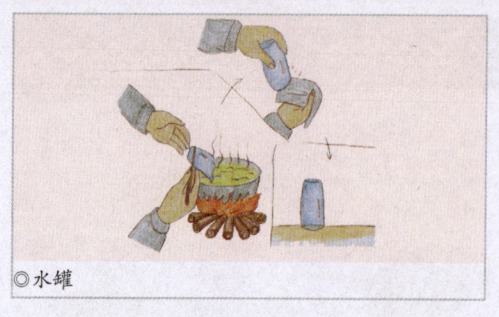
◎水罐

气筒套在塑料罐活塞上,将空气抽出,即能吸住。

以拔罐形式分类

单罐

用于病变范围较小或明显压痛点。可按病变或压痛范围大小,选取适当口径的火罐。

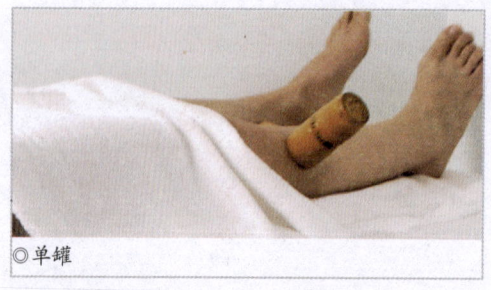
◎单罐

多罐

用于病变范围较广泛的疾病。可在病变部位吸拔数个乃至排列吸拔十数个罐,称为"排罐法"。

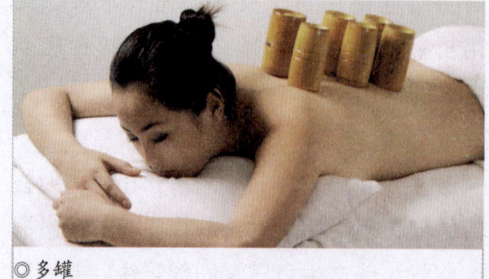
◎多罐

闪罐

吸拔后即起去,反复多次。即将罐拔上迅即起下,再拔上,再起下,如此反复吸拔多次,至皮肤潮红为上。

留罐

吸拔后留置一定时间。即拔罐后,置5~15分钟。罐大吸拔力强的应适当减少留罐时间,夏季及肌肤瘠薄处,留罐时间不宜过长,以免损伤皮肤。

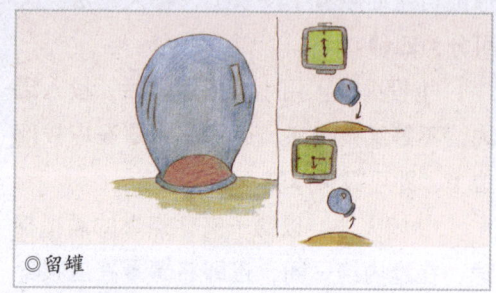
◎留罐

走罐

吸拔后在皮肤表面来回推拉。一般用于面积较大,肌肉丰厚处,如腰背、臀髋、腿股等部位。须选用口径较大的罐,罐口要平滑,玻璃罐最好,先在罐口涂一些滑润油脂,将罐吸上后,以手握住罐底,稍倾斜,即后半边着力,前半边不用力略向上提,慢慢向前推动,如此上下左右来回推拉移动数十次,至皮肤潮红或瘀血为止。

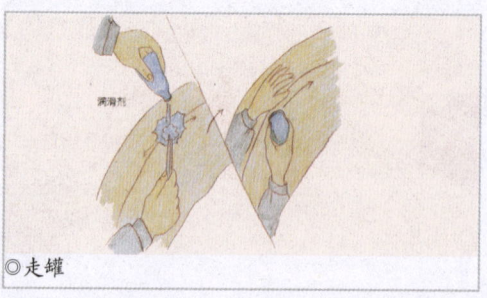
◎走罐

以综合运用分类

药罐

用中药煎煮竹罐后吸拔，称煮药罐；或在罐内存贮药液，称贮药罐。

①煮药罐：将配制成的药物装入布袋内，扎紧袋口，放入清水煮至适当浓度，再将竹罐投入药汁内煮15分钟，使用时，按水罐法拔于需要的部位上，多用于风湿病等症。常用药处方为：麻黄、蕲蛇、羌活、独活、防风、秦艽、木瓜、川椒、生乌头、曼陀罗花、刘寄奴、乳香、没药各6克。

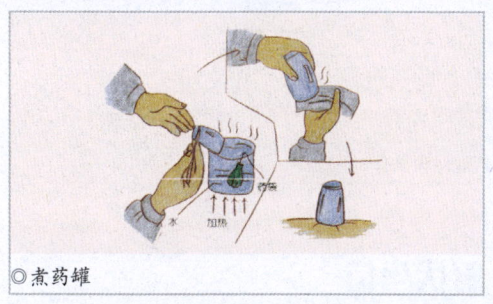
◎煮药罐

②贮药罐：在抽气罐内或玻璃罐内事先盛贮一定量的药液，药液量为罐的2/3～1/3，使吸在皮肤上。常用药为辣椒水、两面针酊、生姜汁、风湿酒等。常用于风湿病、哮喘、咳嗽、感冒、溃疡病、慢性胃炎、消化不良、牛皮癣等。

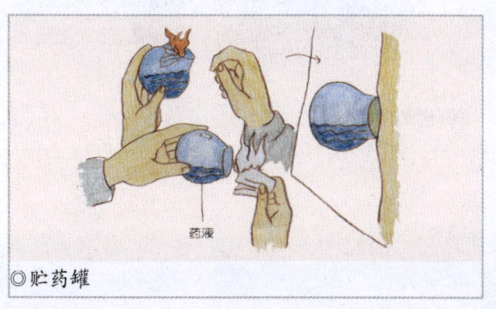
◎贮药罐

针罐

在留针的过程中，加拔罐。即先在一定的部位施行针刺，待有酸、胀、重、麻等得气感后，留针原处，再以针刺点为中心拔罐。多用于风湿痛。

针药罐

在留针过程中，加拔药罐。即先针刺，得气后留针，再以针刺点为中心，加拔药罐。

刺络拔罐

用三棱针、皮肤针等刺出血后加拔罐。即用三棱针或皮肤针等叩刺病变局部或小血管，使潮红、渗血或出血，然后加拔火罐。

火罐吸着后，留置时精心观察出血多少决定拔罐的时间。血少可时间稍长，血多即刻取罐。一般每次留罐12分钟。起罐后，用消毒纱布擦净血迹，每次吸出的血不可太多。

这种疗法适用各种急慢性软组织损伤、神经性皮炎、皮肤瘙痒、丹毒、神经衰弱、胃肠神经官能症等。

不过，该法也有一些禁忌证，像心力衰竭、恶性肿瘤、活动性肺结核、精神病患者、出血性疾患、孕妇、急性传染病等病症，中医都说明应该禁用刺血拔罐疗法的。

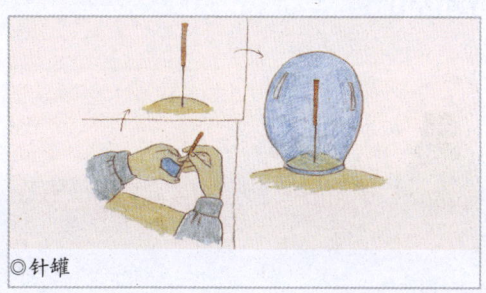
◎针罐

3.效果独到,拔罐疗法的常用体位

常用的拔罐体位有以下几种:

仰卧位

患者自然平躺于床上,双上肢或平放或放于体侧,下肢自然分开,膝下可垫以软枕。此体位适用于头面,胸腹,上肢内侧,下肢前面,内外侧部的拔罐治疗。

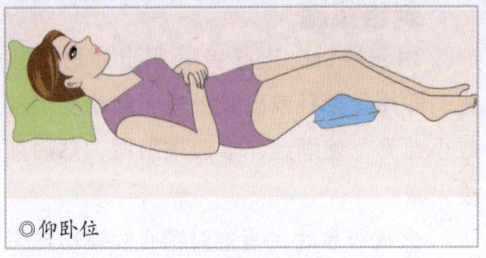

◎仰卧位

俯卧位

患者自然俯卧床上,胸前可垫软枕,踝关节也可垫软枕。适用于项背腰臀及双下肢后侧的拔罐治疗。

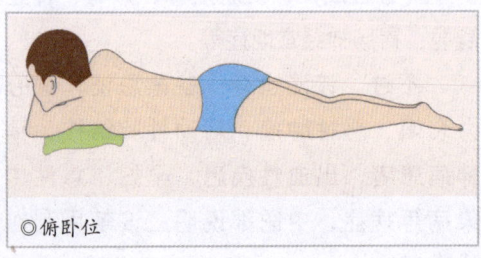

◎俯卧位

侧卧位

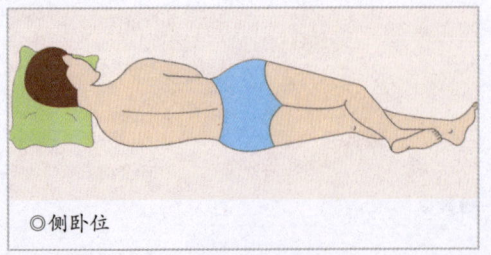

◎侧卧位

患者自然侧卧于床,双下肢屈曲,上面的前臂下可垫着软枕。适用于肩、胁肋、膝以及上下肢外侧的拔罐治疗。

仰靠坐位

患者靠坐于手椅上的座位。适用于前头,面颊,上胸,肩臂,腿膝,足踝等部位的拔罐治疗。

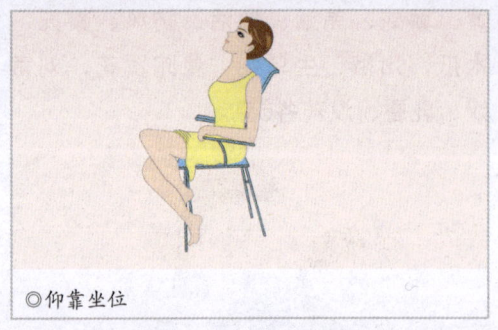

◎仰靠坐位

俯伏坐位

病人俯首而坐,两手平放在桌上,暴露颈背腰部。此体位适于头后部、肩背及腰部的拔罐治疗。

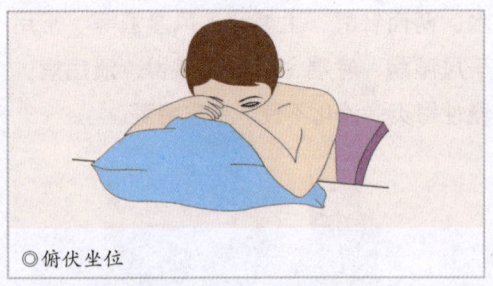

◎俯伏坐位

4.家常拔罐的注意事项和禁忌证

家常拔罐的注意事项

由于拔罐简单易操作,很多人都在家里备了拔罐所用的器材,身体不适时就拔上几罐,非常方便。但是专家提醒说:作为一种专业的治疗手段,拔罐并不是想象的那么简单。所以,自行在家拔罐还是很容易出现意外,造成危险。如果乱施穴道,有时还会适得其反。所以,家庭拔罐一定要牢记一些注意事项,不能随意乱拔。

首先要注意拔罐所用的器材。中医多用竹筒,家用的如玻璃瓶、陶瓷杯都可以,只是口一定要厚而光滑,以免火罐口太薄伤及皮肉,底部最好宽大呈半圆形。

在拔罐前,要先将罐洗净擦干,再让病人舒适地躺好或坐好,露出要拔罐的部位,然后点火入罐。点火时一般用一只手持罐,另一只手拿一点着火的探子,动作要迅速,将着火的探子在罐中晃几下撤出,将罐迅速放在要治疗的部位;火还在燃烧时就要将罐口捂紧在患处,不能等火熄,否则太松,不利于吸出湿气,要有罐口紧紧吸在身上的感觉才好。但注意不要把罐口边缘烧热,以防烫伤。

拔罐的时间一般掌握在15~20分钟就可取下,取时不要强行扯罐,不要硬拉和转动,动作要领是一手将罐向一面倾斜,另一手按压皮肤,使空气经缝隙进入罐内,罐子自然就会与皮肤脱开。

家庭拔罐还可以采用走罐法。走罐是指在罐子捂上以后,用一只手或两只手抓住罐子,微微上提,推拉罐体在患者的皮肤上移动,可以向一个方向移动,也可以来回移动。这样就治疗了数个部位。走罐时应注意在欲走罐的部位或罐子口涂抹一些润滑剂,如甘油、石蜡油、刮痧油等,防止走罐时拉伤皮肤。

拔罐有很好的医疗和保健作用,一般人只要稍加学习就能很快掌握,现在更是发明了真空吸气的拔火罐,只要把罐子按在想拔的部位,然后提动上面的手柄,罐子就吸附在皮肤上面了,简单易行,甚至自己就能操作,无须他人帮助。这种罐子少了点火的环节,功效就会差一点,但安全性非常高,很适合家庭拔罐用。

家常拔罐的禁忌证和禁忌部位

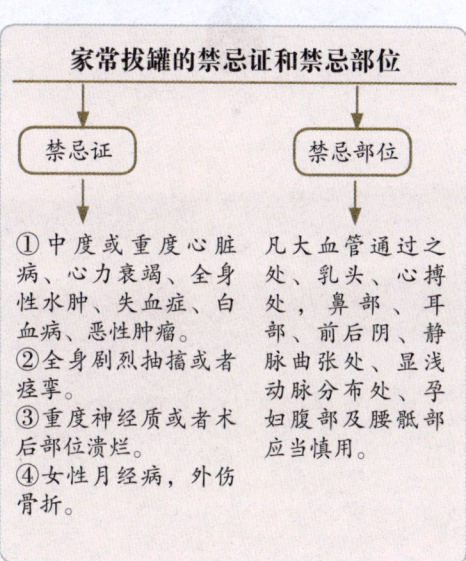

5.颈椎病的拔罐调治法

颈椎病是危害人们身体健康的常见病、多发病，发病率为15%左右。

颈椎病泛指颈段脊柱病变后所表现的临床症状和体征。

目前国际上较一致的看法是指颈椎间盘退行性变，及其继发性椎间关节退行性变所致脊髓、神经、血管损害而表现的相应症状和体征。

针刺拔罐

取穴：大椎。

治疗方法：在病变处和大椎穴，用皮肤针叩刺，并在原处连续扣拔罐2～3下后静置留罐5分钟左右。

疗程：每周治疗2次，7次为一疗程。

梅花叩刺拔罐

取穴：大椎、大杼、肩井、肩中俞、肩外俞。

治疗方法：先用梅花针在上述各穴叩刺3～5遍，以皮肤发红、有少量血点为度。叩刺后拔罐，留罐15～20分钟。以拔出瘀血为宜。

疗程：隔日1次，7次为1疗程，2个疗程间隔5天，3～4个疗程显效。

除此之外，颈椎病患者还应注意劳逸结合，按时睡觉，枕头的高低软硬要适宜，并注意肩颈部的保暖。

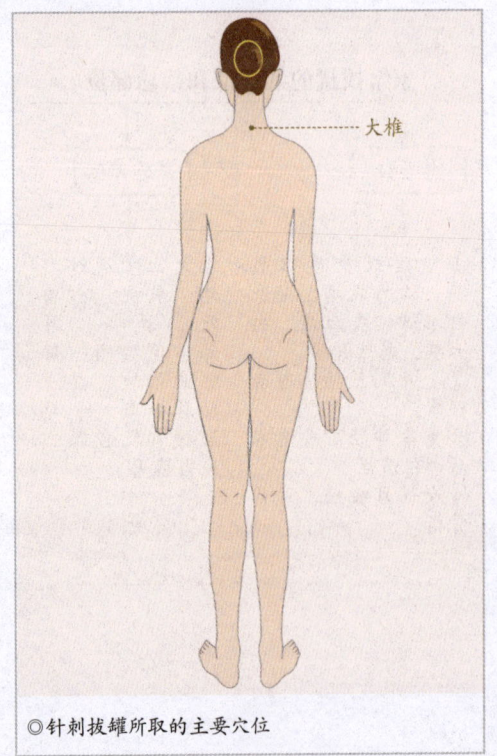

◎针刺拔罐所取的主要穴位

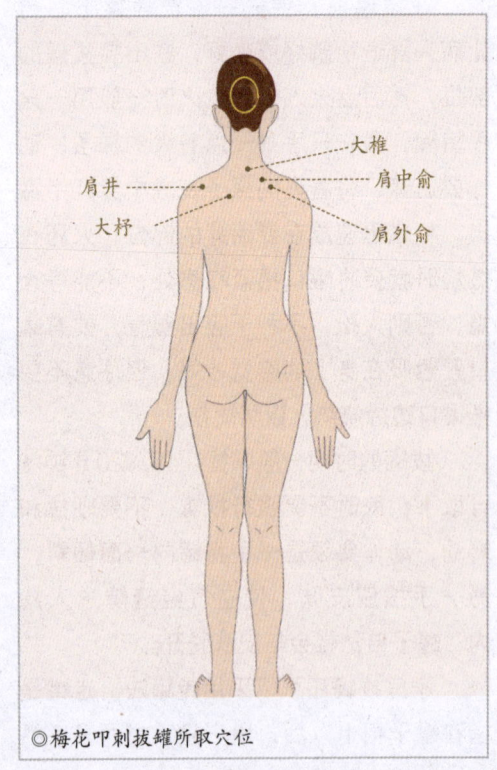

◎梅花叩刺拔罐所取穴位

6.腰椎间盘突出的拔罐调治法

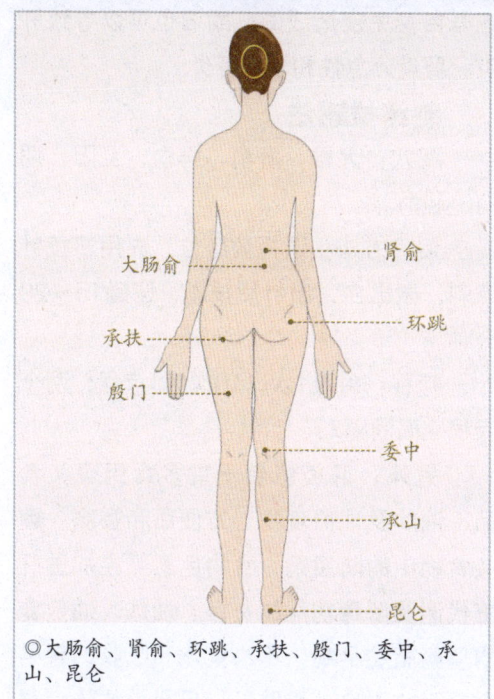

◎大肠俞、肾俞、环跳、承扶、殷门、委中、承山、昆仑

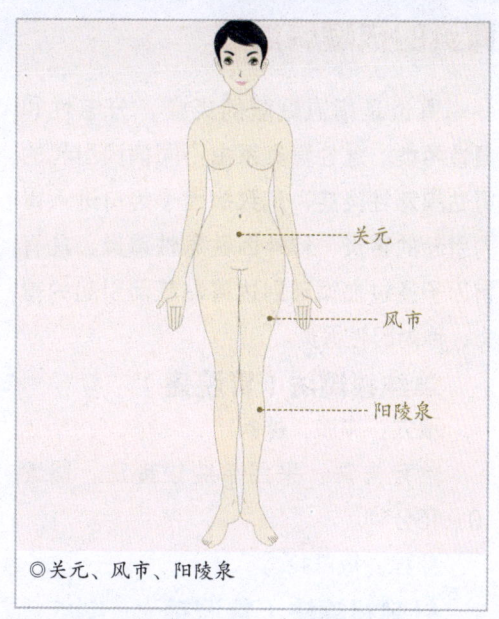

◎关元、风市、阳陵泉

椎间盘突出症是一个多发病、常见病,它主要因椎间盘劳损变性、纤维环破裂或髓核脱出等,刺激或压迫脊神经、脊髓等引起的一系列症状群。

拔罐疗法是治疗腰椎间盘突出最自然的治疗方法。

针罐法

取穴:大肠俞、关元、肾俞、环跳、风市、承扶、殷门、委中、承山、阳陵泉。

治疗方法:先针刺承扶、殷门、委中、阳陵泉。用闪火法吸拔其他穴位,留罐15~20分钟。

疗程:每日1次。

针刺拔罐法

取穴:环跳、昆仑、阳陵泉、关元、大肠俞。

治疗方法:环跳穴可深刺,使针感能传至足部,以除深邪。其他穴位有针刺感就可以,出针后拔罐,留针20分钟。

疗程:每日1次,7次为1疗程。

刺络拔罐法

取穴:肾俞、阿是穴。

治疗方法:用三棱针点刺上穴至微出血为止,立即拔罐,留罐15~20分钟。

疗程:隔日1次,5次为1疗程。

除此之外,腰椎间盘突出症患者还应坚持睡硬板床,注意腰部保暖,需用宽腰带固定腰部,减少腰部前俯后仰的活动,病情好转后加强腰背肌肉锻炼。

7.胃炎、肝炎、胆囊炎的拔罐调治法

胃炎的拔罐调治法

胃炎是指胃黏膜的炎症,分急性和慢性两类。急性胃炎系由不同病因引起的胃黏膜急性炎症,凡致病因子经口进入胃内引起的胃炎,称外因性急性胃炎,凡有害因子通过血循环到达胃黏膜而引起的胃炎,称内因性胃炎。

单纯拔罐法(胃脘痛)

取穴:中脘、神阙。

治疗方法:采用单纯拔罐法,留罐10~15分钟。

疗程:每日1次。

针刺拔罐法(胃溃疡)

取穴:风池、大杼、膈俞、脾俞、足三里;天柱、肩井、肝俞、胃俞、三焦俞、上巨虚。

治疗方法:每次选1组,先用毫针做轻轻针刺,然后拔罐,留罐10~15分钟。

疗程:每日1次,10次为1个疗程。

除此之外,胃炎患者在饮食上一定要有节制,不能过饥过饱。一日三餐,按时吃饭,前后尽量不超过30分钟。进食时忌狼吞虎咽、饭前饭后饭中大量饮水、读书读报看电视等。对任何食物均应细嚼慢咽,有益的食物可稍多吃,不利的食物应尽量少吃或不吃。饭后不能马上睡觉或剧烈活动,应静坐10~30分钟。

肝炎的拔罐调治法

肝炎,是肝脏的炎症。肝炎的原因可能不同,最常见的是病毒造成的,此外还有自身免疫造成的。酗酒也可以导致肝炎。肝炎分急性和慢性肝炎。

刺络拔罐法

取穴:大椎、肝俞、脾俞;至阳、期门、胆俞。

治疗方法:选择俯卧位,先用三棱针点刺,微出血,出针后拔罐,留罐15~20分钟。

疗程:每天1次,10次为1疗程,两个疗程之间间隔7天。

另外,肝炎患者不宜多食用罐头食品、油炸及油煎食物、方便面和香肠。罐头食物中的防腐剂、食物色素等会加重肝脏代谢及解毒功能的负担。油炸、油煎食物属高脂肪食物,不易消化和吸收,容易引起吸收不良性脂肪肝。反复煎炸的食物油中会有致癌物质,对防止肝炎发展为肝癌是不利的。

胆囊炎的拔罐疗法

胆囊发炎并肿大多是因为结石堵塞了胆汁从胆囊正常流往肠内通道的结果。另外,胆囊炎也可能是由肠道感染逐渐向上扩散所致。

按摩拔罐法

取穴:胆俞。

治疗方法:先在胆俞穴上拔罐,留罐10~15分钟。起罐后,用右手拇指在胆腧上用力按摩15分钟。

疗程:每天1次,6次为1个疗程。

PART
5

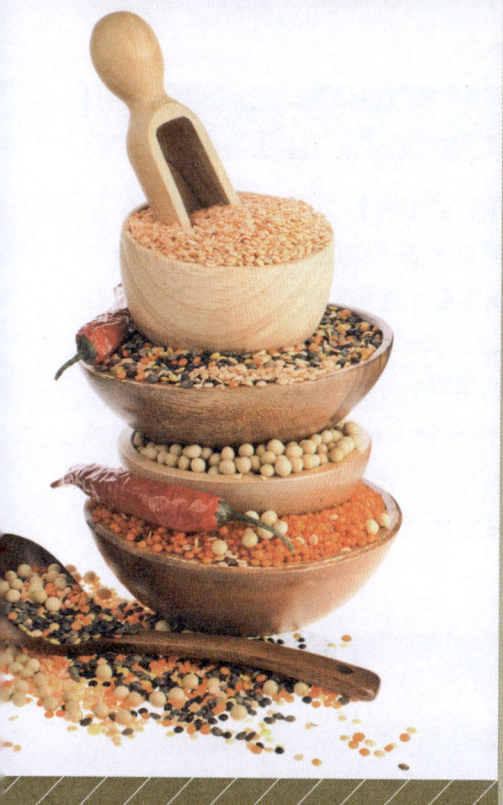

对症自疗、手到病除,《黄帝内经》中的百病对症治验

内科疾病、外科疾病、传染病等多种多样的病症是不是经常困扰着你？你是否想甩掉生病后打针吃药的烦恼？现在，让我们一起来享受中医治病的魅力，依靠传统的中医首推养生方法——针灸、按摩、拔罐，替自己除百病，让家人得健康。

第一节 《黄帝内经》中的内科疾病治疗方

对症自疗、手到病除，《黄帝内经》中的百病对症治验>>

◎人的身体总是会出现这样那样的不适，除了吃药打针，你可以尝试通过针灸、按摩、拔罐让你的身体恢复健康。通过毫针治疗方法等治疗支气管哮喘；通过灸法、按摩治疗胃炎，远离副作用，让我们一起来做个解救自己的"妙手华佗"！

1.流行性感冒

流行性感冒，简称"流感"，是由流感病毒引起的具有高度传染性的急性传染病，传播迅速，易发生地区性的大流行。多在秋末冬初或春季流行。

流感与普通感冒相似，但起病急，突然发冷发热，有时体温很快上升到39℃以上，并有剧烈头痛，四肢腰背酸痛，全身不适，有些病人表现恶心、呕吐、腹泻、腹痛等胃肠道症状。本病全身性症状明显，上呼吸道症状一般较轻。由于高热较久，这时病人会感到很虚弱。假如碰到体弱的病人，就可能发生气管炎、肺炎等疾病，这些疾病都是比较危险的。此外得了流感还会使患者原来的病情加重，甚至导致死亡。

针刺疗法

【选用穴位】

◎主穴：大椎、曲池、合谷、足三里。

◎配穴：风池、太阳、肺俞、迎香、内关等。

【针刺手法】

早期和高热期患者用强刺激泻法。根据病情每次选用3～5个穴位，每日可针1～2次，持续捻针3～5分钟，不留针。恢复期用平补平泻手法，每日1次，留针10～15分钟。如遇高热患者，可于大椎穴点刺后拔火罐放血。风池穴针1.2～1.5寸，施捻转泻法，使针感向上传至前额及

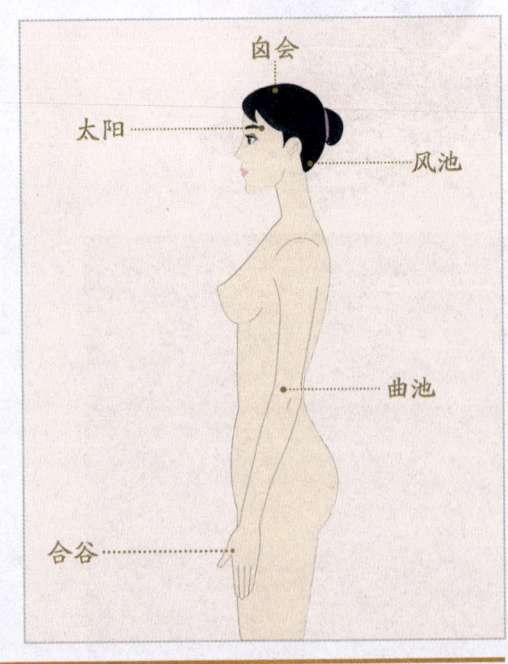

颞部，对开鼻窍、止头痛有显著效果；合谷穴针1~1.2寸，施提插捻转泻法；太阳、迎香、攒竹、囟会施雀啄手法。

说明：关于本病的针刺治疗，一般认为对单纯型流感效果较好。发病在6小时以内，体温在38℃以上的早期病人，针刺的解热作用和缓解症状的疗效尤为突出，一般在针后2小时内体温开始下降，多数在12小时内恢复正常。若发病时间超过6~8小时，体温在39~40℃的高热患者，针刺能立即解除抽搐，缓解头痛，也有一定的解热发汗作用，但一般需1~2天体温开始下降。若发病3天后，高热已退，临床症状仍很明显的恢复期患者，针刺治疗能很快消除症状，促进恢复。

灸疗法

艾卷温和灸法

【选用穴位】

风池、太阳。

【灸治方法】

操作时将艾卷燃着的一端靠近穴位熏烤（一般距皮肤2~3厘米），如患者有温热舒适感，就固定不动，灸至皮肤稍有红晕即可。按上穴每穴每次灸10~15分钟，每日灸1~2次。本法多用于风寒型感冒。

如对本病的预防可采用以下方法：

【选用穴位】

足三里、大椎。

【灸治方法】

按艾卷温和灸法操作，以施灸部位有温热舒适感为度。每日灸1次，每穴每次灸20分钟，连续灸3天。

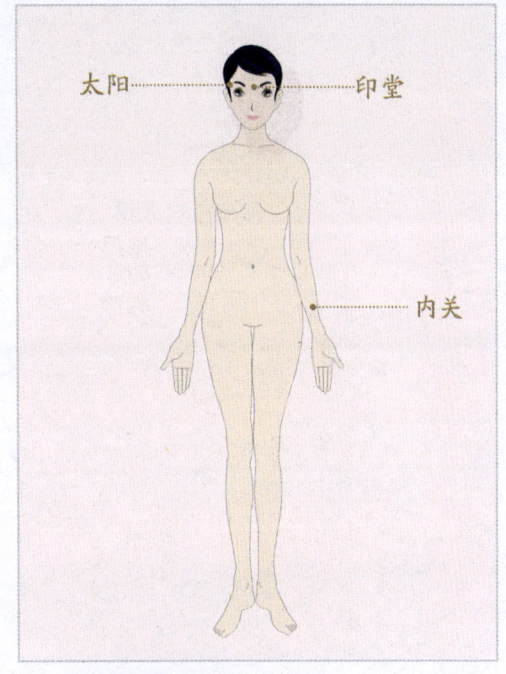

避瘟散敷灸法

【选用穴位】

囟会、太阳等。

【敷灸方法】

将绿豆粉300克，白芷30克，生石膏300克，滑石30克，共研为细末，再兑入麝香0.3克，甘油45克，冰片24克，薄荷冰36克，调研均匀，密贮备用。

如用于治疗，取上药药粉18克用冷水或白酒调成膏状，摊在3块直径约2厘米的油纸上，分别敷贴于囟会和太阳穴（双侧）处，用胶布固定即可，每日贴1~2次；如用于本病的预防，取药粉0.2克，用绢包塞入鼻腔，左右交替，1日2次。

按摩疗法

【选用穴位】

风池、太阳、印堂、迎香、合谷、鼻翼。

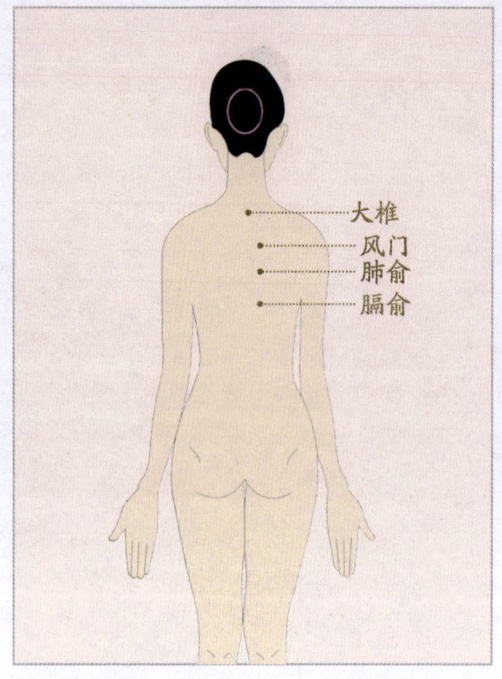

双手合掌,食、中、无名指及小指交叉,拇指桡侧缘及大鱼际相对,擦暖大拇指,操作20~30次;随即从印堂穴到迎香穴,用双大拇指桡侧缘及大鱼际反复擦两侧鼻翼,操作20~30次。

以上按摩法根据病情每日2~3次。

拔罐疗法

【选用穴位】

大椎、风门、肺俞、膈俞、太阳、背部膀胱经第一条线。

【操作手法】

①以上穴位按拔罐法操作,多采用玻璃罐或竹罐,留罐时间根据每个人不同灵活掌握,一般5~10分钟,以病人感觉舒适,皮肤不起色为度。

②亦可于背部大杼穴至肾俞穴连线(即背部膀胱经第一线,距督脉1.5寸),采用走罐法。感冒初起采用此法效果明显。

保健提示

在治疗过程中,如发现继发性细菌感染引起肺炎或其他并发症时,应及时配合其他方法治疗。

【操作手法】

先以两手食、中、无名指和小指交叉置于枕部固定,两大拇指指端罗纹面放于风池穴处,按下时吸气,呼气时还原,重复操作20次;再以顺、逆时针方向有节奏地轻摩风池穴20次;最后自风池穴开始,向下沿颈后两大筋推抹至锁骨,重复操作20次。

以双手食指或中指指端罗纹面分别置于太阳、印堂、迎香、合谷穴处,按下时吸气,呼气时还原,每穴依次各重复操作20次;再以顺、逆时针方向轻摩20次。

2.流行性腮腺炎

流行性腮腺炎是由腮腺炎病毒引起的一种急性呼吸道传染病。其特征为腮腺的非化脓性肿胀疼痛。全年均可发生,但多流行于冬春两季。本病好发于学龄前儿童,亦可见于成年人。本病大多数发病急骤,有恶寒发热、头痛、恶心、咽痛、全身不适、食欲不振等,1~2天后可见耳下一侧或两侧腮腺肿大,边缘不清,局部疼痛，咀嚼不便。本病偶有睾丸炎和脑膜炎等并发症。成年人患此病时一般病情较重。中医学称本病为痄腮，俗称"虾蟆瘟"、"含腮疮"、"储头风"、"搭腮肿"等。由于感受时邪，与胃火上攻，壅滞于少阳、阳明经而成。

针刺疗法

【选用穴位】

◎主穴：翳风、痄腮穴（在耳垂下3分处）、阿是点（耳垂与下颌角连线之正中点）、率谷、角孙、腮腺刺激点（肿大的腮腺上缘）。

◎配穴：颊车（患侧）、少商、合谷。

◎经验穴：止喘灵（锁骨正中距任脉4寸），中喘（第5、6胸椎旁开0.5寸），除喘（第2、3胸椎棘突间）。

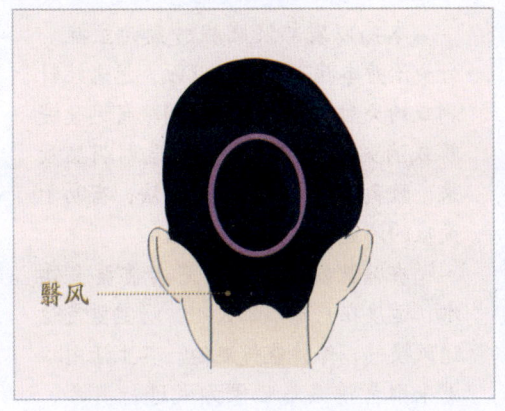

【针刺手法】

翳风、痄腮穴直刺0.5～1.2寸；阿是点向口角方向斜刺0.5～1寸；率谷向耳尖方向横刺1.5寸；角孙横刺0.5寸；腮腺刺激点斜刺1～1.5寸；合谷直刺1寸；颊车直刺0.3～0.4寸；少商穴点刺放血。针刺用捻转泻法，一般每日针刺1次，每次留针20～30分钟，每间隔10分钟捻针1次，病情重者，每日可针刺2次。也可采用快速针刺法，捻转2～3分钟后出针。根据病情每次选用1～3个穴位。

灸疗法

灯火灸法
【选用穴位】

角孙、耳尖。

【灸治方法】

先将病侧角孙穴处头发剪短，常规皮肤消毒，取灯芯草蘸香油点燃，迅速触点穴位，闻及"叭"清脆的爆淬声，立即提起，火亦随之熄灭。单侧腮腺炎淬灼患侧，双侧腮腺炎淬灼双侧穴位。灸治1～2次即可，若肿势不消，次日再灸1次。耳尖穴灸治同上法。

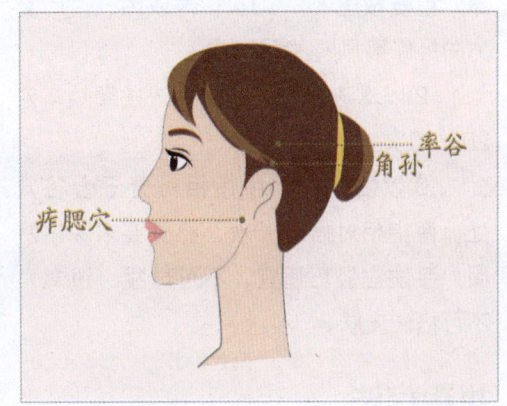

火柴头灸法
【选用穴位】

角孙。

【灸治方法】

将火柴擦燃，或将少许药棉卷于火柴梗上，蘸菜油少许点燃后，迅速点灼患侧角孙穴,一点即起,以发出清脆"喳"的响声为准。

天南星膏敷灸法

【选用穴位】

颊车、下关(均选患侧)。

【刺激方法】

取天南星60克,研成细末,加入生姜汁适量,调如糊膏状,备用。敷灸时将天南星膏摊在直径约4厘米的油纸上,敷贴于上穴处,胶布固定即可。每日2~3次,连续6日。

按摩疗法

【选用穴位】

翳风、颊车、合谷(均取患侧)。

【操作手法】

①先以右手食指或中指指端罗纹面置于患侧翳风穴处,按下时吸气,呼气时还原,重复按压20~30次;再以顺、逆时针方向轻摩翳风穴20~30次。

②以本法①的顺序和手法按摩颊车穴20~30次。

③以右手拇、中指相对置于合谷穴处,两指相对掐压30次,感觉要求深透舒服,手法应轻巧适宜,不可过猛、过急,不可掐破皮肤。

拔罐疗法

【选用部位】

痄腮患处。

【操作方法】

将无底有盖小瓶(如青霉素瓶)盛1/2温水于痄腮患处,用针管从盖中将空气

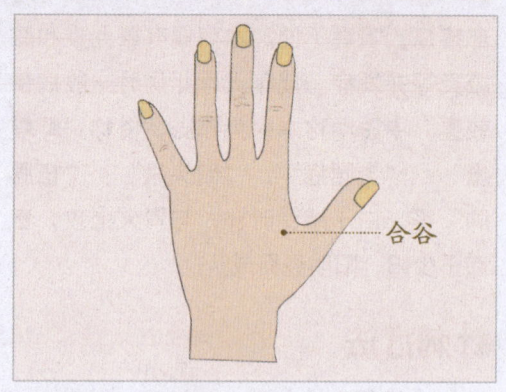

吸出即可,取瓶时将空气推入,每次留水拔15分钟左右,每日1~2次。

治疗结果:12例中,经1个疗程的治疗,全部痊愈。其中有3例热毒蕴结型加服中药(板蓝根、忍冬藤、夏枯草各15克,柴胡6克,水煎服,每日1剂)3剂后亦获痊愈。

保健提示

本病以发热及腮腺肿痛为主症。针灸治疗本病有很好的疗效,患者经针刺或灼灸后,疼痛及咀嚼困难可迅速缓解或消失,一般在次日可见到明显效果;敷灸法、按摩法和点穴法,有助于炎症的消失及局部消肿。

在痄腮发病期间,患者需要多饮水,适度在户外晒晒太阳,居室要定时通风换气,保持空气流通。其生活用品需采取煮沸或暴晒等方式进行消毒。在急性期不要吃酸、辣、甜味及干硬食品,以免加重肿痛。症状明显好转后可以吃一些促进唾液分泌的食物。

部疼痛，咀嚼不便。本病偶有睾丸炎和脑膜炎等并发症。成年人患此病时一般病情较重。中医学称本病为痄腮，俗称"虾蟆瘟"、"含腮疮"、"鸬头风"、"搭腮肿"等。由于感受时邪，与胃火上攻，壅滞于少阳、阳明经而成。

针刺疗法

【选用穴位】

◎主穴：翳风、痄腮穴（在耳垂下3分处）、阿是点（耳垂与下颌角连线之正中点）、率谷、角孙、腮腺刺激点（肿大的腮腺上缘）。

◎配穴：颊车（患侧）、少商、合谷。

◎经验穴：止喘灵（锁骨正中距任脉4寸），中喘（第5、6胸椎旁开0.5寸），除喘（第2、3胸椎棘突间）。

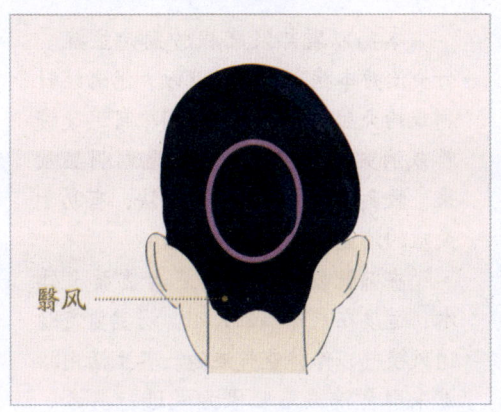

【针刺手法】

翳风、痄腮穴直刺0.5～1.2寸；阿是点向口角方向斜刺0.5～1寸；率谷向耳尖方向横刺1.5寸；角孙横刺0.5寸；腮腺刺激点斜刺1～1.5寸；合谷直刺1寸；颊车直刺0.3～0.4寸；少商穴点刺放血。针刺用捻转泻法，一般每日针刺1次，每次留针20～30分钟，每间隔10分钟捻针1次，病情重者，每日可针刺2次。也可采用快速针刺法，捻转2～3分钟后出针。根据病情每次选用1～3个穴位。

灸疗法

灯火灸法

【选用穴位】

角孙、耳尖。

【灸治方法】

先将病侧角孙穴处头发剪短，常规皮肤消毒，取灯芯草蘸香油点燃，迅速触点穴位，闻及"叭"清脆的爆淬声，立即提起，火亦随之熄灭。单侧腮腺炎淬灼患侧，双侧腮腺炎淬灼双侧穴位。灸治1～2次即可，若肿势不消，次日再灸1次。耳尖穴灸治同上法。

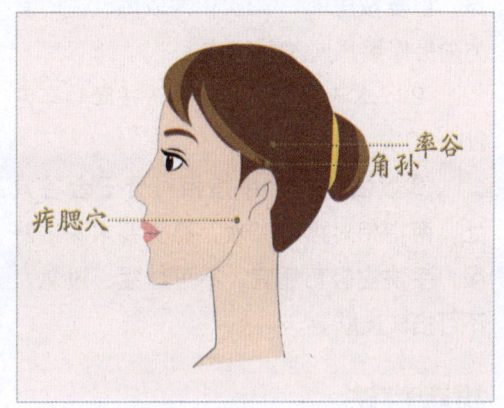

火柴头灸法

【选用穴位】

角孙。

【灸治方法】

将火柴擦燃，或将少许药棉卷于火柴梗上，蘸菜油少许点燃后，迅速点灼患侧角孙穴，一点即起，以发出清脆"喳"的响声为准。

天南星膏敷灸法

【选用穴位】

颊车、下关（均选患侧）。

【刺激方法】

取天南星60克，研成细末，加入生姜汁适量，调如糊膏状，备用。敷灸时将天南星膏摊在直径约4厘米的油纸上，敷贴于上穴处，胶布固定即可。每日2~3次，连续6日。

按摩疗法

【选用穴位】

翳风、颊车、合谷（均取患侧）。

【操作手法】

①先以右手食指或中指指端罗纹面置于患侧翳风穴处，按下时吸气，呼气时还原，重复按压20~30次；再以顺、逆时针方向轻摩翳风穴20~30次。

②以本法①的顺序和手法按摩颊车穴20~30次。

③以右手拇、中指相对置于合谷穴处，两指相对掐压30次，感觉要求深透舒服，手法应轻巧适宜，不可过猛、过急，不可掐破皮肤。

拔罐疗法

【选用部位】

痄腮患处。

【操作方法】

将无底有盖小瓶（如青霉素瓶）盛1/2温水于痄腮患处，用针管从盖中将空气

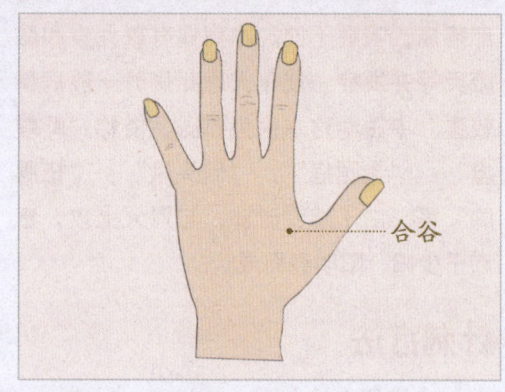

吸出即可，取瓶时将空气推入，每次留水拔15分钟左右，每日1~2次。

治疗结果：12例中，经1个疗程的治疗，全部痊愈。其中有3例热毒蕴结型加服中药（板蓝根、忍冬藤、夏枯草各15克，柴胡6克，水煎服，每日1剂）3剂后亦获痊愈。

保健提示

本病以发热及腮腺肿痛为主症。针灸治疗本病有很好的疗效，患者经针刺或灼灸后，疼痛及咀嚼困难可迅速缓解或消失，一般在次日可见到明显效果；敷灸法、按摩法和点穴法，有助于炎症的消失及局部消肿。

在痄腮发病期间，患者需要多饮水，适度在户外晒晒太阳，居室要定时通风换气，保持空气流通。其生活用品需采取煮沸或暴晒等方式进行消毒。在急性期不要吃酸、辣、甜味及干硬食品，以免加重肿痛。症状明显好转后可以吃一些促进唾液分泌的食物。

4.支气管哮喘

支气管哮喘是一种常见的呼吸道疾病。多因受到某些物质如鱼、虾、花粉、皮毛等的刺激后所产生的变态反应，致使支气管痉挛，而产生阵发性呼吸困难。其临床主要表现：突然发作胸憋气急，喉中哮鸣，脸色青紫，咳嗽，吐大量泡沫黏液痰。每次发作短则十几分钟，长者可达数小时。严重者，哮喘不止，出现高度呼吸困难，称为"哮喘持续状态"。本病可反复发作，不发病时可以完全没有症状。中医学认为"哮喘"的原因多为反复感受时邪痰饮伏肺，或因脾虚痰饮内生以及肾不纳气所致，若每遇风寒外邪、情志、劳倦等引动蕴伏之痰饮，阻塞气道，肺气升降失调而发病。

针刺疗法

【选用穴位】

◎主穴：孔最、定喘、鱼际、合谷、天突、内关等。

◎配穴：膻中、中脘、中极、大杼、身柱、肺俞、脾俞、肾俞、丰隆、尺泽等。

【针刺手法】

发作期以平喘降逆，宣肺化痰为主，多用强刺激泻法，或用先泻后补手法。缓解期以扶正祛邪，调补肺、脾、肾为主，多用轻、中刺激，平补平泻或补法。

一般每日1次或隔日1次，重者1日可针2次。每次选用5~7个穴位，10次为1疗程，疗程间休息1周再继续治疗。

灸疗法

【选用穴位】

◎肘窝（曲泽）、胭窝（委中）、足三里、丰隆、背俞穴、耳后静脉、少商、鱼际、太阳等。

【灸治方法】

瘢痕法

①纯艾炷瘢痕灸：采用此法多在哮喘缓解期进行，习惯上均在夏季"伏天"（7~9月份）灸治。每次选用1~5个穴位，每穴每次灸3~9壮，每日或隔日灸治1次，也可10天灸1次，3~5次为1疗程。施灸时可选用麦粒大、黄豆大、枣核大等不同规格的艾炷。如用于哮喘发作期的治疗，可每次选用2~3个穴位，每穴每次灸6壮左右，并根据病情灵活掌握。

②药物艾炷瘢痕灸：一方：选取上

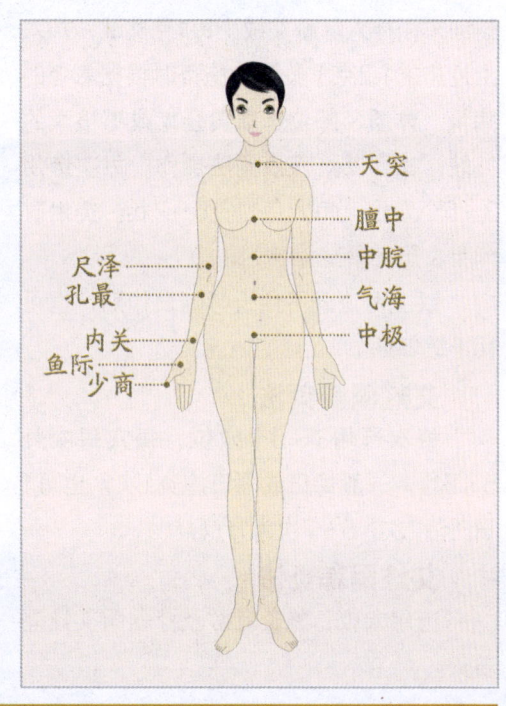

等陈艾绒500克,麻黄、桂枝、肉桂、独活、羌活、乳香、没药、细辛、干姜、丁香、白芷、川椒、广香、苍术、防风、半夏曲各15克,硫黄30克,苏子、牙皂、乌药、广皮、甘草、川乌、石菖蒲、炮甲各9克,麝香1克。将以上诸药共研细末和艾绒拌匀,贮瓶备用。灸治前制成直径0.6～0.8厘米,高1～1.2厘米的圆锥形艾炷。施灸时先将穴位常规消毒,再以1%普鲁卡因0.5～1毫升局部麻醉后,用大蒜涂拭于局麻的穴位上,按照艾炷瘢痕灸法操作。每次选用3～4个穴位,每穴每次灸5～9壮,小儿只灸1次,成人一般灸3次,每年灸1次或两年灸3次。灸治时间以每年农历小暑起到白露最为适宜（其他时间也可灸治）。

二方:取麝香3克,肉桂30克,丁香30克,冰片1.2克,麻黄12克,细辛12克,南星24克,干姜12克。将以上药物共研细末,拌入陈蕲艾绒（每1克艾绒,加入上述药末1.2克）灸治。施灸时根据患者的病情、体质、部位选取黄豆大或枣核大的艾炷,按照艾炷瘢痕灸法操作。每次选用3～5个穴位,每穴每次灸5～7壮。灸治时间为农历大暑至立秋。

以上两法既可用于哮喘发作期,也可用于缓解期。

艾炷隔姜灸法
每次选用3～5个穴位,每穴每次灸5～7壮,一般每日或隔日施灸1次,也可1日灸治2次,5～7次为1疗程。

艾炷隔蒜灸法
选用穴位、施灸壮数及疗程同艾炷隔姜灸。

艾卷温和灸法
施灸时以背部腧穴为主,每次选取2～4个穴位,每穴每次灸6～10分钟,每日或隔日灸治1次,5次为1疗程。

毛茛叶敷灸法
取新鲜的毛茛叶3～5片,捣烂如泥,姜汁调匀,做成药饼,贴敷于大椎穴使之起泡,10天贴1次,每疗程3次,每年贴敷1个疗程。贴敷时间是以每年夏季初、中、末"三伏天"的第1日上午近11时,各贴敷1次。

白芥子敷灸法
用于哮喘发作期。取生白芥子末适量,用清水或生姜汁调成糊状,贴敷于上背部肩胛间区,每次敷灸30～60分钟,每日或隔日1次,3次为1疗程。敷灸时患者局部皮肤红晕、发热、微痛,有时可起泡。

复方白芥子敷灸法
多用于缓解期。取白芥子30克,甘遂

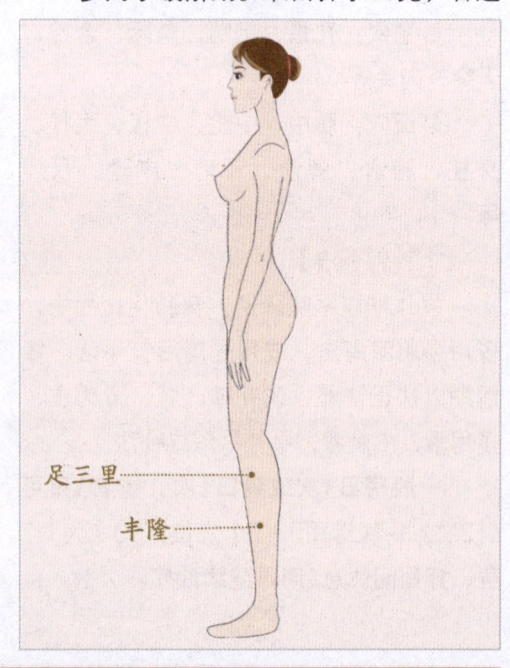

足三里
丰隆

用1次。

拔罐疗法

【选用穴位】

风门、肺俞、膈俞、膏肓、定喘、大杼、肾俞、膻中、孔最等。

【操作方法】

按拔罐法操作,每次选用5~7个穴位,每日1~2次,每次5~15分钟,以局部有红晕不起泡为度。

走罐:按拔走罐法操作。自大杼至肾俞穴,两侧操作,以病人舒适为度,每日1~2次。

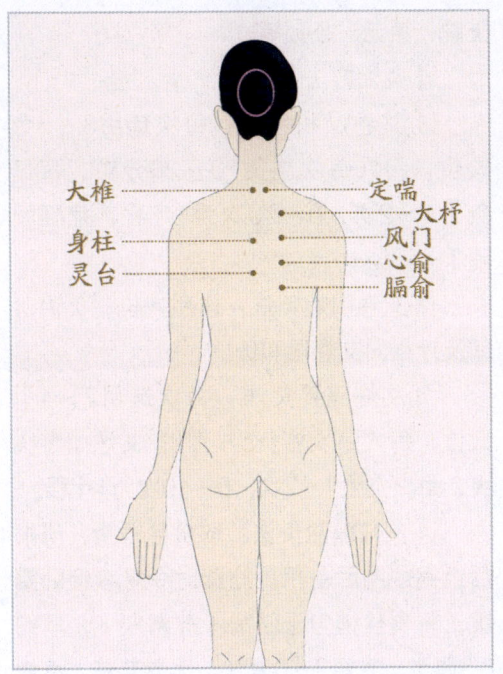

15克,细辛15克,共研为细末,贮于瓶中密封备用。使用时以生姜汁调成稠膏状,并加麝香少许,分别摊在油纸上,贴敷于选用的穴位上(常用大椎、肺俞、膏肓、璇玑、膻中,每次选用2~3个穴位),每穴敷药膏如蚕豆大,每次敷灸1小时左右即可擦掉药物,敷药时患者局部皮肤出现红晕,有热、麻、痛等感觉,多可起泡。此法常在夏季初伏、中伏、末伏的第1天各施

> **保健提示**
>
> 支气管哮喘属顽固性疾病,极易复发,目前缺乏特效的根治方法,穴位治疗该病可取得较满意的效果,对于发作期病例具有即刻止喘的作用。如坚持较长的时间,有计划地综合治疗,是可以治愈的。
>
> 积极锻炼身体,增加身体抵抗力,防止感冒,可预防和减少本病的发生。

5.胃炎

胃炎系指各种原因所致的急性或慢性胃黏膜的炎性变化。临床上有急性胃炎和慢性胃炎之分。急性胃炎起病较急,主要症状是上腹部持续疼痛,并常伴有恶心、呕吐、腹泻、发热等症状;急性胃炎不愈,迁延日久即转变成慢性胃炎。慢性胃炎临床症状一般多有上腹胀满、隐痛、胀痛、食欲减退、恶心、呕吐、反酸等。

中医学认为本病属"胃脘痛"、"伤食"、"呕吐"、"脘胀"、"嗜杂"等病症范畴。多由于饮食不节、损伤脾胃;或情志失调,肝气犯胃;或胃虚受寒,寒邪凝滞;或感受外邪,胃失和降所致。

针刺疗法

【选用穴位】

◎主穴：内关、中脘、足三里。

◎配穴：胃俞、脾俞、期门、下脘、天枢、关元、内庭、三阴交、背部敏感点。

【针刺手法】

按中医辨证针灸治疗，实证针刺手法以泻法为主，虚寒证多用平补平泻或补法，也可针后加灸。一般每日或隔日针灸1次，重症患者也可每日针灸2次，每次15~30分钟，5~10次为1疗程，疗程间隔5~7天。

灸疗法

【选用穴位】

◎主穴：中脘、天枢、气海、内关、足三里、神阙。

◎配穴：脾俞、胃俞、肝俞、肾俞、上脘、关元、公孙等。

【灸治方法】

①艾卷温和灸法：每次选用3~5个穴位，每穴每次施灸10~20分钟，每日灸治1~2次，5~10次为1疗程，疗程间隔3~5天。

②艾卷回旋灸法：选用穴位、灸治时间及疗程同艾卷温和灸。

③艾炷隔姜灸法：每次选用2~4个穴位，每穴每次施灸5~7壮，艾炷如枣核大，每日灸治1~2次，5~10次为1疗程。

④艾炷隔盐灸法：取食盐适量，研细后经锅炒制后备用。施灸时令患者仰卧露腹，将食盐铺匀于脐窝（神阙穴），厚约0.3厘米，直径2~3厘米。上置艾炷，点燃施灸，待燃至局部刚有温热感时，即用汤匙压灭其火（艾火不可燃至过旺，压火时不可压得过猛，以防烫伤），脐部有较明显的温热感向腹中扩散。根据病情每次施灸1~5壮。

⑤艾炷无瘢痕灸法：每次选用1~3个穴位，每穴每次灸5~20壮，艾炷如麦粒大，每日或隔日灸治1次。

⑥艾炷瘢痕灸法：每次选用2~5个穴位，每穴每次施灸3~5壮；艾炷如黄豆大或如半粒枣核大，根据病情可每日或隔日施灸1次，亦可3日施灸1次。

按摩疗法

【选用穴位】

天突、上脘、中脘、气海、天枢、脾俞、胃俞、肝俞、三焦俞、内关、足三里。

【操作手法】

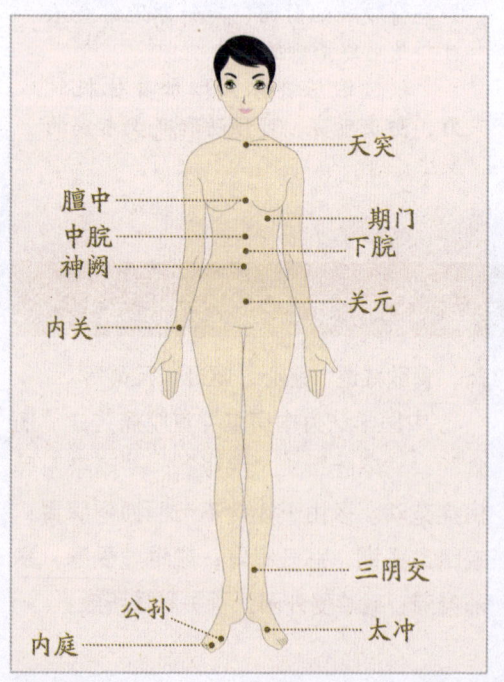

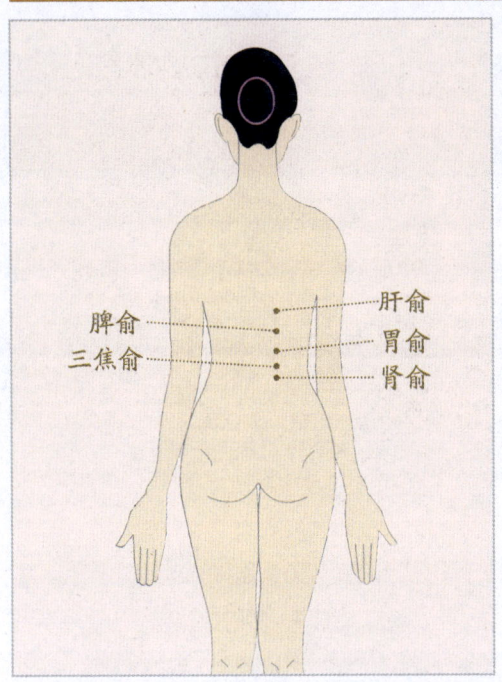

⑤按擦双手胃痛穴（二、三掌骨缝间上端处）各1分钟。

也可先在脾俞、胃俞穴附近找压痛点，用较重手法，点按2分钟左右，待疼痛缓解后，再辨证施治。

拔罐疗法

【选用穴位】

中脘、天枢、肝俞、脾俞、胃俞。

【操作手法】

按拔罐法操作，先拔腹部穴位，起罐后再拔背部穴位。留罐5～15分钟，拔罐强度可根据病人情况灵活掌握，也可针罐同时应用，效果更佳。

①患者仰卧，医者先以一指禅从上脘推至脐中穴5～10次，然后按揉中脘、气海、天枢穴各1分钟。

②患者俯卧，医者用滚法沿脊柱及两侧往返操作5～10遍，然后点按脾俞、胃俞、肝俞、三焦俞等穴位，各穴约1分钟。

③按揉内关、足三里各1分钟。

④搓擦患者两肋3～5分钟。

> **保健提示**
>
> 慢性胃炎患者病程多较长，且体质多虚弱，如采用综合疗法，可以提高和巩固疗效。
>
> 患者平素应节制饮食，食用清淡易消化之品，禁忌食用生冷酸辣等有刺激性的食物。

6.胃下垂

胃下垂是由于胃支持韧带的松弛或胃壁弛缓，以致在人体直立时胃的下端（大弯）位于髂嵴间线下方5厘米或更下的位置，伴有排空缓慢，称为胃下垂。本病患者多为瘦长体型，临床表现为纳差，胃脘坠胀不舒，尤以饭后加重，时有脘腹隐隐作痛，或痛连胁肋，或伴有嗳气吞酸，呕吐，大便不调，时溏时秘。患者常有贫血、消瘦、乏力、心悸、头昏等表现。

中医学认为本病属"胃下"、"胃缓"、"胃脘痛"、"嗳气"等范畴。多由脾胃虚弱，中气下陷所致。

针刺疗法

【选用穴位】

◎主穴：中脘、气海、关元、足三

里。

◎配穴：胃俞、脾俞、肝俞、幽门、肓俞、梁门、天枢、内关、三阴交。

◎经验穴：提胃（中脘穴旁开4寸）、胃上（下脘穴旁开4寸）、胃底（胃小弯下2寸，腹部正中线旁开2寸）、胃穴（剑突下2寸，腹部正中线右侧旁开5分）、下垂穴（脐下2~2.5寸，腹部正中线左侧旁开1寸）、反应点。

【针刺疗法】

采用捻转补泻法，中等强度刺激，如采用长针透刺法，可一针透2~3穴。每日或隔日针刺1次，留针15~30分钟，10次为1疗程。或每周针刺1次，6次为1疗程。

灸疗法

【选用穴位】

◎主穴：百会、足三里、关元、脾俞、胃俞、中脘。

◎配穴：肝俞、肾俞、气海、天枢、三阴交、上脘等。

【灸治方法】

①艾卷温和灸法：每次选用2~4个穴位，每穴每次灸治15~30分钟，每日施灸1次，10次为1疗程，疗程间隔5~7天。

②艾卷回旋灸法：选用穴位及灸治方法同艾卷温和灸。

③艾炷隔姜灸法：每次选用3~5个穴位，每穴每次灸治5~7壮，多取俞募穴。每日灸治1次，10次为1疗程，疗程间隔5~7天。

④艾炷瘢痕灸法：每次选用2~3个穴位，每穴每次施灸3~5壮，艾炷如枣核大或黄豆大，7~14日施灸1次。

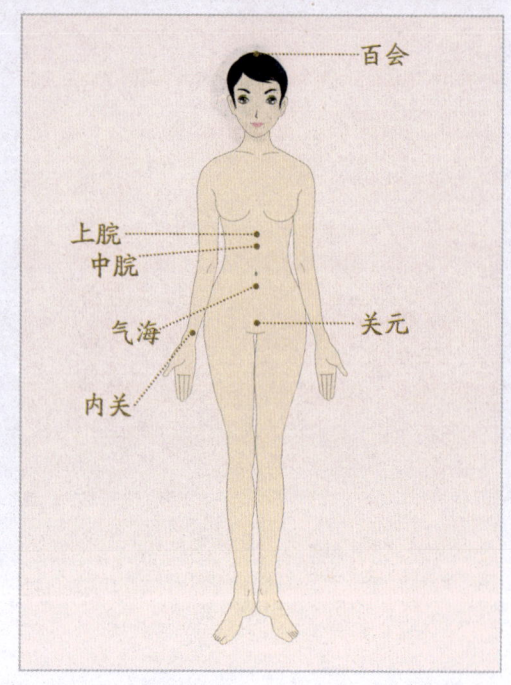

⑤毛茛根敷灸法：选用穴位、灸治方法同胃炎毛茛根敷灸。

⑥蓖倍饼敷灸法：取蓖麻子仁9.8克，五倍子末2克。先把五倍子壳内外杂屑刷净，研成细末过筛，选用饱满而洁白的蓖麻仁，按上述比例，混合捣烂成泥糊，制成直径约3厘米，厚1厘米，重约10克的蓖倍膏药饼。此为成人1次量。敷灸时将患者百会穴处头发剃去如药饼大一块，把药饼紧贴百会穴上，外用边长约3厘米的方形塑料薄膜覆盖，并用直径2厘米的硬纸圈套上，再用纱布绷带扎好，不使移动。贴后每日早、中、晚各1次，以铁皮水壶或盐水瓶盛开水置于药饼上进行热熨，每次15分钟，以温热而不烫痛皮肤为度。两天更换1次药饼，连续贴6天为1疗程，疗程间停贴1天。治疗期间应放松衣带，热敷时均取仰卧位。

⑦针上加灸法：每次选用2~4个穴

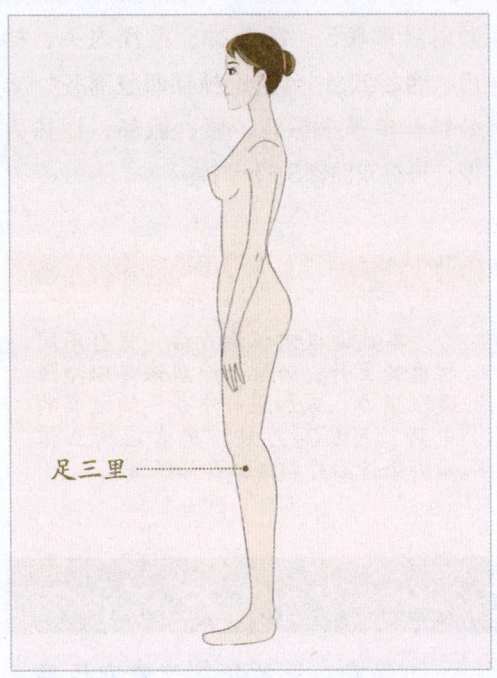

度,持续1~3分钟,再换手操作。

④患者仰卧,医者立其头前,以两手指交叉,合掌置于下腹部,以小指侧着力,随呼吸徐徐向上托起,托至脐部,慢慢放下。反复操作5~10次。

⑤按揉双侧足三里穴各1分钟。

自我保健法

①用手揉拿腹部20次,提拿腹肌20次,每日1次。

②自己点按中脘、天枢、足三里穴各1分钟,每日1次。

③患者平时可用中指单叩法轻叩中脘、气海,每穴30次;再以磁锤轻叩足三里30次。

④患者仰卧位,双下肢伸直,交替抬高5~6次,每日锻炼1~2次。

⑤患者仰卧位,双下肢伸直,双下肢同时抬高并做收腹动作,5~6次,每天锻

位,每穴每次施灸15~20分钟,每日或隔日灸治1次,10次为1疗程,疗程间隔5~7天。

按摩疗法

【选用穴位】

中脘、脾俞、胃俞、三焦俞、足三里。

【操作手法】

①患者仰卧,医者居其侧,以一指禅推法并配合大鱼际揉法在中脘穴处和缓操作3~5分钟,然后循序往下至腹部及少腹部往返操作5~10遍。

②患者俯卧,医者以指按揉法并配合弹拨法在脾俞、胃俞、三焦俞穴重点操作1~3分钟。

③患者坐或站位,医者立其后,以食、中、无名指三指掌背贴沿病人肩胛骨内下角,向肩胛骨内上插入,以能忍受为

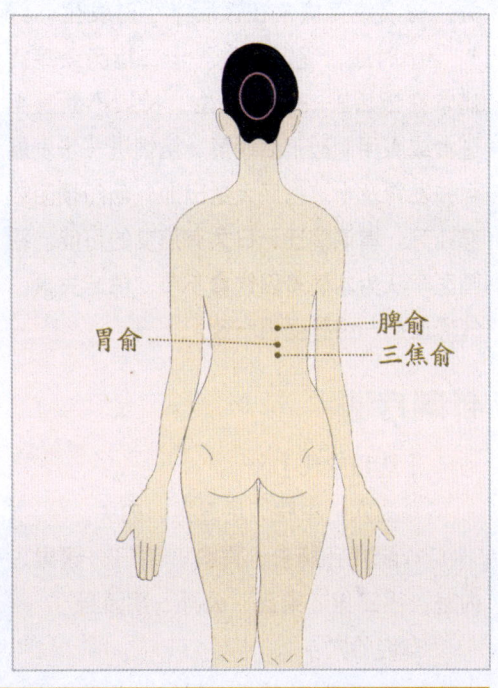

炼1~2次。

【随证加减】

①胃下垂伴见自觉肠鸣漉漉有声，便秘与腹痛交替出现者，在基本按摩手法基础上再加如下手法：患者仰卧，两脚屈曲，医者立其侧，用双手揉拿腹部肌肉10次，然后以掌横向来回推荡腹部5~10次；单掌或双掌相叠置脐下，稍用力由下向上按压并施振颤法1~3分钟。

②胃下垂伴见消瘦，眩晕，乏力，心悸，失眠等症，基本手法再加如下手法：顺时针摩腹5~10分钟；按揉内关、神门、合谷穴各1分钟；抓揉四肢部各1~3分钟；单掌横擦背、腰、骶部，以热为度；搓擦双胁部3~5分钟。

保健提示

本病通过穴位治疗后，胃有不同程度的上升，若配合腹肌锻炼以增强腹肌张力，或加服补中益气汤之类的中药，可提高疗效。患者应树立信心，坚持治疗和加强身体锻炼。

7.胃及十二指肠溃疡

胃及十二指肠溃疡，是以上腹痛为主要症状的一种慢性疾病，多发于青壮年。本病主要表现为上腹部疼痛，时发时止，疼痛主要为长期性、周期性和节律性，一般局限于上腹中央，多为钝痛或灼痛，并和饮食有关，胃溃疡疼痛常在饭后半小时发生，经1~2小时后，逐渐消失。十二指肠溃疡疼痛常在饭后2~3小时发生，持续不断直至进食或服用制酸剂后缓解。病情进一步发展可并发胃及十二指肠大量出血，幽门梗阻或穿孔等。胃溃疡迁延日久有癌变的可能。祖国医学认为本病多因饮食不节、情志失调、气滞血瘀、络脉受损所致。

针刺疗法

【选用穴位】

◎主穴：中脘、足三里、内关。

◎配穴：脾俞、胃俞、梁门、建里、内庭、手三里、梁丘、公孙、阴陵泉。

◎经验穴：

①静穴：在背华佗夹脊穴压痛点处穴（即在第6~12胸椎之间两侧外缘1.5~2厘米压痛最显著处为穴。如6~12胸椎之间无压痛感，则应向第六椎上寻找病点）。

②安穴：在髂骨前上棘与后上棘之间，髂骨上缘之下3~4厘米有压痛感处为穴。

注：右侧静穴与安穴，主治十二指肠溃疡。左侧静穴与安穴，主治胃溃疡、胃炎、胃下垂。

【针刺手法】

针刺以补法为主，留针10~20分钟，10次为一疗程。针静穴，当针刺入后，针尖向背脊内侧作75°针刺，针刺深度视患者胖瘦而定，一般刺入3~5厘米，反复捻转法、震颤法交替使用，不断强化刺激。

灸疗法

【选用穴位】

◎主穴：中脘、期门、阴陵泉、足三里、神阙。

◎配穴：脾俞、胃俞、肝俞、肾俞、上脘等。

【灸治方法】

①艾卷温和灸法：每次选用3~5个穴位，每穴每次灸治10~20分钟，每日或隔日施灸1次，10次为1疗程，疗程间隔5天。

②艾卷回旋灸法：选用穴位、灸治时间及疗程同艾卷温和灸。

③艾炷隔姜灸法：每次选用2~5个穴位，每穴每次施灸5~7壮，艾炷如黄豆大或枣核大，每日或隔日灸治1次，7~10次为1疗程，疗程间隔5天。

④艾炷隔盐灸法：每次选用2~4个穴位，每穴每次施灸3~5壮，艾炷如黄豆大或枣核大，隔日或3日灸治1次。

⑤胃痛膏敷灸法：取川椒15克，干姜10克，附片10克，檀香10克，苍术20克，姜汁适量。诸药混合粉碎为末，过筛，以姜汁调和如膏状。敷灸时取药膏分别贴敷于中脘、脾俞、胃俞穴，盖以纱布，胶布固定即可。每日换敷1~2次。

⑥溃疡膏敷灸：取生附子30克，巴戟天30克，炮姜30克，炒茴香30克，官桂21克，党参15克，白术15克，当归15克，吴茱萸15克，炒白芍15克，白茯苓15克，良姜15克，甘草15克，木香12克，丁香12克，沉香末9克，麝香1克。将前15味药粉碎，把麻油加热至沸后，放入诸药炸枯，过滤去渣，再熬炼成膏状至滴水成珠为度，加入黄丹，兑入麝香和沉香末捣搅均匀，摊成膏药，备用。敷灸时可将膏药温化，乘热贴敷于中脘或脾俞（双）穴。3日换敷1次。中脘、脾俞可交替选用，也可同时贴敷。一般连续较长时间敷用。

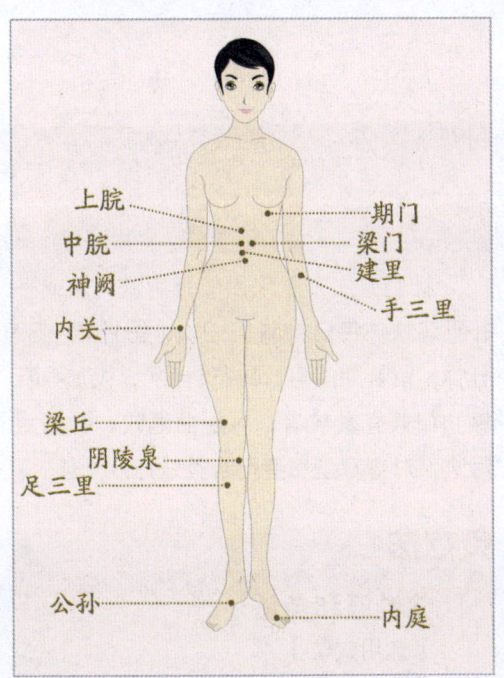

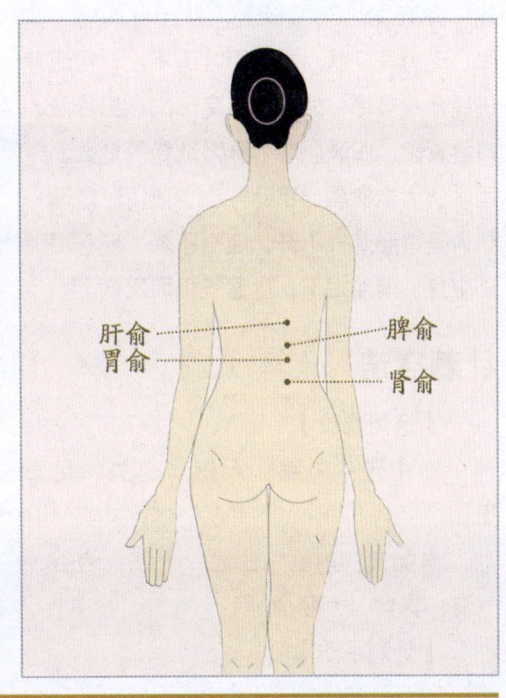

拔罐疗法

【选用穴位】

中脘、天枢、肝俞、脾俞、胃俞。

【操作方法】

按拔罐法操作，先拔腹部穴位，起罐后再拔背部穴位。留罐5~15分钟，拔罐强度可根据病人情况灵活掌握，也可针罐同时应用，效果更佳。

> **保健提示**
>
> 针灸法对缓解症状，促进溃疡愈合有一定的作用。但对溃疡病穿孔、出血病人，应在综合治疗的条件下，配合针灸法治疗。如病情恶化，应积极抢救，或尽早施行手术治疗。
>
> 平时应注意饮食，少食多餐，以软食或易消化食物为主。忌食生冷或过酸、辛辣等刺激性食品。

8.急性肠胃炎

急性胃肠炎，是夏秋季节较为常见的胃肠道疾病。本病多因饮食不洁，食用腐败变质的食物所引起，也有因暴饮暴食，食后受寒所致。

临床特点是发病急骤、腹痛、上吐下泻，大便有泡沫、黏液，或呈黄绿色水样便，1日3~5次，多则10多次。一般不发热，亦有发热38℃以上，并伴有头痛、头晕、乏力等症状。重症因吐泻不止，可迅速出现全身衰竭、尿少、眼窝凹陷、出冷汗、口唇青紫、四肢厥冷、脉微欲绝等危象。中医学认为本病属"霍乱"、"泄泻"范畴，认为是胃肠清气不升，浊气不降，邪秽阻滞于中焦，清浊相干，壅塞气机而发病。

针刺疗法

【选用穴位】

◎主穴：中脘、天枢、内关、足三里。

◎配穴：内庭、曲池、上脘、合谷、气海、胃俞、大肠俞等。

【针刺手法】

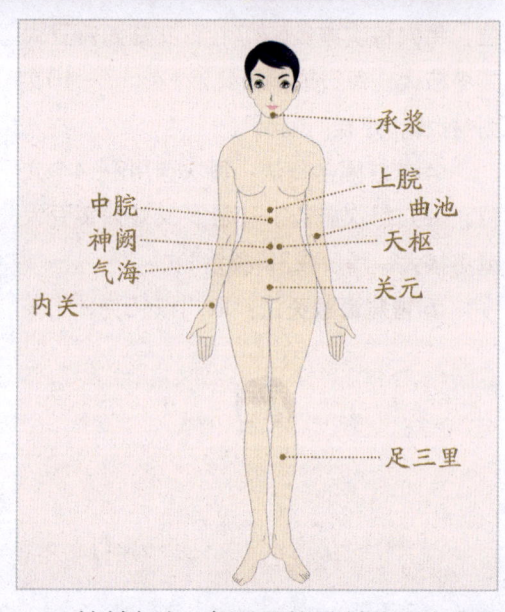

针刺方法一般采用较强刺激泻法或平补平泻法。每日针刺1~2次，留针15~30分钟，留针期间可捻转行针1次，以加强针感。如兼有发热者，可配曲池穴，针刺用泻法，对虚寒型患者配合灸法疗效更佳。

灸疗法

艾卷温和灸法

【选用穴位】

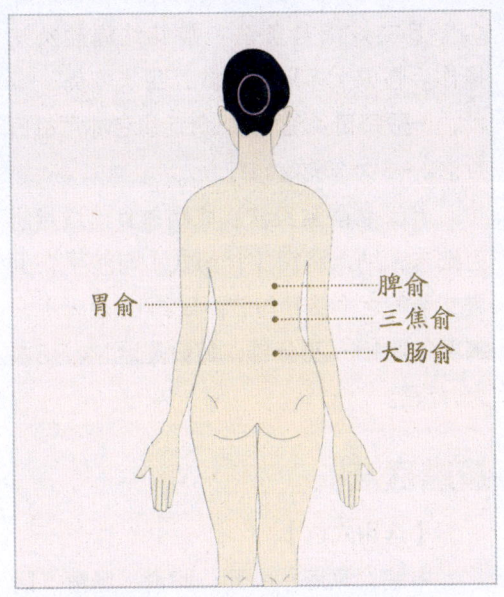

大肠俞（双）、中脘、天枢、关元、神阙、足三里（双）。

【灸治方法】

按照艾卷温和灸法操作。每日1次，每次每穴10分钟，若连灸4次症状无改善者，可改用其他方法。

温盒灸法

【选用穴位】

中脘、天枢、神阙、气海。

【灸治方法】

按温盒灸法操作。每日灸1～2次，每次20～30分钟，以病人适宜且局部红润为度。

拔罐疗法

【选用穴位】

中脘、天枢、气海、脾俞、胃俞、三焦俞、大肠俞。

【操作方法】

腹部穴位采用闪火法将火罐吸拔在穴位上，留罐10分钟，谨防拔罐部位起泡，每日1次；背部穴位采用走罐法，用闪火法将玻璃罐迅速扣在一侧脾俞上，然后向下移动，经过胃俞、三焦俞、大肠俞穴，如此往返移动5～6遍，将罐吸留于胃俞穴上5分钟。另一侧穴位按上法同样操作。

9.腹泻

腹泻是临床上常见的症状，可分为急性和慢性两种。引起腹泻的原因很多，常见的有胃源性腹泻、肠源性腹泻、内分泌紊乱性腹泻及功能性腹泻等。临床主要表现为排便次数比正常增多，大便稀薄、水样或带有黏液脓血，腹痛，消瘦乏力等。大便镜检可发现有血液、脓球、脂肪球等黏液，以及未消化食物等。本症包括急慢性肠炎、肠结核及消化不良等疾病。

中医学认为本病属"泄泻"等病证范畴，多因内伤于饮食，或外感寒湿暑热之邪，或肝脾不和及脾肾虚衰，脾胃运化功能失调所致。

灸疗法

【选用穴位】

◎主穴：天枢、神阙、中脘、气海、足三里、腹泻特效穴（足外踝最高点直下，赤白肉际交界处）。

◎配穴：脾俞、肾俞、大肠俞、章门、百会、水分、关元、阴陵泉等。

【灸治方法】

①艾卷温和灸法：按艾卷温和灸法操作。每次选用3~5个穴位，每穴每次灸10~20分钟，一般每日施灸1次，重症患者可施灸2~3次，3~5次为1疗程。灸百会穴时，分开穴位处头发，以灸至局部温热舒适为度。

②艾卷回旋灸法：按艾卷回旋灸法操作。选用穴位、灸治时间及疗程同艾卷温和灸。

③温盒灸法：按温盒灸法操作。每次选用2~4个穴位，多选用腹部或腰背部腧穴，每次施灸15~30分钟，每日灸治1~2次，5~10次为1疗程，疗程间隔3~5天。

④艾炷隔姜灸法：按艾炷隔姜灸法操作。每次选用2~5个穴位，多选用腹部和腰背部腧穴，每穴每次灸3~7壮，艾炷如黄豆或枣核大，一般每日施灸1次，重症患者亦可1日灸治2次，5次为1疗程，疗程间隔3天。

⑤艾炷隔盐灸法：按艾炷隔盐灸法操作。临床上多取神阙穴，每次施灸3~7壮，一般每日灸治1次，急症患者亦可每日灸治2~3次。5次为1疗程。

⑥艾卷隔盐灸法：取精白食盐适量研为细末，纳入脐窝（神阙穴）与脐平，上置艾卷灸之（艾卷与脐距离约1.5厘米），每次灸治15~20分钟，每日灸治1次，5次为1疗程。

按摩疗法

【选用穴位】

中脘、气海、关元、脾俞、肠俞、阴陵泉、肾俞、足三里、三阴交等。

【操作手法】

①患者仰卧，医者以一指禅从中脘穴缓缓向下推至气海、关元穴，往返数次，3~5分钟。

②双手叠按于腹部，施振颤法约1分

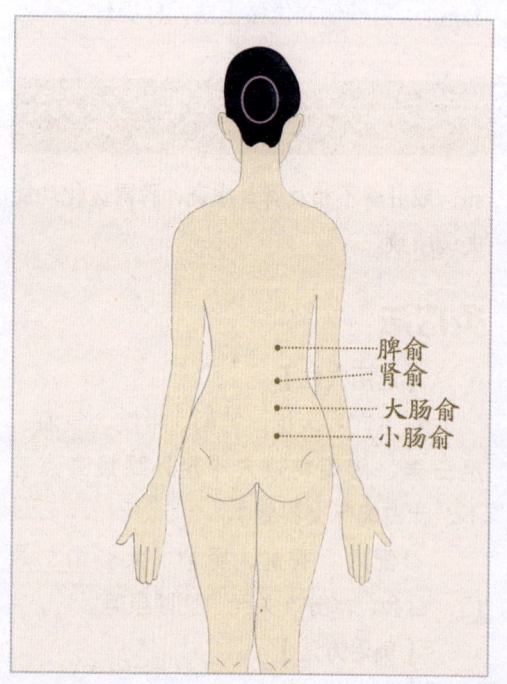

脾俞
肾俞
大肠俞
小肠俞

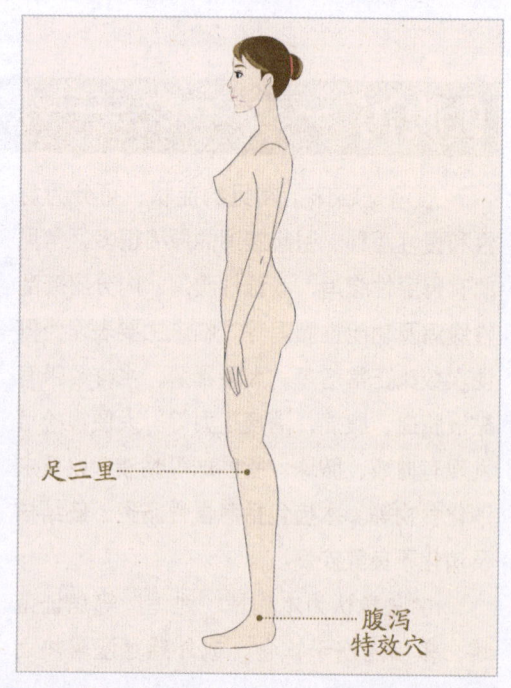

足三里

腹泻
特效穴

钟，然后突然放松提起双手，如此一按一松，反复5~10次。

③患者俯卧，推滚其背腰部肌肉，并重点按揉脾俞、大肠俞、肾俞等穴，3~5分钟。

④按揉足三里、阴陵泉、三阴交等穴各1分钟。

⑤先让患者取仰卧位，下肢自然伸平，术者立于患者左侧，以左手沿腹中线，自上而下轻度用力推擦腹部上脘、中脘穴位。反复操作30次。

拔罐疗法

【选用穴位】

中脘、天枢、神阙、关元、足三里。

【操作方法】

采用闪火单纯拔罐法，留罐5~10分钟，每次选用3~5个穴位。对于虚寒性或寒性泄泻，起罐后，于神阙穴放入少量胡椒粉（2克左右），外以胶布固定，同时将炒热的食盐（250克）放入袋中，趁热置于肚脐胶布上热熨之（5~10分钟），效果更好。

自我保健法

①用双手掌重叠先后贴于中脘、神阙、气海、关元、天枢各穴，顺时针按揉各1~2分钟，再逆时针按揉1~2分钟。

②用双掌同时沿肋弓下缘，由后向前推两侧章门穴1~2分钟，使局部发热。

③泄泻频发时，自己点揉手上的下痢穴、大肠穴、背俞穴、外劳宫穴，可以缓解症状。

④自己点揉中脘、天枢、关元、足三里、下巨虚穴各1分钟，每日2次。

保健提示

百会灸后如起水泡，不需挑破，任其自然吸收；如水泡已破，应注意防止感染。

对于腹泻次数过多，脱水严重者，可配合输液治疗。临床上应明确诊断，针对病因治疗。在治疗过程中，应食清淡及易消化的食物，避免食用生冷、辛辣、油腻等食品。

根据病情所处时期不同，腹泻有相应的饮食调理方法。

发病初期，饮食应以能保证营养而又不加重胃肠道病变部位的损伤为原则，一般宜选择清淡流质饮食，如浓米汤、淡果汁和面汤等。

急性水泻期需要暂时禁食，脱水过多者需要输液治疗。

缓解期排便次数减少后可进食少油的肉汤、牛奶、豆浆、蛋花汤、蔬菜汁等流质饮食。以后逐渐进食清淡、少油、少渣的半流质饮食。

恢复期腹泻完全停止时，食物应以细、软、烂、少渣、易消化为宜。如食欲旺盛，就少食多餐。

10.便秘

大便次数减少,粪便干燥难解称为便秘。在正常情况下,食物通过胃肠道,经过消化、吸收,所余残渣的排泄常需24～48小时。若排便间隔超过48小时,即可视为便秘。便秘的原因颇多,主要分为结肠便秘和直肠便秘两类。

大多数无器质性病变的所谓单纯性便秘,病人无症状或阳性体征。由于粪块在直肠和乙状结肠过度壅滞,病人有时陈诉有左下腹腹胀感觉,下腹痉挛性疼痛,欲便不畅等症状。

中医学认为,本病系由肠胃积热,气机郁滞或气血亏虚,阴寒凝滞而致。

针刺疗法

【选用穴位】

◎主穴:天枢、足三里、上巨虚、支沟。

◎配穴:中脘、合谷、中渚、阳陵泉、三阴交、大肠俞、丰隆等。

【针刺手法】

实证采用强刺激泻法,间歇运针;虚证采用平补平泻手法,也可加用灸法。根据病情和患者体质,可每日或隔日针刺1次,每次15～20分钟,亦可不留针。6～12次为1疗程,疗程间隔3～5天。

灸疗法

【选用穴位】

大肠俞、气海、足三里。

【灸治方法】

按艾卷温和灸法操作,每穴每次灸15分钟,每日1次,此法用于虚证患者。

按摩疗法

【选用穴位】

合谷、足三里、承山、中脘、天枢、气海、三阴交、中府、肺俞、肾俞、命门等。

【操作手法】

使患者仰卧位,点按合谷穴2分钟,用泻法;点揉足三里穴2分钟,用补法。拨揉承山穴1分钟,用泻法;以振颤手法点中脘穴2分钟,用泻法;点揉天枢、气海穴各2分钟,用补法。

胃肠燥热者,加点阳陵泉2分钟,用泻法;点揉三阴交1分钟,用补法;拨揉曲池、支沟穴各1分钟,用泻法。

气机郁滞者,加点揉中府、云门、膻

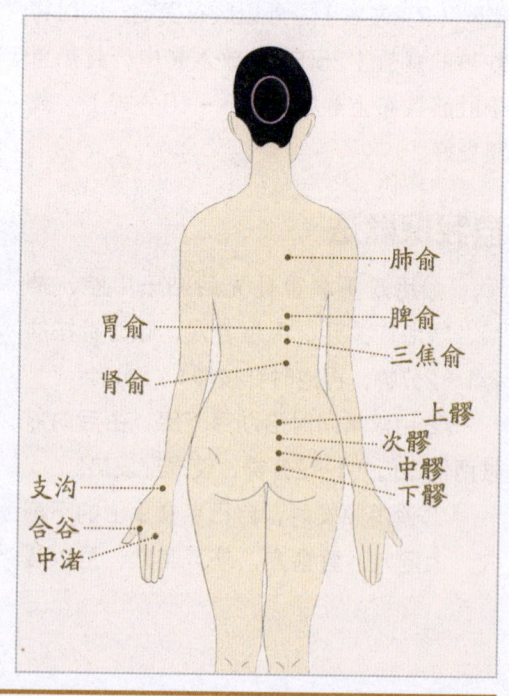

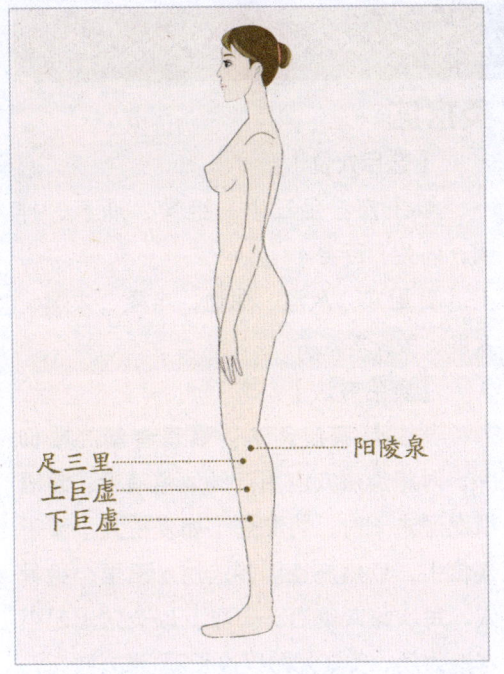

中穴各1分钟，用泻法；点按肺俞、太冲穴各1分钟，用泻法。

气血亏虚者，加点揉肾俞、命门穴各3分钟，用补法。

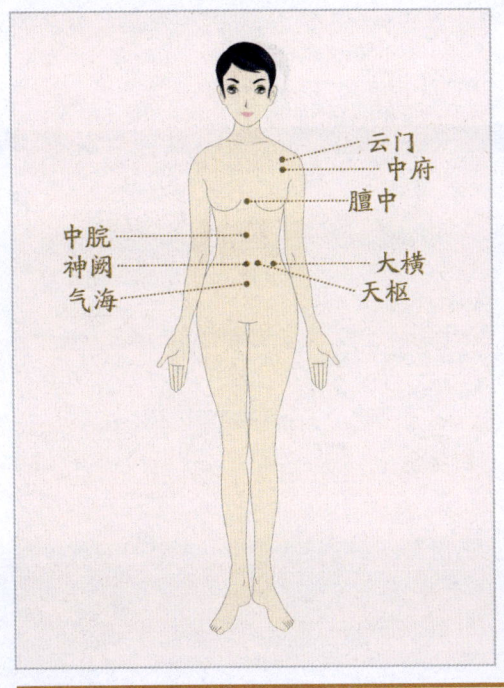

拔罐疗法

【选用穴位】

天枢、关元、神阙、大肠俞、脾俞、足三里等。

【操作方法】

采用闪火单纯拔罐法，留罐5~15分钟，每日1~2次。

自我保健法

①排便困难时，自己点揉手上的二间穴、大肠穴、神门穴，可以缓解症状。

②用右手掌心贴紧神阙穴，左手压在右手背上，作顺时针旋转揉动2~3分钟，1日2次。

③用双手掌重叠于小腹，先顺时针方向旋转，按揉气海、关元、天枢穴各1~2分钟，再逆时针方向旋转按揉1~2分钟。

④取立位或俯卧位，用手掌大鱼际或小鱼际揉长强穴2~3分钟。

保健提示

养成按时排便的习惯，一有便意，应即刻去厕所。

少吃油腻及辛辣刺激性较强的食物，病人多饮开水，每天清晨再饮一杯温开水或盐水。多食含粗纤维丰富的食物，如芹菜、豆角、白菜等。另外水果或其他多渣食物如笋类、面粉、麦片、麸皮等也利于通便。

应弄清楚引起便秘的原因，针对病因来解决便秘，并纠正或防止病人经常服用泻药或灌肠的习惯。

11. 高血压

高血压病是以动脉血压升高，特别是舒张压持续升高为主要临床表现的慢性全身性血管性疾病。临床上有原发性和继发性之分。本病早期有头晕、头痛、心悸、失眠、耳鸣、心烦、乏力、记忆力减退、颜面潮红或肢体麻木等症状，晚期可发生脑、心、肾等器官的病变。本病多见于40岁以上，偶也可见于青年人。

中医学认为本病属"眩晕"、"头痛"、"肝阳"、"肝风"等病范畴，并与"中风"有一定联系。本病多因情志抑郁、精神过度紧张或饮酒过度、嗜食肥甘厚味等而致肝阳偏亢，痰湿壅盛或肝肾阴虚，阴阳双虚。

针刺疗法

【选用穴位】

◎主穴：曲池、合谷、内关、足三里、三阴交。

◎配穴：太阳、风府、风池、行间、阳陵泉、阴陵泉、列缺、悬钟、通里、神门、百会、太冲。

◎经验穴：人迎。

【针刺手法】

针刺缓慢进针，按补虚泻实原则，选用针刺手法。一般用泻法或平补平泻手法，每日1次或隔日1次，留针20～30分钟，10次为1疗程。

人迎穴针刺用轻度捻入约1寸深，以见针柄随动脉搏动为标准，留针5分钟，隔日针1次，5次为1疗程。

灸疗法

【选用穴位】

◎主穴：足三里、绝骨、涌泉、神阙、内关、百会。

◎配穴：风池、曲池、丰隆、太溪、太冲、关元等。

【灸治方法】

①艾炷瘢痕灸法：嘱患者侧卧或仰卧，对施灸法穴应用75%酒精消毒，趁酒精润湿未干时，将艾炷（如麦粒大）置于穴位上，点燃施灸。多选用足三里、绝骨穴，每次每穴灸治3～7壮，以灸穴上起小水泡为度。灸毕外贴以边长2厘米方胶布，间日复诊，如未发灸疮，原穴再灸，以发出灸疮为止。如已发灸疮，可嘱患者灸疮愈合后，再来复灸。

②艾炷着肤灸法：按艾炷着肤灸法操

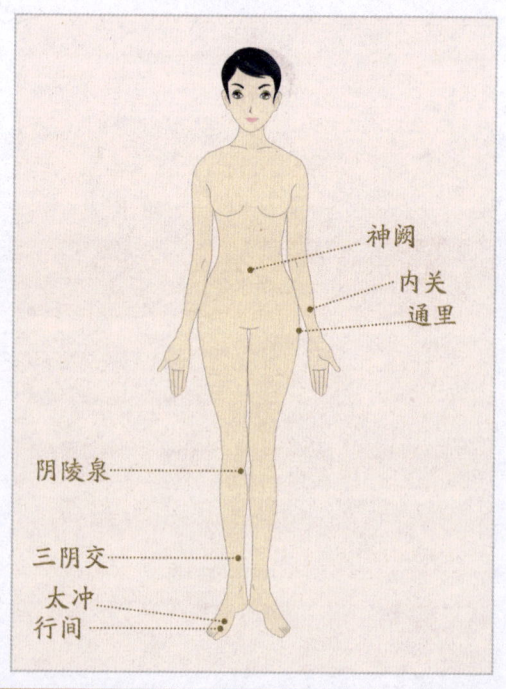

作。每次选用百会穴,施灸3~5壮,艾炷如麦粒大,隔日灸治1次,3次为1疗程。若起泡,谨防感染。

③艾卷温和灸法:按艾卷温和灸法操作。每次选用2~4个穴位,每穴每次灸治15~30分钟,每日或隔日灸治1次,7~10次为1疗程,疗程间隔3~5天。

④温灸器灸法:用特制的温灸器,内放2寸长艾卷,从下端点燃,然后将温灸器固定在患者应灸的穴位上。一般每次选用2~4个穴位,每次施灸20~30分钟,每日灸1次,至病情好转或痊愈为止。

⑤复方桃仁敷灸法:取桃仁、杏仁各12克,栀子3克,胡椒7粒,糯米14粒,上药共捣烂,加1个鸡蛋清调成糊状,分3次敷用。于每晚临睡时敷贴于涌泉穴,翌日晨除去。每日1次,每次敷贴1侧,两足交替敷灸,6次为1疗程。

按摩疗法

【选用穴位】

印堂、太阳、角孙、睛明、大椎、关元、气海、神阙、中脘、大横、涌泉。

【操作手法】

头部

①自上而下推桥弓,先推左侧,后推右侧,每侧约1分钟。

②用一指禅推法,从印堂沿直线推到前发际,往返4~5次;再从印堂沿眉弓推至太阳穴,往返4~5次;绕眼眶一周,两侧交替进行,每侧3~4次,约4分钟。

③在头两侧循胆经从前上到后下方,做扫散法,20~30分钟,配合点按角孙、睛明、太阳,约3分钟。

④在头顶用五指拿法,到颈部用三指拿法,直至大椎穴两侧,往返3~5次,约2分钟。

腹部

患者仰卧,医者在患者腹部做顺时针摩法,使腹部亦随之移动,约10分钟,同时配合点按关元、气海、神阙、中脘、大横等穴,各约1分钟。

腰部及足底

①横擦肾俞及命门一线,透热为度。
②直擦足底涌泉穴,透热为度。

【随证加减】

眼睛涨痛,可加刮眼眶法。双手食指屈曲以桡侧面轮刮上下眼眶,2~3分钟。

头晕头痛较重者,可重点做头顶部手法。戳点百会、四神聪、风池穴。

特色疗法:倒捏脊法,从大椎穴捏至尾骶部,重复4~5次,即可收效。

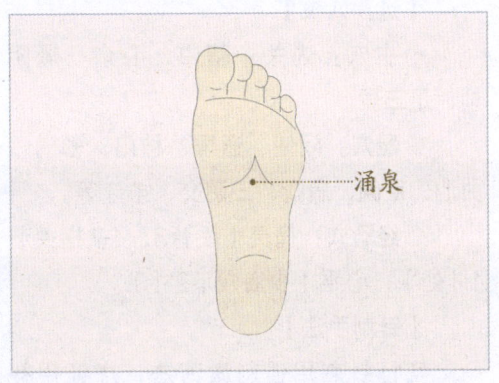
涌泉

保健提示

本节治疗方法对原发性高血压疗效较好。对少数顽固病例,还应配合中西药物综合治疗。在治疗过程中,应密切注意患者血压的变化,对于危重病例,要做好应急措施。

12.冠心病

冠心病，全称为冠状动脉粥样硬化性心脏病，是由冠状动脉发生粥样硬化，并导致心肌缺血性的心脏病。在临床上主要表现为心绞痛、心律不齐、心肌梗死及心力衰竭等。冠心病是中、老年人心血管疾病中最常见的一种，本病的发生除年龄因素外，常与精神、神经、内分泌、血液、遗传等多方面因素有密切关系，亦受生活环境、体力活动、饮食习惯、烟酒嗜好等外因的影响。

中医学认为本病属"真心痛"、"厥心痛"、"胸痹"、"心胃痛"、"心痹"、"膈痛"等病范畴。本病的发生主要是因"气滞血瘀"所致。

针刺疗法

【选用穴位】

◎主穴：内关、膻中、心俞、厥阴俞、足三里。

◎配穴：间使、通里、神门、郄门、曲池、巨阙、膈俞、三阴交、丰隆等。

◎经验穴：痛灵（手背3、4掌指关节1寸处）、心平（少海穴下2寸）。

【针刺手法】

实证针刺用强刺激泻法，虚证用补法或加用灸法；虚实夹杂针刺用平补平泻法。每次选用5～7个穴位，每日或隔日治疗1次，亦可发作时针刺，根据病情辨证取穴，每次留针15～30分钟，留针期间可间歇运针1～3次。亦可不留针。10～15次为1疗程，疗程间隔3～5天。

灸疗法

【选用穴位】

◎主穴：内关、膻中、心俞、厥阴俞、足三里、关元、郄门。

◎配穴：膈俞、肝俞、脾俞、肾俞、巨阙、神阙、通里、丰隆、太溪等。

【灸治方法】

①艾卷温和灸法：按艾卷温和灸法操作。每次选用2～4个穴位，每穴每次灸治15～30分钟，每日灸治1次，10次为1个疗程，疗程间隔5天。

②艾炷无瘢痕灸法：按艾炷无瘢痕灸法操作。每次选用2～4个穴位，每穴每次施灸4～7壮，每日灸治1次，艾炷如麦粒大。

③艾炷瘢痕灸法：按艾炷瘢痕灸法操作。每次选用2～4个穴位，每穴每次施灸4～8壮，艾炷如黄豆或半个枣核大。

④针上加灸法：按针上加灸法操

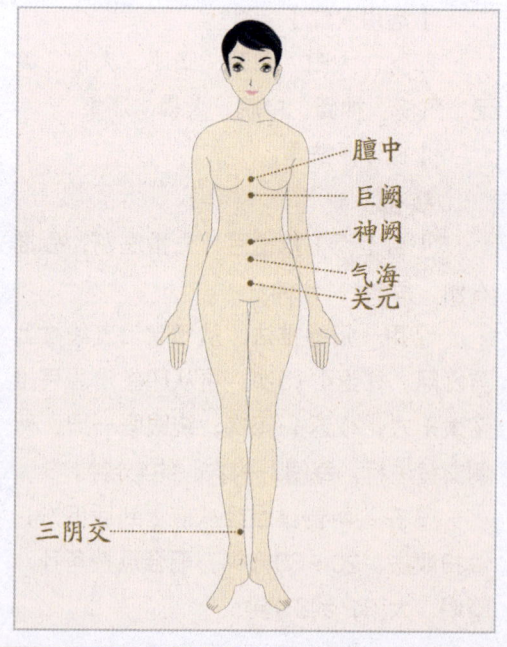

作。每次选用2~4个穴位，每穴每次施灸15~20分钟，每日治疗1~2次，5~7次为1疗程，疗程间隔3~5天。

⑤灯火灸法：按灯火灸法操作。每次选用2~4个穴位，多选用胸背部腧穴，其施灸程序为先上后下，先背后胸，一般3~5天施灸1次，重症者亦可每日灸治1~2次，施灸时避开原灸火点。3~5次为1疗程。

⑥温灸器灸法：用特制的温灸器，内放2寸长艾卷，从下端点燃，然后将温灸器固定在患者应灸的穴位上。一般每次选用2~4个穴位，每次施灸20~30分钟，每日灸1次，至病情好转或痊愈为止。

按摩疗法

【选用穴位】

心俞、膈俞、至阳、内关、极泉、太阳、印堂、神门、通里、膻中、涌泉。

【操作手法】

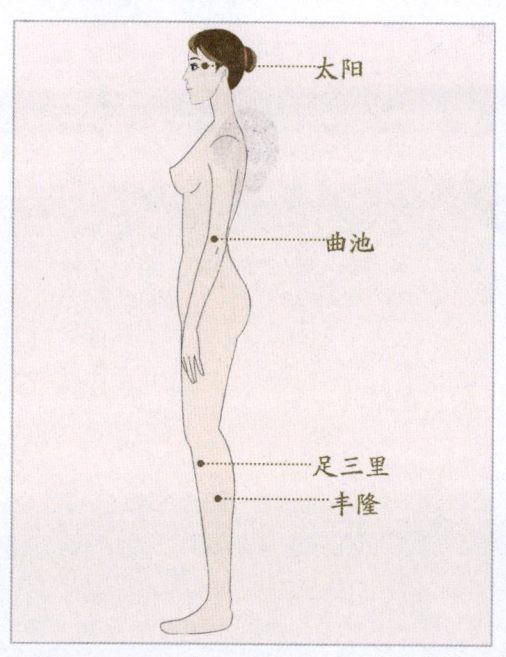

①患者俯卧，医者用拇指按揉心俞，并挤推至膈俞，各1~3分钟。

②心绞痛剧烈者，加按至阳穴1~3分钟。

③医者以空掌拍打患者肩背部1分钟，手法要轻柔适当。

④按揉双侧内关穴各1分钟。

⑤患者仰卧，医者用手掌置于患者胸上部，经胸前至上肢内侧做推法各10次，然后以掌在心前区做快速揉擦3~5分钟。

⑥拿揉上肢内侧肌肉3~5次，并以食、中指点按极泉穴1分钟。

【随症加减】

①心慌，憋闷，失眠严重者，基本手法加：点按神门、通里穴各1分钟；按揉膻中穴1~3分钟，配合掌摩法；按揉并搓擦涌泉穴，以热为度。

②头晕欲呕，食欲不振者，基本手法加：按揉中脘穴1分钟；顺、逆时针摩腹3~5分钟；按揉太阳、印堂、足三里穴各1分钟。

③冠心病常于夜间发作，故每晚睡前可轻拍心前区20~30次，再点按极泉、内关穴各1~3分钟，作为预防。

拔罐疗法

【选用穴位】

心俞、厥阴俞、膈俞、巨阙、膻中。

【操作方法】

采用单纯火罐法。以闪火法将罐吸拔在穴位上，留罐10分钟。亦可用毫针或三棱针点刺穴位，用玻璃火罐吸拔于点刺处，待局部出血数滴为度。每日或隔日治疗1次。

13.肾炎

肾炎为肾小球肾炎的简称。一般认为多因细菌、病毒等感染所致，并与个体变态反应有关。初期为急性肾小球肾炎，如治疗不当，抗原反复侵袭或体质高度过敏可引起反复发作，经久不愈，发展成为急进型肾炎、隐匿型肾炎或慢性肾炎。急性肾炎三大主要症状为：水肿、高血压、蛋白尿。慢性肾炎在成年人中较急性肾炎为多见。男性多于女性。病程常以年或十数年计。病程时间长短和临床症状颇不一致。主要表现有蛋白尿、血尿、管型尿，后期多有水肿、贫血、高血压和肾功能不全等。中医学认为本病属"阳水"、"风水"范畴。

针刺疗法

【选用穴位】

◎急性肾炎：主穴取列缺、合谷、水分、肺俞、足三里；配穴取三焦俞、大椎、中脘、复溜、内关、曲池等。

◎慢性肾炎：主穴取肾俞、脾俞、足三里、合谷；配穴取肝俞、章门、大肠俞、三阴交、气海、三焦俞等。

【针刺手法】

急性肾炎多采用中、强刺激泻法，慢性肾炎多采用弱、中刺激补法或平补平泻法。每日针刺1次，每次留针15～20分钟，10次为1疗程，疗程间隔3～5天。

灸疗法

【选用穴位】

肾俞、脾俞、三焦俞、中脘、水分、足三里、三阴交、合谷。

【灸治方法】

按艾卷温和灸法操作。每次选用5～7个穴位，轮替使用。每日灸治1次，每穴每次15～20分钟，以灸治局部温热舒适为度。

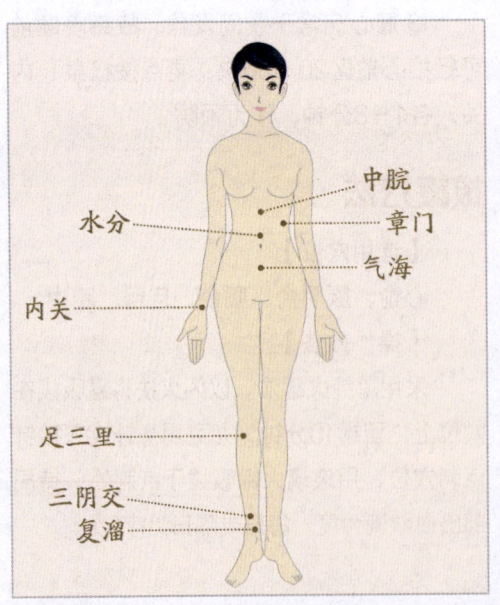

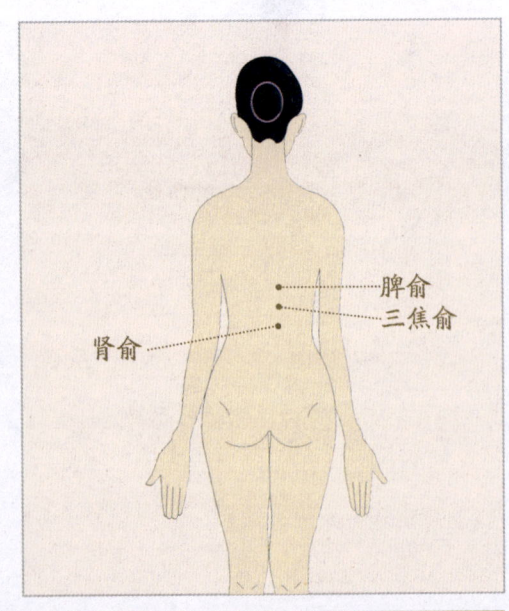

> **保健提示**
>
> 肾炎的护理还可以从以下几个方面入手：
> a.控制饮食结构，避免酸性物质摄入过量，加剧酸性体质。要多吃富含植物有机活性碱的食品。
> b.参加有氧运动，适当锻炼身体，在阳光下多做运动，多出汗，可帮助排除体内多余的酸性物质，从而预防肾病的发生。
> c.保持良好的心情，不要有过大的心理压力，压力过重会导致酸性物质的沉积，影响代谢的正常进行。适当的调节心情和自身压力可以保持弱碱性体质，从而预防肾病的发生。
> d.生活要规律，生活习惯不规律的人，会加重体质酸化。烟、酒都是典型的酸性食品，毫无节制地抽烟喝酒，极易导致人体的酸化，使得肾病有机可乘。

14.尿失禁

尿失禁是一种常见的症状，病人不能控制排尿，致使尿液淋漓不尽或不自主地外溢。临床上分为三类：真性尿失禁，是由于损伤尿道括约肌，或神经功能障碍所造成的尿道括约肌失常；假性尿失禁，是由于尿道梗阻或脊髓损伤后的膀胱无力，所造成的膀胱过度膨胀（尿潴留），以致尿液被压外溢；应力性尿失禁，是由于尿道括约肌弛缓，造成在咳嗽等腹压骤然增加时的少量尿液外溢。尿失禁可以发生在任何年龄及性别，尤其是女性及老年人。尿失禁除了令人身体不适，更重要的是，它会长期影响患者的生活质量，严重影响着患者的心理健康，被称为"不致命的社交癌"。

针刺疗法

【选用穴位】
◎主穴：中极、关元、三阴交。
◎配穴：气海、横骨、足三里、阴陵泉、肾俞、长强、太溪、中封、商丘、秩边等。

【针刺手法】
针刺以中刺激补法为主。针刺中极、关元，针感应传至尿道口部位，取针时略加捻转，轻提慢取，每日或隔日针1次，10次为1疗程，疗程间隔5~7天。或加用灸法。

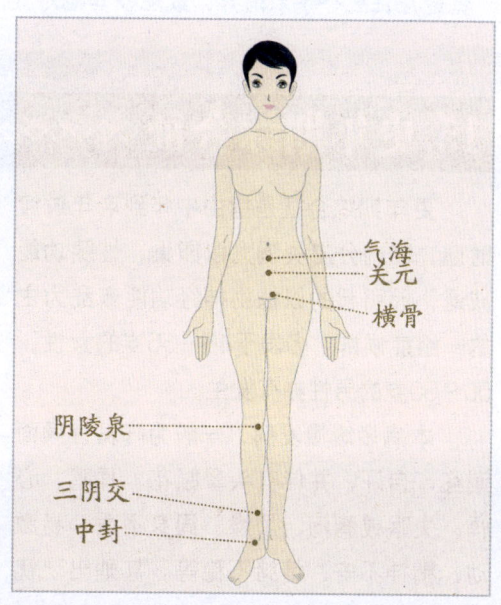

灸疗法

【选用穴位】

中极、气海、关元、横骨、足三里、三阴交、阴陵泉、百会、肾俞、气海俞、关元俞。

【灸治方法】

①艾卷温和灸法：按艾卷温和灸法操作。每次选用5~7个穴位，每穴位灸15分钟，每日1~2次。灸百会穴时，分开头发施灸，谨防烫伤。

②温盒灸法：按温盒灸法操作。多取腹部和腰背部穴位。每日灸治1次，每次20分钟，腹部和腰背部穴位可交替使用。

③针上加灸法：按针上加灸法操作。每次选用3~5个穴位，每次灸1个艾卷即可，约5分钟，每日1次。除百会穴外，本节其他穴位均可选用。

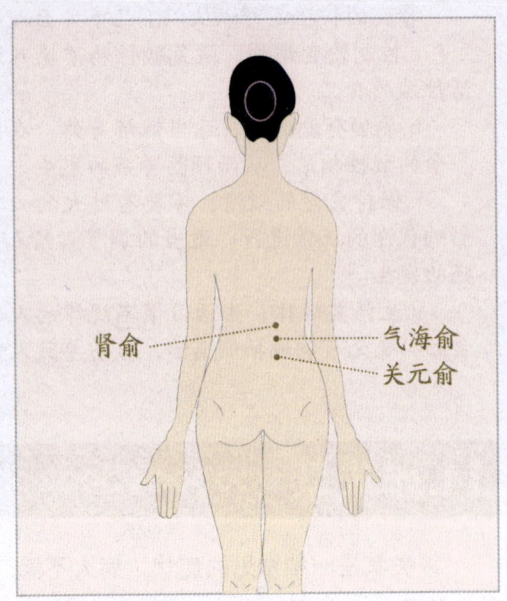

保健提示

针刺治疗尿失禁有较好的疗效，但其主要适应证是功能性尿失禁，对尿道括约肌损伤以及脊髓神经损伤所引起的尿失禁，则多无效。

无论真性、假性或应力性尿失禁，都应尽可能查明原因，在针灸治疗的同时，根据适应证配合手术治疗，或配合其他对症治疗。

15.更年期综合征

更年期综合征是指由中年到老年过渡时期，因内分泌失调尤以卵巢、性腺功能减退，而引起的以植物神经功能紊乱为主的一组症候群。多发于46~56岁的女性，50~60岁的男性亦有发生。

本病多缓慢发病，一般为阵发性颜面潮红、自汗，并伴有头晕眼花、耳鸣、心悸、失眠或胸闷、烦燥、周身不适、易激动、精神不安、情绪不稳等。甚则出现忧郁、焦虑、猜疑等症。中医认为本病多属肝肾阴虚，心肾不交等证。

针刺疗法

【选用穴位】

◎主穴：百会、大椎、关元、肾俞、神门、三阴交、足三里。

◎配穴：印堂、风池、中脘、气海、曲骨、合谷、内关、阳陵泉。

【针刺手法】

针刺以补法为主,轻捻慢进。留针20~30分钟,每日或隔日1次,6次为1疗程。

按摩疗法

【选用穴位】

膻中、肾俞、命门、神门、外关、曲池、足三里、三阴交。

【操作手法】

①患者坐位,医者立其身后,一手扶其肩头,另一手以掌斜向从其胸上方沿两乳正中,向下推擦1~3分钟。

②点按膻中穴1分钟。

③双手搓擦两胁肋部3~5分钟。

④先以指按揉肾俞、命门穴各1分钟,继以掌横擦该部,以热为度。

⑤按揉肝俞、三焦俞各1分钟。

⑥患者仰卧,医者捏拿其下肢内侧肌肉5~10遍,再推擦四肢内外侧面,均以热为度。

⑦点按外关、曲池、足三里、三阴交穴位1分钟。

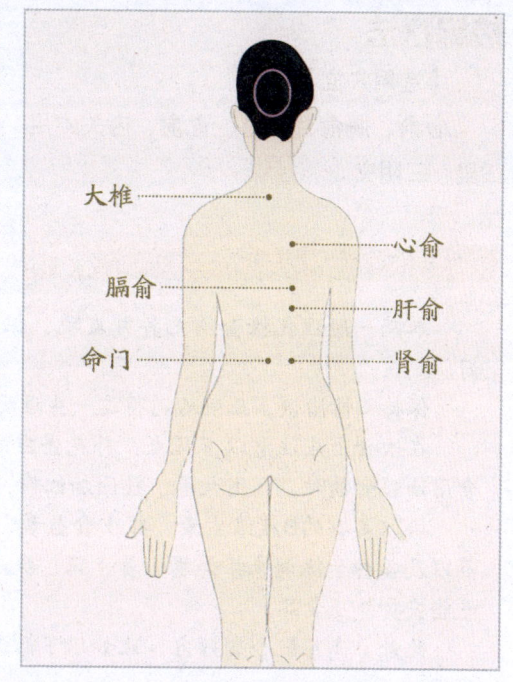

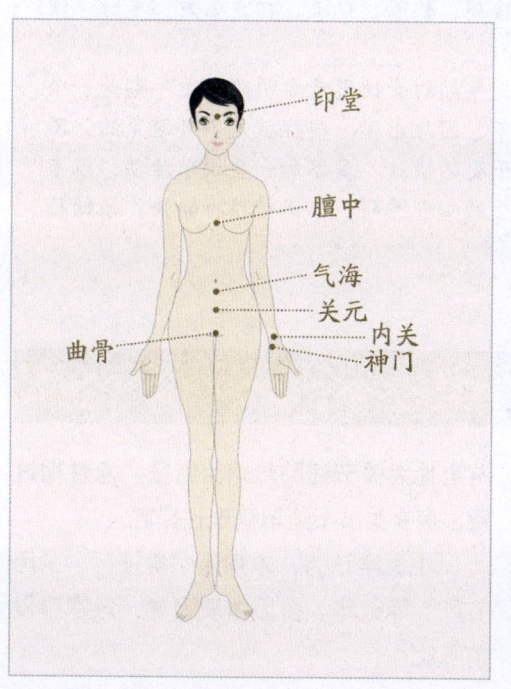

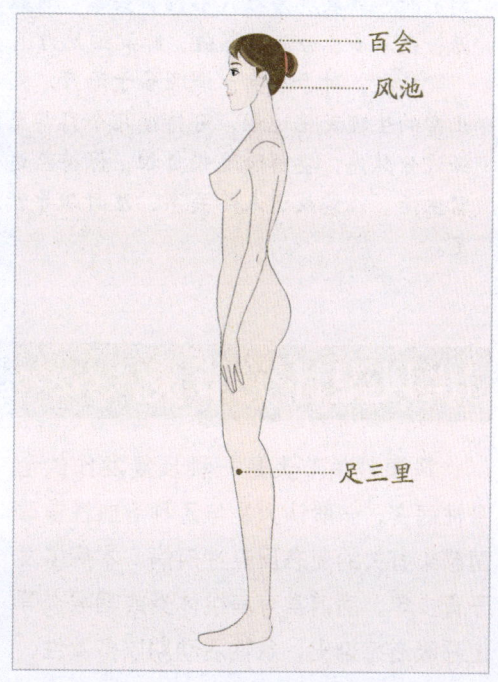

拔罐疗法

【选用穴位】

心俞、膈俞、肝俞、肾俞、内关、足三里、三阴交。

【操作方法】

采用点按拔罐法。先在以上诸穴点穴按摩3~5分钟,然后拔罐,留罐10~15分钟。每日1次,7次为1疗程。

保健提示

本病一般理化检查均无异常发现,但患者自觉症状颇为严重,上述治疗效果较好。

保持心情愉快,正确地对待这一生理现象。

在饮食上应注意以下几点:补充蛋白质;多吃新鲜水果和绿叶菜;食欲较差不宜食用油腻食物时,可用大枣、桂圆加红糖,做成大枣桂圆汤。

摄取足够的B族维生素,减少食盐量,禁吃刺激性食物,如酒、可可、咖啡、浓茶以及各种辛辣调味品如葱、姜、蒜、辣椒、胡椒粉等,以保护神经系统,有条件时吃些安神降压食品。

此外,尚可配合食疗方,比如以下两道药膳对处于更年期的女性就有很好的调理作用:

a.黄精30克,山药60克,鸡肉500克,切块同放入碗中,加水适量,隔水炖熟,调味后分2次食用。

b.当归30克,羊肉250克,炖熟服食。或用黄芪10克,冬虫夏草10克,虾肉50克,加米少许,煮粥食用。此药膳适用于肾阳虚者(月经周期先后不定,量忽多忽少,淋漓不断,或表现为数月不行、头晕、目眩、腰痛、肢寒、口淡、神疲乏力、水肿、便溏、夜尿多、舌淡苔薄白、脉沉细无力)。

总之,对于本病,调理多于治疗。处于更年期的女性患者要明确,更年期是一个正常的生理变化过程,可持续几个月甚至几年,因此出现一些症状是不可避免的,不必过分焦虑,要解除思想负担,保持豁达、乐观的情绪。多参加一些娱乐活动,以丰富生活。注意改进人际关系,及时疏导新发生的心理障碍,以保持精神愉快,情绪稳定。

16.风湿性关节炎

风湿性关节炎是一种反复发作的全身性病变,一般认为是与乙种溶血性链球菌感染有关的变态反应性疾病。本病多发于青少年,病前常有扁桃体炎或咽喉炎等上呼吸道感染史,急性活动期以多发性、游走性大关节红肿热痛为特征。急性期过后,病变关节不遗留病理性损害。

中医学认为,本病属"痹证"、"历节风"等范畴。多因体质素虚,风寒湿侵袭所致。

针刺疗法

【选用穴位】

根据病变的不同部位取穴。

◎肩关节：肩髃、肩贞、臂臑、天宗、曲池、合谷、列缺、外关、阿是穴。

◎肘关节：曲池、手三里、肩贞、合谷、外关、阿是穴。

◎腕关节：曲池、外关、阳池、阳溪、腕骨、大陵、阿是穴。

◎指、掌关节：合谷、外关、曲池、中渚、八邪、阿是穴。

◎腰骶关节：腰阳关、十七椎下、白环俞、关元俞、委中、昆仑、阿是穴。

◎骶髂关节：小肠俞、膀胱俞、阿是穴。

◎髋关节：环跳、居髎、阳陵泉、绝骨。

◎膝关节：鹤顶、膝眼、梁丘、血海、曲泉、膝关、阳陵泉、阴陵泉、足三里。

◎踝关节：解溪、丘墟、昆仑、阳陵泉、足三里。

◎跖趾关节：八风、公孙、束骨、解溪、商丘、阳陵泉、阴陵泉、足三里。

【针刺手法】

根据病情虚实，采用补泻手法。急性期以泻法为主，慢性则多采用平补平泻或补法，留针30分钟，痛重者，每10分钟捻针1次。每日1次或隔日1次，10次为1疗程，疗程间隔3～5天，也可配用灸法。

灸疗法

【选用穴位】

◎主穴：病变局部阿是穴、大椎、肩髃、曲池、合谷、风市、足三里、三阴交、绝骨、身柱、腰阳关、肾俞、气海。

◎配穴：下颌关节取下关、听宫、翳风；指关节取八邪、四缝；腕关节取阳池、大陵、阳溪、腕骨；肘关节取天井、曲泽；肩关节取肩髃、肩贞；脊椎关节取相应的夹脊穴、命门；腰骶关节取十七椎下、白环俞；骶髂关节取小肠俞、膀胱俞；髋关节取环跳、居髎；膝关节取膝眼、鹤顶、阳陵泉、阴陵泉；踝关节取昆仑、解溪、丘墟、太溪；跖趾关节取八风、上八风、公孙、束骨、阳辅、商丘等。

【灸治方法】

①艾卷温和灸法：按艾卷温和灸法操作。每次选用4～6个穴位，每穴每次施灸10～20分钟，每日灸治1～2次，10次为1疗程，疗程间隔4天。

②艾炷隔姜灸法：按艾炷隔姜灸法操作。每次选用2～4个穴位，每穴位每次施灸5～7壮，艾炷如枣核大，每日灸治1次，7～10次为1疗程，疗程间隔5天。

③艾炷隔盐灸法：取精白食盐适量，纳入脐窝（神阙），使与脐平，上置艾炷灸之，艾炷如黄豆大，每次施灸5～30壮，隔日灸治1次，5次为1疗程，疗程间隔3～5天，谨防烫伤。

④艾炷瘢痕灸法：按艾炷瘢痕灸法操作。每次选用1～2个穴位，每穴每次施灸3～7壮，艾炷如黄豆大，根据病情和部位

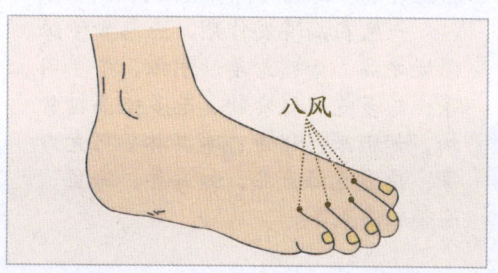

每隔2～4周灸治1次，3次为1疗程。

⑤药物艾炷瘢痕灸法：取纯净陈艾绒1000克，硫黄、防风、苍术、石菖蒲、小茴香、藿香、枫球、陈皮各50克，麝香1克，研极细末，密贮瓶装。施灸前可将药制艾绒搓捏成绿豆大小之艾炷数个备用。每次选用2～4个穴位，常规消毒后，用2%普鲁卡因，每穴皮内注射0.5～1毫升，即可在皮丘上安放艾炷施灸，根据部位及病情每穴每次施灸10～100壮，使成焦痂，边缘表皮收缩为度，上盖无菌纱布，并促其疮发。

拔罐疗法

【选用穴位】

根据病变部位选取穴位。

◎主穴：大椎、疼痛部位阿是穴。

◎配穴：肩、上肢取肩井、肩髃、肩贞、外关；下肢取环跳、风市、承山、阳陵泉、伏兔、脊背；腰部取风门、脾俞、肾俞、命门等。也可根据起罐后拔罐部位

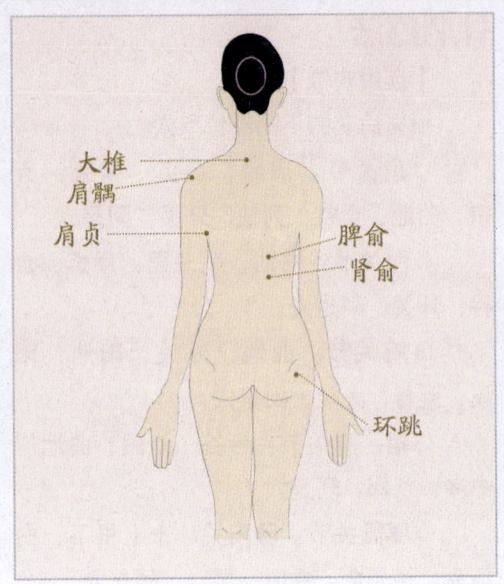

的瘀血情况及拔罐内的水分，加拔不同穴位。如颜色紫暗加拔血海、膈俞、委中以活血化瘀；颜色浅淡加拔足三里、关元以健脾补肾，调补气血；罐内水分较多属于痰湿较重，加拔阴陵泉、丰隆两穴以化痰祛湿。

【操作方法】

采用单纯拔罐法。以闪火法将罐拔于穴位上，留罐10～20分钟，以局部不起水泡为度。每日1次。

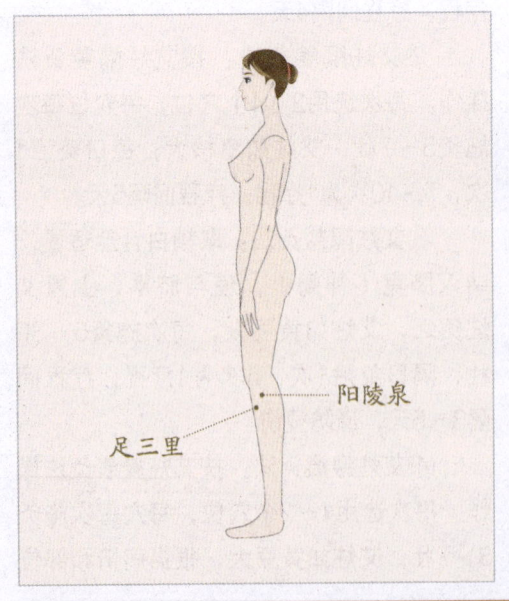

保健提示

风湿性关节炎患者的饮食要节制，宜清淡，不可偏嗜。鸡鸭鱼肉，五谷杂粮，蔬菜瓜果均不可忽视，应搭配合理。正确对待食补与药补。

一般在病情发作期，应忌食辛辣温燥之品，如：葱姜、胡椒、牛羊肉等；忌多吃肥腻食物，忌多吃高糖食物，如糖果、甜饼、冰淇淋、巧克力等；忌多吃海产品，如海参、海鱼、海带、海菜等。

第二节 《黄帝内经》中的外科疾病治疗方

对症自疗、手到病除，《黄帝内经》中的百病对症治验>>

◎ 正所谓中医治本，中医虽然疗效缓慢，但它贵在可以根治。很多的外科疾病如果找到病根，那么治疗起来就立竿见影了。如果我们运用中医的方法，例如针法、灸法、拔罐、按摩法，能取得很好的疗效。

1. 落枕

落枕又称"失枕"、"失颈"。多因睡卧时体位不当，或颈部感受风寒，或外伤，致使经络不通，气血凝滞，筋脉拘急而成。本病临床主要表现为颈项部强直酸痛不适，俯仰转动不能自如，并向一侧歪斜，甚则疼痛牵引患侧肩背及上肢。落枕作为一种常见病，好发于青壮年，以冬春季多见。落枕的常见发病经过是入睡前并无任何症状，晨起后却感到项背部明显酸痛，颈部活动受限。这说明病起于睡眠之后，与睡枕及睡眠姿势有密切关系。落枕的治疗方法很多，手法理筋、针灸、药物、热敷等均有良好的效果，尤以理筋法为佳。

针刺疗法

【选用穴位】

风池、风府、天柱、新设（位于颈部风池直下方，后发际下1.5寸）、承浆、局部压痛点。

【针刺手法】

风池穴可直刺，略斜向下刺入1~1.5寸，或斜向对侧风池透刺，深2~3寸，以局部酸胀为度，针感最好能扩散至颈部；风府穴略向下直刺1~1.2寸，局部酸胀；天柱穴直刺略向下进针0.5~1寸，局部酸胀或向同侧颈部扩散；新设穴直刺0.7~1寸，局部有酸胀感；承浆穴可从前下向后上方刺入0.3~0.5寸，以局部胀痛为度。均采用捻转泻法或平补平泻法，中、强度刺激。每日1次，留针20~30分钟，间歇运针2~3次，每次1分钟。

灸疗法

艾卷温和灸法

【选用穴位】

风池、天柱、局部压痛点。

【灸治方法】

按艾卷温和灸法操作。以局部温热舒适为度。每穴每次施灸15~30分钟，每日1~2次。

蓖麻叶敷灸法

【选用部位】

患部压痛点。

【敷灸方法】

将鲜蓖麻叶捣烂如泥膏状，敷于患部

压痛点处，上盖油纸，胶布固定即可。每日敷灸1~2次。

按摩疗法

【选用穴位】

风池、风府、天柱。

【操作手法】

①患者取坐位，医者先用滚法或一指禅推法在患侧颈项部治疗，并配合头部前屈、后伸及左右旋转活动，以加强局部的气血循环，再用拿法提拿颈项和肩背，或弹拨紧张的肌肉，使之放松，反复操作5~10分钟。

②按摩风池、风府、天柱及局部痛点等，反复操作5~10分钟。

③在颈部肌肉放松情况下，患者取坐位，医者立于后，两手从颈后侧分别插入，以右手拇指、中指抵于风池穴，左手端住下颌骨，稳力向上端提，并做左右旋转3~5次，使颈部肌肉舒展，痉挛缓解。

④以掌按揉并推擦患侧颈部15~20次，以颈项部温热舒适为度。

⑤对于落枕严重的患者，经用以上4种方法不能缓解者，可再加用扳颈椎法。具体操作为：患者取正坐位，医者立其后，以左手掌平托其下颌，右手掌按扶于后头部，使颈项做徐缓有节奏的旋转，并嘱患者放松颈项部，待颈项部肌肉确已放松时（左右摇动时没有阻力），可迅速加大旋转度，并扳动颈项，可听到"喀喀"声。此手法操作时应刚柔相济，轻重得宜，切忌旋转扳动的幅度超过生理限度，左右各扳动1次即可，摇动头部时不可强求响声，对老年患者尤应注意。

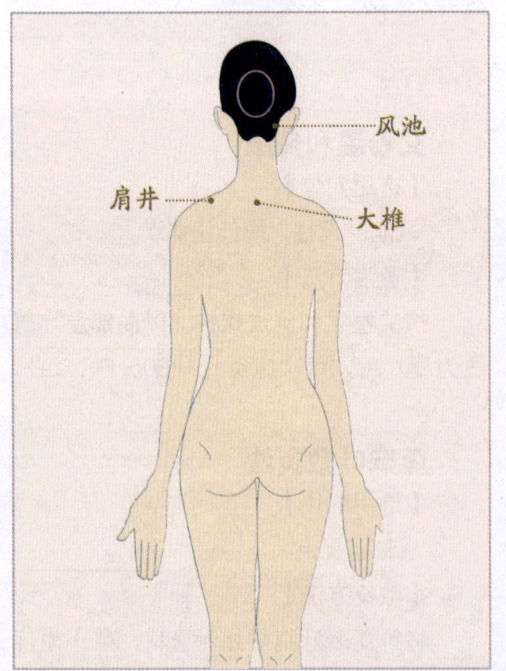

拔罐疗法

【选用穴位】

压痛点、大椎、风池、肩井。

【操作方法】

采用单纯拔罐法，留罐10~15分钟，亦可针刺后拔罐。

保健提示

睡眠时体位姿势及枕头高低要适当，并注意保暖，避免风寒，可减少本病的发生。

落枕是风寒之邪侵袭，经络痹阻不通，或劳顿扭挫伤及血瘀气滞所造成的。症状轻的患者可以在家中尝试自己用醋和姜汁热敷治疗。

2.急性乳腺炎

急性乳腺炎,俗称"奶疮",是妇女哺乳期常见病,尤以初产妇为多见。本病多因乳汁瘀积或乳头裂伤,继发细菌感染所致。临床主要表现:初起患侧乳房红肿热痛,排乳不畅,并可触到肿块,压痛明显,伴有寒热头痛,恶心烦渴,全身不适等。倘乳房肿块增大,焮红跳痛,此为化脓之兆。若炎症进一步发展,乳腺组织发生坏死、化脓可形成脓肿,以致破溃。

中医学认为,本病属"吹乳"、"妒乳"、"乳痈"等病范畴。多由肝气郁结,或胃热壅滞,或乳汁不通,以致经络阻塞,营气不和而成。

针刺疗法

【选用穴位】

◎主穴:膻中、曲池、足三里、合谷、内关。

◎配穴:肩井、天宗、肩贞、乳根、中渚、外关、行间。

◎经验穴:①两肩胛骨之间,4~7胸椎两旁,约小米粒大毛孔凹陷处,数目7~10个不等,此即为针刺部位。②肩枢(在肩贞上,肩髎、臑俞之下,约当肩髎与肩贞连线之中点处)。

【针刺手法】

针刺一般以泻法为主,留针30~60分钟,在留针期间可捻转提插,强刺激行针3~5分钟,或先针后灸,每日1次,病情重者可1日2次,6日为1疗程。

灸疗法

【选用穴位】

◎主穴:病变局部阿是穴、乳根、膻中、肩井。

◎配穴:鱼际、临泣、少泽、曲池、足三里、行间等。

【灸治方法】

①艾卷温和灸法:按艾卷温和灸法操作。每次选用2~4个穴位,每穴每次施灸5~15分钟,每日灸治1~2次,3次为1疗程。

②艾卷隔葱灸法:取葱白适量,洗净后捣如糊膏状,敷于患处,厚约0.2厘米。然后按艾卷温和灸法操作施灸,每次灸治15~30分钟,每日灸治1~2次,3次为1疗程。施灸时以患部有温热舒适感为度,谨防烫伤。

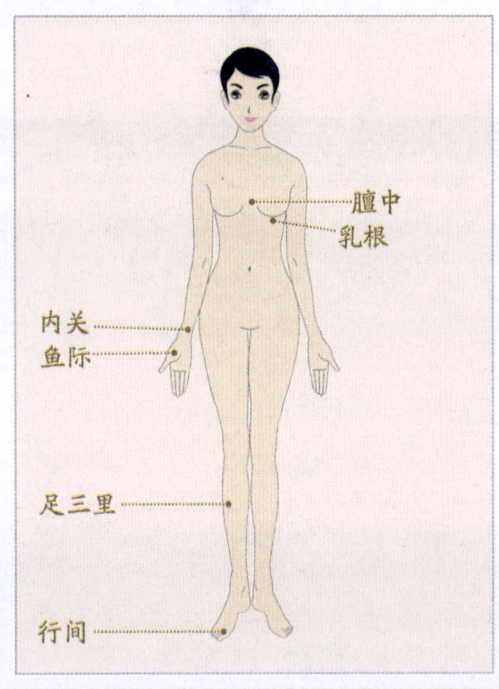

③艾炷隔蒜灸法：按艾炷隔蒜灸法操作。每次选用1~3个穴位，多选用患部或邻经腧穴，每穴每次施灸5~7壮，艾炷如黄豆大，每日灸治1~2次，3次为1疗程。

④艾炷隔姜灸法：选用穴位、施灸壮数及疗程同艾炷隔蒜灸。

⑤针上加灸法：按针上加灸操作。每次选用2~3个穴位，每穴每次施灸10~15分钟，每次灸治1次，3次为1疗程。

⑥温盒灸法：按温盒灸法操作。多选用局部腧穴，每次施灸10~15分钟，每日灸治1~2次，3次为1疗程。

⑦葱白敷灸法：取葱白适量，洗净后捣如糊膏状，敷于患部，上盖纱布（或油纸），胶布固定即可。每日敷灸1次，3次为1疗程。

⑧蒜泥敷灸法：取大蒜（去皮）适量，捣如泥膏状，敷于患处，上盖纱布（或油纸），胶布固定即可。每日1次，3次为1疗程。

⑨艾炷隔豆豉饼灸法：取豆豉适量，捣烂后少用水调和，制成饼状，大小与病灶相同，厚0.3~0.6厘米，将药饼放于患处，上置艾炷点燃施灸，每次5~7壮，艾炷如枣核或黄豆大，每日灸治1~2次，3次为1疗程。

⑩泥鳅土豆敷灸法：取土豆1个，洗净，泥鳅1条（约10厘米长），备用。敷灸时先将土豆切碎，再与泥鳅同时放入器皿中捣烂，捣至黏腻粘手时，取出做成药饼（视病灶大小），贴敷于患处。如遇有化脓开口者，可先用利凡诺纱条添补，外盖敷料后，再敷此药饼治之。每日敷灸1次。

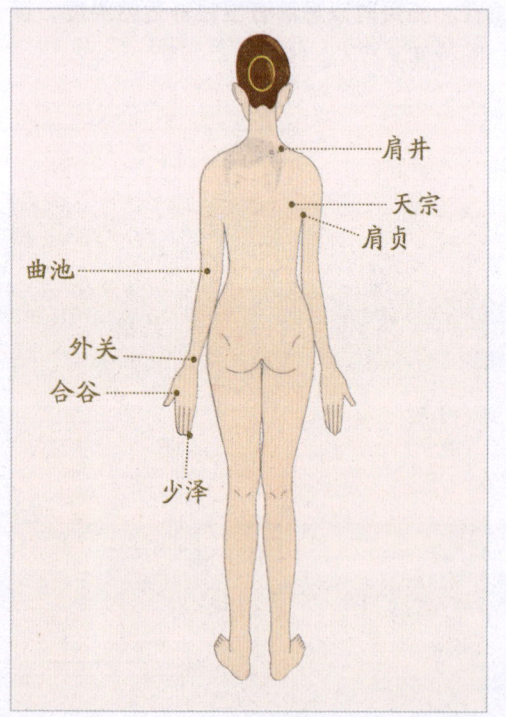

保健提示

穴位治疗急性乳腺炎，临床上有非常满意的效果，尤其对初期出现肿胀而未化脓者，疗效最佳，如果治疗及时，一般1~3次即可痊愈。所以，早期治疗对本病有非常重要的意义。若患部肿块已成脓者，用灸法可促使自然破溃，排净脓汁后，可外敷拔毒消炎膏，继续灸治可愈合。

患者应保持乳头清洁，乳汁排泄通畅，在治疗过程中，定期用吸乳器吸出乳汁。炎症严重者，应暂停婴儿哺乳。如持续高热，肿痛，全身中毒症状严重，应积极采用综合治疗。

3.腱鞘炎

腱鞘炎是一种腱鞘损伤的疾病。常发于肘、腕及手指等部位，多见于青壮年。本病临床主要表现为病变局部皮肤微红，轻度肿胀疼痛，患肢活动受限等。若发于肘部者，俗称"网球肘"，用力握拳及做前臂旋转动作时，肱骨外上髁等处疼痛加剧；若发于手腕部，握拳外展时桡骨茎突部疼痛加剧，并向手部或前臂放散，拇指运动无力，且有摩擦感；若发于手指部（以拇指为多见），当手指伸屈时，其疼痛可向腕部放散，常可发出弹响声。在其病变局部，均可找到明显的压痛点。

中医学认为，本病属"伤筋"、"筋痹"等病症范畴。多因劳累后感受风寒或局部受到挤压，以致筋脉劳伤，气血失和而成。

针刺疗法

【选用穴位】

◎主穴：阿是穴。

◎配穴：阳溪、阳池、列缺、曲池、外关、合谷、手三里。

【针刺手法】

针刺用补法或平补平泻法，留针15～30分钟，每日或隔日1次，7次为1疗程，疗程间隔3～5天。

灸疗法

【选用穴位】

◎主穴：病变局部阿是穴（压痛点）。

◎配穴：曲池、天井、列缺、阳溪、阳池、腕骨、合谷等。

【灸治方法】

①艾卷温和灸法：按艾卷温和灸法操作。每次选用2～4个穴位，每穴每次施灸10～20分钟，每日灸治1～2次，5次为1疗程。

②艾炷隔姜灸法：按艾炷隔姜灸法操作。每次选用2～3个穴位；每穴每次施灸5～7壮，艾炷如枣核大，每日灸治1～2次，5次为1个疗程。

③艾炷着肤灸法：按艾炷着肤灸法操作。多选取病变局部压痛点，每次施灸3～5壮，艾炷如麦粒大，隔日灸治1次，3次为1疗程。灸治后用消毒纱布敷盖，以防止感染。

④隔姜硫黄灸法：按隔姜硫黄灸法操作。灸治部位多选用病变局部压痛点处。

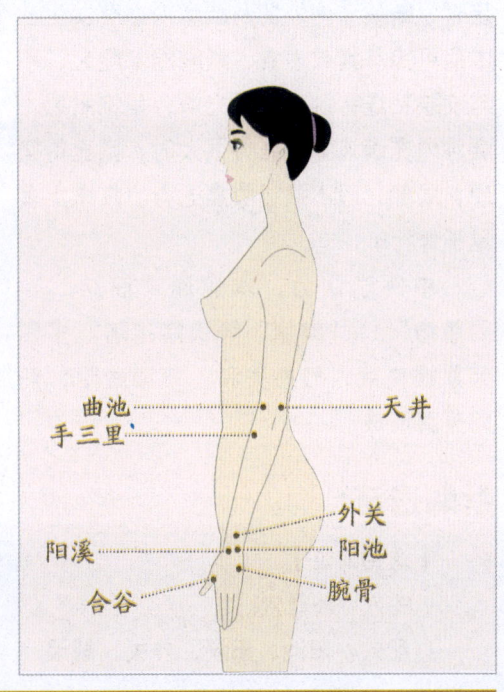

⑤灯火灸法：按灯火灸法操作。每次选用3～6个穴位，一般3～5天施灸1次，亦可每日1次，3～5次为1疗程。灸治后用消毒纱布覆盖，防止感染。

⑥复方干姜敷灸法：又称腱鞘炎膏敷灸。取干姜4.5克，炒草乌24克，肉桂30克，香白芷90克，煨南星30克，炒赤芍10克，没药30克，乳香15克，细辛15克，炒大黄4.5克，上药共研细末，再加入麝香3克（也可用冰片代替），混匀后，用凡士林调成糊膏状，密贮备用，敷灸时取药膏适量贴于患处压痛最明显的部位，上盖油纸，纱布包扎即可。隔日换敷1次。

保健提示

针灸法治疗本病疗效满意，在治疗期间患肢应减少活动，适当休息，患部应注意保暖。治愈后患肢如过度劳累或感受风寒，常易复发，再次用针灸法治疗仍有效。为防止复发，除上述注意事项外，应在症状消失后，继续每周灸治2～3次，连续灸治2～3周。

4.腱鞘囊肿

腱鞘囊肿是指发生在关节或肌腱附近的囊肿。以腕关节背面和掌面为多见，足背、膝关节内外侧及腘窝内亦有发生。本病可为单囊或多囊，囊肿局部隆起，不与皮肤粘连，触诊边界光滑，呈饱胀感，囊肿内充满液体而张力很大时，则显得坚硬，局部一般不痛或酸痛乏力。临床上多见于青壮年。

中医学认为，本病属"筋结"、"筋瘤"、"肉瘤"等病症范畴。多因劳累损伤后，气血失和，痰湿淤阻，筋肉蕴腐而成。

针刺疗法

【选用穴位】

◎主穴：阿是穴。

◎配穴：阳池、阳溪、外关、解溪、足三里、阳陵泉。

【针刺手法】

针刺阿是穴用围刺法，周围4针，中央1针，用东西南北中五针法，进针后提插行捣针刺术。针刺时应刺破囊肿之囊壁。每日或隔日1次，6次为1疗程。

灸疗法

【选用穴位】

◎主穴：病变局部阿是穴。

◎配穴：阳溪、阳池、外关、足三里、阴陵泉、解溪等。

【灸治方法】

①艾炷隔姜灸法：按艾炷隔姜灸法操作。每次选用1～3个穴位，多选用病变局部阿是穴，每穴每次施灸3～5壮，艾炷如黄豆或莲子心大，每日或隔日灸治1次，灸

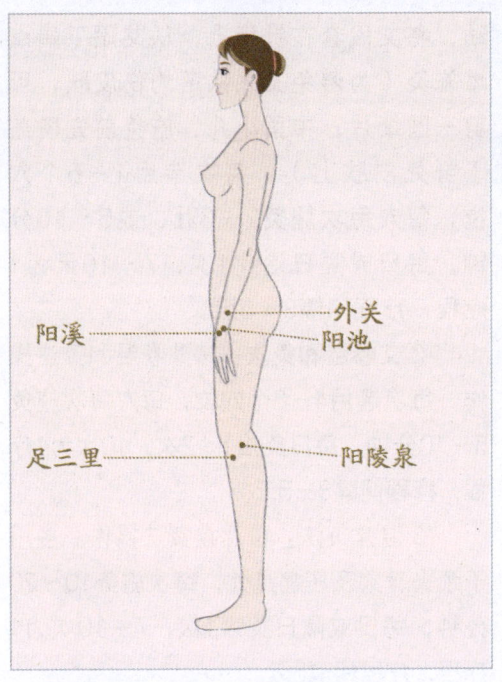

至局部充血为度。3次为1疗程。

②艾炷无瘢痕灸法：按艾炷无瘢痕灸法操作。囊肿小者可于囊肿局部中央处施灸，囊肿较大者在局部呈"品"字形灸治，每次灸1～3壮，艾炷如麦粒大，以局部充血红润不起泡为度。3次为1疗程。

③隔姜硫黄灸法：按隔姜硫黄灸法操作。选用囊肿局部阿是穴。每日或隔日施灸1次，3次为1疗程。

④艾卷温和灸法：按艾卷温和灸法操作。每次选用2～4个穴位，每穴每次施灸10～20分钟，每日灸治1～2次，3～5次为1疗程。囊肿处如用三棱针点刺后或毫针刺后，再予以艾灸，则疗效更佳。

⑤针上加灸法：每次选用2～3个穴位，治疗时先用26号不锈钢针于囊肿中央刺入，待得气后施以泻法，再上置艾团或艾段灸之，每次灸治10～15分钟，或2～3壮。邻近配穴可用28号毫针，按法施治。每日或隔日治疗1次，3次为1疗程。

拔罐疗法

【选用穴位】

囊肿局部。

【操作方法】

先用毫针从囊肿顶端刺入，穿过基底部囊壁，出针。再用毫针从囊肿四周分别刺至基底部，均摇大针孔后出针。然后用闪火法将玻璃罐吸拔在囊肿部位，留罐10～20分钟，以吸出少许黏液为度，3日治疗1次。

5.颈椎综合征

颈椎综合征又称"颈椎病"。多因颈椎骨、椎间盘及其周围纤维结构的损害，致使颈椎间隙变窄，关节囊松弛，内平衡失调。患者常有多发性颈神经根、脊髓椎动脉等软组织受累症状。本病在临床上分为颈型、神经根型、脊髓型、椎动脉型、交感神经型及混合型等。主要临床表现为头、颈、臂、手、胸背、心前区疼痛或麻木、酸沉、放射性痛，头晕，无力，颈肩、上肢及手感觉明显减退，有部分患者有明显的肌肉萎缩。重者可出现四肢瘫痪、截瘫、偏瘫、大小便失禁。

中医学认为，本病属"痹病"、"痿病"等病症范畴。多因督脉受损，气血瘀滞，经络闭阻，或气血不足所致。

针刺疗法

【选用穴位】

根据病变部位及经络循行取穴。

◎主穴：颈肩背压痛点、颈椎夹脊。

◎配穴：风池、大椎、大杼、肩中俞、肩井、肩髃、曲池、合谷、中渚。

【针刺手法】

采用提插捻转，中等强度刺激补法为主，留针30分钟。

灸疗法

【选用穴位】

◎主穴：病变部位夹脊穴、大椎、肩髃、曲池。

◎配穴：风池、大杼、肩井、天宗、阳池、中渚等。

【灸治方法】

①针上加灸法：先以捻转进针，得气后施以平补平泻针法，然后留针不动，将艾段套在针柄上，从艾段下端点燃施灸（为避免艾火散落灼伤皮肤，可剪一圆纸片，中留小孔，施灸前先覆盖于针处皮肤上）。每次选用4~6个穴位，每穴每次施灸2~3壮，或5~15分钟，每日或隔日治疗1次，7~10天为1疗程，疗程间隔3~5天。

②艾卷温和灸法：按艾卷温和灸法操作。每次选用4~6个穴位，每穴每次施灸5~10分钟，每日灸治1~2次，10次为1疗程，疗程间隔3~5天。

③温盒灸法：按温盒灸法操作。多用于颈夹脊穴及压痛点处，每次施灸10~20分钟，每日或隔日灸治1次，7~10次为1疗程，疗程间隔5天。

④艾炷隔姜灸法：按艾炷隔姜灸法操作。每次选用3~6个穴位，每穴每次施灸3~6壮，艾炷如枣核大，每日灸治1次，7~10次为1疗程。

自我保健法

①患者可自用手指叩击颈部肌肉2~5分钟，再做颈部的转动活动，包括前屈、后伸、左右侧弯及旋转，每个方向不少于10遍，每日1次。

②体穴按摩：按揉风池、肩井、大杼、风门、天宗穴等各1~2分钟，以得气为度，隔日1次；推头五经5~10遍，每天1次；捏拿颈部及肩背部肌肉5~10分钟，每日1次。

按摩疗法

【选用穴位】

依分型而取穴。常选人迎、天容、

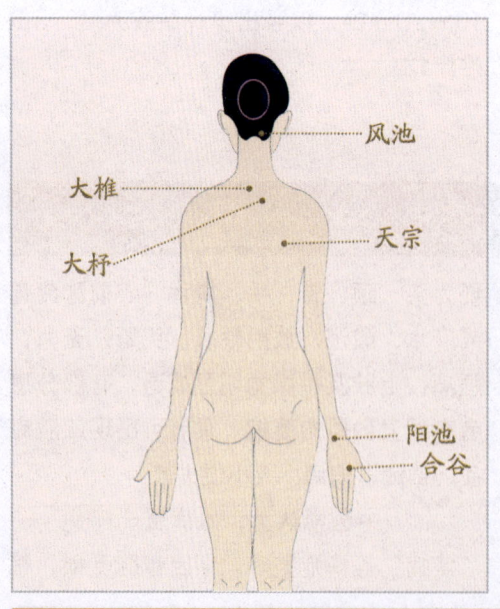

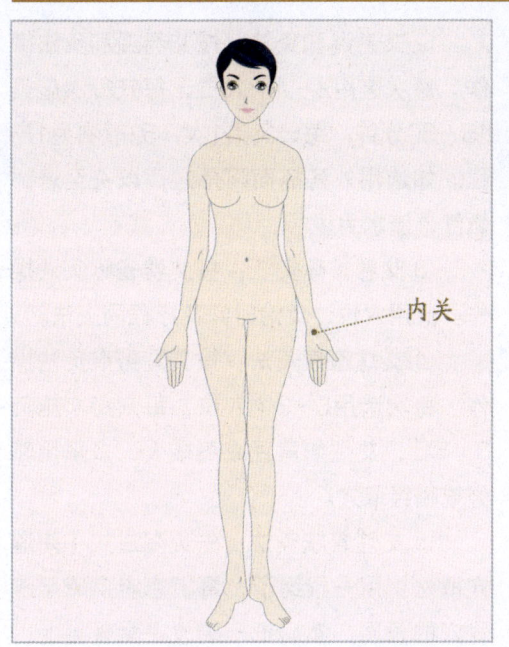

百会、合谷、手三里、神门、内关、公孙等。

【操作方法】

依其不同的病理分型施以不同的按摩手法。推法、揉法、拿法结合，以病人能接受为度。一般而言，穴位按摩每穴不少于2分钟；经络推拿不少于10～20遍。

保健提示

注意颈椎活动锻炼，每天至少1次进行颈部各方向活动练习，每一方向活动均达最大限度为度，并不少于10次。

长期低头或仰头工作者，每1～2小时应做一遍颈部各向活动，防止因颈部肌肉疲劳而引起本病。

睡觉枕头不宜过高或过低，一般以10～15厘米为适宜。

治疗中在做颈椎被动活动法时，动作一定要缓慢，不可用暴力或蛮力，切忌动作幅度过大，以免发生意外。

6. 痔疮

痔疮又称痔核，是肛肠科最常见的一种疾病。本病是由于肛门直肠静脉丛曲张而形成的单个或数个静脉结节。依其发生部位的不同，临床上分为3种类型：位于齿线以上的为内痔；在肛门外覆以皮肤的为外痔；二者混合存在的称混合痔。其主要表现为：外痔感染发炎或形成血栓外痔时，则局部肿痛。内痔主要表现为便后带血，重者有不同程度贫血。有部分病人因分泌物刺激，可引起肛门湿疹瘙痒等。

中医学认为，本病属"痔"范畴。多由大肠素积湿热，或过食炙热辛辣之物，或久坐久立，负重远行，或长期便秘，久泻久痢，以及妊娠等，致使湿热内生，经络受伤，浊气瘀血下注肛门，发为本病。

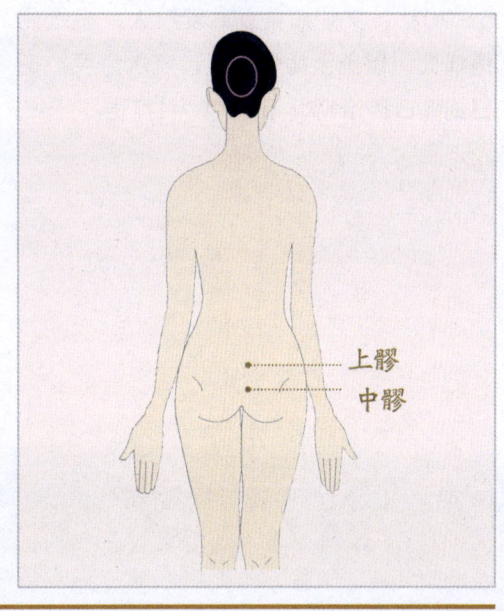

针刺疗法

【选用穴位】

◎主穴：长强、白环俞、大肠俞、八髎、会阴、百会、二白。

◎配穴：脾俞、足三里、大敦、行间、三阴交、承山、中渚等。

【针刺手法】

针刺一般以补法为主，中等刺激，但在疼痛剧烈或出血时，则用泻法，强刺激，或先泻后补。留针15～30分钟。

灸疗法

【选用穴位】

◎主穴：病变局部阿是穴、百会、陶道、大肠俞、腰俞、长强、承山。

◎配穴：命门、腰阳关、脾俞、肾俞、白环俞、足三里、三阴交等。

【灸治方法】

①艾炷隔姜灸法：按艾炷隔姜灸法操作。每次选用2～3个穴位，每穴多次施灸5～20壮，艾炷如黄豆或麦粒大，多选用痔痛处，以灸至痔疮焮红，流水为度。每日或隔日灸治1次，5～7次为1疗程。

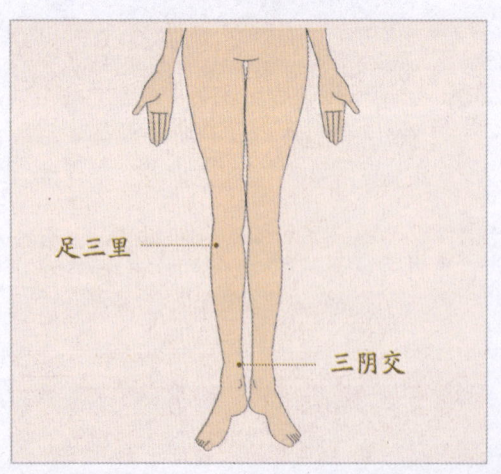

②艾卷温和灸法：按艾卷温和灸法操作。每次选用2～4个穴位，每穴每次施灸15～30分钟，每日灸治1次，5～7次为1疗程。如选用外痔疮面阿是穴，以灸至患部焮红，流水为度。

③艾卷雀啄灸法：按艾卷雀啄灸法操作。选用穴位、灸治时间及疗程同上法。

④艾炷瘢痕灸法：按艾炷瘢痕灸法操作。每次选用2～3个穴位，每穴每次施灸3～5壮，艾炷如黄豆或枣核大，多采用邻经或循经取穴。

⑤艾炷着肤灸法：先灸陶道穴（陶道穴取法：用一根绳子，量出患者肩峰至腕骨穴的长度，然后把一端放在尾骨尖上，顺脊椎放之，尽头处便是陶道穴），每次灸20～50壮，艾炷如半个米粒大。待止痛后，再灸腰关穴（尾骨端上四横指），腰俞穴和双侧白环俞穴，每穴灸治10壮，以巩固疗效，防止复发。

⑥威灵仙叶敷灸法：按威灵仙叶敷灸法操作，多选用足三里、三阴交穴，对痔疮下血有效。

拔罐疗法

【选用穴位】

大肠俞。

【操作方法】

采用刺血拔罐法，取双侧穴位。先用小号三棱针垂直快速点刺一侧大肠俞穴，深度0.5～1厘米，进针后将针体左右摇摆，拨动5～6次，使同侧下肢有明显酸胀放射感时起针，然后用闪火法将玻璃罐吸拔于针孔处，留罐15～20分钟。另一侧穴位操作方法相同。每隔3日治疗1次，3次为1疗程。

7.直肠脱垂

直肠脱垂又称脱肛，是直肠黏膜或直肠壁全层脱出于肛门之外的病症。临床上可根据其脱垂程度分为部分脱垂和完全脱垂。本病常因年老体弱，产后或久病体虚，久痢久泄，或素患痔疾，便秘努挣太过，以及小儿经常啼哭，慢性咳嗽等，致使直肠黏膜下层组织和肛门括约肌松弛，或直肠的发育缺陷及支持组织松弛无力而发病。临床上多见于老人、小儿及妇女，儿童多发于1~3岁之间。

中医学认为本病多因中气虚弱，气虚下陷，或湿热下注大肠所致。

针刺疗法

【选用穴位】

◎主穴：百会、长强、承山、足三里。

◎配穴：肾俞、气海、白环俞、大肠俞。

◎经验穴：提肛穴又名环门（侧卧位取穴，位于肛门的两侧，距肛门中央0.5寸，即3点、9点处）。

【针刺手法】

针刺以弱、中刺激补法为主，留针3~5分钟。提肛穴也可采用胸腹式卧位取穴，针刺1.5寸深。隔日1次，6次为1疗程。

灸疗法

【选用穴位】

百会。

【灸治方法】

①艾卷温和灸法：按艾卷温和灸法操作。施灸时医者分开患者百会穴处头发，使穴位暴露。持艾卷点燃施灸，以局部温热为度。每次灸15~20分钟，每日或隔日灸治1次，重症患者可1日2次，5~7次为1疗程，疗程间隔3天。

②艾卷雀啄灸法：按艾卷雀啄灸法操作。施灸时分开百会穴处头发，手持艾卷如小雀啄米食一样一起一落，忽近忽远地操作，一般每次灸5分钟，每日或隔日1次，5次为1疗程，疗程间隔3天。施灸时注意防止烧伤皮肤。

③艾炷着肤灸法：将艾绒捏制成麦粒大圆锥形艾炷，放于百会穴处施灸，按艾炷着肤灸中无瘢痕灸法操作。每次灸3~7壮，每日或隔日1次，5次为1疗程，疗程间隔3~5天。

④蓖麻仁敷灸法：将蓖麻仁（去皮）7~10粒捣如糊膏状，制成1分硬币大小之药饼，备用。治疗前先将百会穴处头发剃去，取已制好药饼贴于百会穴处，上盖油纸，敷料固定即可。每次敷灸3~4小时，每日1次。

拔罐疗法

【选用穴位】

腰骶段两侧华佗夹脊和膀胱经内侧循环线阳性反应点（压痛敏感点、变色点、结节、怒张小静脉）。

【操作方法】

先找出阳性反应点，然后用三棱针挑刺，再以闪火法将玻璃罐吸拔在挑治部位上，留罐15~20分钟。每次挑2~4个针位，7日1次。

第三节 《黄帝内经》中的皮肤科疾病治疗方

对症自疗、手到病除，《黄帝内经》中的百病对症治验>>

◎白癜、痤疮、雀斑……是不是一直困扰着你？皮肤病的病因有多种，其中肝毒难解最为常见。治好皮肤病，最关键的就是"内外兼修"。中医疗法就是通过内外结合的方法，让你彻底告别各种皮肤顽疾。

1.黄褐斑

黄褐斑，又称"蝴蝶斑"、"肝斑"，是面部有黄褐色色素沉着性皮肤病。内分泌异常是本病发生的原因，与妊娠、月经不调、痛经、重症失眠、慢性肝病及日晒等有一定的关系。临床主要表现为颜面中部有对称性蝴蝶状的黄褐色斑片，边缘清楚。眉毛、上唇部也常有相同黄褐色斑，不痛，不痒，夏季遇日光照射则加深，冬季较轻。有的则在鼻梁、鼻尖与眉毛部有1~2片指甲大小不对称性深褐色斑片，边缘明显，难于治疗。本病为常见皮肤病，男女均可发生，以妇女青中年为常见。

中医学认为，本病由肝气郁结，气血瘀滞，或肾阳虚寒等所致。

针刺疗法

【选用穴位】

在黄褐斑范围内取穴，或沿神经干取穴。

【针刺手法】

按毫针法将针刺入皮内，施以平补平泻法，留针20~30分钟，每周针刺2次。

灸疗法

【选用穴位】

病灶局部。

【灸治方法】

将白及、白芷各6克，白蔹4.5克，白附子6克，白丁香（即雀粪）4.5克，密陀僧3克，共研细末，备用。晚睡前先用温水浴面，继而取少许药末放入鸡子清或白蜜内搅成稀膏，随即将药膏涂敷于斑处，晨起洗净。每日1次，至痊愈。

> **小贴士**
>
> 内分泌异常是本病发生的主要原因。妊娠期和服避孕药发生的黄褐斑，常于分娩后，或停服避孕药后而自然消退，可能是雌激素、黄体酮有刺激黑色素细胞的作用所致。有月经不调的病人可发生本病，也说明其与性激素分泌紊乱有关。夏季日光照射也常使黄褐斑加重，所以治疗原发病和避免日光照射，可减低本病的发生，也可促进本病的痊愈。
>
> 多吃含维生素C丰富的食物，或

者服用一些补充维生素E、维生素C的药物。四季使用防晒霜,夏季防晒霜的SPF值应该在25以上。经常使用含有维生素E、维生素C的化妆品。

在天然食品中,具有保养皮肤和消除黄褐斑功效的食物有许多种,以下介绍几种经临床验证确有实效的黄褐斑食疗方:

①绿豆百合美白汤:将绿豆、赤小豆、百合洗净,用适量清水浸泡半小时。大火煮滚后,改以小火煮到豆熟。依个人喜好,加盐或糖调味皆可。

②丝瓜化瘀茶:丝瓜络15克,茯苓20克,僵蚕5克,白菊花10克,玫瑰花5朵,大枣5枚。将上述材料加水煎取汁,代茶饮服。药渣可再煎取汁温敷于脸部。该茶饮清热祛风消滞,适宜气滞血瘀之人。

③柠檬冰糖汁:将柠檬榨汁,加冰糖适量,饮用。柠檬中含有丰富的维生素C,100克柠檬汁中所含维生素C可高达50毫克。此外,柠檬中还含有钙、磷、铁和B族维生素等。常饮柠檬汁不仅可以白嫩皮肤,防止皮肤血管老化,消除面部色素斑,而且还具有防治动脉硬化的作用。

2.神经性皮炎

神经性皮炎是一种慢性皮肤神经官能症。其致病原因目前尚不十分清楚,一般认为与神经功能紊乱或过敏等有关。本病好发于身体摩擦部位,临床上以病变局部奇痒,搔抓后呈丘疹状,日久皮肤形成苔藓样,皮纹变深,皮肤局部肥厚、干燥为特征。本病病程缓慢,时重时轻,常易复发。分局限型和播散型两种。

中医学认为,本病属"牛皮癣"、"顽癣"等病症范畴。多因风湿热毒蕴郁肌腠之间所致。

针刺疗法

【选用穴位】

◎主穴:风池、大椎、曲池、合谷、委中、血海、足三里。

◎配穴:皮损局部。

【操作手法】

针刺用平补平泻法,不留针,或留针10~20分钟,隔日治疗1次,每次取2~3穴,10次左右为1疗程。皮损局部边缘向中心围刺,或沿皮斜刺,针刺后再在皮损区边缘用艾卷温和灸,慢慢向中心移动,每次可灸15~20分钟。皮损治愈后,为巩固疗程,应继续治疗1个疗程。

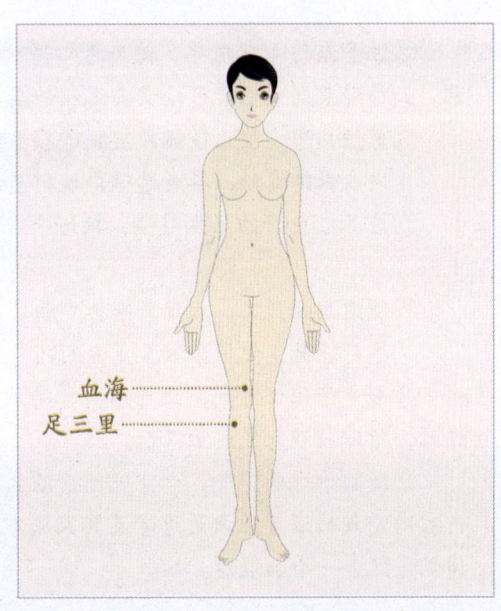

血海
足三里

灸疗法

【选用穴位】

◎主穴：病变局部阿是穴。

◎配穴：大椎、曲池、合谷、血海、足三里、三阴交。

【灸治方法】

①艾炷着肤灸法：按艾炷着肤灸法操作。取蒜汁（或油剂）少许涂于皮损处，上置艾炷点燃施灸，艾炷如谷粒大，米粒大，或如火柴头大。灸点间距为1.5厘米，选用灸点多少可根据皮损面积而定，每点每次施灸1～3壮。一般每周灸治1～3次，或10天1次。

②药锭（丹药）灸法：将硫黄15克，水飞朱砂4.5克，樟脑4.5克，麝香1.5克，分别研为极细粉末。用铜制器皿1个，置于

保健提示

临床上采用艾炷着肤灸和药锭灸法治疗本病疗效较好。如于皮损局部施以艾卷温和灸或艾卷回旋灸，亦可取得较好效果，施用该两种灸法，开始施灸几分钟时，痒感可增剧，继续施灸可消失，且病人自觉皮损部有舒适感，根据皮损程度及范围，每次施灸20～40分钟，每日灸治1次，直到痊愈。也可嘱病人自灸。

施用着肤灸法后，局部要覆盖消毒纱布，胶布固定，防止擦破和污染创面，避免感染。

神经性皮炎可受多种因素的影响，如：生活无规律、睡眠不好、月经异常、消化不良、便秘等都可能加重症状，故应特别注意，如在上述这些方面出现异常时，就要做到防患于未然，尽早调理。此外，在日常生活中，还可以从以下几个方面着手防治本病：

①尽量避免鱼虾海鲜、牛羊肉、辛辣及刺激性食品等，多吃水果和蔬菜，避免饮酒。

②注意做好心理疏导，使患者心情放松，克服烦躁易怒、焦虑不安等不良精神因素。如神经衰弱明显者可给予安眠镇静类药物。

③剪短指甲，防止搔抓致皮肤破损，继发感染。

④内衣保持宽松，尽量选择柔软材质。

⑤应养成良好的卫生习惯，搞好个人卫生，不要用过热水及肥皂等碱性洗涤用品洗擦。

⑥使用润肤产品，止痒兼修护皮肤。瘙痒剧烈者，可口服抗组胺药。

⑦尽可能避免使用含激素成分的药膏，以免形成激素依赖性皮炎。

⑧避免使用止汗剂，止汗剂所含的活性成分会刺激敏感性的皮肤，容易导致皮肤过敏，所以应避免使用止汗剂。

⑨提防干燥的空气：干空气使皮肤炎更加恶化，尤其当冬天室内使用暖气时。保持室内空气的湿度应该是患者及其家属首先要考虑的事项。在条件允许的情况下，房间里应配备一个加湿器。

炉火上，先将硫黄倒入铜器内烊化，次入朱砂、樟脑，搅匀，离火后立即加入麝香拌匀，取出摊于玻璃板上，再用另一块玻璃片，将药压成薄片，剪成0.2～0.3厘米的小粒（约如米粒大），密贮备用。灸治时取药粒置于患者皮肤苔藓化表面（皮损表面），用火柴点燃，待药粒燃尽后，立即连灰罨在皮肤上。皮损面积小者只灸1炷，不必复灸，皮损面积较大，可连排药粒数个，每粒药相隔0.5～1厘米，一次点燃施灸。根据病情可3～7天灸治1次。

③药物艾卷温和灸法：取陈艾绒、白芷（研细）、苍术（研细）各150克，硫黄（研细）60克，制成药物艾卷，备用。施灸时按艾卷温和灸法操作，多选用病损局部阿是穴，每次施灸15～30分钟；每日灸治1～2次，7～10次为1疗程。对于皮损

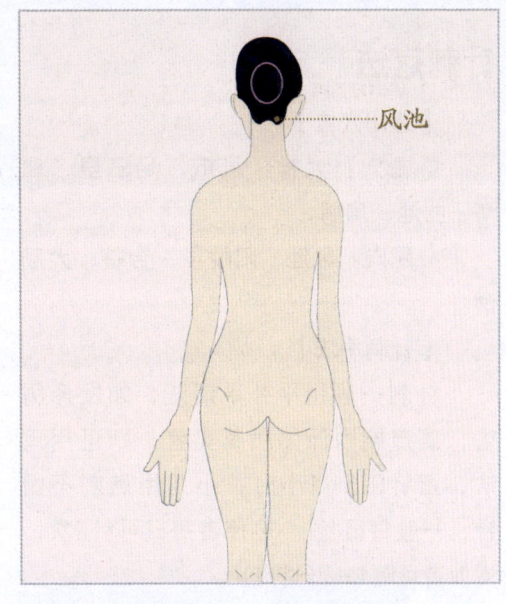

面积较大者，可配合采用温盒灸法。

④蒜泥敷灸法：取大蒜适量，捣如泥膏状，敷于皮损局部，覆盖纱布，胶布固定，每次敷灸1天，7～10天敷灸1次。

3. 荨麻疹

荨麻疹俗称"风疹块"、"风疙瘩"，是一种常见的变态反应性疾病。多由饮食、药物、肠道寄生虫、物理因素、机械因素、化学因素、精神因素及全身性疾患等引起。本病多突然发病，疹块大小不等，全身任何部位都可出现片块状、高出皮肤呈粉红色或白色的肿块，界限清楚。轻者以瘙痒为主，疹块散在出现，此起彼伏；重者疹块大片融合，遍及全身，或伴有恶心、呕吐、发热、腹痛、腹泻，或其他全身症状。本病反复发作，病情缠绵。其由于病程与临床表现不同，可分为急性荨麻疹、慢性荨麻疹、血管神经性水肿和丘疹状荨麻疹等。中医学认为，本病多因内蕴湿热所致，或因食异味而诱发。

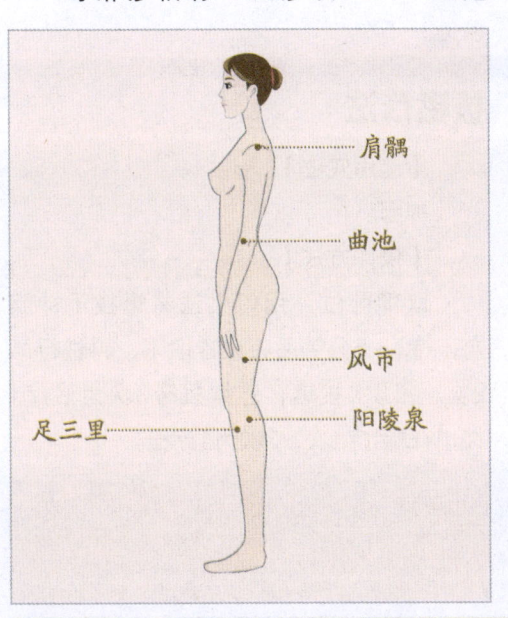

针刺疗法

【选用穴位】

◎主穴：大椎、风市、足三里、血海、曲池、肩髃。

◎配穴：风池、阳陵泉、合谷、大肠俞。

【针刺手法】

针刺一般用平补平泻法，如发疹厉害，瘙痒剧烈而体质属实者，则可用泻法，留针0.5～1小时，小儿用点刺不留针，一般每日1次，剧痒者每日可针2次，慢性者可隔1～2日针1次。

灸疗法

荆芥穗敷法

【选用穴位】

病灶局部。

【敷灸方法】

取荆芥穗30克，揉碎后炒热，装入布袋内，迅速敷于患处，每次敷灸10～15分

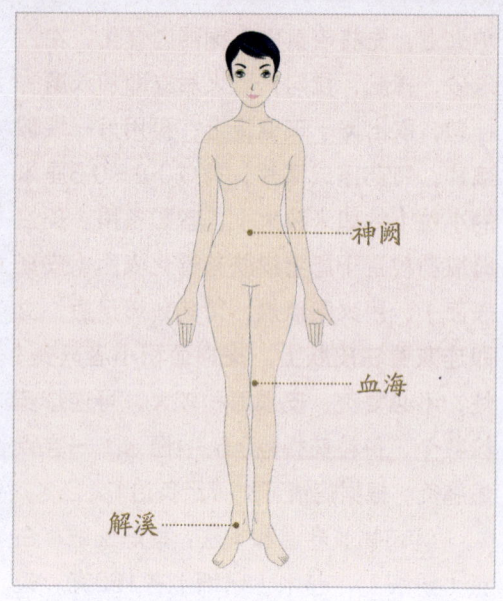

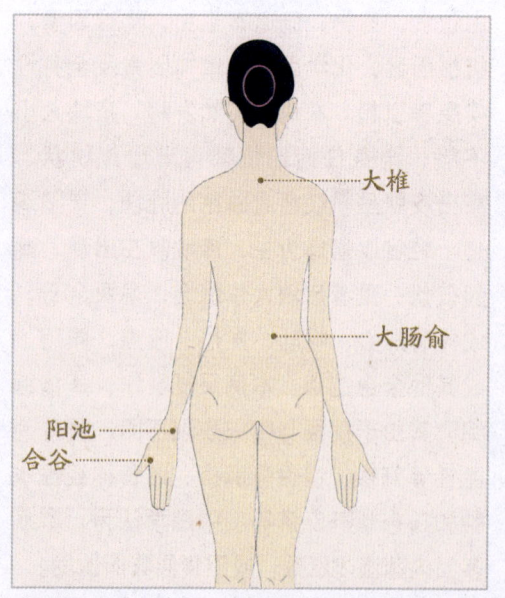

钟，每日1～2次。

艾炷隔姜灸法

【选用穴位】

合谷、阳池、行间、解溪。

【灸治方法】

按照艾炷隔姜灸法操作。艾炷为半个米粒大，每穴每次各灸3壮，一般1日灸1～2次，至症状完全消失停灸。慢性者需多灸2～5次。

拔罐疗法

【选用穴位】

神阙。

【操作方法】

取仰卧位，用闪火法将罐拔于神阙穴，待3～5分钟后将火罐取下，再进行第2次、第3次拔罐，连续拔罐3次为治疗1次。1日治疗1次，3次为1疗程。

保健提示

针灸治疗荨麻疹有一定疗效，尤以急性荨麻疹疗效较好，临床上止痒、消疹的作用很突出。本病极易复发，应在疹块消失后，仍继续治疗一段时期，以巩固疗效。对于久治不愈的慢性顽固性患者，应坚持长时间治疗，往往可取得较好效果。

本病病因复杂，必须针对病因，采取相应的治疗和预防措施，方可减少和避免本病的复发。在日常防护上，可从以下几点入手：

①首先找到致敏原。对可疑致敏原应尽量避免。

②对急症病人应在家中备好非那根、氧气、皮质类固醇激素等，以便于抢救，并密切观察病情变化，随时准备送往医院抢救。

③荨麻疹病人饮食宜清淡，应避免刺激及易致敏食物，保持大便通畅，必要时应用缓泻药物及肥皂水灌肠。室内禁止放花卉及喷洒杀虫剂，防止花粉及化学物质再次致敏。另外到正规医院做一下过敏原检测，明确自己会对哪些东西过敏，再做针对性的避免，嘱病人戒烟酒。

④应尽量避免搔抓，以免引起皮损增加，瘙痒加剧。主要是因为患者对局部抓痒时，会让局部皮肤的温度升高，使血液释放出更多的组织胺（过敏原），使病情进一步恶化。

⑤不要热敷，虽然热可以使局部不适暂时获得舒缓，但其实热会使血管紧张，释放出更多的过敏原。

4.扁平疣

扁平疣又称"扁疣"，因其好发于青年男女，故又称青年扁平疣。扁平疣是病毒引起的发生于皮肤浅表的良性赘生物。本病皮疹好发于颜面、手背和前臂，是一种米粒大至豌豆大扁平隆起的皮损，表面光滑，具有光泽，色浅褐或正常皮色。皮疹散在或密集分布，通常无自觉症状，偶有微痒，少数病人皮疹急骤播散时，亦可发生剧痒。本病因抓搔引起自身接触感染而成串珠状排列。

中医学称本病为"扁瘊"，认为由风毒之邪，阻于经络，与肝热搏于肌腠所致。

针刺疗法

【选用穴位】

病变局部阿是穴。

【针刺手法】

用1寸毫针在扁平疣与皮肤的边缘处取40°~45°角进针，一般针刺6~10根针，留针20分钟，每隔5分钟捻转1次，要求有酸胀感。隔日治疗1次，5次为1疗程。亦可起针后用闪火法拔罐10分钟。

灸疗法

【选用穴位】

病变局部。

【敷灸方法】

取鸦胆子仁适量,捣如泥膏状。可先用胶布剪一圆洞与病灶同大,套住病灶以保护周围皮肤,然后将鸦胆子仁泥膏敷于疣体,上盖纱布,胶布固定。每次敷灸1天,3日1次。

保健提示

本病是由人乳头瘤病毒引起的皮肤病,好发于青年男女,本病重在防治,要养成良好的卫生习惯。应避免家人使用患者物品,以防止传染。

5.斑秃

斑秃也称圆形脱发症。本病是一种常见的局限性脱发,突然一夜之间或渐渐地成片的毛发、长毛或毳毛脱落,脱发区大小不等,一般多呈圆形、椭圆形或不规则形,数目不定,有时相邻的几块互相融合。患处皮肤光亮,无炎症现象,但可见毛孔边界清楚。头皮部头发有2/3以上的区域脱落,兼有长毛的脱落,称为全秃;部分头发或眉毛、胡须的脱落称斑秃;如全秃还有全身毳毛的脱落称普秃。本病病因尚不明,神经功能紊乱是其常见发病原因;过度脑力劳动、紧张(如考试)可诱发此病;长期忧虑、焦急、悲伤或突然惊恐亦可发病。中医学称本病多因血虚风盛,肝肾不足等所致。

针刺疗法

【选用穴位】

◎主穴:防老(百会穴后1寸)、生发(风池与风府连线的中点)、健脑(风池穴下5分)、百会、后顶、脱发局部阿是穴。

◎配穴:上星、头维、风池、大椎、足三里。

【针刺手法】

防老穴针尖向前沿皮刺入1~5分,局部沉胀;生发穴直刺1寸,局部酸胀;健脑穴针尖斜向下方刺入2分;后顶针尖斜向前方刺入0.5~0.8寸;风池平耳垂水平直刺,针尖略斜向下刺入1~1.5寸,局部酸胀,或向颞部、头顶等处放射;大椎针尖略向上刺入1寸,局部酸胀;足三里直刺1~1.2寸,局部酸胀感或向下放射;脱发局部可采用围刺法,即在斑秃区之上、下、左、右各平刺1针,针尖刺向斑秃中心,如斑秃面积小者,作"十"形交

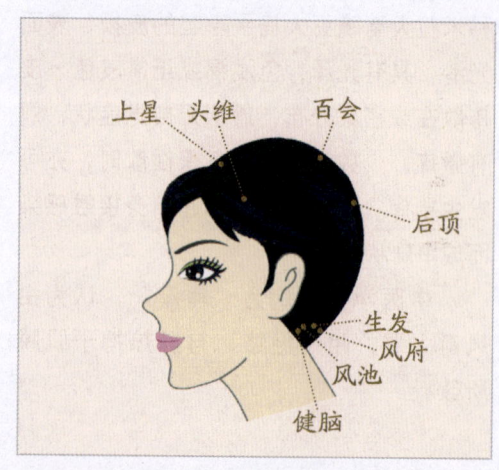

叉沿皮平刺；余穴均沿皮刺入0.5~1寸，局部酸胀。根据病情采用补泻法或平补平泻法。每日或隔日针刺1次，每次留针20~30分钟，10次为1疗程。

灸疗法

艾炷着肤灸（无瘢痕灸）法

【选用穴位】

斑秃区。

【灸治方法】

将1/2麦粒大小之艾炷置于斑秃脱发区中心部位，以线香点燃施灸，如患者有灼痛感随即把艾火压熄，或随即去掉，每次施灸3壮；或将高约1厘米，底面直径1厘米的艾炷置于斑秃中心部，点燃施灸，患者有灼热感时随即去掉，再换1壮，继续施灸，每次灸3~5壮。每日1次，10次为1疗程。

艾炷隔姜灸法

【选用穴位】

斑秃区。

【灸治方法】

取新鲜生姜1块，切成厚约0.3厘米的姜片，用细针于中间穿刺数孔，放在斑秃局部，上置艾炷点燃施灸。如患者觉局部有热痛感，可将姜片连同艾炷向上略略提起，稍停放下再灸，以灸至局部皮肤潮红湿润为度。一般每次施灸5~10壮，艾炷如枣核或蚕豆大。每日1~2次，10次为1疗程。

艾卷温和灸法

【选用穴位】

斑秃区。

【灸治方法】

按艾卷温和灸法操作，以灸至斑秃区红晕温热为度。每次10~15分钟，每日1~2次，10次为1疗程。

按摩疗法

【选用穴位】

风池、风府、百会、神庭、头维、通天、脑户、颈部两侧、头发边沿、斑秃区。

【操作手法】

以拇指或食指、中指指端罗纹面置于以上穴位处，按下时吸气，呼气时还原，每穴重复操作10~15次；再以顺、逆时针方向轻摩各10次。

以右手拇、食两指叩掐风池穴10次后，随即沿颈部两侧向下推抹至肩部，重复操作10~15次。头发边沿也采用推抹法。

两手自然相对置于头上，以双手中指紧贴神庭穴，由神庭分沿头两侧推抹至两侧发际，重复操作30次。

两手自然相对置于头两侧，以双中指紧贴两头维穴，由头维分沿头两侧推抹至脑后发际，重复操作30次。

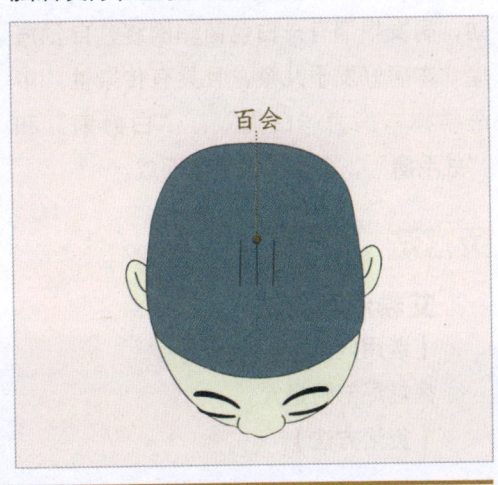

拔罐疗法

【选用穴位】

斑秃区。

【操作方法】

取面粉适量，用水揉和，做成饺子皮状（大小根据斑秃区而定），贴于斑区，然后用闪火法将火罐拔于面饼上。如属全秃可每次拔中号火罐5~6个，部分脱发根据斑秃大小选择中、小号火罐，以拔至皮肤微微发紫为度。每日或隔日1次，10次为1疗程。

> **保健提示**
>
> 斑秃是临床常见的皮肤病，可发于任何年龄，但于青壮年为多。给青年人，尤其是给女性患者带来很大的烦恼。古今文献中用针灸治疗本病的记载很多，疗效也比较满意，其中以梅花针叩刺配合涂药、艾灸和针刺效果明显。本节所介绍的方法，可单独应用，也可根据病情采用多法综合治疗，都可收到较好的效果。

6. 白癣

白癣是由真菌侵及头皮及毛发浅部的真菌病，为头癣的一种。因其头皮产生白色鳞屑易使头发脱落，故又名白秃疮。本病临床主要表现为：病初起为大小不一的鳞屑性白色痂片，小的如豆，大的如钱币，时有瘙痒，其上头发失去光泽，变成灰暗色。白色斑片日久蔓延扩大，形成大片边界清楚的灰白色鳞屑性结痂性损害。斑片中的头发变脆，距头皮2~3厘米处折断脱落，成为高低不平的断发，毛根松动，病发根部有一白色菌鞘围绕，自觉瘙痒。本病好发于儿童，且具有传染性。中医学称本病为"白秃"、"白癫痢"和"蛀毛癣"，多由感染邪毒而成。

灸疗法

艾卷温和灸法

【选用穴位】

病灶局部阿是穴。

【灸治方法】

先用肥皂洗头，将痂皮癣屑洗净，并将头发剃光。然后用艾卷温和灸法温灸病灶局部，以温热潮红为度，每日1次，每次10~15分钟，10次为1疗程。也可采用艾卷回旋灸法。

艾炷隔姜灸法

【选用穴位】

病灶局部。

【灸治方法】

先将患部洗净，剃光头发，然后取鲜生姜1块，切成厚约0.3厘米的姜片，用细针于中间穿刺数孔，放于病灶中心部，上置艾炷点燃施灸。如局部有热痛感，可将残艾炷去掉，再换一炷继续施灸，以至局部皮肤湿润潮红为度。每次灸5~10壮，艾炷如枣核或蚕豆大。每日1次，10次为1疗程。

艾炷隔蒜灸法

【选用穴位】

病灶局部。

【灸治方法】

用肥皂洗净患部，剃光头发，再取独头蒜1枚，切成0.3厘米厚的蒜片，用细针穿刺几孔，放于病灶中心部，上置艾炷施灸。其操作方法、施灸壮数、疗程同上艾炷隔姜灸法。

复方马钱子敷灸法

【选用穴位】

病灶局部。

【敷灸方法】

将马钱子3克，硫黄10克，枯矾5克，百部10克，共研细末，贮瓶备用。敷灸前先用肥皂洗净患处，剃光头发，取上药适量，用猪油调成膏状，敷于病灶局部，每日或隔日1次。

川楝子膏敷灸法

【选用穴位】

病灶局部。

【敷灸方法】

将川楝子25克，剖开去核，取肉，焙，存性，研为极细末。再取熟猪脂油或凡士林50克，将上药调如糊膏状，备用。治疗前先把病灶局部残余毛发全部剃除，用食盐水或硼酸水将脓血、血痂彻底洗净，拭干后，敷上药膏，并用力摩擦使其润透。每日敷灸1次。局部暴露，每日治疗前需将药膏洗去。

芫花敷灸法

【选用穴位】

病灶局部。

【敷灸方法】

将刚采集的新鲜芫花（春季采）趁湿装入玻璃瓶中，埋入地下33厘米左右的阴凉处，九月初取出，此时瓶内药物已成糊状。敷灸前用肥皂洗净患处，剃光头发，取瓶内药适量，敷于病灶局部，每日敷灸1次，10次为1疗程。

拔发外敷（涂）法

【选用穴位】

病灶局部。

【操作方法】

先用平头镊子将病灶内病发和病灶周围3毫米内的正常头发一一连根拔出，再用10%明矾水或艾叶煎水洗头，将痂皮鳞屑洗净，或用肥皂洗头，并将头发剃光。每日早晨将硫柳膏、复方苯甲酸膏、一扫光或雄柳膏（雄黄20克，水杨酸10克，氧化锌10克、凡士林100克），敷于病灶局部，上盖油纸，戴上帽子即可。至晚间，用肥皂洗去药膏，再擦5%～10%碘酊或复方土槿皮酊。

7.毛囊炎及疖肿

毛囊炎是一种由葡萄球菌侵入毛囊而引起的化脓性炎症。本病好发于前后发际、颈部、面部等处，初起为毛囊性红色小丘疹，周围皮肤红润明显，继则很快变为脓疱，破溃流出少许脓汁，然后结痂，有痒痛感，且有反复发作倾向。毛囊炎向其周围扩展和深部浸润，便发展成为疖肿。疖肿好发部位除上述外，还有头部、背部、臀部等。疖肿初起有明显的红、肿、热痛等急性炎性症状，一般化脓后自行破溃，有时则需切开排脓。中医学认为，本病属"发际疮"、"疔疮"、"疖"等病范畴。多因湿热湿毒蕴于肌肤所致。

针刺疗法

【选用穴位】

◎主穴：大椎、曲池、合谷、外关。

◎配穴：足三里、风池、委中、足临泣、丘墟、昆仑。

【针刺手法】

针刺以泻法为主，不留针或留针15～30分钟，每日1次，7次为1疗程。病情好转后，可隔日针治1次。委中以放血为主，此法多用于项后发病。

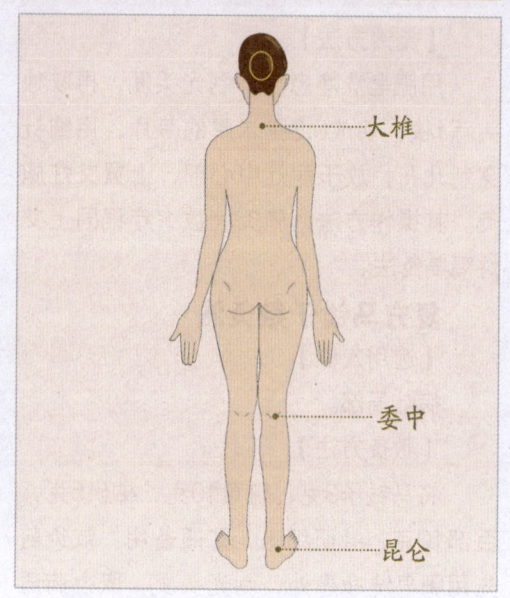

将点燃之艾卷对准患部，固定一点施灸，以患部温热能耐受为度，每日1次，每次15分钟。此法适用于范围小的疖肿。

艾卷回旋灸法

【选用穴位】

患部阿是穴。

【灸治方法】

将点燃之艾卷在疖肿上方盘旋施灸，热力以患者能耐受为度。每日1次，每次15分钟。此法适用于红肿范围较大的疖肿。

艾炷隔蒜灸法

【选用穴位】

患部阿是穴。

【灸治方法】

灸治前将患处头发剪去，将蒜片放于患部，上置艾炷点燃施灸。所用艾炷高约1.5厘米，底部直径约0.8厘米，呈圆锥形，每次施灸10壮，每日1次，10次为1疗程，疗程间不必间隔。

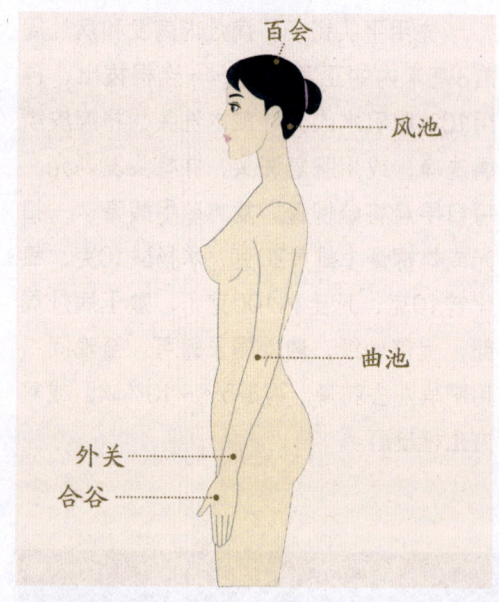

灸疗法

艾卷温和灸法

【选用穴位】

患部阿是穴。

【灸治方法】

第四节 《黄帝内经》中的妇产科疾病治疗方

对症自疗、手到病除，《黄帝内经》中的百病对症治验>>

◎女性25岁以后，岁月开始在你身体留下痕迹。光滑的皮肤开始老化，色斑和痘痘不停地骚扰着你，月经周期紊乱、痛经等妇产科疾病也常困扰着你。女人们，现在开始为了自己的幸福，通过中医来破译你身体的健康密码吧。

1.痛经

痛经又称"月经痛"。是指妇女在月经前后或经期，出现下腹部或腰骶部剧烈疼痛，严重时伴有恶心、呕吐、腹泻，甚则昏厥。其发病原因常与神经、精神因素、内分泌及生殖器局部病变有关。临床上分为原发性痛经和继发性痛经两种类型。原发性痛经指经过详细妇科检查，生殖器官无器质性病变者；继发性痛经是因生殖器官器质性病变，如子宫内膜异位症，急、慢性盆腔炎，子宫颈狭窄、阻塞等所引起的痛经。中医学认为，本病属"经行腹痛"、"经前腹痛"、"经后腹痛"、"月水来腹痛"、"妇人血气痛"等范畴，多因情志郁结，或经期受寒饮冷，以致经血滞于胞宫。

针刺疗法

【选用穴位】

◎主穴：三阴交、足三里、气海、中极、肾俞。

◎配穴：曲骨、关元、归来、腹结、次髎、合谷、内关、太冲。

【针刺手法】

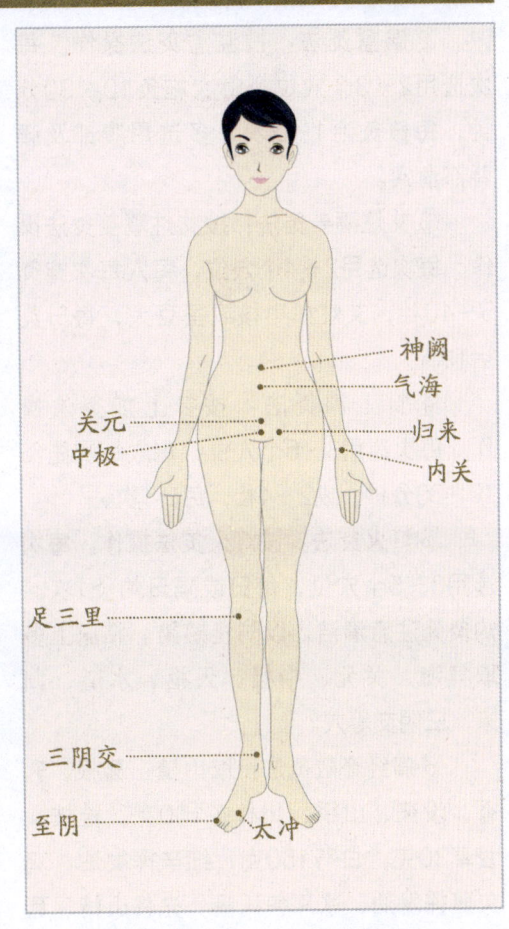

多采用强刺激泻法或平补平泻法，对于虚寒者可加用灸法。每日或隔日1次，每次留针30～60分钟，可间歇运针2～3次。

灸疗法

【选用穴位】

◎主穴：关元、曲骨、神阙、三阴交、足三里、至阴。

◎配穴：中极、子宫、归来、天枢、血海、地机、太冲、命门、脾俞、肾俞。

【灸治方法】

①艾卷温和灸法：按艾卷温和灸法操作。每次选用3～5个穴位，每穴每次施灸10～30分钟，每日灸治1～2次。如因宫寒所致之痛经，灸至阳穴效佳。

②温盒灸法：按温盒灸法操作。每次选用2～3个穴位，每次施灸10～30分钟，每日灸治1～2次，多选用腹部及腰背部俞穴。

③艾炷隔姜灸法：按艾炷隔姜灸法操作。每次选用2～4个穴位，每穴每次施灸5～10壮，艾炷如枣核或蚕豆大，每日灸治1次。

④针上加灸法：按针上加灸法操作。每次选用3～5个穴位，每穴每次施灸10～30分钟，或2～4壮，每日1次。

⑤灯火灸法：按灯火灸法操作。每次选用3～5个穴位，每日或隔日灼灸1次。灼灸处注意清洁，以防止感染。临床上多取气海、关元、中极、天枢、水道、归来、三阴交等穴。

⑥痛经膏敷灸法：取山楂、葛根、乳香、没药、山甲、川朴各100克，桂枝、甘草30克，白芍150克，细辛挥发油、鸡矢藤挥发油、冰片各适量。先将山楂、葛根、白芍、甘草共煎两次，煎液浓缩成稠膏，混入溶于适量95%乙醇的乳香、没药，烘干后与山甲、川朴，桂枝共研细末，再加适量的细辛挥发油、鸡矢藤挥发油和冰片，充分混合，过100目筛，贮瓶备用。于月经前3～5天，用温水洗净脐部后，取上药0.2～0.25克，气滞血瘀型用食醋调糊；寒湿凝滞型用姜汁或酒调糊，敷贴于脐窝（神阙），外用橡皮膏固定。待经痛止或经期第3天去药。

⑦调经糊敷灸法：取乳香、没药、白芍、川牛膝、丹参、山楂、广木香、红花各15克，上药共研细末，加入冰片1克，混匀后贮瓶备用。敷灸时每次取上药30克，以姜汁（或黄酒）适量调如糊膏状，分别敷贴于神阙、子宫穴，上盖纱布（或油纸），橡皮膏固定即可。2日换药1次。

按摩疗法

【选用穴位】

气海、关元、肾俞、八髎。

【操作手法】

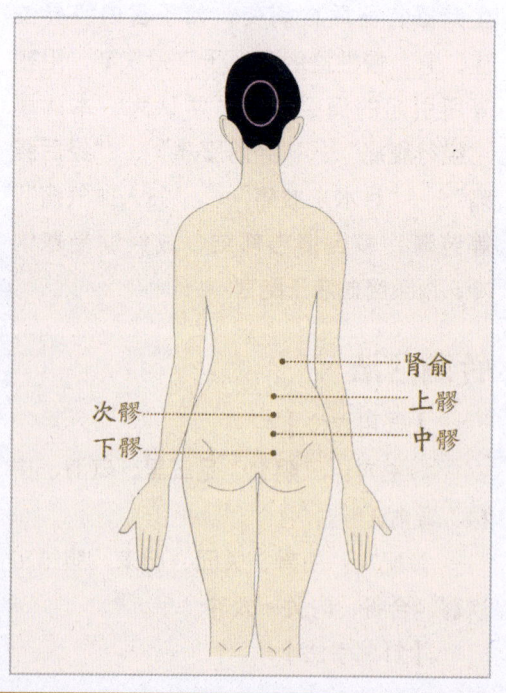

①患者取仰卧位，医者坐于右侧，用摩法按顺时针方向在小腹部治疗5分钟。

②以一指禅推法或揉法在气海、关元治疗，每穴2分钟。

③患者俯卧位，医者站于右侧，以滚法在腰部脊柱两旁及骶部治疗5分钟。

④用一指禅推或按法在肾俞、八髎穴治疗，每穴2分钟。

⑤在骶部八髎穴以擦法治疗，以透热为度。

⑥患者仰卧，医者坐或立其侧，先以关元穴为中心，顺、逆时针单掌摩少腹部各36次，继从脐向下经关元、气海穴直到耻骨施以一指禅推或掌推3～5分钟，再将双掌分放脐旁沿少腹两侧向下作弧形擦法，反复操作，以热为度。

⑦患者仰卧，腰部垫枕，医者将两手四指由胸两旁伸至背部，中指相对置于第七胸椎棘旁肩胛下角相平处，两手拇指扶定胸胁，其余三指自然散开，用力从后向前推抹至胸胁部期门穴止，反复操作10～15遍。

⑧患者仰卧，医者自其大腿内侧，自上向下到内踝部揉拿5～10遍，着重点按三阴交穴。通畅二条阴经，调益气血。

⑨患者俯卧，腹下垫枕，医者以滚法、一指禅推法自背沿脊柱两旁向下至腰骶部操作，往返数遍，同时按揉肝俞、脾俞、胃俞、肾俞、气海俞、大肠俞等穴各1分钟，再以掌侧小鱼际横擦腰骶，着重于肾俞、志室、八髎穴，以热透小腹为度。

拔罐疗法

【选用穴位】

肾俞、次髎、关元、归来、足三里、三阴交。

【操作手法】

采用闪火法将罐吸拔于上述穴位上，留罐15～20分钟。可于经期前2～3日开始拔罐，直至行经时，每日1次。

> **保健提示**
>
> 痛经为妇科常见病，多发病。在痛经发作期以控制疼痛为主。耳针法宜采用强刺激。本法对原发性痛经治疗效果颇为满意，对继发性痛经则疗效较差。
>
> 关于治疗时机，宜于每次月经来潮前3～5天开始治疗。每日或隔日1次。多数病例经2～3个月经周期治疗，痛经症状即可消失。
>
> 在经期注意保暖及经期卫生，适当休息，不宜过度疲劳。情绪应安宁，避免暴怒。

2.闭经

闭经是指妇女应有月经，但超过一定时限仍未来潮者。正常女子一般14岁左右月经来潮，凡超过18岁尚未来潮，为原发性闭经。月经周期建立后，又停经3个月以上，为继发性闭经。闭经又分生理性和病理性两类。生理性闭经见于青春期前、妊娠期、哺乳期及绝经后期。病理性闭经又可分为真性闭经及假性闭经。多为内分泌系统的月经调节功能失常、子宫因素、精神因素、以及全身性疾病所致。闭经是生殖系统及有关内分泌系统功能失调的表现，也可能是自体其他脏器疾病的前驱症状或结果。中医学认为，本病多因情志抑郁，或行经受寒，以致气机不畅，经血凝滞，胞脉闭阻。

针刺疗法

【选用穴位】

◎主穴：关元、三阴交、血海、血府、地机。

◎配穴：合谷、归来、子宫、足三里。

【针刺手法】

针刺以平补平泻为主，留针15～30分钟，每日或隔日1次，10次为1疗程，疗程间隔3～5天。

灸疗法

【选用穴位】

◎主穴：关元、归来、三阴交、肝俞、脾俞。

◎配穴：中极、天枢、血海、足三里、行间、肾俞等。

【灸治方法】

①艾卷温和灸法：按艾卷温和灸法操作。每次选用2～4个穴位，每穴每次施灸10～30分钟，每日或隔日灸治1次，5次为1疗程。

②艾炷隔姜灸法：按艾炷隔姜灸法操作。每次选用2～4个穴位，每穴每次施灸3～5壮，艾炷如枣核大，每日或隔日灸治1次，5～7次为1疗程。

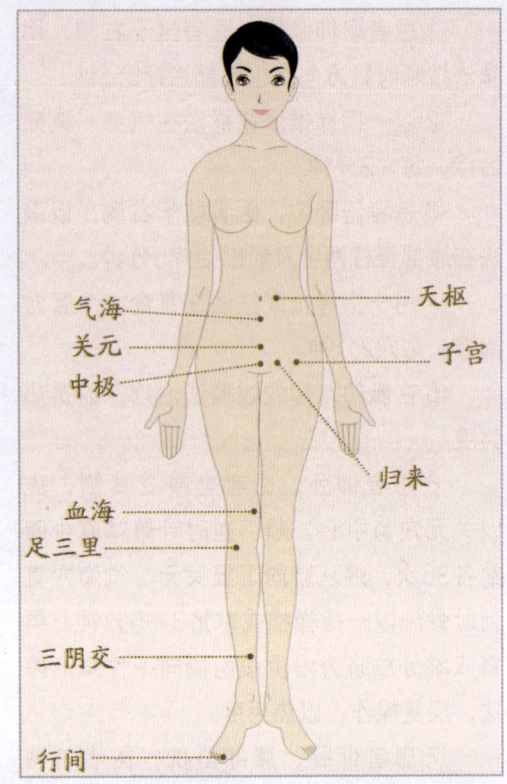

③艾炷无瘢痕灸法：按艾炷无瘢痕灸法操作。每次选用2～3个穴位，每穴每次施灸3～5壮，艾炷如黄豆或麦粒大，隔日或3日灸治1次，5次为1疗程。

④艾炷隔胡椒饼灸法：按艾炷隔胡椒饼灸法操作。每次选用1～3个穴位，每穴每次施灸5～7壮，艾炷如枣核或黄豆大。每日或隔日灸治1次，3～5次为1疗程。

按摩疗法

【选用穴位】

关元、气海、三阴交、足三里、血海、肝俞、肾俞。

【操作手法】

①患者仰卧，医者坐于右侧，用摩法治疗小腹，逆时针方向缓慢深沉操作10分钟。

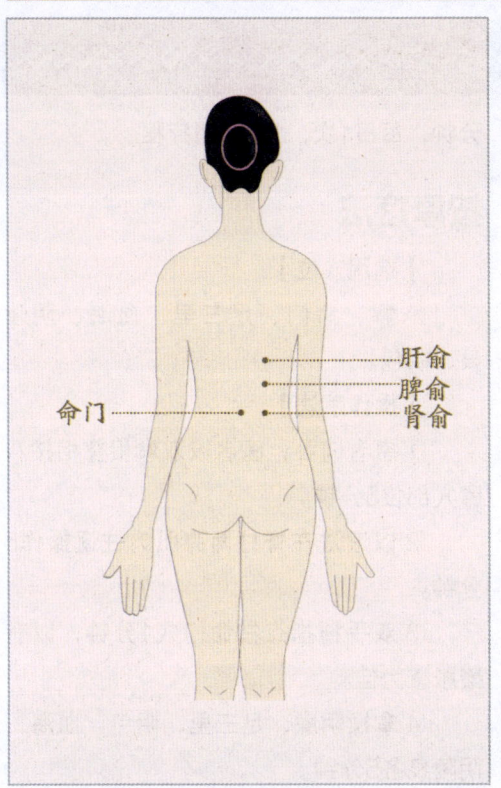

◎主穴：归来、关元、血海、三阴交。

◎配穴：肝俞、脾俞、肾俞、命门、足三里、子宫、行间。

【操作手法】

采用闪火法将罐吸拨于穴位上，留罐15～20分钟，每日1次，每次选用5～7个穴位。亦可三棱针点刺后拨罐治疗。

自我保健法

①患者仰卧，以中指单叩法轻叩关元穴60次，再以一手掌心贴于小腹部，另一手按其手背上，做小腹摩法，约3分钟。

②以磁锤轻叩血海、三阴交、足三里，每穴60次。

③以拳叩法轻叩腰部肾俞、命门，各20次。

将上述保健叩摩法每天坚持做1次，长期坚持，闭经就能得到改善。

②以一指掸推或按法点按关元、气海、三阴交、足三里、血海、肝俞、肾俞各2分钟。

③用拨法在腰脊柱两旁操作10分钟。

拔罐疗法

【选用穴位】

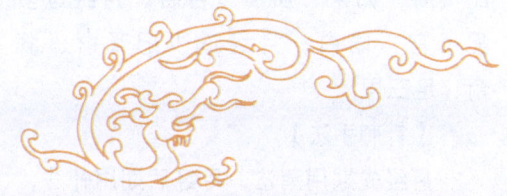

保健提示

针灸等法对功能失调所致的闭经疗效较好。而对于严重贫血，结核病，肾脏、心脏疾患所致的闭经，疗效较差。至于子宫、卵巢发育不全，阴道闭锁及生殖器肿瘤等器质性闭经，针刺治疗多属无效。

妇女在妊娠之后，可出现闭经，往往伴有早孕表现，应及时鉴别。

患者需调摄精神，保持心情愉快。并加强营养，配合口服维生素E类药物。

3.月经不调

月经是机体由于受垂体前叶及卵巢内分泌激素的调节而呈现的有规律的周期性子宫内膜脱落。月经不调是指月经的周期、经色、经量、经质的改变而言。如垂体前叶或卵巢功能异常，就会发生月经不调。

中医学认为，本病与肾、肝、脾三脏有密切关系。多由肾虚而致冲、任功能失调，或肝热不能藏血、脾虚不能生血等而致本病的发生。

针刺疗法

【选用穴位】

◎主穴：关元、三阴交。

◎配穴：月经先期配肝俞、肾俞；月经后期配血海、归来、足三里；月经先后无定期配肾俞、脾俞、归来；倒经配气海、归来、血海、合谷；月经过多配子宫、隐白；月经过少配肾俞、脾俞、足三里。

【针刺手法】

月经先期用泻法，月经后期用补法，月经先后无定期和倒经用平补平泻法。每日1次，10次为1疗程。亦可针刺后加拔罐法。

灸疗法

【选用穴位】

与针刺疗法取穴相同。

【灸治方法】

腹部、腰背部穴位采用温盒灸法，其他穴位采用艾卷温和灸法，每穴每次灸20分钟，每日1次，10次为1疗程。

按摩疗法

【选用穴位】

八髎、命门、足三里、血海、阴陵泉、阴包。

【操作手法】

①患者俯卧，医者以双掌相叠相按八髎穴部位5分钟。

②以滚法在脊柱两旁肌肉往返操作5分钟。

③双手拇指点按命门穴1分钟，以有酸胀感为佳。

④拿揉阴廉、足三里、阴包、血海、阴陵泉各5分钟。

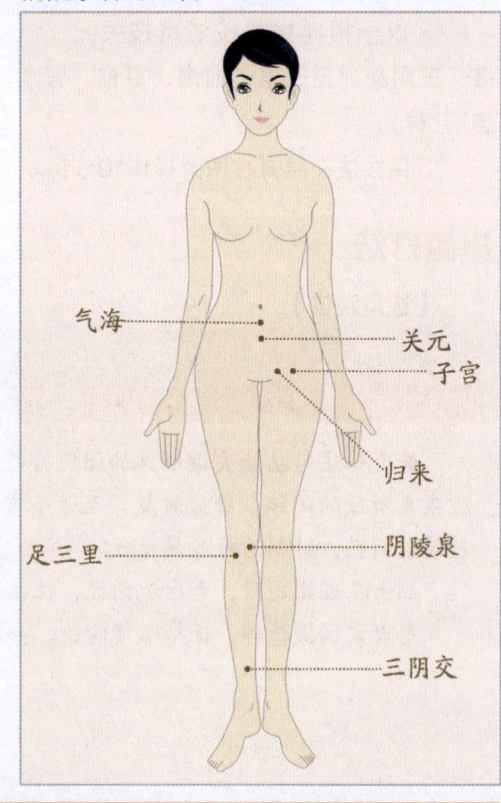

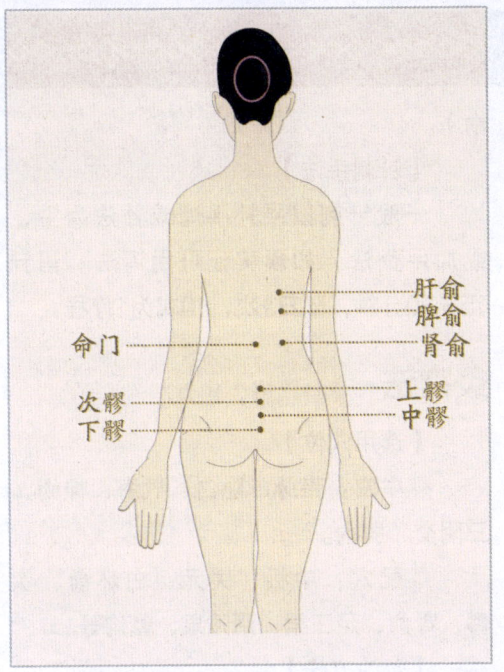

⑤往返擦大腿内侧，透热为度。

⑥以气海为圆心，单掌环形摩腹10分钟。

⑦点按、弹拨三阴交穴1分钟。

月经先期，量多、烦躁不安的血热型则推擦大椎穴2分钟，若见月经先期或先后不定期，量多，色淡的气虚型加按太溪穴2分钟；若见月经后期，小腹疼痛，得热痛减的寒凝型，则沿脐以掌分推腹、腰一周，以透热为度；若见月经后期量少，胸闷不舒，乳胀胁痛的气滞型，加点膻中穴2分钟。

保健提示

引起月经不调的病因是多方面的，但主要的有外感六淫、内伤七情，以及饮食、起居、环境的改变等因素。其机理与肝、脾、肾及冲任等脏腑功能失常，气血阴阳失调有关，与妇女的"血少气多"的生理特点也有联系。

在日常调养上，主要可从以下5大方面着手：

a.行经期间应保持情志舒畅，并注意经期卫生。

b.在饮食上避免吃太热、太冰、温度变化太大的食物；有大失血情形的女性，应多摄取菠菜、蜜枣、红菜（汤汁是红色的菜）、葡萄干等高纤维质食物来补血；即将面临更年期的妇女，应多摄取牛奶、小鱼干等钙质丰富的食品；疏菜、水果、全谷类、全麦面包、糙米、燕麦等食物含有较多纤维，可促进雌激素排出，增加血液中镁的含量，有调整月经及镇静神经的作用；在两餐之间吃一些核桃、腰果、干豆等富含B族维生素的食物；午餐及晚餐多吃肉类、蛋、豆腐、黄豆等高蛋白食物，补充经期所流失的营养素、矿物质。

c.女性经期不宜受寒，受寒会使盆腔内的血管收缩，导致卵巢功能紊乱，可引起月经量过少，甚至闭经。

d.调整心态：许多妇女发生月经失调后，只是从子宫发育不全、急慢性盆腔炎、子宫肌瘤等妇科疾病去考虑，而忽视了从子宫之外去找原因。岂不知，许多不良习惯因素也可能导致月经失调。情绪异常、长期的精神压抑、生闷气或遭受重大精神刺激和心理创伤，都可导致月经失调或痛经、闭经。据研究，妇女经期受寒冷刺激，会使盆腔内的血管过分收缩，可引起月经过少甚至闭经。

4. 白带过多

白带过多系指阴道分泌多量的白色分泌物，常与生殖系统局部炎症、肿瘤或身体虚弱等因素有关。若临床上见白带是白色的，多为生理性的；白色乳酪样多为霉菌性阴道炎；脓性的多为滴虫性或萎缩性阴道炎，以及阴道内异物；黏液性的多为慢性宫颈炎、宫颈息肉；血性的或水样恶臭白带多为肿瘤。

中医学认为，本病属"带下"范畴，多因湿热下注或气血亏虚，致带脉失约，冲任失调而成。

针刺疗法

【选用穴位】

◎主穴：带脉、三阴交、气海。

◎配穴：关元、足三里、阴陵泉、内关、神门、间使、肾俞、志室、命门、行间。

◎经验穴：环跳、四花穴（膈俞、胆俞）。

【针刺手法】

一般针刺以平补平泻或补法为主，或加用灸法，如属实证可用泻法。留针15～20分钟，隔日1次，10次为1疗程。

灸疗法

【选用穴位】

◎主穴：带脉、隐白、气海、神阙、三阴交、脾俞。

◎配穴：中极、关元、白环俞、次髎、肾俞、足三里、阴陵泉、蠡沟等。

【灸治方法】

①艾卷温和灸法：每次选用2～4个穴位，每穴每次施灸15～30分钟，每日灸治1次，5次为1疗程。

②艾卷雀啄灸法：选用穴位、灸治时

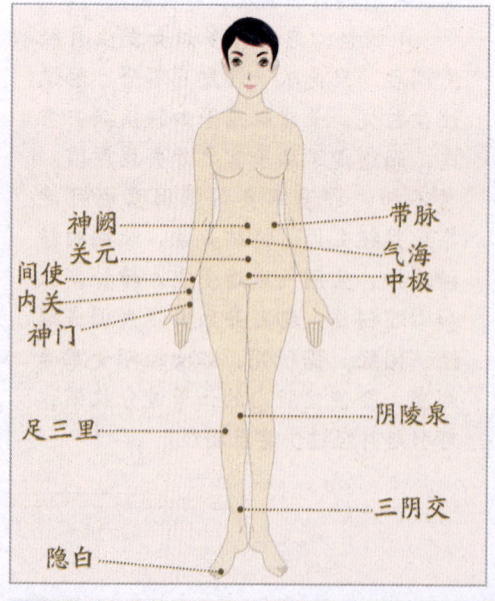

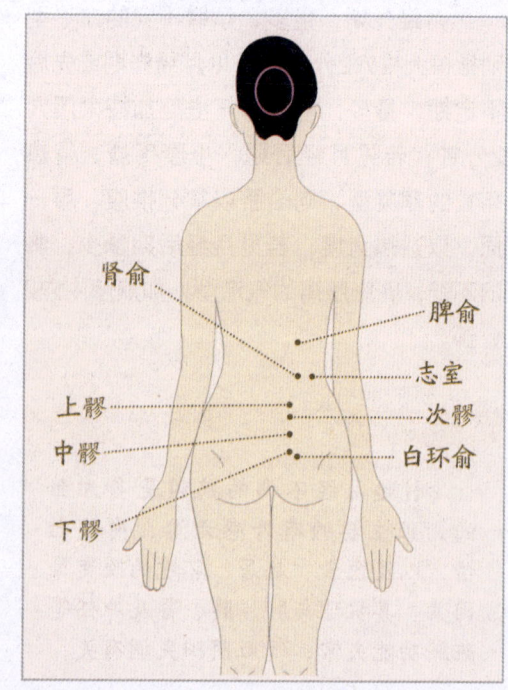

间及疗程可参照温和灸法。三阴交、隐白多用雀啄灸法。

③艾卷回旋灸法：选用穴位、灸治时间及疗程可参照温和灸法。气海穴多用回旋灸法。

④白带膏丸敷灸法：取硫黄18克，母丁香15克，麝香3克，上药共研细末。以独头蒜（去皮）2枚与上药末混合，捣融如膏，制丸如黑豆大，外以朱砂3克（研细）为衣。再将川椒50克，韭菜籽、附片、肉桂、蛇床子各20克，独头蒜300克，放入500毫升芝麻油内，入锅加热，将药炸枯，过滤去渣，再将油熬至滴水成珠，徐徐加入广丹250克，搅拌收膏，备用。敷灸时将熬制的黑膏适量摊于6～8平方厘米牛皮纸上，再取药丸1粒，研末后放膏药中间，敷贴于穴位。采用穴位为曲骨、关元、神阙，3日换药1次。

5.不孕症

不孕症系指夫妇同居而未避孕，经过较长时间不怀孕者。临床上分原发性不孕和继发性不孕两种。同居3年以上未受孕者，称原发性不孕；婚后曾有过妊娠（流产、分娩），相距3年以上未受孕者，称继发性不孕。不孕症是由很多因素引起的，与男女双方的全身健康状况及局部生殖器病变均有密切关系。

中医学称本病为"全不产"、"断绪"、"不孕"等，除先天性生理缺陷外，就脏腑气血而言，多因肾虚、肝郁、血虚、血瘀、胞寒、痰湿等，以致冲任失调，难以摄精受孕。

针刺疗法

【选用穴位】

◎主穴：关元、中极、三阴交、血海。

◎配穴：气海、百会、肾俞、志室、八髎、足三里、阴陵泉。

【针刺手法】

每天取主穴和配穴各1～2个，用平补平泻手法，留针15～20分钟，下腹部穴可加艾卷温和灸，隔日1次，10次为1疗程，疗程间隔7天。经2个疗程后，可改为月经前后各针灸5次。

灸疗法

【选用穴位】

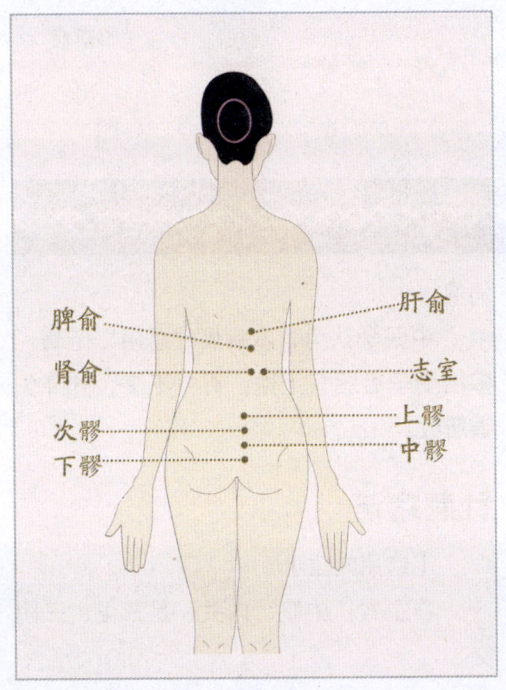

◎主穴：关元、中极、神阙、命门、三阴交。

◎配穴：气海、膏肓、肝俞、脾俞、肾俞、足三里、然谷等。

【灸治方法】

①艾炷着肤灸法：按艾炷着肤灸法操作，取关元、中极、足三里、三阴交。每次施灸5~10壮，艾炷如黄豆或半个枣核大，每日或隔日灸治1次，7次为1疗程。

②艾炷瘢痕灸法：按艾炷瘢痕灸法操作。每次选用2~3个穴位，每穴每次施灸3~5壮，艾炷如枣核或黄豆大，以灸疮化脓为佳。

③艾炷隔盐灸法：取精白细盐适量，纳入脐窝（神阙），使与脐平，上置艾炷点燃施灸，艾炷如黄豆大，每次施灸5~10壮，每日或隔日灸治1次，5~7次为1疗程。灸后局部若起水泡，可用消毒针头刺破放水，涂以龙胆紫，敷以消毒纱布，防止感染。

④艾卷温和灸法：按艾卷温和灸法操作。每次选用3~5个穴位，每穴每次施灸10~20分钟，每日或隔日灸治1次，7次为1疗程。

⑤艾炷隔姜灸法：按艾炷隔姜灸法操作。每次2~4个穴位，每次施灸5~10壮，艾炷如蚕豆或枣核大，每日或隔日灸治1次，7次为1疗程。多选用腹背腰部腧穴。

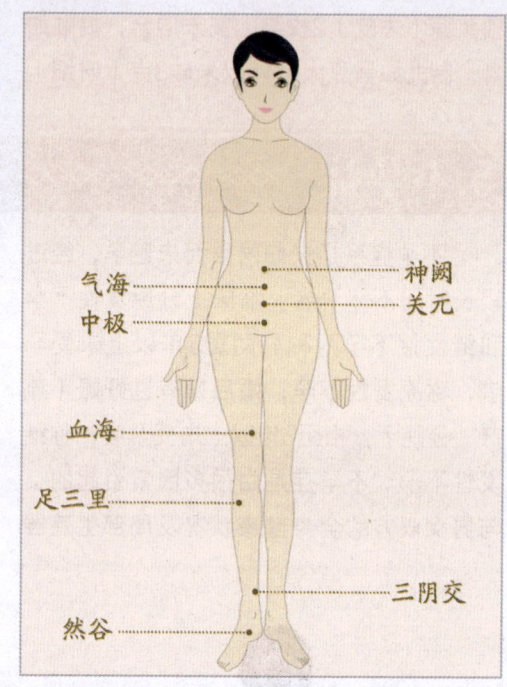

6.妊娠呕吐

妊娠呕吐是指怀孕后2~3个月出现的恶心、呕吐而言。多因妊娠早期绒毛膜促性腺素功能旺盛，使胃酸减少，胃蠕动减弱，植物神经系统功能紊乱，副交感神经兴奋过强所致。本病临床主要表现为恶心、呕吐、择食、厌食等，甚者呕吐发作频繁，不能进食或水，吐出物除食物黏液外，可有胆汁、咖啡色血渣，伴有全身乏力，精神委靡，心悸气促等症，身体明显消瘦。

中医学认为，本病属"恶阻"范畴。多由受孕后胎气上逆，胃气不降，升降失调所致。

针刺疗法

【选用穴位】

◎主穴：中脘、内关、足三里、三阴交。

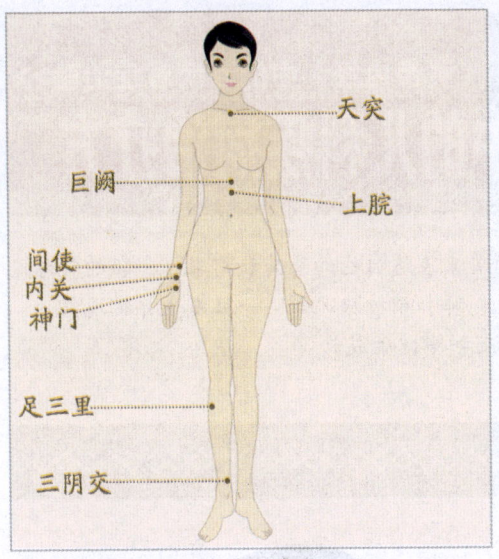
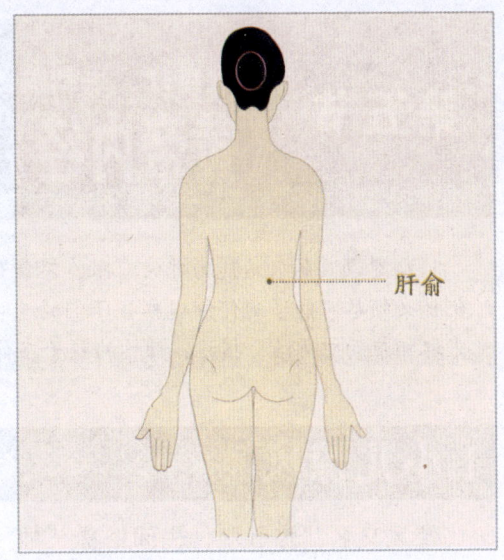

◎配穴：幽门、上脘、建里、神门、肝俞、金津、玉液（点刺出血）。

【针刺手法】

针刺腹部穴多用抑制法，四肢穴多用兴奋法，留针15～20分钟，留针期间，行针2～3次，一般每日或隔日1次，较重者可每日针2次。亦可针灸并用。针刺手法不宜过强，以免引起不良后果。症状较轻者一般针刺3～4次即可治愈，症状较重者，多于针刺2～3次即可减轻，10次左右即可治愈。

灸疗法

【选用穴位】

◎主穴：上脘、中脘、间使、足三里。

◎配穴：建里、巨阙、天突、内关、神门、三阴交等。

【灸治方法】

①药物艾卷温和灸法：先将苍术30克研为细末，再将陈艾叶250克揉搓成细绒，两者混匀，制成长20～25厘米，直径约1.2厘米的艾卷，备用。施灸时按艾卷温和灸法操作，每次选用3～5个穴位，每穴每次施灸10～15分钟，每日灸治1次，3～5次为1疗程。

②艾卷温和灸法：按艾卷温和灸法操作。每次选用2～4个穴位，每穴每次施灸10～20分钟，每日灸治1～3次，3～5次为1疗程。

③艾卷雀啄灸法：按艾卷雀啄灸法操作。选用穴位、灸治时间及疗程可参照艾卷温和灸法。

④艾炷隔姜灸法：按艾炷隔姜灸法操作。每次选用2～3个穴位，每穴每次施灸3～5壮，艾炷如黄豆或半个枣核大，每日灸治1次，3次为1疗程。

拔罐疗法

【选用穴位】

中脘、内关、足三里。

【操作手法】

按单纯拔罐法操作。采用闪火法将罐吸拔于上述穴位，中脘穴拔罐时吸力不宜过强，留罐15～20分钟。

第五节 《黄帝内经》中的儿科疾病治疗方

对症自疗、手到病除，《黄帝内经》中的百病对症治验>>

◎婴幼儿的表达能力非常有限，不能用语言来表达自己的感情和需求，年轻的父母们就必须尽可能多地仔细观察孩子们的吃、玩、睡和精神状况等，一旦发生异常现象，采取相应的中医治疗措施，让你的孩子在你的呵护中健康成长。

1.小儿惊风

惊风又名"惊厥"，民间俗称"抽风"，是小儿较常见的中枢神经系统器质或功能异常的紧急疾病，临床上以抽搐、痉挛或伴神昏为其特征。多见于1～5岁的婴幼儿，年龄越小，发病率越高。临床上有急惊风和慢惊风之分。急惊风临床主要表现为：起病急暴，神志昏迷，两目窜视，牙关紧闭，颈项强直，四肢抽搐。发作前一般有发热、呕吐、摇头弄舌等先兆症状；慢惊风除抽风、昏迷等与急惊风的共同症状外，病儿形神疲惫，嗜睡，面色㿠白或萎黄，四肢厥冷，囟门低陷，摇头拭目，似搐非搐。中医学认为急惊风多由痰热内蕴，邪陷心包，肝风内动，或乳食停滞，心肝蓄热所致；慢惊风多由脾肾阳虚或肝肾阴亏而成。

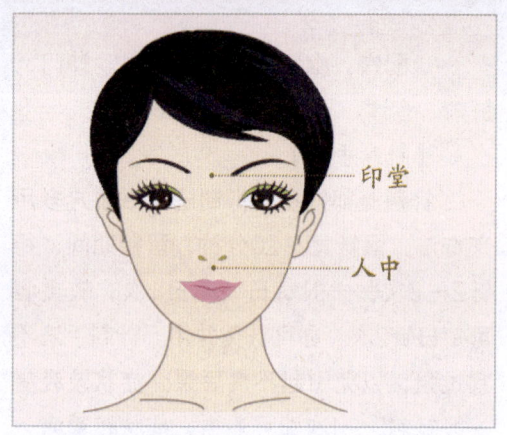

针刺疗法

【选用穴位】

人中、印堂、百会、合谷、下关、颊车、风池、风府。

【针刺手法】

人中穴向上斜刺至鼻中隔下，施以捻转泻法，强刺激；印堂穴针尖从上向下刺入，捻转提插泻法，中、强度刺激。如发热可刺出血4～5滴；百会穴向后横刺，下关、颊车直刺，平补平泻，中度刺激；风池直刺，略斜向下，捻转泻法；风府直刺，平补平泻；合谷直刺，捻转提插泻法，强刺激。根据病情，每次选用3～5个穴位，不留针，或留针10～30分钟。

灸疗法

艾炷着肤灸法

【选用穴位】

印堂、前顶、人中。

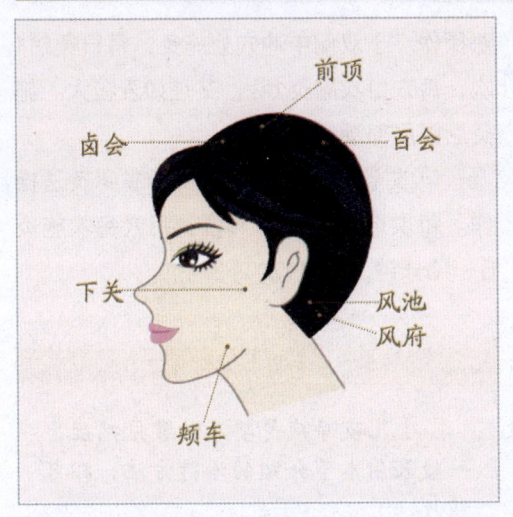

【灸治方法】

按艾炷着肤灸法中无瘢痕灸操作。每次选用1~2个穴位，每穴每次灸3壮，艾炷如麦粒大。

灯火灸法

【选用穴位】

囟会、顶心、两眉际上下、口上下等。

【灸治方法】

按灯火灸法操作。以灯心蘸油点燃后焠之，根据病情选用上穴。

2.小儿夜啼症

小儿夜啼症，常见于1岁以内的哺乳婴儿，多因受惊引起。临床主要表现为婴儿长期夜间啼哭不停，或时哭时止，不得安睡，天明始见转静，日间则嬉耍、食乳、睡眠，一切如常。

中医学认为，本病属"夜啼"范畴。多因小儿神气未充、心火上乘等所致。

新生儿及婴儿常以啼哭表达要求或痛苦，饥饿、惊恐、尿布潮湿、衣被过冷或过热等均可引起啼哭。此时若喂以乳食、安抚亲昵、更换潮湿尿布、调整衣被厚薄后，啼哭可很快停止，这些都不属病态，但因脾寒、心热、惊骇、食积而引起的夜啼，就应该引起重视，以免贻误患儿病情。

针刺疗法

【选用穴位】

印堂。

【针刺手法】

以30号1寸毫针从上向下，夹持刺入0.2寸，行平补平泻法，提插捻转1分钟左右，不留针，每日1次。

灸疗法

【选用穴位】

中冲、劳宫、涌泉、神阙、中脘、百

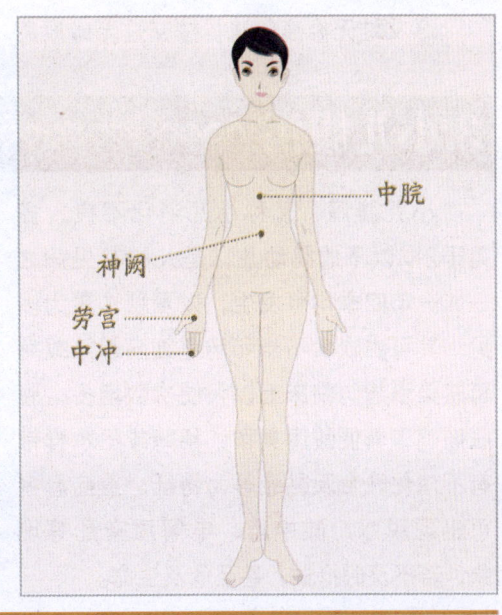

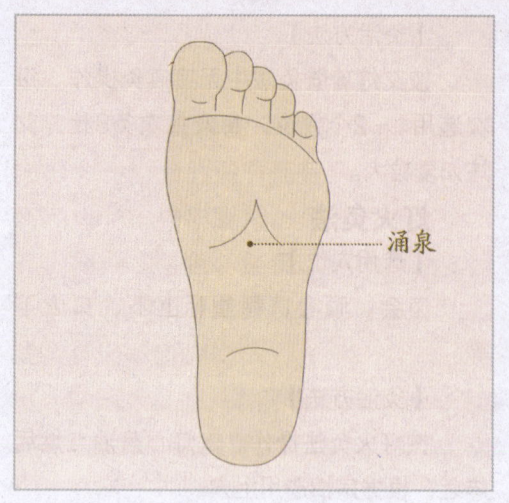

涌泉

会。

【灸治方法】

①黑丑敷灸法：将黑丑研为细末，贮瓶备用。敷灸时取上药末10～15克，加温水适量调如糊膏状，临睡前敷于脐窝（神阙），胶布固定。每日敷灸1次。

②朱砂敷灸法：将朱砂研为细末，贮瓶备用。取上药末4～6克，温水调如糊膏状，于临睡前分别敷于劳宫（双）、涌泉（双）穴处，包扎或胶布固定。每日1次。

③艾炷无瘢痕灸法：按艾炷无瘢痕灸法操作。于双侧中冲穴处施灸，每日灸治1次，每穴每次施灸1壮，艾炷如麦粒大。施灸后以局部潮红为度。

④艾卷雀啄灸法：按艾卷雀啄灸法操作。每次选用2～4个穴位，每穴每次施灸5～10分钟，每日1次。

保健提示

小儿夜啼症是婴儿的常见病症，一般采用本节介绍的治疗方法，即可获效。

平素婴儿应避免惊吓，及时更换尿布，注意保暖。并随时观察是否有其他原因引起患儿夜间哭闹，以便作妥善处理。

小儿夜啼可食用百合粥。百合味甘、微苦，性微寒，能润肺止咳、清心安神。其中含淀粉、蛋白质、脂肪、多种生物碱、钙、磷、铁等成分。其与糯米同煮成粥，睡前食用，或分早、晚两次食用，可润肺、清心安神，控制孩子夜间啼哭。

3.小儿腹泻

小儿腹泻，又称小儿消化不良，多见于2岁以下的婴幼儿，是儿科常见病之一，一年四季均可发生，以夏秋季最为多见。其可由饮食不当和肠道细菌感染或病毒感染引起。临床上以大便次数增多，腹胀肠鸣，粪便酸腐臭秽、稀薄或呈水样带有不消化乳食及黏液等为特征。重症患者可出现脱水、酸中毒、电解质紊乱等现象，若不及时抢救，甚至危及生命。

中医学认为，本病多因饮食不节，内伤乳食，调护失宜，或外感六淫之邪，以致脾胃功能失调，清浊升降失司而成。

小儿腹泻如果不及时治疗，可引起各种并发症，威胁健康，如果治疗不当，还可能导致营养不良和生长发育迟缓。所以家长一定要注意孩子的饮食和个人卫生，防止交叉感染。

针刺疗法

【选用穴位】

◎主穴：四缝、合谷、天枢、足三里。

◎配穴：气海、关元、中脘、三阴交、内关。

【针刺手法】

针刺用捻转进针，或以雀啄，震颤等手法。以有针感后，再捻10~20秒钟，即出针，或在气海、天枢、足三里等穴留针5~10分钟。

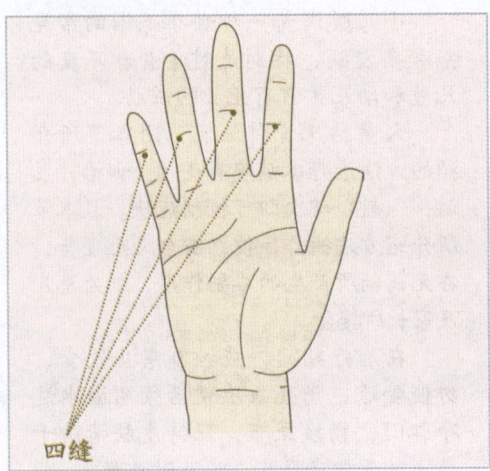

四缝

灸疗法

【选用穴位】

◎主穴：天枢、关元、神阙、中脘、足三里。

◎配穴：止泻、水分、气海、上巨虚、三阴交、脾俞、肾俞、涌泉等。

【灸治方法】

①艾卷温和灸法：按艾卷温和灸法操作。取穴为中脘、天枢、关元。每穴每次施灸10~30分钟，重症患者亦可施灸50~60分钟，每日灸治1~2次，3次为1疗程。操作时应谨防局部烫伤。

②艾卷回旋灸法：按艾卷回旋灸法操作。每次选用3~6个穴位，每穴每次施灸10~30分钟，每日灸治1~2次。多选用腹部腧穴。

③艾炷无瘢痕灸法：按艾炷无瘢痕灸法操作。每次选用2~4个穴位，每穴每次施灸3~7壮，艾炷如黄豆麦粒大，每日或隔日灸治1次，3次为1疗程。

④艾炷隔姜灸法：按艾炷隔姜灸法操作。每次选用2~4个穴位，每穴每次施灸3~7壮，艾炷如枣核或蚕豆大，每日或隔日灸治1次，3次为1疗程。

⑤艾炷隔盐灸法：取精白细盐适量，纳入脐窝（神阙），使与脐平，上置艾炷点燃灸之。每次施灸3~15壮，艾炷如黄豆或半个枣核大，每日或隔日灸治1次，3次为1疗程。操作时应谨防局部灼伤。亦可施用隔盐艾卷温和灸法，每次施灸10~30分钟。

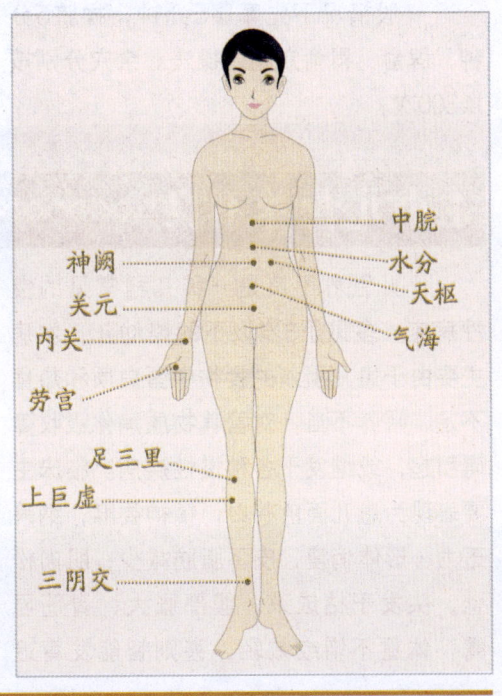

拔罐疗法

【选用穴位】

中脘、神阙、天枢、气海、关元、脾俞、胃俞、大肠俞、足三里。

【操作手法】

采用闪火法将小号火罐先吸拔在腹部及足三里穴位上，留罐5～10分钟，选用3～5个穴位；起罐后，按上法在背部拔罐5～10分钟，选穴2～4个。每日1次。

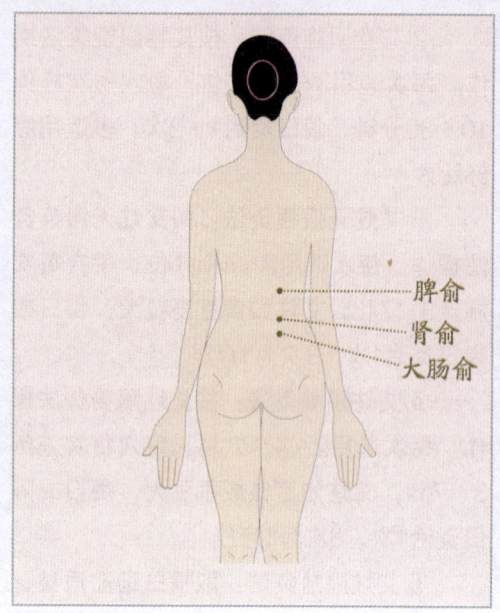

脾俞
肾俞
大肠俞

按摩疗法

【选用穴位】

劳宫、天枢、脾俞、胃俞、足三里、中脘、神阙。

【操作手法】

一般情况下先摩腹5分钟，揉脐5分钟，脾俞、胃俞穴施以揉法。余穴分别按揉300次。

保健提示

小儿腹泻是一种世界范围的常见病和多发病，特别是对于营养不良的儿童和幼儿常常有死亡的威胁。

大量临床资料证实，用本节所介绍的方法治疗本病确有良效，如治疗及时，一般1～3次即可控制症状。且本节所介绍方法操作简便，安全又无痛苦，亦无药物所产生的毒副作用，颇为患儿及家长所接受。

在治疗期间，应控制患儿饮食，勿使受凉，患儿每次便后须用温水洗净肛门，勤换尿布，保持皮肤清洁干燥。对于重症患儿，应及时施救。

4. 小儿营养不良

小儿营养不良是一种儿科常见的慢性病症。多见于3岁以下的婴幼儿。本病主要由于患儿摄入的食物中蛋白质和热量不足，喂养不当，对营养物质消化吸收障碍引起，或继发于各种慢性疾病。临床主要表现为患儿面色苍白，精神委靡，纳呆乏力，形体消瘦，皮下脂肪减少，肌肉松弛，头发干枯成束，腹部胀大，青筋显露，体重不增或减轻，甚则智能发育迟缓，可出现凹陷性水肿及各种维生素缺乏症。中医学认为，本病属"疳疾"范畴，多因乳食不节，积滞伤脾；喂养不当，营养失调；慢性疾病，气血双亏而致。

针刺疗法

【选用穴位】

四缝、上四缝、下四缝、中脘、足三里。

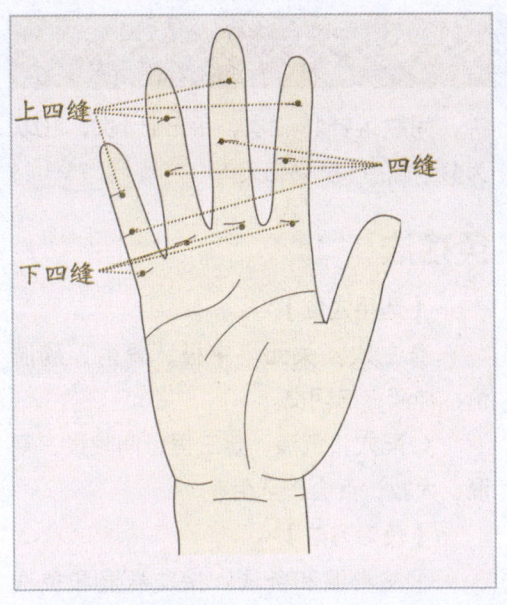

【针刺手法】

针刺四缝、上四缝、下四缝法：在严密消毒下，用较粗的毫针或圆利针进行针刺，按患儿胖瘦情况，迅速刺入2~3毫米，出针后，用手轻轻挤出液体即可。隔日针刺1次，5次为1疗程。

中脘、足三里以毫针浅刺，轻刺，用补法或平补平泻法，一般不留针，每日1次，6次为1疗程。

灸疗法

【选用穴位】

◎主穴：内关、神阙、足三里、涌泉、脾俞、胃俞。

◎配穴：中脘、天枢、章门、气海、肾俞、三阴交等。

【灸治方法】

①疳积散敷灸法：将桃仁、杏仁、生山栀各等份，晒干后研为细末，加冰片、樟脑少许，贮瓶备用。敷灸时取上药末15~20克，用鸡蛋清调如糊膏状，分别敷于双侧内关穴，纱布包扎固定。每次敷灸24小时后去之。2~3天敷灸1次。

②疳积膏敷灸法：取皮硝10克，杏仁6克，栀子3克，葱白7茎，大枣7枚（去核），头道酒糟30克，灰面90克。上药混合捣融如膏状，分别摊于两块青布中间，敷于神阙、命门穴处，胶布固定。每3日换药1次。

③皮硝敷灸法：取皮硝30~60克，用布包后，扎于脐部（神阙），每日1次。

④疳积草敷灸：取鲜疳积草15克，生姜、葱白各30克，上药共捣如膏，加入鸭蛋白1个搅均，临睡前分别敷于足心（涌泉），次日晨取去，每3天敷1次。

⑤艾卷温和灸法：按艾卷温和灸法操作。每次选用2~4个穴位，每穴每次施灸5~10分钟，每日灸治1次。

⑥艾炷隔姜灸法：按艾炷隔姜灸法操作。每次选用2~3个穴位，每穴每次灸2~4壮，艾炷如黄豆大，每日灸治1次。

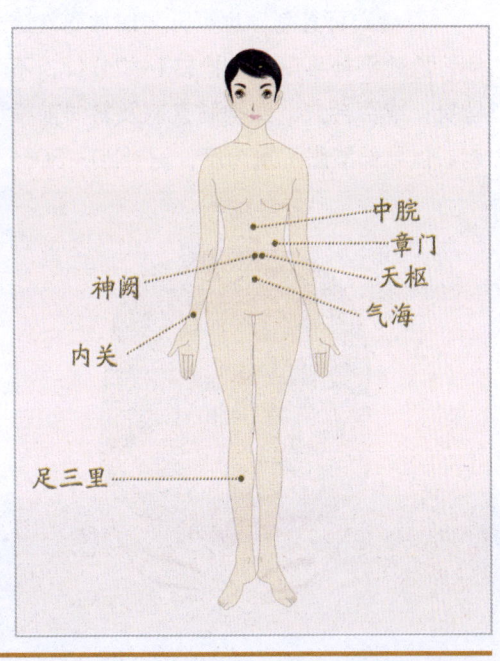

5.小儿遗尿症

小儿遗尿症又称小儿夜尿症,俗称"尿床"。是指发育和智力正常的情况下,在夜间睡梦中不知不觉地排尿于床上的病症。一般小儿1~3岁就能控制排尿,凡3岁以上还经常遗尿者就是病态。其原因多为排尿功能失调,主要是控制膀胱排尿功能的神经系统,特别是大脑的排尿中枢发育迟缓所致,或因营养不良,身体虚弱,感受寒凉以及不良习惯等引起;另外,还有因包皮过长、先天性脊柱裂、蛲虫病等其他疾病所引起者。遗尿多在半夜或清晨,轻者隔数日遗尿一次,或尿出后能醒,重者一夜可遗尿数次,遗尿后熟睡不醒。

针刺疗法

【选用穴位】

百会、四神聪。

【针刺手法】

百会穴可直刺,也可分向四神聪穴透刺,捻转平补平泻法,捻转1~2分钟,不留针;或百会穴、四神聪直刺及斜向前横刺,以局部酸胀沉重为度,留针20~30分钟,间歇运针1~2次,每日针1次,10次为1疗程,疗程3~5天。

灸疗法

【选用穴位】

◎主穴:关元、中极、肾俞、膀胱俞、神阙、三阴交。

◎配穴:气海、足三里、阴陵泉、复溜、大敦、百会、至阴等。

【灸治方法】

①艾卷温和灸法:按艾卷温和灸法操作。每次选用2~4个穴位,每穴每次施灸10~20分钟,每日灸治1~2次,5次为1疗程。

②艾炷无瘢痕灸法:按艾炷无瘢痕灸法操作。每次选用2~3个穴位,每穴每次施灸3~5壮,艾炷如麦粒或黄豆大,每日或隔日灸治1次,5次为1疗程。

③艾炷隔姜灸法:按艾炷隔姜灸法操作。每次选用2~4个穴位,每穴每次施灸3~7壮,艾炷如黄豆或枣核大,每日灸治1次,5~7次为1疗程。

④艾炷隔盐灸法:取食盐适量研为细末,纳入脐窝(神阙),使与脐平,上置艾炷灸之,每次施灸3~7壮,艾炷如半个枣核或黄豆大,隔日灸治1次,5次为1疗程。

⑤温盒灸法:按温盒灸法操作。每次选用3~5个穴位,每次施灸10~20分钟,每日灸治1~2次,5次为1疗程,多选用腰腹部腧穴。

⑥针上加灸法:按针上加灸法操作。每次选用2~4个穴位,每穴每次施灸

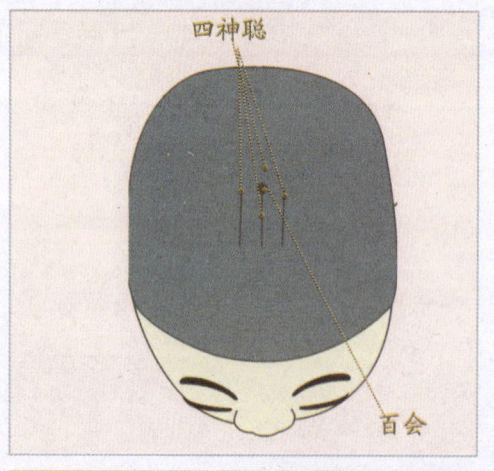

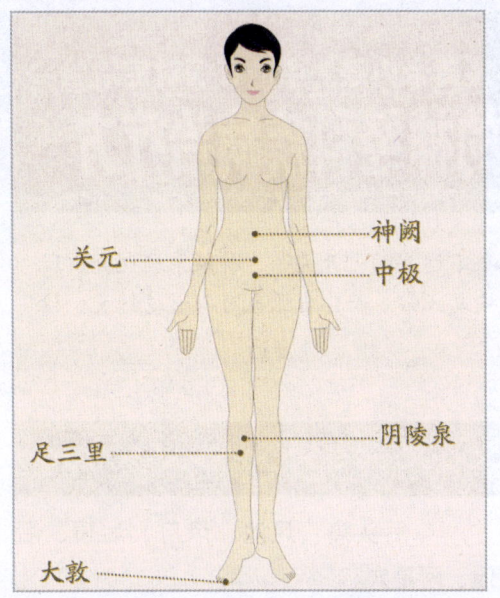

5～10分钟或2～3壮，每日或隔日灸治1次，5～7次为1疗程。

⑦艾火针衬垫灸法：按艾火针衬垫灸法操作。取穴为关元、三阴交，每穴每次施灸5壮，每日灸治1次，7～10次为1疗程。

⑧五倍子敷灸法：将五倍子、何首乌各等份共研细末，贮瓶备用。敷灸时取上药末6克，用醋调如糊膏状，贴敷于脐窝（神阙），上盖纱布（或油纸），胶布固定即可。每晚临睡前贴敷，次日晨起取下，3次为1疗程。

⑨遗尿膏敷灸法：取蟾酥、桂枝、麻黄、雄黄、没药、乳香各5克，麝香3克，上药共研细末，密贮备用。敷灸时取上药适量，用酒精调如糊膏状，贴敷于所选穴位上，上盖油纸，胶布固定。每次选用4～6个穴位，每3天换药1次，3次为1疗程，疗程间隔3天。

⑩桑螵蛸敷灸法：取桑螵蛸10～15克，研为细末，加入葱白7根共捣如糊状，分别敷于中极、关元、气海穴，上盖纱布（或油纸），胶布固定即可。3天换药1次，3次为1疗程，疗程间隔3天。

⑪硫黄敷灸法：取生硫黄3克，葱白1节，将上药合捣如膏，睡前将药膏敷于脐部，用绷带（或伤湿止痛膏药）固定，次日晨起取下。每晚1次，连用2～5次。

⑫三白硫甘敷灸法：取白术、白矾、白芍、硫黄、甘草各等份，共研细末，贮瓶备用。敷灸时取上药粉适量。用葱汁调成糊膏状，敷于脐窝（神阙），每3日换药1次，3次为1疗程，疗程间隔3日。

按摩疗法

【选用穴位】

百会、关元、气海、脾俞、肺俞、肾俞、膀胱俞、太溪、足三里、三阴交。

【操作手法】

①掌揉关元、气海及耻骨上部3～5分钟。

②按揉脾俞、肺俞、肾俞、膀胱俞各1分钟。

③横擦腰骶，点按八髎各3～5分钟。

④按揉太溪、足三里、三阴交各1分钟。

保健提示

临床上针灸、按摩方法主要对排尿功能失调、营养不良、身体虚弱、感受寒凉等引起的遗尿效果较好。这类患儿多在治疗3～5次即有明显效果，若治疗10次以上仍无效者，应查明原因，改用他法治疗。家长不要打骂遗尿的儿童，避免对患儿的精神刺激。对患儿应加强训练，耐心引导，定时唤醒排尿。

第六节 《黄帝内经》中的神经科疾病治疗方

对症自疗、手到病除，《黄帝内经》中的百病对症治验>>

◎人的神经就像一台机器，当你碰触了某个不适宜的"开关"，神经系统也会出现各种疾病。医生可以协助和引导你让"开关"恢复正常。而你自己也可以通过针灸、按摩等中医方法帮助自己的身体开启正确的"程序"。

1. 头痛

头痛是指颅内外痛觉敏感的组织受到刺激而引起头颅上半部的疼痛。头痛是病人的一个自觉症状，常出现于多种急、慢性疾患中，临床上常见的有：功能性头痛（又称紧张性头痛）、血管性头痛、颅内高压或低压性头痛、外伤性头痛及眼、耳、鼻、牙疾患引起的头痛等。中医学对头痛的阐述颇为详细，认为内伤和外感均可引起头痛，而各脏腑的病变亦可导致头痛，临床上多因风寒外袭、痰湿内阻、肝胃之热上攻、气血瘀滞或气血亏虚所致。中医学认为本病主要为风邪病毒所致。当气候失宜，机体失于调和，抵抗力减弱的情况下，风邪病毒自口鼻、皮毛侵入人体而发病。

针刺疗法

【选用穴位】

按头痛部位分经取穴。

◎前头痛：印堂、上星、攒竹、太阳、合谷、阿是穴。

◎头顶痛：百会、通天、囟会、太冲、阿是穴。

◎后头痛：风池、风府、后顶、后溪、阿是穴。

◎偏头痛：太阳、头维、率谷、风池、颔厌、悬颅、悬厘、足临泣。

【针刺手法】

印堂穴从上向下横刺，夹持刺入0.5～1寸，以局部有酸胀感为宜；攒竹穴可直刺0.3～0.5寸，或向鱼腰穴透刺，进针0.5～1寸，局部酸胀，并可放血。治疗偏头痛时，可沿皮向率谷透刺，进针2～3寸，酸胀感可扩散至同侧颞部；率谷、上星、囟会、通天、后顶可向前后斜刺0.5～1寸，局部酸胀；百会穴可向前后左右横刺0.5～1寸，局部酸胀；头维穴从

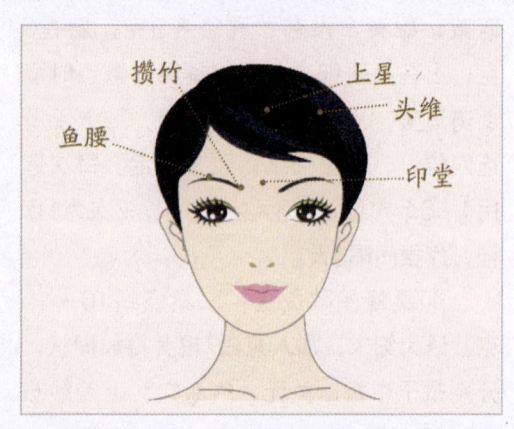

前向后沿皮横刺0.5~1.5寸，局部酸胀，或向周围扩散；颔厌、悬颅、悬厘可斜刺1~1.5寸，局部酸胀，治疗偏头痛时悬颅可透刺率谷，进针1.5~2寸，酸胀感可扩散到同侧颞部；风池穴可直刺，平耳垂水平，略斜向下进针1~1.5寸，局部酸胀，并可向颞部、前额或眼眶扩散；针风府穴时令患者低头，针尖向下颊方向刺入1~1.5寸，若头部或四肢有触电感，应立即把针退出。针刺以捻转提插平补平泻手法为主，也可根据病情施以泻法或补法。一般留针20~30分钟，留针期间，每间隔5分钟行针1次，每日或隔日针刺1次，也可1日2次，7~10次为1疗程。

灸疗法

【选用穴位】
按针刺疗法取穴。

【灸治方法】
①艾炷着肤灸法：将艾绒捏成麦粒大圆锥形艾炷，放在穴位上点燃施灸，按艾炷着肤灸法，无瘢痕灸法操作。根据病情选用1~3个穴位，每次灸3~5壮或20壮。

②艾卷温和灸法：按艾卷温和灸法操作。每次选用2~4个穴位，每穴每次施灸5~10分钟，每日灸治1~2次。3~5次为1疗程。

③艾卷雀啄灸法：按艾卷雀啄灸法操作。每次选用2~4个穴位，每穴每次施灸5~10分钟，每日灸治1~2次。3~5次为1疗程。

④艾炷隔姜灸法：将艾绒捏成麦粒大或黄豆大圆锥形艾炷，生姜片切成0.3厘米厚。把艾炷放在姜片上施灸，如感灼痛，可将艾炷提起片刻再灸，每穴灸3~5壮，每次选用2~4个穴位，每日1次，5次为1疗程。

按摩疗法

【选用穴位】
按针刺疗法取穴。

【操作手法】
①按摩上星、百会、通天、囟会、风府、后顶、头维、率谷穴时，以食指或中指指端罗纹面按下时吸气，呼气时还原，每穴各重复按压15~20次；再以顺、逆时针方向各轻摩15~20次。

②风池穴操作：先以两手食指、中指、无名指和小指交叉置于枕部固定，两拇指指端罗纹面放于风池穴处，按下时吸气，呼气时还原，重复操作20次；再以顺、逆时针方向轻摩20次；最后自风池穴开始，向下沿颈后两大筋推抹至锁骨，重复操作15~20次。

③攒竹穴操作：以一手拇指和食指，或两手中指指端罗纹面分别置于攒竹穴处，按下时吸气，呼气时还原，重复按压15~20次；再以顺、逆时针方向各轻摩15~20次；最后以双手拇指指腹紧贴攒竹穴，分向外侧，经过眉毛推抹至太阳穴，由轻渐重，由重渐轻，有节奏地重复操作15次。

④太阳穴操作：以双手拇指指端罗纹面置于太阳穴处，按下时吸气，呼气时还原，重复按压15~20次；最后以拇指指腹紧贴太阳穴，分沿头两侧推抹至风池穴，重复操作15遍。

⑤印堂穴操作：以中指或拇指指端罗纹面置于印堂穴处，按下时吸气，呼气时还原，重复操作15~20次；再以顺、逆时针方向轻摩15~20次；最后以中指或拇指指腹紧贴印堂穴，向上沿前额经头部正中线推抹至风府穴。双手中指或拇指交替操作，重复15遍。

2.三叉神经痛

三叉神经痛是指在三叉神经分布区发生的反复、阵发性的剧烈疼痛，而无神经感觉和运动传导功能的障碍。本病常因触及面部某一点而诱发，突然发生闪电样疼痛，常从鼻翼外向上颌，或从口角向下颌放射，呈烧灼、刀割、撕裂样疼痛，常伴病侧面肌抽搐、流涕、流涎。突发突止，每次疼痛持续约数秒钟到数分钟后自行缓解，发作间隔长短不定，间歇期可无症状。本病可分为原发性和继发性两种，前者病因不明，后者多因其他疾病所引起。发病年龄多在中年以后，女性患者多于男性。

中医学称本病为"面痛"，多由于阳明火盛，使阳明经络气血凝滞不行所致。

针刺疗法

【选用穴位】

◎主穴：太阳、鱼腰、头维、下关、迎香、列缺、合谷。均取患侧。

◎配穴：三叉神经第Ⅰ支痛加攒竹、阳白；第Ⅱ支痛加四白、颧髎；第Ⅲ支痛加听宫、夹承浆。均取患侧。

【针刺手法】

太阳穴直刺0.5~1寸，以局部酸胀感为宜；针刺鱼腰穴时，针尖斜向前下方，刺入0.3~0.5寸，有触电样感传至眼和前额；针头维穴针尖斜向额角，刺入0.5~1.5寸，使针感上窜头部；针下关穴时，向对侧的下颌角方向刺入1~1.5寸，局部酸胀，或麻电感放射至下齿槽；迎香横刺0.5~0.8寸，使酸胀感达鼻部；合谷穴直刺1~1.5寸，局部麻胀，向食指端放射；攒竹向鱼腰穴方向横刺0.5~1寸，局部及眼眶周围酸胀；针阳白穴时针尖向下横刺至鱼腰穴0.5~1寸；使针感放射至额部及上眶；四白穴可从下向外上方斜刺0.3~0.5寸，刺入眶下孔，麻电感放射至上唇部；颧髎直刺0.5~1寸，局部酸胀；听宫穴直刺，张口，针尖微向下，进针0.5~1寸，局部酸胀，并扩散至半侧面部；刺夹承浆时，以45°向前下方刺入0.5寸左右，麻胀感传至下唇。针刺时以捻转泻法为主，或采用平补平泻手法。每次选用3~5个穴位，每日或隔日1次，每次留针30~60分钟，剧痛患者留针时间可适当延长。10次为1疗程。

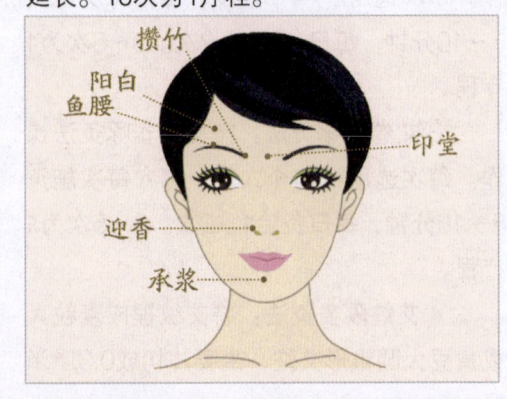

灸疗法

【选用穴位】

第Ⅰ支痛取：阳白、太阳、悬颅、攒竹、鱼腰；第Ⅱ支痛取：四白、迎香、颧髎、巨髎；第Ⅲ支痛取：下关、大迎、听会、颊车。均取患侧。

【灸治方法】

采用艾卷温和灸法，每次选用3~5个穴位，每穴灸治10~15分钟，每日灸治1~2次，10次为1疗程。

按摩疗法

【选用穴位】

印堂、太阳、下关、人中、承浆、风池、合谷。

【操作手法】

①先以双手食指或中指指端罗纹面分别置于印堂、太阳、下关、承浆、风池穴处，按下时吸气，呼气时还原，每穴依次按压20次；再以顺、逆时针方向按摩20次。

②两手四指并拢后附于印堂穴处，沿患侧眉毛向外分推至太阳穴，重复操作15~20遍。

③以拇指或食指尖按于人中穴处，先掐后揉20次。

④以右手拇、中指相对置于合谷穴，两指相对掐压30次，感觉要求深透舒服，不可掐破皮肤。

以上按摩法均采用中、重手法。

拔罐疗法

【选用穴位】

三叉神经第Ⅰ支痛取：阳白、丝竹空、攒竹、头维；第Ⅱ支痛取四白、上关、太阳、颧髎；第Ⅲ支痛取下关、颊车、大迎、承浆。

【操作方法】

采用闪火法将小号玻璃罐吸拔在穴位上，留罐10~15分钟，每日1次。亦可先用毫针刺法，然后施行拔罐法。

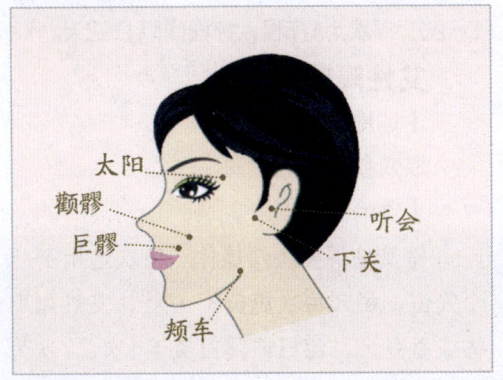

> **保健提示**
>
> 针灸、按摩等法对三叉神经痛具有止痛效果，但对继发性三叉神经痛需查明原因，采取适当措施。
>
> 患者应避免情绪激动，不吃刺激性食物，注意劳逸结合，避免受寒。
>
> 保持个人卫生，在发作间期进行脸部、口腔清洁，避免其他疾病发生。避免寒冷刺激，应该用温水洗脸。注意气候变化，避免风吹。必要时戴上口罩或头巾。
>
> 对三叉神经分布区的局部炎症和外伤及时正确地治疗，使其尽快痊愈。如牙齿及口腔内有病变要及时治疗，需要拔牙者，可同时服用消炎、止痛药及维生素B_1 7~10天。
>
> 此外，饮食要有规律。宜选择质软、易嚼食物。因咀嚼诱发疼痛的患者，则要进流食。

3.周围性面神经麻痹

周围性面神经麻痹,亦称"面瘫",俗称"吊线风"、"歪嘴病"。多为茎乳突孔内急性非化脓性面神经炎所引起的面部肌肉运动障碍。本病病因复杂,迄今尚未完全阐明。任何年龄均可发病,但以20~40岁者居多。临床主要表现为病侧面部表情肌瘫痪,眼裂大,眼睑不能闭合,流泪,鼻唇沟变平坦,口角下垂,流涎,不能皱额蹙眉,额纹消失,鼓腮漏气,示齿困难,口腔齿颊间常有食物存积等,部分病人耳或乳突部有疼痛感。本病发病突然,麻痹多为一侧性。中医学认为本病多因风寒之邪侵袭面部经络,致使经络阻滞而生。

针刺疗法

【选用穴位】

◎主穴:下关、攒竹、颊车、地仓、迎香、阳白、四白、翳风、牵正、合谷。

◎配穴:风池、太阳、丝竹空、瞳子髎、颧髎、头维、人中。

【针刺手法】

喎左针右,喎右针左。若为本病初起,风池、合谷穴用泻法;下关、颧髎穴直刺0.5~1寸;攒竹穴可向鱼腰透刺;颊车可向地仓透刺,地仓向颊车平刺;迎香向四白透刺,四白向颧髎透刺,或颧髎向地仓透刺;或四白穴先直刺,得气后捻转片刻,再向下斜刺;阳白穴可向下平刺透鱼腰,向上平刺透临泣,可交替应用;翳风直刺,向对侧眼球方向刺入0.5~1寸;牵正向前斜刺0.5~1寸,使酸胀感扩散至面颊部;丝竹空可透刺鱼腰、攒竹;瞳子髎可透刺太阳;头维穴可从前向后沿皮透刺;人中可从下向上刺入,或向患侧平刺。早期施以捻转泻法,中、后期施以平补平泻或补法。早期局部宜轻刺激,10天以后宜中度刺激。每次选用4~6个穴位,每日或隔日1次,每次留针10~30分钟,留针期间可捻针1~2次。

灸疗法

艾卷温和灸法

【选用穴位】

取穴参照本节针刺疗法。

【灸治方法】

按艾卷温和灸法操作。每次选用3~5个穴位,每穴每次施灸5~15分钟,每日灸治1~2次,7次为1疗程,疗程间隔1~2天。

艾炷隔姜灸法

【选用穴位】

取穴参照针刺疗法。

【灸治方法】

按艾炷隔姜灸法操作。每次选用3~5个穴位,每穴每次施灸3~7壮,艾炷如枣核或蚕豆大,每日或隔日灸治1次,7次为

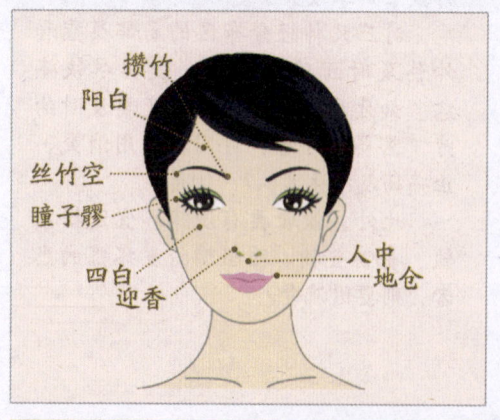

1疗程，疗程间隔2~3天。

艾炷隔蒜泥灸法

【选用穴位】

经外3穴。1穴：以稻秆量患者大陵穴（仰掌，腕关节横纹正中，两筋之间）至中冲穴（在手中指尖端之中央，当指甲前约1分处）之长度，再以此长度从素髎穴（鼻头尖端正中）向上量，入发际稻秆尽处为第1穴；2穴：以第1穴下1寸（同身寸）为第2穴；3穴：以稻秆量患者中指长度，以此长度从耳后砧骨上向上量，秆心尽处为第3穴。

【灸治方法】

将鲜大蒜捣如泥状，取蒜泥少许涂于穴位上（穴位处头发须剃去），上置艾炷施灸。每次选用2~3个穴位，每穴每次施灸1壮，艾炷如黄豆大（艾炷内可掺入少许麝香），左㖞灸右，右㖞灸左，灸后局部有胀痛感，不经处理即可消失。

艾炷着肤灸法

【选用穴位】

参照本节针刺疗法取穴。

【灸治方法】

按着肤灸（直接灸）之无瘢痕灸法操作。将麦粒大艾炷直接放于穴位上施灸，不等艾火烧到皮肤，病人感到皮肤稍有烧灼痛时，应立即将艾火压灭或去掉，以灸至皮肤出现红晕为宜。每次选用3~5个穴位，灸治壮数可根据病情而定。

按摩疗法

【选用穴位】

参照本节针刺疗法取穴。

【操作手法】

①患者取坐位，医者以指按揉双侧风池穴3~5分钟。

②医者以一指禅推法从印堂、阳白、四白、迎香、下关、颊车、地仓等穴往返操作3~5分钟。

③用大鱼际揉法或指按揉法沿以上路线，先患侧后健侧，往返操作3~5分钟。

④擦法或抹法在颜面部操作3~5遍。

⑤拿揉合谷穴5~7次。

保健提示

针灸、按摩等法对本病有较好疗效，近年来有关报道也比较多，总有效率在98%左右。本书认为，早期治疗对本病有重要意义，半个月以内接受治疗者，治愈率高。临床之所以出现治愈率的较大差别，与病例的选择、治疗方法、选用穴位、疗程及操作技巧等因素有密切关系。

根据大量临床病例观察，本病急性期患者，多在疗程间歇期恢复显著，因此每疗程治疗次数不宜过多，一般以5~7次，或10次以内为佳，尤其避免连续长期多次治疗而不休针。

有些患者经过一段时间治疗后，虽然临床已达基本治愈的治疗效果，但遗留的残存症状，继续治疗往往进步很慢。还有的患者求愈心切，各种方法并用，不但效果不能加快，还会出现局部的过敏疼痛，或出现面肌痉挛、萎缩等症状。遇到上述情况，应果断地停止一切治疗，休息1~2个月，有时可自然好转。

本病虽可自愈，但经治疗后，可加速痊愈，后遗症明显减少。

4.面肌痉挛

面肌痉挛是半侧面肌表现为不规则的抽搐，常呈阵发性。该病开始仅有眼周肌肉间歇性抽搐，以后逐渐发展至面部肌肉，严重时口角也会一起抽动，并伴有面部不适感等，本病多发于中年以上妇女，精神紧张、烦躁、疲劳、失眠等可使症状加重。本病病情进展缓慢，但病程常迁延以致长期不愈。面肌痉挛可以分为两种，一种是原发型面肌痉挛，一种是面瘫后遗症产生的面肌痉挛。两种类型可以从症状表现上区分出来。原发型的面肌痉挛，在静止状态下也可发生，痉挛数分钟后缓解，不受控制；面瘫后遗症产生的面肌痉挛，只在做眨眼、抬眉等动作时产生。

针刺疗法

【选用穴位】

下关、颊车、四白、颧髎、瞳子髎、地仓、翳风、耳门、风池、太冲、合谷。

【针刺手法】

下关、颊车、颧髎穴直刺1寸，局部及周围有酸胀感；四白穴可从下向外上斜刺0.3～0.5寸，刺入眶下孔，可有麻电感放散至上唇部，或从四白穴以45°角向下斜刺0.8～1寸，酸胀感可扩及同侧面部；瞳子髎向太阳穴方向横刺0.5～1.0寸，局部酸胀；针地仓穴时可向迎香穴透刺1.0～1.5寸，使局部或半侧面部酸胀；翳风穴可直刺，向对侧眼球方向刺0.5～1.0寸，酸胀感可扩散至舌前部；针耳门穴时患者需稍张开，直刺0.5～1.0寸，局部酸胀；风池穴可平耳垂方向，略斜向下刺入1.0～1.5寸；合谷穴直刺1.0～1.2寸，行提插捻转泻法。针刺时局部穴位以平补平泻为主，手法不宜过强。根据病情每次选用3～5个穴位，每日或隔日治疗1次，每次留针30分钟，10次为1疗程，疗程间隔7天。也可采用皮下埋针法或浅刺皮部法治疗。

灸疗法

【选用穴位】

参照针刺疗法取穴，多选用患侧局部穴位。

【灸治方法】

按艾炷隔姜灸法操作。先取鲜姜1块，切成厚约0.3厘米，如5分硬币大小之

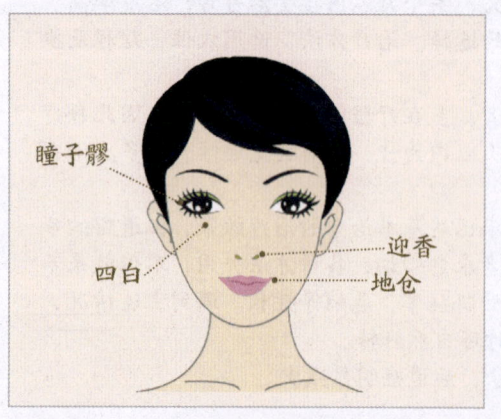

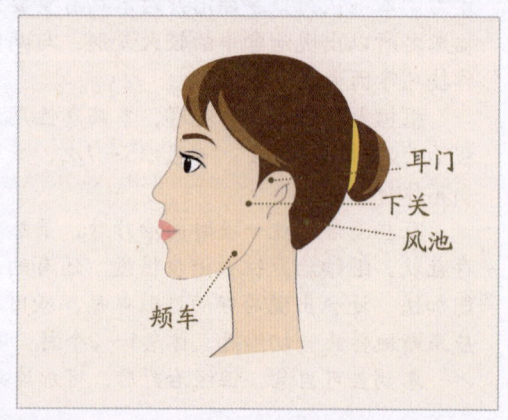

姜片，用细针于中间穿刺数孔，放在穴位上，上置艾炷（艾炷如枣核大）点燃施灸。每次选用3~5个穴位，每个穴位灸3~5壮，7次为1疗程。

按摩疗法

【选用穴位】

下关、颊车、四白、翳风、迎香、地仓、风池、合谷。

【操作手法】

①以双手食指或中指指端罗纹面分别置于下关、颊车、四白、翳风、迎香、地仓穴处，按下时吸气，呼气时还原，每穴按压20次；再以顺、逆时针方向轻摩上穴各20次。

②以两手食指指端罗纹面从睛明穴开始，沿着目眶的下缘，慢慢向目外角分推，然后再沿着目眶的上缘，慢慢推回到睛明穴。如此反复操作20次。

③以右手中指和拇指相对置于风池穴处，按下时吸气，呼气时还原，重复操作15~20次，再以顺、逆时针方向轻摩15~20次。

④以右手拇指和中指相对置于合谷穴处，两指相对掐压30次，感觉要求深透舒适，但不可掐破皮肤。

以上操作每日2~3遍，面部穴位手法宜轻柔。

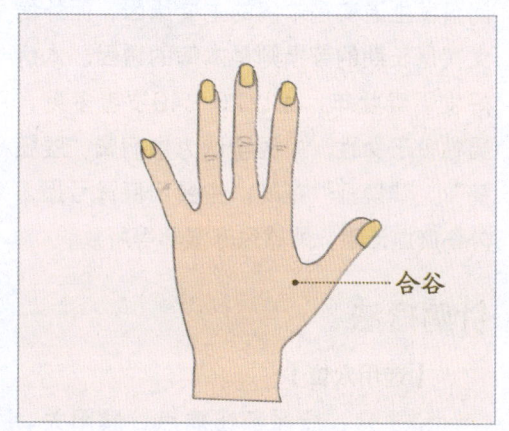

保健提示

中医学认为本病多因气血虚亏、肝风内动，或风寒侵袭经络所致。本病病情虽然进展缓慢，但病程迁延以致长期不愈，针灸、按摩常能收到满意的效果。

在治疗过程中，需安宁情绪，注意休息，不食辛辣肥甘之品。

使患者树立康复信心，积极配合治疗，正确对待社会上和家庭上所出现的种种麻烦和危机，以正常和健康的心态去迎接人生各种挑战，解除烦恼化解矛盾。必要时尚需要身边的亲人和同事给以积极配合。

本病的日常调养可从以下5点入手：a.多食新鲜蔬菜、水果、粗粮、豆类、鱼类。b.平时心情保持愉悦，轻松，劳逸适度，睡眠充足。c.减少外界刺激，如：电视、电脑、紫外线等。d.患者应注意勿用冷水洗脸，遇风雨、寒冷时，注意头面部保暖。e.适当增加B族维生素的摄入。

此外，本病还可食疗，以下推荐两道：麻炖鸽肉：天麻10克，鸽子1只。共炖熟食用，每日1只。此方中鸽肉补肝肾，益气血，天麻熄风解痉，合用治疗血虚生风引起的面瞤；薏米陈皮粥：薏苡仁50克，白芷9克，云茯苓20克，陈皮6克，先煮薏苡仁为粥，后三味水煎去渣入薏米粥中三五沸即成。每日1剂，连服数日。此粥适用于脾失健运、痰湿阻遏之面瞤、脘腹胀满、食少纳呆等症。

5.腰椎间盘突出症

腰椎间盘突出症是指由于腰椎间盘退行性改变后弹性下降而膨出或外伤作用下椎间盘纤维环破裂髓核突出,刺激或压迫神经根、脊髓而引起的以腰腿痛为主要表现的临床症候群。本病从程度上可分为膨出、突出、脱出。根据髓核突出的方向可以分为单侧型、双侧型和中央型。腰椎间盘发生退变是本病的主要原因,而外伤尤其是长期的劳损则是本病的诱因。本病好发于青壮年,尤以20～40岁者多见,男性多于女性。中医学认为本病属"腰腿痛"、"痹证"范畴。主要因肝肾亏损,外伤瘀血滞阻,外感风寒湿邪等所致。

针刺疗法

【选用穴位】

◎主穴:腰骶部压痛点、腰阳关、十七椎、环跳、阳陵泉、昆仑。

◎配穴:肾俞、大肠俞、关元俞、秩边、委中、承山、腰3～5夹脊。

【针刺手法】

采用提插捻转中、强度泻法或平补平泻法。针环跳、秩边穴时麻胀感最好放射到足部。根据病情每次选用5～7个穴位,每日1次,每次留针30分钟。10次为1疗程。亦可起针后拔罐。

灸疗法

艾炷隔姜灸法

【选用穴位】

参照针刺疗法选穴。

【灸治方法】

按艾炷隔姜灸法操作。每次选用3～5个穴位。每次施灸5～7壮,每日1次,10次为1疗程。

按摩疗法

【选用穴位】

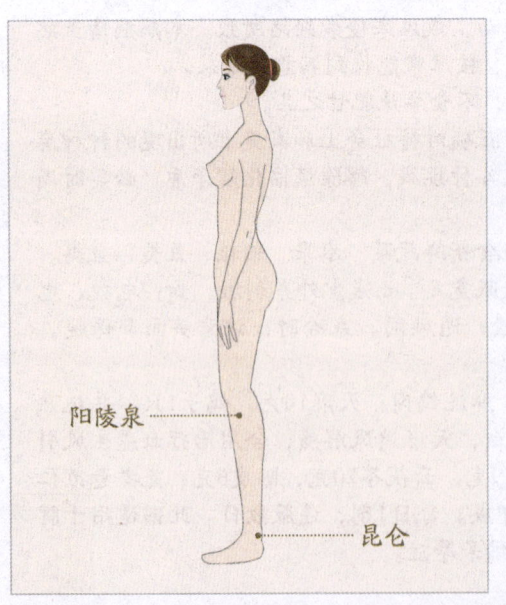

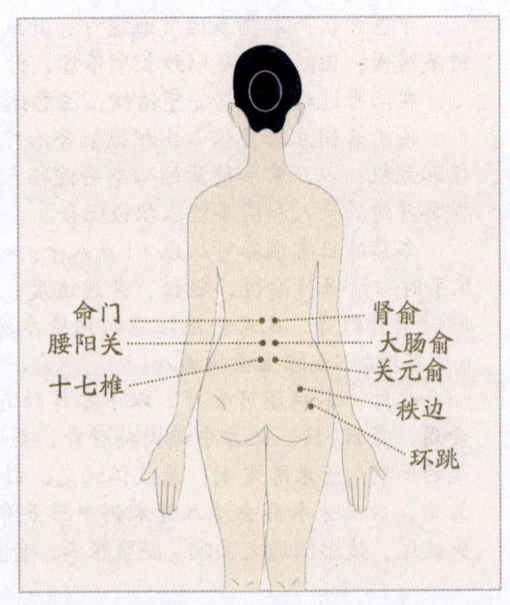

腰阳关、命门、肾俞、环跳、风市、委中、承山、阳陵泉、昆仑、涌泉等。

【操作手法】

①按揉腰阳关、命门、肾俞、环跳、风市、委中承山、阳陵泉、昆仑、涌泉等各1~2分钟，以得气为度；推按腰背肌及臀肌5~10遍，以使皮肤发热感为度；搓揉涌泉至发热感为度，以上手法每日1次。

②推按腰臀部肌肉及捏拿大腿及小腿部肌肉，使之放松。

③牵抖下肢：患者俯卧位，两手抓住床头边，医者双手握住患者双小腿下端脚腕部用力向下牵拉，并使腰腿部离开床面，在用力牵引的情况下，抖动两下肢2~3次。若患者体重太大，可两下肢分别牵抖，之后用侧掌轻叩腰背部及下肢后侧肌肉3~5遍。

6.坐骨神经痛

坐骨神经痛，是指坐骨神经本身或其周围结构病变引起的坐骨神经通路及分布区的疼痛，最常见的病因是坐骨神经炎和腰椎间盘突出。临床上分原发性和继发性两类，也有根据病变部位的不同，分为根性和干性两种。本病主要表现为放射性腰腿痛，疼痛常由一侧腰部、臀部向大腿后侧、腘窝、小腿外侧及足背外侧放散。疼痛性质多种多样，程度有轻有重，常因咳嗽、弯腰、用力而加重。在坐骨神经通过的坐骨孔、臀线中点、腘窝中央、外踝后、腓点及足跖中央有明显压痛点。直腿抬高试验和屈颈试验阳性。中医学认为，本病多因身体素虚，风寒湿邪侵袭经络所致。

针刺疗法

【选用穴位】

◎主穴：肾俞、大肠俞、环跳、秩边、委中、阳陵泉。

◎配穴：风市、殷门、承山、丘墟、环中、次髎、昆仑、阿是穴等。

【针刺手法】

针刺以捻转进针，平补平泻手法，当针刺到一定的深度后，继续捻转加强针感，环跳、秩边、环中等穴的针感如电击一样，由臀向下放散至足背、足尖，阳陵泉针感可放散到足背，留针30分钟，每隔10分钟捻针1次，每日1次或隔日1次，10次为1疗程。

灸疗法

【选用穴位】

◎主穴：病变压痛点（阿是穴）、八髎、秩边、风市、阳陵泉、足三里、昆仑。

◎配穴：肾俞、腰阳关、环跳、承扶、委中、承山、绝骨、足临泣、神阙等。

【灸治方法】

①艾卷温和灸法：按艾卷温和灸法操作。每次选用3~5个穴位，每穴每次施灸10~20分钟，每日灸治1~2次，或隔日灸治1次，7~10次为1疗程，疗程间隔为

3~5天。

②艾炷隔姜灸法：按艾炷隔姜灸法操作。每次选用3~5个穴位，每穴每次施灸5~7壮，艾炷如枣核或蚕豆大，每日灸治1次，7~10次为1疗程，疗程间隔为3~5天。

③艾火针衬垫灸法：按艾火针衬垫灸法操作。每次选用3~6个穴位，每穴每次施灸5~7壮，每日灸治1~2次，10次为1疗程，疗程间隔为3~5天。

④温盒灸法：按温盒灸法操作。每次选用5~7个穴位，每穴每次施灸10~20分钟，每日灸治1次，7~10次为1疗程，疗程间隔为3~5天。

⑤针上加灸法：按针上加灸法操作。每次选用3~4个穴位，每穴每次施灸10~15分钟，或2~3壮，每日或隔日灸治1次，7~10次为1疗程，疗程间隔5天。

按摩疗法

【选用穴位】

环跳、秩边、承扶、委中、承山、解溪。

【操作手法】

俯卧位，医者用拇指或肘部点按环跳、秩边、承扶、委中、承山、解溪等穴，每穴1分钟；在臀部下肢后端用滚法5~10分钟，再用拳顶法做2遍，然后用拇指弹拨小腿外侧；用掌平推法，在臀部及下肢后侧推5~10次。并用双手搓揉大腿两侧，最后双手握住踝部，施用抖法。

拔罐疗法

单纯火罐法

【选用穴位】

参照本节针刺疗法取穴。

【操作方法】

采用单纯火罐法，用闪火法将罐吸

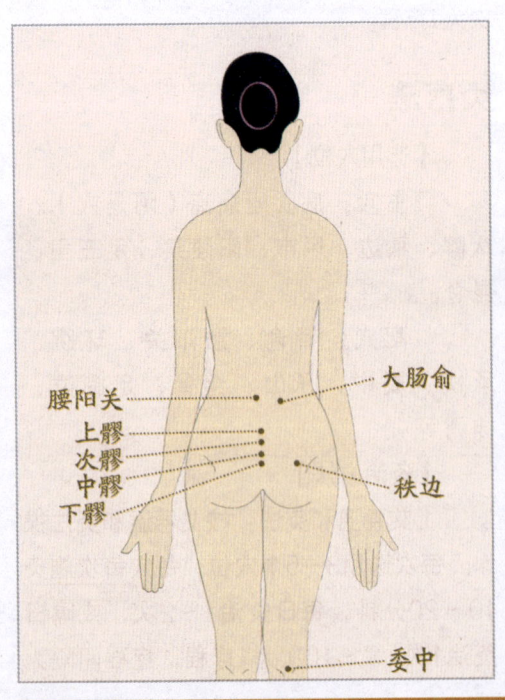

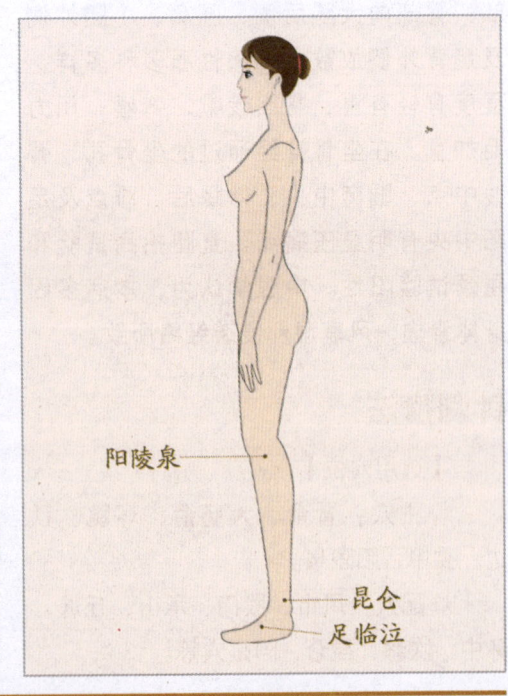

拔于穴位上，留罐10~15分钟，每次选用3~5个穴位，每日1次。

针罐法

【选用穴位】

环跳、秩边、阿是穴。

【操作方法】

按针罐法操作，先于环跳穴行提插捻转法，使针感迅速沿足少阳胆经向下传导，再以同样手法针刺秩边穴，针感可放射至足部。按压痛点找出阿是穴，直刺使局部有酸麻胀感。以上穴位施完补泻手法后，将针留在原处，再以针刺为中心，用闪火法将针扣在玻璃罐内即可。留针、留罐20分钟，每日1次，10次为1疗程。

7.眩晕

眩是眼花、眼前发黑；晕是头晕、头目旋转，两者常互相并见。这种头昏、眼花目眩、头晕旋转的症状称为眩晕。本病在程度上有轻有重，轻者平卧闭目片刻即止，重者如坐舟中，旋转不定，以致站立不稳。并常伴有恶心、呕吐、面色苍白、出汗等症。眩晕是一个临床常见的症状，本病可见于高血压、神经官能症、贫血、耳源性疾病和颈椎病等疾病。眩晕是一种主观的感觉异常。可分为两类：一为旋转性眩晕，多由前庭神经系统及小脑的功能障碍所致，以倾倒的感觉为主。二为一般性眩晕，多由某些全身性疾病引起，患者常感到头重脚轻。眩晕是一种常见症状，而不是一个独立的疾病。

针刺疗法

【选用穴位】

◎主穴：百会、风池、印堂、安眠（翳风穴与风池穴连线的中点）、翳风、风府、听宫。

◎经验穴：内承浆（在口下唇系带近端处）。

【针刺手法】

百会斜刺0.5~1寸，局部酸胀；风池直刺，平耳垂方向，略斜向下，针0.5~1.2寸，局部酸胀，并向头顶、颞部、前额或眼眶扩散；针听宫时，嘱患者张口，直刺，针尖微向下刺入1~1.5寸，局部酸胀；安眠直刺1~1.5寸，局部有酸胀感；印堂横刺0.5~1寸，从上向下夹持刺入，局部酸胀，有时可扩散至鼻尖部；翳风直刺0.5~1寸，局部酸胀或耳底胀痛；针刺内承浆穴时，以1.5寸毫针与下唇系带呈31°~45°角刺入0.5寸左右。根据病情用轻、中度刺激。每次选用3~5个穴位，每日1次，10次为1疗程。

灸疗法

艾炷着肤灸法

【选用穴位】

百会。

【灸治方法】

患者取端坐式位，先将百会穴上的头发从根部剪去一块，约中指指甲大小，使穴位充分暴露，以便施灸。再将艾绒做成麦粒大（或如黄豆大、绿豆大）圆锥形艾炷放在百会穴处，以线香点燃施灸。在灸

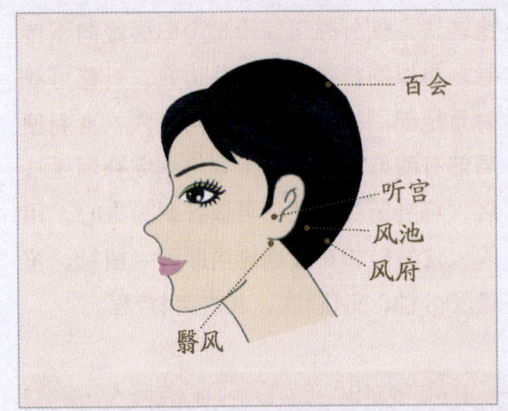
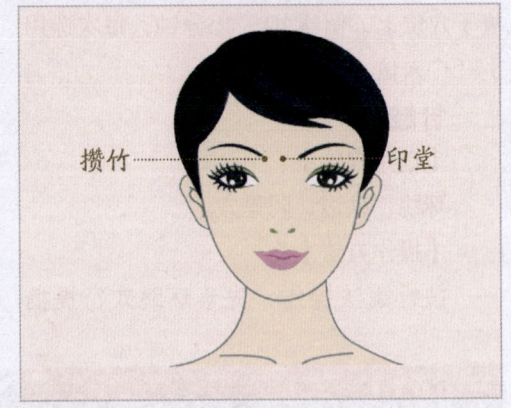

治过程中,不等艾火烧到皮肤,在感到烧灼感的一瞬间,把未燃完之艾炷去掉或迅速压灭,另换一个艾炷继续施灸。根据病情每次灸3~5壮,或20~30壮,隔日灸治1次。

按摩疗法

【选用穴位】

睛明、攒竹、印堂、百会、风池、桥弓(翳风穴至同侧缺盆穴连成的一线)。

【操作手法】

①以右手食指或中指指端罗纹面分别置于睛明、百会穴处,按下时吸气,呼气时还原,每穴依次各重复操作15~20次;再以顺、逆时针方向有节奏地各轻摩15~20次。

②闭目,以双手中指指端罗纹面分别置于双攒竹穴,按下时吸气,呼气时还原,重复按压15~20次;再以顺、逆时针方向轻摩15~20次;最后以双手中指指腹紧贴攒竹穴,由轻渐重,由重转轻有节奏地分向外侧,经过眉毛,推抹至太阳穴,重复15~20遍。

③以中指指端罗纹面置于印堂穴处,按下时吸气,呼气时还原,重复操作15~20次;再以顺、逆时针方向轻摩印堂15~20次;最后以中指指腹紧贴印堂穴,向上沿前额,经头部正中线推抹至风府穴,双手中指交替操作,重复15~20次。

④以两手四指自然相对置于头枕部,双手拇指指腹紧贴双风池穴,按下时吸气,呼气时还原,有节奏地按压15~20次;再以顺、逆时针方向各轻摩风池穴15~20次;最后以两拇指指腹紧贴风池穴,向下经过天柱穴,分沿颈两侧推抹至锁骨,重复操作5~10遍。

⑤以右手食、中、无名和小指四指并拢,或以右手拇指指腹紧贴翳风穴,自上而下推抹桥弓穴10遍,一侧操作完毕,再进行另一侧。手法要求柔和,轻重得宜。

保健提示

眩晕患者还可以用以下食疗方来调理病症,减轻症状:

①甘菊粳米粥:取甘菊新鲜嫩芽或者幼苗15~30克,洗净,与粳米60克,冰糖适量煮粥,早晚餐服用,每日1次,连服7日。此方适用于高血压、肝火亢盛之眩晕。

②芹菜苦瓜汤：芹菜500克，苦瓜60克，同煮汤饮用；或用芹菜250克，苦瓜30克，用沸水烫2分钟，切碎绞汁，加砂糖适量，开水冲服，每日1剂，连服数日。本方适用于高血压、阴虚阳亢之眩晕。

③葛根粳米粥：鲜葛根适量洗净切片，沙参、麦冬各20克，经水磨后澄取淀粉，晒干，每次用葛根沙参麦冬粉30克与粳米60克煮粥吃，每日1剂，可以常食。本方适用于高血压阴阳两虚之眩晕。

④车前粳米粥：车前子15克（布包）煎水去渣，入粳米60克煮粥，玉米粉适量用冷水溶和，调入粥内煮熟吃，每日1剂，常吃。适用于高血压痰湿壅盛之眩晕。

⑤乌鸡粳米粥：乌鸡1只剖洗干净，浓煎鸡汁，黄芪15克煎汁，与粳米100克共煮粥，早晚趁热服食。用于气血两亏之眩晕患者。

8. 失眠症

失眠症是以经常不易入睡为特征的一种睡眠障碍。导致失眠的原因很多，可分为生理性、病理性、精神方面和药物作用等。本病主要症状为不易入睡，但发病症情不一。本病常伴有头晕、头涨、心烦、焦虑、健忘、精神不振或精神异常等症状。

中医学认为，本症属"不寐"、"不寝"、"不得卧"、"目不瞑"等病范畴。其多因思虑劳倦，心血亏损，心神失养；或房劳伤肾，阴虚火旺，心肾不交；或情志抑郁，肝火上扰，神志不宁；或饮食不节，胃腑不和，湿痰壅遏等所致。

针刺疗法

【选用穴位】

百会、印堂、安眠、翳明、风府、风池、足三里、三阴交、神门、头三针（神庭穴直上1寸及旁开各1寸，计3穴）。

【针刺手法】

百会穴向前横刺0.5寸；印堂穴横刺，从上向下夹持刺入0.5寸，以上两穴

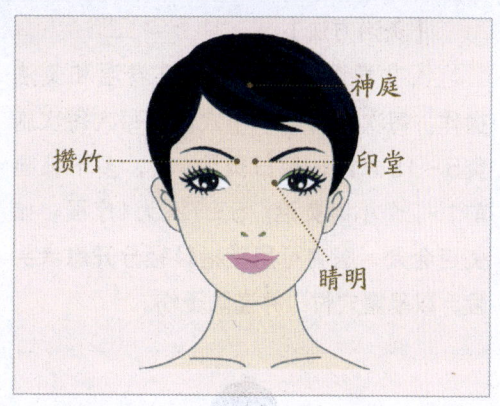

局部酸胀即可安眠、翳明直刺1～1.5寸，以局部酸胀或针刺侧头部作涨为度；风池直刺，平耳垂水平，略斜向下刺入1～1.5寸，以局部酸胀，并可向颞部、头顶或前额扩散为度；风府直刺1寸，以上穴位均采用捻转平补平泻法。头三针直刺进针，深达骨膜，不捻转、不行针。每次选用3～5个穴位，每日1次，留针30～60分钟，7～10次为1疗程，疗程间隔5～7天。

灸疗法

【选用穴位】

◎主穴：印堂、百会、神门、三阴

交。

◎配穴：心血亏损：内关、心俞、脾俞、隐白、神阙、气海；心肾不交：心俞、肾俞、通里、太溪；肝火上扰：肝俞、胆俞、灵道、太冲；胃腑不和：足三里、胃俞、中脘、公孙。

◎经验穴：飞翅穴（上飞翅：在肩胛冈内端上边缘，平第二胸椎棘突，距背正中线3.2寸。下飞翅：在肩胛冈内侧缘，平肩胛骨下角，第七胸椎棘突旁开4寸。翅根：在肩胛冈内侧边缘，平第四、五胸椎棘突之间，距背正中线3寸）。

【灸治方法】

①艾卷温和灸法：按艾卷温和灸法操作。每次选用1~4个穴位，每穴每次施灸5~15分钟，每日灸治1次，多于临睡前1~2个小时灸治。5~7次为1疗程。如灸百会穴，医者可用手指轻轻分开患者头发，以暴露穴位，并谨防烫伤。

②艾炷隔姜灸法：按艾炷隔姜灸法操作。选用飞翅穴，从上飞翅至下飞翅依次向下灸9壮为"一轮"，一般灸三轮，以热力温透穴内，皮肤潮红为度，勿起水泡。艾炷如黄豆或半个枣核大，每日或隔日灸治1次，5次为1疗程。疗程间间隔3天。

③针上加灸法：按针上加灸法操作。每次选用2~4个穴位，每穴灸治5~15分钟，或2~3壮，每日或隔日1次，7次为1疗程。

④珍珠层粉敷灸法：将珍珠层粉、丹参粉、硫黄粉、冰片等量混匀，贮瓶备用，取上药适量，纳入脐窝（神阙），使与脐平，胶布固定即可。5~7天换敷1次。

按摩疗法

【选用穴位】

百会、安眠、翳明、印堂、神庭、睛

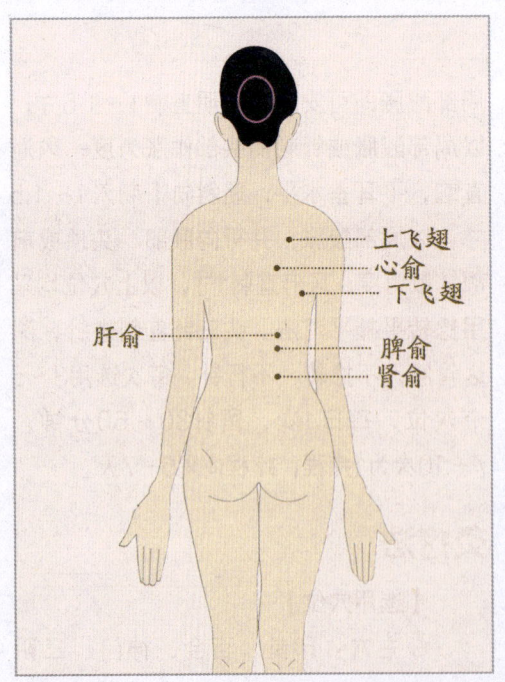

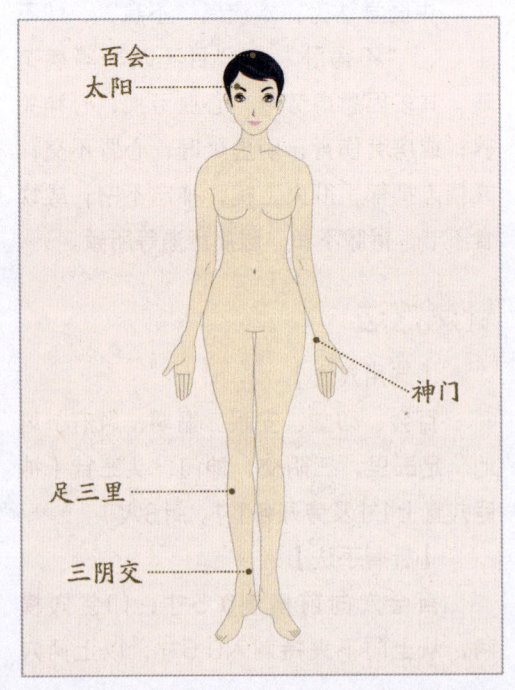

明、攒竹、太阳、风池、囟会。

【操作手法】

①以双手拇指或中指、食指指端罗纹面分别置于双侧安眠、翳明穴处，按下时吸气，呼气时还原，重复按压20~30次；再以顺、逆时针方向轻摩上穴各20~30次。

②先以右手拇指指端罗纹面置于百会穴处，按下时吸气，呼气时还原，重复操作20~30次；再以右手中指指端叩击百会穴15~20次；最后以顺、逆时针方向轻摩百会30次。

③闭目，先以右手拇指指端罗纹面置于印堂穴处，按摩30次；再以拇指指腹紧贴印堂穴，向上沿前额，经神庭、百会穴，推抹至风府穴，双手拇指交替操作，重复15~20次；然后从印堂向两侧经过攒竹，沿眉弓推抹至太阳穴，往返10次；最后从睛明穴开始沿眼眶往返推抹10次。

④以双手五指微屈，指尖随腕动在头两侧耳尖上方作弧形摩10~15遍。

⑤从前头顶部开始用五指拿法按到颈项，然后再以三指拿法，配合揉擦，拿风池穴5~7遍。

⑥患者正坐，嘱其眼睛睁开，口紧闭，呼吸均匀，然后医者以掌根拍击囟会穴5~7遍。

⑦临睡前，先做以上6法，然后做下面保健法中任一种，将能使您顺利入睡。

自我保健法

身心放松催眠法：自然仰卧，全身放松，思想集中，排除杂念，深呼吸10~20次，然后心里缓慢默念："我身心放松，如入云中；我如入云中，缥缈悟空；我缥缈悟空，安然入梦。"同时，将安然入睡的意念，轮流沿三线从头降至足：

一线：自头顶始，经面部→胸部→腹部→双下肢之前面，终于足下。

二线：自头顶始，经枕部→项背→腰部→双下肢之后面，到达足下。

三线：自头顶始，经头颈之两侧→身躯之两侧→双下肢之两侧，到达足下。

放慢呼吸，放松。不久便能入睡。

专心内视默读法：自然仰卧，思想集中，做到心无旁虑，气定神凝。先做深呼吸10~20次，然后一手半握空拳，以其食指掌指关节突起部轻压印堂穴，"内视"印堂穴，并默数1~120，反复2~3遍，很快便可入睡。

保健提示

如果服用安眠药以帮助睡眠恢复到正常，其连续服药尽量不要超过两三个晚上。

针灸、按摩等对治疗失眠症效果显著。如果有些患者为失眠而着急，应先消除这种不必要的担忧，否则，就会卷入失眠引起担忧，而对失眠的担忧又加重失眠这样的恶性循环中。所以，丢掉一切烦恼是睡好觉的良药。在治疗前医者应做好病人的思想工作，解除患者的思想顾虑及对失眠的恐惧心理。消除影响睡眠的因素，针对病因治疗，可提高疗效。

9. 癫痫

癫痫俗称"羊痫风",是一种反复突然发作的短暂性大脑功能失调的疾病。其特征表现为突然发作性意识丧失,四肢抽搐,有时咬破舌头,小便失禁等,醒后如常人。临床上可分为原发性癫痫和症状性癫痫。本病发作类型多种多样,常见的有癫痫大发作、小发作,精神运动性发作及局限性发作等。

中医学认为,本病属"痫证"范畴。其多由肝肾不足,气血虚弱,或情志抑郁,肝失调达;或饮食不节,脾失健运,以致肝风上扰,痰涎上逆,蒙蔽清窍,横窜经络,而发为痫证。

针刺疗法

【选用穴位】

◎主穴:大椎、人中、合谷、劳宫、涌泉、足三里、太冲、长强。

◎配穴:腰奇(在两侧中髎穴之间)、百会、印堂、委中、足踵(在足跟正中赤白肉际)、四缝、中冲、地仓、迎香、承浆。

【针刺手法】

癫痫发作时,针人中、劳宫、合谷、涌泉、足三里等,用强刺激泻法不留针。癫痫间歇期间,一般以平补平泻手法为主,留针30分钟。每日1次或隔日1次,10次为1疗程。

腰奇穴用26号圆利针,其他穴位用28号针。成人或病程较长者,对大椎、腰奇、长强、百会、委中等穴,留针10~15分钟,其他穴不留针。小儿及病程较短者,各穴均用轻刺,不留针。

灸疗法

【选用穴位】

◎主穴:心俞、百会、中脘、身柱、长强、会阴、太溪、太冲。

◎配穴:神阙、巨阙、关元、内关、大陵、中渚、风池、大椎、神堂、膈俞、腰奇、足三里、阳陵泉等。

【灸治方法】

①艾卷温和灸法:按艾卷温和灸法操作。每次选用3~4个穴位,每穴每次施灸10~20分钟,每日灸治1次,10次为1疗程,疗程间隔为3~5天。

②艾炷隔姜灸法:按艾炷隔姜灸法操作。每次选用2~4个穴位,每穴每次施灸10~30壮,艾炷如黄豆大,每日灸

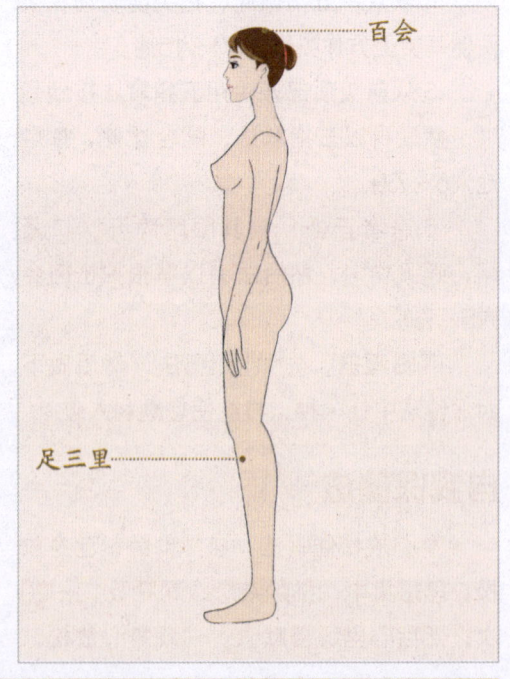

治1次，7~10次为1疗程，疗程间隔为3~5天。

③艾炷瘢痕灸法：按艾炷瘢痕灸法操作。取身柱、神堂、膈俞。每次选用2~3个穴位，每穴每次施灸3~5壮，艾炷如黄豆大。每20~30天灸治1次。

④灯火灸法：按灯火灸法操作。取百会、会阴、崇骨穴。每穴每次只灸1炷，根据病情施灸。

⑤阳燧锭灸法：取艾500克，硫黄120克，元湖石9克（研极细末），西黄0.9克，珠粉0.9克，麝香6克。先将艾放在铜质锅中，加清水1000千克，于白炭炉中煮至艾汁120克（去艾），然后拌入硫黄和元湖石，此时应减弱火力（但不可过大或过小，火力过大则药物可能全部烧毁，过小则可能凝成块状），在适当火力下，使诸药逐渐凝结，离火。再将药块扔置于铜锅中，以白炭火徐徐熔化，入西黄、珠粉、麝香，用竹片将药物拌匀之，将拌匀的溶液，倒置于瓷盘中，使凝成饼状，剪成麦粒大小，瓷瓶收藏备用。于发作前患者感到有手麻木感时，取薄纸一块剪成如2分硬币大圆形，置于中渚穴上，再将麦粒大灸药一块，置圆形薄纸中央点燃施灸，至药燃尽为1壮，灸后局部即起一小水泡，敷料包扎即可。一般每次施灸1壮。此法用于外伤性癫痫。

⑥苯妥英钠敷灸法：取苯妥英钠0.25克，丹参粉、月石各1克，冰片适量，上药共研细末，混匀密贮备用。敷灸时取药粉适量，纳入脐窝（神阙），使与脐平，上贴胶布固定。7天换药1次。

⑦芫花敷灸法：取芫花100克（醋浸1天），明雄12克，胆南星20克，白胡椒10克，上药共研细末，混匀贮瓶备用。敷灸时取药粉适量，纳入脐窝（神阙），使与脐平，胶布固定即可。3天换药1次。

⑧艾炷隔定痫糊灸法：取马钱子（制）、僵蚕、胆南星、明矾各等份，上药混合研为细末，再以青艾叶、鲜姜适量和诸药即成定痫糊，备用。治疗时取定痫糊5~10克，分别置于神阙和会阴穴，上置艾炷施灸。根据患者年龄，1岁灸1壮，每日灸治1次。

拔罐疗法

单纯拔罐法

【选用穴位】

心俞、脾俞、肝俞、肾俞、内关、三阴交。

【操作方法】

按单纯拔罐法操作。用闪火法将玻璃

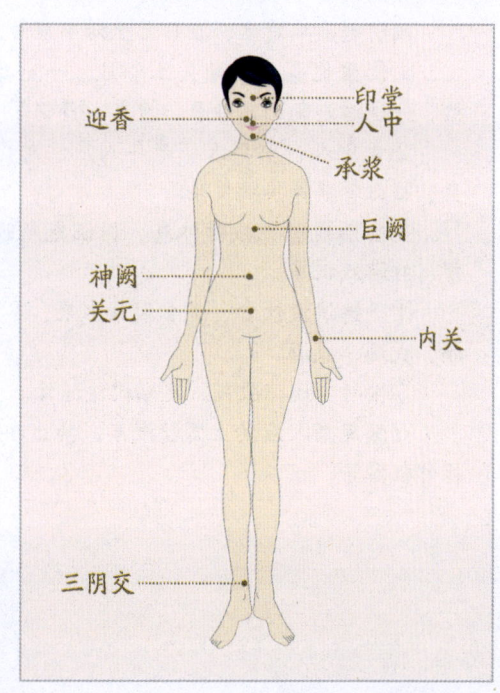

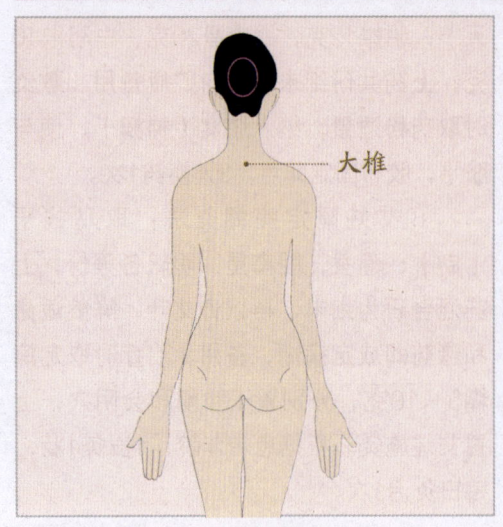

罐吸拔于穴位上，留罐10～20分钟。亦可采用闪罐法或针刺后拔罐法。

针罐法

【选用穴位】

大椎。

【操作方法】

先用2寸毫针针刺大椎穴，针刺角度为向上斜刺约30°，当患者有触电感向上肢放射时，立即出血，然后用闪火法将罐拔于穴位上，留罐10～15分钟，隔日或3日1次。

保健提示

针灸、点穴对癫痫有一定的疗效，特别是对一些原发性癫痫大发作、小发作和失神发作的疗效是肯定的。因本病病因复杂，类型较多，临床较难治愈，故临床上不可死守一法，而应采取中西结合的综合治疗措施。

癫痫大发作时，应立即让患者侧卧，使痰涎尽量吐出，防止吸入肺内；为防止患者咬伤舌部，可将小毛巾塞入患者口中；解开患者衣领，以保持其呼吸通畅。

对癫痫持续状态，应进行及时的急救处理，以免延误治疗时机。

癫痫患者平素应保持精神舒畅，防止过度疲劳及情绪波动，力求除去诱发因素。

预防癫痫病发生，在日常生活中应注意以下几方面：

①优生优育，孕期头三个月，一定要远离辐射，避免病毒和细菌感染。规律孕检，分娩时避免胎儿缺氧、窒息、产伤等。

②青年人、中年人、老年人应注意保证健康的生活方式，以减少患脑炎、脑膜炎、脑血管病等疾病发生。

③生活规律、按时休息，保证充足睡眠，避免熬夜、疲劳等。避免长时间看电视、打游戏机等。

④坚持清淡饮食，多食蔬菜水果，尽量少用咖啡、可乐、辛辣等兴奋性饮料及食物，戒烟、戒酒。

⑤按时、规律服药，定期门诊随诊。

⑥癫痫病人应禁止驾驶汽车，禁止在海边或江河里游泳，且不宜在高空作业、不操作机器等。

第七节 《黄帝内经》中的五官科疾病治疗方

对症自疗、手到病除，《黄帝内经》中的百病对症治验>>

◎五官科研究的是眼、耳、鼻、喉、口腔部器官疾病。五官一旦出现状况，调理就显得格外重要。中医教你从最基本的保健操做起，通过针灸、按摩、拔罐等对症疗法将你的身体调理到最佳状态，彻底让你远离五官科疾病。

1. 麦粒肿

麦粒肿亦称睑腺炎，俗称"偷针眼"、"挑针眼"、"包珍珠"等，是一种十分常见的眼睑腺体化脓性炎症。临床上有内麦粒肿和外麦粒肿之分。当睑板腺遭受化脓菌感染时，称为内麦粒肿；如感染位于睫毛毛囊或其附属腺体，则称为外麦粒肿。本病患部具有红、肿、热、痛的典型急性炎症表现。初起胞睑微痒，局部皮肤微红、微肿，有胀痛感。继而形成局限性硬结，状似麦粒，痒痛并作，触痛明显，终则形成黄白色脓点，溃破后排脓而愈。若病变位于外眦部者，则红肿焮痛较剧，常引起严重的睑缘及球结膜水肿。重症患者伴有恶寒、发热等全身症状，部分病例可出现耳前淋巴结肿大、压痛等。

针刺疗法

【选用穴位】

◎主穴：患部阿是穴、太阳、合谷。

◎配穴：如肿核在上胞边缘内眦部，加攒竹、睛明；在外眦部加丝竹空、瞳子髎；在两眦之间加鱼腰、阳白；在下睑边缘加承泣、四白；外感风热加风池；脾胃

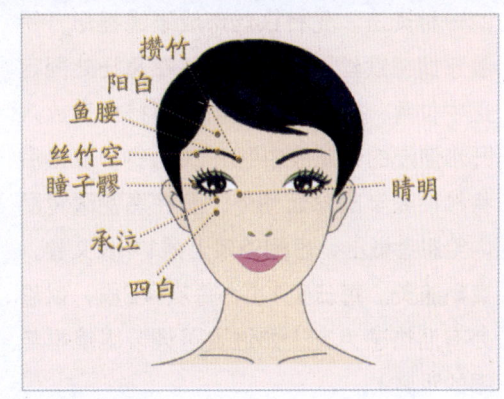

蕴热加内庭。

【针刺手法】

以上穴位针刺均用泻法。太阳穴可浅刺放血3～5滴；针刺患部阿是穴时，从其附近沿皮下针尖直达硬结处，若肿块较大针尖可刺至肿块上缘；丝竹空与瞳子髎，鱼腰与阳白，承泣与四白，攒竹与鱼腰，施以透穴针法；睛明穴直刺0.5～1寸，不提插，施以捻转泻法，退针后压迫局部，以防出血。根据病情每次选用2～4个穴位，每日针刺1次。

灸疗法

艾卷温和灸法

【选用穴位】

耳穴。

【灸治方法】

按艾卷温和灸法操作,以灸至局部温热舒适为度。每次5～10分钟,每日1～2次。

隔核桃皮壳灸法

【选用穴位】

患侧眼区。

【灸治方法】

本法是以半圆形核桃壳作为施灸隔物的一种灸法。先将铁丝弯成眼镜框形,用胶布缠绕铁丝以便隔热,并在鼻托处固定正中位置,备用。施灸前先将核桃壳放入开水泡浸的菊花液中10～20分钟,取出后将核桃壳半圆球面朝外,套在患侧眼镜圈内给患者戴上,患侧灸架上插1寸长艾卷,点燃施灸。每日灸1次,每次灸2段,以患处有温热感为宜(如过烫可调节眼镜框与眼的距离)。

灯火灸法

【选用穴位】

病灶局部。

【灸治方法】

按灯火灸法操作。灯芯草蘸油点燃,对准疖肿顶端灼灸,一般灸灼1次即可见效或痊愈。

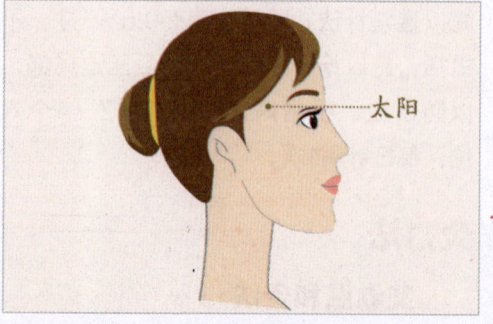

双天膏敷灸法

【选用穴位】

病灶局部。

【敷灸方法】

取天花粉、天南星、生地、蒲公英各等量,焙干研为细末,加食醋和液体石蜡油调成膏状,经高压消毒后备用。敷灸时根据麦粒肿的大小,取适量药膏敷于病灶局部,外盖纱布固定。每日敷灸1次。

保健提示

麦粒肿是眼科常见病与多发病之一,针灸治疗可收到满意的疗效,若早期治疗,一般1～2次即可痊愈。对于本节所介绍的治疗方法,可单独应用,也可根据病情采用多法综合应用。

平素多吃蔬菜水果,治疗期间禁食辛辣厚味;对于病灶局部应禁止不适当的挤压,以防炎症扩散。注意用眼卫生,防止眼疲劳;注意休息,做适量运动,增强体质,防复发。

除了施用上述疗法,麦粒肿治愈的关键还在于要做好护理,麦粒肿的家庭护理可从以下几点入手:

在麦粒肿未形成脓头之前可做热敷,以促进化脓,轻的炎症也可在热敷后完全消失。全身及局部使用抗生素也可促进炎症的消失,抗生素口服、肌注或静脉注射对化脓菌的作用都很好。

一旦麦粒肿出现脓头就应及时切开排脓,不要等到脓头自行破溃,这样可以减少患者疼痛,并可缩短疗程。

当麦粒肿出现脓头时切忌用手挤压,因为眼睑血管丰富,眼睑上的静脉与眼眶内静脉相通,又与颅内的海绵窦相通,而眼静脉没有静脉瓣,血液可向各方向回流,挤压会使炎症扩散,可能引起严重合并症,如眼眶蜂窝组织炎、海绵窦栓塞甚至败血症,从而危及生命。

2.急性结膜炎

急性结膜炎,俗称"红眼病"、"火眼病",是眼科常见病之一。其病因由细菌或病毒感染而成。本病临床主要表现为羞明,流泪,异物感,显著的结膜充血和有黏液性或脓性分泌物等。本病好发于春夏秋季,且起病急,具有传染性或流行性,尤其病毒性结膜炎,常常出现暴发性大流行。

中医学认为,本病属"风热眼"、"天行赤眼"、"时行赤眼"和"天行赤眼暴翳"等范畴。其多由外感风热邪毒,时行疠气所致,或肺胃积热,或肝胆火盛,循经上扰而成。

针刺疗法

【选用穴位】

睛明、攒竹、阳白、丝竹空、瞳子髎、太阳、上星、承泣、风池、少商。

【针刺手法】

睛明穴针刺时嘱患者闭目,医者将眼球轻推向外侧固定,沿眼眶鼻骨边缘徐徐刺入1~1.5寸,得气后轻微捻转,不宜提插;阳白可沿皮下横刺0.5~1寸,额及眶上酸胀;瞳子髎可向太阳穴方向横刺,进针0.5~1寸,以局部有酸胀感为度;针承泣穴时,嘱患者眼向上看,医者固定眼球,针尖沿眼眶下壁缓缓刺入,直刺1寸左右,以局部有酸胀感为度;风池穴向对侧眼球方向刺入1~1.5寸,以局部酸胀为度,太阳、上星、少商、攒竹点刺放血。针刺均施以泻法,每日1次,留针15~20分针,也可不留针。

灸疗法

二石膏敷灸法

【选用穴位】

太阳。

【敷灸方法】

将代赭石2份,生石膏1份,共研细末,贮瓶备用。治疗时取药末适量。加水调如膏状,敷于太阳穴,上盖油纸,胶布固定,每日1~2次。

天行膏敷灸法

【选用穴位】

患眼。

【敷灸方法】

将生地15克,红花10克,归尾8克,捣烂如膏状,敷于患眼,每天1次。

灯火灸法

【选用穴位】

患侧耳背三角窝处,对光反照,可见一明显的小血管向耳背部分叉,在血管上部和分叉处各取1点。

【灸治方法】

用灯芯草1根,蘸上植物油,点燃后

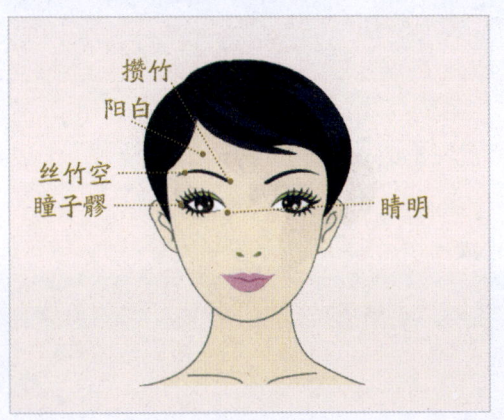

迅速灼灸以上部位,以闻及一声清脆的"啪"声为度。无效时,次日再灼1次。

拔罐疗法

刺血、拔罐法

【选用穴位】

太阳。

【操作方法】

于太阳穴处点刺出血后,随即用闪火法将玻璃火罐拔于出血处,每日1次。

酒精罐法

【选用穴位】

太阳。

【操作方法】

先用毫针针刺患侧太阳穴,出现酸麻胀感后,捻转刺激数次即拔针,再用预先准备好的小瓶(带铝盖青霉素小瓶去掉底部后磨光)内盛75%乙醇3~5毫升,扣于穴位处,用注射器针头自橡皮塞一端刺入小瓶内,抽尽空气,小瓶即紧贴在皮肤上。闭目休息30分钟后取下。每日治疗1次。

3.近视

近视为眼部屈光不正引起的一种疾病,是在无调节状态下,平行光线经眼屈光系统的屈折后,焦点在视网膜之前,即远距离物体不能清晰地在视网膜上成像,这种屈光状态称为近视。本病以视远物模糊不清,视近物时仍正常为特征,故中医学称为"能近怯远"症。临床上可分为轴性近视(即眼轴较长而眼的屈光力正常)、屈光性近视(指眼轴正常但眼的屈光力增强)和假性近视(凡学龄期的青少年儿童,因用眼卫生不良,致晶状体持续处于凸度增加的状态而致的近视)。按近视程度分,又可分为轻度近视(进行主觉验光法和他觉验光法检查,3D和3D以下者)、中度近视(6D和6D以下)和高度近视。

针刺疗法

【选用穴位】

◎主穴:睛明、球后、承泣、翳明、近视无名穴(沿耳垂后缘至风池的交点)。

◎配穴:攒竹、丝竹空、瞳子髎、四白、太阳、风池、合谷。

【针刺手法】

睛明穴以30号毫针直刺1~1.5寸,微捻缓进,得气(局部酸胀)即止,不留针;球后穴针刺时,嘱患者眼向上看,医者固定眼球,以30号毫针直刺针尖略向内上方朝视神经方向刺入1.5寸左右,以整个眼球有酸胀及突出样感觉为度;承泣穴进

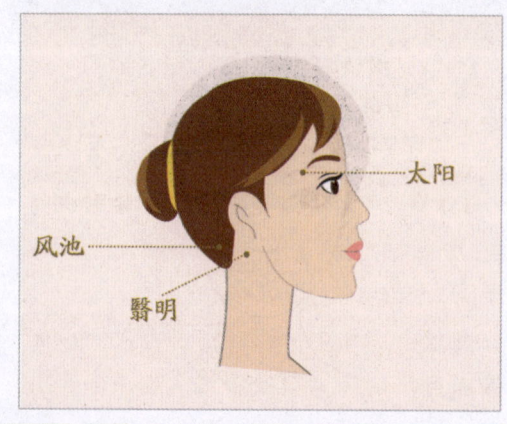

针后，以30°角向睛明穴方向斜刺，进针1寸左右，以眼区有酸胀感或流泪为度，此穴不宜施大幅度捻转提插；翳明穴以28号毫针直刺1~1.5寸，半侧头部可有酸胀及麻电感；近视无名穴针刺时呈30°角稍偏上方刺入2寸，中度捻转至出现胀感为度；攒竹穴可向下斜刺透睛明穴，进针0.5~1寸，以局部及眼眶周围有酸胀感为度，也可横刺透鱼腰穴1~1.5寸；丝竹空可横刺向瞳子髎或鱼腰穴，以局部有酸胀感为度；四白穴可以针尖向上横刺0.5~0.8寸，以局部有酸胀感为度；太阳穴可直刺0.5~1寸，以局部酸胀为度；风池穴可向对侧眼球方向刺入1~1.5寸，局部、颞部及同侧眼区有酸胀感；合谷穴直刺1寸左右，局部酸胀麻电感。根据病情采用中、强度刺激，一般多用平补平泻手法。每日或隔日1次，每次留针10~30分钟，5~10次为1疗程，疗程间隔3~7天。

按摩疗法

【选用穴位】

印堂、睛明、鱼腰、承泣、四白、瞳子髎、风池、翳明、合谷等。

【操作手法】

①以一指禅推法或大鱼际揉法从患眼印堂穴开始，先沿一侧眼周反复操作3分钟，如双眼近视，再换另一侧如法操作。

②以拇指或中指指端罗纹面按攒竹、睛明、鱼腰、承泣、四白、瞳子髎、翳明穴，按下时吸气，呼气时还原，每穴重复操作20遍；然后以顺、逆时针方向各轻摩上穴10~15遍；最后以抹法抹眼眶10~15次。

③以拇、食指拿捏合谷穴10~15下。

④以一指禅法按揉风池穴1分钟；再沿颈两侧推抹至锁骨10~15次。

以上治疗每日1次。并可结合进行有关预防近视的自我保健按摩。

保健提示

近视是一种临床上最常见的屈光不正，尤以青少年为多见。国内外的调查表明，近年来，近视的发病率有增高的趋势。

治疗方面除目前所采用的配镜矫正视力外，以针灸报道为多，且疗效显著。本书编者通过大量临床资料分析认为，针灸对近视的近期疗效显著，但远期复发率较高；对假性近视疗效好，真性近视疗效较差。

4.斜视

斜视是指两眼不能同时正视前方而言。当大脑中枢管理失调，眼外肌力量不平衡，两眼不能同时注视目标时，视轴呈分离状态，其中一眼注视目标，另一眼偏离目标则称为斜视。本病临床上可分为共同性斜视与麻痹性斜视两大类。共同性斜视为临床最常见，多为先天性或中枢神经病变的后遗症，表现为一眼向鼻侧偏斜，眼球运动基本正常，无复视现象；麻痹性斜视多由于炎症、外伤、中毒、脑血管意外、糖尿病及肿瘤压迫等引起，表现为眼球运动受限，代偿头位、复视及眼性眩晕与步态不稳等。中医学认为，本病属"风牵偏视"、"神珠将反"、"瞳神反背"、"睊目"等范畴。

针刺疗法

【选用穴位】

◎主穴：睛明、攒竹、瞳子髎、四白、球后、太阳。

◎配穴：阳白、丝竹空、鱼腰、风池、健明1～4、上明（眉弓中点，眶上缘下）、合谷等。

【针刺手法】

针刺睛明穴时将眼球向外推移，刺入0.5～1寸，施以轻刺激，以局部酸胀为度；针球后时，嘱患者向上看，医者固定眼球，针尖略向内上方朝视神经方向刺入1～1.5寸，以使整个眼球有酸胀及突出感为度；攒竹穴针刺时针尖向睛明穴方向刺入0.3～0.5寸，以局部酸胀为度；也可攒竹透鱼腰、丝竹空，丝竹空透鱼腰、攒竹，阳白透鱼腰等；太阳穴直刺0.5～1寸，也可太阳透瞳子髎；四白穴直刺0.3寸，以局部有酸胀感为度；风池穴针刺时与耳垂呈水平，略斜向下刺入1～1.5寸，酸胀感扩散至同侧前额及眼区；上明直刺1～1.5寸；健明1～4沿眶缘向眶尖刺入1～1.5寸，以局部酸胀为度；合谷穴直刺1～1.2寸，以局部酸胀感为度。根据病情采用弱刺激或中度刺激为主，每次选用4～6个穴位，每日1次，留针20～30分钟，留针期间歇捻针1～2次，1～2次为1疗程。

灸疗法

【选用穴位】

病灶局部。外斜视加睛明、眉冲、攒竹、下睛明、鱼腰、合谷；内斜视加瞳子髎、四白、太阳、丝竹空、鱼腰、合谷。

【灸治方法】

采用隔核桃壳眼镜灸法，将白菊花40克，新核桃皮4对，装入500毫升大口玻璃瓶内，再倒入500毫升温开水，盖好瓶口置于阴凉处24小时，备用。灸治时，将核桃皮壳扣在患眼的空镜架上，用0.5～1寸长艾卷插在眼镜架上的小铁丝上点燃施灸。每日1次，每次灸15～20分钟，7次为1疗程。其他穴位按毫针法针刺。

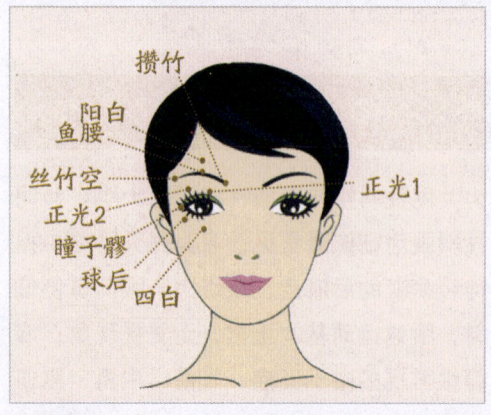

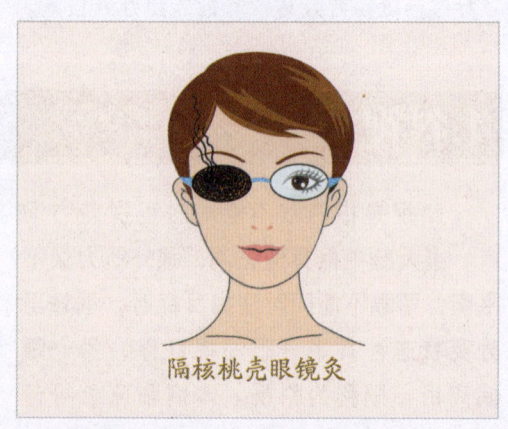

隔核桃壳眼镜灸

按摩疗法

【选用穴位】

阳白、攒竹、鱼腰、丝竹空、瞳子髎、睛明、球后、太阳、四白、正光、眼眶区、风池。

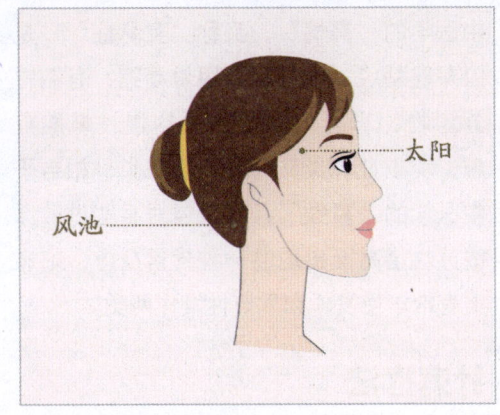

【操作方法】

①以一手拇指或中指指端罗纹面分别置于阳白、攒竹、鱼腰、丝竹空、瞳子髎处，按下时吸气，呼气时还原，以有酸胀感为宜，以上腧穴依次分别操作10～20遍；再以顺、逆时针方向轻摩上穴各10～20遍。每穴操作为先按后摩。

②以一手拇、食两指掐扣风池穴10～15下后，再①法按摩10～20遍。

③以一手拇指指端紧贴攒竹穴，向外经过眉毛推抹至瞳子髎或太阳穴，重复操作10～20遍。

④睛明穴按①法按摩后，以螺旋式手法沿眼眶轻摩，顺、逆时针方向各重复操作10遍。

以上均于患侧操作。

保健提示

本病药物治疗尚无满意效果。本节介绍的方法对其中病程较短者疗效满意，往往很快见效，对于病程较长者坚持治疗也可取得一定效果。

应从婴幼儿时期开始预防斜视，例如婴幼儿在发热、出疹、断奶时，家长应加强护理，并经常注意双眼的协调功能，观察眼位有无异常情况。要经常注意孩子的眼部卫生或用眼情况。如灯光照明要适当，印刷图片字迹要清晰，不要让孩子躺着看书，长时间看电视，打游戏机与玩电脑等。

孩子看电视时，除了要提醒孩子要与电视保持一定距离外，家长更不能让小孩每次都坐在同一位置上，尤其是斜对电视的位置。应时常交换座位，否则孩子为了看电视，眼球老往一个方向看，时间久了，眼肌的发育和张力就不一样，失去了原来调节平衡的作用，就会造成斜视。

5.鼻炎

鼻炎是五官科最常见的疾病之一，一般可分为急性鼻炎、慢性鼻炎、萎缩性鼻炎及变应性鼻炎等。急性鼻炎俗称"伤风"、"感冒"，是以鼻塞、流涕、打喷嚏为主要症状的鼻腔黏膜急性传染性炎性疾病；慢性鼻炎相当于中医学的"鼻窒"，是以鼻塞为主要表现的鼻腔黏膜和黏膜下层的慢性炎症；萎缩性鼻炎相当于中医学的"鼻槁",又称"臭鼻症",是以鼻腔黏膜、骨膜和鼻甲骨萎缩,有脓性分泌物,鼻臭为主要表现的慢性鼻腔疾患;变应性鼻炎又名过敏性鼻炎,相当于中医学的"鼻鼽",是身体对某些过敏原敏感性增高而出现的一种异常反应,临床上有常年性发作和季节性发作两类。

针刺疗法

【选用穴位】

迎香、鼻通(位于鼻梁两侧突出的高骨处)、印堂、上星、人中、百会、风池、合谷。

◎经验穴:下鼻甲前端、鼻软骨中点。

【针刺手法】

迎香穴针刺时针尖可透向鼻通穴,进针0.5~0.8寸,以使局部胀痛、流泪,并使感应扩散至鼻腔中为度,或迎香穴向上斜刺达内迎香穴(鼻孔内上端鼻黏膜上);鼻通穴针尖向内上方横刺,进针0.5~0.8寸,以使局部有酸胀感,并使感应扩散至鼻颊部为度;印堂穴从上向下平刺1寸左右,并向两侧斜刺,使针感扩散至鼻腔中;上星、百会穴斜刺0.5~1寸,以局部有胀痛感为度,也可用三棱针点刺上星穴放血;人中穴从下向上平刺1寸左右,以局部有胀痛感为度;风池穴平耳垂水平,略斜向下刺入1~1.5寸,以局部酸胀为度,或向颞部、前额等处扩散;合谷穴沿掌骨骨膜向上斜刺1~1.5寸,以酸胀感可向上扩散为度;下鼻甲前端针刺时,用鼻镜张开鼻前孔,以2寸毫针刺入0.2~0.3厘米。根据病情施以平补平泻或泻法,中等强度刺激。每次选用2~5个穴位,留针20~30分钟,间歇运针1~2次。每日或隔日1次,5~10次为1疗程。

灸疗法

【选用穴位】

迎香、上星、人中、百会、囟会、曲差、风池、风府、合谷。

【灸治方法】

按艾炷着肤灸法中无瘢痕灸法操作。施灸前先把患者头部穴位处头发剪去,上置艾炷点燃施灸,如患者感觉灼痛则再换1炷,继续灸治。艾炷如枣核大或黄豆大,每次施灸5~10壮。每次选用3~5个穴位,每日1~2次。

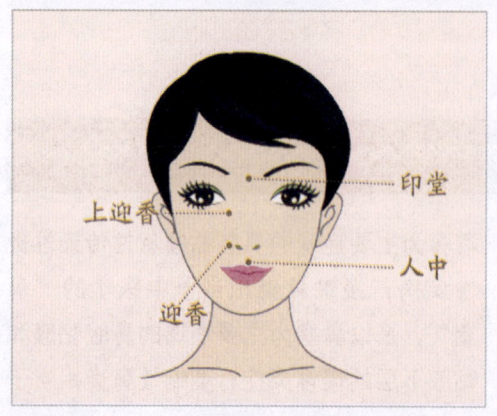

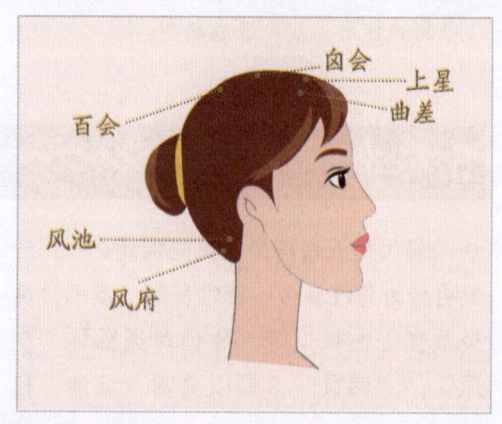

按摩疗法

【选用穴位】

迎香、上迎香（鼻根两侧，目内眦角直下约半指宽的鼻侧骨上）、鼻梁（平上迎香穴，鼻柱旁指尖掐得的凹陷处）、印堂、上星、囟会、百会、风池、合谷。

【操作手法】

①以中指（或食指）指端罗纹面分别置于迎香、上迎香、鼻梁、印堂、上星、囟会、百会穴处，按下时吸气，呼气时还原，采用中、重手法，重复操作50下；再于上穴以顺、逆时针方向各揉30～50遍。以鼻有轻松、通气感为佳。

②以两手中指或食指指腹于迎香穴处，由下至上，由上至下，来回沿鼻旁擦动，重复操作30～50遍。

③两手四指并拢附于两眉毛旁部，由内向外分推至太阳穴处，重复操作5次；然后再沿着比眉毛高的部位，逐次升高直至前发际下，从内向外依次分推，重复操作5次。

④以一手拇、食两指扣于两风池穴处，先按后揉，各重复操作50遍。

⑤以一手的拇指端按于合谷穴处，其食指与拇指相对按于掌面相应部位，拇、食两指相对掐20～30次。采用中、强度手法。

本法a项中的迎香等7穴，根据病情每次选用2～3穴，②、③、④、⑤项每次必做。

自我保健法

①点揉印堂、上星、通天、迎香、风池各1～2分钟。

②擦面，以热为度。

保健提示

注意工作、生活环境的空气清净，避免接触灰尘及化学气体特别是有害气体。加强营养，增强正气。通过运动，可使血液循环改善，鼻甲内的血流不致阻滞。改掉挖鼻的不良习惯，及时矫正一切鼻腔的畸形。减少冷空气对鼻黏膜的刺激，适当时候戴上口罩。洗澡后应尽量擦干头发再睡觉，避免感冒。注意保暖，气候转变极易感冒引发鼻炎。季节转换注意适当增减衣物。

鼻炎急性患者应适当休息，吃易消化且富有营养的食物，并饮热开水，通大便。鼻炎患者平素应加强身体的锻炼，以增强抵抗力，预防鼻炎的发生。

此病可用偏方治疗，以下推荐一方：苍耳子30～40个，轻轻捶破，放入小铝锅内，加入麻油50克，文火煎炸苍耳子，待苍耳子炸枯时，滤取药油装入清洁瓶内备用。用时以消毒小棉球沾药油少许涂于鼻腔内，每日2～3次，两周为1疗程。注意将药油涂入鼻腔时，应尽量涂进鼻腔深部。使用本法应持之以恒，尽量不要间断，治愈为止。

6. 鼻窦炎

鼻窦炎为常见鼻疾，本病是指鼻窦部发生的化脓性炎症，临床上有急、慢性之分。慢性者居多（据相关统计，慢性鼻窦炎发病数占耳鼻喉科初诊病人的13.02%），急性者较少。急性鼻窦炎多继发于急性鼻炎、上呼吸道感染、变态反应等。临床上有持续性鼻塞，流大量黏脓性鼻涕，伴头痛及局部疼痛，可有发热恶寒、困倦等；慢性鼻窦炎多由急性鼻窦炎屡发不愈而形成，变态反应、外伤等亦可引起。本病临床上多表现为脓涕自前鼻孔流出或向后流入鼻咽部，鼻塞轻重不一，常见嗅觉障碍，头闷痛不舒，可伴有头昏、易倦、记忆力减退等，一般无全身急性炎症表现。鼻窦炎可发生于鼻腔一侧或两侧，中医称其为"鼻渊"。

针刺疗法

【选用穴位】

◎主穴：迎香、印堂、头维、风池、合谷。

◎配穴：额窦炎加上星、阳白、攒竹；上颌窦炎加巨髎；筛窦炎加颧髎。

【针刺手法】

迎香穴针刺时向上斜刺达内迎香，或针尖透向鼻通穴0.5~0.8寸，或斜刺至下鼻甲前上端，以局部有胀痛、流泪为度，并可扩散至鼻部；印堂穴从上向下夹持刺入，平刺1寸左右，使针感扩散至鼻腔中；风池穴平耳垂水平，略斜向下刺入1~1.2寸；合谷穴向上斜刺1~1.5寸，以酸胀感向前臂放散；头维、上星穴斜刺0.5~1寸，以局部有胀痛感为度；阳白穴从上向下沿皮平刺透鱼腰，以额区有胀感，或向头部扩散为度；攒竹穴可平刺透鱼腰、丝竹空，进针1~1.5寸，以局部有胀感为度；巨髎可向迎香透刺1寸左右；颧髎斜刺1~1.2寸，以局部有胀感为度。实证于鼻周穴用捻转泻法，虚证用补法。根据病情每次选用3~5个穴位，每日或隔日1次，每次留针20~30分钟，一般10次为1疗程。

灸疗法

【选用穴位】

一般分两组，1组：阳白、攒竹，或配鱼腰穴；2组：四白、迎香。两组穴交替选用。同时可针刺双侧阳陵泉、足三里，如有其他兼症者，可酌情配穴。

【灸治方法】

取独丁蒜头2个，切成片状，厚度为0.7厘米，蒜片放于穴位上，上置花生豆大的锥形艾炷，用线香点燃施灸。施灸时蒜片不宜太热，以患者舒适、耐受为度。急性者每穴灸3~5壮，慢性者灸5~7壮，每日1次，7~10次为1疗程。

按摩疗法

【选用穴位】

百会、迎香、上迎香、鼻梁、印堂、上星、囟会、百会、风池、合谷。

【操作手法】

①以两手中指或食指指腹置于迎香穴上，由下至上，由上至下，来回沿鼻旁擦

动,重复操作30~50遍。

②以中指(或食指)指端罗纹面分别置于迎香、上迎香、鼻梁、印堂、上星、囟会、百会穴处,按下吸气,呼气时还原,采用中、重度手法,重复操作50下;再于上穴以顺、逆时针方向各揉30~50遍。以鼻有轻松,通气感为佳。

③两手四指并拢附于两眉毛部,由内向外推至太阳穴处,重复操作5次;然后再沿比眉毛高的部位,逐次升高直至前发际下,从内向外依次分推,重复操作5次。

④以一手拇、食指扣于两风池穴处,先按后揉,各重复操作50遍。

⑤以一手的拇指指端按于合谷穴处,其食指与拇指相对按于掌面相应部位,拇、食指两指对掐20~30次,采用中、强度手法。

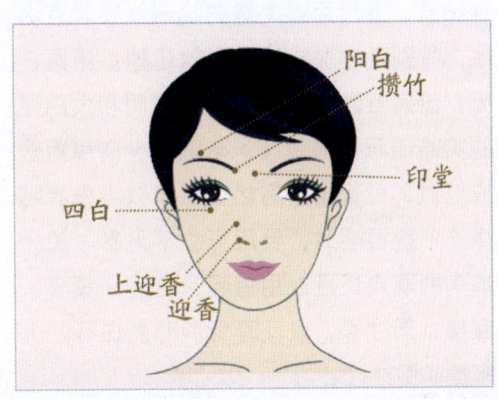

7.急性扁桃体炎

急性扁桃体炎,是腭扁桃体的非特异性炎症,溶血性链球菌为其主要致病菌。本病临床极为常见,多发于10~30岁之间的青年人,以春、秋两季为多见。其临床上可分为急性卡他性扁桃体炎与急性滤泡性扁桃体炎两类。其主要表现为畏寒发热,体温可达38~40℃,咽痛,初发为一侧,继之波及对侧,吞咽或咳嗽时咽痛加重。咽部急性充血,扁桃体红肿,有时颌下淋巴结肿大,并伴有头痛、食欲不振、疲乏无力、四肢酸痛等。由于扁桃体在发炎肿胀时,状如乳头和蚕蛾,故中医学称为"乳蛾",本病多因外感风热、熏灼肺系所致,或肺胃郁热,上壅喉间等而成。

针刺疗法

一法

【选用穴位】

扁桃体。

【针刺手法】

于下颌骨下内缘,下颌角前5分处,以毫针向扁桃体方向,直接刺入扁桃体,进针0.8~1.2寸,行捻转手法,待患者自觉咽中酸胀,局部疼痛减轻时,停止运针。留针15~20分钟,每隔5分钟运针1次。

二法

【选用穴位】

◎主穴:少商、商阳、合谷。
◎配穴:廉泉、颊车、鱼际。
◎经验穴:耳轮三穴(在耳轮部,上中下三穴;上穴在耳轮沟与耳屏的水平处;下穴在耳垂前的正中;中穴在上穴与下穴之间的耳轮沟处)。

【针刺手法】

针刺以泻为主,少商、商阳以毫针速

刺出血，其他穴位以毫针捻转强刺泻法。每日1次，留针30分钟，单侧发炎，针刺患侧，双侧病取双侧。

针刺治疗急性扁桃体炎，古典医籍早有记载，近代通过大量的临床观察确有卓效，特别是刺血疗法，见效迅速。中医认为，该病咽肿痛、发热等属阳明和太阴经的实热证而针刺井穴、商阳与少商用泻法或放血，可直接清泻热实。所以当患者咽痛、不能吞咽时，针后可立竿见影。关于本病的取穴还可以用鱼际、合谷、颊车、廉泉、天柱等，以及耳背静脉刺血等。大多数病例往往针治1~2次即愈。

灸疗法

【选用穴位】

涌泉。

【敷灸方法】

取黄连3份，吴茱萸2份，上药先研细末，密贮备用。敷灸时取上药适量，加米醋调如糊膏状，于晚上临睡前敷于双侧涌泉穴，油纸覆盖，胶布固定即可。翌时晨取去。每日敷灸1次，3次为1疗程。

拔罐疗法

【选用穴位】

大椎、内关、少商。

【操作方法】

先用三棱针在上穴点刺出血，然后用闪火法将罐吸拔在大椎、内关穴处，留罐15~20分钟。隔日1次。

保健提示

本病常因感受外邪而诱发，患者应加强体质锻炼，增强抗病能力，预防感冒，可减免本病的再次发生。

对于急性扁桃体炎的日常护理，可从以下几点入手：

a.适当休息，多饮开水，饮食宜清淡富于营养，禁食辛辣、烧烤之物，戒烟酒，忌鱼虾羊肉。吞咽困难者，宜进流质或半流质饮食，以利吞咽，减轻疼痛。高热难进食、水者，应适当补充液体。b.避风寒燥气，室内宜湿润通风。c.密切观察病情，掌握时机，及时放脓，以利早日康复。

8.下颌关节功能紊乱综合征

下颌关节功能紊乱是口腔科常见病症，其发病原因，一般认为与咬合错乱，牙齿缺失过多，下颌关节、咀嚼肌解剖异常，创伤，寒冷刺激，神经衰弱，肌肉无力及精神紧张等因素有关。本病多发于青壮年。临床主要表现为下颌关节运动障碍（开口过小、开口偏歪、开闭口绞锁），活动时关节区及其周围肌群疼痛，关节运动时发出杂音或弹响。病程进展可分为3个阶段，初期为功能失调阶段，继之出现关节结构紊乱，最后导致软骨、关节骨面破坏。本病病期较长，反复发作，有长达数年或十年者，但预后良好。

针刺疗法

【选用穴位】

◎主穴：听宫、耳门、下关、颊车、翳风、合谷。

◎配穴：颞额部疼痛加太阳、头维、率谷；后头痛加风池；颌面部两侧不对称，患侧颌面隆起者加地仓、大迎。

【针刺手法】

先针听宫或耳门穴，张口取穴，进针1~1.5寸，使针感向同侧面颊部放射；闭口后再针下关穴，针尖稍向后进针1~1.2寸，使针感扩散至整个颞颌关节；颊车穴针尖微向上斜刺，进针1~1.5寸，使针扩散至整个颊部；翳风穴直刺0.5~1寸，以局部酸胀为度；太阳穴可直刺0.5~1寸，局部酸胀，或向后上沿皮透头维穴，向后沿皮透刺率谷穴，酸胀感扩散至同侧颞部；风池穴可直刺或透刺对侧风池，以局部酸胀为度，或向颞部、头顶放射；地仓向上平刺0.5~1寸，以局部酸胀为度；大迎穴斜刺0.5~0.8寸，以局部酸胀为度。以上穴位均采用平补平泻法，中度刺激。合谷穴直刺0.5~1寸，或向上沿掌骨骨膜刺入1~1.5寸，以局部酸胀为度，或针感向上扩散，采用强刺激，并间歇运针。根据病情每次选用3~5个穴位，每日或隔日1次，每次留针20~30分钟。也可采用快速针刺法，不留针。

灸疗法

艾卷温和灸法

【选用穴位】

下关、听宫、颊车、病变局部阿是穴。

【灸治方法】

按艾卷温和灸法操作。以局部温热舒适为度。每次选用1~3个穴位，均取患侧。每穴每次施灸10~20分钟，每日灸治1~2次，5~7次为1疗程，疗程间隔3天。

艾卷回旋灸法

【选用穴位】

参照艾卷温和灸法取穴。

【灸治方法】

按艾卷回旋灸法操作。其法为取艾卷1支，点燃后在患侧局部巡回和固定熏灸，艾卷与皮肤的距离，以患者能耐受的温度为度，施灸后4~5分钟患者即感局部舒适，关节处疼痛缓解。每日灸治1~2次。

艾炷隔姜灸法

【选用穴位】

参照艾卷温和灸法取穴。

【灸治方法】

按艾炷隔姜灸法操作。每次选用2~3个穴位，每穴每次施灸5~7壮，艾炷如枣核或黄豆大，每日1次，5次为1疗程。

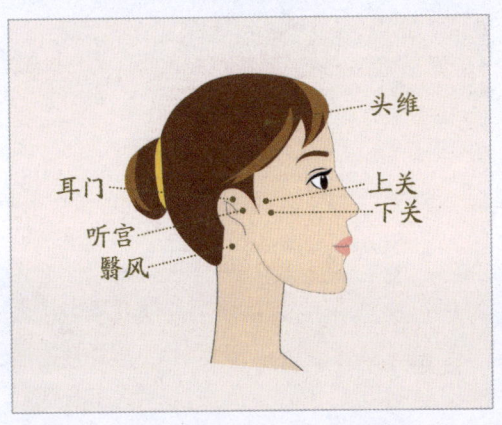

拔罐疗法

【选用穴位】

上关、下关、颊车、大迎、天牖、翳风、局部疼痛阿是穴等。

【操作方法】

可采用竹药罐法和火罐法。竹药罐法是将竹罐放入中药水中煮沸后，趁热拔于穴位处。火罐则采用闪火法拔于穴位上。根据病情每次选用2~3个穴位，每日或隔日1次，每次10~15分钟，5次为1疗程。

9.牙痛

牙痛又称齿痛，是口腔疾病中最为常见的症状。其原因多由牙齿本身、牙周组织及颌骨的疾病等所引起。本病临床主要表现为牙齿疼痛，咀嚼困难，遇冷、热、酸、甜等刺激，则疼痛加重，或伴龋齿，或兼牙龈肿胀，或有龈肉萎缩、牙齿松动、牙龈出血等。牙痛由于其病变部位及引起的原因不同，痛的性质和程度也不相同，大致分为自发性剧痛、钝痛和因物理、化学刺激出现的激发痛，多为剧痛。中医学认为，本病多因肠胃郁热上攻，或风寒之邪外袭经络，郁于阳明而化火，或肾阴不足，虚火上炎所致，或过食甘酸，侵蚀牙齿成龋而得。

针刺疗法

【选用穴位】

◎主穴：下关、颊车、风池、合谷、太阳。

◎配穴：地仓、四白、颧髎、人中、承浆、内庭、太溪、颊髎。

【针刺手法】

针下关穴沿下颌骨外向四角方向（上齿），或向颊车穴方向（下齿）平刺1.5~2寸，酸胀感可扩散至上、下齿。直刺时略向下，进针1寸左右，以局部有酸胀感，或麻电感放射至下齿槽为度；颊车穴针尖可向上齿或下齿平刺1~1.5寸，以酸胀感扩散至上、下齿为度；风池穴平耳垂水平，略向下斜刺1~1.5寸，以局部酸胀为度，针感可向颞部、前额放射；合谷穴直刺1寸左右，局部酸胀为度。若沿掌骨骨膜刺入1~1.5寸，酸胀感可向上扩散至肘；针太阳穴时，直刺0.5~1寸，以局

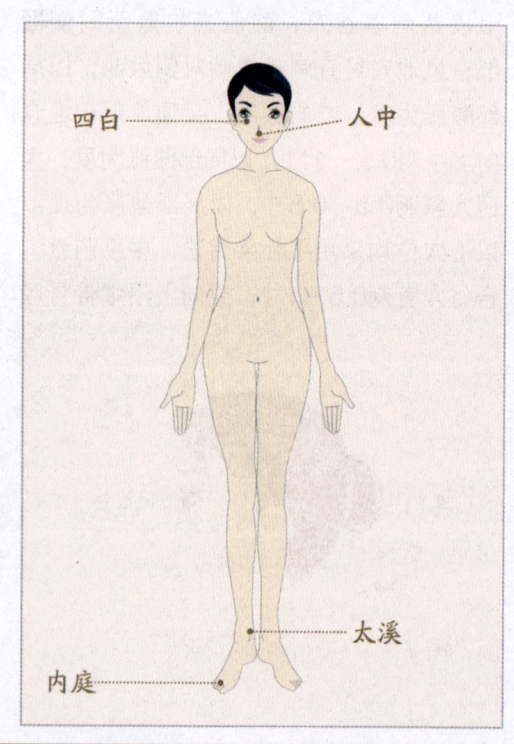

部有酸胀感为度；地仓、四白、人中、承浆从下向上斜刺0.3~0.5寸，以局部酸痛为度。根据病情每次选用4~6个穴位，施以强刺激手法，留针30~60分钟，间歇5~10分钟运针1次，也可加用电针，电流强度以患者能耐受为度。

灸疗法

艾炷着肤灸法

【选用穴位】

耳垂下尽骨上、耳前鬓发尖内动脉处、耳门边肉尖上。

【灸治方法】

按艾炷着肤灸无瘢痕灸法操作。于上穴置艾炷点燃施灸，如患者有烧灼痛感，迅速把艾炷去掉，再换1壮点燃继续灸治。艾炷如麦粒大。每日1次，每次3~7壮。也可隔蒜片施灸。

艾炷隔蒜灸法

【选用穴位】

参照针刺疗法选穴。

【灸治方法】

按艾炷隔蒜灸法操作。艾炷如枣核或黄豆大，每次选用2~4个穴位，每次施灸5~7壮，多于牙痛发作时施灸。

按摩疗法

【选用穴位】

风池、风府、合谷、肩井、大椎。

【操作手法】

①患者坐位或卧位，一指禅推或按揉颈项部风池、风府穴各1分钟，先以祛散风邪，使寒热等外邪无所依附。

②按揉双侧合谷穴各1~3分钟，取

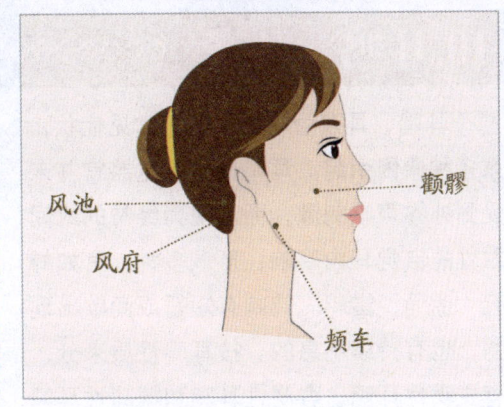

"面口合谷收"的临床治疗经验，以对症治疗五官疾患。

③以滚法在肩背部操作3~5分钟，着重于大椎穴部，取其祛风清热，通阳温经的双向治疗作用。

④提拿肩井穴5~10遍，虚证体弱者手法宜轻，实证手法刺激要强。

【随证加减】

①胃火型：症见牙阵痛，疼痛剧烈伴口臭、便秘，基本手法再加：按揉外关穴1分钟，以拇指掐按内庭穴1分钟，逆时针摩腹3~5分钟，直擦腰背至骶部，往返5~10次。

②肾虚型：症见牙痛隐隐，伴见齿浮，神疲乏力等。基本手法再加：按揉太溪、行间穴各1分钟，搓擦涌泉穴3~5分钟，横擦腰骶部，以热为度。

③如见症为上牙痛，加按揉下关、颧髎、迎香、人中穴各1分钟。

④如见症为下牙痛，加按揉颊车、翳风、承浆穴各1分钟。

10. 耳鸣、耳聋

耳鸣、耳聋为耳部疾病之常见症状，系多种原因引起。耳鸣是指听觉器官并未受到外界声响刺激，而表现为经常的或间歇性的自觉耳内鸣响，声调多种，有如蝉鸣、潮涌、雷鸣。鸣响有短暂或间歇出现的，也有持续不息的。按耳鸣性质来分，有主观性耳鸣、客观性耳鸣和搏动性耳鸣3类。耳聋是指不同程度的听觉减退，甚至消失。听觉减退闻之不真者，称为"重听"。一无所闻者，称为"耳聋"。耳聋种类甚多，按病变位置来分，有传导性耳聋、神经性耳聋和混合性耳聋3类。按病症发生之时期来分，有先天性耳聋和后天性耳聋两类。耳鸣可伴重听，耳聋可由耳鸣发展而来，二者症状虽有不同，但其病因病机颇相类似，故合而介绍。

中医学认为，耳鸣、耳聋有虚实之分，实证多因风火上扰，耳窍失聪，或痰浊阻耳，清窍被蒙所致；虚证多由肾精亏虚，髓海不足，或中气虚弱，清阳不升而成。

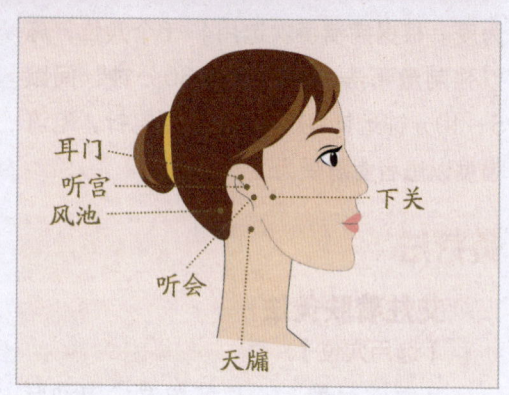

针刺疗法

【选用穴位】

◎主穴：耳门、听宫、听会、翳风、完骨。

◎配穴：听聪、听敏、瘈脉、天牖、百会、下关、风池。

【针刺手法】

耳门针刺时令患者张口，向下可透刺听宫、听会，进针1～1.5寸，针感可扩散至耳门及半侧面部；听宫穴针刺时，患者张口，针尖微向下刺入1～1.5寸，针感可扩散至耳部，鼓膜有向外鼓胀的感觉；听会穴针刺时，令患者张口，直刺，针尖微向后斜，刺入1～1.5寸，局部有酸胀感，翳风斜向内前下方刺入1～1.5寸，局部有酸胀感，针感可扩散至咽部；完骨穴针尖向同侧眼珠斜刺1寸左右；听聪、听敏穴直刺1.5寸左右；瘈脉、百会穴斜刺0.5～1寸；天牖穴直刺0.5～1寸，以上5穴针刺局部有酸胀感；下关穴斜向耳部刺入1～1.5寸，酸胀感可扩散至耳区；风池穴平耳垂水平，略斜向下刺入1～1.5寸，以局部酸胀为度，针感并向头顶、颞部扩散。施以捻转泻法或平补平泻法，中度刺激。根据病情每次选用2～5个穴位，每日1次，10次为1疗程。

灸疗法

【选用穴位】

外耳道。

【灸治方法】

用小刀将苍术削成圆锥形，底面用针刺数小孔，然后将尖头塞进外耳道，于底面上置艾炷点燃施灸。每次灸5～7壮，每日或隔日1次，10次为1疗程，疗程间隔5~7天。对早期孕妇不宜使用。此法曾载于明代医学家楼英所撰《医学纲目》中："灸耳暴聋，苍术长七分，一头切平，一头削尖，将尖头插耳中，于平头上灸七壮，重者二七壮，觉耳内热即效。"

按摩疗法

【选用穴位】

听宫、翳风、印堂、百会、风池、合谷。

【操作手法】

①以中指或拇指指端罗纹面分别置于听宫、翳风、印堂、百会穴处，按下时吸气，呼气时还原，有节奏地重复操作30遍，再以顺、逆时针方向依次按摩上穴各30遍。采用中度手法。

②以一手拇、食指扣掐风池穴20~30下，再以顺、逆时针方向揉摩风池20~30遍。

③以一手拇指指端按于合谷穴处，其食指与拇指相对按于掌面相应部位，拇食指对掐20~30下，采用中、强度手法。

④以拇指指腹置于耳垂前后，依次上推耳廓前后各30遍。

⑤以两手掌紧按于外耳道口，并以四指反复敲击枕部、乳突部，再以手掌对外耳道做有节奏地一开一合。每日早晚各操作1次。每次3~5分钟。

按照辨证分型，可用下述手法治疗。肝胆火旺者，配合点按太冲、揉丘墟，每穴3~5分钟；痰热郁结者，配合点按丰隆、掐劳宫，每穴3~5分钟；肾精亏损者，配合横擦八髎、点肾俞，每穴5~10分钟；脾胃虚弱者，配合按揉足三里、脾俞，每穴约5分钟。

保健提示

针灸治疗耳鸣、耳聋自《黄帝内经》始，历代许多针灸名著均有论述，积累了大量经验，临床确有一定疗效。本病应早治疗，对全身性疾病引起的耳鸣、耳聋，应积极治疗原发病，对耳道有器质性病变，需手术治疗者，应及时进行。

本病较难治愈，且易复发，对于较为顽固的病例，可依本节治疗方法，采用多种方法，坚持较长时间的治疗，可以取得一定效果。

食用高胆固醇及高盐饮食，会引起或加重耳鸣；食用某些食物可使机体产生变态反应而致耳鸣；减肥食品可使耳鸣症状加重，但也有少数可使耳鸣缓解；饮用浓茶、含咖啡因的饮料可加重耳鸣。过度吸烟也会引起或加重耳鸣。

耳鸣患者常因病情影响正常的工作、生活，造成心理失衡，常紧张恐惧、烦躁。但急于求成、消极悲观，不仅不利于耳鸣的治疗，而且还有可能使病情向更严重的程度发展。"安神清鸣心理疗法"对本病有一定疗效。"安神清鸣心理疗法"主要是向患者宣传本疾病的相关知识；让患者了解有关治疗方案、措施、目的、用药中可能遇到的情况，掌握治疗进展，感受自身恢复情况，亲眼目睹自己的病情逐渐恢复。让患者认识耳鸣的发展与情绪有关，克服心理障碍，帮助患者建立信心，积极接受治疗，从而达到及早康复的目的。

11. 内耳眩晕症

内耳眩晕症又称梅尼埃病。本病多突然发作，患者出现剧烈眩晕，感到天旋地转，并有耳鸣、耳聋、耳内胀满感，眩晕重者常伴有恶心、呕吐、面色苍白、出汗等症状，发病时闭目不动，眩晕能减轻，活动时眩晕则加重。本病原因尚不明，一般认为，由某些因素引起植物神经功能失调，导致膜迷路积水，引起前庭功能障碍所致。本病发作时间可持续数分钟至数小时，有的可长达数日甚至数周，然后迅速或逐渐缓解。中医学认为本病属"眩晕"范畴，为气血不足，肾精亏损，不能上荣清窍，或痰浊中阻，或肝阳上亢所致。本病多为本虚表实证。

针刺疗法

【选用穴位】

◎主穴：风池、合谷、列缺、内关、足三里。

◎配穴：百会、肝俞、曲池、三阴交、翳风。

◎经验穴：右胁下压痛点。

【针刺方法】

针刺以补法为主，也有采用较强刺激手法者。每次选用5~7个穴位，留针15~30分钟，或更长时间。每日针1次，6次为1疗程。

灸疗法

【选用穴位】

百会。

【灸治方法】

按照艾炷着肤灸法操作。穴位取准后，用龙胆紫作出标记，并将患者百会穴上的头发从根部剪去一块（约中指甲大），使穴位充分暴露，以便施灸。取穴时最好用端坐式位。施灸时，患者低坐矮凳，医者坐在较高位置，位于患者正前

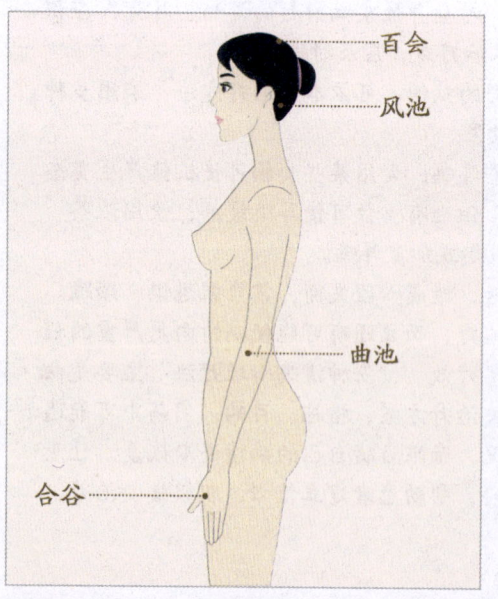

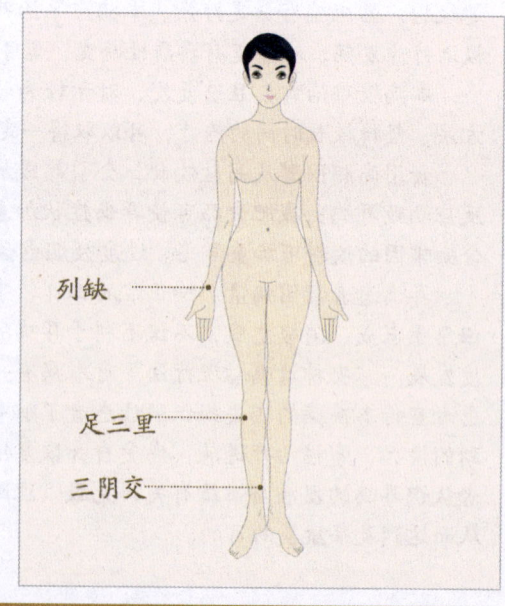

方。所用艾炷大小可视病情而定（大炷如黄豆、中炷如绿豆、小炷如麦粒），可将艾炷直接安放于百会穴上，以炷顶点燃烧灼至无烟为止（此刻最热），医者用右手持厚纸片将艾炷压熄，压的力量由轻到重，顿时患者有热力从头皮渗入脑内的舒服感觉。一般每次灸25～30壮即可。

拔罐疗法

【选用穴位】

百会、大椎、心俞、肝俞、内关、三阴交。

【操作方法】

采用点刺拔罐法。先用三棱针点刺穴位，使微出血，然后用闪火法将玻璃罐吸拔于穴位上（百会穴不拔罐），留罐10～15分钟，每日1次。

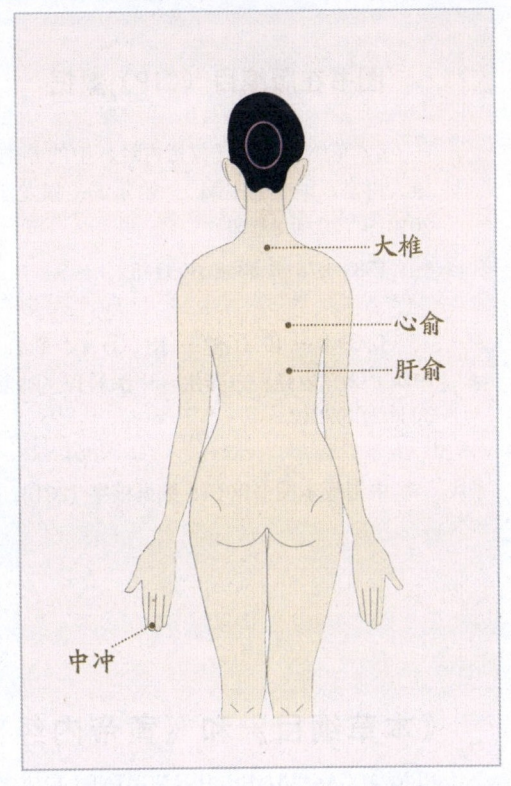

保健提示

穴位治疗对本病有较满意的效果，尤其用于发作时，一般久留针，可以很快缓解症状。呕吐较重者，除取内关之外，尚可加用上腹部穴（如中脘、梁门）。间歇期治疗时，留针时间宜短，也可用梅花针治疗。

发作期患者应卧床休息，消除紧张、恐惧心理，患者平素应心情愉快，注意劳逸结合，宜食低盐、低脂饮食。发作时禁食烟、酒、浓茶及咖啡等。

患者平时要避免过于劳累和情绪过激，生活起居要有规律，一旦眩晕发作，要卧床休息，不要突然起立。卧室内应保持安静，空气流通，不宜过于温暖。患者还要注意锻炼，增强体质。体胖者应注意控制体重，饮食宜素宜消化。

日常生活可适当增加以下食物的摄入以助于降压、降脂、降糖、防止血栓、减肥通便、防止和减少眩晕，如玉米、莜麦、小米、大豆、山药、薏米、黑木耳、香菇、紫菜、海带、小蒜、洋葱、柿子椒、芹菜、胡萝卜、西红柿、黄瓜、苦瓜、丝瓜等。

虽然眩晕发生的病因众多，但不良的生活方式和负面的情绪影响占有重要地位，不可低估。因此，要预防和减少眩晕的发生，必须首先从保持良好的生活方式和情绪做起。总之饮食坚持低盐低脂、粗细搭配、荤素搭配、戒烟限酒、适量运动，保持愉快心情、充足睡眠等，对于防病治病、减轻和控制眩晕的发生都是至关重要的。

图书在版编目（CIP）数据

《本草纲目》和《黄帝内经》中的养生秘方 / 《健康大讲堂》编委会主编 . -- 哈尔滨：黑龙江科学技术出版社，2013.9（2024.2重印）

ISBN 978-7-5388-8091-5

Ⅰ.①本… Ⅱ.①健… Ⅲ.①《本草纲目》—养生（中医）②《内经》—养生（中医）Ⅳ.①R281.3 ②R221③R212

中国版本图书馆CIP数据核字（2013）第220435号

《本草纲目》和《黄帝内经》中的养生秘方
BENCAOGANGMU HE HUANGDINEIJING ZHONG DE YANGSHENG MIFANG

主　　编	《健康大讲堂》编委会
责任编辑	刘　杨
出　　版	黑龙江科学技术出版社
	地址：哈尔滨市南岗区公安街70-2号　邮编：150007
	电话：（0451）53642106　传真：（0451）53642143
	网址：www.lkcbs.cn
发　　行	全国新华书店
印　　刷	永清县晔盛亚胶印有限公司
开　　本	711 mm×1016 mm　1/16
印　　张	37.5
字　　数	600千字
版　　次	2013年9月第1版
印　　次	2013年9月第1次印刷　2024年2月第3次印刷
书　　号	ISBN 978-7-5388-8091-5
定　　价	168.00元

【版权所有，请勿翻印、转载】